Ginecologia Minimamente Invasiva
CIRURGIA VAGINAL E UROGINECOLOGIA
Texto e Atlas

Ginecologia Minimamente Invasiva
CIRURGIA VAGINAL E UROGINECOLOGIA
Texto e Atlas

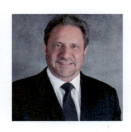

Walter Antônio Prata Pace
Titular da Academia de Medicina de Minas Gerais. Professor Doutor de Ginecologia da Faculdade de Ciências Médicas de Minas Gerais (FCMMG). Coordenador Geral e Professor da Pós-Graduação de Ginecologia Minimamente Invasiva da Faculdade de Ciências Médicas de Minas Gerais. Mestrado em Reprodução Humana e Assistente Estrangeiro da Faculdade de Medicina da Universidade Paris V – França. Doutorado em Ginecologia pela Faculdade de Medicina da Universidade Federal do Rio de Janeiro. Vice-Presidente do PHD Hospital de Belo Horizonte-MG. Staff do Centro de Endometriose Santa Joana – São Paulo.

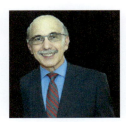

Sérgio Flávio Munhoz de Camargo
Ex-Preceptor (2002-2017) do Programa de Residência Médica em Ginecologia e Obstetrícia – Serviço de Uroginecologia e Cirurgia Vaginal – Hospital Materno Infantil Presidente Vargas – Porto Alegre-RS. Professor Convidado do Curso de Pós-Graduação em Cirurgia Ginecológica Minimamente Invasiva – Módulo de Uroginecologia e Cirurgia Vaginal da Faculdade de Ciências Médicas, Belo Horizonte-MG.

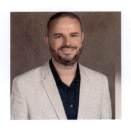

Eduardo Batista Cândido
Professor Adjunto do Departamento de Ginecologia e Obstetrícia da Universidade Federal de Minas Gerais. Mestre em Ginecologia pela Universidade Estadual Paulista – Botucatu-SP. Doutor em Saúde da Mulher pela Universidade Federal de Minas Gerais. Diretor Científico da Associação de Ginecologistas e Obstetras de Minas Gerais (SOGIMIG). Membro da Comissão de Especialidades (CNE) em Ginecologia Oncológica da Federação Brasileira de Ginecologia e Obstetrícia (FEBRASGO).

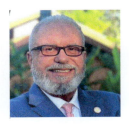

Paulo Cesar Rodrigues Palma
Professor Titular de Urologia e Chefe da Disciplina de Urologia Feminina da Universidade Estadual de Campinas (UNICAMP).

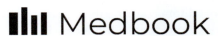

Ginecologia Minimamente Invasiva – Cirurgia Vaginal e Uroginecologia – Texto e Atlas
Direitos exclusivos para a língua portuguesa
Copyright © 2022 by Medbook Editora Científica Ltda.

Nota da editora: Os organizadores desta obra verificaram cuidadosamente os nomes genéricos e comerciais dos medicamentos mencionados, assim como conferiram os dados referentes à posologia, objetivando fornecer informações acuradas e de acordo com os padrões atualmente aceitos. Entretanto, em virtude do dinamismo da área da saúde, os leitores devem prestar atenção às informações fornecidas pelos fabricantes para que possam se certificar de que as doses preconizadas ou as contraindicações não sofreram modificações, principalmente em relação a substâncias novas ou prescritas com pouca frequência.

Os organizadores e a editora não podem ser responsabilizados pelo uso impróprio nem pela aplicação incorreta de produto apresentado nesta obra. Apesar de terem envidado esforço máximo para localizar os detentores dos direitos autorais de qualquer material utilizado, os organizadores e a editora estão dispostos a acertos posteriores caso, inadvertidamente, a identificação de algum deles tenha sido omitida.

Editoração Eletrônica: Adielson Anselme
Capa: Dra. Márcia Melo

Reservados todos os direitos. É proibida a duplicação ou reprodução deste volume, no todo ou em parte, sob quaisquer formas ou por quaisquer meios (eletrônico, mecânico, gravação, fotocópia, distribuição na Web ou outros), sem permissão expressa da Editora.

CIP-BRASIL. CATALOGAÇÃO NA PUBLICAÇÃO
SINDICATO NACIONAL DOS EDITORES DE LIVROS, RJ

C526

Ginecologia Minimamente Invasiva – Cirurgia vaginal e uroginecologia – Texto e Atlas/Walter Antônio Prata Pace; Sérgio Flávio Munhoz de Camargo ... [et al.]. – 1. ed. – Rio de Janeiro : Medbook, 2022.

464 p. ; 28 cm.

Apêndice
Inclui bibliografia
ISBN 978-85-83690-94-8

1. Vaginal – Cirurgia. 2. Uroginecologia. I. Pace, Walter Antônio Prata. II. Camargo, Sérgio Flávio Munhoz. III. Título.

22-78681

CDD: 618.15059
CDU: 618.15

Gabriela Faray Ferreira Lopes - Bibliotecária - CRB-7/6643

01/07/2022   06/07/2022

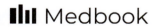

Editora Científica Ltda.
Avenida Treze de Maio 41/sala 804 – Cep 20.031-007 – Rio de Janeiro – RJ
Telefone: (21) 2502-4438 – www.medbookeditora.com.br – instagram: @medbookoficial
contato@medbookeditora.com.br – vendasrj@medbookeditora.com.br

Agradecimentos

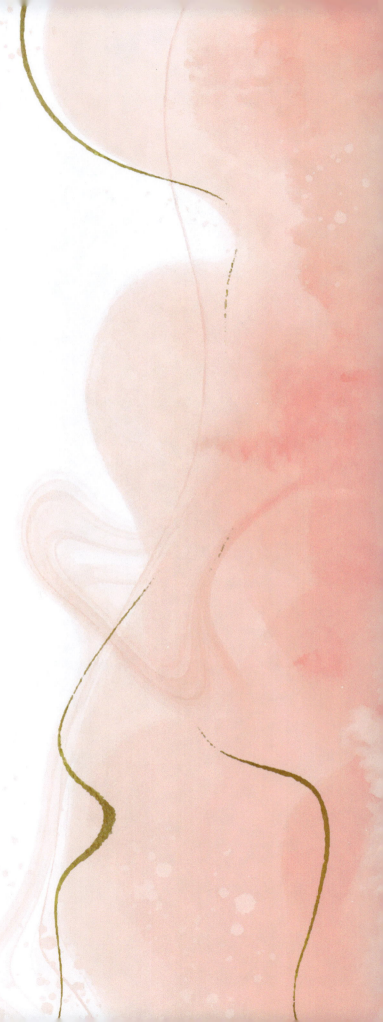

Somos anjos de uma asa só; somente abraçados podemos voar.
(Luciano De Crescenzo, escritor, diretor e filósofo napolitano)

Existe um ditado popular de que todo ser humano, para alcançar uma vida proveitosa, deveria "ter um filho, plantar uma árvore e escrever um livro". Embora pareçam missões de características distintas, todas elas têm em comum, mesmo que nas entrelinhas, um sentimento de deixar um legado, algo que permaneça ou que marque de maneira indelével nossa passagem pela vida.

A maioria de nós tem filho(s), alguns plantaram no mínimo uma árvore (se foi um pequeno arbusto, é válido) e outros ainda, nestes tempos de adição às redes sociais, costumam frequentemente digitar pequenos textos, mas idealizar, organizar, escrever, corrigir, editar e submeter à publicação aquele material intelectual que irá se constituir em um livro, poucos o fazem.

Entre as diversas razões para isso, encontra-se o caminho a ser percorrido, desde a ideia inicial do projeto até a chegada do produto final à mão do leitor, que é longo, cansativo, necessita foco e concentração acima da média e, mais que tudo, exige um trabalho multidisciplinar coordenado e patronos ou instituições para o indispensável suporte com os custos.

O presente livro de Cirurgia Vaginal e Uroginecologia, idealizado pela Pós-Graduação em Cirurgia Ginecológica Minimamente Invasiva da Faculdade de Ciências Médicas de Minas Gerais, não foi exceção e está vindo à luz graças à dedicação de expoentes da especialidade que generosamente doaram seu tempo e expertise para qualificar este projeto; a eles, toda nossa gratidão. Gostaríamos ainda de mencionar o indispensável apoio da Faculdade de Ciências Médicas de Minas Gerais, da Pós-Graduação da Faculdade de Ciências Médicas de Minas Gerais, do Hospital Universitário de Ciências Médicas de Minas Gerais e, finalmente, mas não menos merecedora, da Fundação Educacional Lucas Machado (FELUMA).

Grande parte deste trabalho foi concebida e produzida durante a pior fase da pandemia pelo Covid-19, difícil para todos, o que aumenta ainda mais o mérito e a dívida de gratidão com as entidades mencionadas. Esperamos que, ao manusearem e lerem este livro, experimentem o mesmo sentimento de que estamos possuídos: valeu a pena!

Belo Horizonte, agosto de 2022

Colaboradores

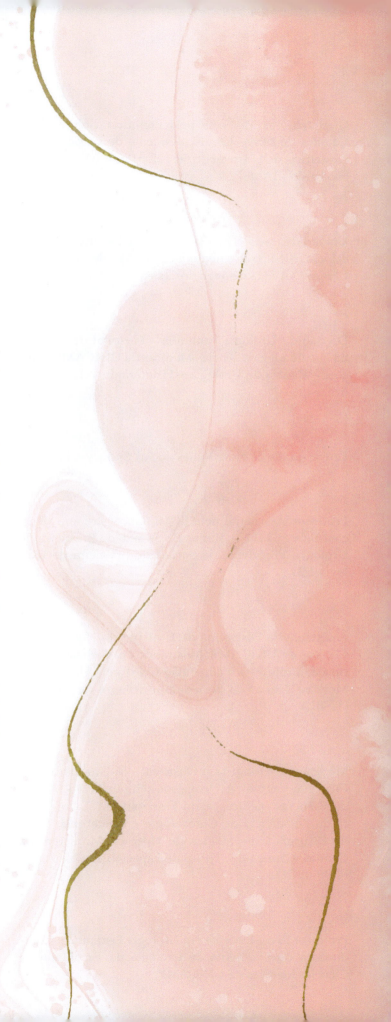

Adélia Lúcio
Fisioterapeuta pélvica e saúde da mulher da HUMAP – UFMS/Ebserh. Doutora em Ciências Biológicas – UNICAMP. Pós-Doutorado da Faculdade de Enfermagem da UNICAMP– SP.

Adriana Prato Schmidt
Médica Ginecologista e Obstetra (UFRGS – Hospital de Clínicas de Porto Alegre). Doutorado em Ciências Médicas (UFRGS). Preceptora da Residência de Ginecologia e Obstetrícia, Setor de Uroginecologia do Hospital Materno-Infantil Presidente Vargas, Porto Alegre-RS.

Agnaldo Lopes da Silva Filho
Especialista em Ginecologia e Obstetrícia. Doutor em Ginecologia pela UNESP – Botucatu-SP. Professor Titular do Departamento de Ginecologia e Obstetrícia da UFMG. Presidente da FEBRASGO.

Aline Evangelista Santiago
Doutoranda do Programa de Pós-Graduação em Tocoginecologia da UNESP – Botucatu-SP. Especialista em Ginecologia e Obstetrícia. Doutoranda em Ginecologia pela UNESP. Especialização em Oncologia Pélvica pela UNICAMP. Médica do Serviço de Endoscopia Ginecológica do HC-UFMG.

Álvaro Ochoa Cuberos
Ginecologia e Obstetrícia – Universidade de Antioquia, Colômbia. Uroginecologia. Fundação Universitária de Ciências da Saúde (FUCS), Colômbia. Diretor do Departamento de Assoalho Pélvico – Clínica Médica Duarte, Cúcuta-Colômbia.

Ana Livia Garcia Pascom Aleixo
Doutora em Ciências pela Universidade Federal de São Paulo.

Ana Luiza Loiola Pace
Graduada em Medicina pela Pontifícia Universidade Católica de Minas Gerais. Residente de Ginecologia e Obstetrícia do Hospital do Servidor Público Estadual de São Paulo – IAMSPE.

Andres Lambert Novoa
Unidad de Piso Pélvico, Servicio de Obstetricia y Ginecología. Médico Residente Universidad de Los Andes, Clínica D'Ávila, Santiago de Chile.

Arnold Peter Paul Achermann
Divisão de Urologia Feminina – Hospital de Clínicas da Faculdade de Ciências Médicas da UNICAMP. Urocore – Centro de Urologia e Fisioterapia Pélvica, Londrina-PR.

Bernard T. Haylen
Universidade de Nova Wales do Sul, Sydney– Austrália.

Bernardo Pace Silva de Assis
Professor Assistente pela FCMMG. Mestre em Medicina pela FCMMG. Titular da Sociedade Brasileira de Urologia. Presidente da Sociedade Brasileira de Urologia-MG.

Brunno Raphael Iamashita Voris
Assistente da Disciplina de Urologia do Hospital das Clínicas da UNICAMP. Mestrando em Ciências da Cirurgia, Urologista e Cirurgião Geral pela UNICAMP. Membro Titular da Sociedade Brasileira de Urologia (TiSBU).

Carolina Machado Melendez
Médica Ginecologista e Obstetra. Pós-Graduação em Cirurgia Vaginal e Uroginecologia pela Faculdade de Ciências Médicas, Belo Horizonte-MG. Preceptora da Residência de Ginecologia e Obstetrícia, Setor de Cirurgia Ginecológica do Hospital Municipal de Canoas, Canoas-RS. Título de Especialista pela AMB/FEBRASGO.

Cassio Luis Zanettini Riccetto
Professor Livre-Docente em Urologia Feminina e Coordenador da Disciplina de Urologia da Faculdade de Ciências Médicas da UNICAMP.

Charles de Moraes Stefani
Médico Internista e Cardiologista. Mestre em Cardiologia. Atuação: Síndrome Metabólica e Avaliação Pré-Operatória.

Cristine Formighieri
Especialista em Anestesiologia pela Sociedade Brasileira de Anestesiologia (SBA/AMB). Especialista em Acupuntura pelo Colégio Médico Brasileiro de Acupuntura (CMBA/AMB). Pós-Graduada em Anestesia Regional pelo Instituto de Ensino e Pesquisa do Hospital Sírio Libanês.

Daniel de Almeida Braga
Urologista pela UNICAMP. Membro Titular da Sociedade Brasileira de Urologia (TiSBU). Professor de Clínica Cirúrgica da Universidade 9 de Julho (UNINOVE) – São Paulo-SP.

Edilson Benedito de Castro
Professor-Doutor do Curso de Especialização Disfunção do Assoalho Pélvico, Hospital da Mulher/UNICAMP.

Edson Henrique Gabriel Nascimento
Título de Especialista em Urologia pela Associação Médica Brasileira. Membro Titular da Sociedade Brasileira de Urologia (TISBU). Mestre em Medicina pela Faculdade de Ciências Médicas de Minas Gerais.

Eduardo Batista Cândido
Professor Adjunto do Departamento de Ginecologia e Obstetrícia da UFMG. Mestre em Ginecologia pela UNESP – Botucatu-SP. Doutor em Saúde da Mulher pela UFMG. Diretor Científico da SOGIMIG. Membro da Comissão de Especialidades (CNE) em Ginecologia Oncológica da FEBRASGO.

Elielton Ribeiro Nunes
Especialização em Ginecologia e Obstetrícia pela FHEMIG. Especialização em Laparoscopia e Histeroscopia no Hospital Semper-MG. Professor da Pós-Graduação de Cirurgia Uroginecológica da Faculdade de Ciências Médicas, Belo Horizonte-MG.

Francesca Perondi
Médica Coloproctologista. Membro Titular da SBCP. Membro do Corpo Clínico e integrante do Laboratório de Fisiologia do Hospital Moinhos de Vento – Porto Alegre-RS.

Francisco Nogueira Chaves
Residência em Ginecologia e Obstetrícia pela Maternidade Escola Assis Chateaubriand – TEGO. Mestrado em Tocoginecologia pela Universidade Federal do Ceará (UFC) – Maternidade Escola Assis Chateaubriand (MEAC).

Gabriel Chahade Sibanto Simões
Residente em Cirurgia Geral na UNICAMP.

Gabriela Loiola Pace
Médica pela Faculdade de Ciências Médicas de Minas Gerais (FCMMG). Residente de Ginecologia e Obstetrícia pelo Hospital Público Regional de Betim.

Geam Karlo de Assis Santana
Ginecologista e Obstetra. Especialista em Cirurgia Minimamente Invasiva. Professor e Coordenador da parte prática da Pós-Graduação de Cirurgia Vaginal, Uroginecologia e Videolaparoscopia da Fundação Educacional Lucas Machado (FELUMA). Especialista em Cirurgia Oncológica Ginecológica.

Geórgia Kelly Melo Silveira
Residente em Ginecologia e Obstetrícia na Escola de Saúde Pública do Estado do Ceará.

Heleodoro Corrêa Pinto
Médico Graduado pela UFRGS. Residência Médica em Ginecologia e Obstetrícia no Hospital Fêmina – Grupo Hospitalar Conceição. Cirurgião do Serviço de Uroginecologia e Cirurgia Pélvica Reconstrutiva do Hospital Fêmina/GHC – Porto Alegre-RS.

Hélio Fernandes Retto
Chefe do Serviço de Ginecologia e Obstetrícia – Hospital da Cruz Vermelha Portuguesa – Lisboa-Portugal.

Heloisa Guedes Müssnich
Médica Coloproctologista. Membro Titular da SBCP. Chefe do Serviço de Coloproctologia do Hospital Moinhos de Vento. Mestre em Cirurgia pela UFRGS. Professora do Curso de Pós-Graduação em Cirurgia Minimamente Invasiva do Instituto de Ensino e Pesquisa do Hospital Moinhos de Vento.

Henrique Sarubbi Fillmann
Médico Coloproctologista. Membro Titular da SBCP. Ex-Presidente da SBCP. Professor do Departamento de Cirurgia da Faculdade de Medicina da PUC-RS. Doutor em Fisiologia Digestiva pela UFRGS.

Jaime Roa Burgos
Ginecologo-Obstetra. Jefe de la Unidad de Piso Pélvico, Clínica D'Ávila, Santiago-Chile.

Javier Del Longo
Ex-Presidente de la Sociedad Argentina de Cirugía Laparoscópica. Jefe de Cátedra. Facultad de Ciencias de la Salud – Universidad Católica de las Misiones (UCAMI) – Posadas, Misiones–Argentina. Director del Curso Internacional de Cirugía Vaginal.

João Manuel Colaço
Assistente do Hospital de Ginecologia e Obstetrícia – Hospital CUF Descobertas – Lisboa-Portugal.

José Antônio de Mello Zelaquett
Graduação em Medicina com Residência Médica em Ginecologia e Obstetrícia. Pós-Graduação Lato Sensu em Medicina Estética pela International Association of Aesthetic Medicine – IAAM/ASIME. Presidente e fundador da Associação Brasileira de Cosmetoginecologia – ABCGIN. Professor da Pós-Graduação em Cirurgia Vaginal e Uroginecologia da Faculdade de Ciências Médicas de Minas Gerais. Diretor e Professor da Academia Brasileira de Ginecologia Regenerativa – ABGREF. Diretor Técnico e de Negócios da Clínica Zelaquett de Ginecologia Regenerativa Funcional e Estética.

Kelly Cristine de Lacerda Rodrigues Buzatti
Professora Adjunta do Departamento de Cirurgia da FM-UFMG. Mestrado e Doutorado pela FM-UFMG. Médica Coloproctologista da Rede Mater Dei de Saúde – MG.

Laira Ramos
Fisioterapeuta pela Universidade Estadual de Londrina – Paraná. Mestre em Ciências da Reabilitação pela Faculdade de Motricidade Humana – Portugal. Doutora em Uroginecologia pela Universidade Federal de São Paulo.

Lucas Mira Gon
Divisão de Urologia Feminina – Hospital de Clínicas da Faculdade de Ciências Médicas da UNICAMP.

Lucas Ribeiro Nogueira
Residência em Ginecologia e Obstetrícia pela Maternidade Escola Assis Chateaubriand. Título de Especialista em Ginecologia e Obstetrícia pela FEBRASGO (TEGO).

Luciano Amaral Domingues
Especialista em Cirurgia Vascular, Angiorradiologia e Cirurgia Endovascular pela SBACV/AMB. Membro Titular da Sociedade Brasileira de Angiologia e Cirurgia Vascular. Membro Internacional da Society of Vascular Surgery – EUA.

Luiz Gustavo Oliveira Brito
Professor Associado do Departamento de Tocoginecologia, Faculdade de Ciências Médicas da UNICAMP.

Manidip Pal
Professor & HOD, Obstetrics & Gynecology, College of Medicine & JNM Hospital, WBUHS, Kalyani, Nadia, West Bengal, India.

Maria Antônia Loiola Pace
Acadêmica de Medicina da Faculdade de Ciências Médicas de Minas Gerais (FCMMG). Membro do Grupo de Pesquisa "Atualizações em Ginecologia e Saúde da Mulher".

Maria Augusta Tezelli Bortolini
Pós-Doutora em Ciências e Professora Afiliada do Departamento de Ginecologia da Universidade Federal de São Paulo.

Mariana Almeida Simões
Acadêmica de Medicina da Faculdade Ciências Médicas de Minas Gerais (FCMMG).

Marina Corrêa Viana
Residente do Serviço de Urologia da UNICAMP. Cirurgiã Geral pela UNICAMP.

Mauricio Barroso Kümmel
Cirurgião Vascular, Angiorradiologista e Cirurgião Endovascular. Membro da Sociedade Brasileira de Angiologia e Cirurgia Vascular.

Natalia Martinho
Fisioterapeuta Especialista em Saúde da Mulher pela UNICAMP e ABRAFISM. Mestre em Biociências Aplicadas à Saúde pela UNIFAL-MG e Doutora em Ciências pela UNICAMP. Docente do Curso de Fisioterapia da UNIPINHAL e Professora Assistente do Curso de Medicina da UNIFAE. Scholar Visiting na Faculdade de Medicina de Sydney – Universidade de Sydney para treinamento de ultrassonografia translabial 3D/4D do assoalho pélvico, sob supervisão do professor Dr. Hans Peter Dietz.

Pablo Ortega Plancic
Ginecologo-Obstetra. Uroginecologo de la Unidad de Piso Pélvico, Clínica D'Ávila, Santiago-Chile.

Paulo Cesar Rodrigues Palma
Professor Titular de Urologia e Chefe da Disciplina de Urologia Feminina da UNICAMP.

Paulo Vitor Barreto Guimarães
Formação em Cirurgia Geral e Urologia pela UNICAMP.

Rafael Klein Gomes
Especialista em Anestesiologia pela SBA/AMB. Especialista em Acupuntura pelo Colégio Médico Brasileiro de Acupuntura (CMBA/AMB). Anestesiologista na Irmandade Santa Casa de Misericórdia de Porto Alegre-RS.

Renan Deprá de Camargo
Cirurgião Geral e de Trauma pelo Grupo Hospitalar Conceição – Porto Alegre-RS. Residente em Cirurgia Oncológica no Centro de Pesquisas Oncológicas – Florianópolis-SC.

Renato Gomes Campanati
Professor Voluntário do Departamento de Cirurgia da FM-UFMG. Mestrado pela FM-UFMG. Médico do Hospital das Clínicas da UFMG e Rede Mater Dei de Saúde – MG.

Rodrigo de Aquino Castro
Professor Associado e Livre-Docente do Departamento de Ginecologia da Universidade Federal de São Paulo.

Rômullo de Oliveira Pires
Médico Graduado pela Universidade Federal de Ciências da Saúde de Porto Alegre (UFCSPA). Residência Médica em Ginecologia e Obstetrícia no Hospital Fêmina – Grupo Hospitalar Conceição. Mestrando do Programa de Pós-Graduação em Ciências da Saúde: Ginecologia e Obstetrícia da Universidade Federal do Rio Grande do Sul – UFRGS.

Sérgio Flávio Munhoz de Camargo
Ex-Preceptor (2002-2017) do Programa de Residência Médica em Ginecologia e Obstetrícia – Serviço de Uroginecologia e Cirurgia Vaginal – Hospital Materno Infantil Presidente Vargas – Porto Alegre-RS. Professor Convidado do Curso de Pós-Graduação em Cirurgia Ginecológica Minimamente Invasiva – Módulo de Uroginecologia e Cirurgia Vaginal da Faculdade de Ciências Médicas, Belo Horizonte-MG.

Soma Bandypadhyay
Professor & HOD, Obstetrics & Gynecology, Katihar Medical College, Karimbagh, Katihar, India.

Victoria Furquim Werneck Marinho
Médica Graduada pela FCMMG. Residente de Ginecologia e Obstetrícia do Hospital Mater Dei – Belo Horizonte-MG.

Walter Antônio Prata Pace
Titular da Academia de Medicina de Minas Gerais. Professor Doutor de Ginecologia da Faculdade de Ciências Médicas de Minas Gerais (FCMMG). Coordenador Geral e Professor da Pós-Graduação de Ginecologia Minimamente Invasiva da Faculdade de Ciências Médicas de Minas Gerais. Mestrado em Reprodução Humana e Assistente Estrangeiro da Faculdade de Medicina da Universidade Paris V – França. Doutorado em Ginecologia pela Faculdade de Medicina da Universidade Federal do Rio de Janeiro. Vice-Presidente do PHD Hospital de Belo Horizonte-MG. Staff do Centro de Endometriose Santa Joana – São Paulo.

Wilmar Azal Neto
Mestre e Doutorando pela UNICAMP. Assistente da Disciplina de Urologia da UNICAMP.

Apresentação

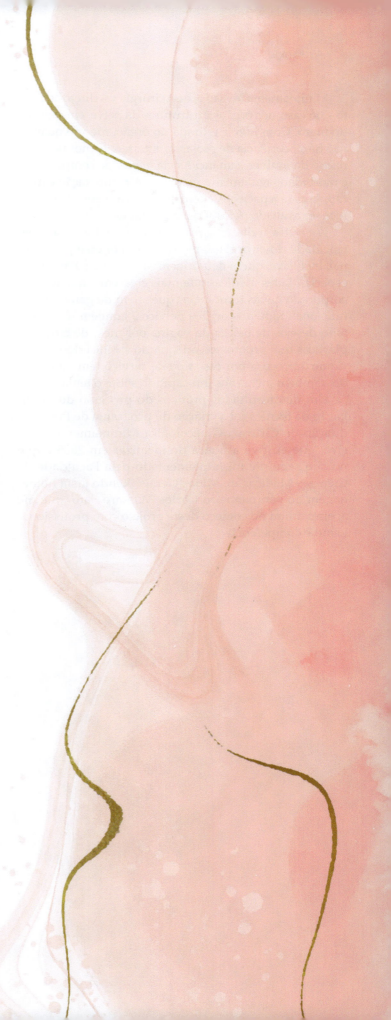

Há projetos que só podem ser realizados em equipe. Este livro é um deles. O levantamento do tema foi importante em virtude da necessidade de estabelecer um registro material robusto sobre a cirurgia pela via vaginal, um procedimento que pode ter excelentes resultados para as pacientes dos serviços de saúde públicos e privados.

Reconheço que não teríamos chegado a esse resultado sem a experiência, a disponibilidade e o interesse do professor e pioneiro na divulgação e retomada da técnica no Brasil, Sérgio Flávio Munhoz de Camargo, que não mediu esforços para que esta obra contemplasse cada um dos aspectos relacionados com a técnica. Também ressalto a colaboração e o entusiasmo do professor Paulo Palma, referência na Uroginecologia no país, uma especialidade que trata da saúde dos órgãos pélvicos da mulher.

Agradeço também ao pioneiro Octacílio Figueirêdo Netto, que nos acompanhou neste projeto com o prefácio, e aos demais colegas brasileiros e estrangeiros que tiveram o interesse de compartilhar suas experiências com a técnica.

Em cada capítulo, o leitor terá acesso a conhecimentos que podem ser aplicados, visto que já foram testados à exaustão durante décadas em todo o mundo. Assim, o que pretendemos é que o presente livro seja material de estudo e aprimoramento, uma referência para cirurgiões pélvicos, em especial ginecologistas, que se interessam pela cirurgia via vaginal ou que pretendem aprimorar seus processos e métodos.

A discussão sobre a efetividade e segurança da via vaginal foi retomada no país no final do século XX. De lá para cá, são mais de 30 anos de um trabalho que tem como objetivo recolocar a técnica na posição de destaque que havia perdido em decorrência da expansão da cirurgia abdominal.

A prática remonta a Atenas, no ano 50 a.C. Passados tantos séculos, ainda possibilita resultados melhores que outras consideradas mais sofisticadas, dependendo da correta indicação e do nível de treinamento dos profissionais.

Minimamente invasiva, essa cirurgia vai direto ao ponto – no caso, aos órgãos e estruturas da pelve, em especial do útero. Com isso, a retirada do órgão, mesmo quando não há a ocorrência de prolapso, interfere menos no organismo da mulher, tem incidência menor de complicações e morbidade igualmente reduzida. A recuperação é mais rápida para a paciente, e o custo é um diferencial que merece ser avaliado pelos serviços de saúde.

Em outra frente, a cirurgia via vaginal é uma especificidade do cirurgião ginecológico. Foi esse profissional, inclusive, quem deu origem à Ginecologia, uma das especialidades médicas que mais crescem e que tem incorporado novas tecnologias que, além de garantirem a funcionalidade dos órgãos pélvicos, também têm satisfeito desejos de beleza da vagina por meio de cirurgias plásticas que promovem adequação estética dessa área. Como a procura por esse tipo de serviço tem aumentado, também incluímos um capítulo sobre o tema.

Um dos resultados práticos do processo de divulgação da técnica foi a criação do programa de Pós-Graduação de Cirurgia Ginecológica Minimamente Invasiva, que eu tive a honra de idealizar em 2005 e que no ano seguinte foi implementado pela Faculdade de Ciências Médicas de Minas Gerais. Rendo justa homenagem ao companheiro Carlos Massaro Sato, que me acompanhou no começo deste projeto com profissionalismo e competência.

Hoje, a equipe é liderada por mim, tendo Eduardo Cândido como coordenador didático, o qual também deu sua contribuição ao livro. Ressalto também o empenho de colegas como Geam Karlo de Assis Santana e Elielton Ribeiro Nunes, decisivos para a formação de mais de 500 especialistas brasileiros e estrangeiros nos últimos 16 anos. Atualmente, temos uma lista de espera com mais de 100 alunos, o que reafirma a importância da técnica.

Abro um parêntese para dizer que, além de mim, três das minhas filhas e um sobrinho/afilhado também assinam capítulos do livro. Como legítimos representantes da terceira geração de médicos da família Pace, Ana Luiza Loiola Pace, Gabriela Loiola Pace, Maria Antônia Loiola Pace e Bernardo Pace Silva de Assis já abraçaram o compromisso de dar continuidade à divulgação da cirurgia via vaginal, com foco na técnica e nos resultados que ela proporciona para a saúde e a qualidade de vida da mulher.

Espero que os leitores encontrem, nas páginas a seguir, mais do que vieram procurar e que o livro realmente alcance os objetivos pretendidos.

Bom estudo!

Walter Antônio Prata Pace

Prefácio

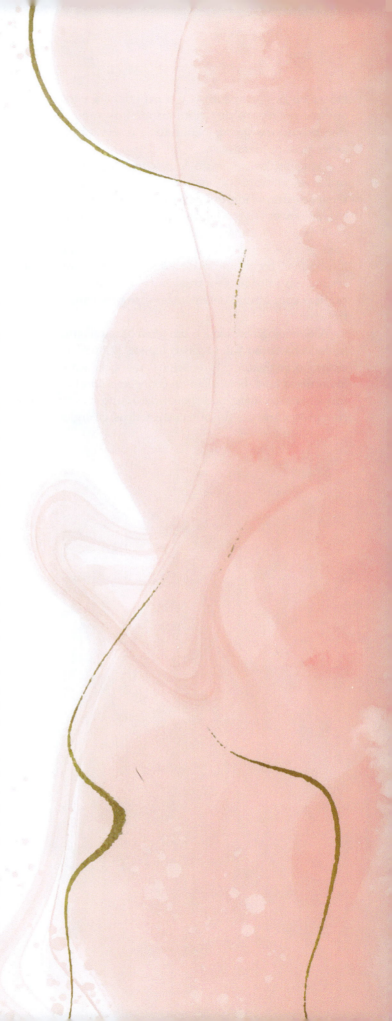

*Sucesso é a soma de pequenos esforços
repetidos todos os dias.*
Robert Collier

É uma satisfação e uma honra escrever o prefácio deste livro excepcional, editado por dois pioneiros da cirurgia ginecológica nacional: doutores Walter Pace e Sérgio Camargo, e que conta com a contribuição dos mais experientes e renomados colegas.

Do ponto de vista histórico, a cirurgia vaginal deu origem à especialidade da Ginecologia. Richard TeLinde afirmou, na primeira edição de seu clássico *Ginecologia Operatória*, ser "surpreendente como, com o passar dos anos, os métodos vaginais, apesar das vantagens indiscutíveis quando comparados com a laparotomia, não foram capazes de manter a posição que eles merecem".

Daí a importância de *Cirurgia Vaginal e Uroginecologia*, uma obra abrangente que contém 40 capítulos didaticamente subdivididos em nove seções, as quais conseguem dissecar os principais tópicos de interesse do cirurgião vaginal moderno.

As Seções I e II abordam temas gerais, como anatomia, cuidados perioperatórios, avaliação pré-operatória e anestesia para cirurgia vaginal, entre outros, além de terapêuticas não cirúrgicas, como a fisioterapia e o uso de pessários.

A Seção III dedica-se exclusivamente à histerectomia vaginal, carro-chefe da cirurgia vaginal e que diferencia o ginecologista das outras especialidades cirúrgicas. As vantagens da via baixa já são bem estabelecidas, e os capítulos dessa seção descrevem com clareza os detalhes técnicos para sua execução segura tanto na ausência como na presença de prolapso uterino.

Os defeitos do assoalho pélvico afetam significativamente a qualidade de vida das mulheres, e estima-se que, aos 80 anos de idade, metade delas apresente algum grau de prolapso genital. É, portanto, imperativo que as novas gerações sejam adequadamente treinadas para diagnosticar e tratar o problema. A Seção IV deste livro contribui para isso, discutindo desde o diagnóstico até as opções terapêuticas e a experiência pessoal dos autores no reparo dos compartimentos vaginais anterior, posterior e apical, incluindo a preservação uterina e as técnicas obliterativas.

Os capítulos da Seção V discutem as complicações urinárias, intestinais e hemorrágicas em cirurgia vaginal, tema de extrema importância e cujos aspectos profiláticos e terapêuticos devem ser do domínio de todo cirurgião.

A Seção VI trata da incontinência urinária, condição com grande impacto emocional, social e financeiro. A inestimável contribuição de nossos colegas urologistas resulta em informações atualizadas e ao mesmo tempo práticas com intuito de amenizar esse problema tão controverso.

A cosmetoginecologia é um tema bastante atual, apresentado na Seção VII. O ginecologista, particularmente o cirurgião vaginal, é o profissional mais capacitado para atuar nessa área, pois, além de conhecer a fundo a anatomia vaginal e vulvar, pode beneficiar muito suas pacientes com procedimentos funcionais e estéticos, cirúrgicos e não cirúrgicos. As potenciais candidatas têm nossa confiança e estão todos os dias no nosso consultório. Atuando de maneira ética e responsável, podemos e devemos atender essa enorme demanda da mulher contemporânea, a qual não deve ser ignorada sob o risco de sermos engolidos por outras especialidades, inclusive não médicas.

Por fim, a Seção VIII aborda outras possibilidades da via vaginal, como ligadura das artérias uterinas por via vaginal, gestação ectópica, cistos e tumores benignos vulvovaginais e correção cirúrgica da agenesia vaginal, contribuindo assim para que o leitor amplie seus horizontes em cirurgia vaginal.

Parabenizo os editores e demais autores de *Cirurgia Vaginal e Uroginecologia* pelo esforço e dedicação na produção desta obra, uma excelente fonte de informações para o cirurgião que deseja beneficiar suas pacientes com a via de acesso minimamente invasiva por natureza.

Octacílio Figueirêdo Netto
Universidade Estadual de Londrina/PR

Sumário

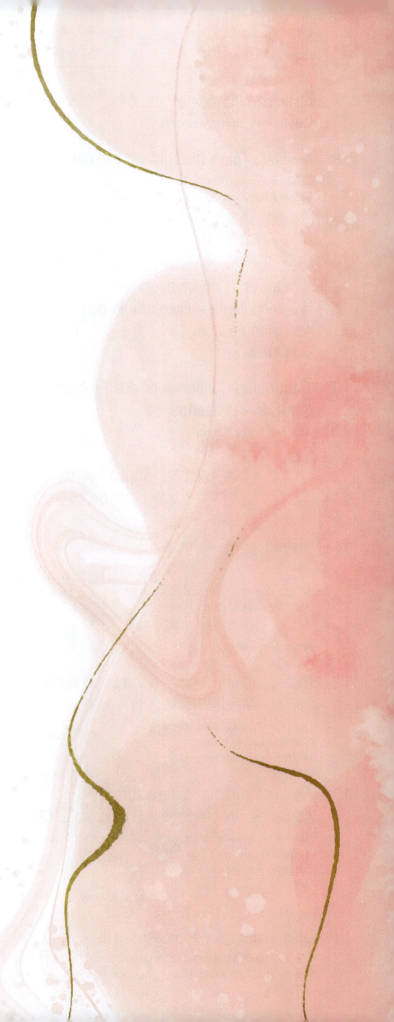

SEÇÃO I – Temas Gerais, 1

1. Introdução às Distopias Genitais – Prolapso de Órgãos Pélvicos, 3
   Walter Antônio Prata Pace
   Ana Luiza Loiola Pace
   Gabriela Loiola Pace
   Maria Antônia Loiola Pace

2. Anatomia da Pelve para o Cirurgião Vaginal – Conceitos Essenciais, 9
   Sérgio Flávio Munhoz de Camargo
   Walter Antônio Prata Pace

3. Melhoria da Colporrafia com Tecidos Nativos – Uma Alternativa mais Segura para as Malhas, 35
   Bernard T. Haylen

4. Desfechos nas Cirurgias de Reconstrução de Assoalho Pélvico via Vaginal – Uma Análise Crítica, 42
   Ana Livia Garcia Pascom Aleixo
   Rodrigo de Aquino Castro
   Maria Augusta Tezelli Bortolini

5. Disfunções Intestinais e Distúrbios do Assoalho Pélvico Posterior – Orientações para o Uroginecologista, 50
   Francesca Perondi
   Heloisa Guedes Müssnich
   Henrique Sarubbi Fillmann

6. Obesidade – Cuidados Perioperatórios, 59
   Charles de Moraes Stefani

7   Avaliação Perioperatória, 64
    Carolina Machado Melendez

8   Anestesia para Cirurgia via Vaginal, 70
    Cristine Formighieri
    Rafael Klein Gomes

SEÇÃO II – TERAPÊUTICAS NÃO CIRÚRGICAS, 73

9   Terapêutica Conservadora em Uroginecologia – Fisioterapia do Assoalho Pélvico, 75
    Laira Ramos

10 Tratamento Conservador dos Prolapsos Genitais – Pessários, 83
    Adriana Prato Schmidt

SEÇÃO III – HISTERECTOMIA VAGINAL – A CARACTERÍSTICA DO CIRURGIÃO GINECOLÓGICO, 93

11 Histerectomia Vaginal, 95
    Parte A – O Início de Tudo, 95
    Sérgio Flávio Munhoz de Camargo
    Walter Antônio Prata Pace
    Parte B – Na Ausência de Prolapso, 112
    Javier Del Longo

12 Histerectomia Vaginal durante o Prolapso Apical – Ainda Necessária?, 121
    Luiz Gustavo Oliveira Brito
    Gabriela Loiola Pace
    Walter Antônio Prata Pace

13 Anexectomia na Histerectomia – Aspectos Oncológicos e Endócrinos, 130
    Aline Evangelista Santiago
    Agnaldo Lopes da Silva Filho
    Eduardo Batista Cândido

SEÇÃO IV – PROLAPSOS GENITAIS, 137

14 Diagnóstico dos Prolapsos, 139
    Sérgio Flávio Munhoz de Camargo
    Walter Antônio Prata Pace

15 Prolapsos Genitais – Elaboração da Proposta Terapêutica, 147
    Sérgio Flávio Munhoz de Camargo
    Walter Antônio Prata Pace

16 Compartimento Anterior, 162
    Parte A – Técnica MUSPACC Modificada, 162
    Sérgio Flávio Munhoz de Camargo

    Parte B – Técnica MUSPACC – Uma Visão Simplificada, 170
    Álvaro Ochoa Cuberos

    Parte C – O Mistério dos Defeitos Paravaginais – Uma Nova Realidade, 181
    Álvaro Ochoa Cuberos

17 Compartimento Posterior, 199
    Parte A – Técnica Cirúrgica para o Compartimento Posterior da Vagina, 199
    Sérgio Flávio Munhoz de Camargo
    Walter Antônio Prata Pace

    Parte B – Reconstrução do Anel Pericervical, 205
    João Manuel Colaço
    Hélio Fernandes Retto

18 Compartimento Superior, Apical ou Médio, 210
    Parte A – Fixação Sacroespinhosa – Acesso Anterior Bilateral, 210
    Adriana Prato Schmidt
    Carolina Machado Melendez

    Parte B – Suspensão (Fixação) ao Ligamento Sacroespinhoso (Espinhal) – Acesso Posterior, 213
    Sérgio Flávio Munhoz de Camargo
    Walter Antônio Prata Pace

    Parte C – Abordagem Intrapélvica Retroperitoneal do Ligamento Sacroespinhoso, 220
    Elielton Ribeiro Nunes

Parte D – Suspensão ao Ligamento Uterossacro Extraperitoneal, 223
Manidip Pal
Soma Bandypadhyay

Parte E – Preservação Uterina no Tratamento do Prolapso Apical – Histeropexia Sacroespinhosa, 227
Heleodoro Corrêa Pinto
Rômullo de Oliveira Pires

Parte F – Cirurgia de Manchester – Uma Alternativa Antiga à Histerectomia Vaginal ou uma Nova Possibilidade de Histeropexia?, 240
Sérgio Flávio Munhoz de Camargo
Walter Antônio Prata Pace

19 Perineorrafia – A Última a Ser Realizada, mas não a Menos Importante, 245
Sérgio Flávio Munhoz de Camargo
Walter Antônio Prata Pace

20 Rupturas Obstétricas Severas, 249
Jaime Roa Burgos
Pablo Ortega Plancic
Andres Lambert Novoa

21 Técnicas Cirúrgicas Obliterativas nos Prolapsos Genitais – Uma Opção Antiga e Atual, 264
Sérgio Flávio Munhoz de Camargo
Walter Antônio Prata Pace

SEÇÃO V – COMPLICAÇÕES DAS CIRURGIAS VIA VAGINAL, 273

22 Complicações em Cirurgia Vaginal – Uma Visão Geral e Prática para o Cirurgião Ginecológico, 275
Sérgio Flávio Munhoz de Camargo
Walter Antônio Prata Pace

23 Complicações Vasculares na Cirurgia Vaginal e Uroginecológica, 283
Luciano Amaral Domingues
Mauricio Barroso Kümmel

24 Conduta Inicial para o Uroginecologista nas Lesões Transoperatórias do Aparelho Urinário, 292
Sérgio Flávio Munhoz de Camargo

25 Complicações Digestivas em Cirurgia Vaginal, 298

Parte A – Intercorrências no Aparelho Digestivo para o Cirurgião Vaginal, 298
Sérgio Flávio Munhoz de Camargo
Renan Deprá de Camargo

Parte B – Lesões Intestinais durante Procedimentos Ginecológicos, 310
Kelly Cristine de Lacerda Rodrigues Buzatti
Renato Gomes Campanati

26 Tratamento da Fístula Vesicovaginal, 316
Edson Henrique Gabriel Nascimento
Bernardo Pace Silva de Assis

27 Hemorragias Perioperatórias – Prevenção, Diagnóstico e Conduta, 321
Sérgio Flávio Munhoz de Camargo

SEÇÃO VI – INCONTINÊNCIA URINÁRIA, 333

28 Propedêutica na Incontinência Urinária – Questionários de Qualidade de Vida, 335
Adélia Lúcio

29 Abordagem da Incontinência Urinária Feminina por meio da Ultrassonografia, 340
Cassio Luis Zanettini Riccetto
Natalia Martinho

30 Tratamento Cirúrgico da Incontinência Urinária – Revisão da Literatura e Recomendações para uma Entidade Complexa, 347
Sérgio Flávio Munhoz de Camargo
Walter Antônio Prata Pace

31 Diferentes *Slings* com Uso de Telas Sintéticas, 351
   Lucas Mira Gon
   Arnold Peter Paul Achermann

32 *Sling* Pubovaginal Autólogo, 357
   Gabriel Chahade Sibanto Simões
   Edilson Benedito de Castro
   Wilmar Azal Neto

33 *Sling* Transobturador – A Experiência de um Serviço de Residência Médica em Ginecologia e Obstetrícia, 364
   Sérgio Flávio Munhoz de Camargo

34 Manejo da Incontinência Urinária Mista, 372
   Brunno Raphael Iamashita Voris
   Daniel de Almeida Braga
   Marina Corrêa Viana

35 Disfunções Miccionais após Cirurgia Abdominal e Pélvica, 377
   Wilmar Azal Neto
   Paulo Vitor Barreto Guimarães
   Paulo Cesar Rodrigues Palma

SEÇÃO VII – COSMETOGINECOLOGIA, 383

36 Envelhecimento Genital Feminino, 385
   Walter Antônio Prata Pace
   José Antônio de Mello Zelaquett
   Mariana Almeida Simões

SEÇÃO VIII – OUTRAS POSSIBILIDADES DA VIA VAGINAL, 401

37 Ligadura dos Ramos Ascendentes das Artérias Uterinas via Vaginal, 403
   Lucas Ribeiro Nogueira
   Francisco Nogueira Chaves
   Geórgia Kelly Melo Silveira

38 Gestação Ectópica – Uma Revisão com Destaque para Abordagem Vaginal da Gravidez Tubária, 411
   Aline Evangelista Santiago
   Eduardo Batista Cândido
   Agnaldo Lopes da Silva Filho
   Geam Karlo de Assis Santana
   Sérgio Flávio Munhoz de Camargo
   Walter Antônio Prata Pace

39 Tumores e Cistos Benignos do Trato Genital Inferior, 419
   Walter Antônio Prata Pace
   Victoria Furquim Werneck Marinho
   Gabriela Loiola Pace
   Geam Karlo de Assis Santana

40 Agenesia Vaginal na Síndrome de Rokitansky – Simplificando o Tratamento Cirúrgico em uma Enfermidade Complexa, 431
   Sérgio Flávio Munhoz de Camargo
   Adriana Prato Schmidt

Índice Remissivo, 437

SEÇÃO I

TEMAS GERAIS

Introdução às Distopias Genitais – Prolapso de Órgãos Pélvicos

CAPÍTULO 1

Walter Antônio Prata Pace
Ana Luiza Loiola Pace
Gabriela Loiola Pace
Maria Antônia Loiola Pace

Epidemiologia

As expressões *distopia genital* e *prolapso de órgãos pélvicos* (POP) referem-se ao descenso dos órgãos pélvicos ou das paredes vaginais de seu lugar anatômico com consequentes alterações em suas relações com os órgãos adjacentes[1]. POP é um problema que vem se tornando comum com o envelhecimento da população e tem grandes repercussões nas atividades diárias, na função sexual e na qualidade de vida das mulheres.

A presença de POP pode ter impacto prejudicial na imagem corporal e na sexualidade das mulheres, estando frequentemente associada à incontinência urinária de esforço (IUE) e ao prolapso retal[2]. Há relatos de que 11% das mulheres nos EUA necessitam de tratamento cirúrgico para POP e/ou uma condição relacionada a partir dos 80 anos de idade[3]. O tratamento exige recursos significativos na área da saúde, e o impacto nos serviços de saúde tende a se expandir com base nas estimativas de aumento crescente da população de mulheres idosas.

A incidência e a prevalência de POP oscilam muito nos diversos estudos, e é difícil estabelecer valores exatos por variadas razões: diferentes sistemas de classificação são utilizados para o diagnóstico; os estudos variam de acordo com a taxa de prolapso relatada para mulheres sintomáticas ou assintomáticas; acredita-se, também, que os percentuais registrados sejam subestimados, pois não se sabe quantas mulheres com POP deixam de procurar atendimento médico[4]. A distinção entre POP sintomático e assintomático é clinicamente relevante, uma vez que *o tratamento é geralmente indicado apenas para*

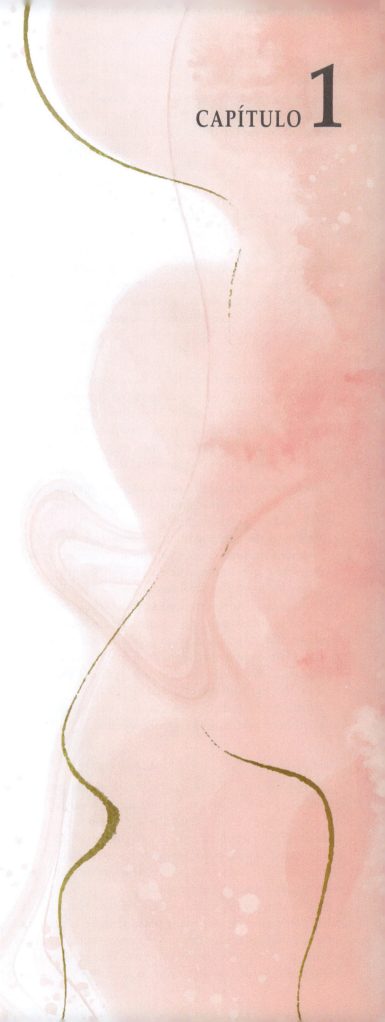

mulheres com sintomas. Uma maior prevalência de POP sintomático é sugerida pelo número de mulheres que se submetem ao reparo do prolapso cirúrgico.

Aproximadamente 200 mil procedimentos cirúrgicos para prolapso são realizados a cada ano nos EUA[5], e os estudos mostram taxas de prevalência diferentes quando se analisam os diversos compartimentos, sendo significativamente mais comuns os defeitos da parede vaginal anterior (33% a 34%) do que os da parede posterior (18%) ou apicais (14%). É importante lembrar que a vagina é um órgão contínuo e que defeitos no ápice podem contribuir para prolapsos de parede vaginal anterior e posterior[6]. No Brasil, os dados não são confiáveis em razão das dificuldades já citadas e da fragilidade das estatísticas nacionais.

Definição

A Sociedade Internacional de Continência (ICS) define prolapso genital como o descenso da parede vaginal anterior e/ou posterior, assim como do ápice da vagina (útero ou cúpula vaginal após histerectomia)[7]. As expressões comumente usadas para descrever locais específicos de prolapso genital feminino incluem:

- **Prolapso de compartimento anterior:** descida da parede vaginal anterior, muitas vezes associada à descida da bexiga (cistocele).
- **Prolapso de compartimento posterior:** descida do segmento vaginal posterior, muitas vezes associada à descida do reto (retocele), do intestino e/ou do conteúdo intraperitoneal (enterocele).
- **Prolapso de compartimento apical (prolapso uterino ou prolapso de cúpula vaginal):** descida do ápice da vagina até o hímen ou para além do introito vaginal. O ápice pode ser tanto o útero e o colo do útero como o colo do útero sozinho ou a cúpula vaginal, se a mulher for histerectomizada.
- **Procidência uterina:** descida de todos os três compartimentos através do introito vaginal.

Etiologia

A etiologia do POP é multifatorial, sendo provável que alterações anatômicas, fisiológicas, genéticas, estilo de vida e história reprodutiva se associem ao longo da vida da mulher e contribuam para a disfunção do assoalho pélvico. Assim, os fatores etiológicos variam de paciente para paciente, e a busca pelo esclarecimento dessa rede causal é sempre complexa[10,11].

O trauma ou lesão das fáscias de sustentação durante o trabalho de parto e o parto ainda é o principal fator etiológico estudado. No entanto, outros fatores associados à história obstétrica, como comprometimento da musculatura do elevador do ânus e traumatismo do nervo pudendo, também parecem contribuir para o POP[12,13]. Na teoria, essas possibilidades são inteiramente plausíveis, embora haja pouca evidência clínica de neuropatia em mulheres com prolapso[13].

Outro importante fator estudado são as alterações do tecido conjuntivo e colágeno. É bem conhecido que a parede vaginal e a fáscia endopélvica contêm grandes quantidades de colágeno tipo I (alfa-1), o qual pode ser degradado pela metaloproteinase-1 (MMP-1), também conhecida como colagenase intersticial, produzida por leucócitos durante processos inflamatórios, bem como na gestação e no parto. A plataforma pélvica e a parede vaginal sofrem ainda alterações fisiológicas mediadas por hormônios durante a gestação e o parto.

Após o parto há, na plataforma pélvica e especialmente na parede vaginal, interferências fisiológicas que ocasionam um processo de remodelação tecidual. No entanto, alterações como prolapso dos compartimentos anterior e posterior e disfunções intestinais também são encontradas em mulheres idosas que nunca pariram e também em jovens nulíparas, tornando importante a investigação de outras causas e associações[14].

Estudos apontam a associação a doenças crônicas, como doença pulmonar obstrutiva crônica, asma, hábitos defecatórios anormais (associação ao aumento crônico da pressão intra-abdominal) e etiologia congênita em algumas mulheres. É possível que em algumas dessas mulheres a musculatura pélvica e as fáscias sejam constitucionalmente fracas (constituição do tecido conjuntivo e colágeno), havendo uma evidente predisposição[1,14].

Fatores de risco

Dois terços das mulheres têm evidência anatômica de POP; no entanto, a maioria dessas mulheres é assintomática. Em uma população geral, há relatos de que 40% das mulheres com idade entre 45 e 85 anos têm um POP evidente no exame ginecológico, mas apenas 12% delas são sintomáticas. Estas últimas são as que buscam os serviços de saúde e evidenciam o impacto desse distúrbio em seu bem-estar social, físico e psicológico[11].

A identificação dos fatores de risco para o desenvolvimento do POP e sua recorrência, portanto, parece crucial para o melhor manejo das mulheres com essa condição. DeLancey sugere um modelo conceitual para facilitar o entendimento de como diferentes fatores podem, associados ou individualmente, contribuir para o POP[15].

O assoalho pélvico cresce e se desenvolve durante a infância, atingindo capacidade ou desenvolvimento máximo. Nesse ponto há considerável reserva funcional (ausência de lesões, concentração de colágeno, força muscular), e os sintomas são raros. Com o envelhecimento há um declínio normal na reserva funcional, e em certas mulheres essa reserva é esgotada a tal ponto que um limiar é cruzado e os sintomas começam a ocorrer. A evolução do processo dependerá da quantidade de reserva originalmente obtida durante o desenvolvimento, da taxa de declínio, do grau de estresse que o estilo de vida de cada mulher impôs sobre o assoalho pélvico e dos efeitos de qualquer evento de incitação. Assim, DeLancey sugere a subdivisão: fatores de predisposição (o crescimento e o desenvolvimento), fatores incitadores (lesões sobre as estruturas) e fatores intervenientes (idade, obesidade, comorbidades crônicas)[4,15].

Embora seja uma unidade, o assoalho pélvico é composto por várias estruturas distintas que envolvem músculos, tecido conjuntivo e plexos nervosos que se relacionam com sintomas clínicos e problemas como prolapsos, disfunção sexual e incontinências. Cada uma dessas estruturas tem sua própria composição tecidual; cada tipo de tecido tem tipos específicos de lesão; e o grau da lesão vai determinar o mecanismo e o percentual de recuperação de cada estrutura. A lesão permanente de nervos, a avulsão de um músculo e a ruptura do tecido conjuntivo sob a pele são exemplos de lesões que levam a mudanças duradouras no assoalho pélvico.

Como o assoalho pélvico tem o potencial de recuperação em mulheres jovens, esse dano não se torna imediatamente evidente em todos os casos, porém a perda da capacidade de recuperação, quando adicionada à deterioração com o avançar da idade, pode acarretar sintomas tardios. No entanto, há uma compreensão limitada dos vários processos de recuperação. O certo é que, para a maioria das mulheres, a experiência do parto, e particularmente do parto vaginal, é um evento de vida em que a musculatura do assoalho pélvico, apesar de sofrer danos, estes são inicialmente recuperados. Entretanto, quando estão associados diferentes danos, estiramento muscular e compressão de nervos (ocasionada, por exemplo, por fetos macrossômicos, segunda fase de trabalho de parto prolongada e partos instrumentalizados), pode não haver reserva suficiente para a recuperação completa[15,16].

Com o processo atual de envelhecimento da população, a maioria das mulheres vive mais da metade de suas vidas após concluída a fase reprodutiva, e são nesses 40 a 50 anos que a taxa de declínio do assoalho pélvico influencia a probabilidade de experimentar distúrbios do assoalho pélvico. Por exemplo, uma mulher pode ter um assoalho pélvico normalmente desenvolvido e não ter qualquer dano relacionado com os partos, mas pode desenvolver distúrbio do assoalho pélvico à medida que envelhece.

O declínio normal do assoalho pélvico ao longo da vida pode ser influenciado, também, por outros fatores. A constipação crônica é um exemplo de uma condição que afeta a carga do assoalho pélvico, aumentando o estresse e a tensão ao longo do tempo. A obesidade está associada a taxas aumentadas de distúrbios do assoalho pélvico dependentes de outros fatores associados. Problemas sistêmicos, como o diabetes, podem afetar as alterações motoras e sensoriais periféricas. O aumento da pressão intra-abdominal, como em ocupações que envolvem levantamento de peso, e comorbidades, como asma e bronquite crônica, podem resultar em um tipo de trauma do "movimento repetitivo" que desafia o assoalho pélvico. Irão influenciar ainda a composição genética, o processo de envelhecimento e o desenvolvimento físico. Qualquer um desses fatores ou sua combinação pode acelerar a perda da função do assoalho pélvico durante o curso da vida da mulher e predispor os prolapsos[8,10,15].

Propedêutica

O POP pode originar sintomas de plenitude vaginal, e com o passar dos anos a paciente pode notar uma protrusão da vagina ou do conteúdo pélvico para além do hímen. Algumas formas de prolapso estão ainda associadas à bexiga e ao intestino, e a paciente apresenta sintomas vesicais e intestinais relacionados com o enchimento ou o esvaziamento. Os sintomas de prolapso genital variam em relação à percepção da doença, não existindo um que possa estar presente em todas as pacientes, e eles não estão necessariamente relacionados com o grau de prolapso.

Os sintomas frequentemente pioram no fim do dia e depois que a paciente permaneceu de pé por longo período. Disfunções sexuais, incluindo anosgarmia, dispareunia e flatulência vaginal, podem ser proeminentes. É importante determinar se houve cirurgia pélvica prévia ou radioterapia que possa ter lesionado o suprimento nervoso do assoalho pélvico ou uretra. Sintomas urinários que comumente acompanham o POP podem incluir frequência, urgência, noctúria, dificuldade para iniciar a micção, esvaziamento prolongado e uma sensação de esvaziamento incompleto[17] (veja o Capítulo 14).

Assim, para melhor compreensão dos sintomas e abordagem adequada, são de suma importância uma anamnese direcionada, um exame ginecológico detalhado, a classificação e o estadiamento.

Prevenção

As estratégias de prevenção do prolapso necessitam de mais estudos. Perda de peso, tratamento da constipação crônica e de comorbidades crônicas, como asma e doença pulmonar obstrutiva crônica, que predispõem a tosse repetitiva, e a não realização de trabalhos que exijam levantamento de peso são intervenções potenciais para evitar o desenvolvimento ou a progressão do POP, embora mereçam investigações mais aprofundadas[21].

Embora o parto vaginal esteja associado a risco aumentado de prolapso, não está claro que a cesariana eletiva possa prevenir a ocorrência de prolapso[22,23]. Alguns dados sugerem que as mulheres com prolapso que usam pessário vaginal têm um estágio inferior de prolapso nos exames subsequentes[8].

Uma revisão sistemática com seis ensaios randomizados avaliou os efeitos de estrogênios ou medicamentos com efeitos estrogênicos (por exemplo, moduladores seletivos de receptores de estrogênio), isoladamente ou em conjunto com outros tratamentos, para prevenção de POP. Em relação à prevenção, o único achado com dados suficientes para metanálise foi que o uso de raloxifeno em mulheres com 60 anos ou mais resultou em redução significativa na proporção de mulheres posteriormente submetidas a cirurgias (0,8% e 1,5%; OR: 0,5; IC95%: 0,3 a 0,8) – nenhuma associação significativa entre raloxifeno e cirurgia foi encontrada em mulheres com menos de 60 anos[24], o que revela a necessidade de um estudo mais aprofundado sobre o papel dos agentes estrogênicos na prevenção do POP.

Tratamento – noções gerais

Em geral, não está indicado o tratamento para mulheres com prolapso assintomático ou levemente sintomático; nesses casos, a conduta expectante é a mais apropriada. Para as mulheres com sintomas de prolapso ou condições associadas (urinária, intestinal ou disfunção sexual), o tratamento está indicado e pode ser conservador ou cirúrgico. Obstrução urinária ou intestinal ou hidronefrose por obstrução ureteral crônica são indicações para o tratamento independentemente do grau do prolapso[8].

O tratamento deve ser individualizado de acordo com os sintomas e seu impacto na qualidade de vida da paciente. Estudos mostram que quase dois terços das mulheres com prolapso sintomático inicialmente escolhem o tratamento conservador. Aquelas que optam por cirurgia são frequentemente mais jovens, sexualmente ativas e têm prolapsos mais graves com sintomas associados[8,21].

A terapia conservadora é a primeira opção para todas as mulheres com POP, já que o tratamento cirúrgico implica o risco de complicações e recorrência[25]. No entanto, em virtude da natureza crônica do prolapso, muitas mulheres preferem a cirurgia à terapia conservadora, uma vez que a cirurgia, quando bem-sucedida, não exige manutenção contínua (veja o Capítulo 10).

Estrogênios tópicos são utilizados para prevenir ou melhorar a atrofia vaginal que possa causar desconforto e dispareunia. Questiona-se se o uso de estrogênio isoladamente ou associado a outros tratamentos poderia prevenir ou tratar o prolapso[21]. Embora um estudo de biópsias vaginais tenha relatado que o estrogênio vaginal tópico perioperatório aumentou a produção de colágeno maduro e a espessura da parede vaginal e diminuiu a atividade da enzima degradativa, esses achados histológicos precisam ser consubstanciados por resultados clínicos[8].

Atualmente, não existem dados para apoiar o uso sistêmico ou tópico de estrogênio como tratamento primário de POP. Uma revisão sistemática que avaliou o uso de estrogênios locais para o tratamento de distúrbios do assoalho pélvico identificou apenas três ensaios que analisaram o impacto dos estrogênios locais no prolapso, mas os resultados se concentraram nos sintomas de atrofia vaginal e não no próprio prolapso[30]. Os moduladores seletivos de receptores de estrogênio, como o raloxifeno, são largamente utilizados no tratamento da osteoporose, e há diversos estudos que examinam seus possíveis efeitos sobre o POP. Uma metanálise encontrou redução da necessidade de cirurgia de prolapso em mulheres que faziam uso de raloxifeno em comparação com placebo após 3 anos (OR: 0,47; IC95%: 0,28 a 0,80), mas os dados foram insuficientes para embasar a indicação do raloxifeno como um tratamento de rotina[24].

As candidatas ao tratamento cirúrgico incluem mulheres com prolapso sintomático que falharam ou recusaram o tratamento conservador. Os objetivos da terapêutica cirúrgica são aliviar os sintomas, restaurar a anatomia e corrigir alterações funcionais quer sejam sexuais, bem como eventual incontinência urinária ou fecal. Às mulheres jovens, em idade reprodutiva, que desejam procriar, são indicadas cirurgias conservadoras, com preservação do útero; nas demais, é necessário avaliar a histerectomia associada à correção do prolapso como coadjuvante no tratamento do POP. Cabe lembrar que nenhuma técnica cirúrgica tem eficácia total, sendo necessário tratar, também, os fatores etiológicos e agravantes, caso presentes, para redução das recidivas[31].

O prognóstico cirúrgico depende da gravidade dos sintomas, da extensão do prolapso, da experiência do médico e das expectativas da paciente. A cirurgia tem sido tradicionalmente associada a uma taxa de recorrência/reabordagem de até 30% após a cirurgia inicial, e alguns centros relatam a necessidade de nova cirurgia em mais de 50% das pacientes submetidas a pelo menos dois procedimentos cirúrgicos prévios para prolapso[8].

Considerações finais

A Sociedade Internacional de Continência (ICS) define prolapso genital como o descenso da parede vaginal anterior e/ou posterior, assim como do ápice da vagina (útero ou cúpula vaginal após histerectomia):

1. A presença de POP pode ter um impacto prejudicial na imagem corporal e na sexualidade das mulheres e está frequentemente associada à incontinência urinária de esforço, podendo estar relacionada ainda com prolapso retal.
2. Há relatos de que 11% das mulheres nos EUA necessitam de tratamento cirúrgico para POP e/ou uma condição relacionada a partir dos 80 anos de idade. Aproximadamente 200 mil procedimentos cirúrgicos para prolapso são realizados a cada ano naquele país.
3. A etiologia do POP é multifatorial. É provável que alterações anatômicas, fisiológicas e genéticas, o estilo de vida e a história reprodutiva se associem ao longo da vida da mulher e contribuam para a disfunção do assoalho pélvico.
4. A identificação dos fatores de risco para o desenvolvimento do POP e sua recorrência é crucial para o melhor manejo das mulheres com essa condição.
5. Para melhor compreensão dos sintomas e abordagem adequada, são de suma importância: anamnese direcionada, exame ginecológico detalhado, classificação e estadiamento.
6. Exames de imagem, como ultrassonografia e ressonância nuclear magnética, podem contribuir para o diagnóstico.
7. Perda de peso, tratamento da constipação crônica e de comorbidades crônicas, como asma e doença pulmonar obstrutiva crônica, que predispõem a tosse repetitiva, e a não realização de trabalhos que exigem levantamento de peso são intervenções potenciais para evitar o desenvolvimento ou a progressão do POP.
8. O tratamento não costuma estar indicado para mulheres com prolapso assintomático ou levemente sintomático; nesses casos, a conduta expectante é a mais apropriada. Para as mulheres com sintomas de prolapso ou condições associadas (urinária, intestinal ou disfunção sexual), o tratamento está indicado e pode ser conservador ou cirúrgico.

Referências

1. Badi SS, Foarfă MC, Rîcă N, Grosu F, Stănescu C. Etiopathogenic, therapeutic and histopathological aspects upon the anterior vaginal wall prolapse. Rom J Morphol Embryol 2015; 56(2 Suppl):765-70.
2. Ismail S. The management of pelvic organ prolapse in England: a 4-year analysis of hospital episode statistics (HES) data. Journal of Obstetrics and Gynaecology: The Journal of the Institute of Obstetrics and Gynaecology 2014 Aug; 34(6):527-30.
3. Obinata D, Yamaguchi K, Ito A, Murata Y, Ashikari D, Takahashi S, et al. Lower urinary tract symptoms in female patients with pelvic organ prolapse: efficacy of pelvic floor reconstruction. International Journal of Urology: Official Journal of the Japanese Urological Association 2014 Mar; 21(3):301-7.
4. Elbiss H, Osman N, Hammad F. Prevalence, risk factors and severity of symptoms of pelvic organ prolapsed among Emirati women. BMC Urology 2015 July; 1566.
5. Jones KA, Shepherd JP, Oliphant SS, Wang L, Bunker CH, Lowder JL. Trends in inpatient prolapse procedures in the United States, 1979-2006. Am J Obstet Gynecol 2010 May: 202(5):501.e1-7.
6. Summers A, Winkel LA, Hussain HK, DeLancey JO. The relationship between anterior and apical compartment support. Am J Obstet Gynecol 2006 May; 194(5):1438-43.
7. Haylen BT, Ridder D, Freeman RM, Swift SE, Berghmans B, Lee J et al. IUGA/ICS Joint Report on the Terminology for Female Pelvic Floor Dysfuction. Standardisation and Terminology Committees IUGA and ICS, Joint IUGA/ICS Working Group on Female Terminology. Neurourol Urodyn 2010; 29:4-20.
8. Rebecca GR, Tola BF. Pelvic organ prolapse in women: An overview of the epidemiology, risk factors, clinical manifestations, and management. In: UpToDate, Post TW (Ed), UpToDate. (Accessed on January 20, 2016).
9. DeLancey JO. Anatomic aspects of vaginal eversion after hysterectomy. Am J Obstet Gynecol 1992; 166:1717-24.
10. Vergeldt TFM, Weemhoff M, IntHout J, Kluivers KB. Risk factors for pelvic organ prolapse and its recurrence: a systematic review. International Urogynecology Journal 2015; 26(11):1559-73.
11. Slieker-tenHove MC, Pool-Goudzwaard AL, Eijkemans MJ, Steegers-Theunissen RP, Burger CW, Vierhout ME. Prediction model and prognostic index to estimate clinically relevant pelvic organ prolapse in a general female population. Int Urogynecol J Pelvic Floor Dysfunct 2009 Sep; 20(9):1013-21.
12. van Delft K, Sultan AH, Thakar R, Schwertner-Tiepelmann N, Kluivers K. The relationship between postpartum levator muscle avulsion and signs and symptoms of pelvic floor dysfunction. BJOG: An International Journal of Obstetrics and Gynaecology 2014; 121(9):1164-71.
13. Dietz HP. The aetiology of prolapse. Int Urogynecol J Pelvic Floor Dysfunct 2008 Oct: 19(10):1323-9.
14. Dietz HP; Clarke B. Prevalence of retocele in young nulliparous women. The Australian & New Zealand Journal of Obstetrics & Gynaecology 2005; 45 (5): 391-4.
15. DeLancey JOL, Low LK, Miller JM, Patel DA, Tumbarello JA. Graphic Integration of Causal Factors of Pelvic Floor Disorders: An Integrated Lifespan Model. American Journal of Obstetrics and Gynecology 2008; 199(6):610.e1-610.
16. Rogers RG, Leeman LM, Borders N, Qualls C, Fullilove AM, Teaf D, Hall RJ, Bedrick E, Albers LL. Contribution of the second stage of labour to pelvic floor dysfunction: a prospective cohort comparison of nulliparous women. BJOG 2014; 121(9):1145-53; discussion 1154.
17. Oliveira IM, Carvalho VCP. Prolapso de órgãos pélvicos: etiologia, diagnóstico e tratamento conservador, uma metanálise. Femina 2007; 35(5).
18. Gupta S, Sharma JB, Hari S, Kumar S, Roy KK, Singh N. Study of dynamic magnetic resonance imaging in diagnosis of pelvic organ prolapse. Arch Gynecol Obstet 2012 Oct;286(4):953-8.
19. Araujo MP, Takano CC, Girão MJBC, Sartori MG. A história da classificação do prolapso genital. Femina 2009; 37(5).
20. Petros PEP. The female pelvic floor: function, dysfunction and management according to the integral theory. 3nd ed. Springer, 2009.
21. Machin S, Mukhopadhyay S. Pelvic organ prolapse: review of the aetiology, presentation, diagnosis and management. Menopause International 2011 Dec; 17(4):132-6.
22. Gyhagen M, Bullarbo M, Nielsen TF, Milsom I. The prevalence of urinary incontinence 20 years after childbirth: a national cohort study in singleton primiparae after vaginal or caesarean delivery. BJOG 2013 Jan; 120(2):144-51.
23. Li H, Wu RF, Qi F, Xiao AM, Ma Z, Hu Y, Zhang WY, Li W, Wang ZC. Postpartum pelvic floor function performance after two different modes of delivery. Genet Mol Res 2015 Apr 10; 14(2):2994-3001.
24. Ismail SI, Bain C, Hagen S. Oestrogens for treatment or prevention of pelvic organ prolapse in postmenopausal women. Cochrane Database Syst Rev 2010 Sep 8; (9).

25. Culligan PJ. Nonsurgical management of pelvic organ prolapse. Obstet Gynecol. 2012 Apr; 119(4):852-60.
26. Bugge C, Adams EJ, Gopinath D, Reid F. Pessaries (mechanical devices) for pelvic organ prolapse in women. Cochrane Database Syst Rev 2013 Feb 28; (2).
27. Bø K. Pelvic floor muscle training in treatment of female stress urinary incontinence, pelvic organ prolapse and sexual dysfunction. World Journal of Urology 2012 Aug; 30(4):437-43.
28. Hagen S, Stark D, Maher C, Adams E. Conservative management of pelvic organ prolapse in women. Cochrane Database Syst Rev 2006 Oct 18; (4):CD003882. Review. Update in: Cochrane Database Syst Rev 2011; (12).
29. Braekken IH, Majida M, Engh ME, Bø K. Can pelvic floor muscle training reverse pelvic organ prolapse and reduce prolapsed symptoms? An assessor-blinded, randomized, controlled trial. Am J Obstet Gynecol 2010 Aug; 203(2):170.
30. Weber MA, Kleijn MH, Langendam M, Limpens J, Heineman MJ, Roovers JP. Local Oestrogen for Pelvic Floor Disorders: A Systematic Review. Kim J, ed. PLoS ONE 2015; 10(9).
31. Lima MIM, Lodi CTC, Lucena AA, Guimarães MVMB, Meira HRC, Lima LM, Lima SA. Prolapso Genital. Femina 2012; 40(2).
32. Girão MJBC, Sartori MGF, Ribeiro RM, Castro RA, Di Bella ZIKJ. Prolapso genital. In: Tratado de uroginecologia e disfunções do assoalho pélvico. São Paulo: Manole, 2015: 497-556.
33. Cvach K, Dwyer P. Surgical management of pelvic organ prolapse: abdominal and vaginal approaches. World Journal of Urology 2012 Aug; 30(4):471-7.
34. Figueirêdo O, Figueiredo Netto F. Histerectomia vaginal: novas perspectivas. 2. ed. Londrina: Midiograf, 2007.

Anatomia da Pelve para o Cirurgião Vaginal – Conceitos Essenciais

CAPÍTULO 2

Sérgio Flávio Munhoz de Camargo
Walter Antônio Prata Pace

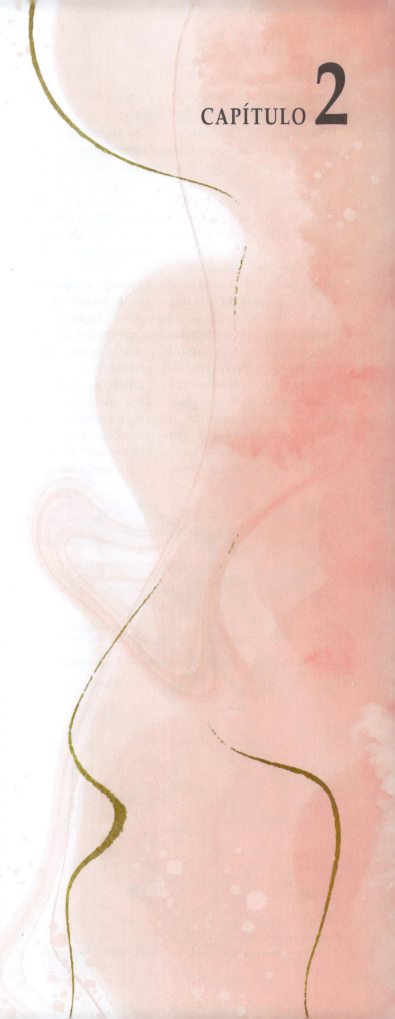

Introdução

> *Nenhum vento é favorável para quem não sabe aonde vai.*
> (Sêneca)

Muito já foi escrito sobre a importância da anatomia para o exercício da cirurgia vaginal (pélvica). Segundo nossa experiência, o cirurgião da pelve que por observação aprendeu a operar, sem bases sólidas de anatomia cirúrgica, *é mero repetidor de uma coreografia* que, ao primeiro imprevisto severo transoperatório, não saberá como agir.

Nessa parte da medicina, o aforismo "uma imagem vale mais do que mil palavras" encontra seu significado maior; daí a valorização de desenhistas anatômicos desde o início da Johns Hopkins, com Brodel (trazido da Alemanha para criar o departamento de Arte Médica no hospital de Baltimore), passando pelo grande Frank Netter e uma série de outros artistas fantásticos que vêm se sucedendo, nos encantando e ensinando com sua arte. Em um projeto mais simples como este, que não trata exclusivamente de anatomia, mas a inclui por ser imprescindível para a cirurgia pélvica (veja acima), cabe aos autores tentar decodificar assunto tão complexo, desafiador e necessário, tornando-o o mais prático e o menos enfadonho possível, mesmo que com poucas (e mais simples) imagens.

Provavelmente, o tempo e a energia gastos para planejar este capítulo de anatomia para o cirurgião vaginal foram iguais ou maiores do que para escrevê-lo. Podemos resumir sua proposta como se segue:

- Como grande parte dos textos de anatomia são gerais, descritivos e em idioma estrangeiro, optamos por uma espécie de glossário em português para cada região ou estrutura da pelve relacionada à cirurgia ginecológica, com definições, funções e localizações, importância em cirurgia ou profilaxia das complicações de maneira uniforme e didática, de modo a permitir ao profissional ocupado consultas rápidas e a dissipação de dúvidas.
- Embora, como já esclarecido, as imagens sejam menos numerosas do que nos livros de anatomia mais conhecidos, estimula-se a complementação do presente texto com as leituras recomendadas (livros e artigos) no final do capítulo, cujas imagens relacionadas facilitarão em muito o aprendizado.
- "Embora os fatores básicos da anatomia e sua relevância para a prática ginecológica sejam imutáveis, nosso entendimento das relações anatômicas específicas e o desenvolvimento das novas correlações clínicas e cirúrgicas continuam a evoluir" (Berek & Novak). O estudo continuado da anatomia funcional da pelve abre possibilidades ilimitadas para a busca de recursos terapêuticos, no tratamento dos distúrbios do assoalho pélvico da mulher.

Estrutura da pelve (Figura 2.1)
Componentes

Compõem a pelve os *ossos do quadril* (dois) em suas superfícies anterolaterais, o *sacro* e o *cóccix* posteriormente. O sacro e o cóccix são a extensão da coluna vertebral e são constituídos pelas cinco vértebras sacrais fusionadas e as quatro coccígeas, também fusionadas. Eles se encontram em uma articulação sinfiseal (articulação sacrococcígea) que apresenta alguma mobilidade. Lateralmente, as *asas (alae)* do sacro apresentam as superfícies auriculares, onde o sacro se articula com os ossos do quadril tipo sinovial (articulações sacroilíacas).

O sacro e o cóccix têm como características principais:

- **Promontório sacral:** sua projeção mais proeminente e anterior. Localizado logo abaixo da bifurcação da ilíaca comum, é ponto de referência para técnicas como a sacrocolpopromontofixação.

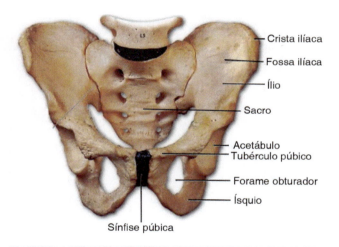
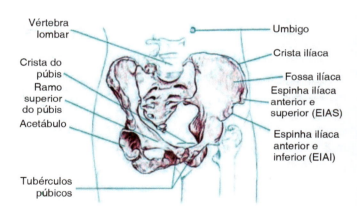
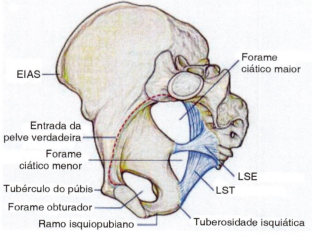
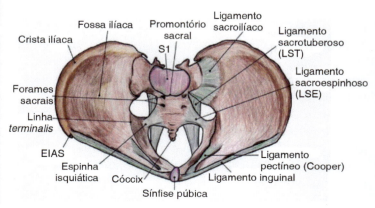

Figura 2.1 Estruturas do arcabouço pélvico.

- **Forames sacrais** (quatro pares anteriores e quatro posteriores): locais de saída dos ramos nervosos sacrais correspondentes. Os vasos sacrais laterais também atravessam os forames anteriores.
- **Hiato sacral:** resulta da fusão incompleta da lâmina posterior de S5, permitindo acesso ao canal vertebral, clinicamente importante na anestesia caudal ("raque em cela").

Os ossos do quadril têm três componentes – ílio, ísquio e púbis – que se articulam no *acetábulo*, cavidade em forma de copo que vai acomodar a cabeça do fêmur, constituindo a articulação coxofemoral.

Características do ílio

- **Crista ilíaca:** onde se inserem as fáscias ilíaca e lata, bem como músculos abdominais.
- **Espinhas anterossuperior e inferior:** a superior fornece o ponto de inserção do ligamento inguinal, sob o qual circulam estruturas importantes da pelve para o membro inferior.
- **Espinhas posterossuperior e inferior:** a superior é ponto de inserção para os ligamentos sacrotuberoso (limite inferior da pelve) e sacroilíaco posterior.
- **Linha terminal:** limite entre a *pelve falsa (superior)* e a *pelve verdadeira (inferior)*. Constitui também a borda pélvica com seus dois componentes: *a linha arcuada*, mais posterior; e *a linha pectínea*, anterior, que vai se encontrar com o púbis e onde está o *ligamento pectíneo ou de Cooper*, local de fixação de estruturas em procedimentos cirúrgicos.
- **Fossa ilíaca:** concavidade lisa do ílio, recoberta pelo *músculo ilíaco*.

Componentes do ísquio

- **Espinha isquiática:** proeminência inferomedial que é a principal referência para as cirurgias de reconstrução pélvica. Delineia as incisuras isquiáticas maior (acima dela) e menor (abaixo). Constitui o ponto de inserção do complexo musculoligamentar coccígeo-sacroespinhoso e do arco tendíneo da fáscia pélvica (ATFP). É também ponto de referência para o bloqueio pudendo pela vizinhança com esse feixe vasculonervoso. Durante o trabalho de parto, é referência para acompanhamento da progressão do descenso da apresentação fetal.
- **Ramo isquiático:** junta-se ao ramo púbico para cercar o *forame obturador*; fornece inserção para a fáscia inferior do diafragma urogenital, bem como para as estruturas musculofasciais do períneo.
- **Tuberosidade isquiática:** proeminências ósseas arredondadas sobre as quais *nos sentamos ao descansar*; uma linha reta unindo as duas vai dividir o períneo em dois triângulos: anterior ou urogenital e posterior ou anal.

Componentes do púbis

- **Corpo:** formado pela fusão, na linha média, dos ramos pubianos superior e inferior.
- **Sínfise púbica:** articulação sinfisial fibrocartilaginosa onde os corpos do púbis se encontram na linha média, caracterizando-se por alguma resiliência e flexibilidade, críticas durante o parto.
- **Ramo púbico superior e inferior:** junta-se ao ramo isquiático para cercar o *forame obturador*; fornece inserção de origem para os músculos da coxa e da perna, bem como para a camada inferior do diafragma urogenital; seu ramo inferior é ponto de referência para a passagem do *sling* transobturador no tratamento da incontinência urinária.
- **Tubérculo púbico:** projeção lateral do ramo púbico superior, no qual se inserem o ligamento inguinal, o reto do abdome e o músculo piramidal.

Divisão da pelve (Figura 2.2)

A pelve se divide em *pelve maior (falsa)* e *pelve menor (verdadeira)* por um plano oblíquo que passa pelo promontório sacral, linha terminal, crista do púbis e borda superior da sínfise púbica. Esse plano se situa no nível da abertura pélvica superior (entrada da pelve) ou borda da pelve. A abertura pélvica inferior ou saída da pelve é irregularmente delimitada pela ponta do cóccix, a sínfise púbica, as tuberosidades isquiáticas e o ligamento sacrotuberoso. As dimensões das aberturas pélvicas têm implicações obstétricas importantes.

Ligamentos da pelve

Quatro ligamentos da pelve óssea têm importância para o cirurgião ginecológico: inguinal, pectíneo (de Cooper), sacroespinhoso e sacrotuberoso (Figura 2.3).

Ligamento inguinal

O ligamento inguinal é cirurgicamente importante para o reparo das hérnias inguinais. O cirurgião vaginal deve conhecer as estruturas que passam sob ele para evitar comprimi-las ao posicionar a paciente em litotomia, evitando a hiperflexão exagerada das coxas em relação à pelve. Apresenta as seguintes características:

- É formado pela margem inferior da aponeurose do músculo oblíquo externo dobrada sobre si mesma.
- Está fusionado lateralmente à fáscia do músculo ilíaco e inferiormente à fáscia lata.
- Achata-se medialmente no ligamento lacunar (de Gimbernat), que é o limite medial do anel femoral.

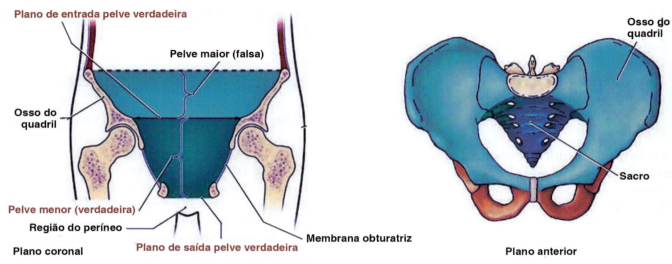

Figura 2.2 Pelve falsa e pelve verdadeira.

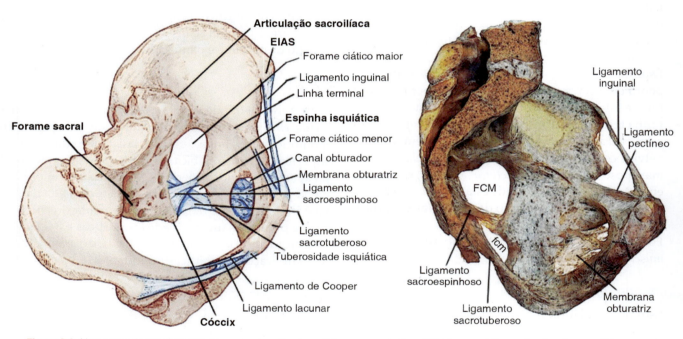

Figura 2.3 Ligamentos da pelve importantes para o cirurgião ginecológico e suas relações. (*FCM:* forame ciático maior; *fcm:* forame ciático menor.)

- Sua superfície inferior emite um prolongamento, dividindo-o em duas lacunas: na lateral circulam da pelve para o membro inferior os músculos psoas e ilíaco (*lacuna musculorum*); na medial, o nervo, a artéria e a veia femoral, continuação do feixe da ilíaca externa (*lacuna vasculorum*).

Ligamento pectíneo (Cooper)

Faixa forte de tecido fibroso que se estende ao longo da linha pectínea, o ligamento pectíneo (de Cooper) se funde medialmente com o ligamento lacunar e é usado nas colpossuspensões, como na cirurgia de Burch, e nas cirurgias de hérnias inguinais (originalmente).

Ligamento sacroespinhoso

O ligamento sacroespinhoso talvez seja a estrutura mais usada para suspensão vaginal, por possibilitar a abordagem cirúrgica extraperitoneal. Apresenta as seguintes características:

- Estende-se da espinha isquiática até a face lateral do sacro, tem formato triangular e está situado abaixo do músculo coccígeo, ambos dividindo as mesmas inserções.
- Está separado do espaço retovaginal pelos pilares retais.
- Por detrás dele, medial à sua inserção na espinha isquiática, encontra-se o feixe vasculonervoso pudendo

interno. Junto à sua borda superior, mais ou menos no meio entre suas inserções, está a artéria glútea inferior, que mais inferiormente, entre ele e o ligamento sacrotuberoso, emite seus ramos coccígeos, os quais podem ser lesionados em passagens de pontos cirúrgicos muito profundamente no sacroespinhoso.

Ligamento sacrotuberoso

- Estende-se das tuberosidades isquiáticas até a face lateral do sacro.
- Funde-se medialmente com o ligamento sacroespinhoso, e os dois formatam as incisuras isquiáticas maior e menor nos *forames isquiáticos maior e menor*, por onde transitam importantes estruturas da pelve para os membros inferiores.
- Faz parte do limite inferior da pelve.

Forames da pelve

A pelve óssea e seus ligamentos delineiam dois importantes forames (orifícios) que permitem a passagem de vários músculos, vasos e nervos para as extremidades inferiores.

Forame isquiático maior

Por essa estrutura transita o tendão do músculo piriforme, em direção à sua inserção no grande trocânter do fêmur, dividindo-o nas porções suprapiriforme, por onde passa o feixe vasculonervoso glúteo superior; e infrapiriforme, por onde passam o nervo ciático (o maior do corpo humano), os nervos do quadrado femoral, o feixe vasculonervoso glúteo inferior, o nervo posterocutâneo da coxa, os nervos do obturador interno e o feixe vasculonervoso pudendo interno.

Forame isquiático menor

Por essa estrutura transita o tendão do músculo obturador interno, em direção à sua inserção no grande trocânter do fêmur. O feixe pudendo interno também sai da pelve por esse forame, após passar por detrás do ligamento sacroespinhoso.

Irrigação arterial da pelve (Figura 2.4)

No nível do corpo vertebral de L4, a aorta abdominal se divide em artéria ilíaca comum direita e esquerda.

Ramos das artérias da pelve feminina (divisão)
Ilíaca comum

A ilíaca comum se divide em ilíaca externa (para a coxa) e interna (para a pelve). Seus ramos e trajetos são:

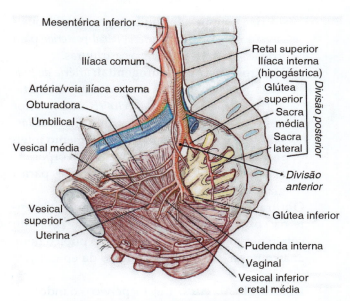

Figura 2.4 Irrigação arterial da pelve.

- **Ilíaca externa:** é a principal artéria para o membro inferior; ao passar por debaixo do ligamento inguinal, passa a se chamar artéria femoral (veja adiante).
- **Ilíaca interna:** apresenta as divisões *posterior (P) e anterior (A)*:
  - **Iliolombar (P):** parietal – para os músculos ilíacos (ramo ilíaco), psoas, quadrado lombar e coluna (ramo lombar).
  - **Sacra lateral (P):** parietal – através do forame sacral para o músculo piriforme e o sacro (meninges e nervos).
  - **Glútea superior (P):** parietal – entre o tronco lombossacral e os nervos de S1, através do forame ciático maior, e para a região glútea.
  - **Glútea inferior (A):** parietal – é o maior ramo terminal do tronco anterior da hipogástrica, irrigando principalmente nádegas e coxas. Entre S1 ou S2 e S2 ou S3 para a região glútea, passando entre o piriforme e o complexo coccígeo-sacroespinhoso, e acima do sacrotuberoso, origina como ramo terminal a artéria coccígea.
  - **Pudenda interna (A):** parietal – sai da pelve pelo forame ciático maior, por detrás da espinha isquiática (medial e inferior até 0,5cm), retorna à pelve via forame ciático menor e vai, junto com a veia e nervo homônimos, posicionar-se na parede pélvica lateral, em um canal (pudendo ou de Alcock) formado pela fáscia do músculo obturador interno, até a altura da tuberosidade isquiática (pela fossa isquioanal), atingindo o períneo. Vai originar:
    - **Dentro do canal pudendo:** *artéria retal inferior* – irriga o reto inferior e o ânus; *artéria perineal*

– irriga os músculos bulboesponjoso e isquiocavernoso e origina a *artéria labial posterior* para irrigar a pele das respectivas estruturas.
- Dentro do triângulo urogenital: *artéria do bulbo do vestíbulo* – irriga a respectiva estrutura; *artéria profunda (central) do clitóris* – no interior dos corpos cavernosos da estrutura; *artéria dorsal do clitóris* – circula pelo comprimento inteiro da estrutura, enviando ramos aos corpos cavernosos e terminando em ramificações para a glande e o prepúcio.

- **Obturadora (A):** parietal – penetra medialmente na coxa, via forame obturador (em conjunto com o nervo homônimo). Um ramo púbico pode anastomosar-se com ramo púbico da epigástrica inferior.
- **Umbilical (A):** curto trajeto pélvico, dando origem à artéria vesical superior (múltiplas) para a bexiga, e torna-se o ligamento umbilical medial quando atinge a parede abdominal anterior.
- **Uterina (A):** visceral – origina-se diretamente da hipogástrica ou em tronco comum com a umbilical obliterada. Circula anteromedialmente na base do ligamento largo/porção superior do cardinal e depois sobre o elevador do ânus e o ureter, para atingir o útero na lateral da cérvice (pode originar as vesicais). Origina ramos tubário e ovariano.
- **Vaginal (A):** visceral – origina-se da hipogástrica ou uterina, indo para a vagina. Apresenta ramos vesicais inferiores para o fundo da bexiga e um ramo ureteral.
- **Vesical inferior (A):** visceral – mais comum nos homens, podendo equivaler à uterina nas mulheres.
- **Vesical superior (A):** visceral – patente é a porção proximal da umbilical, que nutre a parte superior da bexiga. Sua porção obliterada forma o ligamento umbilical dentro da dobra umbilical medial.
- **Retal média (A):** visceral – para o reto inferior e a parte superior do canal anal.
- **Ovariana (A):** visceral – nasce na aorta abdominal, abaixo das renais, circulando no ligamento suspensório do ovário.
- **Retal superior:** visceral – continuação da artéria mesentérica inferior para o reto.
- **Sacra média:** parietal – nasce na bifurcação da aorta, ímpar, indo para o sacro e o cóccix.
- **Ázigos vaginais (2):** constituem uma espécie de rede arterial, podendo originar-se da vaginal, cervical descendente, vesical inferior ou pudenda interna. Chegam à parede vaginal anterior e posterior, nesta última junto ao saco de Douglas,

situadas entre aquela e o peritônio. Podem causar sangramentos que necessitem resolução, na abertura do fundo de saco de Douglas, na histerectomia vaginal (Figura 2.5).

Ilíaca externa

Ramo da ilíaca comum, a artéria ilíaca externa está situada lateralmente sobre a loja do psoas *é a única artéria da pelve que não pode ser ligada*, pois, ao cruzar sob o ligamento inguinal, na lacuna *vasculorum*, passa a se chamar artéria femoral, responsável pela irrigação dos membros inferiores. Seus dois ramos, com nomes específicos, são *a artéria epigástrica inferior e a artéria circunflexa ilíaca profunda*. A primeira contorna o anel inguinal profundo e ascende na lateral do músculo reto do abdome, constituindo a margem lateral do trígono inguinal. Por fim, perfura a fáscia *transversalis*, irriga o músculo reto do abdome e se anastomosa com ramos da epigástrica superior. Esta última é ramo da torácica interna (mamária), que se origina na subclávia.

Ligadura da artéria ilíaca interna e a circulação colateral (Figura 2.6 e Tabela 2.1)

Sistema venoso da pelve: características

- Geralmente acompanha, em sua localização, a irrigação arterial.
- Não existe veia umbilical.
- Usualmente há duas veias uterinas.
- A veia ilíaca comum, em virtude de sua localização, é vulnerável ao trauma.
- A relação artéria/veia é variável entre os lados direito e esquerdo – dissecção cuidadosa.

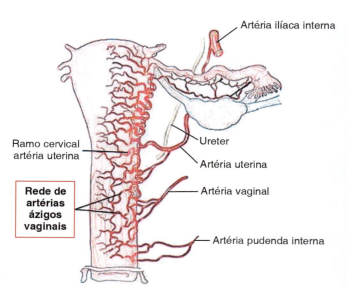

Figura 2.5 Formação da rede ázigos vaginal.

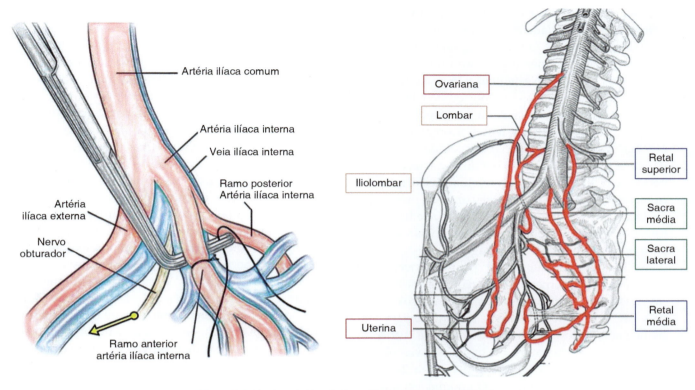

Figura 2.6 Ligadura da hipogástrica – técnica e circulação colateral.

Tabela 2.1 Ligadura da hipogástrica e circulação colateral

Artéria sistêmica	Ramos da hipogástrica
Lombar (ramo da aorta)	Iliolombar
Sacra média (ramo aorta)	Sacra lateral
Retal superior (continuação da mesentérica inferior)	Retal média
Ovariana (ramo aorta)	Uterina

- Vinte por cento das pacientes apresentam uma veia obturadora acessória antes do cruzamento do ramo púbico superior.

Características da circulação da pelve importantes para a cirurgia vaginal

A vascularização da pelve apresenta *um padrão de características únicas* que deve ser entendido em razão de suas potenciais implicações na prática cirúrgica:

- Os vasos pélvicos cumprem um papel importante no suporte pélvico. Estão envoltos em condensações da fáscia endopélvica, cuja ação é manter a posição normal dos órgãos pélvicos.
- Existe variação anatômica significativa entre as mulheres no que diz respeito ao padrão de ramificação dos vasos ilíacos internos. A artéria ilíaca interna é a principal responsável pela irrigação das vísceras pélvicas, paredes pélvicas e períneo. Não existe uma ordem constante na origem dos ramos arteriais de seu tronco principal; alguns podem surgir em um tronco comum ou originar-se de outros ramos e não da hipogástrica. Ocasionalmente, um ramo pode originar-se inteiramente de outro vaso (por exemplo, a artéria obturadora pode nascer da ilíaca externa ou da epigástrica inferior). Essa variação pode ser encontrada na ramificação de outros vasos principais; as artérias ovarianas, em algumas ocasiões, originam-se das artérias renais ou como um tronco comum anterior na aorta. A artéria glútea inferior pode originar-se tanto da divisão anterior como posterior da hipogástrica. Em mulheres, a artéria vaginal pode substituir a vesical inferior ou surgir da uterina, próximo à sua origem. Somente a divisão anterior da hipogástrica nutre as vísceras da pelve verdadeira. A uterina origina-se diretamente da hipogástrica ou em um ramo comum com a umbilical obliterada. A vaginal origina-se tanto da uterina como da divisão anterior da hipogástrica. A ovariana origina-se diretamente da aorta, logo abaixo da renal; já uma das veias ovarianas drena diretamente para a veia cava inferior do lado direito e a outra para o lado esquerdo, na veia renal. O cirurgião pélvico precisa estar preparado para "desvios" do padrão vascular encontrado em livros-texto.

- A vasculatura pélvica é um sistema de altos volume e fluxo com capacidade expansiva enorme ao longo da vida reprodutiva. O fluxo sanguíneo através das artérias uterinas aumenta em torno de 500mL/min no final da gestação. Na mulher não gestante, certas condições, como miomas uterinos ou neoplasias malignas, podem estar associadas à neovascularização e à hipertrofia dos vasos existentes, acompanhadas de aumento do fluxo sanguíneo pélvico. O entendimento das características de volume e fluxo da vasculatura pélvica em diferentes situações clínico-cirúrgicas irá capacitar o cirurgião para antecipação de problemas e adoção de medidas apropriadas no pré e transoperatório (incluindo a reserva de derivados do sangue) para prevenir ou tratar hemorragias.
- A circulação pélvica é alimentada por uma extensa rede de colaterais que fornecem comunicações anastomóticas ricas entre os diferentes sistemas dos vasos principais. Esse grau de redundância é importante para possibilitar adequado suprimento de oxigênio e nutrientes em uma situação de trauma maior ou lesão vascular.
- A ligadura da artéria hipogástrica (Figura 2.6) continua a ser usada como estratégia no manejo das hemorragias pélvicas maciças, quando outras medidas falharam. Em virtude da rica rede de circulação colateral relatada, o fluxo para os órgãos pélvicos tem sua pressão de pulso diminuída, mas não interrompida. A ligadura bilateral das hipogástricas, particularmente quando combinada com a das artérias ovarianas, converte as características do fluxo de um sistema arterial para venoso. Mesmo após esses procedimentos, a continuidade do fluxo colateral para os órgãos genitais é confirmada pelo relato de gestações bem-sucedidas.

Anatomia para cirurgia

O sistema de vascularização das ilíacas comuns inicia na parede pélvica lateral e emite os ramos viscerais medialmente. Seus ramos parietais, entretanto, poderiam, na teoria, ser lesionados em dissecções ou passagens de pontos cirúrgicos usados no tratamento dos prolapsos e da incontinência urinária. Como é possível nas abordagens por via vaginal, de visualização limitada, realizar manobras seguras em relação à circulação pélvica?

Scotti e cols.[1], buscando uma alternativa mais forte e duradoura que o arco tendíneo da fáscia pélvica (ATFP) na parede pélvica lateral para o tratamento dos prolapsos, iniciaram trabalho com dissecção anatômica em cadáveres e aplicação das conclusões no tratamento de 40 pacientes. Os desfechos clínicos foram avaliados em uma média de 39 meses, levando à conclusão de que o periósteo do ísquio e as estruturas sobre ele – fáscia e músculo iliococcígeo anteriormente à espinha isquiática – constituem um tecido forte e relativamente livre de vasos e nervos para passagem de pontos – *zona de segurança*.

Na busca de um ponto compensatório para fixação, principalmente, do ápice da vagina (nível I de DeLancey), Sederl (1958)[2] e Richter (1968)[3], na Europa, passaram a realizar a fixação ao ligamento sacroespinhoso, na realidade o complexo músculo ligamentar coccígeo-sacroespinhoso, que divide as mesmas inserções ósseas na pelve. A técnica foi introduzida nos EUA por Nichols e Randall, em 1971. Essa opção reduz a morbidade por ser uma abordagem extraperitoneal com menos riscos de lesão ureteral (ao contrário da abordagem transperitoneal do ligamento uterossacro) e não necessitar pneumoperitônio como a sacrocolpopromontofixação por vídeo, podendo ser realizada sob raquianestesia.

Lesões acidentais das estruturas vasculonervosas durante a dissecção através do pilar retal e na parede pélvica lateral constituem uma desvantagem da técnica. Em virtude da abordagem do ligamento às cegas (se for usado para os pontos dispositivos tipo Capio) ou com dissecção parcial com uso de porta-agulhas, que exige certas passagens da agulha por pontos de difícil acesso, a técnica tem sido evitada por cirurgiões inexperientes ou com pequeno volume de casos. Por esses motivos, vários autores têm pesquisado (principalmente em cadáveres) e publicado os referenciais anatômicos de segurança, bem como propostas técnicas para evitar ou diminuir a possibilidade de lesões iatrogênicas na fixação sacroespinhosa.

As principais conclusões podem ser assim resumidas (Figura 2.7):

- Imprevisíveis: sangramento venoso das tributárias da veia ilíaca interna, situadas na extensão lateral do ligamento cardinal, pode ocorrer no espaço pararretal, enquanto o cirurgião dissecа em direção à e anterior à espinha ilíaca.

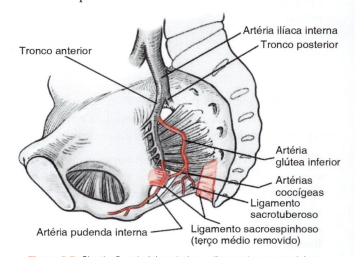

Figura 2.7 Circulação arterial posterior ao ligamento sacroespinhoso.

- A artéria pudenda interna situa-se imediatamente atrás da espinha isquiática ou até 0,5cm medial a esta, onde pode ser lesionada.
- A artéria glútea inferior é o tronco terminal da hipogástrica e provavelmente a tributária de maior calibre. Em seu trajeto para sair da pelve, passa atrás e junto à borda superior do ligamento supraespinhoso, onde pode ser lesionada, principalmente por uma válvula de auxiliar cirúrgico, enquanto o cirurgião passa o ponto no ligamento.
- Os ramos finais da glútea inferior, artéria(s) coccígea(s), que nascem entre os ligamentos sacroespinhoso e sacrotuberoso, distribuem-se na superfície anterior deste último e o perfuram, atingindo até a região glútea. Podem ser atingidos acidentalmente por qualquer sutura colocada profundamente, transfixando o sacroespinhoso em toda sua espessura.
- A ligadura da hipogástrica não afeta o ramo posterior da ilíaca interna, do qual a glútea inferior se origina em 25% dos casos, nem as coccígeas, em virtude da circulação colateral com o ramo posterior.
- As artérias ázigos vaginais podem provocar sangramentos de maior ou menor volume quando da abertura do fundo de saco de Douglas para acesso posterior na histerectomia vaginal, por exemplo. Às vezes, o sangramento cessa apenas com a compressão exercida por uma válvula de peso tipo Steiner-Auvard, ou pode persistir e necessitar de suturas entre o peritônio e o epitélio posterior da vagina, por onde circulam.
- *Corona mortis* (Figura 2.8): essa expressão descreve a conexão entre os sistemas da ilíaca externa (mais comumente vasos epigástricos inferiores) e os vasos obturadores (ramo parietal da ilíaca interna), no espaço retropúbico ou de Retzius. Sua identificação nesse sítio anatômico nem sempre é simples, pois pode ser dificultada pela presença de linfáticos e gordura pré-peritoneal. A laceração acidental dessa estrutura durante a realização de cirurgias nesse local (*slings*, abordagem paravaginal da parede pélvica etc.) pode provocar hemorragias de difícil solução, uma vez que esses vasos conectam sistemas de alto volume e, quando lesionados, podem retrair-se para o canal

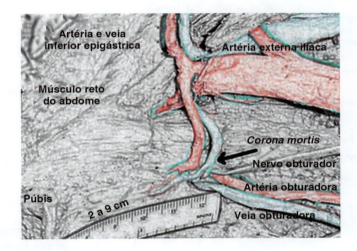

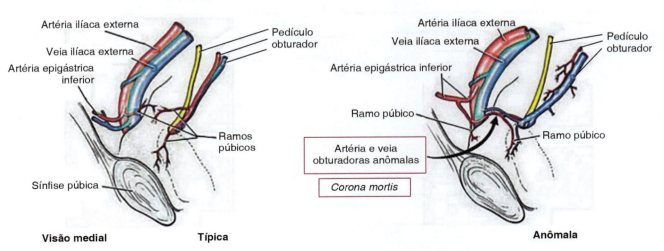

Figura 2.8 Características da *corona mortis* – anomalia vascular pélvica (veja o texto).

obturador, dificultando a execução de manobras hemostáticas. Para ser identificado como *corona mortis* não basta que os vasos circulem por cima da linha pectínea do púbis, sendo necessária a conexão dos dois sistemas arteriais. Anatomistas, como Corton e cols.[4], através de dissecção em cadáveres, procuraram identificar a precisa localização dessas estruturas em relação a pontos de referência óssea para orientação transoperatória e concluíram que vasos cruzando sobre o ramo púbico, lateralmente ou no nível do canal obturador distavam, em média, 5,4cm da linha média na sínfise púbica. Por essas conclusões, sugerem que a exposição da linha pectínea ou a colocação de afastadores nessa região seja medial ao forame obturador.

Inervação da pelve

A seguir encontram-se listados os nervos da pelve (plexos lombar e sacral), suas origens e disfunções, quando lesionados (Figuras 2.9 e 2.10):

- **Genitofemoral:** origem: L1, L2 – fornece sensibilidade à coxa e à vulva. Causa dor e dormência na virilha, bem como diminuição da sensibilidade abaixo do ligamento inguinal.
- **Femoral:** origem: L2, L3, L4 – fornece função motora aos músculos extensores e sensibilidade à coxa. Causa dor na região inguinal; dormência e parestesias na região medial da coxa, marcha instável e joelho claudicante e redução do reflexo patelar.

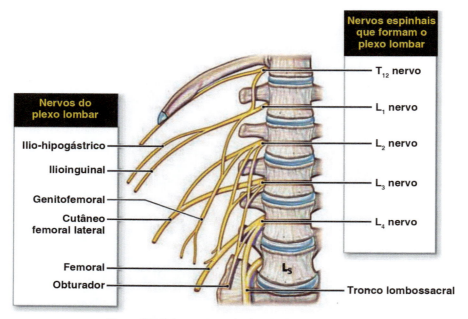

Figura 2.9 Raízes e nervos do plexo lombar para a pelve.

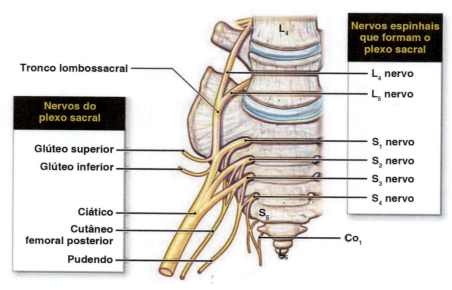

Figura 2.10 Raízes e nervos do plexo sacral para a pelve.

- **Obturador:** origem: L2, L3, L4 – fornece função motora aos músculos adutores. Causa dificuldade à marcha, diminuição da sensibilidade medial na coxa, fraqueza da musculatura adutora e marcha instável, havendo a necessidade de aumentar o polígono da base.
- **Ciático:** origem: L4, L5, S1, S2, S3. Maior nervo do corpo humano, divide-se nos ramos *peroneiro e tibial*; fornece função motora para extremidade distal. Causa dormência na perna e no pé, tropeções na marcha e diminuição da sensibilidade lateral na perna e no pé ("pé caído").
- **Pudendo:** fornece função motora para os músculos da pelve e o esfíncter, bem como sensibilidade para vulva, clitóris e esfíncter externo do ânus. Causa incontinência urinária e/ou fecal, diminuição da função sexual e ausência do reflexo clitoroanal ("piscadela").
- **Ílio-hipogástrico:** origem: T12, L1 – circula nos planos musculoaponeuróticos da parede abdominopélvica. Conhecimento de importância nas cirurgias ginecobstétricas. Fornece sensibilidade para a pele próximo à crista ilíaca, logo acima da sínfise púbica. Causa dor aguda à palpação suprapúbica (cicatriz) e inguinal, geralmente com mínima perda sensitiva.
- **Ilioinguinal:** origem: L1 – mesmas características e importância do ílio-hipogástrico. Fornece sensibilidade à região superior medial da coxa, ao monte de Vênus e aos grandes lábios. Causa dor com perda de sensibilidade inguinal/monte de Vênus/lábios, incapacidade de permanecer ereta, e o quadro piora com a extensão da coxa.

Inervação da vulva e períneo

A seguir estão descritos os nervos da vulva e períneo, suas origens e locais de ação (Figura 2.11):

- **Labiais anteriores:** origem: parte terminal do nervo ilioinguinal (L1) – fornecem sensibilidade ao monte de Vênus e à face anterior dos grandes lábios.
- **Ramo genital do genitofemoral:** origem: nervo genitofemoral (L1-L2) – fornece sensibilidade à face anterior dos grandes lábios.
- **Ramo perineal do cutâneo posterior da coxa:** origem: nervo cutâneo posterior da coxa (S1-S3) – fornece sensibilidade à parte lateral do períneo (grandes lábios), ao sulco genitocrural e à coxa superomedial. Pode se superpor à área do pudendo no períneo superior.
- **Cluniais inferiores:** origem: nervo cutâneo posterior da coxa (S1-S3) – inerva a pele da região glútea (nádegas), sulco glúteo e região superior a este.
- **Pudendo:** origem: ramos anteriores de S2-S4 – fornece motricidade aos músculos do períneo e sensibilidade à maior parte da região perineal via seus ramos: *retal inferior, perineal e dorsal do clitóris*.
- **Anal (retal) inferior:** origem: pudendo (S3-S4) – inerva o esfíncter anal externo; colabora na inervação do feixe puborretal dos elevadores (porção inferomedial); é sensitivo do canal anal inferior até a linha pectínea e a pele perianal.
- **Perineal:** origem: nervo pudendo – divide-se em ramos *superficial e profundo, labial posterior e perineal profundo*.

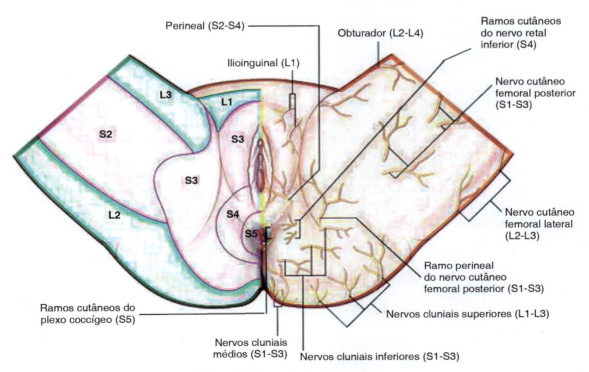

Figura 2.11 Inervação da vulva e períneo.

- **Labiais posteriores:** origem: ramo terminal superficial do nervo perineal – inervam os pequenos lábios e quase totalmente os grandes lábios, com exceção da face anterior.
- **Perineal profundo:** origem: ramo terminal profundo do nervo perineal – funciona como motor para os músculos do compartimento superficial do períneo (isquiocavernoso, bulboesponjoso e transverso superficial do períneo); nas mulheres, fornece sensibilidade ao vestíbulo e à parte inferior da vagina.

Características da inervação da pelve

- A pelve contém o tronco nervoso lombossacro, os plexos sacral e coccígeo e as partes pélvicas dos sistemas simpático e parassimpático. Coletivamente, esses nervos carregam as inervações somática e autônoma para a maioria das vísceras pélvicas, assoalho pélvico e períneo, região glútea e membros inferiores.
- No interior da pelve, por cima do músculo piriforme, os nervos somáticos formam o plexo sacral, primariamente relacionado com a inervação dos membros inferiores e do períneo. O plexo sacral é formado pelo tronco lombossacro (ramos ventrais de L4 e L5), ramos ventrais de S1-S3 e parte do ramo ventral de S4 (a parte restante de seu ramo ventral vai juntar-se ao plexo coccígeo).
- Os ramos ventrais dos nervos espinhais sacrais e coccígeos formam os plexos dos mesmos nomes. Os ramos ventrais de S1-S4 entram na pelve pelos forames sacrais anteriores; S1 e S2 são os de maior tamanho; S3 a S5 diminuem progressivamente, e os coccígeos são os menores. Cada um recebe o ramo cinzento comunicante do gânglio simpático correspondente.
- Ramos viscerais eferentes deixam as raízes de S2-S4 como os *nervos esplâncnicos pélvicos*, contendo as fibras parassimpáticas para os gânglios na parede das vísceras pélvicas. Quanto à sintopia do sistema nervoso autônomo na pelve, este consiste em uma continuação do plexo mesentérico que na pelve, no nível do promontório, passa a se chamar *plexo hipogástrico superior*, o qual vai se dividir em nervos hipogástricos direito e esquerdo (relacionados com a inervação simpática), que receberão fibras do tronco sacral simpático (longitudinal, paravertebral) e dos nervos esplâncnicos pélvicos (parassimpático S3-S5) para formarem o *plexo hipogástrico inferior*. Este último, situado posteroinferiormente na pelve (abaixo do nível da veia uterina profunda), vai se ramificar nos terminais viscerais: plexo retal médio, plexo vesical e plexo uterovaginal (de Frankenhauser) (Figura 2.12).
- A porção pélvica do tronco simpático também está primariamente relacionada com a inervação dos membros inferiores.

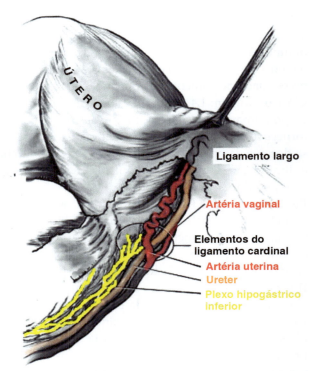

Figura 2.12 Localização terminal do plexo hipogástrico inferior e relações.

- As fibras simpáticas para a pelve produzem movimento dos vasos e contração dos órgãos genitais durante o orgasmo. Inibem também a peristalse retal.
- As fibras parassimpáticas pélvicas estimulam o esvaziamento retal e vesical, estímulo este que se estende aos corpos eréteis da genitália externa para produzir ereção.
- Inervação dos elevadores: assunto extremamente controverso e até pouco tempo de escasso conhecimento, recentemente alguns autores, principalmente a partir de dissecção em cadáveres, vêm elucidando alguns aspectos para auxiliar o entendimento das disfunções pélvicas, bem como aumentar a segurança das abordagens cirúrgicas[5]. Dissecando 17 cadáveres com rigorosa metodologia, os autores citados chegaram às seguintes conclusões:
  - O músculo elevador do ânus é inervado por ramos do nervo pudendo interno, ramos perineal e retal inferior, e por nervos originados diretamente das raízes sacrais S3-S4.
  - Uma variante do nervo retal inferior, independente do pudendo, também estava presente em alguns casos.
  - A inervação do pubococcígeo e do puborretal, em 76,5% dos casos, era originada por ramos do nervo pudendo, enquanto o iliococcígeo era predominantemente inervado por ramos diretos de S3-S4.
  - A variante do nervo retal inferior foi encontrada nos elevadores em 41,2% dos casos. Havia dois padrões de inervação: (A) o "clássico", em que o

nervo pudendo emite os ramos dorsal do clitóris, perineal e retal inferior – os dois últimos emitem ramos que penetram na superfície inferior do pubococcígeo, puborretal e iliococcígeo, e o dorsal do clitóris se dirige para o clitóris; (B) a variante do retal inferior situa-se na superfície superior do músculo coccígeo, onde emite ramos para a superfície superior do iliococcígeo e penetra no complexo coccígeo-sacroespinhoso – em seguida circula posteriormente aos elevadores, emitindo ramos para o pucococcígeo e o puborretal. Já o nervo do elevador do ânus origina-se diretamente das raízes S3 e/ou S4 e circula na superfície superior dos elevadores para inervar o pubococcígeo, o puborretal e o iliococcígeo tanto no padrão A como no B.

Anatomia cirúrgica do ureter
Trajeto do ureter (Figura 2.13)
Abdominal
- 15cm de comprimento.
- A partir da pelve renal começa seu trajeto descendente sobre o músculo psoas, podendo ser atravessado anteriormente pelos vasos gonadais e posteriormente pelos nevos genitofemorais. De localização geralmente paravertebral, próximo às pontas dos processos transversos das vértebras lombares, cursa de lateral para medial (em relação íntima com os vasos ovarianos). Entra na pelve no nível da bifurcação da ilíaca comum, sobre a articulação sacroilíaca (medial aos vasos ovarianos).
- No lado esquerdo, o ureter cruza adicionalmente a raiz do mesocólon sigmoide por debaixo e o pedículo mesentérico inferior. Apesar da proximidade entre o ureter e o trato digestivo, ambos são claramente separados pela fáscia renal anterior, delimitando o conteúdo intraperitoneal dos órgãos retroperitoneais aos quais pertence o ureter.

Pélvico
- 15cm de comprimento.
- Desce pela parede lateral da pelve, posterior à fossa ovariana (lateral ao sacro, próximo à margem ventral da incisura isquiática maior, intimamente ventral à artéria ilíaca interna, situando-se medialmente às suas ramificações); o ureter desce ainda mais na pelve, aderido ao peritônio posterior medialmente, estando relacionado com o ligamento uterossacro e sua prega retouterina correspondente, bem como com o plexo hipogástrico inferior. Em seguida atravessa o ligamento

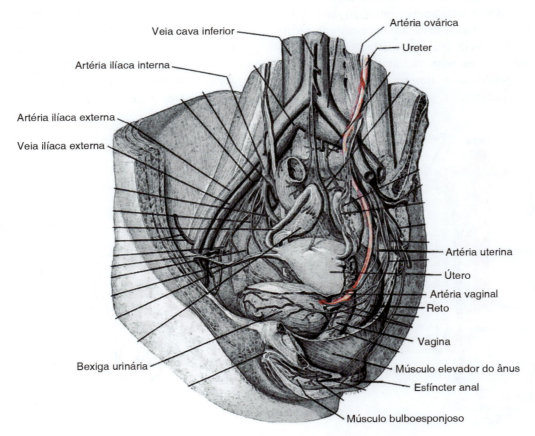

Figura 2.13 O trajeto do ureter.

cardinal abaixo da artéria uterina – *cabe lembrar que ocorre o inverso na abordagem vaginal* – no sentido posterolateral para anteromedial, 1,5cm lateral à cérvice, na altura do orifício cervical interno. Continua anteromedialmente até se inserir tangencialmente na bexiga (túnel do ligamento cardinal – joelho ascendente no pilar anterior da bexiga – rede ou túnel de Wertheim) em um trajeto de 1,5cm, abrindo-se na cavidade vesical lateral ao trígono sobre o fórnice vaginal.
- Nutrição arterial do ureter – através de arteríolas que vai recebendo dos vasos dos quais está próximo em seu trajeto descendente:
  - Acima da linha terminal, na pelve falsa: aportam por sua face medial, oriundas das artérias renal, gonadal e aorta. Sua dissecção cirúrgica, quando necessária, deve ser realizada pela face lateral.
  - Abaixo da linha terminal, na pelve verdadeira: acontece o contrário, sendo nutrido, a partir de sua face lateral, pelas artérias ilíacas, uterina e vesical. Dissecção junto à face medial, no folheto peritoneal que o acompanha (Figura 2.14).

Fatores que podem dificultar a individualização anatômica do ureter

- Trajeto consideravelmente longo, em uma interface entre os espaços retro e intraperitoneais com segmentos suscetíveis à lesão iatrogênica em todo seu trajeto.
- Identificação dificultada em razão de obesidade, cirurgia ou radiação prévia, eventos inflamatórios ou neoplásicos, bem como escassos movimentos peristálticos.
- Aparência morfológica e dimensões similares às das estruturas vasculares.
- São comuns as anomalias congênitas ureterais, como duplicação, situação retrocava, ureter cruzado etc.
- DeLancey e cols.[6] demonstraram que nos prolapsos genitais, para cada 3cm de descenso uterino, o ureter desce 1cm, o que pode confundir o cirurgião e predispor lesões transoperatórias.

Manobras para identificação do ureter via abdominal e vaginal

Via abdominal

- Na via abdominal, após divisão do ligamento redondo próximo à parede pélvica lateral, o peritônio deve ser aberto de 10 a 15cm na direção cefálica. Um dedo indicador é então colocado na artéria ilíaca externa, que pode ser facilmente identificada a partir de sua posição anatômica superficial e consistente e por suas características pulsantes. Ao mover o dedo para cima, a primeira estrutura a ser exposta, cruzando e em contato com a artéria ilíaca, será o ureter.
- Hoffmeister, em trabalho antigo muito apreciado[7], mostrou que o ureter estava a menos de 1cm da sutura cirúrgica no terço superior da vagina durante a colporrafia anterior.
- Corton e cols.[8] constataram que o cirurgião ginecológico, na abordagem abdominal, tem condição de acompanhar todo o trajeto pélvico do ureter até sua passagem por debaixo da artéria uterina; porém, distal a esse ponto, o ureter não é visualizado nas cirurgias para tratamento de doenças benignas. Tentativas de dissecá-lo podem causar sangramentos desnecessários e/ou lesão de estruturas vizinhas.

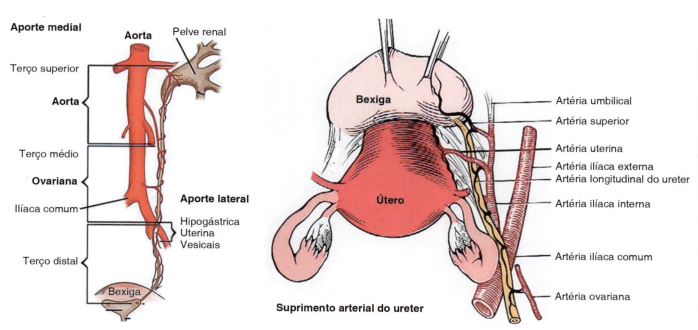

Figura 2.14 Aporte arterial do ureter.

O grupo citado, por meio de dissecções em cadáveres não embalsamados, objetivou medir as distâncias (1) de cada orifício ureteral (OU) à artéria uterina (AU) em seu cruzamento com o ureter e (2) de cada orifício ureteral até o arco tendíneo da fáscia pélvica (ATFP) para que servissem de referência na cirurgia pélvica. Os resultados foram:

- OI-AU: 3,6cm de ambos os lados.
- OI-ATFP: direita: 3,35cm; esquerda: 2,93cm.

Via vaginal

- Embora na maioria das cirurgias benignas, como histerectomia vaginal e/ou cirurgias do prolapso, o ureter não necessite ser visualizado ou dissecado, o conhecimento anatômico de sua localização possibilitará ao cirurgião vaginal adotar precauções e ter tranquilidade em suas manobras técnicas. Esse conhecimento anatômico-cirúrgico foi um legado das escolas europeias, principalmente de Viena, Florença e Lyon, oferecido por oncologistas ginecológicos que praticavam o tratamento cirúrgico nos estágios iniciais do câncer do colo do útero por meio da técnica originalmente propagada e praticada por Schauta.
- O espaço vesicovaginal é cuidadosamente desenvolvido na linha mediana para não lesionar a bexiga, a qual se encontra muito próxima da tesoura e da pinça do cirurgião. É preciso ter cuidado, pois o tecido celular que une o assoalho da bexiga à vagina precisa ser cuidadosamente dividido para que seja alcançado o espaço apropriado. Uma vez aberto o espaço vesicovaginal, a dissecção dos pilares da bexiga pode ser efetivada. É aí que o joelho do ureter está localizado (Figura 2.15).
- O espaço paravesical esquerdo pode ser aberto por uma tesoura Metzenbaum curva com pontas fechadas apontadas para cima e para fora, lateralmente ao pilar da bexiga. A tesoura é aberta para afastar o tecido conjuntivo frouxo do espaço paravesical. Os dedos do cirurgião são introduzidos sucessivamente no espaço, e a bexiga é mobilizada medialmente.
- Uma vez desenvolvidos os espaços vesicovaginal e paravesical esquerdo, o pilar da bexiga esquerda é dividido e o ureter pode ser isolado. Depois que essas fibras laterais são divididas por secção e sutura, o espaço paravesical pode ser aberto com a inserção de um afastador maior. *O joelho do ureter repousa na parte mais profunda da porção restante do pilar da bexiga.* Uma vez identificado o joelho do ureter, as fibras mediais do pilar podem ser divididas.
- O ramo aferente da artéria uterina (o arco) é isolado e dissecado para cima até o nível do joelho do ureter. Em seguida, a dissecção é empurrada mais lateralmente para dentro do joelho do ureter e a artéria é cortada perto de sua origem. Por fim, o mesmo procedimento é realizado do lado direito da paciente.

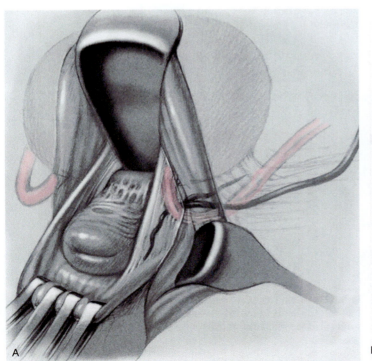
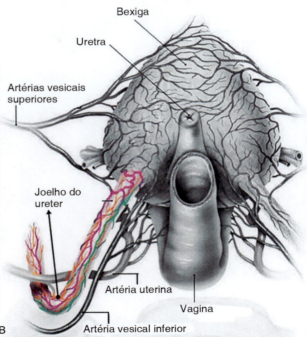

Figura 2.15A e B Joelho do ureter e suas relações na abordagem vaginal.

Vagina

A vagina é um tubo musculomembranoso principalmente subperitoneal, revestido por dentro com pele. Esse epitélio vaginal é do tipo pavimentoso estratificado não queratinizado *e sem glândulas* – por isso, não é "mucosa"! Intimamente fundida a essa pele está uma camada fibromuscular externa de tecido conjuntivo visceral que envolve vasos sanguíneos, canais linfáticos e nervos viscerais, contendo músculo liso (*lâmina própria*). Esse tecido conjuntivo é fisiologicamente vivo e responsável pelas rugosidades transversais vistas nas paredes vaginais anterior e posterior, principalmente nas mulheres na menacme, por serem hormônio-dependentes (Figura 2.16).

A vagina estende-se do colo do útero até o vestíbulo, em uma fenda situada entre os pequenos lábios, nos quais a vagina e a uretra se abrem. O vestíbulo contém os orifícios uretral e vaginal externos e as aberturas das duas glândulas vestibulares maiores (Bartholin). A extremidade superior da vagina envolve o colo do útero. Ela serve como um canal para o fluxo menstrual, forma a parte inferior do canal do parto e ainda recebe o pênis e a ejaculação durante a relação sexual (Figura 2.17).

A vagina tem aproximadamente 6 a 7cm de comprimento anteriormente, desde o introito até a frente do colo do útero, que se sobressai do ápice do terço superior da vagina. Anatomicamente, o colo do útero está situado no nível das espinhas isquiáticas, mas tracionado discretamente para frente pela tensão da porção superior dos ligamentos cardinais nele inseridos. Já a parede posterior vai desde o corpo perineal (situado entre

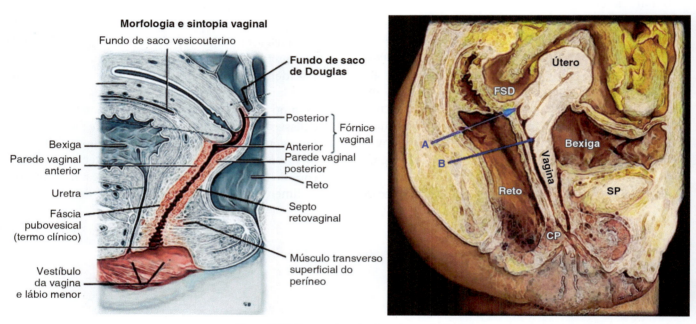

Figura 2.16 Figura e desenho da vagina e relações.

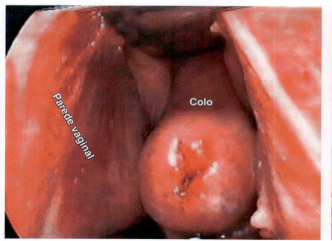
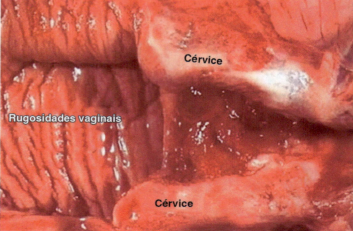

Figura 2.17 Relações entra a cérvice e o terço superior da vagina.

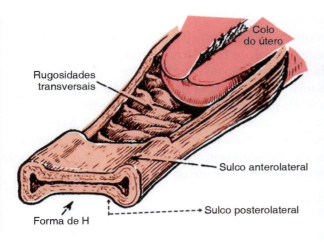 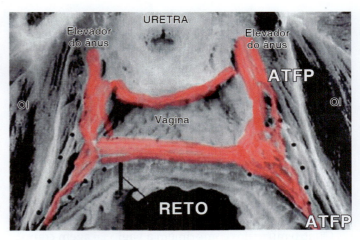

Figura 2.18 Inserções das paredes vaginais na pelve em forma de H.

ela e o ânus) até o fundo de saco peritoneal posterior (Douglas) e é mais longa, com aproximadamente 9cm de comprimento, porque cursa por baixo do lábio posterior do colo do útero em direção ao sacro e ao cóccix.

A vagina tem o formato de um H na secção transversal, onde as paredes anterior e posterior desabaram uma sobre a outra, formando um espaço potencial achatado e longitudinal, exceto em sua terminação superior, onde a cérvice as afasta (Figura 2.18).

As paredes da vagina estão suspensas e fixadas às paredes laterais pélvicas por asas laterais ou septos de tecido conjuntivo visceral (*nível II de DeLancey*). Esses septos laterais transversais formam os sulcos anterolaterais, de observação mais fácil na vagina nulípara, o que se evidencia pela visualização de seus dois terços superiores, do osso púbico até as espinhas isquiáticas. Os sulcos anterolaterais vaginais são formados pela ligação da fáscia pubocervical (situada entre a bexiga e a vagina) dos dois terços superiores da vagina ao arco tendíneo da fáscia pélvica (*ou linha branca*). Os sulcos posterolaterais são formados pela ligação da fáscia retovaginal (situada entre a vagina e o reto) ao arco tendíneo da fáscia retovaginal no terço médio da vagina e, em seguida, ao arco tendíneo da fáscia pélvica no terço superior da vagina (veja detalhes mais adiante).

O cirurgião vaginal pode considerar a anatomia que circunda a vagina em termos de terços de seu comprimento, desde o introito até o nível das espinhas isquiáticas. Isso inclui as paredes vaginais anterior, lateral e posterior. Com a paciente *na posição de litotomia dorsal* é observada a seguinte orientação anatômica:

- A uretra, o terço inferior da vagina e o canal anal são mais horizontais, e cada um tem aproximadamente 3cm de comprimento.
- A bexiga, os dois terços superiores da vagina e o reto são mais orientados verticalmente, com as angulações ocorrendo na junção dos terços externo e médio. Em outras palavras, o dedo do examinador entra na vagina ou no canal anal horizontalmente e em seguida desce acentuadamente até o nível das espinhas isquiáticas, assumindo um ângulo de 30 a 45 graus posteriormente. O terço inferior da vagina é orientado *verticalmente na paciente nulípara em pé ou horizontalmente quando na posição de litotomia dorsal*; o canal anal e o terço inferior da vagina se fundem com o corpo perineal, que tem aproximadamente 3 a 4cm de altura (Figura 2.19).

Os dois terços superiores da vagina são mais *orientados horizontalmente na nulípara em ortostatismo ou verticalmente, quando na posição de litotomia dorsal*. Esses dois terços superiores da vagina são orientados mais distintamente com a contração dos músculos e da placa do elevador; o terço médio da vagina será orientado em direção à placa dos elevadores, defronte à rafe anococcígea. Com o esforço físico, o terço superior da vagina e do colo do útero também sofre a mesma ação. Quando em pleno funcionamento e forte, esse fenômeno é chamado

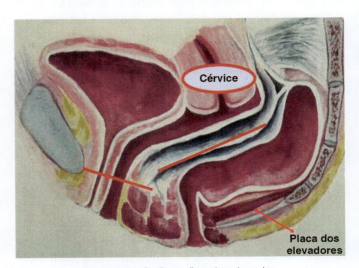

Figura 2.19 Configuração e eixos da vagina.

mecanismo valvular de suporte do assoalho pélvico e representa um grande impedimento à progressão dos prolapsos uterino e vaginal.

O meato uretral externo está localizado abaixo do arco pubiano, um pouco mais exteriorizado que as carúnculas himenais. A uretra e o tecido conjuntivo visceral da vagina são fundidos sem um plano de clivagem natural. O trígono da bexiga é encontrado na altura do terço médio da vagina, enquanto sua cúpula repousa no terço superior da vagina, no colo do útero e no segmento uterino inferior. Os ureteres entram na bexiga na junção dos terços médio e superior da vagina, passando muito próximos aos fórnices vaginais laterais, principalmente à esquerda.

Quatro músculos comprimem a vagina e agem como esfíncteres: *pubovaginal (feixe do elevador do ânus), esfíncter uretrovaginal (situado no compartimento perineal profundo), músculo compressor da uretra (também situado no compartimento perineal profundo) e músculo bulboesponjoso (situado no compartimento perineal superficial)*. As relações da vagina são: anteriormente com o fundo da bexiga e a uretra, lateralmente com o elevador do ânus, a fáscia pélvica visceral e os ureteres e posteriormente (de baixo para cima) com o canal anal, o reto e o fundo de saco retouterino (Douglas).

Como visto anteriormente, o nível II de DeLancey de fixação vaginal consta de septos conjuntivos curtos que fixam a vagina às paredes laterais da pelve, sobre a fáscia parietal muscular. Anteriormente, esses septos são expansões da fáscia pubocervical, situada entre a bexiga e a vagina. Posteriormente, o mesmo ocorre a partir das expansões do septo retovaginal. A fixação anterior se faz ao longo de uma linha bem definida sobre a fáscia do elevador, que vai da sínfise púbica à espinha isquiática, chamada arco tendíneo da fáscia pélvica ou linha branca (*white line*, em homenagem a George White, que a descreveu em 1909). Já a fáscia retovaginal inicia sua fixação no nível do corpo perineal posterior e paralelamente ao arco tendíneo da fáscia pélvica e se estende até aproximadamente metade da distância entre a face posterior da sínfise púbica e a espinha isquiática (fixada na parede pélvica lateral pelo arco tendíneo da fáscia retovaginal), onde se junta ao arco tendíneo da fáscia pélvica, criando uma configuração em Y. Esse ponto de convergência das duas linhas corresponde morfologicamente no tubo vaginal a um estreitamento da vagina em relação ao introito.

Em trabalho realizado a partir da dissecção em cadáveres, Leffler e cols.[9] mediram as distâncias até o ponto de convergência a partir do púbis, da fúrcula vulvar (carúnculas himenais) e da espinha isquiática, na parede pélvica lateral. A identificação de pontos de referência seguros e efetivos possibilitaria a colocação de suturas anatomicamente corretas ao longo da linha de fixação normal das fáscias, corrigindo os prolapsos de etiologia na parede pélvica lateral. O estudo identificou que o ponto de convergência (C) tem desde a fúrcula, pela parede vaginal, cerca de 4cm de comprimento, aproximadamente no meio do caminho entre o púbis e a espinha isquiática, e os autores sugerem que esses pontos de referência poderiam ser usados em procedimentos cirúrgicos. Finalmente, essas fixações das fáscias e consequentemente das paredes vaginais à pelve são responsáveis pelos sulcos laterais, anteriores e posteriores que conferem à vagina o formato da letra H.

Relações das paredes vaginais

Anterior

- O terço superior é perfurado pela cérvice uterina.
- O terço médio está em contato com a base (trígono) da bexiga.
- O terço inferior está intimamente relacionado com a uretra e incorporado a ela, sem plano de clivagem.

Posterior

- O quarto superior está recoberto pelo peritônio do fundo de saco de Douglas e em contato com alças do íleo e o cólon sigmoide.
- Os dois quartos intermediários estão separados do terço inferior do reto por tecido areolar frouxo.
- O quarto inferior está relacionado com o corpo perineal, que separa a vagina do canal anal.

Lateral (de ambos os lados)

- A parte superior (fórnices laterais) está relacionada com o cruzamento do ureter sob a artéria uterina que, do lado esquerdo, está mais próximo do fórnice.
- A parte média está relacionada intimamente com o feixe pubovaginal do elevador do ânus ("esfíncter da vagina").
- A parte inferior cruza o espaço perineal profundo e no superficial vai entrar em contato com os bulbos do vestíbulo, os músculos bulboesponjosos e as glândulas vestibulares maiores (de Bartholin).

Musculatura da pelve

A seguir são apresentados os músculos da pelve quanto à origem, inserção, função e inervação.

Parede lateral (Figura 2.20)

- **Piriforme:** origina-se no aspecto anterior de S2-S4 e no ligamento sacrotuberoso com inserção no trocânter maior do fêmur. Sua função consiste em rotação lateral e abdução da coxa em flexão. Mantém a cabeça

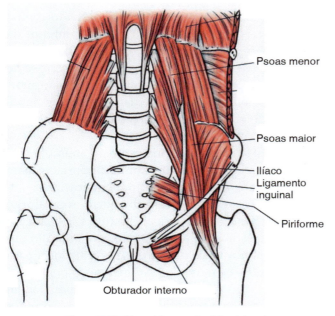

Figura 2.20 Musculatura posterolateral da pelve.

Assoalho pélvico (Figura 2.21)

- **Elevador do ânus (pubococcígeo, iliococcígeo e puborretal):** inserção de origem no arco tendíneo sobre o músculo obturador interno, estendendo-se do retropúbis à espinha isquiática, insere-se no corpo perineal, parede do canal anal, ligamento (rafe) anococcígeo, cóccix e parede vaginal. Quanto à função, em sinergia com a parede abdominal, auxilia a contenção do conteúdo abdominal e pélvico, bem como auxilia e se adapta à função evacuatória e à parturição. Sua inervação tem origem em S3-S4 – nervo retal inferior.
- **(Ísquio)coccígeo:** origina-se na espinha isquiática e no ligamento sacroespinhoso, indo inserir-se na margem lateral de S5 e cóccix. É inervado por S4 e S5.

Características da musculatura do assoalho pélvico importantes na cirurgia vaginal
Placa dos elevadores

Os músculos iliococcígeos direito e esquerdo, após nascerem do arco tendíneo do elevador do ânus, expandem-se medial e inferiormente, indo unir-se na frente da rafe anococcígea, na linha média, formando uma estrutura com aproximadamente 4cm de comprimento e muito firme (Figura 2.22).

O examinador pode constatar sua consistência e ação com a paciente em posição ginecológica, promovendo um toque retal unidigital delicado com o indicador e com a palma da mão virada para baixo. Quando conseguir tocar a ponta do cóccix, deve solicitar à paciente que contraia o esfíncter anal em torno de seu dedo; nesse momento, a placa dos elevadores se eleva e aumenta seu tônus, o que é percebido pelo examinador.

Na posição de anteversão fisiológica do útero, inclinado sobre o fundo da bexiga, o eixo da vagina com a

do fêmur no acetábulo. Sua inervação tem origem em S1-S2; forma um leito muscular para o plexo sacral.
- **Obturador interno:** origina-se nos ramos pubianos superior e inferior. Também vai se inserir no trocânter maior do fêmur. Suas funções incluem rotação lateral da coxa em flexão e ajudar a manter a cabeça do fêmur no acetábulo. Sua inervação tem origem em L5-S1, bem como no nervo obturador interno.
- **Psoas/ilíaco:** o psoas tem origem na margem lateral das vértebras lombares e o ilíaco na fossa ilíaca – inserção no trocânter menor do fêmur. Flexiona a coxa e estabiliza o tronco sobre ela; também flexiona a coluna vertebral e a dobra unilateralmente. Quanto à inervação, origina-se em L1-L3 – psoas: ramos ventrais dos nervos lombares (L2-L3); ilíaco: nervo femoral. Contém o plexo lombar em seu interior.

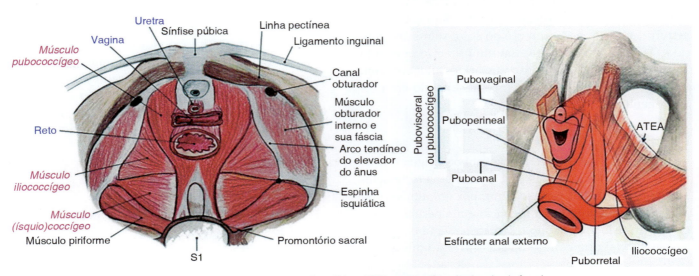

Figura 2.21 Musculatura do assoalho pélvico. (*ATEA:* arco tendíneo do elevador do ânus.)

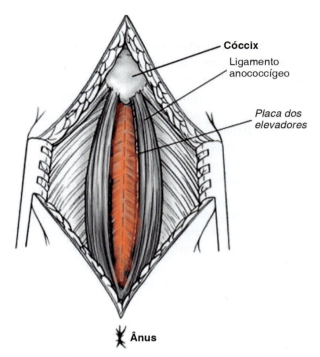

Figura 2.22 Placa dos elevadores – visão posterior.

paciente em posição ortostática não aponta para o hiato genital e consequentemente para o solo, mas para a placa dos elevadores (veja a Figura 2.19), configuração que se acentua com o aumento da pressão abdominal em situações de esforço físico. Com a elevação referida anteriormente da placa dos elevadores, acentua-se a horizontalização dos dois terços superiores da vagina que, com as paredes colabadas, se oclui para prevenir o prolapso das estruturas pélvicas (mecanismo valvular – já citado). Para que isso ocorra, as estruturas do assoalho pélvico devem estar íntegras, principalmente *o corpo perineal ou tendão central do períneo e o hiato genital*. A lesão (geralmente de origem obstétrica) dessas estruturas vai comprometer a posição horizontal da placa dos elevadores que, com sua verticalização, desviará o eixo das estruturas pélvicas em direção ao solo, sobrecarregando a fáscia endopélvica, que em um primeiro momento aceita a sobrecarga, mas com o passar dos anos entra em fadiga, se distende e/ou se rompe, resultando em prolapso genital.

Puborretal

O músculo puborretal, com o pubococcígeo e seus fascículos, provoca, de trás para frente, uma forte oclusão do hiato genital para se contrapor ao aumento da pressão intra-abdominal e pélvica, em sinergia com o corpo perineal, prevenindo o prolapso. O pubococcígeo e o puborretal originam-se da superfície do púbis e da parte anterior do arco tendíneo do elevador do ânus, um espessamento da fáscia do obturador interno. Esses músculos formam o hiato do elevador ou hiato genital e permitem a passagem da uretra, do terço inferior da vagina e do canal anal. O pubococcígeo circunda e se funde com o terço inferior da vagina, indo inserir-se no ápice do corpo perineal, entre a vagina e a junção anorretal. O puborretal é a porção medial e inferior do pubococcígeo, indo encontrar sua porção contralateral atrás da junção anorretal.

A relação anatomofuncional entre o músculo puborretal e a junção anorretal é muito importante para a *função evacuatória*, e suas lesões podem ocasionar tanto constipação intestinal severa (bloqueio evacuatório) como incontinência fecal (veja o Capítulo 17). O ângulo reto da junção anorretal é controlado pelo músculo puborretal, responsável pelo controle da continência para fezes sólidas. Esses músculos são inervados por ramos dos nervos sacrais que, durante o parto vaginal, podem ser distendidos, comprimidos ou lesionados. Ao redor da saída do canal anal está o músculo esfíncter anal, cujo funcionamento adequado é responsável pela continência para líquidos e gases. Esse músculo é inervado pelos nervos retais inferiores, ramos do pudendo interno, que também podem ser distendidos ou lesionados durante o parto vaginal.

Períneo

O períneo, cuja etimologia provém do grego *peri* (ao redor de) e *naion* (ânus), é a região do tronco situada inferiormente ao diafragma da pelve. O períneo tem o formato de um losango com os mesmos limites da abertura inferior da pelve, que são a borda inferior da sínfise púbica, os ramos do púbis e do ísquio, as tuberosidades isquiáticas, os ligamentos sacrotuberosos e o cóccix. A sínfise púbica ocupa o ângulo anterior do losango, enquanto o cóccix se situa no ângulo posterior e as tuberosidades isquiáticas nos ângulos laterais. Uma linha imaginária, horizontal, traçada no nível das tuberosidades isquiáticas, divide o períneo em regiões anterior e posterior. A anterior é denominada *trígono (triângulo) urogenital* por ser atravessada por estruturas dos sistemas urinário e genital, enquanto a posterior é o *trígono (triângulo) anal*, atravessado pelo canal anal (Figura 2.23).

Para entender o períneo (Figura 2.24)
Triângulo urogenital

O triângulo urogenital é composto pelas seguintes estruturas:
- Espaço perineal superficial (função sexual) – formado por:
  - Músculo transverso superficial do períneo.

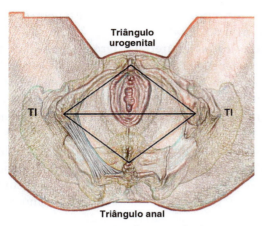

Figura 2.23 Os triângulos perineais.

- Músculos bulboesponjosos.
- Músculos isquiocavernosos.
• Espaço perineal profundo (função esfincteriana) – formado por:
  - Músculo transverso profundo do períneo.
  - Esfíncter da uretra com seus três componentes: esfíncter da uretra, esfíncter uretrovaginal e músculo compressor da uretra (veja detalhes mais adiante).

Conexão intermediária

A conexão intermediária é constituída pelo corpo perineal (tendão central do períneo).

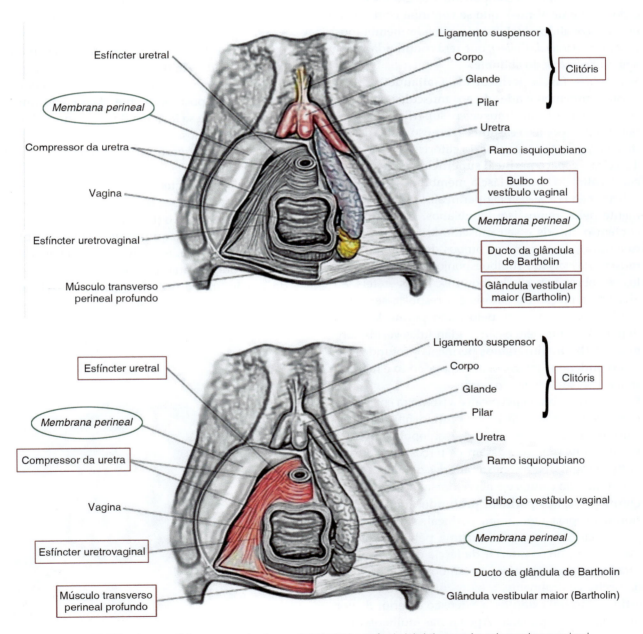

Figura 2.24 Triângulo urogenital, espaços perineais superficial (*acima*) e profundo (*abaixo*) separados pela membrana perineal.

Triângulo anal

O triângulo anal é composto pelas seguintes estruturas:

- Músculo esfíncter anal externo.
- Fossas isquioanais.
- Canal pudendo (Alcock).

Estratificação fascial do períneo

A partir da pele, em direção à cavidade pélvica, encontram-se as seguintes camadas fasciais e seus espaços:

- **Primeira – tecido celular subcutâneo do períneo ou fáscia perineal superficial:** apresenta como características dois componentes: uma camada gordurosa superficial (principal componente dos grandes lábios e do monte de Vênus), que se continua com a *fáscia de Campers* abdominal, e uma camada membranosa profunda (*fáscia de Colles)*, que terá continuidade com a *fáscia de Scarpa* do abdome.
- **Segunda – fáscia perineal (de Gallaudet):** reveste e está intimamente aderida aos músculos do espaço perineal superficial: transverso superficial do períneo, bulboesponjoso e isquiocavernoso. Está fusionada ao ligamento suspensor do clitóris.
- **Terceira – espaço perineal superficial:** espaço potencial localizado entre a fáscia membranosa do tecido subcutâneo e a *membrana* perineal, limitado lateralmente pelos ramos isquiopubianos. Nas mulheres, contém o clitóris e seu músculo associado (isquiocavernoso), bem como os bulbos do vestíbulo e seu músculo associado (bulboesponjoso). Esses músculos se sobrepõem aos bulbos vasculares eréteis, auxiliando a ereção do clitóris e a resposta sexual da mulher. São inervados pelo ramo perineal do pudendo. Aqui também estão as glândulas vestibulares maiores (Bartholin), ramos perineais profundos dos vasos pudendos internos, nervo pudendo e músculo transverso superficial do períneo.
- **Quarta – membrana perineal:** é a fronteira entre os espaços perineais superficial e profundo; fibrosa e resistente, estende-se entre os ramos isquiopubianos. Através dessa membrana passam os terços inferiores da uretra e vagina, bem como as artérias do bulbo, dorsal e profunda do clitóris e o nervo dorsal do clitóris.
- **Quinta – espaço perineal profundo:** limitado inferiormente pela membrana perineal, superiormente pela fáscia inferior do diafragma pélvico e lateralmente pela porção inferior da fáscia do músculo obturador interno, contém, em ambos os sexos, parte da uretra centralmente, a parte inferior do músculo esfíncter uretral externo e a extensão anterior da gordura da fossa isquioanal. Apenas nas mulheres apresenta uma massa muscular lisa que corresponde ao transverso profundo do períneo e à neurovasculatura dorsal do clitóris.
- **Sexta – esfíncter uretral externo:** é, na realidade, um "esfíncter urogenital", de acordo com Oelrich (1983), que descreveu uma parte que forma um verdadeiro esfíncter anular em torno da uretra (*esfíncter da uretra*) com várias porções adicionais se estendendo a partir dela, uma parte superior, estendendo-se para o colo vesical, uma subdivisão que se estende inferolateralmente para o ramo isquiático de cada lado (*músculo compressor da uretra*) e outra parte em forma de faixa, circundando tanto a uretra como a vagina (*esfíncter uretrovaginal*) (Figura 2.24).
- **Sétima – corpo perineal (Figura 2.25):** sua integridade é fundamental para a manutenção da estática pélvica feminina. Massa de tecido fibromuscular, de formato piramidal, situada de modo a ancorar centralmente os triângulos urogenital e anal, entre o introito vaginal e o ânus. O terço inferior da vagina está fusionado com o corpo perineal anteriormente e com o canal anal posteriormente. Age como um centro tendíneo, onde se inserem diversos músculos:
  - Bulboesponjosos.
  - Transverso superficial do períneo.
  - Fibras anteriores do pubococcígeo.
  - Fibras do esfíncter anal.
  - Fibras do esfíncter da uretra e do transverso profundo do períneo (Figuras 2.26 e 2.27).
- **Oitava – fossas isquioanais:** espaço amplo, com formato de cunha, revestido de fáscia em cada lado do reto ou do canal anal e localizado entre a pele da região anal e o diafragma pélvico. O ápice de cada fossa isquiorretal encontra-se superiormente,

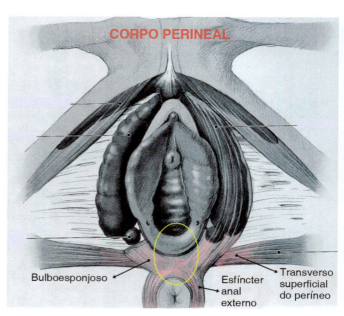

Figura 2.25 Principais músculos do corpo perineal.

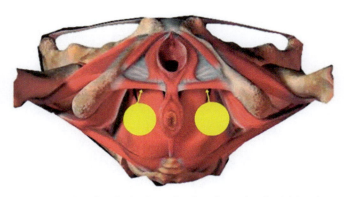

Figura 2.26 Localização das fossas isquioanais em vista frontal da pelve.

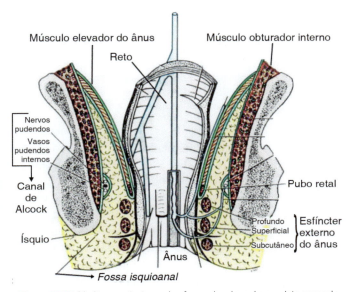

Figura 2.27 Limites e estruturas das fossas isquioanais em vista coronal.

funil, as fossas isquiorretais são largas inferiormente e estreitas superiormente. Anteriormente, a fossa isquiorretal ou isquioanal se continua superior ao diafragma urogenital, onde forma os *recessos anteriores*. Esses espaços são preenchidos com tecido conjuntivo frouxo. Os espaços fasciais em forma de cunha são preenchidos com gordura mole, chamados blocos ("almofadas") isquiorretais de gordura, e são atravessados por muitas bandas e septos fibrosos resistentes. Essas almofadas fibrogordurosas suportam o canal anal, mas podem ser prontamente deslocadas para permitir a expansão do canal quando há fezes. As fossas isquiorretais também contêm a artéria e veia pudendas internas e o nervo pudendo, estruturas que correm nas paredes laterais da fossa nos canais fibrosos na fáscia do músculo obturador interno, chamados canais pudendos (Alcock). Posteriormente, esses vasos e o nervo pudendo emitem os vasos e nervos retais inferiores. Essas estruturas se tornam superficiais à medida que passam em direção à superfície para suprir o esfíncter anal externo e a pele perianal. Dois outros nervos cutâneos – o ramo perfurante dos nervos S2 e S3 e o ramo perineal do nervo S4 – também passam pelas fossas isquiorretais (Figura 2.28).

Limites das fossas isquiorretais

Cada fossa é delimitada por:

- Lateralmente: ísquio e parte inferior do músculo obturador interno.
- Medialmente: canal anal, com o qual estão relacionados o elevador do ânus e o esfíncter anal externo.
- Posteriormente: ligamento sacrotuberoso e músculo glúteo máximo.
- Anteriormente: base do diafragma urogenital e suas fáscias.

no ponto em que o músculo elevador do ânus surge da fáscia obturadora, e está localizado cerca de 6cm acima da tuberosidade isquiática. A base de cada fossa é formada pela pele perianal. Como os dois músculos elevadores do ânus têm o formato de um

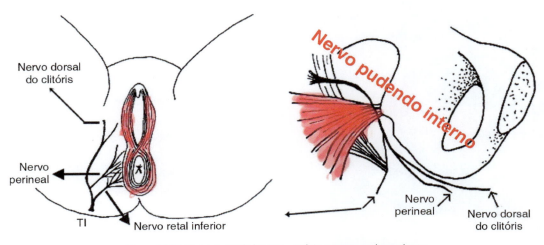

Figura 2.28 Nervo pudendo interno – trajeto e ramos perineovulvares.

Fáscias da pelve

Os conceitos a respeito do tecido fascial da pelve vêm evoluindo desde o século XIX e estão cercados de controvérsias e antagonismos. Os trabalhos de diversos pesquisadores são considerados marcos para o entendimento atual, influenciando aqueles que são contemporaneamente responsáveis pela maioria dos conceitos aqui explanados: John DeLancey e seu grupo, bem como Robert Rogers, com quem tivemos o privilégio de conviver e aprender muito (Figura 2.29).

O *tecido fascial pélvico* forma uma rede conjuntiva constituída histologicamente por colágeno, elastina e algum músculo liso e está localizado anatomicamente na pelve, entre o peritônio e o assoalho pélvico. De acordo com a proporção dos elementos que o formam e sua localização, pode receber diversas denominações:

- **Fáscia parietal:** recobre os músculos da cavidade pélvica, recebendo seus respectivos nomes (por exemplo, fáscia obturadora [lateral], fáscia do piriforme [posterior], fáscias do diafragma pélvico *inferior,* em contato com a musculatura do períneo, e *superior,* em contato com a cavidade peritoneal).
- **Fáscia visceral:** consiste em reflexões da fáscia parietal sobre as vísceras pélvicas, "envelopando-as". Em determinados pontos, sofrem espessamento, recebendo a denominação de "ligamentos", cuja função é orientar e suspender as vísceras às paredes pélvicas, mantendo suas posições e relações. São eles: posteriormente, o *uterossacro* (paramétrio anterior), lateralmente, o *cardinal ou ligamento de Mackenrodt* (paramétrio lateral) e, anteriormente, o *ligamento vesicouterino ou pilar vesical* (paramétrio anterior). Em sua inserção na cérvice, em um espessamento circular de tecido conjuntivo – *anel pericervical* – são conhecidos em seu conjunto

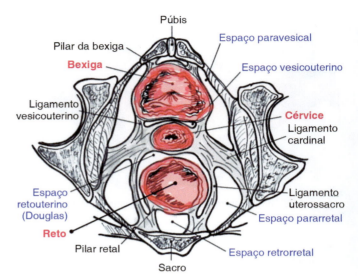

Figura 2.30 Inserção dos componentes do retináculo de Martin no anel pericervical. Observe a denominação dos espaços delimitados por seus componentes.

estrutural como *retináculo de Martin.* Os espaços delimitados entre esses "ligamentos" são designados conforme sua localização (Figura 2.30) e são importantes nas dissecções cirúrgicas.

- **Fáscia endopélvica:** conjunto de tecidos que envolvem as artérias e veias viscerais, nódulos e canais linfáticos, bem como os nervos responsáveis pelos órgãos e tecidos pélvicos. Em sua maior parte, exibe uma arquitetura areolar frouxa, que serve de suporte físico para as diversas estruturas que por ela transitam, sendo também a via de acesso para as dissecções cirúrgicas. Já a função desempenhada na manutenção da estática pélvica (em associação à contração dos fascículos puborretal e pubovaginal dos elevadores em torno do terço distal da vagina e da junção anorretal)

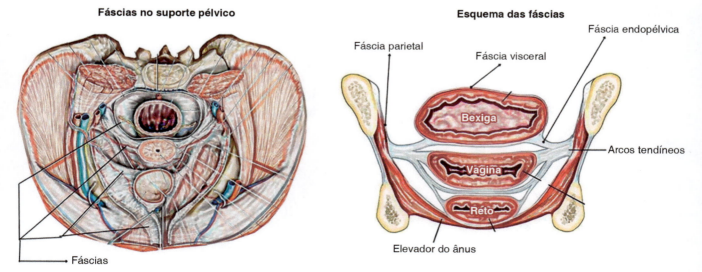

Figura 2.29 Fáscias pélvicas.

pelas fáscias da pelve, suspendendo e orientando o eixo da vagina superior, cérvice e reto para a placa dos elevadores e não para o hiato genital quando na posição ortostática (*mecanismo valvular*), exige outras características de organização tecidual. Na realidade, essa malha tridimensional é contínua e interdependente por toda a pelve, formada por várias lâminas que se fundem em bainhas ou se espessam em fortes septos, na dependência do estresse mecânico a que é submetido um segmento particular da rede de suspensão visceral (*segundo Rogers*).

Resumo das características das diversas fáscias pélvicas

- As fáscias visceral e endopélvica são constituídas por disposição frouxa de colágeno, elastina e tecido adiposo para permitir a expansão e a contração das estruturas que revestem. Suas condensações fornecem algum suporte àquelas; ao mesmo tempo, encapsulam estruturas neurovasculares. Elasticidade é sua característica.
- A fáscia parietal apresenta uma disposição organizada de colágeno e tem como funções fornecer inserção óssea aos músculos e, em seu revestimento ao assoalho pélvico, promover estabilidade e capacidade funcional. Sua característica tensional é a rigidez.

Níveis de DeLancey[10]

Em trabalho considerado um marco para o entendimento da anatomia e da gênese dos prolapsos, DeLancey sistematizou em níveis o suporte fascial dos órgãos pélvicos (Figuras 3.31 e 3.32):

- **Nível I – suspensão:** tecido conjuntivo que abrange os ligamentos cardinais e uterossacros (paramétrios) e que, através do anel pericervical, suspende

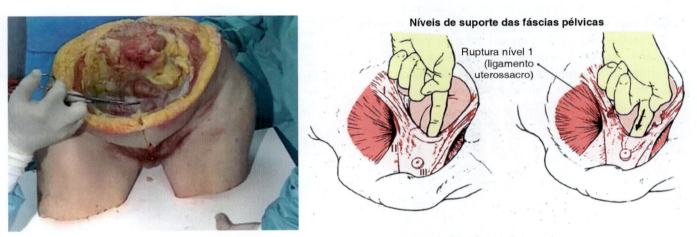

Figura 2.31 Sistematização das pesquisas e o trabalho com as conclusões (níveis de DeLancey).

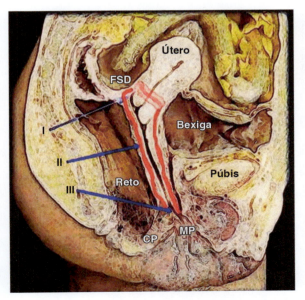
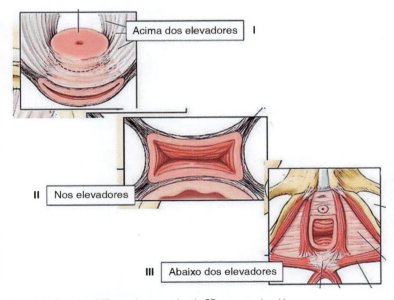

Figura 2.32 Níveis de DeLancey. (*FSD:* fundo de saco de Douglas; *MP:* membrana perineal; *CP:* corpo perineal.)

a cérvice e o terço superior da vagina em direção à concavidade do sacro, horizontalizando-os sobre a *placa dos elevadores*.

- **Nível II – fixação:** seu eixo é orientado horizontalmente na mulher de pé, sendo formado por duas plataformas passivas e suas inserções nas paredes pélvicas laterais através de *septos curtos* que se fixam a espessamentos das fáscias dos músculos obturador interno e elevadores (paracolpos). Essas plataformas passivas – uma anterior, situada entre a bexiga-uretra e a vagina, desde o anal pericervical até as membranas perineais (*fáscia pubocervical*), e outra posterior, localizada entre a vagina e o reto, desde o anel pericervical até o corpo perineal (*fáscia ou septo retovaginal*) – embora usadas no tratamento dos prolapsos, têm sido motivo de discórdia quanto à sua natureza histológica desde o século XIX.
- **Nível III – fusão:** com origem embriológica no seio urogenital, ao contrário dos anteriores (ductos de Müller), o nível III não apresenta tecido intermediário longo (nível I) ou curto (nível II) que o conecte às paredes/estruturas pélvicas, mas se constitui na fusão direta do quarto distal da vagina à membrana perineal anteriormente e ao corpo perineal posteriormente, formatando o hiato genital.

O entendimento dos níveis de DeLancey, embora seja um conhecimento dinâmico e sempre em evolução, trouxe uma luz – inédita até os anos 1990, ocasião de sua publicação – para o diagnóstico e a terapêutica dos prolapsos.

Referências

1. Scotti RJ, Garely MD, Greston WM, Flora RF, Olson RT. Paravaginal repair of lateral vaginal wall defects by fixation to the ischial periosteum and obturator membrane. Am J Obstet Gynecol 1998; 179:1436-45.
2. Sagsoz N et al. Eur J Obstet Gynecol Reprod Biol 2002; 101:74-8.
3. Thompson JR et al. Obstet & Gynecol 1999; 94:973-7.
4. Corton M et al. Am J Obstet Gynecol 2005; 193:2165-8.
5.. Grigorescu BA et al. Innervation of the levator ani muscles: description of the nerve branches to the pubococcygeus, iliococcygeus, and puborectalis muscles. Int Urogynecol J Received 8 January 2007 /Accepted: 1 May 2007.
6. DeLancey et al. Comparison of the ureteral and cervical descents during vaginal hysterectomy for uterine prolapse. Am J Obstet Gynecol 1998; 179:1405-10.
7. Hoffmeister FJ. Pelvic anatomy of the ureter in relation to surgery performed through the vagina. Clin Obstet Gynecol 1982; 25:821-30.
8. Jackson LA, Ramirez DM, Carrick KS, Pedersen R, Spirtos A, Corton MM. Anatomy and histology of distal ureter. Obstet Gynecol 2019; 133:896-904.
9. Leffler KS et al. Attachment of the rectovaginal septum to the pelvic sidewall. Am J Obstet Gynecol 2001; 185:41-3.
10. DeLancey JO. Anatomic aspects of vaginal eversion after hysterectomy. Am J Obstet Gynecol 1992; 166:1717-28.

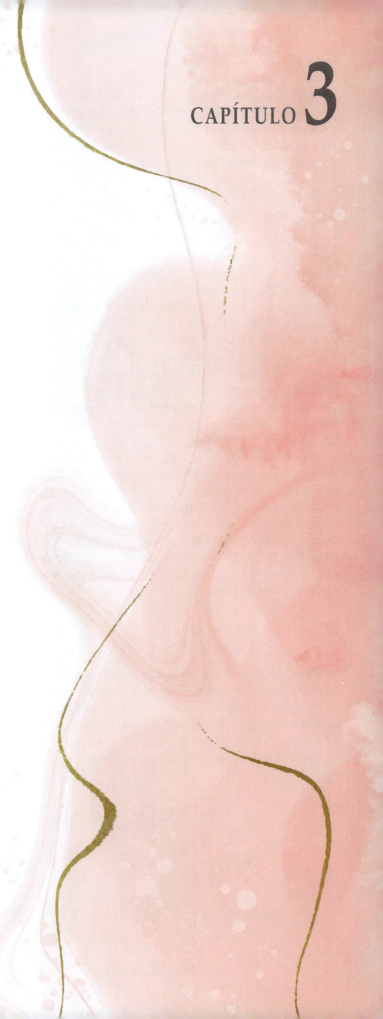

Melhoria da Colporrafia com Tecidos Nativos – Uma Alternativa mais Segura para as Malhas*

CAPÍTULO 3

Bernard T. Haylen

Introdução

O uso comercial de tela para reparos de prolapso de órgãos pélvicos (POP) teve início por volta dos anos 2004/2005, e complicações foram registradas desde os primeiros dias, o que levou a Food and Drug Administration (FDA) a publicar alertas em 2008[1] e em 2011[2], bem como acarretou o desenvolvimento de uma classificação internacional de complicações de próteses e enxertos[3]. Outra classificação semelhante também foi considerada necessária para as colporrafias com tecidos nativos[4], que certamente estão sujeitas a complicações, embora seja consideravelmente menor o risco de readmissão hospitalar nos primeiros 5 anos após a cirurgia inicial do que com as telas[3]. Conforme observado em editorial de 2012[5], uma das reações positivas às advertências da FDA é "melhorar os resultados da cirurgia de tecidos nativos a tal ponto que o uso de próteses e enxertos seja muito menos indicado".

Tive uma experiência pessoal muito limitada com as malhas, rejeitando seu uso por mais de 13 anos (desde 2007), tendo em mente a máxima *primum non nocere* (primeiro não causar danos). Tenho entendido, no entanto, que (i) tem sido a preferência da maioria dos outros cirurgiões do assoalho pélvico e (ii) seria legítimo que tivessem ocorrido testes adequados com as telas

---

*Tradução livre do inglês para o português por Sérgio Flávio Munhoz de Camargo, com autorização do autor.

para verificar se a eficácia de seu uso superava qualquer perfil de complicação. O futuro das cirurgias de POP pode muito bem estar na maior compreensão da base anatômica dos defeitos vaginais que necessitem de colporrafias, incluindo especialmente o papel dos *defeitos de cúpula vaginal*.

Anatomia "básica" melhorada

Um ponto de partida consistiu em esclarecer os suportes da cúpula vaginal, incluindo a anatomia dos ligamentos uterossacros (LUS)[6] e cardinais (LC)[7]. Em termos de LUS[6], foi estabelecido o seguinte: esse ligamento tem 12 a 14cm de comprimento e pode ser subdividido em três seções: (1) distal (2 a 3cm), intermediária (5cm) e proximal (5 a 6cm). A seção distal espessa (5 a 20mm) é presa ao colo e à parte superior da vagina, confluindo lateralmente com o LC. A seção proximal é difusa na fixação e geralmente mais fina. A seção intermediária, relativamente livre, é larga e espessa, sendo bem definida quando colocada sob tensão, a mais de 2cm do ureter, e adequada para uso cirúrgico.

A força do LUS talvez seja derivada não apenas do próprio ligamento, mas também da adição de tecido conjuntivo extraperitoneal. O segmento medial do LUS está disponível após a histerectomia, mas fornece suporte para a porção anterior da cúpula vaginal; o LC (totalmente mapeado[7]) não está mais acessível para uso cirúrgico pós-histerectomia. Enquanto confluentes, o LUS e o LC constituem o primeiro pedículo a ser ligado na histerectomia vaginal.

Compreensão melhorada dos defeitos vaginais

Para a discussão remanescente, vamos presumir que ou uma histerectomia foi realizada ou não é indicada como parte da reparação do POP. Qualquer um ou geralmente todos os três seguintes defeitos serão reparados[8]: (i) prolapso da parede vaginal anterior (compartimento) (Figura 3.1A); (ii) prolapso da parede vaginal posterior (compartimento) (Figura 3.1B); (iii) prolapso da cúpula vaginal (Figura 3.1C).

Para entender o manejo cirúrgico desses defeitos é importante conhecer o(s) nível(is) da vagina envolvido(s)[8,9] (Figura 3.2).

Para o integridade, é relevante observar a definição de *vestíbulo posterior*[8,9] (Figura 3.3): do anel himenal até o períneo anterior (margem posterior do vestíbulo) posteriormente.

O prolapso da cúpula vaginal é um *defeito de nível I*[8,10]. Antes supunha-se que o prolapso da parede (compartimento) vaginal anterior *seria em grande parte decorrente de um defeito no nível II*[8,10]; entretanto, *foi demonstrado*[11] que 52% da frouxidão vaginal anterior referem-se à descida da cúpula vaginal.

Já o prolapso da parede vaginal posterior (compartimento) *não* é primariamente um defeito de nível II (ou seja, "hérnia" retovaginal, como se pensava tradicionalmente). Ele *pode envolver os níveis I, II e III*.

Recentemente foi demonstrado que *55% da frouxidão da parede vaginal posterior estão relacionados com a descida da cúpula vaginal*; portanto, em relação ao nível II, temos um efeito de "concertina" (*cerca de proteção, geralmente de arame farpado*) em vez de "hérnia". Também foi demonstrado[12] que no compartimento posterior o defeito de nível I era o maior (média de descida da cúpula de 6,0cm), seguido pelo defeito de nível III (média de 2,8cm de defeito transverso no introito), sendo os menores os defeitos de nível II – em média, 1,2 e 1,0cm, respectivamente. Esses resultados se baseiam tanto no POP-Q transoperatório[8,13] como na mais recente Quantificação do Reparo Posterior (PR-Q)[8,14].

Melhora das colporrafias mediante fixação da cúpula vaginal

As implicações da análise supracitada são que alguma forma de reparo/fixação da cúpula vaginal é provavelmente importante para que sejam alcançadas taxas de sucesso mais elevadas para a maioria das colporrafias,

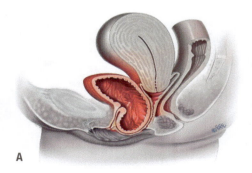
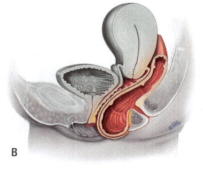
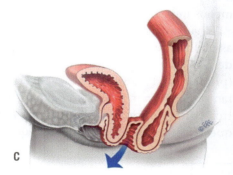

Figura 3.1A Prolapso da parede vaginal anterior. **B** Prolapso da parede vaginal posterior. **C** Prolapso da cúpula vaginal.

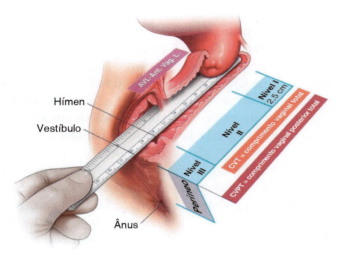

Figure 3.2 Níveis vaginais[8]. *Nível I:* colo uterino (se houver) e/ou 2,5cm superior da vagina. *Nível II:* meio da vagina, da extremidade distal do nível I ao hímen. *Nível III (vestíbulo)*[8]: entrada vaginal (do latim *vestibulum*: "entrada") desde o anel himenal até a abertura da uretra anteriormente (vestíbulo anterior), os pequenos lábios lateralmente e o períneo anterior posteriormente (margem posterior do vestíbulo).

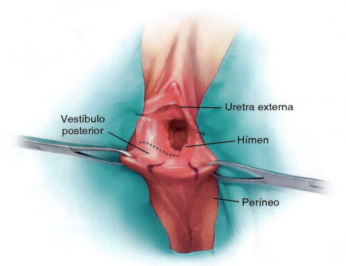

Figure 3.3 Vestíbulo posterior[8,9].

tanto de tecido nativo como de tela. Os implantes de tela iniciais não incorporavam a fixação da cúpula vaginal (e, portanto, não abordavam especificamente os defeitos desta), embora mais tarde surgissem técnicas que envolviam a fixação da prótese uni ou bilateralmente ao ligamento sacroespinhoso (LSE).

As taxas de sucesso com a fixação da cúpula em reparos de tecidos nativos oscilaram de tão baixas quanto 15%[15] a tão altas quanto 84%[12].

Necessitamos saber que o eixo de suporte fornecido pelo LUS é orientado no sentido posterossuperior[16] na linha média, fornecendo suporte principalmente anterior para a cúpula. Por outro lado, a colpopexia sacroespinhosa (CSE) também é orientada no sentido posterossuperior, ligeiramente lateral, fornecendo principalmente suporte

posterior para a cúpula. Ambos os suportes podem ser usados simultaneamente (Figura 3.4)[16].

O suporte da LUS é orientado posterossuperiormente na *linha média,* fornecendo suporte para a cúpula vaginal anterior; o suporte da LSE é posterossuperior e ligeiramente lateral, fornecendo suporte para a cúpula vaginal posterior.

Aprimorando a colporrafia anterior

As evidências atuais não consideram melhor o uso de telas em relação aos tecidos nativos em cirurgia primária do POP (anterior) em virtude do aumento da morbidade e da "segurança e eficácia não comprovadas"[17].

Uma colporrafia anterior[8] envolve incisão da linha média, ampla exposição da fáscia pubovesical, plicatura fascial na linha média, excisão de pele vaginal redundante e ressutura na linha média em uma ou duas camadas (mucosa, submucosa).

É possível melhorar uma colporrafia anterior combinando-a com o suporte da cúpula vaginal. Uma opção é a *técnica MUSPACC*[18] (plicatura na linha média dos LUS combinada com colporrafia anterior), minimamente invasiva, através da mesma incisão da reparação anterior. Existe outra opção extraperitoneal de suspensão ao LUS, a qual exige, porém, uma dissecção vaginal muito maior, bem como outras opções intraperitoneais ao LUS[20-23].

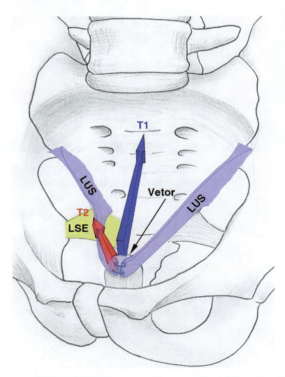

Figura 3.4 Vetor das suspensões ao LUS e LSE[16]: o suporte ao LUS é orientado no sentido posterossuperior na linha média, fornecendo suporte anterior para a cúpula vaginal; o suporte ao LSE também é posterossuperior e ligeiramente lateral, fornecendo suporte posterior para a cúpula vaginal.

O LUS (segmento intermediário) pode ser encontrado consistentemente pós-histerectomia na face interna da parede da cúpula vaginal logo após finalizados os tempos cirúrgicos de incisão, dissecção fascial e retração da bexiga. Ele não será evidente até que uma agulha de sutura curva o coloque sob tensão. Na MUSPACC, uma primeira sutura possibilitará uma exposição mais óbvia para uma segunda e terceira suturas (PDS). As suturas plicatórias do LUS são amarradas após as suturas da fáscia pubovesical, fornecendo algum suporte para a cúpula vaginal anterior, particularmente em um prolapso com predomínio de cistocele, onde a cúpula posterior está razoavelmente bem apoiada (Figura 3.5).

Aprimorando a colporrafia posterior

As evidências não embasam a utilização de qualquer tela ou material de enxerto por ocasião de reparos vaginais posteriores[24].

A despeito de ser um desafio técnico e implicar um risco mais elevado (até 10% de lesão ureteral), a plicatura intraperitoneal dos LUS pode ser realizada para conectar a colporrafia posterior com o suporte da cúpula vaginal; uma CSE é muito menos desafiadora e geralmente muito eficaz. O "ponto de corte" numérico publicado para o desempenho de uma fixação sacroespinhosa da cúpula vaginal é limitado a uma *descida da cúpula vaginal posterior* (PVVD – a medida do defeito de nível I do sistema PR-Q) acima de 5,0cm[12,14]. A justificativa para esse número/colpopexia arbitrária foi estabelecida da seguinte maneira: para PVVD > 5,0cm, uma CSE é mais anatômica e cirurgicamente desejável; para PVVD < 5,0cm, o suporte da cúpula vaginal posterior é menos considerado, enquanto sua aproximação (contato) ao LSE se torna mais difícil (Figura 3.6).

O LSE, o ligamento mais forte da pelve, é facilmente acessível por meio de dissecção pararretal romba/

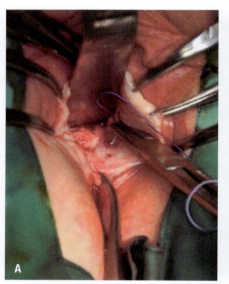 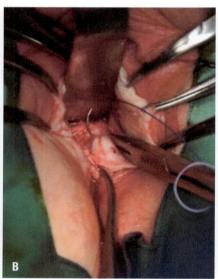 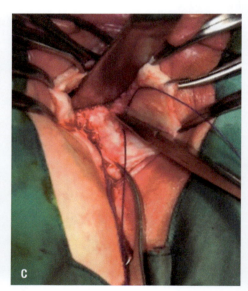

Figura 3.5 MUSPACC. **A** A agulha de sutura inicia a suspensão e a exposição da seção intermediária do LUS. **B** LUS – exposição do lado esquerdo (sob tensão). **C** Completado o primeiro ponto, a agulha de sutura inicia o segundo ponto à esquerda.

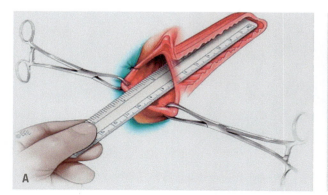 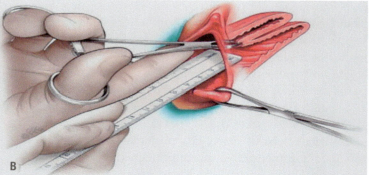

Figure 3.6 A e **B** O descenso da cúpula vaginal posterior (PVVD) é uma medida do comprimento vaginal posterior total (TPVL – da cúpula ao períneo anterior [**A**]) menos a distância do períneo anterior até a cúpula (sob tração [**B**]).

cortante, em um (o direito) ou, menos frequentemente, em ambos os fórnices vaginais. Instrumentos cirúrgicos adequados (uma válvula curva de Deaver estreita colocada na posição de 1 hora, um espéculo de Miya na de 7 horas, complementado por um aspirador de Yankauer) auxiliam a visualização do ligamento. A inserção da sutura pode ser facilitada por uma variedade de dispositivos comerciais; o autor prefere o Capio (Boston Scientific). A área de inserção mais segura é a junção do terço médio com os dois terços laterais do ligamento.

Dois pontos (é preferível o fio não absorvível) são geralmente necessários para fixação da cúpula vaginal posterior. Há muito pouca evidência para orientar a escolha entre suturas de absorção lenta e suturas permanentes. O autor prefere uma sutura permanente "sepultada" para segurança cirúrgica de longo prazo com pequeno risco de exposição tardia. Se for o caso, a remoção do ponto, a diatermia de qualquer granulação e a ressutura de qualquer defeito do epitélio resolvem efetivamente esses problemas.

A colpopexia ao LSE, conforme descrito, é geralmente realizada com segurança e eficácia em conjunto com outras colporrafias. O trauma local ao redor da inserção do ponto costuma ser temporário, e o sangramento excessivo é minimizado com instrumentação atraumática. Por causa do desvio posterolateral, a cistocele recorrente pode ser um problema (Figura 3.7).

Perineorrafia melhorada (nível III de reparo da cúpula vaginal)[25]

Um períneo "aberto" indica suporte vaginal posterior deficiente, sendo uma receita para o prolapso vaginal anterior recorrente, principalmente. Se for possível enxergar facilmente a maior parte do reparo anterior quando o posterior for concluído, há risco razoável de cistocele recorrente.

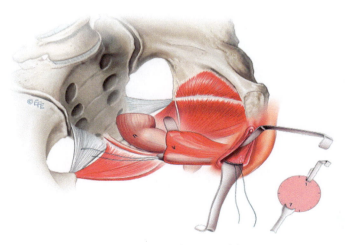

Figura 3.7 Colpopexia sacroespinhosa.

O reparo do introito vaginal tem sido tradicionalmente muito subjetivo e empírico, mas pode tornar-se objetivo e relativamente simples. Os principais objetivos são: (i) excisar os defeitos relevantes e repará-los, (ii) melhorar o suporte posterior para qualquer reparo vaginal anterior e (iii) evitar a criação de dispareunia – um risco muito maior com reparo posterior em comparação com o anterior.

Há uma relação positiva entre o tamanho dos defeitos no introito do hiato genital (medida anteroposterior) e a fenda perineal (medida transversal), a descida da cúpula e, portanto, no prolapso vaginal geral. Existem vantagens anatômicas em iniciar o reparo pelo introito posterior. Uma simples excisão da fenda perineal e reparo[25] resulta em: (i) excisão de 100% da pele perineal afinada – sequelas obstétricas (fenda [Figura 3.8*A*]); (ii) aumento de 24% no comprimento vaginal posterior total (CVPT [Figuras 3.2 e 3.6*A*]), se o RP foi iniciado no hímen; (iii) diminuição média de 31% no hiato genital (HG [Figura 3.8*B*]); (iv) aumento médio de 28% no corpo perineal (CP [Figura 3.8*C*]); e (v) aumento médio de 57% na espessura perineal média (EPM [Figura 1.8*D*]).

Não se justifica qualquer sutura mais profunda dos músculos perineais, o que poderia servir para aumentar o desconforto da paciente, incluindo dispareunia[26]. Recentemente foi demonstrado que a fixação da cúpula vaginal (nível I) melhora significativamente o reparo do introito vaginal (nível III)[28], a julgar pelas diminuições mais significativas no hiato genital e na fenda perineal, em comparação com a não fixação da cúpula.

Melhorando ainda mais as colporrafias com tecidos nativos

Com o fracasso das telas em atingir o *status* de alternativa segura e aceitável à colporrafia com tecido nativo, a busca pela melhora desta última deve continuar. Muito foi alcançado em termos de conhecimento anatômico nos últimos 12 anos, embora ainda haja espaço para crescimento. Mais ensaios clínicos são necessários para avaliação das opções que ofereçam possibilidade maior de melhora nos diferentes compartimentos vaginais: anterior, posterior e cúpula vaginal.

Considerações finais

A eficácia das colporrafias tradicionais anterior e posterior com tecidos nativos tem sido motivo de interesse há muito tempo. Grande parte da variabilidade nos resultados anatômicos e funcionais origina-se da multiplicidade de técnicas e da falta de compreensão dos objetivos anatômicos específicos das cirurgias. A experiência com o uso de malhas (ou telas) ao longo

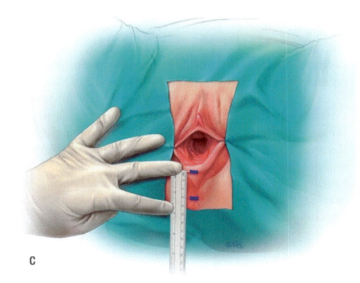
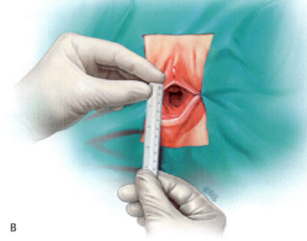
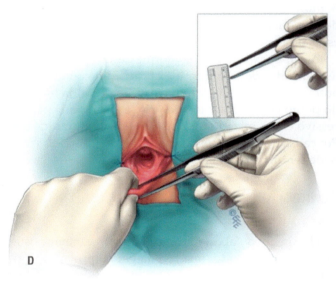

Figura 3.8A Fenda perineal (FP [cm]): área medial afinada (cm) entre as pinças de Moynihan colocadas bilateralmente, onde o pequeno lábio encontra o períneo. **B** Hiato genital (HG [cm]): medido do meato uretral externo até a margem posterior do hímen. **C** Corpo perineal (CP): distância desde a margem posterior do vestíbulo até a borda anterior do esfíncter anal. **D** Espessura perineal média (EPM): espessura (cm) do períneo na linha média.

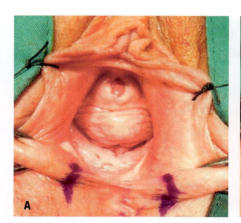
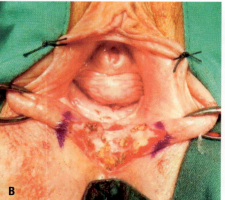
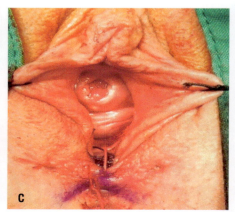

Figura 3.9 Fenda perineal[19]. **A** Antes da excisão. **B** Depois da excisão. **C** Períneo reconstituído.

de um período de cerca de 15 anos, para tentar melhorar os resultados cirúrgicos, teve um fim abrupto em muitos países. A taxa relativamente alta de complicações protéticas criou a demanda das pacientes por ações contra os planos de saúde e legisladores.

A melhora da colporrafia com tecidos nativos pode representar o retorno ao "básico", incluindo o conhecimento (i) de tudo sobre a anatomia relevante, (ii) onde estão os defeitos anatômicos, (iii) o que precisa ser consertado e (iv) como otimizar um reparo relevante. A importância dos defeitos da cúpula vaginal que contribuem para o prolapso vaginal anterior e posterior foi confirmada em pesquisas. Uma chave importante para o maior sucesso anatômico consiste em garantir que, quando apropriado, o suporte da cúpula vaginal faça parte da colporrafia geral.

Referências

1. FDA (2008). A Public Health notification and Additional Patient Information on serious complications associated with surgical mesh placed through the vaginal (transvaginal placement) to treat pelvic organ prolapse (POP) and SUI (stress urinary incontinence). Disponível em: https://www.fda.gov/downloads/medicaldevices/safety/alertsandnotices/ucm262760.pdf.
2. FDA (2011): FDA Safety Communications: UPDATE on serious complications associated with transvaginal placement of surgical mesh for pelvic organ prolapse. Disponível em: http://www.fda.gov/MedicalDevices/Safety/AlertandNotices/ucm262435htm.
3. Haylen BT, Freeman RM, Swift SE, Cosson M, Davila GW, Deprest J, Dwyer PL, Fatton B, Kocjancic E, Lee J, Maher C, Rizk DE, Petri E, Sand PK, Schaer GN, Webb R. An International Urogynecological Association (IUGA)/International Continence Society (ICS) Joint Terminology and Classification of tapes and grafts in female pelvic floor surgery. International Urogynecology Journal 2011; 22:3-15; Neurourology and Urodynamics 2011; 30(1) 2-12. Dual Publication.
4. Haylen BT, Freeman RM, Lee J, Swift SE, Cosson M, Deprest J, Dwyer PL, Fatton B, Kocjancic E, Maher C, Petri E, Rizk DE, Schaer GN, Webb R. An International Urogynecological Association (IUGA) / International Continence Society (ICS) joint terminology and classification of the complications related to native tissue female pelvic floor surgery. Int Urogynecol 23:515-526; Neurourol Urodyn 2012; 31:406-14.
5. Haylen BT, Sand PK, Swift SE, Maher C, Moran PA, Freeman RM. Transvaginal placement of surgical mesh for pelvic organ prolapse: more FDA concerns – positive reactions are possible. Int Urogynecol J 2012; 23:11-13.
6. Vu D, Haylen BT, Tse K, Farnsworth A. Surgical anatomy of the uterosacral ligament. Int Urogynecol J 2010; 21:1123-8.
7. Samaan A, Vu D, Haylen BT, Tse K. Cardinal ligament surgical anatomy: cardinal points at hysterectomy. Int Urogynecol J 2014; 25(2):189-95.
8. Haylen BT, Maher CF, Barber MD, Camargo S, Dandolu V, Digesu A, Goldman HB, Huser M, Milani AL, Moran PA, Schaer GN, Withagen MIJ. An International Urogynecological Association (IUGA)/International Continence Society (ICS) Joint report on the Terminology for Female Pelvic Organ Prolapse. Int Urogynecol J 2016; 27(4):655-84; Neurourol Urodyn 2016; 35 (2) 137-68.
9. Haylen BT, Fischer G, Vu D, Tse K. The vaginal vestibule: Assessing the case for an anterior and posterior division. Neurourol Urodyn 2017; 36(4):979-83.
10. DeLancey JO. Anatomical aspects of vaginal eversion after hysterectomy. Am J Obst Gynecol 1992; 166:117-24.
11. Summers A, Winkel LA, Hussain HK, DeLancey JOL. The relationship between anterior and apical compartment support. Am J Obstet Gynecol 2006; 194:1438-43.
12. Haylen BT, Naidoo S, Kerr S, Yong CH, Birrell W. Posterior vaginal compartment repairs: Where are the main anatomical defects? Int Urogynecol J 2016; 27:741-5. Neurourol Urodyn 2016; 34 (S3):S130-131.
13. Bump RC, Mattiasson A, Bo K, Brubaker LP et al. The standardization of female pelvic organ prolapse and pelvic floor dysfunction. Am J Obstet Gynecol 1996; 175(1):10-1.
14. Haylen BT, Avery D, Chiu T, Birrell W. Posterior repair quantification (PR-Q) using key anatomical indicators (KAI). International Urogynecol J 2014; 25(12):1665-772; Neurourol Urodyn 2014; 33(6):900-1.
15. Kenton K, Sadowski D, Shott, S Brubaker L. A comparison of women with primary and recurrent pelvic organ prolapse. Am J Obstet Gynecol 1999; 180:1472-5.
16. Haylen BT, Vu D, Birrell W, Vashevnik S, Tse K. A preliminary anatomical basis for dual (uterosacral and sacrospinous ligaments) vaginal vault support at colporrhaphy. Int Urogynecol J 2012; 23:879-82.
17. Maher C, Feiner B, Baessler K, Christmann-Schmid C, Haya N, Brown J (2016). Surgical management of pelvic organ prolapse in women. cochrane.org/CD004014/MENSTR_surgical-management-pelvic-organ-prolapse-women.
18. Haylen BT, Vu D, Yang V, Tse K. Midline uterosacral plication anterior colporrhaphy combo (MUSPACC): preliminary surgical report. Int Urogynecol J 2011; 22:69-7529.
19. Dwyer PL, Fatton B. Bilateral extraperitoneal uterosacral suspension: a new approach to correct post-hysterectomy vaginal vault prolapse. Int Urogynecol J 2008; 19:283-92.
20. Schull BL, Bachofen C, Coates KW, Kuehl TJ. A transvaginal approach to repair of apical and other associated sites of pelvic organ prolapse with uterosacral ligaments. Am J Obstet Gynecol 2000; 183:1368-73.
21. Barber MD, Visio AG, Weidner AC, Amundsen CG, Bump RC. Bilateral uterosacral vaginal vault suspension with site specific endopelvic fascial defect repair for treatment of pelvic organ prolapse. Am J Obstet Gynecol 2000; 183:1402-10.
22. Karram M, Goldwasser S, Kleeman S, Steele A, Vassallo B, Walsh P. High uterosacral vaginal vault suspension with fascial reconstruction for vaginal repair of enterocoele and vaginal vault prolapse. Am J Obstet Gynecol 2001; 185:1339-43.
23. Silva WA, Pauls RN, Segal JL, Rooney CM, Kleeman SD, Karram M. Uterosacral ligament vaginal vault suspension: 5-year outcomes. Obstet Gynecol 2006; 108:255-63.
24. Mowat A, Maher D, Baessler K, Christmann-Schmid C, Haya N, Maher C. Surgery for women with posterior compartment prolapse. Cochrane Database for Systematic Reviews. Issue 3 2018, Art No CDC12975. DOI: 10.1002/14651858.12975
25. Haylen BT, Younis M, Naidoo S, Birrell W. Perineorrhaphy quantitative assessment. Int Urogynecol J 2015; 26:539-44.
26. Francis WFA, Jeffcoate TNA. Dyspareunia following vaginal operations. J Obstet Gynaecol Br Commonw 1961; 68:1-10.
27. Lowder JL, Oliphant SS, Shepherd JP, Ghetti C, Sutkin G. Genital hiatus size is associated with and predictive of apical vaginal support loss. Am J Obstet Gynecol 2016; 214(6):718.e1-718.e8; Doi/org.1016/j.ajog.2015.12.027.
28. Haylen BT, Wong A. Posterior Vaginal Compartment Repairs: Does vaginal vault (Level I) fixation significantly improve the vaginal introital (Level III) repair? Neurourology& Urodynamics 2017; 36:S3:40-1.

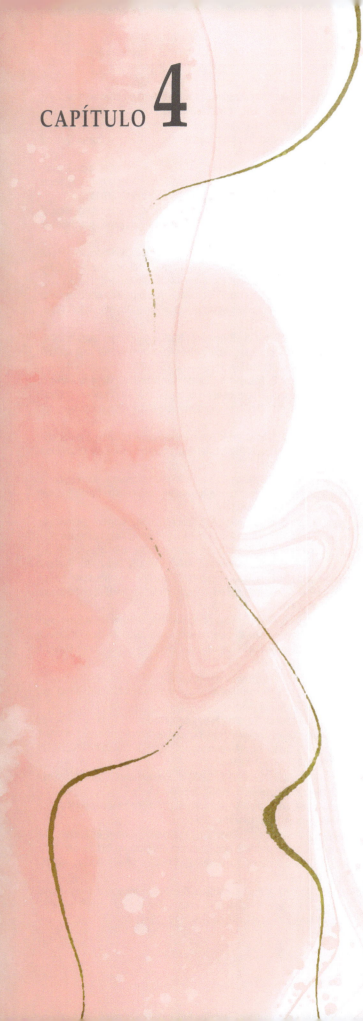

CAPÍTULO 4

Desfechos nas Cirurgias de Reconstrução de Assoalho Pélvico via Vaginal – Uma Análise Crítica

Ana Livia Garcia Pascom Aleixo
Rodrigo de Aquino Castro
Maria Augusta Tezelli Bortolini

Introdução

O termo *plastia* deriva do grego *plástes*, significando "modelador". Em medicina, refere-se à operação cirúrgica para reparação de um órgão ou região. Seguindo princípios semelhantes aos da cirurgia plástica, as plastias vaginais exigem amplo conhecimento anatômico, conhecimento técnico, avaliação e planejamento pré-operatórios meticulosos, de modo a reparar a forma e restabelecer ou preservar a função dos órgãos e estruturas do assoalho pélvico. Desse modo, a cirurgia pélvica reconstrutiva deve almejar reparar a anatomia em sua normalidade, mas uma plástica perde sua beleza quando não é acompanhada da manutenção da vitalidade e/ou da funcionalidade dos tecidos, de satisfação pessoal e de boa qualidade de vida do indivíduo operado.

De nada vale a bexiga estar tópica se sua capacidade de enchimento/armazenamento e esvaziamento estiver comprometida, a vagina estar com diâmetro e comprimento adequados se sua capacidade de distensão e alongamento for afetada, o útero estar bem posicionado no nível I de DeLancey se perdeu sua mobilidade e causa desconforto, se a musculatura do assoalho pélvico e as fáscias e ligamentos estiverem reconstruídos e bem suturados, mas à custa de um processo inflamatório que mantém a dor crônica, dentre outras possíveis repercussões que uma cirurgia reconstrutiva de assoalho pélvico pode ocasionar. Portanto, são cruciais o planejamento e a escolha adequada da técnica operatória, levando em conta os reais dados de eficácia e complicações das várias cirurgias reconstrutivas pélvicas.

A via vaginal é tradicionalmente usada para as correções de prolapsos de parede vaginal anterior (ou uretro e/ou cistoceles), de ápice da vagina (ou de útero ou de cúpula vaginal), de parede vaginal posterior (ou enterorretoceles) e para as correções do introito vaginal (corpo perineal ou musculatura do assoalho pélvico).

Há pouco mais de duas décadas, motivada pela potencial taxa de recidiva da cirurgia de colporrafia anterior com tecidos nativos ou próprios das pacientes como pontos de ancoragem, desenvolveu-se a ideia de usar próteses biológicas ou sintéticas para reduzir as taxas de recidivas e reoperações das cirurgias de prolapso vaginal. Partiu-se do seguinte ponto: se há deficiência no tecido nato de sustentação, como esperamos usar os mesmos tecidos frágeis como pontos de reparo para a cirurgia reconstrutiva? Ao mesmo tempo, o grande interesse dos que desenvolvem e fabricam próteses impulsionou o advento e a inserção dessa nova tecnologia nas cirurgias reconstrutivas.

Este capítulo visa explorar esse cenário histórico e evolutivo das cirurgias de assoalho pélvico reconstrutivas pela via vaginal, fazer uma análise crítica temporal e contextualizar os desfechos das cirurgias no âmbito atual, levando em consideração os critérios de cura, as complicações, recidivas e reoperações.

Considerando que o grupo etário mais acometido é o de maior ascensão, com a projeção de dobrar até 2050 (quando aproximadamente 50% das mulheres terão entre 70 e 80 anos de idade), somado ao risco de 11% de mulheres virem a precisar de uma cirurgia para disfunções do assoalho pélvico e 29% de reoperação por prolapso de órgãos pélvicos (POP) e incontinência urinária (IU), há muito o que ser estudado e discutido sobre os tratamentos das disfunções do assoalho pélvico, em especial o cirúrgico, de modo a sempre procurar oferecer às mulheres o tratamento mais efetivo, que melhore sua qualidade de vida, com menores taxas de complicações e retratamento[1-3].

A problemática dos desfechos das cirurgias com tecidos nativos

O prolapso da parede anterior é o de maior incidência tanto de prolapso primário como nas recidivas[4] e, por esse motivo, é alvo de discussão sobre tratamento cirúrgico desde o início do século XIX, além de ter sido tema do primeiro estudo sobre taxa de cura, recidiva e discussão acerca do uso de tecidos nativos *versus* telas vaginais.

Weber e cols. publicaram, em 2001, o primeiro estudo clínico randomizado que comparou três técnicas cirúrgicas para prolapso de parede vaginal anterior: colporrafia anterior tradicional (35 pacientes), reparo ultralateral (39 pacientes) e colporrafia com uso de tela (35 pacientes). Nas três técnicas, a plicatura suburetral foi realizada da mesma maneira. Na colporrafia tradicional, a incisão na linha média era feita na parede vaginal anterior, seguida de dissecção entre o epitélio vaginal e o tecido fascial subjacente. Após a plicatura suburetral, realizava-se a plicatura da fáscia na linha média e sem tensão. O reparo ultralateral se dava com a dissecção lateral até o ramo púbico de cada lado e, após a plicatura suburetral, o tecido conjuntivo paravaginal era suturado na linha média, também sem tensão. No terceiro grupo, após a correção pela colporrafia tradicional, uma tela absorvível de Vicryl revestida de poliglactina de tamanho suficiente para cobrir o espaço abaixo da plicatura era suturada nos limites laterais da dissecção prévia, seguida de plicatura do epitélio vaginal[5].

O desenho do estudo previa a cura anatômica como desfecho principal. A cura era definida de acordo com o preconizado à época pelo National Institutes of Health (NIH): resultados anatômicos ótimos ou satisfatórios. Era considerada falha em caso de resultados insatisfatórios[4,5]. Eram considerados ótimos os prolapsos em que ambos os pontos Aa e Ba estivessem no estádio 0 (-3cm) pela classificação POP-Q (*Pelvic Organ Prolapse Quantification*), satisfatórios quando os dois pontos – Aa e Ba – estivessem no estádio 1 (-2cm) e ainda melhor quando comparado ao estádio pré-operatório. O resultado era considerado insatisfatório quando tanto o ponto Aa como o Ba estivessem no estádio 2 ou maior (≥ -1cm) ou ainda sem mudança ou pior em relação ao estádio pré-operatório[5,6].

Do total de 109 pacientes, 83 compareceram a pelo menos uma visita de seguimento e a partir delas os autores reportaram as taxas de sucesso (resultado ótimo ou satisfatório) para os três grupos: 30% (10/33 pacientes) do grupo para colporrafia anterior tradicional, 46% (11/24) para reparo ultralateral e 42% (11/26) para colporrafia com uso de tela após, em média, 23 meses de seguimento e sem diferença significativa entre as técnicas avaliadas[5]. Em outras palavras, 60% a 70% das mulheres submetidas às correções da parede vaginal anterior apresentavam persistência ou recorrência do prolapso 2 anos após a cirurgia; ou ainda, as técnicas cirúrgicas estavam associadas a taxas altas de falha – sem dúvida, resultados desapontadores para a maioria dos cirurgiões e para a comunidade científica.

Entretanto, contrapondo-se a esses achados, a maioria das pacientes estava assintomática, e não houve diferença estatística entre os grupos das três cirurgias estudadas. Como resultados secundários foram considerados os sintomas de prolapso, urinários e sexuais por meio de questionários respondidos pelas pacientes e a severidade medida através da escala visual analógica de 1 a 10. Também para esses desfechos, os autores não observaram diferença estatística entre os grupos.

Outros estudos mostraram resultados semelhantes em relação à colporrafia anterior com tecidos nativos. Hiltunen e cols., em 2007, publicaram estudo randomizado em que 97 mulheres se submeteram à colporrafia tradicional e, em outras 104 mulheres, tela sintética de polipropileno foi associada ao procedimento. Dessas, 38,5% do grupo tradicional *versus* 6,7% do grupo com tela apresentaram recorrência do prolapso da parede vaginal anterior (p < 0,001)[7]. Sand e cols. reportaram taxa de recorrência de 43% do compartimento anterior após colporrafia com tecidos nativos *versus* 25% para o grupo de mulheres que receberam tela sintética, considerando qualquer grau de descenso vaginal (p = 0,02), após 1 ano de seguimento[8].

Na ocasião, o cenário de baixa taxa de sucesso e alta taxa de recorrência de tratamento do prolapso de parede vaginal anterior com tecidos nativos encorajou, nas últimas duas décadas, o advento e o uso de próteses sintéticas (telas) ou ainda de outras técnicas cirúrgicas, como a sacrocolpopexia, para correção do prolapso de parede vaginal anterior com a justificativa de melhores resultados anatômicos[3]. Várias malhas sintéticas, bem como *kits* para correções de POP, foram desenvolvidas ao longo desse período.

Nesse contexto, um novo debate a respeito dos critérios de cura e sucesso das cirurgias reconstrutivas ganhou força. Mais recentemente, as definições de sucesso do tratamento cirúrgico têm incluído critério anatômico de cura menos rigoroso, adotando como ponto anatômico de referência as carúnculas himenais, com base nas observações de que somente cerca de 3% a 6% das mulheres na população geral apresentam prolapso que ultrapassa o nível das carúnculas himenais ao esforço, ou seja, exterioriza-se pela vagina, e de que somente uma proporção semelhante apresenta algum sintoma relacionado com o descenso da vagina[9,10].

Corroboram significativamente esse debate e critério de cura os achados do estudo multicêntrico POSST (*Pelvic Organ Support Study*), publicado em 2004, que objetivava descrever a presença de POP na população feminina norte-americana. O estudo avaliou 1.004 mulheres por meio de questionário que incluía sintomas de POP e outros, bem como exame físico para quantificação do POP. Os autores observaram uma variação normal de POP entre as mulheres norte-americanas e que, quando o ponto de maior prolapso atingia até o nível do hímen (ponto 0 do estádio 2 de POP-Q), este geralmente causava nenhuma ou mínima sintomatologia[5]. Além desses, 75% das mulheres, durante exame físico ginecológico anual e sem sintomas de POP, naturalmente não apresentavam descenso vaginal compatível com o critério de cura (estádio ≤ 1 de POP-Q) vigente e preconizado na época pelo NIH[4,11].

Assim, em 2011, Chmielewski e cols. reanalisaram os dados do estudo original de Weber e cols. 10 anos após sua publicação, porém mudando os desfechos e considerando o critério de cura contemporâneo e menos restrito, que incluía prolapsos no nível do hímen como sucesso e ainda associando a avaliação da satisfação das pacientes e a taxa de retratamento após 40 meses de seguimento[3,6]. Os pesquisadores reanalisaram os dados clínicos dos prontuários médicos de 97 pacientes, sendo 35 do grupo de colporrafia tradicional, 32 do grupo de colporrafia ultralateral e 30 do grupo de colporrafia associada à tela. De maneira geral, 89% das pacientes não apresentavam prolapso de parede vaginal além do hímen após 1 ano de seguimento. Desse modo, com os novos critérios adotados, as taxas de sucesso das cirurgias aumentaram para 89% para colporrafia tradicional, 83% para correção ultralateral e 96% para reparo com uso de tela, sem diferença significativa entre os grupos[9]. Os resultados demonstram que a taxa de sucesso para as cirurgias de POP podem variar dramaticamente, a depender do critério utilizado.

Outro exemplo é a segunda análise feita com as pacientes do estudo CARE (*Colpopexy and Urinary Reduction Efforts – CARE Trial*), utilizando 18 tipos diferentes de critérios de sucesso a partir dos dados coletados em consulta de seguimento. O estudo CARE avaliou 322 pacientes que se submeteram à sacrocolpopexia para tratamento de prolapso apical com ou sem colpossuspensão à Burch preventiva para incontinência urinária. No que se refere ao tratamento do prolapso, as pacientes foram avaliadas quanto ao estádio do descenso vaginal antes e após 2 anos de tratamento e responderam questionários validados (específico para sintomas e severidade – *Pelvic Floor Distress Inventory* – e de qualidade de vida – *Pelvic Floor Impact Questionnaire*).

Além disso, as pacientes também fizeram análise da resposta de seus tratamentos a partir de questões não validadas com escalas de 4 ou 5 pontos ao final de 2 anos. Os autores reportaram grande variação de acordo com o critério utilizado: desde 19%, quando considerado apenas sucesso anatômico (estádio 0 de POP-Q), até 97,2%, quando foram consideradas como sucesso as pacientes sem necessidade de retratamento. As definições que usaram apenas critério anatômico mais rigoroso foram as que apresentaram taxas menores de sucesso, variando de 19,2% a 57,6%. Em contrapartida, quando a ausência de prolapso além do hímen foi considerada como critério, as taxas de sucesso alcançaram 94,3%[11,12].

Com os dados apresentados e ainda considerando que 75% das pacientes descreveram seu tratamento cirúrgico como excelente, que menos de 10% apresentavam queixa de "bola na vagina" e que a taxa de retratamento foi de 2,8%, fica evidente que qualquer definição de sucesso cirúrgico deve levar em conta a presença ou não de sintomas e as taxas de novo tratamento futuro (retratamento, seja cirúrgico, seja conservador), combinadas com os desfechos objetivos anatômicos. O ponto de referência das carúnculas himenais parece ser razoável[11,12].

Diante de tamanha diversidade nos dados reportados nas mais diversas publicações científicas, duas importantes sociedades internacionais, a International Urogynecological Association (IUGA) e a International Continence Society (ICS) publicaram, em 2012, relatório conjunto que sugeria a padronização da publicação rotineira dos dados subjetivos de satisfação da paciente como desfecho primário das cirurgias pélvicas reconstrutivas, bem como o relato de complicações, especificamente as relacionadas com o uso de tela ou tecido nativo. Nesse mesmo documento, padronizou-se o termo *reoperação* para promover consistência nas publicações científicas e relatos de desfechos pós-operatórios, de modo que as técnicas fossem passíveis de análise mais fidedigna e precisa possível dos resultados. Assim, cirurgias posteriores são consideradas reoperações quando para o tratamento do prolapso no mesmo local da primeira cirurgia, cirurgias por complicações (exposição ou extrusão de tela, dor, dentre outras) ou ainda cirurgias por outras condições não relacionadas ao POP, como incontinência urinária de esforço ou incontinência fecal[13].

Chmielewski e cols., na reanálise das três técnicas cirúrgicas de prolapso de parede vaginal anterior, mostraram que 95% das pacientes (80/84 mulheres) não relatavam sintomas de prolapso após 1 ano de seguimento, não havendo diferença entre os grupos que usaram tecidos nativos e os que usaram reforço com tela absorvível, e 99% das pacientes (112/113 mulheres) não precisaram de retratamento. Ao final do estudo, as taxas de cura objetiva (no nível do hímen), subjetiva (satisfação da paciente) e sem retratamento após 30 meses de seguimento foram, respectivamente, de 82,3%, 93,9% e 97,1%[9]. Em resumo, as mesmas técnicas cirúrgicas que outrora apresentaram taxas muito baixas de sucesso e taxas altas de falhas[5] agora se mostraram efetivas[4]. Com isso, o real questionamento acerca da eficácia e do valor das cirurgias reconstrutivas de parede vaginal anterior com tecidos nativos ganha um novo cenário, objeto de análise crítica.

Cada vez mais, ao longo da última década, tem sido dada importância maior à queixa das pacientes (subjetividade) como critério de sucesso do tratamento cirúrgico em associação aos critérios anatômicos para desfechos pós-operatórios. Inúmeras ferramentas foram desenvolvidas, validadas e estão disponíveis para avaliação subjetiva e quantificação dos sintomas, da satisfação e da qualidade de vida das mulheres. Alguns exemplos são os questionários validados que avaliam sintomas específicos ou ainda a qualidade de vida, como o *Pelvic Floor Distress Inventory* (PFDI) e o *Pelvic Floor Impact Questionnaire* (PFIQ)[14], o *Pelvic Organ Prolapse/Urinary Incontinence Sexual Questonnaire Short Form* (PISQ-12)[15] e a escala visual analógica a partir de perguntas não validadas sobre a percepção das pacientes quanto aos sintomas antes e depois do tratamento[16].

Na reanálise do estudo CARE, descrito previamente, utilizou-se para a cura subjetiva pelo menos um questionário validado sobre sintomas específicos de prolapso, o impacto na qualidade de vida, bem como questionamentos não validados sobre os sintomas com possibilidade de respostas variadas e predeterminadas. Com esses critérios foi encontrada uma taxa de 92,1% de cura subjetiva. Já a de cura baseada na taxa de retratamento, que incluía a necessidade de novo tratamento cirúrgico ou o uso de pessários, foi de 97,2% no mesmo estudo. Concluiu-se, portanto, que a ausência de sintomas no pós-operatório tinha relação significativa com a impressão global positiva da paciente, enquanto essa relação não ocorreu quando se utilizou apenas o critério anatômico de sucesso[11].

A variabilidade dos desfechos nas cirurgias pélvicas reconstrutivas

Para exemplificar a grande variedade de desfechos utilizados, Durnea e cols., em 2018, avaliaram 68 estudos que reportaram os resultados cirúrgicos de correção de parede vaginal anterior e os critérios de sucesso utilizados. Nos estudos analisados, foram encontradas 100 diferentes medidas de avaliação. O resultado anatômico foi avaliado em 54% dos estudos e, desses, 81% utilizaram medidas do POP-Q. Quarenta e três estudos compararam resultados de técnicas utilizando tecidos nativos ou tecido biológico *versus* uso de tela, e 25 desses avaliaram resultados anatômicos e 23, complicações relacionadas às telas. Os resultados relatados pelas pacientes também foram infrequentes, e a minoria avaliou a satisfação das pacientes (11%). As complicações, apesar de raramente relatadas, incluíam erosão, em sete estudos (9%), retração, em seis estudos (7%), e grau de morbidade relacionado à tela, em um estudo (1%)[17].

Em 2016, Meister e cols. realizaram revisão sistemática sobre o tratamento cirúrgico do prolapso apical. Dos 35 estudos incluídos, 25 definiram os critérios de cura. Desses, 17 utilizaram critério objetivo, em 30% dos quais o sucesso da cirurgia fora considerado descenso vaginal no ou abaixo do estádio 2 do POP-Q. Em somente 10 foram relatados critérios subjetivos, e em 50% deles foram considerados os sintomas relatados pelas pacientes – em 40% questionários validados de sintomas específicos de prolapso e em 10% questionários validados de qualidade de vida[18].

Os estudos ressaltam, além da diversidade de parâmetros usados para classificação da eficácia de uma cirurgia, a grande relevância dos critérios anatômicos em prol da minoria dos estudos que descrevem os desfechos subjetivos e as complicações cirúrgicas.

Variabilidade da técnica operatória e do cirurgião

Em artigo editorial, Fávero e Bortolini discutem a importância da descrição cirúrgica detalhada nas publicações científicas a fim de que os desfechos pós-operatórios possam ser analisados com maior precisão para a tomada de decisão na prática clínica[19]. Além das deficiências encontradas na literatura em relação aos relatos das técnicas operatórias, parece plausível que a variabilidade técnica intercirurgiões no mesmo procedimento cirúrgico possa influenciar os resultados cirúrgicos discrepantes.

Lensen e cols., em 2011, avaliaram a variação da técnica de colporrafia anterior entre os membros da Sociedade Uroginecológica Holandesa. Os cirurgiões responderam questionários sobre a técnica propriamente dita e também sobre os cuidados pré e pós-operatórios. Dos 239 questionários enviados, 133 (65%) foram respondidos, sendo possível encontrar grande variação nos resultados em todas as etapas do procedimento que foram pesquisadas. Dentre os resultados referentes à técnica cirúrgica, 76% usavam hidrodissecção dos tecidos com solução salina, sendo 24% com adrenalina e 41% sem adrenalina; 77% referiram incisão simples na linha média e 17%, incisão em T invertido do colo do útero até a uretra, e ainda, sobre o ponto mais distal da incisão, a maioria (56%) respondeu que próximo à junção uretrovesical, enquanto 19% incisavam até a distância de 1cm ou menos do meato uretral. Apenas 14 cirurgiões optariam pelo uso de tela em casos de defeito lateral. Os resultados mostram a grande variabilidade técnica para correção do prolapso do compartimento anterior mesmo entre um pequeno grupo de cirurgiões[20].

Em revisão sistemática sobre o mesmo assunto, Halpern-Elenskaia e cols., em 2019, corroboraram esses achados. Os autores reportaram que mesmo nos estudos randomizados e controlados há grande variação nas etapas de pré, intra e pós-operatório, incluindo a técnica cirúrgica. Isso salta aos olhos, uma vez que a colporrafia dita tradicional é assim tratada há muito tempo e é possível questionar se realmente existe. Assim como os diferentes critérios de cura e desfechos inconsistentes entre as publicações científicas sobre cirurgia pélvica, a variabilidade técnica dentre os estudos e entre os cirurgiões potencialmente contribui para as discrepâncias nas taxas de falha e recorrência descritas na literatura. Nessa revisão foram encontradas variações nas incisões, plicaturas, fios e pontos cirúrgicos, bem como nos cuidados pré e pós-operatórios, confirmando não haver uma padronização[21].

A literatura atual sobre os desfechos, os resultados e o uso da via vaginal com tecidos nativos nas reconstruções do assoalho pélvico

Mas, afinal, diante da extensa utilização das telas sintéticas na reconstrução do assoalho pélvico, que dominou o cenário do tratamento cirúrgico nas últimas duas décadas, há ainda aplicabilidade das cirurgias reparadoras com tecidos nativos?

Neste tópico são apresentados dados da literatura com nível de evidência I que comparam algumas técnicas cirúrgicas para correção de prolapsos vaginais com tecidos nativos e com o uso de telas sintéticas de acordo com os vários desfechos discutidos neste capítulo.

Cura ou sucesso objetivo ou anatômico

Como descrito previamente, esse é o principal motivo para o advento das telas nas correções de POP. Desde os primeiros estudos, a parede anterior é o alvo da cura anatômica em razão das altas taxas de recidiva. Em 2016, a Biblioteca Cochrane publicou revisão sistemática com os desfechos de procedimentos com tecido nativo *versus* uso de tela de polipropileno, incluindo 15 estudos (n = 949), e os resultados de cura objetiva para a parede anterior encontrou no ponto Ba maior taxa de falha no grupo com tecido nativo 1 a 3 anos após o procedimento (IC95%: 0,30 a 0,80; n = 568)[22]. Resultado semelhante foi relatado por Schimpf e cols., que em 2016 também publicaram revisão sistemática na qual, para o compartimento anterior, foram selecionados 20 estudos, nos quais o uso de tela resultou em melhora consistente dos resultados anatômicos em comparação com o reparo com tecido nativo[23].

Para o tratamento do prolapso apical, seja uterino, seja de cúpula vaginal, as telas também foram inseridas de modo a garantir o resultado anatômico. Em recente estudo brasileiro, multicêntrico, comparativo, randomizado, que incluiu 184 pacientes com POP apical de estádio 3 ou 4 do POP-Q para tratamento cirúrgico com tecido nativo (n = 90) ou tela (Prolift; n = 94), Silveira e cols. publicaram resultados com 5 anos de seguimento. Nessa avaliação foram reexaminadas 59 pacientes do grupo tratado com tecido nativo e 63 do grupo tratado com tela. Na análise comparativa entre os pontos do POP-Q de cada grupo, as medidas dos pontos Ba (+0,95 *vs* -0,8, respectivamente), C (-3,08 *vs* -5,42) e Bp (-1,46 *vs* -2,26) foram melhores no grupo tratado com tela e com significância estatística (p < 0,001; p = 0,001; p = 0,049, respectivamente). No entanto, quando avaliado o estádio de POP-Q para cada compartimento, o grupo tela foi superior apenas para anterior e apical[24]. Para reafirmar o resultado não significativo para a parede posterior, Schimpf e cols. também não encontraram diferença entre os grupos nos quatro estudos incluídos.

Em síntese, há evidências atuais de alta qualidade de que a taxa de cura anatômica com o uso de tela é maior quando comparada à do tratamento com tecido nativo para as correções cirúrgicas de POP, exceto para compartimento posterior.

Cura ou sucesso subjetivo

A cura subjetiva evoluiu bastante, principalmente após as reanálises dos estudos de Weber (2001)[5] e o estudo CARE (2003)[12]. Muito se desenvolveu com as medidas de análise, porém os dados ainda são pouco divulgados quando comparados aos dados objetivos.

Em estudo multicêntrico de Halaska e cols., randomizado, publicado em 2007, 168 pacientes com prolapso de cúpula vaginal foram randomizadas em dois grupos para tratamento cirúrgico: 83 pacientes para correção com fixação sacroespinhosa e 85 para correção com tela (Prolift®). A cura subjetiva foi avaliada por meio de questionários validados de qualidade de vida e sintomas específicos (PISQ, UIQ, CRAIQ e POPIQ) no pré-operatório e em 3 e 12 meses de pós-operatório. Para ambos os grupos houve melhora importante em todos os domínios, sem diferença significativa entre eles, exceto no questionário que avaliou sintomas intestinais (CRAIQ), no qual a melhora foi menos acentuada no grupo com correção sacroespinhosa *versus* grupo com tela (p = 0,4 e p = 0,002, respectivamente)[25].

Em estudo prospectivo sueco que envolveu 3.988 mulheres com prolapso de parede posterior entre 2006 e 2014, do qual foram excluídas mulheres com prolapso anterior ou apical concomitantes, 3.908 pacientes foram submetidas à correção com tecido nativo e 80 à correção com tela (52% ao Prolift® e 48% a outras telas de polipropileno tipo 1 de outras marcas). As pacientes foram avaliadas após 2 e 12 meses de pós-operatório por meio do questionário de satisfação da paciente com escala de cinco pontos (muito melhor, melhor, sem alteração, pior, muito pior). Após 12 meses, a taxa de satisfação foi de 77,8% para o grupo de tecido nativo e de 89,8% após correção com tela, sem diferença significativa entre as técnicas segundo esse critério. Dentre as pacientes do primeiro grupo, 74% se consideraram muito melhor e 84,4% melhor, enquanto no grupo com tela 69,2% se sentiam muito melhor e 86% melhor, também sem diferença significativa entre os grupos[26]. Resultado semelhante foi encontrado em revisão da Biblioteca Cochrane e outra realizada por Schimpf e cols., ambas publicadas em 2016, em que as evidências sugerem não haver diferença nem nos resultados anatômicos nem nos sintomas específicos ou na qualidade de vida com o uso de tecido nativo ou de tela para correção de prolapso posterior[23,27].

Complicações

Apesar de inerentes a qualquer tipo de tratamento cirúrgico, devem ser levadas em conta as complicações possíveis em cada procedimento, bem como seu manejo, a fim de preservar a qualidade funcional dos órgãos pélvicos e a qualidade de vida da paciente.

O estudo multicêntrico de Halaska e cols., que avaliou 168 pacientes com prolapso da cúpula vaginal (sacrocolpofixação, n = 83, *versus* Prolift®, n = 85), demonstrou que lesões de órgãos pélvicos, hematomas e infecções foram infrequentes em ambos os grupos do estudo. Entretanto, três das quatro lesões vesicais ocorreram no grupo com tela. A taxa de exposição de tela foi de 20,8% após 1 ano, e 25% das pacientes eram sintomáticas. Dessas, 10 (62,5%) foram tratadas com ressecção, seis sob anestesia geral e quatro com anestesia local. Houve seis (37,5%) erosões tratadas com estrogênio local. Não houve diferença significativa entre os grupos com relação aos sintomas de IU de esforço ou bexiga hiperativa *de novo*, assim como no que diz respeito à dor pélvica pós-operatória, apesar de ter sido maior no grupo com tela[25].

Nas revisões da Biblioteca Cochrane, a ocorrência de lesão vesical foi maior no grupo com tela – 11/455 pacientes *versus* 1/416 no grupo de tela (RR: 0,21; IC95%: 0,06 a 0,82) – e ainda houve maior necessidade de transfusão sanguínea com o uso de tela (RR: 0,41; IC95%: 0,25 a 0,76) nas cirurgias de prolapso de parede anterior[22]. A taxa de exposição de tela para o compartimento anterior em 1 a 3 anos foi de 11,3% (101/896), ao passo que para a parede posterior foi de 7% e para o ápice, de 18%[27,28].

O uso de telas encontra-se sob considerável escrutínio médico, legal e científico, pois muitas pacientes continuam a apresentar complicações debilitantes, como erosões, dor crônica e dispareunia. Como se sabe, qualquer tratamento cirúrgico está sujeito a complicações, exceto as erosões, que são específicas do uso de telas. Entretanto, é preciso considerar que os estudos divulgam poucas complicações – tanto precoces como tardias – e o questionamento a ser feito é: isso se deve realmente à qualidade das correções com tela ou ocorre em razão da não divulgação ou subnotificação das complicações?

Taxa de recidiva e reoperação

A taxa de recorrência no estudo multicêntrico de Halaska e cols. foi significativamente maior após 12 meses no grupo de fixação sacroespinhosa sem tela para tratamento de prolapso de cúpula vaginal (39,4%) em comparação ao grupo com tela (16,9%, p = 0,003). O local mais comum de recidiva para o grupo sem tela foi o compartimento anterior (16/28 [57,1%]); no entanto, apenas uma dessas pacientes era sintomática. A taxa de reoperação por recidiva foi de 10,7% (3/28 casos), e as cirurgias selecionadas foram Prolift® ou colpocleise. No grupo tratado com tela, o compartimento mais comum de recidiva foi o posterior (7/13 pacientes [53,8%]), e uma paciente teve nova reoperação, optando-se pela sacrocolpopexia abdominal. Também nesse grupo, e como citado nas complicações, 10 pacientes diagnosticadas com exposição de tela (62,5%) foram tratadas com nova reoperação[25].

As revisões da Biblioteca Cochrane demonstraram taxa maior de recidiva para parede anterior em 1 a 3 anos nas pacientes com reparo com tecido nativo (RR: 3,01; IC95%: 2,52 a 3,60; 16 artigos) e também de reoperação por recidiva nesse mesmo grupo (RR: 2,03; IC95%: 1,15 a 3,58), em uma proporção de 2% a 7% para o grupo de tecido nativo e de 2% para o grupo com tela. Entretanto, a análise de um subgrupo contendo apenas artigos com uso de *kits* de tela ainda em comercialização não encontrou diferença dessa taxa entre os grupos (RR: 0,82; IC95%: 0,55 a 1,25)[22].

Taxa de nova cirurgia por complicações

Há ainda o que ser ressaltado a respeito das novas cirurgias por complicações após as correções cirúrgicas. A revisão da Cochrane destaca taxas de novas cirurgias por exposição de tela de 7,3% (56/768) para a parede anterior e de 9,5% para o ápice vaginal em 1 a 3 anos[22,28].

Revisão sistemática de 2019, que incluiu 24 estudos sobre o manejo das complicações relacionadas com o uso de tela tanto para POP como para IU de esforço, ressaltam que, de maneira geral, os novos procedimentos para ressecção das telas, seja completa, seja parcial, parecem melhorar a sintomatologia de dor crônica secundária às cirurgias com tela sintética. Quando se considera o tipo de procedimento com tela primário, os *slings* suburetrais para IU de esforço alcançaram como resultado 81% das pacientes livres da dor após a remoção, e para as telas para correção de POP, 67% das pacientes ficaram sem dor. Entretanto, 11,4% de todas as pacientes que se submeteram a nova abordagem permaneceram com quadro refratário de dor. Em relação às reoperações para revisão da tela, incluindo erosões, as taxas variaram de 11% a 30%, enquanto as de reoperações por recorrência do POP variaram de 3,7% a 16% dos procedimentos com tela[29]. Como pontos de discussão dessa revisão, ressaltam-se a baixa qualidade dos estudos e, portanto, a baixa evidência dos achados. Por isso, os cirurgiões devem discutir com as pacientes previamente as possíveis complicações, bem como alertá-las de que as cirurgias secundárias em virtude de complicações podem não resolvê-las completamente e que nem sempre será possível a remoção completa daquele material.

Considerações finais

Neste capítulo foram abordados os vários aspectos referentes aos desfechos pós-operatórios de algumas importantes cirurgias para correção de prolapso das paredes vaginais usados para mensurar a eficácia das operações. O cirurgião deve ponderar a respeito dos vários aspectos de eficácia e segurança por ocasião da decisão sobre a técnica operatória adequada para cada paciente. É de fundamental importância, no contexto do sucesso cirúrgico, levar em conta os relatos das pacientes sobre a satisfação, a qualidade de vida e os sintomas pós-operatórios. Além desses, os desfechos relacionados com os efeitos adversos ou complicações, recidivas e necessidade de novos tratamentos ou novos procedimentos cirúrgicos devem somar-se à avaliação anatômica no pós-operatório.

Para os cirurgiões, a busca da perfeição na reconstrução anatômica cirúrgica é inata e muitas vezes vital para a realização pessoal e a satisfação pela execução de um bom trabalho. No entanto, as expectativas do cirurgião em relação aos resultados do tratamento cirúrgico não são, na maioria das vezes, iguais às das pacientes. Enquanto muitos cirurgiões se deparam com o diagnóstico frustrante de um descenso vaginal em menor grau no pós-operatório de uma reconstrução pélvica, simultaneamente se veem diante de uma paciente satisfeita e contente com a melhora de sua qualidade de vida. Talvez essa seja a principal reflexão no que concerne às cirurgias pélvicas reparativas com tecidos nativos. Sim, elas funcionam.

No contexto atual de ampla retirada das telas sintéticas para correção de prolapso vaginal em virtude das complicações relatadas em vários locais do mundo, como EUA, a maioria dos países europeus, Austrália e Nova Zelândia, mais do que nunca as cirurgias com tecidos nativos mantêm seu espaço e importância central.

Considerando o uso das telas nas cirurgias de prolapso vaginal, acreditamos que elas devem ser reservadas para casos individualizados, como recidivas, fatores de risco para recorrências ou ausência de tecidos nativos viáveis para reparo, sempre com avaliação prévia rigorosa.

Referências

1. Population Profile of the United States, Economic and Statistics Administration: Bureau of the Census, US Department of Commerce, 1997.
2. Swift S, Woodman P, O'Boyle A et al. Pelvic Organ Support Study (POSST): the distribution, clinical definition, and epidemiologic condition of pelvic organ support defects. Am J Obstet Gynecol 2005; 192(3):795-806. 5.
3. Olsen AL, Smith VJ, Bergstrom JO, Colling JC, Clark AL. Epidemiology of surgically managed pelvic organ prolapse and urinary incontinence. Obstet Gynecol 1997 Apr; 89(4):501-6. doi: 10.1016/S0029-7844(97)00058-6. PMID: 9083302.
4. Weber AM, Abrams P, Brubaker L et al. The standardization of terminology for researchers in female pelvic floor disorders. Int Urogynecol J Pelvic Floor Dysfunct 2001; 12(3):178-86.
5. Weber AM, Walters MD, Piedmonte MR, Ballard LA. Anterior colporrhaphy: a randomized trial of three surgical techniques. Am J Obstet Gynecol 2001 Dec; 185(6):1299-304.
6. Bump RC, Mattiasson A, Bø K, Brubaker LP, DeLancey JO, Klarskov P, Shull BL, Smith AR. The standardization of terminology of female pelvic organ prolapse and pelvic floor dysfunction. Am J Obstet Gynecol 1996 Jul; 175(1):10-7.
7. Hiltunen R, Nieminen K, Takala T et al. Low-weight polypropylene mesh for anterior vaginal wall prolapse: a randomized controlled trial. Obstet Gynecol 2007; 110:455-62.
8. Sand PK, Koduri S, Lobel RW et al. Prospective randomized trial of polyglac- tin 910 mesh to prevent recurrence of cystoceles and rectoceles. Am J Obstet Gynecol 2001; 184:1357-62.
9. Chmielewski L, Walters MD, Weber AM, Barber MD. Reanalysis of a randomized trial of 3 techniques of anterior colporrhaphy using clinically relevant definitions of success. Am J Obstet Gynecol 2011 Jul; 205(1):69.e1-8.
10. Jelovsek JE, Gantz MG, Lukacz E et al. Eunice Kennedy Shriver National Institute of Child Health and Human Development Pelvic Floor Disorders Network. Success and failure are dynamic, recurrent event states after surgical treatment for pelvic organ prolapse. Am J Obstet Gynecol 2020 Oct 8: S0002-9378(20)31181-9.
11. Barber MD, Brubaker L, Nygaard I, Wheeler TL 2nd, Schaffer J, Chen Z, Spino C; Pelvic Floor Disorders Network. Defining success after surgery for pelvic organ prolapse. Obstet Gynecol 2009 Sep; 114(3):600-9.
12. Brubaker L, Cundiff G, Fine P et al. A randomized trial of colpopexy and urinary reduction efforts (CARE): design and methods. Control Clin Trials 2003; 24:629-42.
13. Toozs-Hobson P, Freeman R, Barber M, Maher C, Haylen B, Athanasiou S, Swift S, Whitmore K, Ghoniem G, de Ridder D. An International Urogynecological Association (IUGA)/International Continence Society (ICS) joint report on the terminology for reporting outcomes of surgical procedures for pelvic organ prolapse. Int Urogynecol J 2012 May; 23(5):527-35.
14. Barber MD, Kuchibhatla MN, Pieper CF, Bump RC. Psychometric evaluation of 2 comprehensive condition-specific quality of life instruments for women with pelvic floor disorders. Am J Obstet Gynecol 2001; 185:1388-95.
15. Rogers RG, Coates KW, Kammerer-Doak D, Khalsa S, Qualls C. A short form of the Pelvic Organ Prolapse/Urinary Incontinence Sexual Questionnaire (PISQ-12). Int Urogynecol J Pelvic Floor Dysfunct 2003; 14:164-8.
16. Ulrich D, Guzman Rojas R, Dietz HP, Mann K, Trutnovsky G. Use of a visual analog scale for evaluation of bother from pelvic organ prolapse. Ultrasound Obstet Gynecol 2014 Jun; 43(6):693-7.
17. Durnea CM, Pergialiotis V, Duffy JMN, Bergstrom L, Elfituri A, Doumouchtsis SK; CHORUS, an International Collaboration for Harmonising Outcomes, Research and Standards in Urogynaecology and Women's Health. A systematic review of outcome and outcome-measure reporting in randomised trials evaluating surgical interventions for anterior-compartment vaginal prolapse: a call to action to develop a core outcome set. Int Urogynecol J 2018 Dec; 29(12):1727-45.
18. Meister MR, Sutcliffe S, Lowder JL. Definitions of apical vaginal support loss: a systematic review. Am J Obstet Gynecol 2017 Mar; 216(3):232.e1-232.e14.
19. Favero G, Bortolini MA. Comparing operations for POP: the importance of standardization of surgical technique. Int Urogynecol J 2014 Feb; 25(2):151-2. doi: 10.1007/s00192-013-2244-2. Epub 2013 Oct 22.
20. Lensen EJ, Stoutjesdijk JA, Withagen MI, Kluivers KB, Vierhout ME. Technique of anterior colporrhaphy: a Dutch evaluation. Int Urogynecol J 2011 May; 22(5):557-61.
21. Halpern-Elenskaia K, Umek W, Bodner-Adler B, Hanzal E. Anterior colporrhaphy: a standard operation? Systematic review of the technical aspects of a common procedure in randomized controlled trials. Int Urogynecol J 2018 Jun; 29(6):781-8.
22. Maher C, Feiner B, Baessler K, Christmann-Schmid C, Haya N, Brown J. Surgery for women with anterior compartment prolapse. Cochrane Database of Systematic Reviews 2016, Issue 11. Art. No.: CD004014.
23. Schimpf MO, Abed H, Sanses T, White AB, Lowenstein L, Ward RM, Sung VW, Balk EM, Murphy M; Society of Gynecologic Surgeons Systematic Review Group. Graft and Mesh Use in Transvaginal Prolapse Repair: A Systematic Review. Obstet Gynecol 2016 Jul; 128(1):81-91.
24. da Silveira SDRB, Auge AP, Jarmy-Dibella ZI, Margarido PF, Carramao S, Alves Rodrigues C, Doumouchtsis SK, Chada Baracat E, Milhem Haddad J. A multicenter, randomized trial comparing pelvic organ prolapse surgical treatment with native tissue and synthetic mesh: A 5-year follow-up study. Neurourol Urodyn 2020 Mar; 39(3):1002-11.
25. Halaska M, Maxova K, Sottner O, Svabik K, Mlcoch M, Kolarik D, Mala I, Krofta L, Halaska MJ. A multicenter, randomized, prospective, controlled study comparing sacrospinous fixation and transvaginal mesh in the treatment of posthysterectomy vaginal vault prolapse. Am J Obstet Gynecol 2012 Oct; 207(4):301.e1-7.
26. Madsen LD, Nüssler E, Kesmodel US, Greisen S, Bek KM, Glavind-Kristensen M. Native-tissue repair of isolated primary rectocele compared with nonabsorbable mesh: patient-reported outcomes. Int Urogynecol J 2017 Jan; 28(1):49-57.
27. Mowat A, Maher D, Baessler K, Christmann-Schmid C, Haya N, Maher C. Surgery for women with posterior compartment prolapse. Cochrane Database of Systematic Reviews 2018, Issue 3. Art. No.: CD012975.
28. Maher C, Feiner B, Baessler K, Christmann-Schmid C, Haya N, Brown J. Surgery for women with apical vaginal prolapse. Cochrane Database of Systematic Reviews 2016, Issue 10. Art. No.: CD012376.
29. Carter P, Fou L, Whiter F, Delgado Nunes V, Hasler E, Austin C, Macbeth F, Ward K, Kearney R. Management of mesh complications following surgery for stress urinary incontinence or pelvic organ prolapse: a systematic review. BJOG 2020 Jan; 127(1):28-35.

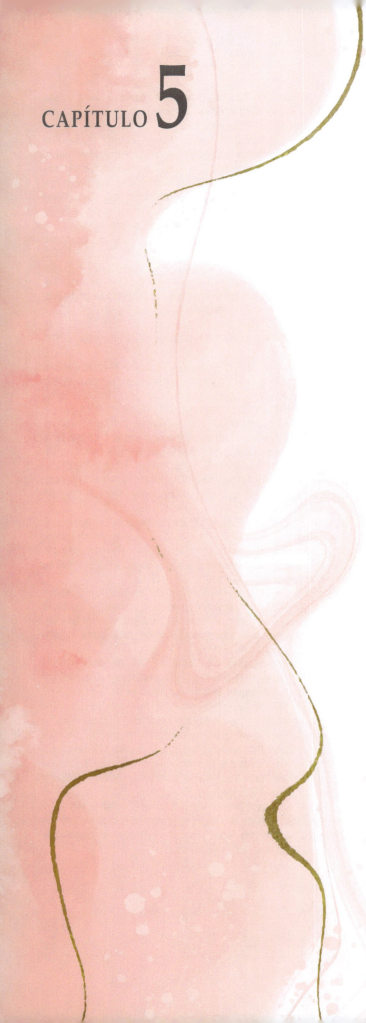

CAPÍTULO 5

Disfunções Intestinais e Distúrbios do Assoalho Pélvico Posterior – Orientações para o Uroginecologista

Francesca Perondi
Heloisa Guedes Müssnich
Henrique Sarubbi Fillmann

Epidemiologia e prevalência

Os distúrbios intestinais relacionados com o assoalho pélvico manifestam-se de diversas maneiras e muitas vezes de modo associado, ocorrendo isoladamente em apenas 5% das pacientes[1]. Acredita-se que aproximadamente 28 milhões de mulheres no mundo sofram desse problema. A etiologia é multifatorial. Por isso, é muito importante definir e identificar fatores de risco para impedir ou reduzir a exposição e mudar sua história natural.

Como os sintomas podem estar associados aos compartimentos anterior, médio e posterior do assoalho pélvico, é necessária uma abordagem multidisciplinar. Neste capítulo serão discutidas as disfunções intestinais relacionadas com os distúrbios de assoalho pélvico posterior (DAPP) que interessam e impactam as especialidades de uroginecologia.

As principais desordens desse compartimento são:

- Incontinência fecal.
- Constipação por defecação obstruída: retocele, anismus e prolapso do reto.

A constipação intestinal é um fator preponderante na população com sintomas relacionados com os prolapsos de órgãos pélvicos (POP), podendo variar de 24% a 52% dos casos[2]. Neste capítulo será abordada apenas a constipação de origem pélvica, denominada defecação obstruída. A aplicação de questionários de constipação para as pacientes com história de defecação obstruída é uma das ferramentas que estabelecem o diagnóstico diferencial com as demais causas de constipação, que não serão abordadas aqui[1].

Fatores de risco

Os fatores de risco para os DAPP costumam ser os mesmos dos POP em geral:

- O sexo feminino parece ser mais afetado provavelmente em virtude da instabilidade/fragilidade muscular, antecedentes obstétricos e fatores culturais.
- Parto vaginal ou dano esfincteriano por traumatismo pélvico ou obstétrico.
- Idade avançada.
- Esforço evacuatório de repetição e crônico, levando à laceração da musculatura pélvica.
- Obesidade.
- Doenças do colágeno.
- Pacientes institucionalizadas.
- Cirurgias anorretais, neurológicas e pélvicas.
- Intercurso anal consensual.
- Abuso sexual.
- Doenças endocrinológicas e metabólicas.
- Doenças congênitas ou genéticas.
- Doenças inflamatórias intestinais.
- Radioterapia pélvica.
- Complicações psiquiátricas.

Avaliação diagnóstica

Em todos os distúrbios do assoalho pélvico, é muito importante o conhecimento da complexa anatomia e fisiologia dessa região, que engloba músculos específicos, curvatura retal, fáscias, reservatórios, correlação entre órgãos pélvicos e sensibilidade[1].

Para avaliação diagnóstica dos DAPP após exame físico detalhado com inspeção da região e toque retal – e vaginal, quando necessário – encontram-se disponíveis exames complementares que documentam a função esfincteriana e a anatomia pélvica (estática e dinâmica). Os seguintes exames fazem parte da avaliação morfológica e funcional desses distúrbios e são os mais usualmente solicitados pelo médico coloproctologista[1].

Manometria anorretal

A manometria anorretal é um exame funcional e interativo entre examinador e paciente. A partir dos comandos do examinador e da resposta da paciente, possibilita a aferição das medidas de contração esfincteriana e sensibilidade retal. Um pequeno cateter é introduzido no canal anal da paciente e conectado a um sensor e a um gráfico. De maneira objetiva são obtidos os valores de pressão anal esfincteriana de repouso e esforço, reflexo inibitório retoanal, complacência e sensibilidade retais. Também é possível analisar a extensão do canal anal funcional, dado importante na avaliação da capacidade de continência do assoalho pélvico.

Eletroneuromiografia

A eletroneuromiografia avalia a integridade neuromuscular e o tempo de latência do nervo pudendo, responsável pela motilidade e a sensibilidade da musculatura e da pele perianal.

Defecografia, ressonância nuclear magnética e ultrassonografia endoanal

Esses exames analisam a parte anatômica do assoalho pélvico, apontando defeitos pontuais da musculatura esfincteriana e deslocamentos de estruturas com excelente precisão.

Defecografia

A defecografia pode ser realizada por meio de radiografia ou de ressonância magnética. Na radiografia, registra as imagens do intestino em dois momentos: estático e dinâmico. Na fase estática, mostra a posição em repouso, identificando se nessa fase já existe alteração de posição. Na fase dinâmica, visualiza o movimento intestinal ao esforço evacuatório, tornando possível observar o deslocamento colorretal durante a evacuação.

Ressonância nuclear magnética (Figuras 5.1 a 5.3)

Quando a defecografia é realizada por ressonância nuclear magnética, a qualidade da imagem e a abrangência do exame viabilizam a avaliação de todos os órgãos pélvicos, tanto em repouso como aos esforços evacuatórios, facilitando o diagnóstico de alterações sincrônicas, bem como o diagnóstico diferencial com outras doenças. Além disso, é possível avaliar e diagnosticar mesmo pequenos prolapsos vesicais, uterinos e intestinais, o que torna esse exame uma forma mais completa de identificação das alterações pélvicas (por exemplo, diferenciando retocele, sigmoidocele e enterocele, que têm manejos terapêuticos distintos).

A principal diferença entre a defecografia por radiografia e a realizada por ressonância é o fato de a radiológica ser realizada na posição fisiológica da evacuação, enquanto a defecorressonância é feita em posição deitada, antigravitacional[1,3,4].

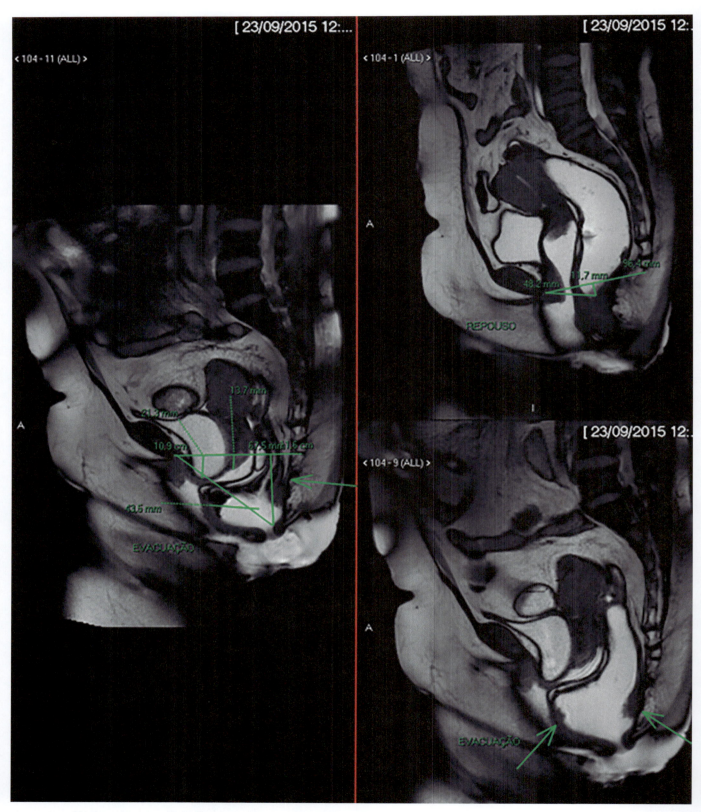

Figura 5.1 A avaliação dinâmica da evacuação torna possível evidenciar esvaziamento parcial e em pequenas quantidades do conteúdo retal, associado a acentuado descenso perineal e alargamento de hiato elevador, com volumosa retocele anterior, os quais se situam abaixo da linha pubococcígea e retêm resíduos, sugerindo a possibilidade de síndrome do descenso perineal.

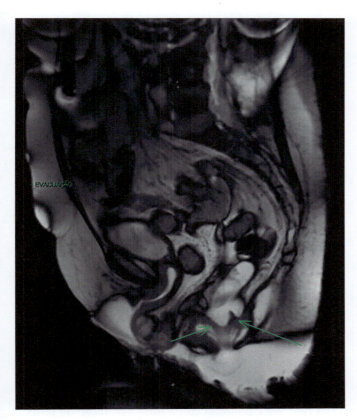

Figura 5.2 Invaginação anorretal.

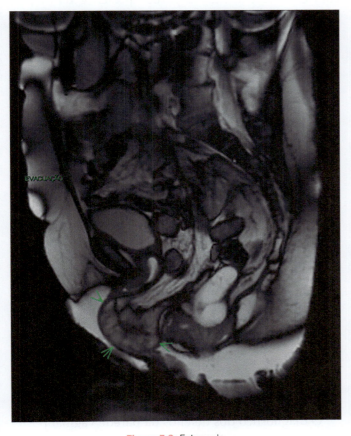

Figura 5.3 Enterocele.

Ecografia transanal (2D ou 3D)

A ecografia transanal torna possível a aferição detalhada dos esfíncteres anais, hipotrofias, lesões etc.

Incontinência fecal

Definição

A incontinência fecal é caracterizada como a passagem involuntária de gases, muco ou fezes pelo canal anal.

Epidemiologia

Acomete de 2% a 24% da população[1,5]. Sua prevalência exata é desconhecida em virtude da grande relutância em discutir o assunto. Não é incomum a paciente sentir-se constrangida ao relatar o distúrbio ou evitar fazê-lo.

Avaliação diagnóstica

A incontinência fecal é o resultado de uma ou várias rupturas do sistema de contenção do conteúdo retal, sendo fundamental individualizar cada caso, uma vez que nem sempre é necessário haver trauma conhecido ou ruptura pontual do esquema muscular, podendo ser decorrente de antecedentes pessoais ou de hábitos pregressos.

Na abordagem clínica da paciente com incontinência fecal, também é muito importante avaliar as características da evacuação. Muitas pacientes com conteúdo amolecido confundem urgência evacuatória com incontinência fecal – nesses casos, o ajuste da consistência fecal pode ser a solução para o problema.

Para facilitar a aferição dos detalhes dessa disfunção que envolve questões muito subjetivas, encontram-se disponíveis questionários validados que pontuam a gravidade da incontinência. Um dos mais utilizados é o da Cleveland Clinic, cuja pontuação varia de 0 a 20, sendo 0 totalmente continente e 20 totalmente incontinente[1].

Exame físico

O exame físico proctológico é muito útil no diagnóstico etiológico da incontinência fecal:

- **Inspeção:** pode-se observar eventualmente o ânus entreaberto secundário a uma hipotonia anal esfincteriana. A identificação de cicatrizes na pele decorrentes de cirurgias prévias também pode auxiliar a definição de possíveis causas de incontinência fecal.
- **Toque retal:** é possível diagnosticar hipotonia da musculatura esfincteriana, assim como possíveis defeitos e falhas nessa musculatura. Alterações de sensibilidade na região perianal também podem ser identificadas ao exame físico[1].

- Nem sempre incontinência fecal está associada a lesões ou traumas pontuais na musculatura. Indivíduos que mantêm intercurso sexual anal ao longo da vida podem vir a desenvolver algum grau de incontinência por redução da pressão de repouso do esfíncter anal interno[5].

Várias doenças sistêmicas estão associadas à incontinência fecal (veja os fatores de risco)[1,6].

Exames complementares

Os exames de laboratório são importantes para excluir doenças sistêmicas que afetam a continência em pacientes com a musculatura mais frágil – hipotonia da idade – bem como doenças que levam à diminuição da sensibilidade local, como diabetes *mellitus*. Além disso, auxiliam a identificação de possíveis causas de diarreia.

Para avaliação da intensidade e severidade da incontinência fecal, os melhores exames são os que abordam a anatomia e a fisiologia anorretal, por fornecerem dados a respeito dos aspectos neurossensoriais, funcionais e morfológicos da musculatura anal. Nesses casos, geralmente são solicitadas a manometria anorretal e a defecografia, além de eletroneuromiografia, quando necessário.

Tratamento clínico

Em casos de incontinência fecal leve ou perda involuntária de gases costumam ser suficientes a orientação quanto à regularização da função intestinal e a realização disciplinada de exercícios pelviperineais de reforço (fisioterapia pélvica/*biofeedback*). Por vezes, para estabilizar a consistência das fezes, basta a associação de suplementos de fibras e medicações antidiarreicas em doses baixas. O uso de antidiarreicos ou medicações que aumentem o tempo de trânsito intestinal (loperamida, Vonau®, amitriptilina) também é útil. Aproximadamente 20% a 50% das pacientes com incontinência fecal apresentam alguma melhora com as medidas dietéticas gerais[3,7].

Em situações específicas, o uso sistemático e regular de enemas para limpeza do reto resolve a perda involuntária das fezes, uma vez que mantém a ampola retal completamente limpa.

Tratamento cirúrgico

O tratamento cirúrgico da incontinência fecal pode envolver desde a esfincteroplastia anal até a neuroestimulação sacral ou derivação intestinal[3,4].

A esfincteroplastia anal costuma ter resultados pobres e só se justifica quando o problema de continência está diretamente relacionado com um defeito de fechamento do canal anal por alteração cicatricial de cirurgia proctológica ou por um defeito esfincteriano bem identificado. Nesses casos, a correção cirúrgica do esfíncter anal externo deve ser feita com base em forte grau de recomendação e moderada qualidade de evidência. Infelizmente, os resultados em longo prazo não são tão satisfatórios, e a esfincteroplastia passou a ser questionada por muitos autores[8,9].

A neuroestimulação sacral é um procedimento em que é instalado um dispositivo que estimula a conexão neuromuscular das raízes sacrais, melhorando o tônus da musculatura. A neuroestimulação modula a sensibilidade retal, ativando e desativando mediadores químicos, estimulando vias aferentes e alterando a atividade cortical das áreas relacionadas com a continência fecal. Apresenta forte grau de recomendação com evidência de moderada qualidade[10,11].

Defecação obstruída

Retocele

Definição

A retocele é definida como uma herniação da parede do reto para a vagina em razão de um defeito no septo retovaginal, sendo normalmente considerada uma lesão com enfraquecimento da parede posterior da vagina, resultando em abaulamento da parede retal para a cavidade vaginal[1].

Fatores de risco

Os fatores de risco diretamente relacionados com retocele incluem parto vaginal, envelhecimento, obesidade e esforço evacuatório de repetição[1,13].

Sintomas

As pacientes costumam relatar sensação de reto cheio, evacuação incompleta e peso perineal. Além disso, observam projeção da parede anterior do reto sobre a parede posterior da vagina, levando ao abaulamento desse segmento e do corpo perineal e acarretando a disfunção evacuatória; o abaulamento da parede anterior do reto, causado pelo enfraquecimento do septo retovaginal, dificulta a eliminação do conteúdo fecal. As pacientes frequentemente necessitam executar manobra manual mediante compressão da vagina ou do períneo para conseguir expelir o conteúdo retido na ampola retal[12,13].

Avaliação diagnóstica

O diagnóstico dos defeitos da parede vaginal posterior costuma ser clínico[14].

Exame físico

- **Inspeção:** abaulamento e descenso do períneo durante esforço evacuatório ou, eventualmente, em repouso.
- **Toque retal:** fraqueza da parede anterior do reto com herniação em direção à parede posterior da vagina.

Exames complementares

O exame clínico é a modalidade diagnóstica mais importante em caso de defeito da parede posterior da vagina. Quando a sintomatologia é discreta, exames radiológicos não costumam ser necessários. Nas pacientes em que se faz necessária uma avaliação pélvica global por sintomas recorrentes ou incompatíveis com o exame clínico, são solicitados exames complementares, entre os quais se destaca a defecorressonância, que fornece imagem de alta definição de todos os órgãos pélvicos, não é invasiva e não expõe a paciente à radiação ionizante. Com esse método é possível quantificar o tamanho do defeito na parede vaginal posterior, bem como avaliar prolapsos de outros órgãos pélvicos. A desvantagem é a posição antigravitacional do exame, em que a paciente não simula corretamente a posição habitual de evacuação[1,15,16].

Tratamento

Nos casos em que o defeito impossibilita uma evacuação satisfatória, mesmo que a paciente corrija hábitos intestinais, está indicada a correção cirúrgica. O objetivo do tratamento cirúrgico da retocele é aliviar os sintomas relacionados com esse defeito.

O reparo cirúrgico da parede vaginal posterior envolve fundamentalmente três técnicas, de acordo com a via de acesso:

- Via vaginal.
- Via transanal.
- Via laparoscópica.

A escolha vai depender essencialmente da preferência do cirurgião e da paciente. Também contribuem para a decisão o tipo e tamanho do defeito, a sintomatologia e a eventual necessidade de algum procedimento corretivo concomitantemente[1,16,17].

Anismus (ou defecação dissinérgica)

Definição

Anismus ou dissinergia é uma causa não anatômica de evacuação obstruída. A defecação dissinérgica está no subgrupo das desordens funcionais da defecação das pacientes com constipação primária ou idiopática. O termo define a situação em que a paciente apresenta uma limitação ou incapacidade de movimentar a musculatura, principalmente da região perineal, ocasionando uma contração paradoxal da musculatura puborretal e eventualmente levando à associação de redução da sensibilidade retal e megarreto[1,18].

Epidemiologia

Estima-se que a evacuação dissinérgica esteja presente em até 59% dos pacientes constipados[19].

Avaliação diagnóstica

O exame físico é inespecífico, tendo sido propostos alguns critérios de avaliação com exames complementares[20]. Na manometria, por exemplo, a paciente apresenta inabilidade para expelir um balão intrarretal com 50mL de água no período de 1 a 2 minutos. Na defecografia ocorre a inabilidade para eliminar até 50% do contraste intrarretal (Figura 5.4). Na eletromiografia observa-se contração muscular quando a paciente procede ao esforço evacuatório[1].

Tratamento

A reformulação dos hábitos dietéticos e evacuatórios pode ser útil no manejo terapêutico[1]. A fisioterapia com *biofeedback* é o tratamento de primeira linha para as pacientes com dissinergia do assoalho pélvico com forte grau de recomendação e moderada qualidade de evidência. Estima-se que aproximadamente 90% dos pacientes com anismus apresentem algum grau de melhora com essa terapêutica e que 40% a 60% se tornem assintomáticos. Recidiva estará presente em até 40% dos casos[21].

Prolapso de reto

Definição

O prolapso de reto pode ser definido como a extrusão de toda a parede retal sobre ela própria, atingindo e ultrapassando o esfíncter anal. No entanto, podem ocorrer formas "ocultas" com apresentação clínica variável. Nos casos completos apresenta-se com extrusão visual propriamente dita (também chamada de procidência retal), sangramento anal vivo e eliminação de muco. Nos casos "ocultos" ou incompletos, as queixas envolvem sensação de evacuação incompleta, abaulamento perineal ao evacuar, pressão no reto e tenesmo. Nessas situações, o prolapso pode ser somente da camada mucosa do reto ou envolver todas as camadas da parede retal sem se exteriorizar: prolapso interno ou intussuscepção retal. A úlcera retal solitária costuma estar associada ao prolapso mucoso interno[1].

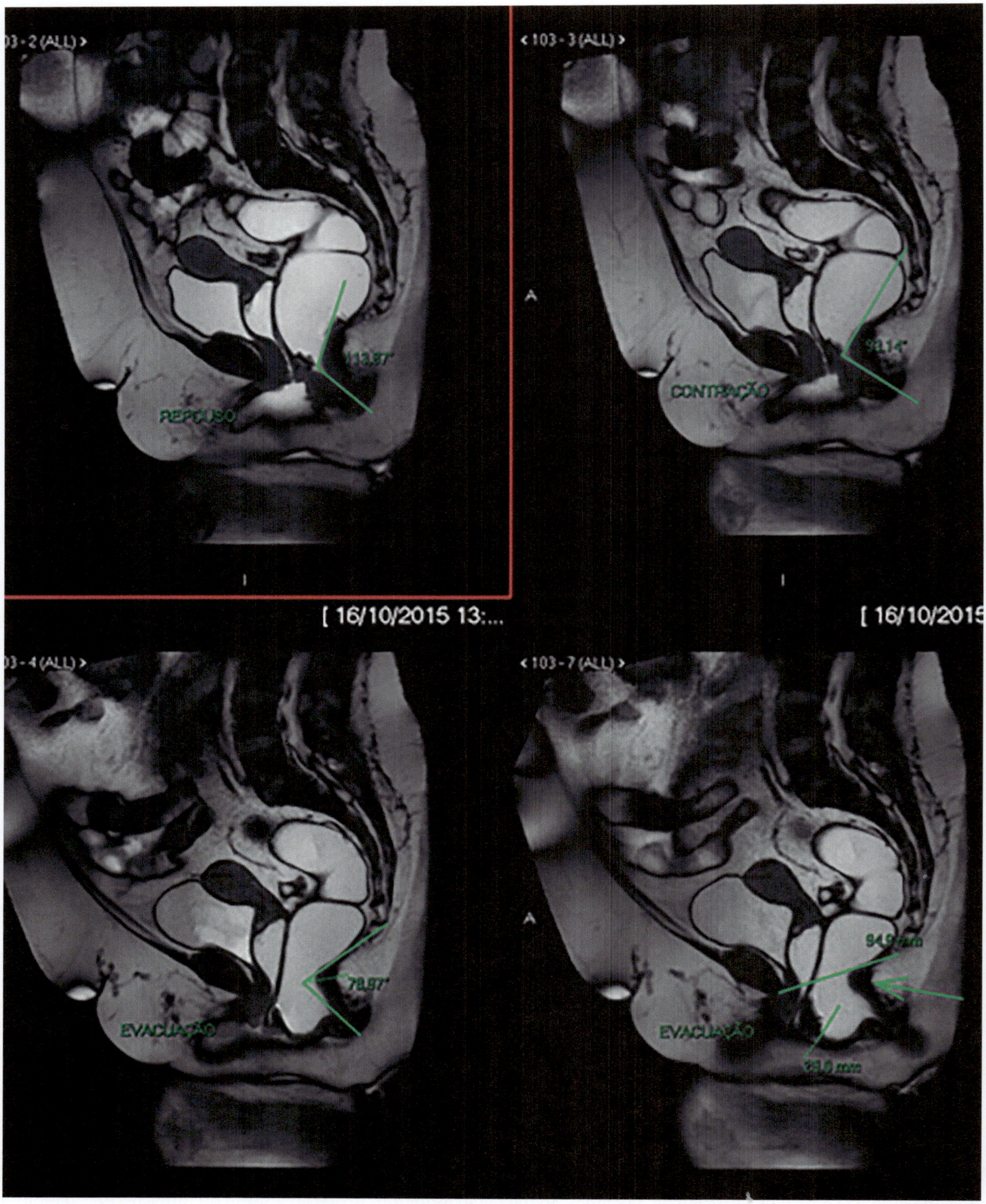

Figura 5.4 Dissinergia anorretal (anismus) e retocele anterior.

Epidemiologia

O prolapso completo ocorre em apenas 0,25% da população geral, alcançando 1% na população acima de 60 anos. As formas ocultas têm apresentação variável, e sua prevalência é mais difícil de aferir[1].

As mulheres são seis vezes mais afetadas do que os homens, e o pico de acometimento acontece na sétima década de vida. No entanto, história obstétrica, fatores relacionados com estruturas anatômicas individuais de sustentação (ligamentares) e até mesmo atividades físicas de alto impacto têm sido recentemente considerados fatores agravantes para o surgimento do problema[22]. Com frequência, prolapso vaginal e incontinência urinária estão associados. Incontinência fecal (em 50% a 75% dos casos) e constipação (em 25% a 50%) também podem associar-se aos quadros de prolapso – completo ou oculto.

Avaliação diagnóstica

A história clínica completa com exame físico detalhado e avaliação pélvica por imagem identifica as estruturas envolvidas e o grau de comprometimento (Figura 5.5).

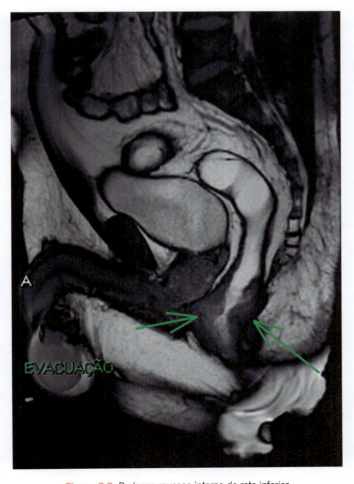

Figura 5.5 Prolapso mucoso interno de reto inferior.

Tratamento

A correção do prolapso nem sempre é necessária para resolver a questão funcional, e isso deve ser considerado na avaliação clínica e correlacionado às queixas da paciente. Os procedimentos corretivos disponíveis incluem abordagens perineais e abdominais, que devem ser individualizadas de acordo com cada caso.

O tratamento cirúrgico considerado padrão ouro para correção é a retopexia ventral minimamente invasiva de abordagem abdominal (videolaparoscópica ou robótica). Esse procedimento tem a vantagem de eliminar os prolapsos internos e a retocele eventualmente associada. A recorrência é baixa (3% a 4%), e a retopexia pode associar-se à sacrocolpopexia de cúpula vaginal.

A retopexia sacral (sacropromontofixação do reto), uma alternativa terapêutica, pode envolver a ressecção do sigmoide em casos específicos com associação de constipação e sigmoide redundante.

Os procedimentos abdominais podem ser realizados com ou sem colocação de tela. Embora as taxas de recorrência sem o uso de tela costumem ser maiores, o emprego de material não biológico não é isento de risco (fístula retovaginal, erosão ligada à tela/extrusão, discite sacral, dispareunia).

As abordagens perineais com pregueamento da parede retal (procedimento de Delorme) ou ressecção do conteúdo prolapsado (retossigmoidectomia perineal de Altemeier) podem ser empregadas com resultados satisfatórios, embora possa haver taxas de recorrência de 15% a 30%.

O prolapso de reto é uma entidade clínica muito relacionada com os descensos do assoalho pélvico, sendo fundamental que a paciente seja inteiramente avaliada quando for planejada uma intervenção cirúrgica. A técnica de correção pode, nesse caso, ser adaptada e adequada ao plano cirúrgico do compartimento uroginecológico, se for necessário – considerando as queixas, as estruturas envolvidas e os riscos cirúrgicos, além da experiência da equipe multidisciplinar envolvida.

A associação de procedimentos, como a sacrocolpofixação de cúpula e o fechamento de espaço retovaginal nos casos de enterocele ou sigmoidocele, costuma beneficiar a paciente com descenso pélvico associado ou não ao prolapso.

Referências

1. Steele S, Hull T. The American Society of Colon and Rectal Surgeons (ASCRS) Manual of Colon and Rectal Surgery. 3. ed., 2020.
2. Whitcomb EL, Lukacz ES, Lawrence JM et al. Prevalence of defecatory dysfunction in women with or without pelvic floor disorders. J Pelvic Surg 2009; 15:179.

3. Lauti M, Scott D, Thompson-Fawcett MW. Fibre supplementation in addition to loperamide for faecal incontinence in adults: a randomized trial. Colorectal Dis 2008; 10:553-62.
4. Glasgow SC, Lowry AC. Long-term outcomes of anal sphincter repair for fecal incontinence: a systematic review. Dis Colon Rectum 2012; 55:482-90.
5. Markland ADD, Dunivan GC, Vaughan CP, Rogers RG. Anal intercourse and fecal incontinence: evidence from the 2009-2010 National Health and Nutrition Examination Survey. Am J Gastroenterology 2016; 111:269-74.
6. Norton C, Chelvanayagam S, Wilson-Barnett J, Redfern S, Kamm MA. Randomized controlled trial of biofeedback for fecal incontinence. Gastroenterology 2003; 125:1320-9.
7. Bliss DZ, Jung HJ, Savik K et al. Supplementation with dietary fiber improves fecal incontinence. Nurs Res 2001; 50:203-13.
8. Oom DM, Steensma AB, Zimmerman DD, Schouten WR. Anterior sphincteroplasty for fecal incontinence: is the outcome compromised in patients with associated pelvic floor injury? Dis Colon Rectum 2010; 53:150-5.
9. Altomare DF, De Fazio M, Giuliani RT, Catalano G, Cuccia F. Sphincteroplasty for fecal incontinence in the era of sacral nerve modulation. World J Gastroenterol 2010; 16:5267-71.
10. Ratto C, Litta F, Parello A, Donisi L, De Simone V, Zaccone G. Sacral nerve stimulation in faecal incontinence associated with an anal sphincter lesion: a systematic review. Colorectal Dis 2012; 14:e297–e304.
11. Brouwer R, Duthie G. Sacral nerve neuromodulation is effective treatment for fecal incontinence in the presence of a sphincter defect, pudendal neuropathy, or previous sphincter repair. Dis Colon Rectum 2010; 53:273-8.
12. Leanza V, Dati S. Central compartment prolapse: What is the best route? Urogynaecologia International Journal 2009; 23(2):117-22.
13. Van Learhoven C, Kamm MA, Bartram CL. Relationship between anatomic and symptomatic long-term results after rectocele repair for impaired defecation.
14. Mustain WC. Functional Disorders: Rectocele. Clin Colon Rectal Surg 2017 Feb; 30(1):63-75.
15. Yi Shao, Yong-Xing Fu, Zhi-Qiang Cheng, Guang-Yong Zhang, San-Yuan Hu. Khubchandani's procedure combined with stapled posterior rectal wall resection for rectocele. World Journal of Gastroenterology 2019 Mar 21; 25(11)1421.
16. Leanza V. Surgical repair of rectocele. Comparison of transvaginal and transanal approach and personal technique colporrhaphy. J Pelvic Surg 2001; 7:335-9.
17. Zbar AP, Lienemann A, Fritsch H, Beer-Gabel M, Pescatori M. Rectocele: pathogenesis and surgical management. Int J Colorectal Dis. 2003 Sep; 18(5):369-84.
18. Sharma A, Rao S. Handb Exp Pharmacol 2017; 239:59-74.
19. Patcharatrakul T, Gonlachanvit S. Outcome of biofeedback therapy in dyssynergic defecation patients with and without irritable bowel syndrome. J Clin Gastroenterol 2011; 45:593-8.
20. Rao SSC, PatcharatrakulT. Diagnosis and Treatment of Dyssinergic Defecation. J Neurogastroenterol 2016 July; 22(3).
21. Rao SS, Seaton K, Miller M et al. Randomized controlled trial of biofedback, sham feedback, and standard therapy for dyssynergic defecation. Clin Gastroenterol Hepatol 2007; 5:331-8.
22. Rial RT, Chulvi-Medrano I, Faigenbaum AD et al. Pelvic Floor Dysfunction in Female Athletes. Strength and Conditioning Journal 2020; 42:82-92.

Obesidade – Cuidados Perioperatórios

CAPÍTULO 6

Charles de Moraes Stefani

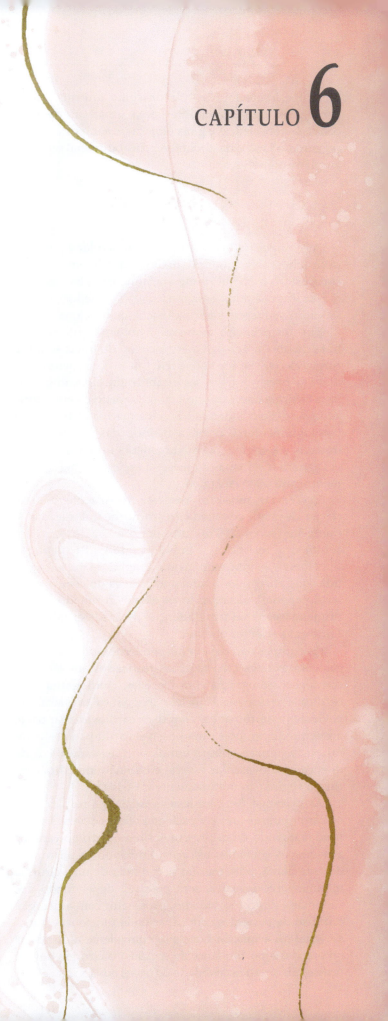

Introdução

Uma enfermidade complexa, a obesidade é considerada um problema significativo de saúde pública para clínicos, cardiologistas e cirurgiões. Para os ginecologistas, a cirurgia em pacientes obesas é tecnicamente mais difícil e apresenta risco maior de complicações, incluindo anestesia, intraoperatório e pós-operatório. Para aumentar a probabilidade de um resultado cirúrgico bem-sucedido e eficaz, o cuidado deve ser bem planejado a partir da avaliação pré-operatória.

Com base em diretrizes de avaliação de risco cirúrgico, revisões em PubMed, EMBASE, Medline e Cochrane tentaram responder quais intervenções poderiam reduzir as complicações perioperatórias em obesas submetidas à cirurgia vaginal, sendo analisadas pacientes adultas nos últimos 20 anos[1].

O índice de massa corporal (IMC) ≥ 30 (kg/m^2) é o critério mais utilizado para definição de obesidade: classe I – IMC entre 30 e 34,9kg/m^2; classe II – IMC entre 35 e 39,9kg/m^2; classe III – IMC ≥ 40kg/m^2. Na última diretriz europeia[2] foram selecionados estudos envolvendo pacientes com IMC mínimo de 30kg/m^2 (ou seja, obesidade classe I ou maior). Entretanto, outros fatores também foram considerados importantes, incluindo a distribuição da adiposidade e como essa distribuição afeta o metabolismo e o acesso cirúrgico.

Epidemiologia

Dados norte-americanos evidenciam que a incidência de obesidade aumentou de 14,5% em 2003 para 18,7% em 2014. Em 2004, a obesidade foi considerada etiologia para 45% dos casos de hipertensão arterial sistêmica, 39% dos de diabetes tipo 2, 25% de cardiopatia isquêmica e 11% de acidente vascular cerebral. Quanto às neoplasias, esteve associada a 22% dos casos de câncer no endométrio, a 12% dos casos de câncer mama na pós-menopausa e a 10% dos de cólon[3].

A obesidade foi identificada como um dos fatores etiológicos mais importantes para uma variedade de condições obstétricas e ginecológicas, e a importância do registro do IMC e da circunferência abdominal tem sido amplamente reforçada.

Como as pacientes obesas devem ser avaliadas?

As equipes cirúrgicas devem recomendar a perda de peso, a busca de equilíbrio mais adequado em relação à composição corporal (preferencialmente substituindo a massa adiposa por massa muscular esquelética) e a preservação ou incremento da capacidade funcional.

Em um primeiro momento, convém verificar se se trata de uma urgência/emergência ou de um caso de cirurgia eletiva. Se for necessário um procedimento imediato, a paciente deve ser estabilizada e encaminhada para cirurgia com suporte hemodinâmico e ventilatório adequado. Se a indicação de cirurgia for eletiva e por patologia benigna, como a maioria das enfermidades tratadas via vaginal ou minimamente invasiva, é possível aguardar semanas ou meses à espera do melhor momento para o ato cirúrgico.

Evidências mostram resposta consistente à associação de dieta adequada (restrição de calorias/dia) a exercícios físicos (300 minutos por semana de exercícios aeróbicos e resistidos) e inibidores do GLP1 (peptídeo semelhante ao glucagon), como liraglutida ou semaglutida (que atuam no hipotálamo através do centro regular do apetite), alcançando excelentes resultados já nas primeiras semanas e manutenção de peso perdido após 1 ano em pacientes obesas[4].

As equipes não devem despender tempo nem recursos com exames cardiológicos realizados em repouso, como ecocardiograma com Doppler, cintilografia miocárdica e ressonância nuclear magnética cardíaca, em pacientes assintomáticas com risco cardiovascular baixo a intermediário, pois uma possível cardiopatia estrutural ou isquêmica entrará em algoritmos específicos de doença cardiovascular estável e isso não impedirá a cirurgia vaginal ou minimamente invasiva.

As investigações com testes cardíacos e respiratórios ou cardiopulmonares em pacientes obesas devem ser realizadas quando estão presentes sintomas como cansaço a pequenos e médios esforços, limitando as atividades da vida diária, pois, mesmo se tratando de uma cirurgia minimamente invasiva, será possível, dependendo dos sintomas e das comorbidades, prosseguir com a cirurgia. Em caso de pacientes com capacidade funcional estimada igual ou acima de 4 mets (o equivalente a caminhar no plano e subir um lance de escadas), a cirurgia deverá prosseguir sem a necessidade de testes adicionais.

O rastreamento de rotina em relação ao diabetes, à hipertensão arterial sistêmica e à dislipidemia deve ser realizado em todas as pacientes obesas, assim como o aconselhamento para cessar ou reduzir o tabagismo antes da cirurgia. Convém identificar as pacientes com potenciais preocupações quanto às vias aéreas (por exemplo, circunferência do pescoço alargada) e proceder à triagem da síndrome apneia-hipopneia obstrutiva do sono (por exemplo, o questionário STOPBANG[5], uma ferramenta de rastreio para essa condição) e ao encaminhamento pré-operatório apropriado daquelas com triagem positiva (por exemplo, ≥ 5 pontos).

Como selecionar a modalidade cirúrgica?

Blikkendaal e cols.[6] realizaram uma metanálise de cirurgia minimamente invasiva – histerectomia (laparoscópica, robótica, vaginal) *versus* histerectomia aberta – em pacientes obesas de classe II ou III[7]. Essa metanálise incluiu tanto ensaios randomizados como estudos observacionais, e os autores verificaram que a histerectomia laparoscópica (incluindo robótica) mostrou-se superior à histerectomia aberta, que apresentou taxas mais altas de deiscência e infecções da ferida operatória, além de aumento do tempo de hospitalização. Após essa metanálise, estudos compararam os modos de histerectomia, sendo identificados cinco estudos sobre histerectomia laparoscópica ou robótica, a qual foi associada à diminuição de complicações em comparação com a laparotomia – somente um estudo relatou tempo cirúrgico prolongado.

Riscos da cirurgia benigna ginecológica em obesas

O foco está no risco perioperatório, e não nas taxas de eficácia ou nos resultados de longo prazo de cada procedimento. Além disso, a partir da revisão da literatura sobre o IMC e os riscos cirúrgicos perioperatórios, cabe enfatizar que os estudos são pequenos e insuficientes para detectar complicações.

Driessen e cols.[8] realizaram uma revisão sistemática de todos os tipos de histerectomia laparoscópica (incluindo robótica) para doenças benignas e descobriram que o aumento do IMC tem relação direta com aumento do tempo cirúrgico (21 estudos), maior perda de sangue (11 estudos), mais complicações (nove estudos) e mais conversões para laparotomia (cinco estudos). O ponto de corte mais comumente utilizado nesses estudos foi 30kg/m^2 (ou seja, obesos). Portanto, a histerectomia minimamente invasiva revela-se superior à histerectomia aberta, embora a obesidade continue a ser um fator de risco mesmo em casos submetidos ao primeiro procedimento. Em estudo subsequente sobre todos os tipos de histerectomia, em grande coorte da população sueca[9] com condições benignas, a obesidade foi associada a mais complicações, particularmente na histerectomia aberta.

Riscos da cirurgia oncológica ginecológica em obesas

Em revisão sistemática para câncer endometrial, o aumento do IMC não foi associado a complicações intraoperatórias, mas foi relacionado de modo variável com complicações pós-operatórias[10]. O impacto do IMC foi particularmente estabelecido para cirurgia aberta. Em estudo recente, as cirurgias abertas de câncer endometrial em pacientes com obesidade de classe III apresentaram taxas maiores de tromboembolismo venoso e infecção da ferida, em comparação com as pacientes de classes I e II. Da mesma maneira, um grande estudo sueco sobre neoplasia uterina relatou associação significativamente maior entre IMC mais alto e maior tempo cirúrgico, hemorragia e complicações "menores" gerais. Curiosamente, em recente revisão multicêntrica prospectiva do Reino Unido a respeito das cirurgias oncológicas ginecológicas, o IMC não estava entre os modelos de regressão multivariável final para previsão de complicações no intra ou pós-operatório.

No entanto, estudo sobre a cirurgia robótica em pacientes com neoplasia de endométrio com IMC ≥ 50kg/m² revelou taxas maiores de conversão para laparotomia em comparação com pacientes com IMC < 50kg/m². Em estudo semelhante com a mesma metodologia, porém menor, com pacientes de classe III, não houve diferença nas taxas de complicação entre aquelas com IMC de 40 a 45, 45 a 50 e > 50kg/m².

Portanto, o aumento do IMC e a obesidade também podem estar associados a aumento das complicações em cirurgia oncológica ginecológica, apesar da heterogeneidade da literatura, o que pode depender de comorbidades já existentes e que elevam o risco da cirurgia aberta ou minimamente invasiva.

Antibióticos – modifica-se a dose em obesos?

Em 2013, a American Society of Health-System Pharmacists (ASHP), a Infectious Diseases Society of America (IDSA), a Surgery Infection Society (SIS) e a Society for Health Epidemiology of America (SHEA) publicaram diretrizes[11] a respeito da profilaxia antibiótica. Com base no peso, a dosagem foi fornecida apenas para as cefalosporinas de primeira geração – cefazolina 3g em pacientes > 120kg –, bem como para gentamicina e vancomicina. Em 2017, no entanto, o Centers for Disease Control and Prevention (CDC) afirmou haver falta de evidências para determinação da dosagem. Não há estudos específicos sobre cirurgias ginecológicos que tenham avaliado a dosagem profilática de antibiótico com base apenas no peso. A Organização Mundial da Saúde também é contrária à administração continuada de antibióticos no pós-operatório. Atualmente, não há estudos sobre o uso de antibióticos após cirurgia ginecológica em pacientes obesas.

Como manejar no intraoperatório?

O posicionamento adequado da paciente é fundamental para o sucesso de qualquer cirurgia laparoscópica ou robótica, de modo a minimizar o risco de ferimentos, possibilitar as manobras e otimizar o trabalho no campo cirúrgico. Isso é particularmente importante em pacientes obesas, que estão mais propensas a apresentar úlceras de pressão e lesões neurossensoriais. O risco é diretamente proporcional à duração do procedimento e ao grau da compressão nervosa.

As mesas de cirurgia têm capacidade para suportar aproximadamente 200kg; no entanto, algumas podem acomodar até 450kg. O uso de colchões antiderrapantes e almofadas de gel ou espuma pode evitar o deslizamento da paciente quando em posição de Trendelenburg. A mesa precisa ser grande o suficiente para acomodar lateralmente os membros superiores da paciente, o que é recomendado para reduzir o risco de lesão do plexo braquial e garantir que o cirurgião permaneça confortável em ortostatismo e consiga acessar o campo cirúrgico[12].

Como o tecido adiposo pode ser posicionado?

O aumento da circunferência abdominal pode impor mais desafios técnicos do que em uma paciente cujo peso se concentra mais ao longo dos quadris e na parte inferior do corpo. Diferentes técnicas de posicionamento do tecido corporal podem melhorar a ventilação e afinar a parede abdominal (por exemplo, fixá-lo caudalmente com pesos suaves ou fita). Há cirurgiões que advogam o reposicionamento do umbigo em local mais anatômico durante a incisão e a reposição do tecido adiposo em direção cefálica, quando a paciente é colocada em Trendelenburg[13].

Qual seria a melhor tromboprofilaxia no pós-operatório: farmacológica, mecânica ou ambas?

Com a tromboprofilaxia, o risco de tromboembolismo venoso é de 0% a 2% para as pacientes submetidas à cirurgia ginecológica benigna. Sem a tromboprofilaxia, segundo as diretrizes para fatores de risco de sangramento desenvolvidas pela revista do American College of Chest Physicians (CHEST), a estimativa é de 3% para cirurgia ginecológica benigna e de 6% para cirurgia ginecológica oncológica[14].

A obesidade é um fator de risco para tromboembolismo venoso independentemente da cirurgia. Alguns autores afirmam que a combinação, no intraoperatório, de tromboprofilaxia mecânica e farmacológica deve ser considerada para pacientes com obesidade mórbida, bem como que convém considerar a tromboprofilaxia pós-operatória após a alta para algumas pacientes obesas com comorbidades[15]. No entanto, as diretrizes do CHEST estabelecem recomendações específicas.

A tomada de decisão sobre a tromboprofilaxia deve ser fundamentada no risco de tromboembolismo venoso, que, por sua vez, pode ser estimado por meio de sistemas de pontuação, como o de Rogers ou de Caprini. A obesidade não aparece explicitamente no modelo de Rogers, mas está presente como variável no modelo de Caprini. Por outro lado, a pontuação estabelecida por Caprini não foi validada especificamente para a população ginecológica, acreditando-se que possa ser utilizada com base na experiência com outra cirurgia abdominopélvica. As diretrizes do CHEST indicam que, com pontuação 0 de Caprini (risco muito baixo de tromboembolismo venoso [< 0,5%] na ausência de tromboprofilaxia), nenhuma tromboprofilaxia específica é recomendada, a não ser a deambulação precoce.

No entanto, a pontuação para obesidade é 1, assim como a de uma pequena cirurgia, resultando no mínimo em 2 pontos para as pacientes obesas (baixo risco de tromboembolismo venoso [1,5%]), nas quais é recomendada a profilaxia mecânica. Se a pontuação de Caprini for de 3 ou 4 pontos (risco moderado [3%]), recomenda-se o uso de heparina ou profilaxia mecânica.

Fatores que podem aumentar ainda mais a pontuação de Caprini para 3 ou 4 na paciente obesa incluem idade de 41 a 60 anos (1 ponto), cirurgia laparoscópica grande ou aberta com mais de 45 minutos de duração (2 pontos), contraceptivos combinados ou terapia de reposição hormonal (1 ponto) e anormalidade pulmonar (por exemplo, apneia obstrutiva do sono) (1 ponto). Portanto, em pacientes obesas submetidas à laparoscopia com mais de 45 minutos de duração (pontuação de Caprini = 3) deve haver tromboprofilaxia, bem como para quaisquer pacientes obesas com idade entre 41 e 60 anos submetidas a uma pequena cirurgia (pontuação de Caprini = 3). Se a pontuação a Caprini chegar a 5 pontos ou mais (ou seja, alto risco de tromboembolismo venoso [6,0%]), deve-se proceder à tromboprofilaxia farmacológica e mecânica sobreposta.

A tromboprofilaxia adotada no pré-operatório deve continuar durante o período de internação. Em pacientes obesas submetidas à cirurgia ginecológica minimamente invasiva, a pontuação de Caprini pode estimar o risco de tromboembolismo venoso para prescrição de tromboprofilaxia mecânica, farmacológica ou de ambos os tipos. De acordo com as diretrizes do CHEST, em pós-operatórios de longo prazo, a profilaxia está indicada apenas para as pacientes com alto risco de malignidade abdominopélvica (por exemplo, 4 semanas) e não tem a obesidade como única indicação[16].

Considerações finais

A obesidade vem se tornando mais prevalente no mundo ocidental, e as alterações fisiológicas e comorbidades por ela provocadas tornam a cirurgia mais desafiadora, exigindo, portanto, otimização antes da cirurgia. Como se trata de uma enfermidade multifatorial, o tratamento precisa ser precoce, com ênfase na substituição de tecido adiposo por muscular esquelético e na melhora da capacidade funcional. Um conjunto de terapêuticas, como aporte proteico-calórico adequado, exercícios integrados e inibidores do apetite, promoverá o controle da doença e das complicações associadas. Cabe lembrar que a maior parte das enfermidades cardiovasculares e oncoginecológicas origina-se da obesidade não tratada ou não controlada.

Há boas evidências de que a abordagem vaginal minimamente invasiva é viável e preferível em pacientes obesas, e a atenção aos cuidados perioperatórios pode reduzir as complicações associadas à obesidade.

Referências

1. Yong PJ, Thurston J, Singh SS, Allaire C. Guideline No. 386-Gynaecologic Surgery in the Obese Patient. J Obstet Gynaecol Can Sep 2019; 41(9):1356-1370.e7. doi:10.1016/j.jogc.2018.12.005.
2. Durrer Schutz D, Busetto L, Dicker D et al. European Practical and Patient-Centred Guidelines for Adult Obesity Management in Primary Care. Obes Facts 2019; 12(1):40-66. doi:10.1159/000496183.
3. Jaacks LM, Vandevijvere S, Pan A, et al. The obesity transition: stages of the global epidemic. Lancet Diabetes Endocrinol 03 2019; 7(3):231-40. doi:10.1016/S2213-8587(19)30026-9.
4. Tronieri JS, Wadden TA, Walsh OA et al. Effects of liraglutide plus phentermine in adults with obesity following 1 year of treatment by liraglutide alone: A randomized placebo-controlled pilot trial. Metabolism 07 2019; 96:83-91. doi:10.1016/j.metabol.2019.03.005.
5. Chung F, Abdullah HR, Liao P. STOP-Bang Questionnaire: A Practical Approach to Screen for Obstructive Sleep Apnea. Chest Mar 2016; 149(3):631-8. doi:10.1378/chest.15-0903
6. Blikkendaal MD, Schepers EM, van Zwet EW, Twijnstra AR, Jansen FW. Hysterectomy in very obese and morbidly obese patients: a systematic review with cumulative analysis of comparative studies. Arch Gynecol Obstet Oct 2015; 292(4):723-38. doi:10.1007/s00404-015-3680-7.
7. Matthews KJ, Brock E, Cohen SA, Chelmow D. Hysterectomy in obese patients: special considerations. Clin Obstet Gynecol Mar 2014; 57(1):106-14. doi:10.1097/GRF.0000000000000005.
8. Driessen SR, Sandberg EM, la Chapelle CF, Twijnstra AR, Rhemrev JP, Jansen FW. Case-Mix Variables and Predictors for Outcomes of Laparos-

copic Hysterectomy: A Systematic Review. J Minim Invasive Gynecol 2016 Mar-Apr 2016; 23(3):317-30. doi:10.1016/j.jmig.2015.11.008

9. Bohlin KS, Ankardal M, Stjerndahl JH, Lindkvist H, Milsom I. Influence of the modifiable life-style factors body mass index and smoking on the outcome of hysterectomy. Acta Obstet Gynecol Scand Jan 2016; 95(1):65-73. doi:10.1111/aogs.12794

10. Bouwman F, Smits A, Lopes A et al. The impact of BMI on surgical complications and outcomes in endometrial cancer surgery – an institutional study and systematic review of the literature. Gynecol Oncol Nov 2015; 139(2):369-76. doi:10.1016/j.ygyno.2015.09.020.

11. Bratzler DW, Dellinger EP, Olsen KM et al. Clinical practice guidelines for antimicrobial prophylaxis in surgery. Surg Infect (Larchmt) Feb 2013; 14(1):73-156. doi:10.1089/sur.2013.9999.

12. Lamvu G, Zolnoun D, Boggess J, Steege JF. Obesity: physiologic changes and challenges during laparoscopy. Am J Obstet Gynecol Aug 2004; 191(2):669-74. doi:10.1016/j.ajog.2004.05.077.

13. Pelosi MA. Alignment of the umbilical axis: an effective maneuver for laparoscopic entry in the obese patient. Obstet Gynecol Nov 1998; 92(5):869-72. doi:10.1016/s0029-7844(98)00297-x.

14. Jorgensen EM, Hur HC. Venous Thromboembolism in Minimally Invasive Gynecologic Surgery: A Systematic Review. J Minim Invasive Gynecol 02 2019; 26(2):186-96. doi:10.1016/j.jmig.2018.08.025.

15. Feng JP, Xiong YT, Fan ZQ, Yan LJ, Wang JY, Gu ZJ. Efficacy of intermittent pneumatic compression for venous thromboembolism prophylaxis in patients undergoing gynecologic surgery: A systematic review and meta-analysis. Oncotarget Mar 2017; 8(12):20371-9. doi:10.18632/oncotarget.13620.

16. Gould MK, Garcia DA, Wren SM, et al. Prevention of VTE in nonorthopedic surgical patients: Antithrombotic Therapy and Prevention of Thrombosis, 9th ed: American College of Chest Physicians Evidence-Based Clinical Practice Guidelines. Chest Feb 2012; 141(2 Suppl):e227S-e277S. doi:10.1378/chest.11-2297.

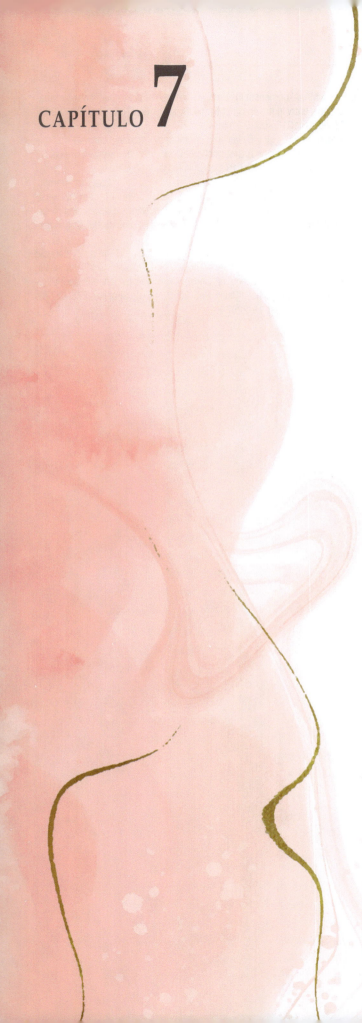

CAPÍTULO 7
Avaliação Perioperatória

Carolina Machado Melendez

Introdução

A avaliação perioperatória segue diretrizes propedêuticas e é considerada uma etapa de suma importância para o sucesso do tratamento. Além do conhecimento sobre patologia de base, a equipe assistente deve dispor de informações detalhadas sobre os diversos aspectos clínicos, técnicos e legais que envolvem o procedimento cirúrgico. Assim, este capítulo visa sistematizar as condutas baseadas em protocolos de manejo perioperatório de pacientes com indicação de tratamento cirúrgico com ênfase em uroginecologia.

Cuidados éticos e jurídicos

Antes da cirurgia, a paciente deve ter uma imagem concreta do que esperar após o procedimento: quais serão suas restrições e quais condições dolorosas ou problemas poderão ocorrer[1]. Esses questionamentos se tornam cada vez mais importantes, tendo em vista a abordagem minimamente invasiva e a busca pelo pronto retorno às atividades de rotina. A paciente deve ter a oportunidade de organizar-se para os períodos pré e pós-operatório[2].

O esclarecimento adequado e o consentimento são temas centrais da responsabilidade civil do médico do ponto de vista jurídico. O termo de consentimento contém dois componentes essenciais: informação clara e compreensão do conteúdo. À paciente é fornecida informação suficiente para chegar a uma decisão voluntária de aceitar ou negar o plano cirúrgico proposto. Seguindo a discussão, deve ser confirmada a compreensão da paciente sobre o procedimento, os riscos, os benefícios e as alternativas[1]. Quando há suspeita de algum grau de limitação de entendimento, pode ser sugerida uma avaliação neurológica ou psiquiátrica[2]. Caso a paciente seja considerada incapaz, o termo deve ser assinado por seu responsável legal[1].

O documento deve ter uma linguagem acessível e ser amplamente discutido. Alguns tópicos são de fundamental importância, como tratamentos alternativos cirúrgicos e não cirúrgicos, complicações anestésicas, lesão de órgãos adjacentes, complicações infecciosas, dor, sangramento, transfusão sanguínea, trombose venosa, tromboembolismo pulmonar e outras complicações perioperatórias. Se forem utilizados dispositivos ou malhas sintéticas, uma explicação detalhada deve ser disponibilizada para orientar a paciente sobre riscos, benefícios e complicações relacionadas a seu uso[2]. Algumas questões específicas das patologias do assoalho pélvico devem ser abordadas, como a recidiva de prolapsos, a incontinência urinária *de novo* e os fenômenos irritativos e/ou obstrutivos após a cirurgia de correção da incontinência urinária, seja por meio de próteses, seja por tecidos nativos.

A possibilidade de achados inesperados ou complicações que impeçam a realização da cirurgia proposta também deve ser abordada, assim como a mudança de plano cirúrgico e/ou a concorrência de outro cirurgião em caso de complicações.

O documento deve ser assinado antes do procedimento proposto em duas vias, ficando uma com a paciente e a outra devidamente anexada ao prontuário[1].

Posicionamento e ergonomia

Para qualquer cirurgia, o posicionamento correto da paciente é essencial para prevenir lesões nervosas e teciduais por pressão. Além disso, garante acesso adequado ao sítio cirúrgico, otimizando a atuação técnica da equipe. Essa é uma questão médico-legal associada ao cirurgião e não deve ser delegada a outros profissionais. Também é importante na avaliação pré-operatória a análise de qualquer disfunção neurológica (sensorial ou motora) ou limitações de movimentos, especialmente quando relacionadas com artropatias ou próteses articulares. Essa observação é útil para comparação com possíveis alterações pós-operatórias[3].

A litotomia consiste em uma posição supina com as pernas separadas e os quadris e joelhos flexionados em ângulos variáveis. A litotomia convencional é utilizada em diversos procedimentos urológicos, ginecológicos e proctológicos e pode ser associada à posição de litotomia (Figura 7.1).

Uma variedade de perneiras têm sido utilizadas para sustentar as pernas nessa posição. A paciente deve ter ambas as pernas posicionadas simultaneamente pelos cirurgiões a fim de evitar torção da coluna lombar e extensão da articulação coxofemoral. Os membros inferiores devem ser retirados da posição de litotomia da mesma maneira. Os braços podem estar abduzidos em braçadeiras ou atados ao longo da lateral da paciente[4].

Quando os braços estiverem ao longo do corpo, cabe atentar para o momento de remoção ou rebaixamento do apoio das pernas de algumas mesas cirúrgicas para possibilitar acesso ao períneo ou à pelve da paciente,

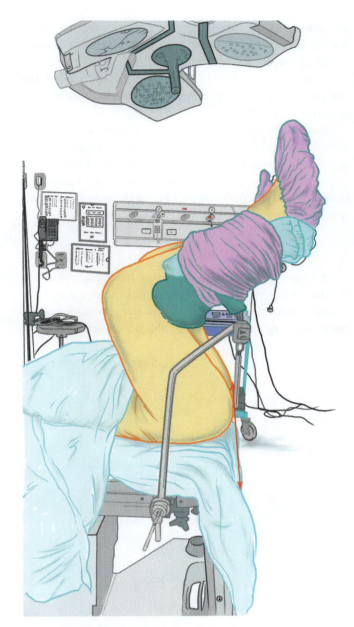

Figura 7.1 Posição de litotomia para cirurgia vaginal. Observe o ângulo adequado entre perna-coxa e coxa-quadril, bem como as perneiras acolchoadas e protegidas do contato direto do membro inferior com metal ou superfícies duras. Observe também (linha vermelha vertical) as nádegas levemente além da borda da mesa cirúrgica para criar espaço para instrumentação auxiliar livremente.

uma vez que durante o manejo pode acontecer a amputação acidental dos dedos (já descrito na literatura)[5].

Na posição de litotomia, o retorno venoso é normalmente aumentado quando comparado ao observado na posição supina. Apesar de ser um efeito discreto e transitório, outros efeitos fisiológicos dessa posição dependem da mobilidade corporal prévia[6,7]. A pressão abdominal pode aumentar o suficiente para obstruir o retorno venoso e causar hipotensão. Pode ocorrer compressão diafragmática por conteúdo, resultando em redução da capacidade respiratória e da complacência pulmonar e aumento da pressão inspiratória, principalmente em mulheres obesas[8] em litotomia forçada associada à posição de Trendelenburg[9].

Vários tipos de lesões nervosas em membros inferiores podem ocorrer em virtude da posição de litotomia (Figuras 7.2 e 7.3).

Na maior parte dos casos, os efeitos são transitórios. Como orientação geral, a paciente deve estar com quadris e joelhos posicionados confortavelmente no pré-operatório e as pernas devem ser posicionadas sem pressão na fossa poplítea[3,10]. Os cuidados no posicionamento de litotomia estão listados na Tabela 7.1.

Rotinas perioperatórias

A anamnese completa e o exame físico adequado são fundamentais para o estadiamento da doença e o planejamento cirúrgico. Além de dados uroginecológicos específicos, é necessária uma avaliação clínica minuciosa sobre medicações de uso crônico (incluindo fitoterápicos), álcool, tabaco e outras drogas que possam interferir tanto no transoperatório como no resultado tardio do procedimento[4]. Também é importante garantir que a paciente contará com o suporte domiciliar necessário para a recuperação pós-cirúrgica[11].

É de conhecimento geral que o estresse cirúrgico induz um estado catabólico que leva a aumento do débito cardíaco, hipoxia tecidual relativa e aumento da resistência

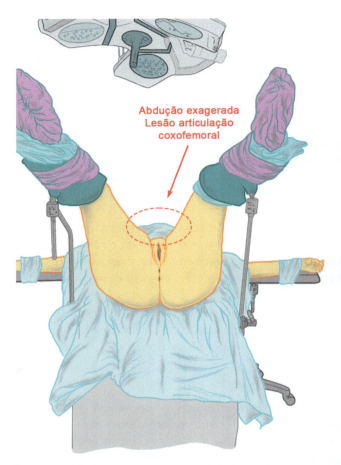

Figura 7.3 Abdução exagerada das coxas, principalmente das mais pesadas, pode provocar lesões nas articulações coxofemorais.

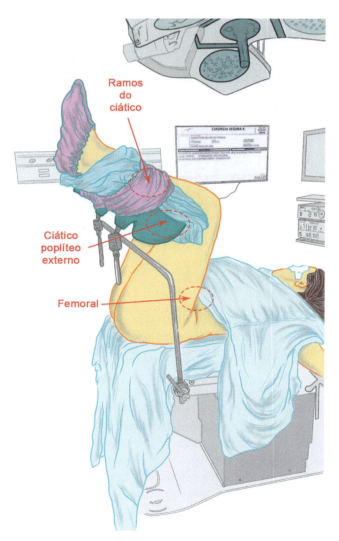

Figura 7.2 Nervos sujeitos a compressões ou estiramentos e suas localizações na posição de litotomia para cirurgia vaginal.

Tabela 7.1 Cuidados no posicionamento de litotomia[3]

Mínimo de abdução e rotação externa do quadril
Proteção dos quadris, lateral da fíbula, coxas e calcanhares
Os quadris e os joelhos devem ser moderadamente flexionados e estar com sustentação adequada
O peso dos membros inferiores deve ser direcionado para a sola dos pés
As perneiras devem ser ajustadas de modo que tecidos não entrem em contato com alguma superfície metálica não revestida e suas laterais não comprimam proeminências ósseas, posterior de coxa ou tendão de Aquiles
Na presença de próteses articulares ou limitações de movimento relacionadas com patologias reumatológicas, avaliar o posicionamento mais confortável antes do procedimento, com a paciente acordada

à insulina, promove um estado pró-trombótico e altera as funções pulmonar e gastrointestinal[12]. Essa resposta pode acarretar disfunções orgânicas com aumento da morbidade, prolongando a recuperação cirúrgica[13]. Essa extensão do período de convalescença pode propiciar a infecção hospitalar e a trombose venosa profunda, tendo impacto negativo na qualidade de vida[14] e aumentando os custos[15].

O conceito *fast-track* em cirurgia, também denominado *Enhanced Recovery After Surgery* (ERAS), foi desenvolvido com o objetivo de manter a fisiologia normal no período perioperatório, otimizando o desfecho sem, contudo, aumentar a incidência de complicações pós-operatórias ou readmissões hospitalares. Para tanto, são combinadas diversas estratégias que constituem um programa de gerenciamento adequado do perioperatório (Tabela 7.2)[16,17]. A cirurgia colorretal foi a primeira subespecialidade a implementar o programa ERAS com excelentes resultados[18-24]. Logo que a ginecologia iniciou a implementação

Tabela 7.2 Recomendações das diretrizes ERAS para ginecologia/oncologia ginecológica[16]

Item	Recomendação
Informação, educação e aconselhamento no pré-operatório	As pacientes e familiares devem receber aconselhamento cuidadoso de modo rotineiro no pré-operatório
Cuidados no pré-operatório	O consumo de tabaco e álcool (abuso) deve ser interrompido entre 4 e 8 semanas antes da cirurgia; a tricotomia não deve ser feita de rotina; caso esteja indicada, não deve ser realizada com lâmina; o uso de estrogênios tópicos em mulheres na pós-menopausa reduz complicações pós-operatórias
Preparação intestinal no pré-operatório	A preparação mecânica do intestino não deve ser utilizada rotineiramente nas cirurgias vaginais e vulvares
Jejum de carboidratos no pré-operatório	Jejum para sólidos até 6 a 8 horas antes da indução anestésica. Líquidos claros (incluindo carboidratos orais) devem ser permitidos até 2 horas antes do procedimento
Medicamentos pré-anestésicos	As pacientes não devem receber rotineiramente medicação sedativa de longa ou curta duração antes da cirurgia, pois ela atrasa a recuperação no pós-operatório imediato
Profilaxia de tromboembolismo	As pacientes devem receber compressão pneumática intermitente (se disponível) e profilaxia farmacológica com heparina de baixo peso molecular ou não fracionada. A quimioprofilaxia deve iniciar no perioperatório e ser mantida durante todo o período de internação hospitalar
Profilaxia antimicrobiana	Profilaxia de rotina com antibióticos intravenosos deve ser administrada entre 30 e 60 minutos antes da cirurgia. Devem ser administradas doses adicionais durante operações prolongadas de acordo com a meia-vida do medicamento. Preparação com clorexidina é superior à iodopovidona para antissepsia e assepsia
Evitar sondas e tubos	O uso de drenos peritoneais ou subcutâneos e sonda nasogástrica deve ser evitado após cirurgias abdominais
Prevenção intraoperatória de hipotermia	A manutenção intraoperatória da normotermia com dispositivo de aquecimento adequado e líquidos intravenosos aquecidos deve ser adotada rotineiramente para manter a temperatura corporal
Manejo de náuseas e vômitos no pós-operatório	Uma abordagem multimodal da profilaxia de náuseas e vômitos no pós-operatório deve ser adotada em todas as pacientes com dois ou mais fatores de risco
Controle perioperatório da hiperglicemia	O índice de glicemia deve ser mantido < 200mg/dL em pacientes diabéticas e não diabéticas
Protocolo anestésico padrão e manejo perioperatório de líquidos	Uso de medicação anestésica de curta duração; monitoramento objetivo do bloqueio neuromuscular e assegurar reversão completa; uso de líquidos estritamente para manter a volemia; em caso de histerectomia, dar preferência à anestesia preemptiva; em cirurgias abdominais, usar bupivacaína previamente em sítio incisional
Drenagem urinária	A drenagem intermitente da bexiga via transuretral pode ser recomendada em procedimentos vaginais; cateteres de demora devem ser removidos assim que possível para cirurgias vaginais e vulvares
Analgesia pós-operatória	Um protocolo de analgesia multimodal pós-operatória deve ser utilizado rotineiramente e a prescrição de opioides para uso domiciliar deve ser desencorajada; a combinação de paracetamol e anti-inflamatórios não esteroides pode ser utilizada
Cuidados com curativos perioperatórios	Tampão vaginal não diminui o sangramento e não previne a formação de hematomas ou o aumento da dor pós-operatória; caso seja utilizado, o tampão vaginal deve ser removido em até 24 horas; curativos oclusivos podem ser utilizados após procedimentos a *laser* na vulva
Cuidados nutricionais no perioperatório	As pacientes devem ser triadas para o estado nutricional e, se estiverem sob risco de subnutrição, devem receber apoio nutricional ativo no pós-operatório; as pacientes devem ser encorajadas a consumir alimentos normais assim que recuperarem a lucidez, nas primeiras 24 horas após o procedimento
Mobilização precoce	Imobilização prolongada aumenta o risco de pneumonia, resistência à insulina e fraqueza muscular. As pacientes devem, portanto, ser mobilizadas

Fonte: adaptada de Altman et al. (2020)[17].

do protocolo, os resultados foram encorajadores tanto nas patologias benignas como na oncologia ginecológica (aplicados tanto na abordagem aberta como na minimamente invasiva)[25].

Os benefícios da utilização das diretrizes ERAS incluem menor tempo de internação hospitalar, diminuição da dor pós-operatória e da necessidade de analgesia, retorno mais rápido da função intestinal, redução da incidência de complicações e readmissão hospitalar e aumento da satisfação da paciente. A implementação do conceito *fast-track* não demonstrou aumento das taxas de mortalidade ou reoperações[16].

Cuidados no pós-operatório imediato

As principais queixas da paciente uroginecológica no pós-operatório imediato são constipação, sangramento vaginal, sensação de esvaziamento vesical incompleto e questões referentes aos documentos legais (planos de saúde, seguridade social, atestados e resultados de exames laboratoriais). Logo, todas as orientações devem ser passadas de maneira clara e objetiva para facilitar a compreensão da paciente e de seus familiares[26].

Material informativo e educacional por escrito, fornecido no pré-operatório, parece ser mais efetivo do que apenas a explicação verbal para diminuir as queixas e aumentar a satisfação da paciente após o procedimento cirúrgico[27-30]. Ambas as abordagens são indicadas e parecem diminuir a ansiedade da paciente em relação à cirurgia, bem como os episódios de dor e náusea no pós-operatório, contribuindo também para melhor aceitação da alta hospitalar precoce[31,32].

Situações especiais na cirurgia uroginecológica

A paciente obesa apresenta potencial maior de complicações pós-operatórias. O alto índice de massa corporal (IMC) associa-se a risco maior de eventos tromboembólicos[33] e infecções de ferida operatória, esta última provavelmente relacionada com o efeito da desregulação imunológica causada pela obesidade e por comorbidades associadas, como diabetes, hipertensão, cardiopatias, apneia obstrutiva do sono e via aérea difícil[34]. Além disso, as pacientes obesas apresentam mais chances de conversão da via laparoscópica para laparotômica, o que por si só aumenta o risco de complicações pós-cirúrgicas[35,36].

Sabe-se que a obesidade atua como fator de risco modificável na fisiopatologia das disfunções do assoalho pélvico e que a simples perda de peso já alivia os sintomas da doença[37]. Apesar de não ter impacto negativo no acompanhamento de cirurgias de incontinência urinária, os índices de qualidade de vida são mais baixos do que o das mulheres eutróficas e parece aumentar o risco de recidiva das cirurgias de prolapso[33].

A cirurgia uroginecológica na paciente muito idosa também pode ser desafiadora em virtude da alta prevalência de comorbidades. Entretanto, a taxa de complicações pós-operatórias é relativamente baixa, o que faz a idade isoladamente não ser considerada uma contraindicação ao tratamento cirúrgico[38]. As complicações mais frequentes são infecção do trato urinário inferior e descompensações metabólicas caraterísticas das doenças cardíacas e pulmonares, se preexistentes[39]. Surpreendentemente comum nas pacientes idosas, a desnutrição é causada principalmente por dietas hipoproteicas. Pacientes com deficiência nutricional têm risco três vezes maior de complicações pós-operatórias e cinco vezes maior de mortalidade. Além disso, há a associação à internação prolongada e ao aumento das taxas de readmissão hospitalar, bem como ao aumento dos custos.

Cabe ressaltar que a paciente com quadro demencial ou capacidade funcional limitada costuma demandar cuidado domiciliar mais intenso e apresentar taxa maior de readmissão hospitalar[11,38,39].

Referências

1. Wallwiener D, Becker S, Beckmann MW et al. Tratamento pré e pós-operatório. In: Wallwiener D, Becker S, Beckmann MW et al. organizadores. Atlas de Cirurgia Ginecológica. 7. ed. Porto Alegre: Artmed, 2012: 1-6.
2. Marshall DD, Gutman RE. Perioperative Medical Evaluation. In: Rogers RG, Sung VW, Thakar R, Iglesia CB (eds.) Female Pelvic Medicine & Reconstructive Surgery: Clinical Practice & Surgical Atlas. 1. ed. Nova York: McGraw Hill Education, 2013: 413-24.
3. Chan JK, Manetta A. Prevention of femoral nerve injuries in gynecologic surgery. Am J Obstet Gynecol 2002; 186(1):1-7.
4. Sze EH. An Alternate Approach to Using Candy Cane Stirrups in Vaginal Surgery. Obstet Gynecol 2019; 133(4):666-8.
5. Courington FW, Little Jr D. The role of posture in anesthesia. Clin Anesth 1968; 3:24-54.
6. Gaffney FA, Bastian BC, Thal ER, Atkins JM, Blomqvist CG. Passive leg raising does not produce a significant or sustained autotransfusion effect. J Trauma 1982; 22(3):190-3.
7. Borodiciene J, Gudaityte J, Macas A. Lithotomy versus jack-knife position on haemodynamic parameters assessed by impedance cardiography during anorectal surgery under low dose spinal anaesthesia: a randomized controlled trial. BMC Anesthesiol 2015; 15:74.
8. Zhao X, Huang S, Wang Z, Chen L, Li S. Relationship Between Respiratory Dynamics and Body Mass Index in Patients Undergoing General Anesthesia with Laryngeal Mask Airway (LMA) and Comparison Between Lithotomy and Supine Positions. Med Sci Monit 2016; 22:2706-13.
9. Choi SJ, Gwak MS, Ko JS et al. The effects of the exaggerated lithotomy position for radical perineal prostatectomy on respiratory mechanics. Anaesthesia 2006; 61:439.
10. Warner MA, Warner DO, Harper CM, Schroeder DR, Maxson PM. Lower extremity neuropathies associated with lithotomy positions. Anesthesiology 2000; 93(4):938-42.
11. Nosti PA, Sokol AI. Postoperative Care of Patients with Functional Disorders of the Pelvic Floor. In: Rogers RG, Sung VW, Thakar R, Iglesia CB

(eds.) Female Pelvic Medicine & Reconstructive Surgery: Clinical Practice & Surgical Atlas. 1. ed. Nova York: McGraw Hill Education, 2013: 424-40.

12. Nelson G, Bakkum-Gamez J, Kalogera E et al. Guidelines for perioperative care in gynecologic/oncology: Enhanced Recovery After Surgery (ERAS) Society recommendations-2019 update. Int J Gynecol Cancer 2019; 29(4):651-68.

13. Kehlet H, Wilmore DW. Evidence-based surgical care and the evolution of fast-track surgery. Ann Surg 2008; 248(2):189-98.

14. Wilmore DW. From Cuthbertson to fast-track surgery: 70 years of progress in reducing stress in surgical patients. Ann Surg 2002; 236(5):643-8.

15. Sharma A, Sharp DM, Walker LG, Monson JR. Predictors of early postoperative quality of life after elective resection for colorectal cancer. Ann Surg Oncol 2007; 14(12):3435-42.

16. ACOG Committee Opinion No. 750 Summary: Perioperative Pathways: Enhanced Recovery After Surgery. Obstet Gynecol 2018; 132(3):801-2.

17. Altman AD, Robert M, Armbrust R et al. Guidelines for vulvar and vaginal surgery: Enhanced Recovery After Surgery Society recommendations. Am J Obstet Gynecol 2020; 223(4):475-85.

18. Varadhan KK, Neal KR, Dejong CH, Fearon KC, Ljungqvist O, Lobo DN. The enhanced recovery after surgery (ERAS) pathway for patients undergoing major elective open colorectal surgery: a meta-analysis of randomized controlledtrials. Clin Nutr 2010; 29(4):434-40.

19. Khoo CK, Vickery CJ, Forsyth N, Vinall NS, Eyre-Brook IA. A prospective randomized controlled trial of multimodal perioperative management protocol in patients undergoing elective colorectal resection for cancer. Ann Surg 2007; 245(6):867-72.

20. Gatt M, Anderson AD, Reddy BS, Hayward-Sampson P, Tring IC, MacFie J. Randomized clinical trial of multimodal optimization of surgical care in patients undergoing major colonic resection. Br J Surg 2005; 92(11):1354-62.

21. Delaney CP, Zutshi M, Senagore AJ, Remzi FH, Hammel J, Fazio VW. Prospective, randomized, controlled trial between a pathway of controlled rehabilitation with early ambulation and diet and traditional postoperative care after laparotomy and intestinal resection. Dis Colon Rectum 2003; 46(7):851-9.

22. Anderson AD, McNaught CE, MacFie J, Tring I, Barker P, Mitchell CJ. Randomized clinical trial of multimodal optimization and standard perioperative surgical care. Br J Surg 2003; 90(12):1497-504.

23. Serclová Z, Dytrych P, Marvan J et al. Fast-track in open intestinal surgery: prospective randomized study (Clinical Trials Gov Identifier no. NCT00123456). Clin Nutr 2009; 28(6):618-24.

24. Muller S, Zalunardo MP, Hubner M, Clavien PA, Demartines N. Zurich Fast Track Study Group. A fast-track program reduces complications and length of hospital stay after open colonic surgery. Gastroenterology 2009; 136(3):842-7.

25. Carter-Brooks CM, Du AL, Ruppert KM, Romanova AL, Zyczynski HM. Implementation of an urogynecology-specific enhanced recovery after surgery (ERAS) pathway. Am J Obstet Gynecol 2018; 219(5):495.e1-10.

26. Iwanoff C, Giannopoulos M, Salamon C. Follow-up postoperative calls to reduce common postoperative complaints among urogynecology patients. Int Urogynecol J 2019; 30(10):1667-72.

27. Waller A, Forshaw K, Bryant J, Carey M, Boyes A, Sanson-Fisher R. Preparatory education for cancer patients undergoing surgery: A systematic review of volume and quality of research output over time. Patient Educ Couns 2015; S0738-3991(15)00229-3.

28. Powell R, Scott NW, Manyande A et al. Psychological preparation and postoperative outcomes for adults undergoing surgery under general anaesthesia. Cochrane Database Syst Rev 2016; 26(5):CD008646.

29. Wang F, Li CB, Li S, Li Q. Integrated interventions for improving negative emotions and stress reactions of young women receiving total hysterectomy. Int J Clin Exp Med 2014; 7(1):331-6.

30. Angioli R, Plotti F, Capriglione S et al. The effects of giving patients verbal or written pre-operative information in gynecologic oncology surgery: a randomized study and the medical-legal point of view. Eur J Obstet Gynecol Reprod Biol 2014; 177:67-71.

31. de Aguilar-Nascimento JE, Leal FS, Dantas DC et al. Preoperative education in cholecystectomy in the context of a multimodal protocol of perioperative care: a randomized, controlled trial. World J Surg 2014; 38(2): 357-62.

32. Cavallaro PM, Milch H, Savitt L et al. Addition of a scripted pre-operative patient education module to an existing ERAS pathway further reduces length of stay. Am J Surg 2018; 216(4):652-7.

33. Haverkorn RM, Williams BJ, Kubricht 3rd WS, Gomelsky A. Is obesity a risk factor for failure and complications after surgery for incontinence and prolapse in women? J Urol 2011; 185(3):987-92.

34. Poirier P, Alpert MA, Fleisher LA et al. Cardiovascular evaluation and management of severely obese patients undergoing surgery: a science advisory from the American Heart Association. Circulation 2009; 120(1): 86-95.

35. Dindo D, Muller MK, Weber M, Clavien PA. Obesity in general elective surgery. Lancet 2003; 361(9374):2032-5.

36. Schumann R, Jones SB, Ortiz VE et al. Best practice recommendations for anesthetic perioperative care and pain management in weight loss surgery. Obes Res 2005; 13(2):254-66.

37. Richter HE, Burgio KL, Clements RH, Goode PS, Redden DT, Varner RE. Urinary and anal incontinence in morbidly obese women considering weight loss surgery. Obstet Gynecol 2005; 106(6):1272-7.

38. Unger CA, Hickman LC, Mitchell-Handley B, Barber MD, Ridgeway B. The Incidence of Perioperative Adverse Events in the Very Elderly Undergoing Urogynecologic Surgery. Female Pelvic Med Reconstr Surg 2016; 22(6):425-9.

39. Körnig M, Brühlmann E, Günthert A, Christmann C. Intra-, peri- and postoperative complications in pelvic organ prolapse surgery in geriatric women. Eur J Obstet Gynecol Reprod Biol 2018; 224:142-5.

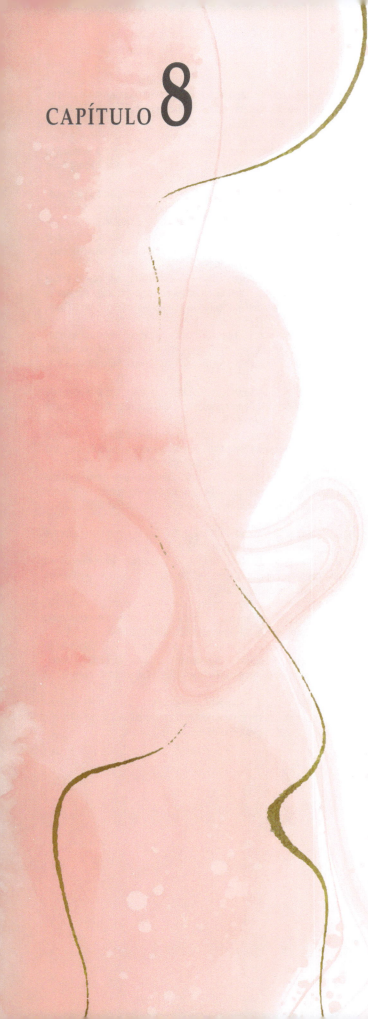

CAPÍTULO 8

Anestesia para Cirurgia via Vaginal

Cristine Formighieri
Rafael Klein Gomes

Introdução

A cirurgia ginecológica apresenta diferentes abordagens pré-operatórias em razão da variedade de procedimentos – tanto de porte como de trauma cirúrgico. As cirurgias podem ser de superfície, intraperitoneais, vaginais, abdominais, laparoscópicas e minimamente invasivas, de pequeno, médio e grande porte, iniciando pelas biópsias de vulva, vagina, colo do útero e endométrio, passando por cirurgias funcionais perineais e cirurgias em órgãos pélvicos, sejam elas conservadoras ou não, até grandes cirurgias, como nos casos de endometriose profunda e cirurgias de câncer, exigindo diferentes cuidados pós-operatórios.

A cirurgia ginecológica vem se adaptando a novas técnicas cirúrgicas, visando não somente à redução dos custos hospitalares, mas à conveniência da paciente em relação à alta hospitalar precoce.

A via vaginal consiste em uma alternativa vantajosa em relação à laparotomia, com pós-operatório menos doloroso e período mais curto de internação.

A cirurgia vaginal responde a todos os critérios que definem a cirurgia moderna. As complicações são menores e menos graves, há menos estresse perioperatório, e a paciente deambula e tem alta mais precoce, retornando mais rápido às suas atividades.

A evolução pré-operatória completa, bem como os cuidados perioperatórios, é essencial no preparo da paciente uroginecológica.

Epidemiologia

A cada ano, mais de 230 milhões de pacientes são submetidas a algum procedimento cirúrgico em todo o mundo. No Brasil, de acordo com o Datasus, mais de um milhão de procedimentos ginecológicos e obstétricos foram realizados pelo Sistema Único de Saúde (SUS) em 2017. Entre as 156 mil cirurgias ginecológicas realizadas, os procedimentos de médio porte mais frequentes foram:

- Histerectomias (99.511).
- Colpoperineoplastias (22.509).
- Ooforectomias/ooforoplastias (17.852).
- Salpingectomias/salpingoplastias (11.604).
- Miomectomias (4.473).

As cirurgias ginecológicas estão entre as mais frequentes. Entretanto, 4,7% a 26,2% das mulheres submetidas a esses procedimentos experimentam dor crônica no pós-operatório. A dor aguda é um fator de risco modificável para o desenvolvimento de dor crônica pós-operatória e um componente-chave para uma melhor recuperação pós-cirúrgica (protocolo ERAS*).

A analgesia multimodal, a administração de dois ou mais agentes analgésicos ou procedimentos como bloqueios de nervos regionais exercem seus efeitos bloqueando de diferentes maneiras as vias nociceptivas e contribuindo para a otimização da dor aguda pós-operatória.

A analgesia multimodal, conforme estabelecido pelo protocolo ERAS para cirurgia ginecológica, tem demonstrado reduzir a exigência de opioides, minimizando a incidência de náusea e vômito no pós-operatório, além de possibilitar uma alta precoce, reduzindo inclusive os custos para o sistema de saúde.

A busca por procedimentos minimamente invasivos e de baixa morbimortalidade, associado à redução dos custos, teve início no século XIX.

A cirurgia via vaginal, também chamada de técnica de cirurgia por orifícios naturais, refere-se a vias de acesso cirúrgico através de orifícios existentes no corpo humano. Por meio dessas vias é possível obter acessos cirúrgicos sem incisões externas. Os objetivos principais desse tipo de acesso cirúrgico são minimizar o trauma cirúrgico, promover a recuperação mais rápida das pacientes e diminuir a dor pós-operatória e os custos hospitalares, além de possibilitar uma alta precoce.

Vantagens da cirurgia via vaginal

Inúmeros benefícios estão associados à técnica de acesso cirúrgico via vaginal, os quais podem ser divididos em intra e pós-operatórios. Os benefícios intraoperatórios incluem o uso e a introdução de instrumentos cirúrgicos paralelamente aos grandes vasos retroperitoneais e não de maneira perpendicular, como acontece com os trocartes nas cirurgias laparoscópicas, o uso de menor pressão de CO_2 ou não exigir pneumoperitônio,

cirurgias mais ergonômicas e a possibilidade de utilização de instrumentos de calibre maior em relação aos usados em laparoscopia. Entre as vantagens pós-operatórias destacam-se custos mais baixos, possibilidade de realizar o procedimento em locais com menos recursos, risco menor de herniação, risco mínimo de eventração, risco menor de infecção da cicatriz operatória e de aderências, menos dor no pós-operatório e maior satisfação tanto das pacientes como dos cirurgiões.

A técnica de histerectomia vaginal, descrita por Heaney em 1934, apresenta algumas vantagens em relação à via abdominal. A via vaginal reduz a manipulação das alças intestinais e promove um pós-operatório menos doloroso, além de reduzir o tempo de internação e de convalescença. Para a realização da histerectomia por essa via, é imprescindível o posicionamento da paciente em litotomia forçada, o que às vezes pode estar relacionado com repercussões hemodinâmicas significativas.

Na abordagem por via vaginal estimam-se tempo cirúrgico e resposta inflamatória pós-operatória menores em comparação com a via abdominal. Mesmo nas pacientes com úteros com mais de 250 gramas, a via vaginal possibilita menos tempo de internação e íleo pós-operatório em relação à via abdominal, sem aumento da morbidade.

É de suma importância uma avaliação pré-anestésica rigorosa das pacientes submetidas a esse posicionamento, principalmente dos fatores associados a cardiopatias prévias, fatores clínicos relacionados com a paciente, sua capacidade funcional e fatores associados à cirurgia em si. A estratificação do risco objetiva propiciar mudanças no manejo perioperatório com intuito de diminuir a morbimortalidade. Em casos selecionados é possível adiar a cirurgia em razão de sintomas instáveis e promover um preparo pré-operatório específico, como estabilização farmacológica, volêmica ou mecânica, realizar intervenções pré-operatórias ou até mesmo optar por mudanças na monitorização intraoperatória e, se necessário, definir um pós-operatório em unidade de terapia intensiva.

O posicionamento cirúrgico utilizado é a litotomia forçada com cefalodeclive, a qual combina as piores características de ambas as posições isoladamente. Na paciente em litotomia forçada ocorre a compressão das vísceras abdominais com subsequente elevação do diafragma e compressão pulmonar (levando ao aumento das pressões intratorácicas e à alteração na relação ventilação-perfusão), bem como redução do retorno venoso. Na posição de cefalodeclive aumentam o consumo de oxigênio pelo miocárdio e a pressão intracraniana e há vasodilatação reflexa. Além disso, constituem riscos associados ao posicionamento cirúrgico: síndrome do compartimento abdominal, rabdomiólise, neuropatias, disjunção da sínfise púbica, isquemia de membros inferiores, úlceras e

---

*Sigla em inglês para *Enhanced Recovery After Surgery*, que consiste em um conjunto de medidas perioperatórias destinadas a melhorar a recuperação da paciente e diminuir o tempo de internação e as complicações pós-operatórias.

alopecia de pressão, além da hipotensão arterial. Às vezes, em virtude da baixa tolerância à posição, é necessário o controle da ventilação.

A combinação de técnicas anestésico-cirúrgicas adequadas oferece maior segurança e diminui a mortalidade em casos críticos. A técnica de histerectomia vaginal é segura em pacientes com cardiopatia grave; no entanto, apresenta alterações hemodinâmicas decorrentes do posicionamento que podem ser mal toleradas e acarretar graves complicações cardiovasculares.

Técnicas anestésicas para cirurgia vaginal

Tanto a anestesia espinal como a geral são técnicas amplamente utilizadas e aceitas para procedimentos cirúrgicos via vaginal e doenças do assoalho pélvico.

Há muitas potenciais vantagens associadas à anestesia regional, comparada à anestesia geral, mas ainda não é possível quantificar esses benefícios em termos de relevância em longo prazo. Há interesse considerável em melhorar a qualidade da analgesia pós-operatória com técnicas regionais. Alguns estudos relataram benefícios da anestesia regional. Carli e cols., por exemplo, encontraram melhora funcional em pacientes que receberam anestesia do neuroeixo em 6 semanas após a cirurgia, enquanto outros autores relataram melhor controle da dor em 9,5 semanas de pós-operatório em pacientes que receberam opioides no neuroeixo. Entretanto, a maioria dos estudos compara a anestesia regional suplementando a anestesia geral e poucos compararam os resultados após anestesia geral *versus* anestesia regional isolada.

O bloqueio do nervo pudendo com injeção de anestésico local é usado em cirurgias pequenas da vagina e do períneo. A inervação sensitiva e motora do períneo deriva do nervo pudendo, que é composto pela divisão anterior primária do segundo, terceiro e quarto nervos sacrais. Apesar de a anestesia do neuroeixo ainda ser a técnica de escolha para melhor analgesia pós-operatória, o bloqueio do nervo pudendo surge como alternativa para otimizar a analgesia em pacientes com contraindicação ao bloqueio neuroaxial.

As contraindicações do bloqueio pudendo são: recusa da paciente, falta de cooperação da paciente, sensibilidade aos anestésicos locais, presença de infecção em estruturas adjacentes e alteração de coagulação. As contraindicações para bloqueio do neuroeixo são as mesmas independentemente do tipo de cirurgia. Entre as *contraindicações absolutas*, encontram-se recusa da paciente, infecção do sítio de punção, coagulopatias e pressão intracraniana elevada. As *contraindicações relativas* incluem infecção em sítio anatômico distante do sítio da punção, doença neurológica indeterminada ou em progressão, hipovolemia e duração não estimada do procedimento cirúrgico. As pacientes com estenose aórtica devem ser avaliadas individualmente, de acordo com o grau de repercussão da doença. Nas que sofreram manipulação cirúrgica da coluna não há impedimento, desde que o anestesiologista esteja ciente da possibilidade de punção mais difícil.

Considerações finais

A cirurgia e o controle clínico da paciente têm apresentado avanços importantes que se refletiram diretamente na queda das taxas de morbimortalidade nas pacientes submetidas a procedimentos cirúrgicos.

A uroginecologia está equipada com uma variedade de opções cirúrgicas para o tratamento de distúrbios do assoalho pélvico. A melhor cirurgia sempre deverá levar em conta as características específicas da paciente e seus objetivos com a cirurgia.

A escolha da técnica anestésica deve ser individualizada, mas, sempre que possível, deve ser preferida a anestesia do neuroeixo, pois estudos mostram significativa diminuição da dor em pacientes que receberam raquianestesia em até 2 semanas de pós-operatório.

A analgesia multimodal deve ser sempre administrada, independentemente da técnica anestésica escolhida, por melhorar o controle pós-operatório da dor, minimizando os efeitos adversos do uso de opioides e prevenindo náuseas e vômitos no pós-operatório.

A infiltração de anestésico local no nervo pudendo ou o bloqueio do nervo paracervical deve ser considerado para otimizar a analgesia.

Leituras complementares

Carli F, Mayo N, Klubien K, Schricker T, Trudel J, Belliveau P. Epidural analgesia enhances functional exercise capacity and health-related quality of life after colonic surgery. Results of a randomized trial. Anesthesiology 2002; 97:540-9.

Gollop T et al. Cirurgia por orifícios naturais: novo conceito em cirurgia minimamente invasiva. Einstein 2010; 8(1).

Junior RC et al. Repercussões hemodinâmicas do posicionamento em litotomia exagerada para histerectomia vaginal em paciente cardiopata. Relato de caso. Rev Bras Anestesiologia 2006; 56(1).

Munro A, Sjaus A, George R. Anesthesia and analgesia for gynecological surgery. Current Opinion Anesthesiology 2018 Jun; 31(3):274-279.

Purwar B, Ismail KM, Turner N et al. General or Spinal Anaesthetic for Vaginal Surgery in Pelvic Floor Disorders (GOSSIP): a feasibility randomised controlled trial. Int Urogynecol J 2015; 26:1171-8.

Smith PE, Hade EM, Tan Y et al. Mode of anesthesia and major perioperative outcomes associated with vaginal surgery. Int Urogynecol J 2020; 31:181-9.

Sprung J, Sanders MS, Warner ME et al. Pain relief and functional status after vaginal hysterectomy: intratecal versus general anesthesia. Canadian Journal of Anesthesia 2006; 53:690-700.

Urbanetz A A. Urgências e Emergências em Ginecologia e Obstetrícia. 1. ed. São Paulo (SP): Manole, 2019.

Weinschenk S, Hollmann MW, Strowitzki T. New perineal injection technique for pudendal nerve infiltration in diagnostic and therapeutic procedures. Arch Gynecol Obstet 2016; 293:805-13.

SEÇÃO II

TERAPÊUTICAS NÃO CIRÚRGICAS

Terapêutica Conservadora em Uroginecologia – Fisioterapia do Assoalho Pélvico

CAPÍTULO 9

Laira Ramos

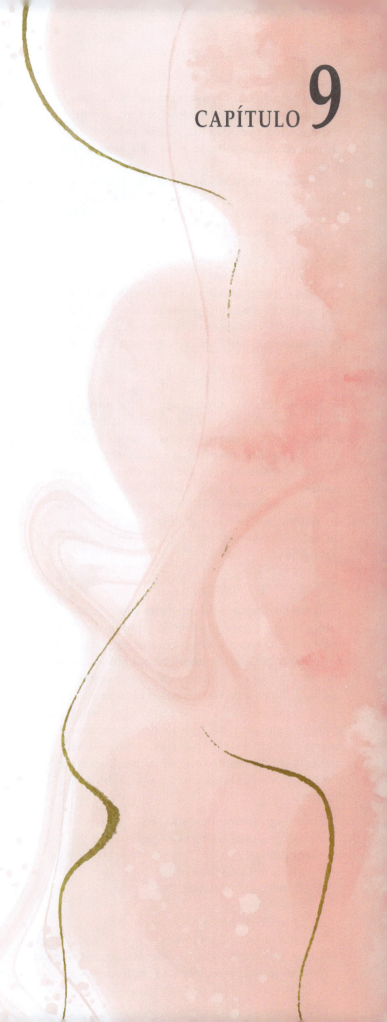

Introdução

A fisioterapia em uroginecologia deve visar à reabilitação global dos músculos do pavimento pélvico e não ao tratamento isolado das patologias. O papel do fisioterapeuta é promover a funcionalidade neuromuscular e não o tratamento dos órgãos internos.

Os músculos do pavimento pélvico são divididos em três camadas[1]:

- **Diafragma pélvico:** camada mais profunda, onde estão localizados os músculos que formam o elevador do ânus e o coccígeo.
- **Espaço perineal profundo:** camada intermediária, onde estão localizados os músculos transverso perineal profundo, esfíncter uretral externo, esfíncter uretrovaginal e compressor da uretra.
- **Períneo:** camada mais superficial, composta pelos músculos bulboesponjoso, isquiocavernoso, transverso perineal superficial e esfíncter anal externo.

Esses músculos têm contração única, sem movimento isolado[2], e participam das funções urinária, defecatória e sexual, bem como do suporte dos órgãos pélvicos[3]. Sua contração resulta em um movimento ventral e cranial, fechando a uretra, a vagina e o ânus e elevando os órgãos pélvicos. Seu relaxamento possibilita a abertura dessas estruturas e a descida dos órgãos pélvicos.

Embora sejam músculos estriados esqueléticos, inervados pelo sistema nervoso somático e de contração voluntária, sua contração tem influência no sistema nervoso autônomo, inibindo a ação do sistema nervoso parassimpático[3].

Em caso de fraqueza dos músculos do pavimento pélvico, costuma ser possível encontrar incontinência urinária e fecal, prolapso dos órgãos pélvicos e disfunções sexuais ligadas à falta de prazer e à sensação de vagina larga.

Em caso de hiperatividade dos músculos do pavimento pélvico, podem-se encontrar retenção urinária, constipação, dores pélvicas crônicas e disfunções sexuais associadas à dor.

Avaliação

Para bons resultados no tratamento da fisioterapia, é imprescindível a avaliação da paciente na primeira consulta, a qual consiste em anamnese detalhada, para coleta das informações da paciente, e exame físico.

Anamnese

Na anamnese devem ser feitas perguntas sobre dados ginecológicos e obstétricos, sistemas miccional e defecatório, órgãos pélvicos e sexualidade. Os músculos do pavimento pélvico só poderão ser tratados se sua funcionalidade for avaliada de maneira global. É preciso questionar as pacientes sobre seus sintomas, uma vez que apenas 25% das pacientes com disfunções do pavimento pélvico relatam isso a um profissional da saúde e menos de 50% delas recebem algum tipo de tratamento[4].

Dados ginecológicos

É muito importante entender em que fase da vida está a mulher para associar ao tratamento. As atletas muitas vezes têm a primeira menstruação tardiamente, o que pode ter grande interferência em seu desenvolvimento. As queixas de dores crônicas podem estar associadas a dores intensas no período menstrual e podem ser uma indicação de endometriose. A menopausa tem grande influência na função dos músculos do pavimento pélvico, e os fisioterapeutas não podem indicar nenhum medicamento ou dieta, mas podem recomendar um profissional adequado. Os dados ginecológicos incluem:

- Data da primeira menstruação.
- Relato de dores no período menstrual.
- Menopausa:
  - Idade em que começou.
  - Reposição hormonal.
  - Qual hormônio.
  - Quando começou a tomar.
  - Quando parou de tomar.
- Cirurgia ginecológica prévia (as cirurgias pélvicas podem ter impacto sobre a função dos músculos do pavimento pélvico, sendo necessário entender a técnica cirúrgica).

Dados obstétricos

A gravidez, e não apenas a via de parto, influencia a função dos músculos do pavimento pélvico. Estudos mostram que, em longo prazo, a incidência de incontinência urinária é a mesma em mulheres que tiveram parto vaginal e nas submetidas à cesariana[5]. Como o corpo da mulher demora de 6 a 12 meses para voltar à "normalidade" no pós-parto, é natural que aquela que passou pelo parto vaginal ainda sinta a vagina larga ou a sensação de que os órgãos estão mais baixos no pós-parto. As mulheres que ganham muito peso durante a gravidez terão maior sobrecarga de peso no pavimento pélvico. Partos vaginais com bebês acima de 4kg, trabalhos de parto com mais de 24 horas de duração, períodos de expulsão longos, uso de fórceps ou ventosas, episiotomia ou laceração podem ser a causa de lesão do pavimento pélvico. Estudos mostram que as pacientes que podem movimentar-se têm um trabalho de parto mais rápido do que as que ficam restritas ao leito, e as que podem escolher a posição do parto têm um período de expulsão mais facilitado.

A posição de litotomia não é a mais adequada para o parto vaginal, pois anatomicamente deixa o canal de parto verticalizado, dificultando a passagem do bebê. A posição semissentada, com joelhos fletidos, anteroversão da pelve e pés apoiados na maca, é fisiológica para o parto, confortável para a paciente e permite um bom acesso do obstetra caso seja necessária alguma intervenção. Os dados obstétricos consistem em:

- Data do parto.
- Patologia(s) durante a gravidez.
- Quantos quilos engordou.
- Qual o peso do bebê ao nascer.
- Qual o tipo de parto.
- Quanto tempo durou o trabalho de parto ativo.
- O que fez durante o trabalho de parto.
- Quanto tempo durou a fase expulsiva.
- Em que posição aconteceu o parto.
- Se fez muita força durante o parto.
- Se no parto houve alguma intervenção.
- Se foi feita episiotomia.
- Se houve alguma laceração.
- Se tomou anestesia.
- Se houve alguma complicação no parto.
- Se teve incontinência urinária na gravidez ou no pós-parto.
- Se teve incontinência fecal na gravidez ou no pós-parto.
- Quando houve o retorno da atividade sexual.
- Por quanto tempo amamentou.

Sistema miccional

O tratamento de fisioterapia baseia-se na avaliação da função miccional, não havendo a necessidade de exames objetivos. O número de micções diárias varia de seis a oito, e o aumento do número de micções pode levar à diminuição da capacidade vesical, o que, por sua vez, pode acarretar a distensão do músculo detrusor, reduzindo a capacidade de contração.

É aceitável acordar uma vez à noite para micção, embora o ideal seja não acordar nenhuma vez. As micções noturnas podem estar associadas à hiperatividade vesical. Desde 2002, a Sociedade Internacional de Continência[6] considera como incontinência urinária qualquer perda involuntária de urina sem a necessidade de comprovação por exames objetivos – o exame urodinâmico não deve ser prescrito antes do tratamento conservador. A diferenciação entre incontinência urinária de urgência e de esforço pode ser definida clinicamente de acordo com o relato da paciente, se as perdas estão associadas a alguma atividade que aumenta a pressão intra-abdominal ou se há uma sensação urgente em situações como ao chegar em casa (síndrome da chave na fechadura) ou ouvir o barulho de água. A investigação do sistema miccional deve incluir:

- O número de micções diárias.
- O número de micções noturnas.
- Se precisa fazer força para micção.
- Se consegue relaxar durante a micção.
- Se consegue esvaziar totalmente a bexiga.
- Se faz a micção por prevenção (se urina mesmo sem estar com vontade, com medo de perda involuntária).
- Se sente vontade urgente de urinar.
- A frequência das perdas de urina.
- A quantidade de urina perdida.
- Em que situações acontecem as perdas de urina (tosse, espirro, atividade física, durante algum esforço, caminhando, correndo, saltando, pegando algum peso, durante o sono, quando ouve barulho de água ao lavar as mãos ou a louça, ou quando está chegando em casa).

Sistema defecatório

Assim como a investigação do sistema miccional, é importante avaliar a função defecatória, uma vez que muitas pacientes constipadas podem desenvolver disfunções do pavimento pélvico se fizerem muita força para a evacuação. Convém pesquisar:

- Com que frequência a paciente evacua.
- Se precisa fazer muita força para evacuar.
- Se consegue relaxar para evacuar.
- A frequência das perdas de fezes.
- A consistência das fezes, quando há perdas (gases, líquidas, pastosas, sólidas).
- A quantidade de fezes perdidas.
- Em que situações acontecem as perdas de fezes.

Sistema de sustentação

Os músculos do pavimento pélvico fazem parte do sistema de sustentação dos órgãos pélvicos. As mulheres com prolapso costumam reclamar que sentem suas vaginas mais fracas ou largas, como se tivessem um peso ou uma bola na região. Em outras ocasiões pode acontecer a hiperatividade dos músculos do pavimento pélvico, que pode ser a causa de algumas dores crônicas. Convém investigar:

- Se a paciente sente sua vagina mais fraca.
- Se sente um peso ou uma bola na vagina.
- Se sente uma tensão na região da pelve.

Sexualidade

Faz parte das funções dos profissionais da saúde que trabalham com uroginecologia questionar as pacientes sobre sua sexualidade de maneira simples e aberta. Muitas mulheres não se sentem à vontade para falar sobre a sexualidade e passam a vida sofrendo por não terem a quem pedir ajuda. Não basta perguntar se elas têm vida sexual ativa, o ideal é saber como estão o desejo, o prazer, a regularidade do orgasmo, se sentem dor e se têm lubrificação.

Basta uma simples explanação sobre a anatomia íntima, mostrando a vulva (grandes lábios, pequenos lábios e clitóris), explicando que muitas vezes os pequenos lábios são maiores que os grandes e que isso é muito normal; se, contudo, elas se sentirem desconfortáveis com sua anatomia íntima, cabe informar que existem cirurgias de correção. Convém explicar que o clitóris é uma estrutura de cerca de 10cm, mas que grande parte está localizada internamente e que a parte vista é chamada de glande do clitóris. Muitas mulheres se sentem constrangidas por não terem orgasmo durante a penetração, mas somente com a masturbação, o sexo oral ou outra forma de estímulo na glande do clitóris e, ao conhecerem a anatomia, elas percebem que isso é normal, que é na glande do clitóris que a mulher tem mais prazer e mais facilidade para atingir o orgasmo, bem como que durante a penetração não há muito estímulo nessa região. Nessa fase da anamnese investigam-se:

- A frequência das relações sexuais.
- Como está o desejo sexual.
- Como está o prazer na relação sexual.
- Com que regularidade tem orgasmo.
- Se sente dor durante a relação sexual.
- Qual a intensidade da dor.
- Como está a lubrificação.

Exame físico

Ainda não há um exame considerado padrão ouro para os músculos do pavimento pélvico[7]. A palpação é um exame simples que pode ser realizado por todos os profissionais que trabalham em uroginecologia. Nesse exame convém verificar se há pontos de tensão muscular, se a paciente consegue contrair e relaxar os músculos do pavimento pélvico e como está o alongamento desses músculos.

Inicialmente, o profissional deve tentar visualizar a contração, solicitando à paciente que faça força, como se quisesse segurar a urina, e observando se há um movimento cranial do pavimento pélvico. Em seguida, deve ser feito o toque vaginal com os dedos indicador e médio sobre os músculos do elevador do ânus, instruindo a paciente a fazer força, como se fosse segurar a urina; caso haja contração, o profissional sentirá seus dedos sendo elevados pelos músculos. Se a paciente consegue realizar o movimento de maneira correta, o profissional solicita uma nova contração para quantificar a força ao fazer resistência com os dedos no sentido do sacro e do cóccix, pedindo novamente que a paciente contraia os músculos para avaliar por quanto tempo ela mantém a contração contra a resistência dos dedos. Para essa avaliação é recomendada a escala de Ortiz (Tabela 9.1)[8].

Técnicas de fisioterapia

O tratamento conservador é indicado como primeira linha de tratamento para as disfunções do pavimento pélvico (entendem-se por tratamento conservador os tratamentos não cirúrgicos e não medicamentosos, incluindo a fisioterapia)[9].

Os tratamentos de fisioterapia podem ser divididos em técnicas ativas e passivas. As ativas aumentam o gasto energético da paciente, sendo as principais: cinesioterapia (como ou sem uso de *biofeedback*), eletroestimulação, cones vaginais e exercícios domiciliares.

As técnicas passivas não promovem aumento do gasto energético. As principais são: massagem perineal, dispositivos de alongamento, massagem cicatricial, dilatadores vaginais e dessensibilização.

Tabela 9.1 Escala de Ortiz

Grau 0 – sem contração perineal visível, nem à palpação (ausência de contração)
Grau 1 – sem contração perineal visível, contração reconhecível somente à palpação
Grau 2 – contração perineal fraca, contração fraca à palpação
Grau 3 – contração perineal presente e resistência não opositora à palpação
Grau 4 – contração perineal presente e resistência opositora mantida por não mais do que 5 segundos à palpação
Grau 5 – contração perineal presente e resistência opositora mantida por mais de 5 segundos à palpação

Técnicas ativas

Cinesioterapia

A cinesioterapia consiste em terapia pelo movimento e é a base dos tratamentos de fisioterapia. Em uroginecologia, trata-se da contração e relaxamento dos músculos do pavimento pélvico de acordo com um programa de tratamento que deve ser dividido em três fases: (1) ensino da contração e do relaxamento; (2) treino da agilidade e coordenação muscular; (3) promoção da hipertrofia muscular.

A cinesioterapia inicia por meio de movimentos simples de contração e relaxamento dos músculos do pavimento pélvico, seguidos pela contração do pavimento pélvico associada a outros movimentos, como flexionar tronco e quadril, andar no lugar, correr e saltar. Por fim, a intensidade final dos exercícios promove alterações metabólicas responsáveis pela hipertrofia muscular.

Os músculos funcionam como unidade[2] sem que haja movimento isolado de qualquer um deles. Sua contração resulta em um movimento ventral e cranial, e todos os exercícios devem basear-se nesse único movimento.

O diafragma pélvico é composto por fibras musculares do tipo I, que são fibras de contração lenta e resistente. Os músculos do períneo são compostos por fibras musculares do tipo II, de contrações rápidas e fatigáveis. Por isso, convém manter-se sempre atento ao propor exercícios rápidos para trabalhar as fibras rápidas e de sustentação para as fibras lentas.

O primeiro médico a escrever um artigo científico sobre esses exercícios para o tratamento da incontinência urinária e do prolapso dos órgãos pélvicos foi Arnold Kegel[10], na década de 1940, e até hoje se fala dos "exercícios de Kegel".

Biofeedback

Muitas mulheres não são capazes de contrair os músculos do pavimento pélvico de maneira correta, e o comando verbal geralmente não é suficiente para o ensino dessa técnica. Os músculos do pavimento pélvico estão localizados internamente e não é possível visualizar sua contração sem o auxílio de um dispositivo médico.

O *biofeedback* é uma maneira confiável e objetiva para que tanto a paciente como o fisioterapeuta tenham certeza de que os músculos estão contraindo e relaxando de maneira correta, sendo um recurso muito importante nesses tratamentos. No estudo de Kegel[10], todas as participantes tiveram sessões individuais uma vez por semana com um dispositivo de *biofeedback* criado por ele, utilizando um esfigmomanômetro.

Atualmente, a tecnologia mais adequada para esse trabalho é a eletromiografia, pois a medição da pressão pode sofrer interferência do aumento da pressão intra-abdominal. A eletromiografia mede a atividade elétrica muscular e deve ser realizada com uma sonda intracavitária, vaginal ou anal.

Hagen e cols.[11] concluíram que o *biofeedback* não beneficia o tratamento. Em seu estudo, as participantes dos dois grupos, submetidas ao mesmo programa de exercícios, um com e o outro sem *biofeedback*, apresentaram os mesmos resultados. Nesse estudo, a taxa de cura da incontinência urinária foi de 5,4% no grupo com e de 5,8% no grupo sem *biofeedback*; as taxas de melhora foram de 43,8% e 38,5%, respectivamente.

O *biofeedback* é um recurso muito importante, e eu utilizo a eletromiografia sempre que faço a cinesioterapia. Em minha tese de doutoramento[12], em que comparei o protocolo por mim desenvolvido (reabilitação perineal ativa [RPA])[13], que utiliza a eletromiografia em todas as sessões, com exercícios em grupo, a taxa de cura da incontinência urinária foi de 31,3% nas pacientes que fizeram a terapia em grupo e de 29,4% nas submetidas ao protocolo RPA, mas o resultado dessas mulheres foi alcançado na metade do tempo; as taxas de melhora foram de 93,8% e 94,1%, respectivamente. A taxa de sucesso das pacientes que fazem o tratamento com ou sem *biofeedback* é a mesma, embora o uso adequado da técnica possa diminuir pela metade o tempo de tratamento.

Ambos os autores citados concordam que as mulheres com grau 2 ou menos de força dos músculos do pavimento pélvico durante a avaliação devem ser tratadas com *biofeedback*.

Eletroestimulação

A eletroestimulação promove estímulo muscular e nervoso que resulta em contração involuntária dos músculos do pavimento pélvico. A eletroestimulação serve para aumentar a propriocepção, para ajudar no ensino da contração e do relaxamento e para normalizar o tônus e a sensibilidade. Essa terapêutica é aplicada de maneira intracavitária por sonda vaginal ou anal.

Também é possível promover uma corrente moduladora através do nervo tibial posterior para o tratamento da hiperatividade vesical. Prefiro, nesses casos, ensinar as pacientes a contraírem o pavimento pélvico quando têm urgência miccional, pois essa contração inibe o sistema nervoso parassimpático, controlando as contrações vesicais[3].

Outro resultado interessante obtido com a eletroestimulação consiste na normalização da sensibilidade.

Cones vaginais

Os vários cones vaginais disponíveis no mercado costumam ser vendidos em *kits*, todos com o mesmo tamanho, mas com pesos diferentes, devendo ser inseridos no canal vaginal e mantidos mediante a contração dos músculos do pavimento pélvico, funcionando como halteres vaginais. Os cones não servem para o ensino da contração e devem ser utilizados apenas quando a paciente tem a força adequada. A indicação correta dos cones promove grandes benefícios para as pacientes, mas o uso inadequado pode ser prejudicial à ação muscular.

Exercícios domiciliares

As pacientes precisam ser muito bem orientadas, desde a primeira sessão, quanto aos exercícios que deverão realizar em casa e informadas de que esses exercícios devem continuar depois do tratamento para manutenção dos benefícios conquistados; caso contrário, as queixas poderão retornar.

Técnicas passivas

Massagem perineal

A massagem perineal visa ao alongamento dos músculos do pavimento pélvico e é realizada com toque vaginal, pressionando-se os dedos no sentido contrário ao movimento dos músculos do pavimento pélvico. Pode ser utilizada na preparação para o parto vaginal e em caso de dores pélvicas crônicas, dispareunias e constipações.

Alongamento com dispositivo

Os dispositivos atualmente disponíveis para alongamento dos músculos do pavimento pélvico são em forma de balão que é inflado no canal vaginal, promovendo um alongamento mais global que a massagem perineal. Esses dispositivos também podem ser usados para preparação do parto vaginal e em caso de dores pélvicas crônicas, dispareunias e constipações.

Massagem cicatricial

A massagem cicatricial é usada para o tratamento das cicatrizes, fibroses e aderências, seja de cesariana, seja de episiotomia ou laceração. As mulheres costumam ter dores nessas cicatrizes no pós-parto, o que causa grande incômodo, bem como dispareunia. O tratamento cicatricial é simples, rápido e muito eficaz nesses casos.

Dilatadores vaginais

Os dilatadores vaginais são utilizados para simular a penetração vaginal, preparando a paciente para o retorno às atividades sexuais. Trata-se de um *kit* com seis dilatadores de comprimentos e diâmetros diferentes que ela deverá aprender a utilizar em casa. Esses dilatadores são muito utilizados para o tratamento das mulheres com vaginismo.

Dessensibilização

O uso de dispositivos com superfícies irregulares torna possível a normalização da sensibilidade superficial da paciente, sendo muito útil nos casos de vulvodínia.

Tratamento

Objetivos

Os objetivos do tratamento devem ser traçados com a paciente mediante análise da anamnese e do exame físico. Os objetivos da reabilitação do pavimento pélvico são:

- Promoção da percepção perineal.
- Ensino da contração correta dos músculos do pavimento pélvico.
- Ensino do relaxamento muscular.
- Treino da coordenação muscular.
- Promoção da hipertrofia muscular.
- Promoção do alongamento muscular.
- Tratamento miofascial.
- Normalização da sensibilidade.
- Tratamento das cicatrizes.

Tipos de tratamento

Os tratamentos de fisioterapia devem visar à reestabilização da função neuromuscular global de modo a promover o retorno de todas as funções do pavimento pélvico: urinária, fecal, sexual e de sustentação. As técnicas devem ser escolhidas de acordo com a queixa da paciente e sua avaliação, e o tratamento deve ser reavaliado a cada sessão para comprovação dos resultados. Alguma melhora pode ser identificada após cinco a 10 sessões, e o tratamento pode ser concluído depois de 15 a 20 sessões.

Em geral, as pacientes com queixas leves de incontinência urinária ou fecal (perdas esporádicas de algumas gotas de urina ou perda de gases ou fezes líquidas) ou de uma pequena dispareunia (dor sutil somente no início da penetração associada à contração dos músculos do pavimento pélvico ou a uma cicatriz) apresentam alguma melhora após três a cinco sessões, sendo o tratamento concluído em oito a 12 sessões.

As pacientes com queixas moderadas de incontinência urinária ou fecal (perdas regulares de urina em jato ou perda de fezes pastosas) ou de dispareunia mais acentuada (dor relevante durante a penetração que torna todo o ato sexual desconfortável) e prolapso grau 1 geralmente apresentam melhora em cinco a oito sessões, e o tratamento é concluído após 12 a 15 sessões.

Somente as pacientes com queixas graves precisam de mais de 10 sessões para apresentar resultados e de mais de 20 sessões para concluir o tratamento.

A fisioterapia é um tratamento conservador, e os exames complementares, tanto de imagem como de laboratório, não são imprescindíveis para o diagnóstico funcional nem para a escolha da técnica adequada.

Fraqueza dos músculos do pavimento pélvico em razão de incontinência urinária/fecal, prolapso dos órgãos pélvicos e disfunções sexuais

A contração dos músculos do pavimento pélvico fecha a uretra, a vagina e o ânus e eleva os órgãos pélvicos. A fraqueza desses músculos pode ser causa de incontinência urinária e fecal, prolapso dos órgãos pélvicos e de algumas disfunções sexuais relacionadas com o prazer e o orgasmo. Nesses casos, as técnicas utilizadas no tratamento serão a cinesioterapia com *biofeedback*, a eletroestimulação, os exercícios domiciliares e os cones vaginais.

A cinesioterapia deve começar com exercícios simples que visam ao ensino da contração e do relaxamento; nessa fase, a paciente deve permanecer em decúbito dorsal com leve inclinação do tronco. Após o aprendizado do movimento correto, deve-se evoluir para exercícios mais complexos, objetivando o treino de agilidade ou coordenação muscular; nessa fase, os exercícios começam com a paciente em decúbito dorsal, associando a contração do pavimento pélvico a outros movimentos, como flexão de tronco e quadril. Depois, a paciente deve treinar a contração dos músculos do pavimento pélvico na posição ortostática.

A eletroestimulação é muito importante na reabilitação dos músculos do pavimento pélvico, devendo ser usada para aumento da percepção perineal, promoção da propriocepção e normalização da sensibilidade.

O fim do tratamento visa à promoção das alterações metabólicas responsáveis pela hipertrofia muscular; nessa fase está indicado o uso dos cones vaginais, pois para que haja hipertrofia muscular é preciso que o músculo exerça força contra uma carga.

Desde a primeira sessão, o fisioterapeuta deve indicar exercícios para a paciente realizar em casa, uma vez que a continuidade dos exercícios após o fim do tratamento é essencial para que ela mantenha os benefícios adquiridos com a fisioterapia. Na primeira fase do tratamento – fase do ensino – a paciente deve ser orientada sobre a técnica de Knack[14], segundo a qual ela deve contrair os músculos do pavimento pélvico antes de fazer algum esforço. Na segunda fase do tratamento – treino de agilidade e coordenação muscular – a paciente é orientada a executar em casa uma série de exercícios de contração rápida, para as fibras musculares tipo II, e de contração mantida, para as fibras do tipo I.

As pacientes com queixa de hiperatividade do detrusor devem ser orientadas a contrair os músculos do pavimento pélvico para inibição do sistema nervoso parassimpático[3].

Hiperatividade dos músculos do pavimento pélvico em razão de dificuldade à micção/defecação, dor pélvica crônica e disfunções sexuais

O relaxamento é fundamental para a atividade muscular adequada. A hiperatividade dos músculos do pavimento pélvico pode estar relacionada com dificuldades à micção e à defecação, dor pélvica crônica e disfunções sexuais associadas à dor.

Um tratamento de fisioterapia que vise a uma reabilitação funcional global deve sempre começar por cinesioterapia com *biofeedback*, e a paciente deve ser capaz de contrair e relaxar os músculos do pavimento pélvico da maneira correta. Em caso de hiperatividade, o objetivo principal é o treino do relaxamento muscular.

A eletroestimulação também pode ser utilizada em caso de hiperatividade para aumento da percepção perineal, promoção da propriocepção e normalização da sensibilidade.

A massagem perineal e os dispositivos de alongamento são indicados nessas situações, pois o alongamento muscular auxilia o relaxamento e o tratamento de pontos de dor e de tensão.

Para os exercícios domiciliares, as pacientes devem ser orientadas a prestar atenção ao relaxamento desses músculos, principalmente nos momentos de micção, defecação e penetração. Grande parte das dispareunias tem relação com a falta de relaxamento no momento da penetração.

Atingidos o relaxamento muscular e o controle da hiperatividade, pode ser necessário dar continuidade ao tratamento para treino de agilidade e coordenação muscular e promoção da hipertrofia muscular. Esse tratamento é o mesmo destinado às pacientes com fraqueza dos músculos do pavimento pélvico.

Gravidez e reabilitação muscular pélvica

As grávidas podem ser beneficiadas por meio da reabilitação dos músculos do pavimento pélvico, seja com o fortalecimento para tratamento ou prevenção das disfunções do pavimento pélvico[15], seja com o alongamento para facilitar o parto vaginal na tentativa de evitar uma episiotomia. O trabalho com as grávidas pode ser conduzido como o realizado com as outras mulheres, à exceção da eletroestimulação.

Nenhuma das técnicas provoca parto prematuro ou aborto; portanto, em uma gravidez sem risco e sem nenhuma patologia associada, a grávida pode iniciar a fisioterapia no começo do segundo trimestre.

Reabilitação no período pós-parto

A reabilitação dos músculos do pavimento pélvico pode ser recomendada a todas as mulheres no pós-parto, independentemente da via de parto. Assim como em outros momentos da vida da mulher, o trabalho deve visar à reabilitação global desses músculos e pode ter início de 30 a 45 dias após o parto.

As técnicas utilizadas para ensino, fortalecimento, relaxamento e alongamento são as mesmas descritas anteriormente, inclusive a eletroestimulação.

No pós-parto é preciso dar atenção à cicatriz tanto da episiotomia como da laceração ou da cesariana, a qual costuma apresentar alguma aderência ou fibrose que deve ser tratada com massagem cicatricial e dessensibilização. As cicatrizes podem ser a causa de dores pélvicas crônicas e dispareunia.

Sexualidade e reabilitação muscular

A reabilitação dos músculos do pavimento pélvico pode promover muitos benefícios à sexualidade da mulher. Como discutido previamente, o fortalecimento desses músculos pode melhorar o prazer durante a penetração por proporcionar mais contato entre o pênis e a vagina, bem como o relaxamento e o alongamento desses músculos podem ajudar no tratamento das dispareunias relacionadas com a hiperatividade muscular. O tratamento das cicatrizes pode tornar mais agradável o retorno da sexualidade depois do parto.

Além desses benefícios, o autoconhecimento é o maior benefício que a mulher pode ter para sua sexualidade. Como muitas não conhecem sua anatomia íntima e têm vergonha de seus órgãos genitais, a fisioterapia uroginecológica pode ser uma grande oportunidade para a descoberta da intimidade, o entendimento da anatomia e mais autonomia no exercício da própria sexualidade.

Protocolo de reabilitação perineal ativa (RPA)

A base de todos os tratamentos por mim recomendados é o protocolo RPA, o único válido cientificamente para reabilitação global dos músculos do pavimento pélvico.

O RPA consiste em uma primeira consulta, na qual é realizada uma avaliação específica e detalhada para que o fisioterapeuta decida o melhor tratamento para a paciente, seguida por 14 sessões individuais, divididas nas três fases da reabilitação: quatro sessões para a fase de ensino/consciência corporal, quatro para a fase de agilidade/coordenação muscular e seis para a fase de hipertrofia muscular.

O tratamento com o protocolo RPA é feito com sonda intracavitária, sendo utilizado um aparelho de eletroestimulação e *biofeedback*. O uso do aparelho torna possível avaliar objetivamente o desempenho da paciente durante a sessão e controlar a fadiga muscular, bem como analisar a evolução sessão a sessão.

O uso de um aparelho para *biofeedback* torna o protocolo individualizado, ainda que ele seja o mesmo para todas as pacientes. A paciente estará sempre trabalhando dentro de sua força máxima, o que torna as sessões, durante todo o tratamento, desafiadoras para a paciente, respeitando a evolução de sua melhora e seus limites.

Além do tratamento individual com o fisioterapeuta, a paciente é orientada a fazer exercícios em casa e a utilizar o cone vaginal, sempre com a supervisão e o acompanhamento do fisioterapeuta.

Todas as 14 sessões do protocolo podem estar programadas no aparelho de eletroestimulação e *biofeeedback*, o que garante total fidedignidade ao procedimento. Nesse caso, o *biofeedback* é guiado por mais de 30 gráficos diferentes para realização dos exercícios mais simples aos mais complexos. Isso facilita a execução dos exercícios e torna a sessão mais lúdica.

Referências

1. Drake R, Vogl AW, Mitchell A. Gray's Anatomy for Students – 1st Edition [Internet]. 1st ed. Elsevier; 2004 [cited 2020 Aug 26]. 1150 p. Available from: https://www.elsevier.com/books/grays-anatomy-for-students/.../978-0-443-06612-2.
2. Aljuraifani R, Stafford RE, Hall LM, Hodges PW. Activity of Deep and Superficial Pelvic Floor Muscles in Women in Response to Different Verbal Instructions: A Preliminary Investigation Using a Novel Electromyography Electrode. J Sex Med 2019; 16(5):673-9.
3. Rocca Rossetti S. Functional anatomy of pelvic floor. Arch Ital Urol Androl Organo Uff Soc Ital Ecogr Urol E Nefrol 2016 Mar 31; 88(1):28-37.
4. Costa AALF da, Vasconcellos IM, Pacheco RL et al. What do Cochrane systematic reviews say about non-surgical interventions for urinary incontinence in women? Sao Paulo Med J 2018 Feb; 136(1):73-83.
5. Sangsawang B, Sangsawang N. Stress urinary incontinence in pregnant women: a review of prevalence, pathophysiology, and treatment. Int Urogynecology J 2013 Jun;24(6):901-12.
6. Abrams P, Cardozo L, Fall M et al. The standardisation of terminology in lower urinary tract function: report from the standardisation sub-committee of the International Continence Society. Urology 2003 Jan; 61(1):37-49.
7. Navarro Brazález B, Torres Lacomba M, de la Villa P et al. The evaluation of pelvic floor muscle strength in women with pelvic floor dysfunction: A reliability and correlation study. Neurourol Urodyn 2018 Jan; 37(1):269-77.
8. Contreras Ortiz O, Coya Nuñez F. Dynamic assessment of pelvic floor function in women using the intravaginal device test. Int Urogynecol J Pelvic Floor Dysfunct 1996; 7(6):317-20.
9. Dumoulin C, Hunter KF, Moore K et al. Conservative management for female urinary incontinence and pelvic organ prolapse review 2013: Summary of the 5th International Consultation on Incontinence. Neurourol Urodyn 2016 Jan; 35(1):15-20.
10. Kegel AH. Progressive resistance exercise in the functional restoration of the perineal muscles. Am J Obstet Gynecol. 1948 Aug 1; 56(2):238-48.
11. Hagen S, Elders A, Stratton S et al. Effectiveness of pelvic floor muscle training with and without electromyographic biofeedback for urinary incontinence in women: multicentre randomised controlled trial. BMJ 2020 Oct 14; 371-9.
12. Ramos LL. Validação científica do protocolo Reabilitação Perineal Ativa para o tratamento da incontinência urinária de esforço. 2018 Sep 27 [cited 2021 Feb 12]; Available from: https://repositorio.unifesp.br/handle/11600/52689.
13. Ramos LL. Reabilitação Perineal Ativa [Internet]. 1st ed. São Paulo: Laira Ramos; 2014 [cited 2021 Feb 18]. 87 p. (1; vol. 1). Available from: https://www.rpaeserie.com/livro-rpa.
14. Miller JM, Sampselle CM, Ashton-Miller JA, Hong G-RS, DeLancey JOL. Clarification and Confirmation of the Effect of Volitional Pelvic Floor Muscle Contraction to Preempt Urine Loss (The Knack Maneuver) in Stress Incontinent Women. Int Urogynecol J Pelvic Floor Dysfunct 2008 Jun; 19(6):773-82.
15. Woodley SJ, Boyle R, Cody JD, Mørkved S, Hay-Smith EJC. Pelvic floor muscle training for prevention and treatment of urinary and faecal incontinence in antenatal and postnatal women. Cochrane Database Syst Rev [Internet]. 2017 Dec 22 [cited 2021 Feb 18]; 2017(12). Available from: https://www.ncbi.nlm.nih.gov/pmc/articles/PMC6486304/.

Tratamento Conservador dos Prolapsos Genitais – Pessários

CAPÍTULO 10

Adriana Prato Schmidt

Introdução

A busca por opções para manejo conservador é uma realidade em todas as especialidades médicas, e não poderia ser diferente com a uroginecologia. Com os avanços em biotecnologia e engenharia biomédica, observam-se o surgimento de dispositivos e o aprimoramento de antigas propostas, possibilitando novas e melhores experiências. O conceito dos pessários adapta-se perfeitamente a esse contexto.

Os pessários oferecem uma opção não cirúrgica segura e custo-efetiva para o tratamento de prolapsos genitais e incontinência urinária (IU)[1]. Trata-se de um dispositivo intravaginal composto de material inerte (silicone ou plástico) que oferece suporte mecânico para os descensos genitais, reduzindo o impacto anatômico e funcional dos defeitos do assoalho pélvico[2]. O silicone costuma ser o material de escolha em razão de sua flexibilidade e durabilidade, bem como por ser lavável, não estando relacionado com a produção de odores e alergias. Na IU, pode contribuir para melhorar a função uretral e o fluxo urinário[3], além de ajudar a resolver a instabilidade detrusora em mulheres com prolapso severo[4].

Quando se busca a excelência na seleção e seguimento dos casos, é possível observar claro benefício na qualidade de vida geral com mínimo e controlado risco, além da facilidade de introdução de técnicas auxiliares, como reabilitação do assoalho pélvico, que tanto oferecem em termos de melhora funcional urogenital[5].

Indicações

A sintomatologia dos prolapsos genitais é diversa e pode não se relacionar diretamente com o estadiamento[6]. O tratamento pode depender de uma série de fatores, incluindo a severidade do prolapso, o incômodo causado pelos sintomas associados, a saúde geral e a preferência da paciente[7].

Apesar de ser uma abordagem mais comumente relacionada com pacientes com comorbidades clínicas, prole incompleta ou não aptas ao tratamento cirúrgico transitoriamente por outros fatores, atualmente a indicação dos pessários pode e deve fazer parte da primeira linha de tratamento. As taxas de cura subjetiva podem alcançar entre 60% e 80%[8].

O Brasil tem muito a desenvolver em informação e treinamento dos profissionais da saúde para aumentar a taxa de prescrição dos pessários. Enquanto séries internacionais apontam para indicações entre 69% (Europa) e 87,5% (EUA), na América Latina esse percentual cai para 49%, e no Brasil a estimativa fica em torno de 47%[9,10]. A indisponibilidade dos pessários no Sistema Único de Saúde e a falta de treinamento nos programas de residência médica são alguns fatores apontados[11].

As principais indicações para utilização de pessários estão listadas na Tabela 10.1 e as contraindicações se encontram na Tabela 10.2.

Tabela 10.1 Principais indicações para uso do pessário vaginal[2]

Opção da paciente
Contraindicação relativa ou permanente para intervenção cirúrgica
Adiamento da cirurgia por motivos diversos
Prolapso e/ou incontinência recidivados após cirurgia
Regeneração tecidual (erosões/ulcerações)
Obstrução urinária/encarceramento do prolapso
Gestação em evolução na presença de prolapso genital
Desejo de manter a capacidade reprodutiva
Outras indicações*
Atletas de alta *performance* com queixas urinárias e necessidade de proteção perineal durante os treinos
Gestantes com insuficiência istmocervical

*Indicações não discutidas neste capítulo.

Tabela 10.2 Contraindicações (relativas*) para uso do pessário[5]

Infecções ativas
Exposição de corpo estranho (erosão/extrusão de material sintético)
Previsão de falhas no seguimento
Inabilidade no manejo (inserção e retirada)
Suporte ineficiente – perfil biopsicossocial
Histórico de anafilaxia por algum dos componentes dos dispositivos
Paciente sexualmente ativa com inabilidade para inserção e retirada
Sangramento genital sem diagnóstico
Neoplasia genital

*Uma vez manejadas, não inviabilizam a tentativa de adaptação.

Quando comparados com os do tratamento cirúrgico, estudos observacionais prospectivos demonstram que os resultados tendem a ser equivalentes no que se refere à sintomatologia urinária e à qualidade de vida geral para pacientes com estádio II ou maior. Os efeitos na qualidade de vida sexual e nos sintomas evacuatórios parecem ser menos evidentes[12,13]. Já Abdool e cols. (2011), utilizando questionários de qualidade de vida e escalas de imagem corporal, verificaram melhora dos sintomas urinários, intestinais e relacionados com o prolapso ao compararem pacientes usuárias de pessário a pacientes submetidas a tratamento cirúrgico 1 ano após as intervenções. Não foram identificadas diferenças significativas entre os dois grupos[14].

Para Sung e cols. (2016), as pacientes no grupo submetido à cirurgia evoluíram com melhor recuperação na função física, papéis sociais e parâmetros de depressão, em coorte prospectiva com 1 ano de seguimento. Ainda assim, ambos os grupos evoluíram com resultados semelhantes para os sintomas anatômicos e funcionais do prolapso genital[12].

Mesmo nos casos em que há planejamento cirúrgico, os pessários podem ser úteis na avaliação pré-operatória e no preparo para o tempo cirúrgico. No estudo de Cheung e cols. (2016), pacientes em lista de espera para tratamento cirúrgico foram randomizadas para tratamento com reabilitação de assoalho pélvico e reabilitação associada ao uso do pessário por 12 meses, sendo observada, em 60% dos casos, a adaptação ao pessário no período[15]. Pacientes com lesões ulceradas e estase nas estruturas prolapsadas podem demandar o uso de pessário para viabilizar melhor qualidade tecidual e restabelecimento da anatomia[6]. Outros exemplos seriam a avaliação da resposta do pessário para resolução de queixas urinárias e a identificação de IU oculta.

Algumas definições sobre a correlação entre os prolapsos e os quadros de incontinência são importantes para guiar a investigação clínica. Na anamnese, a identificação de sintomas prévios de IU que melhoraram com a progressão do prolapso e a necessidade de redução do volume vaginal para completar a micção são informações relevantes. No exame clínico também pode ser importante o teste de perda urinária com o prolapso reduzido[16]. O uso do pessário pode auxiliar os testes clínicos de IU, bem como pode ser útil para o estudo urodinâmico, quando indicado[17].

Alguns autores têm analisado o impacto do uso ambulatorial do pessário na função urinária. Chunghtai e cols. (2012) avaliaram 26 pacientes com uso de pessário por 1 semana, evidenciando incontinência urinária aos esforços (IUE) oculta em 60% dos casos, 20% dos quais foram diagnosticados apenas mediante o uso continuado do dispositivo[16]. Em outra série recente, incluindo

200 pacientes que utilizaram pessário no pré-operatório, foram identificadas 68 mulheres (31%) com IUE sintomática, para as quais foi indicada cirurgia combinada. Das 132 pacientes continentes, apenas 9% desenvolveram IUE clinicamente significativa após a correção do prolapso. Dentre as 20 pacientes com sintomas leves, sete (35%) desenvolveram queixas mais graves de IU[18].

Dispositivos e técnicas de inserção

A avaliação das condições pélvicas e a adaptação do pessário ocorrem de maneira bastante empírica. A anamnese e o exame físico orientam a escolha do modelo e do tamanho do dispositivo a ser inicialmente testado[2]. Os principais modelos e suas indicações estão apresentados nas Figuras 10.1 e 10.2. Os objetivos finais são: aliviar os

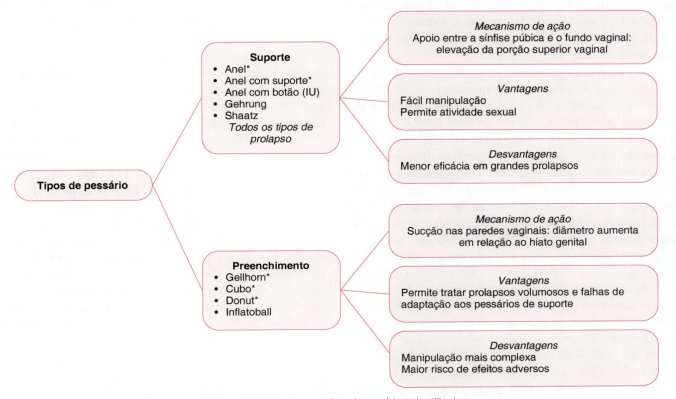

Figura 10.1 Painel com os tipos de pessário mais utilizados.

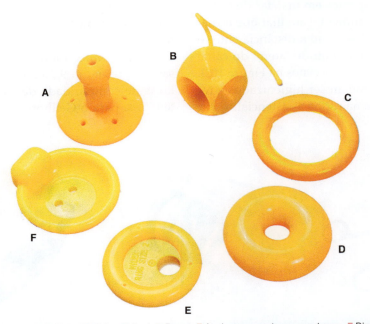

Figura 10.2 Modelos de pessário. **A** Gellhorn. **B** Cubo. **C** Anel. **D** Donut. **E** Anel com suporte ou membrana. **F** Disco para incontinência urinária.

sintomas, promovendo o conforto da paciente, assegurar a estabilidade do dispositivo durante as funções fisiológicas sem obstrução e não favorecer lesões no epitélio vaginal[19].

O posicionamento-alvo do dispositivo, seja de suporte, seja de preenchimento, é na porção superior da vagina, acima do plano do assoalho pélvico[19]. A relação entre o tamanho do dispositivo e a disponibilidade de espaço para acomodação na cavidade vaginal é um passo importante na testagem e adaptação de determinado modelo. Quando abaixo das medidas, é maior a chance de deslocamento ou expulsão, aumentando também o traumatismo local[19].

Em posição ginecológica, o exame físico de rotina é realizado e o prolapso adequadamente estadiado. A partir da redução do prolapso é possível avaliar parâmetros, como profundidade vaginal total e amplitude dos fórnices laterais, além da elasticidade e trofismo do tecido. Lesões vaginais e perineais podem estar presentes por atrito. Nas pacientes com queixas urinárias é importante avaliar a existência de resíduo, sinais de hiperatividade (perda espontânea na manipulação do prolapso percebida ou não pela paciente) e perda urinária oculta aos esforços durante as manobras.

A musculatura pode ser avaliada em seu tônus basal e também quanto à capacidade de responder ao comando de contração. Em estudo prospectivo que considerou parâmetros clínicos e ecográficos de 255 pacientes usuárias de pessário, fatores como hiato genital ampliado em repouso e avulsão muscular no assoalho pélvico se associaram à maior dificuldade de adaptação, principalmente dos modelos mais simples, com risco de expulsão (OR: 3,18)[22].

Além da avaliação digital, podem ser úteis anéis medidores graduados ou até mesmo modelos de pessários em diferentes tamanhos dispostos em maletas de testes. Há ainda o colpômetro, instrumental auxiliar que fornece, em escala numérica, dados como a distância entre o púbis e o fundo de saco e a amplitude lateral do canal vaginal. Esses materiais podem ser vistos na Figura 10.3. Todos são permanentes e podem ser higienizados e reprocessados com segurança na rotina assistencial.

Conforme o modelo escolhido, as técnicas para inserção e remoção dos dispositivos podem sofrer variações. Para pessários de suporte, mais utilizados na prática clínica, geralmente está indicada pressão nas laterais para reduzir o volume (inserção com dobra central). O decúbito dorsal, com as pernas fletidas e abduzidas, pode auxiliar por promover a redução da pressão sobre o prolapso. Sua retirada pode ser facilitada na posição ortostática, utilizando-se movimento de pinça. Do mesmo modo, a pressão gradual nas laterais reduz o diâmetro e facilita a retirada sem desconforto maior[19].

Os pessários de preenchimento tornam mais difícil a manipulação pela paciente e exigem uma rotina diversa de atendimento, em geral dependendo de consultas periódicas. O Gellhorn, por exemplo, torna necessária a dobradura entre a porção superior e o botão para inserção e o uso de ambas as mãos para puxar o botão na retirada, desfazendo gradualmente o vácuo da porção superior[19]. Recomenda-se o uso de lubrificante à base de água e, em alguns casos de maior sensibilidade local, de gel anestésico de baixa concentração para auxiliar a manipulação[23].

É importante a possibilidade de simular o cenário domiciliar durante o atendimento, mesmo que parcialmente. A paciente pode ser estimulada a participar do processo, ao perceber limitações de mobilidade, equilíbrio e coordenação. Familiares e cuidadores podem ser treinados e solicitados a acompanhar o atendimento, quando indicado. Completada a inserção, a paciente é convidada a realizar alguns movimentos para que se possa avaliar a estabilidade do dispositivo. Não há uma padronização de movimentos, mas costuma ser recomendada a reprodução de alguma manobra de esforço (tosse/Valsalva) além da deambulação simples[23].

A maior parte dos estudos que compararam pelo menos dois dos modelos mais utilizados (anel e Gellhorn) não descreveu diferenças significativas na eficácia clínica. Ensaio clínico randomizado com 99 pacientes analisadas apresentou 92% de adaptação dos modelos, com taxas de continuidade de 60% para o anel com suporte e 57% para o Gellhorn em 3 meses de seguimento[20].

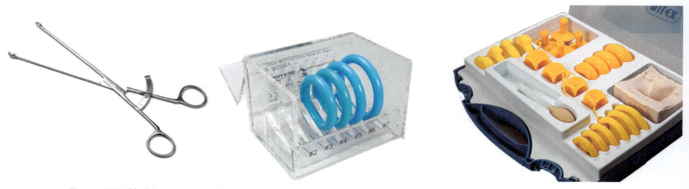

Figura 10.3 Medidores vaginais. Da esquerda para a direita: colpômetro, anéis medidores e estojo com modelos de pessários.

O Gellhorn acaba sendo uma indicação direcionada para os casos de falha na adaptação com o anel, com taxas de satisfação em torno de 72% em curto prazo[21].

Existem pessários próprios para a IUE, que podem ser utilizados especificamente para esse fim ou para pacientes com queixas associadas de IU e prolapso (principalmente de parede anterior). A diferença principal é a presença do botão anti-incontinência, que pode ter o formato de anel, disco ou disco com suporte (Figura 10.2). As rotinas de utilização são semelhantes às descritas para os demais pessários de suporte. O botão deve ser posicionado na sínfise púbica, favorecendo o suporte uretral. São poucos os dados sobre a eficácia desse dispositivo na literatura, visto ser pouco frequente sua utilização rotineira. Ensaio clínico que comparou o pessário para IUE com outras terapias conservadoras mostrou resultados equivalentes, com satisfação continuada acima de 50% no grupo do pessário ao final de 1 ano de seguimento[24,25].

Em caso de posicionamento bem-sucedido do dispositivo, a paciente recebe a prescrição de cuidados e orientações, passo importante para a credibilidade dessa proposta terapêutica. Os dispositivos costumam ser acompanhados de bula específica. As rotinas e cuidados com o pessário estão listados na Tabela 10.3. Quando confortável e estável, o período de 2 semanas parece ser adequado para avaliação do sucesso da adaptação inicial[15].

Tabela 10.3 Roteiro de cuidados com o pessário[19,23]

1) Cuidados domiciliares
- Higiene das mãos
- Remoção periódica conforme avaliação médica*
- Higiene do pessário com água e sabão
- Utilizar lubrificantes à base de água

2) Cuidados no consultório médico
- Consultas de seguimento periódicas**
- Monitoramento de sintomas
- Opções de manejo para a rotina sexual
- Oferecer canal permanente de comunicação para intercorrências
- Treinamento de inserção e retirada
- Avaliação da integridade do epitélio e da secreção vaginal
- Higiene do pessário
- Reinserção

Sinais de alerta
- Dor
- Sangramento
- Secreção com odor
- Dificuldade para urinar ou evacuar
- Expulsões frequentes

*Há descrição de regimes semanais/quinzenais e mensais conforme adaptação; há casos de uso social/viagens e em que a paciente prefere fazer descanso noturno, retirando à noite e reinserindo pela manhã.
**Conforme adaptação e capacidade da paciente para manejar o pessário individualmente ou com cuidador, as consultas podem ser espaçadas.

Seguimento

Por se tratar de um corpo estranho, mesmo que de material biocompatível, a paciente que usa pessário deve seguir uma rotina de consultas periódicas com o objetivo de garantir a segurança e identificar dificuldades que possam influenciar a adesão. É importante tranquilizá-la caso não ocorra uma adaptação imediata com desconforto, sangramento, aumento da secreção vaginal ou expulsão. Podem ser necessárias algumas visitas, bem como a correção da flora vaginal e trocas de dispositivos, até que se alcance o resultado esperado[5,23,26]. Estudos prospectivos e retrospectivos apontam para a necessidade de novo dispositivo em 29% a 40% dos casos, com o registro de 76% a 85% de sucesso a partir dessa troca[23].

Já nas primeiras semanas é possível avaliar o resultado sobre os achados anatômicos e funcionais e a ocorrência de eventos adversos[27]. Nos casos em que o volume do prolapso exigiu um dispositivo de preenchimento ou de suporte de maiores dimensões, o uso continuado pode auxiliar a redução da tensão do prolapso e do alargamento do hiato genital, permitindo a adaptação de dispositivos menores e mais anatômicos[23]. Estudos observacionais sugerem que 76% das mulheres que testaram o pessário continuam a usá-lo por mais de 4 semanas e que, dessas mulheres que se vinculam bem ao tratamento, 86% continuam com o uso por mais de 5 anos[13]. Exemplo de aplicação bem-sucedida de um pessário de preenchimento pode ser visto na Figura 10.4.

Evidências apontam para a aplicabilidade do pessário como forma de impedir a piora dos prolapsos e sintomas associados para assim retardar o tratamento cirúrgico[28]. Estudo com séries de casos registrou melhora de 21% no estadiamento entre a inserção e após 1 ano de seguimento, sugerindo efeito terapêutico do pessário, além do papel paliativo dos sintomas que habitualmente lhe é atribuído[29]. Estudo de coorte prospectivo recente, que comparou o estadiamento basal e em 4 meses de uso do pessário em anel, também observou redução dos pontos de maior prolapso de maneira significativa, associado à melhora nos parâmetros de qualidade de vida[30].

No exame físico é necessário observar a posição que o pessário assume na cavidade vaginal e avaliar o aspecto da superfície epitelial, acompanhando a resolução ou o surgimento de lesões. O excesso de secreção pode ser removido com solução salina ou clorexidina aquosa para facilitar a revisão das paredes vaginais. É possível também revisar as manobras para inserção e retirada, além dos cuidados com a higiene do dispositivo, realizada de maneira simples com água e sabão. Se a evolução for favorável, os intervalos poderão ser espaçados, principalmente se a paciente desenvolver independência para uso[23,27]. É importante ressaltar que a atrofia genital

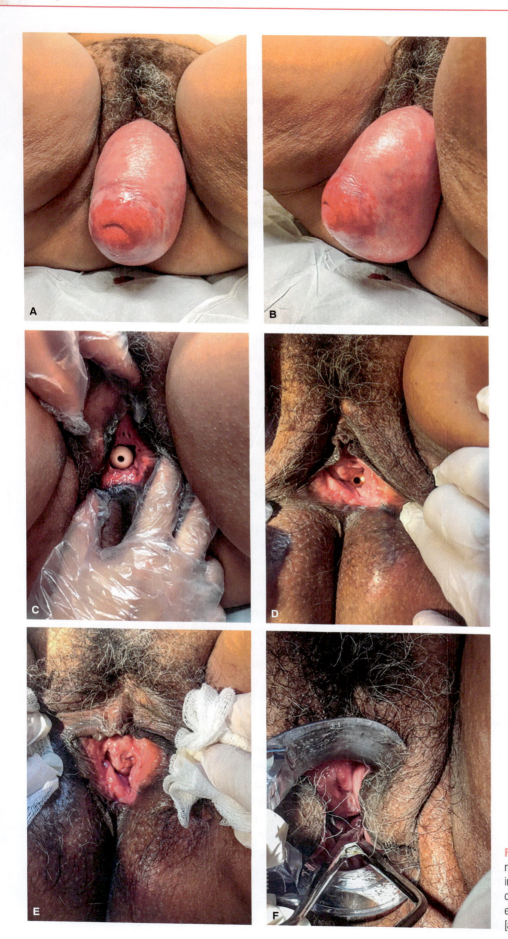

Figura 10.4 A e **B** Caso clínico – Prolapso exteriorizado, estádio IV (procidência). **C** e **D** Gellhorn inserido. **E** e **F** Seguimento 10 dias após colocação (em **E**, aspecto do introito; em **F**, exame especular mostrando colo profundo na vagina [antes exteriorizado]).

deve ser corrigida como fator de proteção de lesões e aumento do conforto na adaptação e manipulação genital. Na ausência de contraindicações, formulações para hormonioterapia tópica devem ser utilizadas de rotina[5,6,23].

A paciente pode e deve ser estimulada a realizar reabilitação de assoalho pélvico associada ao uso de pessário. O suporte anatômico e a melhora funcional oferecidos pelo dispositivo são bons aliados do fisioterapeuta uroginecológico para a obtenção de bons resultados. As sessões de fisioterapia podem ser uma oportunidade para o manuseio do pessário pela paciente, promovendo naturalidade ao processo[2,5,8].

Uma informação prática e útil diz respeito à realização de exames de imagem (radiografia, ressonância nuclear magnética, ultrassonografia) e à detecção do dispositivo em inspeções de segurança, como equipamentos detectores de metais. Não há entraves para a manutenção do pessário intravaginal nessas situações[23].

A continuidade do tratamento com os pessários é um desafio constante. Em estudo prospectivo que avaliou desfechos que comparavam cirurgia e uso de pessários ao longo de 5 anos, as mulheres mais idosas, com mais comorbidades e utilizando quantidade maior de fármacos de uso contínuo formaram o perfil de maior aderência aos pessários, não importando o modelo. As mulheres mais jovens, sexualmente ativas e com prolapsos maiores optaram mais frequentemente pelo tratamento cirúrgico. Nesse estudo foi realizado amplo aconselhamento inicial para que a paciente pudesse receber mais informações que embasassem a escolha. Os autores comentam a dificuldade de realização de ensaios clínicos nessa área do conhecimento justamente porque a decisão terapêutica compartilhada tem um papel muito importante, principalmente na adesão ao tratamento conservador[31].

Alguns fatores são apontados como responsáveis pela desistência dessa modalidade de tratamento conservador em longo prazo. Os fatores que podem dificultar a adesão ao pessário são mostrados na Tabela 10.4.

Coelho e cols. (2016), em revisão sistemática, descrevem uma taxa de descontinuidade de 49,1%. Nesses casos foram determinantes situações como expulsões frequentes, dor, desejo de tratamento cirúrgico, incapacidade de manejo rotineiro e faixa etária mais jovem. Como esperado, o modelo Gellhorn esteve associado a maiores queixas com relação à produção excessiva de secreção vaginal[32].

Complicações e manejo

Os pessários raramente se associam a complicações severas. As situações mais frequentes incluem aumento na secreção vaginal fisiológica, erosões com ou sem sangramento associado, dor e expulsão. Menos frequentemente observam-se surgimento de ulcerações ou granulomas, encarceramento do dispositivo com perda de vitalidade tecidual e obstruções urinárias ou intestinais. Quando negligenciadas, essas intercorrências podem evoluir para a formação de fístulas. Situações críticas podem tornar necessários o manejo multidisciplinar e o suporte hospitalar[1,35].

Na presença de erosões ou ulcerações, a retirada temporária do dispositivo com a utilização de produtos cicatrizantes locais e correção de flora pode ser útil para a pronta recuperação epitelial. Vícios de posicionamento e mudanças de modelo, tamanho ou rotina de cuidados podem ser necessários para reduzir a possibilidade de recorrência[2,35].

A interação do pessário com o microambiente vaginal também é um desfecho importante. Fregosi e cols. (2018), em análise de desfechos secundários associada a ensaio clínico multicêntrico, observaram tendência de flora com predomínio de anaeróbios nas mulheres que permaneciam com o pessário *in situ* por mais tempo (mais de 1 semana) em relação às que faziam higiene mais frequente (diário ou mais de uma vez por semana)[36]. Na prática clínica constata-se que a adequação do dispositivo à cavidade vaginal e a correção do trofismo epitelial reduzem o surgimento de situações associadas a desvio de flora local. Estudo de coorte retrospectivo observou que as mulheres que utilizaram estrogênio reduziram o intervalo de visitas de revisão para o pessário por diminuição das intercorrências mais comuns e apresentaram taxa menor de descontinuidade, menos predisposição para aumento da secreção vaginal e maior proteção contra erosões e sangramento[37].

Possibilidades futuras

Um conceito interessante pode aumentar a taxa de adesão e oferecer novas perspectivas para a utilização de pessários: a confecção personalizada de dispositivos com a impressão de modelos tridimensionais[19]. Barsky e cols. (2018) relataram o caso de uma paciente com IU e condições desfavoráveis para inserção de dispositivos comerciais (atrofia intensa com introito estreito).

Tabela 10.4 Fatores associados a desfecho desfavorável do pessário[32-34]

1) Fatores independentes
   Obesidade
   Prolapsos volumosos
   Cirurgia reconstrutiva prévia
   Histerectomia
   Desejo de tratamento cirúrgico (redução de vínculo ao tratamento conservador)

2) Fatores relacionados com o uso de pessário
   Dor/desconforto persistente
   Expulsão frequente

A partir de um molde da cavidade vaginal, um dispositivo personalizado foi impresso e testado com boa adaptação, resolução dos sintomas, sem lesões vaginais identificadas em curto prazo de seguimento[38].

A utilização de terapias regenerativas teciduais com diferentes fontes de energia (luz, calor, ultrassom) pode ter algum papel no manejo de prolapsos e incontinências iniciais ou como tratamento auxiliar da atrofia genital em situações específicas, como impossibilidade de uso de terapia hormonal tópica. No entanto, esses tratamentos ainda estão em avaliação e carecem de maior evidência para que seu uso possa ser sistematizado[39].

Considerações finais

A pesquisa clínica tem possibilitado ampliar as indicações para o tratamento conservador em uroginecologia. É imprescindível trazer para a discussão terapêutica todas as opções disponíveis, sendo possível oferecer tratamentos de baixa complexidade e de baixo risco agregado para benefício de um número crescente de pacientes.

Referências

1. Thakar R. Pessary for Treatment of Pelvic Organ Prolapse and Urinary Incontinence. In: Rogers RG, Sung VW, Thakar R, Iglesia C (eds.) Female Pelvic Medicine & Reconstructive Surgery. Nova York: McGraw Hill, 2014: 425-60.
2. Clemons JL. Vaginal pessaries: Indications, devices and approach to selection. 2020 Abr 07 [citado em 2021 Jan 01]. In: UpToDate [Internet]. Waltham, MA: UpToDate Inc. Disponível em: https://www.uptodate.com.
3. Noblett KL, McKinney A, Lane FL. Effects of the incontinence dish pessary on urethral support and urodynamic parameters. Am J Obstet Gynecol 2008; 198(5):592.e1-5.
4. Rosenzweig, BA. Severe genital prolapse and its relationship to detrusor instability. Int Urogynecol J 1995; 6:86-8.
5. National Institute for Health and Clinical Excellence (NICE). Urinary incontinence and pelvic organ prolapse in women: management. NICE Guideline, nº 123; 2019.
6. Ramos JG, Schmidt AP, Picoloto ASB. Prolapsos Genitais. In: Passos EP, Ramos JG, Martins-Costa SH, Magalhães JA, Menke CH, Freitas F, organizadores. Rotinas em Ginecologia. 7. ed. Porto Alegre: Artes Médicas, 2017: 796-833.
7. Basu M, Wise B, Duckett J. A qualitative study of women's preferences for treatment of pelvic floor disorders. BJOG 2011; 118(5):338-44.
8. Bugge C, Adams EJ, Gopinath D et al. Pessaries (mechanical devices) for managing pelvic organ prolapse in women. Cochrane Database Syst Rev 2020; 11:CD004010.
9. Kammerer-Doak D, Svabik K, Bazi T. Variability in practice patterns in stress urinary incontinence and pelvic organ prolapse: results of an IUGA survey. Int Urogynecol J 2017; 28(5):735-44.
10. Velzel J, Roovers JP, Van der Vaart CH, Broekman B, Vollebregt A, Hakvoort R. A nationwide survey concerning practices in pessary use for pelvic organ prolapse in The Netherlands: identifying needs for further research. Int Urogynecol J 2015; 26(10):1453-8.
11. Coelho SA, Brito LG, Araújo CC et al. Factors associated with the prescription of vaginal pessaries for pelvic organ prolapse. Clinics 2019; 74:e934.
12. Sung VW, Wohlrab KJ, Madsen A, Raker C. Patient-reported goal attainment and comprehensive functioning outcomes after surgery compared with pessary for pelvic organ prolapse. Am J Obstet Gynecol 2016; 215(5):659.e1-7.
13. Lone F, Thakar R, Sultan AH. One-year prospective comparison of vaginal pessaries and surgery for pelvic organ prolapse using the validated ICIQ-VS and ICIQ-UI (SF) questionnaires. Int Urogynecol J 2015; 26(9):1305-12.
14. Abdool Z, Thakar R, Sultan AH, Oliver RS. Prospective evaluation of outcome of vaginal pessaries versus surgery in women with symptomatic pelvic organ prolapse. Int Urogynecol J 2011; 22(3):273-8.
15. Cheung RY, Lee JH, Lee LL, Chung TK, Chan SC. Vaginal pessary in women with symptomatic pelvic organ prolapse: A Randomized Controlled Trial. Obstet Gynecol 2016; 128(1):73-80.
16. Chunghtai B, Spettel S, Kurman J, De E. Ambulatory Pessary Trial Unmasks Occult Stress Urinary Incontinence. Obstet Gynecol Int 2012; 392027.
17. Winters JC, Dmochowski RR, Goldman HB et al. American Urological Association; Society of Urodynamics & Female Pelvic Medicine and Urogenital Reconstruction. Urodynamic studies in adults: AUA/SUFU guideline. J Urol 2012; 188(6 Suppl):2464-72.
18. Goessens E, Deriemaeker H, Cammu H. The Use of a Vaginal Pessary to Decide Whether a Mid Urethral Sling should be Added to Prolapse Surgery. J Urol 2020; 203(3):598-603.
19. Moen MD, Wright AF. Pessaries for Pelvic Organ Prolapse. In: Tam R, Davies MF (eds.) Vaginal Pessaries. 1. ed. Florida: CRC Press, 2020: 32-9.
20. Cundiff GW, Amudsen CL, Bent AE et al. The PESSRI study: symptom relief outcomes of a randomized crossover trial of the ring and Gellhorn pessaries. Am J Obstet Gynecol 2007; 196(4):405.e1-8.
21. Deng M, Ding J, Ai F, Zhu L. Successful use of the Gellhorn pessary as a second line pessary in women with advanced pelvic organ prolapse. Menopause 2017; 24(11):1277-81.
22. Cheung RY, Lee JH, Lee LL, Chung TK, Chan SS. Levator ani muscle avulsion is a risk factor for expulsion within 1 year of vaginal pessary placed for pelvic organ prolapse. Ultrasound Obstet Gynecol 2017; 50(6):776-80.
23. Clemons JL. Vaginal pessaries: Insertion and fitting, management and complications. 2020 Jan 27 [citado em 2021 Jan 01]. In: UpToDate [Internet]. Waltham, MA: UpToDate Inc. Disponível em: https://www.uptodate.com.
24. Boyd S. Incontinence Pessaries. In: Tam R, Davies MF (eds.) Vaginal Pessaries. 1. ed. Florida: CRC Press, 2020: 40-9.
25. Richter HE, Burgio KL, Brubaker L et al. Continence pessary compared with behavioral therapy or combined therapy for stress incontinence: a randomized controlled trial. Obstet Gynecol 2010; 115(3):609-17.
26. Peterson T, Haddad JM. Terapêutica Clínica. In: Girão MJ, Sartori MG, Ribeiro RM, Castro RA, Jármy-Di Bella ZI (eds.) Tratado de Uroginecologia e Disfunções do Assoalho Pélvico. 1. ed. São Paulo: Manole, 2015: 513-21.
27. Propst K, Mellen C, O'Sullivan DM, Tulikangas PK. Timing of Office-Based Pessary Care: A Randomized Controlled Trial. Obstet Gynecol 2020; 135(1):100-5.
28. Oliver R, Thakar R, Sultan AH. The history and usage of the vaginal pessary: a review. Eur J of Obst Gynecol Reprod Biol 2011; 156(2):125-30.
29. Handa VL, Jones M. Do pessaries prevent the progression of pelvic organ prolapse? Int Urogynecol J Pelvic Floor Dysfunct 2002; 13(6):349-51.
30. Mendes LC, Bezerra LR, Bilhar AP et al. Symptomatic and anatomic improvement of pelvic organ prolapse in vaginal pessary users. Int Urogynecol J (no prelo).
31. Bodner-Adler B, Bodner K, Stinglmeier A et al. Prolapse surgery versus vaginal pessary in women with symptomatic pelvic organ prolapse: which

factors influence the choice of treatment? Arch Gynecol Obstet 2019; 299(3):773-7.
32. Coelho SC, Castro EB, Juliato CR. Female pelvic organ prolapse using pessaries: systematic review. Int Urogynecol J 2016; 27(12):1797-803.
33. Coelho SC, Giraldo PC, Castro EB, Brito LG, Juliato CR. Risk factors for dislodgment of vaginal pessaries in women with pelvic organ prolapse: a cohort study. Female Pelvic Med Reconstr Surg 2021; 27(1):e247-51.
34. Coelho SC, Brito LG, Araujo CC, Juliato CR. Factors associated with unsuccessful pessary fitting in women with symptomatic pelvic organ prolapse: Systematic review and metanalysis. Neurourol Urodyn 2020; 39(7):1912-21.
35. Jachtorowycz MJ. Pessary Care. In: Tam R, Davies MF (eds.) Vaginal Pessaries. 1. ed. Florida: CRC Press, 2020: 59-67.
36. Fregosi NJ, Hobson DT, Kinman CL, Gaskins JT, Stewart JR, Meriwetter KV. Changes in the vaginal microenvironment as related to frequency of pessary removal. Female Pelvic Med Reconstr Surg 2018; 24(2):166-71.
37. Dessie SG, Armstrong K, Modest AM, Hacker M, Hota LS. Effect of vaginal estrogen on pessary use. Int Urogynecol J 2016; 27(9):1423-9.
38. Barsky M, Kelley R, Bhora FY, Hardart A. Customized Pessary Fabrication using Three-Dimensional Printing Technology. Obstet Gynecol 2018; 131(3):493-7.
39. Digesu GA, Tailor V, Preti M et al. The energy based devices for vaginal "rejuvenation," urinary incontinence, vaginal cosmetic procedures, and other vulvo-vaginal disorders: An international multidisciplinary expert panel opinion. Neurourol Urodyn 2019; 38(3):1005-8.

SEÇÃO **III**

HISTERECTOMIA VAGINAL – A CARACTERÍSTICA DO CIRURGIÃO GINECOLÓGICO

Histerectomia Vaginal

CAPÍTULO 11

Parte A

O Início de Tudo

Sérgio Flávio Munhoz de Camargo
Walter Antônio Prata Pace

Homenagem necessária

Nesta seção pretendemos, entre outros objetivos, relembrar *personagens e fatos* que nos legaram a maneira como atualmente indicamos, realizamos e avaliamos as dificuldades e os resultados da *histerectomia vaginal*, o marco inicial e característico de nossa especialidade.

Como em qualquer aspecto de nossa história, comecemos pela Europa, o Velho Mundo, passando pelos EUA, onde houve o *ponto de virada da prática da cirurgia, em 1846 (anestesia geral)*, lembrando os pioneiros em cujos ombros subimos para enxergar mais longe, até analisarmos criticamente quais lições tiramos desse legado.

Os leitores perceberão uma profusão ou mesmo a repetição de diversos nomes estrangeiros, muitos dos quais eu pessoalmente visitei, pois era como se buscava o aprendizado avançado em cirurgia (visitando nossas "referências bibliográficas") até quase o final do século XX.

Na impossibilidade de um contato pessoal direto com eles, gostaria de lembrar e homenagear, pelo pioneirismo, *dois ginecologistas brasileiros*, cujos ensinamentos foram fundamentais em meus primeiros tempos na cirurgia ginecológica: *Paulo Barros* (Rio de Janeiro) e *Carlos Alberto Salvatore* (São Paulo) – o Professor Paulo Barros, com seu maravilhoso *atlas* a iluminar as madrugadas antes de minhas primeiras investidas pela pelve feminina, com desenhos cuja qualidade superava a dos que tínhamos acesso na língua inglesa ou espanhola, e o Professor Salvatore, também com livros e artigos, mas principalmente com seus periódicos e pioneiros *cursos de cirurgia ginecológica* na USP, tema que em muitas universidades era tratado como menor dentro da especialidade.

Gostaria, em um pensamento mágico, de me transportar no tempo e escutar as histórias enriquecedoras e as experiências pessoais de ambos sobre a cirurgia da mulher; na impossibilidade, ofereço-lhes esta singela lembrança como agradecimento dos colegas e pacientes.

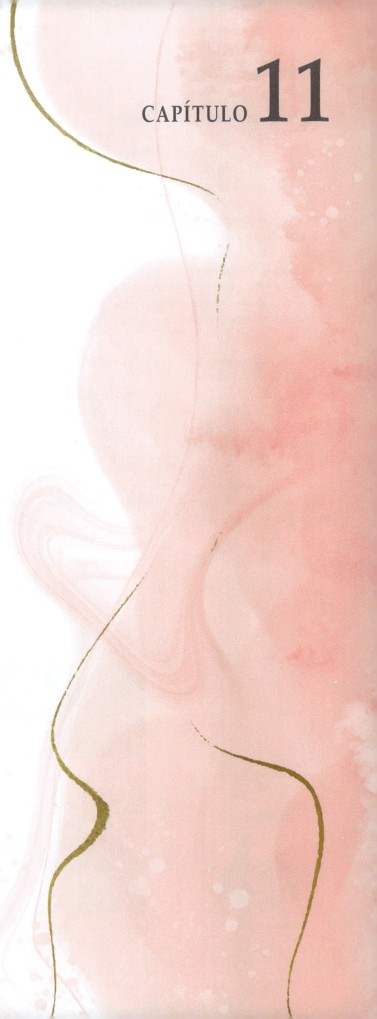

A história

A primeira histerectomia via vaginal foi realizada em Göttingen, na Alemanha, pelo cirurgião e professor Carl Langenbeck, em Mrs. Oberschein, de 50 anos, portadora de prolapso uterino com tumor ulcerado e fétido na cérvice, a qual praticamente implorou a Langenbeck pela cirurgia. Estávamos em 1813 e, apesar de todas as limitações e riscos de uma cirurgia, Langenbeck planejou e realizou sua cirurgia praticamente sozinho; seu assistente sofria de gota e tinha muitas dores, abandonando a cirurgia antes do fim. A classe médica da época não lhe era muito amigável e aguardava ansiosamente o desfecho do ato cirúrgico pioneiro, estando preparada para oferecer duas opções desfavoráveis ao pioneiro:

- **Primeira:** se ocorresse um insucesso, a fama do cirurgião ficaria abalada.
- **Segunda:** como a paciente sobreviveu, mas não houve testemunhas do ato cirúrgico, e para piorar a peça removida foi extraviada, questionaram a veracidade do resultado da cirurgia.

Em 17 de junho de 1839 (26 anos depois) a paciente faleceu e Langenbeck levou-a a um exame pós-morte com colegas convidados a testemunhar que o útero realmente havia sido removido.

Para que tenhamos uma ideia mais adequada do pioneirismo, coragem (útero carcinomatoso + sem assistentes + sem anestesia + sem pinças hemostáticas) e também sorte, esta última tanto do cirurgião como da paciente dentro daquela sala em 1813, vamos inserir essa data no contexto médico/cirúrgico da época (Figura 11.1):

- **Primeira anestesia geral:** "Foi proclamada como um dos fatores civilizadores do mundo ocidental e continua a ser o exemplo mais vívido da capacidade da medicina de diminuir o sofrimento humano" (Snow SJ-BMJ/2008). Em 16 de outubro de 1846, a anestesia foi ministrada por William Thomas Green Morton, um dentista de Boston, usando éter, no Massachusetts General Hospital, para remoção de um tumor de pescoço em um paciente de 17 anos, chamado Gilbert Abbot, pelo cirurgião John Collins Warren. Na Figura 11.2 observa-se uma arte com o cabeçalho do *Boston Medical and Surgical Journal*, onde um dos médicos presentes, Henry Jacob Bigelow, descreve esse acontecimento, marco na história da cirurgia por suprimir a dor nas operações, principal motivo de o século XIX passar a ser conhecido como "o século dos cirurgiões".
- **Etiologia das mortes pela febre puerperal:** em 1847, o médico húngaro, professor em Viena, Ignaz Phillip Semmelweis, após exaustivas e solitárias pesquisas,

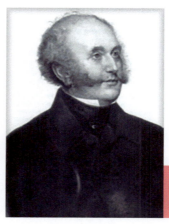

1813 – Conrad Langenbeck
Primeira histerectomia vaginal
Göttingen – Alemanha

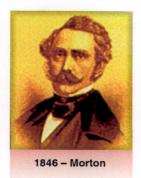

1846 – Morton

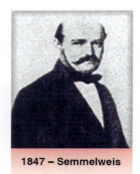

1847 – Semmelweis

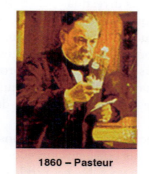

1860 – Pasteur

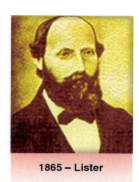

1865 – Lister

Figura 11.1 Primeira histerectomia vaginal no contexto do século XIX.

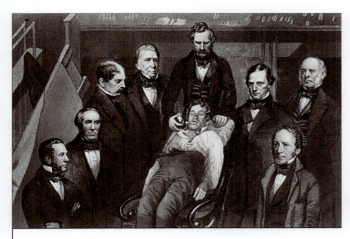

Figura 11.2 Primeira anestesia geral no "século dos cirurgiões".

intuiu que a causa dos óbitos das puérperas na primeira clínica do Hospital Universitário eram as partículas cadavéricas transportadas pelas mãos dos estudantes e obstetras que vinham diretamente das necropsias para as avaliações dos trabalhos de parto. Semmelweis lutou para implementar a lavagem das mãos antes dos exames em uma solução química, reduzindo drasticamente a mortalidade. Suas ideias influenciariam posteriormente Lister no desenvolvimento e implantação da *antissepsia.*

- **Teoria dos germes:** de 1865 a 1870, o químico francês Louis Pasteur, entre suas múltiplas experimentações, descobriu que as infecções eram causadas por germes e estabeleceu as bases da esterilização. O cirurgião escocês Joseph Lister estendeu as teorias da putrefação de Pasteur às infecções cirúrgicas, sugerindo a possibilidade de criação de uma *barreira* para que os micróbios não chegassem às mãos dos cirurgiões, aos instrumentos cirúrgicos e ao ambiente das operações.
- **Antissepsia cirúrgica:** em 1867, Lister escreveu seu primeiro trabalho sobre a antissepsia dos ferimentos cirúrgicos, onde usou uma solução de ácido carbólico associada à esterilização dos instrumentos por meio de calor. Como cirurgião competente e experiente, previu que a associação da anestesia à antissepsia mudaria para sempre a história da cirurgia e os desfechos para os pacientes.

A evolução da histerectomia vaginal

Muitas das assim chamadas operações modernas são apenas versões recentes e nem sempre edições melhores das técnicas cirúrgicas na forma como foram concebidas e descritas pelos mestres pioneiros. Estas observações se aplicam com força especial à histerectomia vaginal.

(Senn N, 1895)[1]

As sete histerectomias vaginais, em ordem cronológica, acompanhadas pelos cirurgiões e suas modificações, são apresentadas na Figura 11.3.

O restante do século XIX observou a aceitação progressiva, lenta, e nem sempre sem reações contrárias por parte de alguns cirurgiões, dos princípios da antissepsia e do uso da anestesia, esta última na busca de um produto menos irritante que o éter. Quanto à histerectomia vaginal, sofria avanços e recuos em sua propagação e realização, com grandes variações regionais. Na escola cirúrgica francesa do final do século, cujo principal expoente era Jules Pean, mas com colaborações significativas quanto a melhoramentos técnicos, facilitações, como o morcelamento, e a criação de material cirúrgico específico, de nomes como Segond, Doyen, Richelot e Pozzi, a experiência com a técnica era excelente. Conforme divulgado no trabalho de Garceau de 1895[2], conseguiram uma morbimortalidade extremamente baixa, levando-se em conta que ainda não havia antibióticos, transfusões de sangue ou outros progressos que viriam a caracterizar a cirurgia no século seguinte (Figura 11.4).

As técnicas do século XX – nossa experiência

As oscilações na popularidade, ensino e prática têm sido características da histerectomia vaginal ao longo dos tempos. A sucessão de melhorias, principalmente na segurança dos atos cirúrgicos e em seus desfechos, crescentes e contínuas à medida que o século progredia desviou a atenção e a preferência dos centros e de cirurgiões renomados na época, como Howard Atwood Kelly, na Johns Hopkins, para as abordagens abdominais. Também característica daqueles que acreditam, praticam, ensinam e divulgam os bons resultados, a abordagem vaginal para remoção do útero permaneceu após a virada do século, a despeito das críticas de alguns, sob a forma de três principais variantes técnicas, que examinaremos a seguir.

Técnica de Döderlein-Krönig

- **Onde e quando? (origem):** descrita na Alemanha, em 1906, pelos ginecologistas Albert Döderlein e Bernhard Krönig[3].

AS PRIMEIRAS HISTERECTOMIAS VAGINAIS

2ª	Sauter – sem prolapso e com abertura peritoneal	1822, Jan 28
3ª	Elias Von Siebold – sonda na bexiga	1823, Abr 19
4ª	Holscher	1824, Fev 5
5ª	Wolff	1824, Mai 5
7ª	Recamier – ligou artéria uterina antes de seccioná-la	1829, Jul 26
8ª	Langenbeck – abre Douglas e fragmenta útero	1829, Ago 18

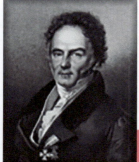

Adam Elias von Siebold   Recamier

Figura 11.3 Os pioneiros da histerectomia vaginal e suas colaborações.

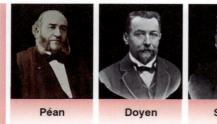 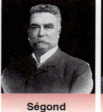 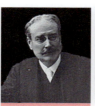 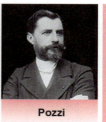

Péan   Doyen   Ségond   Richelot   Pozzi

SÉCULO XIX

"Nenhum homem pode titular-se ginecologista até que seja capaz de realizar uma histerectomia por via vaginal"

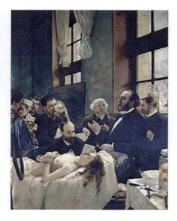 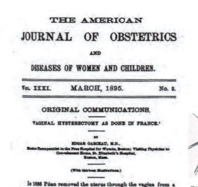 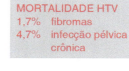

MORTALIDADE HTV
1,7% fibromas
4,7% infecção pélvica crônica

Figura 11.4 A escola francesa e a experiência com a histerectomia vaginal (HTV).

- **Por quê? (indicação):** até 1929 (quando Richardson publicou a sistematização da histerectomia abdominal total), a remoção do útero era sempre subtotal, supracervical. Essa variante técnica, por iniciar pelo fundo do útero, torna possível poupar a cérvice mesmo por meio da abordagem vaginal.
- **Como? (tempos da técnica):** descrita em seus tempos principais no *Atlas* de Paulo Barros[4], com os belos e didáticos desenhos de Thales Schramm:
  - Pinçamento do lábio anterior do colo do útero mais infiltração com solução vasoconstritora.
  - Incisão no epitélio anterior da vagina, na posição entre 3 e 9 horas.
  - Exposição e secção à tesoura do septo supravaginal.
  - Dissecção subepitelial do espaço vesicocervical no sentido do meato uretral até visualização do peritônio anterior.
  - Pinçamento e abertura do peritônio anterior.
  - Colocação de válvula longa tipo Breisky-Navratil na cavidade peritoneal, afastando bexiga e ureteres do campo cirúrgico.
  - Pinçamentos sucessivamente mais altos do fundo uterino para facilitar sua exteriorização.
  - Início da histerectomia por pinçamento, secção e ligadura dos ligamentos superiores (uterováricos ou infundibulopélvicos) no nível do fundo uterino, *seguindo a cirurgia com os mesmos tempos da histerectomia abdominal*: de cima para baixo, até o anel pericervical com o retináculo de Martin (Figura 11.5).
- **Vantagens alegadas:**
  - Evitar a abertura prematura da parede vaginal posterior (fundo de saco de Douglas e artérias ázigos) com perda sanguínea consequentemente menor.
  - Evitar ou postergar a abertura posterior, onde frequentemente há aderências de cirurgias anteriores, processos infecciosos ou endometriose.
  - Possibilitar a realização de miomectomias em pacientes ainda com desejo de prole.
  - Facilitar a curva de aprendizado dos jovens ginecologistas já com vivência na técnica abdominal, mas neófitos na vaginal (tempos cirúrgicos similares).
- **Aplicações atuais (nossa experiência):**
  - Nos prolapsos do estádio IV do sistema POP-Q, principalmente os de longa duração, as alterações tróficas e cicatriciais na cérvice uterina (hiperqueratose/paraqueratose/espessamento epitelial/granulomas) são comuns. Sua presença costuma dificultar a dissecção do espaço vesicouterino na parede anterior da vagina por ocasião das cirurgias dos prolapsos, propiciando sangramentos excessivos e a possibilidade de lesões acidentais do trato urinário. Por outro lado, ao contrário da descrição original da técnica (período pré-antibiótico), *a procidência facilita a abertura do fundo de saco posterior (Douglas)*, tornando possível a sequência de tempos cirúrgicos proposta por Döderlein-Krönig (Figura 11.6) a partir do fundo uterino em direção à cérvice (última a ser abordada, como na histerectomia abdominal).

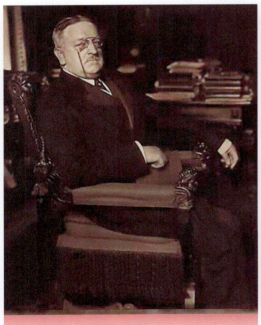
1860-1941
Albert Siegmund Gustav Döderlein

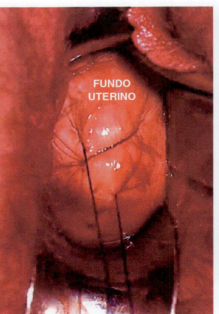
Döderlein A, Krönig S. The Technique for Vaginal Hysterectomy.
Leipzig: Verlag von Shertzel; 1906

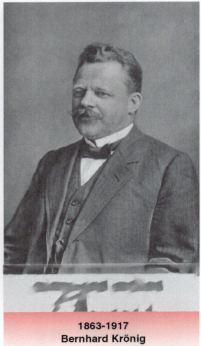
1863-1917
Bernhard Krönig

Figura 11.5 Os idealizadores e sua variante técnica da histerectomia vaginal, abrindo inicialmente o peritônio anterior e iniciando pelo fundo uterino.

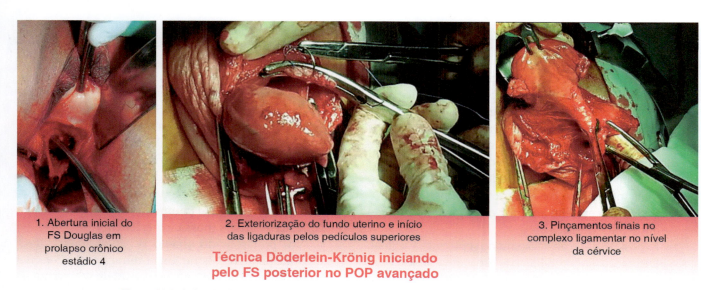

Figura 11.6 Aplicação de variante da técnica de Döderlein-Krönig nos prolapsos avançados. (Acervo pessoal.)

Técnica de Mayo-Ward

- **Onde e quando? (origem):** técnica proposta por Charles Horace Mayo[5], um dos fundadores da Mayo Clinic, nos EUA, em 1915, foi modificada em 1928 pelo inglês, também radicado nos EUA, George Gray-Ward, principalmente no que diz respeito à correção do fundo de saco posterior na prevenção da reto e enterocele pós-operatória[6]. No Brasil, Carlos Alberto Salvatore, ex-professor titular de Ginecologia e Obstetrícia da Faculdade de Medicina da USP, publicou em 1957 suas modificações para a técnica na proposta de tratamento do prolapso uterino, passando a chamá-la de técnica de Mayo-Ward-Salvatore[7].

- **Como? (princípios da técnica [Figura 11.7]):**
    - Em seu livro de 1982[8], o professor Salvatore sintetiza a técnica *pela sutura após a remoção do útero, de seus ligamentos suspensores entre si na linha média no lugar do órgão removido, interpostos entre a bexiga e a vagina.*
    - Os fios dessas suturas de linha média são transfixados de cima para baixo no periósteo púbico e nos ângulos da parede vaginal anterior para suspensão da vagina no final da cirurgia
- **Por quê? (indicação):** muito praticada na Índia, essa variedade técnica foi desenvolvida basicamente para tratamento de *prolapsos uterinos e de paredes vaginais*, que foram durante muito tempo a única indicação para a cirurgia.

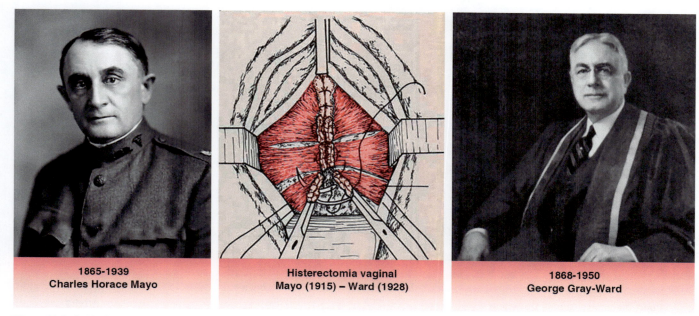

Figura 11.7 Os idealizadores e sua variante técnica da histerectomia vaginal, que se caracteriza por pinçar, seccionar e ligar todos os ligamentos bilateralmente e, após a remoção do útero, suturá-los na linha média (1928).

- **Aplicações atuais:** quando iniciamos nossa prática cirúrgica ginecológica, na segunda metade dos anos 1970, essa era a única técnica de histerectomia vaginal divulgada no Brasil, e sua prática se restringia a poucos centros e cirurgiões. Hoje, outras alternativas estão disponíveis, mas mostram a história e a prática que, em cirurgia ginecológica, técnicas de séculos anteriores, como *a colpocleise e a cirurgia de Manchester*, por exemplo, consideradas há algum tempo superadas e de valor apenas histórico pela necessidade de atendimento de uma clientela cada vez mais idosa e/ou fragilizada, bem como pela opção de algumas pacientes de manterem seus úteros (*histeropexia*), retornaram ao armamentário cirúrgico. Principalmente em pacientes multioperadas, com distorções anatômicas, vários dos tempos da técnica de Mayo-Ward poderão ser eventualmente úteis; seria prudente não esquecê-los.

Técnica de Heaney (Figura 11.8)

- **Onde e quando? (origem):** Noble Sproat Heaney foi um ginecologista americano que praticou por muitos anos em Chicago, encerrando sua carreira na Flórida. Complementou estudos de pós-graduação em Nebraska e nos países europeus de língua alemã, principalmente na Áustria, onde, sob a orientação de Ernst Wertheim, iniciou sua experiência e entusiasmo com a histerectomia via vaginal. De regresso aos EUA, começou a praticar, ensinar e divulgar a cirurgia com publicações, principalmente, entre 1930 e 1942[9], tendo desenvolvido instrumentos cirúrgicos apropriados à abordagem (longos e curvos) e que receberam seu nome; igualmente concebeu um ponto de dupla entrada com fio agulhado, para maior segurança nos ligamentos e pedículos uterovaginais. A técnica de histerectomia vaginal mais praticada no mundo inteiro, *aplicada tanto em pacientes sem prolapso (mais fácil) como com prolapso*, é a que leva seu nome.

- **Como? (princípios da técnica cirúrgica):**
  - Descrita em outro capítulo deste livro, aqui serão realçadas as *características* que a tornaram tão conhecida, praticada e ensinada também por mim (pessoalmente influenciado pela escola suíço-alemã de Mikael Hohl, discípulo de Otto Käser; a inglesa, de Adam Magos e Mohamed Hefni; a

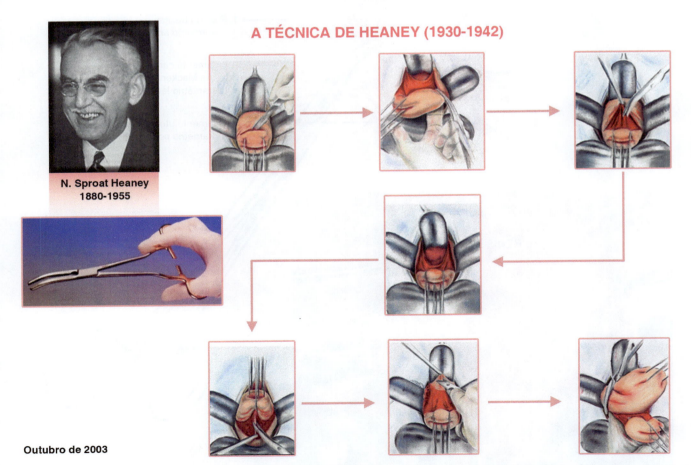

Figura 11.8 Resumo da técnica e instrumental desenvolvidos por Heaney – ainda a técnica mais usada em virtude de sua simplicidade e por ser bastante intuitiva e aplicável para úteros com ou sem prolapso.

americana, de David Nichols, Stephen Cruikshank e, principalmente, Robert Kovac/Saint Louis) há mais de 30 anos.

- **Do sadio para o doente:** nas histerectomias abdominais, as alterações encontradas predominantemente no nível da cérvice uterina em pacientes com cesarianas prévias, por exemplo, tão frequentes em nossos tempos, principalmente durante dissecção e descolamento do retalho da bexiga, podem apresentar dificuldades e riscos pelos quais todos(as) os(as) ginecologistas já passaram. Isso acontece porque, para acessarmos o plano cirúrgico sadio entre esses dois órgãos, temos primeiro de atravessar a cicatriz uterina da cesariana prévia com todos os riscos já descritos ("abordagem a partir dos tecidos alterados ou doentes para os sadios"). Já na técnica de Heaney, independentemente do que houver na cavidade peritoneal, iniciamos pela porção do colo intravaginal, livre de cicatrizes e/ou aderências, para dissecarmos e criarmos um plano de clivagem ascendente ("do sadio para o doente"). Esse mesmo princípio vale para pacientes com história prévia de endometriose ou doenças sexualmente transmissíveis, pois temos a liberdade de fazer a ligadura dos pedículos de forma extraperitoneal, em sequência e de maneira ascendente, postergando a abertura do peritônio até praticamente o fundo uterino.

- **Sem necessidade de prolapso:** ao operarmos de forma ascendente a partir da vagina, as primeiras estruturas que iremos identificar, pinçar, seccionar e ligar são as do complexo ligamentar cardinal-uterossacro e os pilares da bexiga, que constituem o retináculo de Martin (Figura 11.9), estruturas que se inserem no anel pericervical (espessamento conjuntivo circular na cérvice, situado à altura das

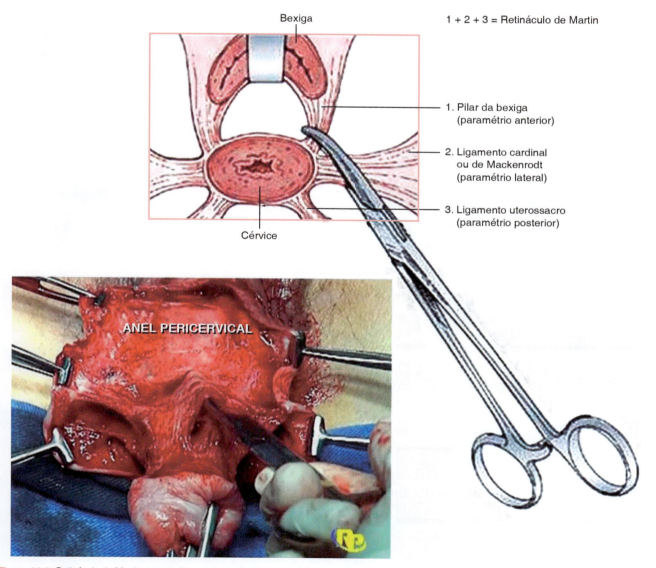

Figura 11.9 Retináculo de Martin, constituído pela inserção dos paramétrios no anel pericervical. (Arte sobre fotografia gentilmente cedida por Ricardo Pereira.)

espinhas isquiáticas), tempo a partir do qual *provocamos um prolapso cirúrgico* que facilitará o restante do procedimento.

- **Menor possibilidade de lesão ureteral:** outro problema onipresente *é a possibilidade de lesão ureteral*, que teoricamente seria mais provável por via vaginal, pois se acreditava que a tração do colo do útero traria a artéria uterina, e com ela o ureter, para mais próximo das ligaduras do complexo cardinal-uterossacro (Figura 11.10).

Trabalhos que merecem ser lidos por todos[10,11] comprovaram, por radiografias e tomografias computadorizadas, que o afastamento do ureter do campo cirúrgico começa nos movimentos diametralmente opostos de tração caudal do colo e deslocamento cranial da bexiga (Figura 11.11).

Esse afastamento aumenta ainda mais com a secção dos pilares vesicais e definitivamente migra para cima e lateralmente com a secção do *complexo ligamentar cardinal-uterossacro*, este sim, e não a artéria uterina, *o principal responsável pela mobilização do ureter e a diminuição do risco de lesão acidental*. Uma *contraprova* dessas afirmações ocorre na *cirurgia de Schauta* (1901)[12] para câncer do colo do útero via vaginal, novamente trazida à luz pelas modificações de Dargent (1987) (Figura 11.12)[13].

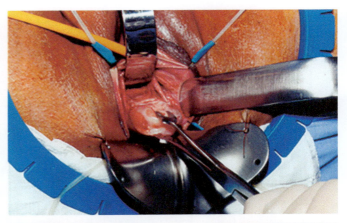

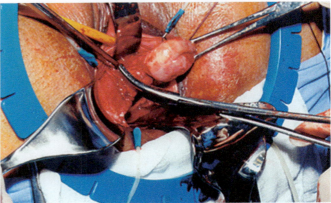

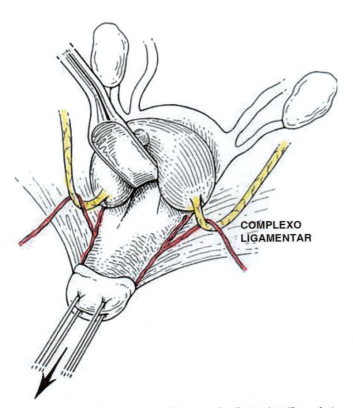

Figura 11.10 Tração anterior da cérvice em direção ao cirurgião e afastamento posterior da bexiga e seus pilares (com o joelho do ureter) em direção à cabeça da paciente, criando espaço para colocação de pinças no complexo ligamentar e nos vasos uterinos.

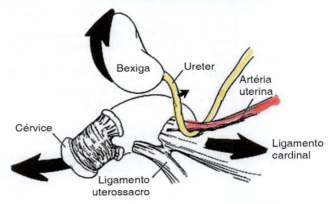

Figura 11.11 Secção do complexo ligamentar e afastamento do ureter para fora e para cima do campo operatório.

A necessidade da radicalidade da cirurgia exige remoção dos ligamentos (e dos linfonodos que eles abrigam) que constituem os paramétrios e paracolpos *o mais próximo possível da parede pélvica*, ao contrário do que ocorre nas indicações por doenças benignas, em que a ligadura e secção desses elementos são justauterinas, como mencionado previamente. Por isso, tudo o que sabemos sobre *a localização do ureter no terço superior dos pilares vesicais* aprendemos de sua dissecção pelos oncologistas das escolas de Viena, Florença e Lyon, principalmente. Nas histerectomias vaginais por indicações oncológicas, os complexos ligamentares são os últimos a serem seccionados, com os ureteres dissecados e à vista,

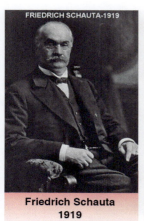 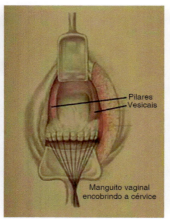 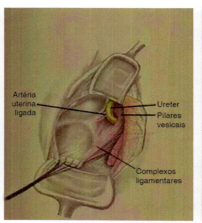 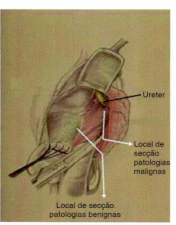

Figura 11.12 Cirurgia de Schauta para câncer do colo do útero por via vaginal, a comprovar a vinculação do ureter com o complexo ligamentar cardinal uterossacro.

pois, se o fossem no início da cirurgia, o referido movimento de retração em direção à parede pélvica impossibilitaria sua ressecção com critérios oncológicos.

Como aumentar a proporção de histerectomias realizadas por via vaginal

Embora todas as evidências, bem como avaliações de custo-benefício na literatura especializada, indiquem a via vaginal como a preferencial para remoção do útero doente, na prática não é o que se observa. Alguns especialistas foram treinados exclusivamente para a via abdominal e seguem indicando-a e praticando-a na maioria dos casos. Por outro lado, a busca da "modernidade" como ilusão de competência e competitividade, paralelamente ao suporte fornecido pela indústria de materiais cirúrgicos na divulgação da laparoscopia e atualmente da robótica, tem aumentado progressivamente a aderência a essas duas últimas abordagens. Como consequência, tanto o treinamento nas residências médicas como a prática clínica da histerectomia vaginal vêm progressivamente diminuindo. Sabemos que a via vaginal é aquela minimamente invasiva natural da mulher e a marca da especialidade da ginecologia, pois, ao contrário das outras abordagens, é realizada apenas pelos especialistas da saúde da mulher. Professores e formadores de opinião sensíveis a esses fatos vêm procurando buscar soluções para o impasse e impedir que dentro de alguns anos a via vaginal para histerectomia persista apenas nos livros de história da cirurgia.

A esses interessados oferecemos a seguir as conclusões do trabalho clássico do grupo do professor Adam Magos, de Londres (1998)[14]. Para maximizar a proporção de histerectomias realizadas por via vaginal, os ginecologistas necessitam se familiarizar com as técnicas cirúrgicas para solucionarem casos de *úteros não prolapsados, leiomiomas uterinos e ooforectomia/salpingectomia por via vaginal*:

a) *"Desde que o útero seja móvel, quanto menor o prolapso, mais fácil será a histerectomia vaginal"*, já nos ensinava há muitos anos o mestre David Nichols e, embora por muito tempo ignorada, essa verdade é muito simples de ser entendida. Como os fatores principais no suporte uterino são os ligamentos cardinais e uterossacros, que se situam próximo à cúpula vaginal (podendo inclusive ser pinçados, ligados e seccionados extraperitonealmente [adendo nosso]), realizando-se a abordagem uterina por via vaginal, essas serão as primeiras estruturas que vamos pinçar, cortar e ligar, desencadeando um *prolapso cirúrgico*. Conforme Magos e seu grupo, ao nos habilitarmos a esse tempo da técnica, já estaremos multiplicando por 6 a proporção de histerectomia transvaginal (HTV) em nossa prática.

b) Os leiomiomas uterinos, principal indicação para histerectomia e maior limitação à via vaginal quando seu tamanho excede o equivalente a 6 semanas de gestação, uma vez aprendidas as técnicas de redução do volume ("morcelamento" – veja *Histerectomia vaginal difícil*, mais adiante), terão um acréscimo de possibilidades que variará de 11,6% a 30,4% para realização da via vaginal com sucesso.

c) Igualmente, as técnicas de ooforectomia e/ou salpingectomia por via baixa, que consistem no uso de pinças longas e curvas especiais, suturas tipo *endoloop* ou separando o ligamento redondo do anexo e ligando-os individualmente, aumentarão em 32,4% as possibilidades da via vaginal nos casos considerados inadequados para a via baixa diante dessa situação.

Papel do laparoscópio

Outros fatores, como dor pélvica sugestiva de endometriose ou doença inflamatória pélvica, bem como cirurgias prévias (por exemplo, cesariana), provocam avaliações clínicas exageradas quanto à extensão; na dúvida sobre a mobilidade uterina comprometida ou patologia extrauterina, uma *laparoscopia prévia imediatamente antes da histerectomia*[15] será de extrema utilidade e na maioria dos casos apenas confirmará a possibilidade de uso da via vaginal com exclusividade.

Histerectomia vaginal difícil

Nos dicionários da língua portuguesa, a palavra *difícil* geralmente é definida como "que demanda um trabalho excessivo para que se consiga realizar; que é muito árduo ou complicado; custoso ou laborioso".

O desafio da remoção do útero por via vaginal, o que é feito através da arte e ciência da equipe cirúrgica em benefício da paciente, demanda aprendizado (teórico e prático) e exercício da técnica, com uma indispensável *curva de aprendizado* de duração inversamente proporcional ao volume cirúrgico individual. Como bem observaram Heaney e outros mestres da via vaginal que nos antecederam, "aqueles que seguem enxergando enormes dificuldades na histerectomia vaginal são os que pouco a praticam...". No início de cada experiência com qualquer técnica, a insegurança é sempre normal, e *a indicação precisa* evitará muitas frustrações ou mesmo o abandono da técnica.

O experiente cirurgião ginecológico indiano Shirish Sheth, em equivalência à *tentativa do trabalho de parto*, criou a expressão *tentativa da via vaginal* para aquelas pacientes com contraindicações relativas, da qual nos ocuparemos mais à frente, mostrando que, mesmo iniciando a cirurgia pela via baixa e mais adiante *tendo de convertê-la para a abdominal*, ainda assim a morbidade seria maior com uma abordagem totalmente por via alta. Normalmente, o profissional que se entusiasma pela abordagem vaginal, principalmente pela observação dos desfechos para as pacientes, irá pouco a pouco aumentando a complexidade de suas indicações e abordando casos mais difíceis. A seguir discorreremos sobre as principais dificuldades e propostas de soluções para as histerectomias vaginais "difíceis".

As *diretrizes* para orientar o cirurgião vaginal sobre a melhor via para realizar a histerectomia foram uma das bandeiras do mestre Kovac desde 1995[16] com o objetivo de disseminar e facilitar a escolha da via vaginal, dissipando mitos e inverdades sobre as contraindicações que o tempo havia consagrado, orientando como agir em casos difíceis e colocando os limites da abordagem.

Basicamente, as variáveis das melhores diretrizes englobam a necessidade de que a doença seja benigna, a existência ou não de acesso e mobilidade uterina, o volume do útero e a possibilidade/habilidade do cirurgião de reduzi-lo e finalmente, se existe uma patologia uterina, qual a sua provável natureza e se ela poderá ser resolvida/contornada pela via baixa (Figura 11.13).

Avaliação da paciente no pré-operatório

Uma *história de cirurgia prévia*, como cesariana, ligadura tubária, cistectomia ovariana, apendicectomia ou ressecção intestinal, pode significar *problemas com aderências*, mas que não excluirão necessariamente a possibilidade de histerectomia vaginal.

Problemas ginecológicos no passado necessitam ser cuidadosamente avaliados. Endometriose ou doença inflamatória pélvica pode ser um sinal de alerta para o cirurgião pélvico. Passado de cirurgias múltiplas por doença de Crohn pode ser outra razão a ser considerada antes da abordagem vaginal.

A *histerectomia vaginal fácil* deveria ser aquela com útero móvel e não muito aumentado de volume. O ângulo do arco púbico deve ser largo para facilitar o acesso (> 90 graus), e o canal vaginal deve ser amplo (no mínimo um parto vaginal). O fórnix vaginal posterior deve ser largo e profundo; adicionalmente, não deve haver alterações ortopédicas ou vasculares que sejam agravadas pela suspensão prolongada nas perneiras ou que impeçam a posição necessária para a exposição cirúrgica satisfatória.

A *histerectomia vaginal difícil* é aquela em que não serão encontradas as condições pélvicas ideais (Tabela 11.1), mas que para a paciente ainda será a melhor via para a remoção do útero.

Na avaliação pré-operatória será *imprescindível*, além do exame físico/ginecológico, a *solicitação de uma ultrassonografia transvaginal*, que servirá para descartar qualquer anormalidade genital que necessite avaliação prévia. Entretanto, não menos importante também será a *avaliação das dimensões do útero* a partir das fornecidas no laudo de imagem e uma variável baseada na forma do elipsoide (Figura 11.14), como publicaram Kung e Chang em 1996.

Inicialmente, o *acesso* ao útero e aos pedículos e ligamentos que o sustentam na pelve vai depender do *espaço*, bem como do *descenso ou mobilidade*, o que está bem resumido na Figura 11.15.

Prevendo dificuldades

Algumas situações poderão ser encontradas e apresentar dificuldades na cirurgia, como:

1. **Um prolapso uterino aparente, com cérvice alongada e um corpo uterino alto na pelve:** esse achado frequentemente se associa a cisto e retocele, que mascara seu diagnóstico pré-operatório. Ao ser iniciado o ato cirúrgico, deve-se fazer um cuidadoso exame pélvico da paciente sob narcose. Se ela tiver cérvice alongada e útero em posição quase normal, muito cuidado deve ser tomado para não amputar a cérvice prematuramente, o que tornará mais difícil o restante da cirurgia. A entrada precoce pelo fundo de saco

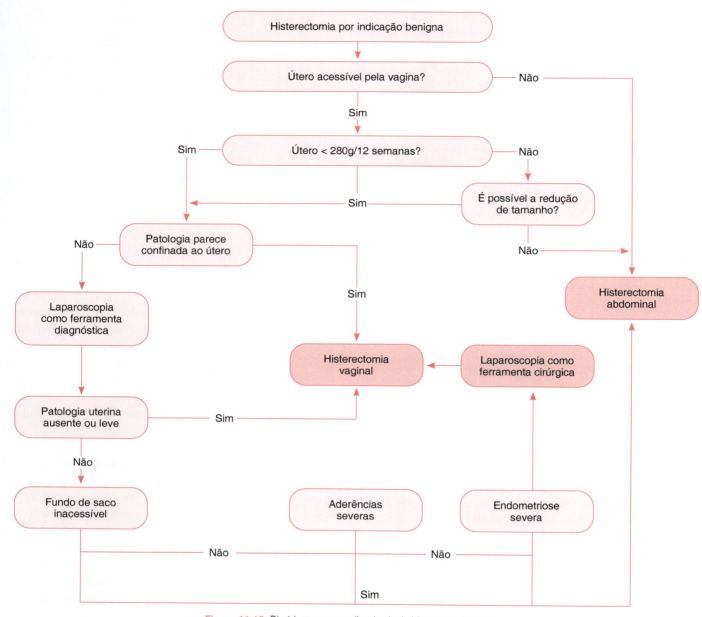

Figura 11.13 Diretrizes para escolha da via da histerectomia (Kovac).

posterior e a dissecção mais alta possível da bexiga, sem abrir o peritônio anterior, possibilitarão que o cirurgião movimente as pinças ao longo da cérvice alongada até atingir a porção superior do corpo.

2. **Útero aumentado por múltiplos fibromas, acima de 12 semanas de gestação (280g):** com os métodos de fragmentação ou morcelamento (Tabela 11.2 e Figura 11.16), havendo outros fatores facilitadores, como vagina ampla, arco púbico largo, fundo de saco profundo ou partos normais, pode ser removível via vaginal.

Os princípios fundamentais nas técnicas de morcelamento são:
- Somente iniciar após ligadura das artérias uterinas.
- Válvulas anteriores e posteriores protegerão o reto e a bexiga durante toda a cirurgia.
- O procedimento deve ser levado adiante somente até o momento em que se consiga exteriorizar o fundo uterino.
- É necessário conhecimento não de um método aplicável a todos os casos, mas da *associação deles* conforme as dificuldades.

3. **Ausência de descenso uterino:** a principal indicação para a via vaginal sempre foi o prolapso uterino ou o relaxamento pélvico. Muitas das indicações atuais da histerectomia, como neoplasia intracervical (NIC III), hemorragia uterina disfuncional persistente e miomatose, não coexistem necessariamente com o prolapso genital, principalmente nesses tempos obstétricos de altas taxas de cesariana ou baixa paridade. Embora possa assustar o cirurgião neófito, os mais experientes,

Tabela 11.1 Características da histerectomia vaginal difícil e sugestões para otimizar os resultados

Condições	Características	Possíveis soluções
Exposição vaginal deficiente	Ápice < 2 polpas digitais Arco subpúbico < 90 graus Diâmetro bituberoso < 90cm/1 punho Obesidade com nádegas protuberantes/coxas grossas Anormalidades congênitas da vagina/cérvice	Secções iniciais dos ligamentos sem colocar pinças (manobra de Kudo/Pelosi) Usar válvulas retratatoras apropriadas Equipe com pelo menos dois assistentes interessados
Mobilidade uterina deficiente	Avaliar com paciente anestesiada por tração/rotação da cérvice Observação da movimentação ou não da parede abdominal (aderências firmes) pela tração vaginal da cérvice	Com útero imóvel, pode ser necessária uma laparoscopia diagnóstica inicial
Aumento de volume uterino	Dimensões de até 280g (= 12 semanas de gestação) – facilmente removidos com técnicas de morcelamento Fatores limitantes podem ser o acesso às artérias uterinas e a forma do segmento uterino inferior ("em bola de canhão")	Conhecimento prévio das dimensões uterinas e da localização de miomas por meio de ultrassonografia transvaginal, favorecendo planejamento Conhecimento e habilidade em todas as opções de fragmentação ("morcelamento") uterina
Localização dos miomas	Mioma cervical volumoso obliterando os fórnices vaginais e dificultando o acesso ao espaço cervicovaginal (anterior) Mioma intraligamentar (ligamento largo) alterando o curso ou comprimindo o ureter	Ultrassonografia transvaginal prévia Cervical – infiltração com vasoconstritor e tentativa de enucleação Suspeita de intraligamentar volumoso – solicitar urografia excretora pré-operatória
Suspeita de patologia extrauterina	Suspeita clínica de: Endometriose DIP Neoplasia ovariana	Realizar laparoscopia diagnóstica prévia para confirmar ou não a presença das doenças e a possibilidade de seguir pela via vaginal ou não

DIP: doença inflamatória pélvica.

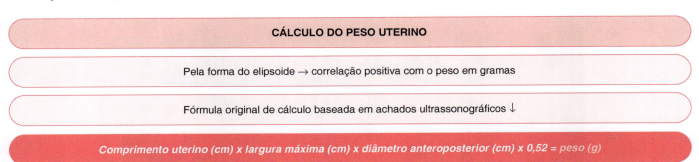

Figura 11.14 Fórmula para cálculo do peso do útero na avaliação pré-operatória. (Kung FT, Chang SY. The relationship between ultrasonic volume and actual weight of pathologic uterus. Gynecol Obstet Invest 1996;42:35-8.)

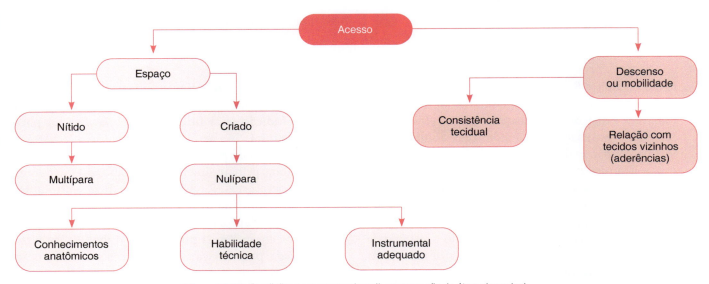

Figura 11.15 Condições para conseguir realizar a remoção do útero via vaginal.

Tabela 11.2 Métodos de fragmentação ("morcelamento") do útero volumoso

Método	Proponentes	Princípios
Esvaziamento intramiometrial subseroso	Lash (1941) Kovac (1986)	Ao se incisar o útero de forma circular, em um plano subseroso e supracavitário, transforma-se uma massa tumoral globosa e larga em um alongado cilindro tecidual, contendo a cavidade miometrial intacta e facilitando sua exteriorização
Ressecção em cunha	Doyen (1895)	Muitas vezes associada à amputação da cérvice, inicia-se a remoção de fragmentos em forma de V com ápice voltado para o miométrio e a base para a serosa
Hemissecção	Péan (1886)	A cérvice é fixada com pinças às 3 e às 9 horas e incisada longitudinalmente em suas faces anterior e posterior em direção ao fundo. Ao chegar ao corpo, prossegue-se com o esvaziamento subseroso até que se consiga exteriorizar o fundo ou ligar os pedículos uterováricos, um lado de cada vez
Miomectomia	Diversos	Associada a qualquer dos procedimentos anteriores, à medida que os fibromas vão se apresentando na descida uterina

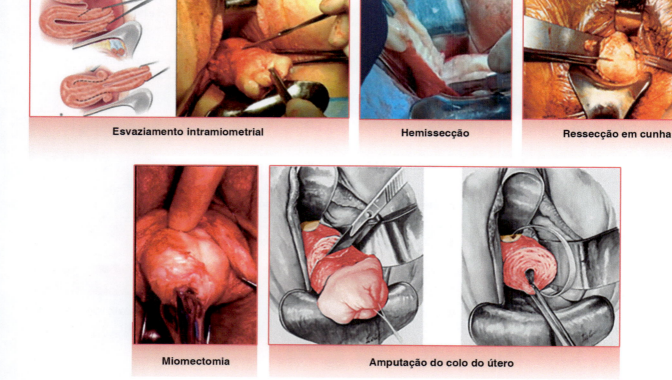

Figura 11.16 Técnicas de fragmentação ("morcelamento") do útero volumoso.

como Nichols e Randall, chegam a afirmar que "desde que o útero seja móvel, quanto menor o prolapso, mais fácil a histerectomia vaginal". O que eles querem ressaltar é que as relações anatômicas e a situação dos ligamentos são mais normais e previsíveis. Muitas vezes, a ligadura dos cardinais, uterossacros e artérias uterinas, em razão de sua anatomia constante, se faz sem grande dificuldade e sempre provoca algum grau de descenso. A partir daí, os métodos de morcelamento já podem ser empregados, facilitando o término da operação. O bom senso e a experiência desenvolvida poderão a cada momento indicar que a conversão para a via abdominal será mais apropriada.

4. **Pacientes com cirurgias prévias:** antigos dogmas afirmavam que cirurgias pélvicas prévias seriam contraindicações à utilização da via vaginal para histerectomia. As razões apontadas são que aderências cicatriciais podem fixar o útero à bexiga e ao intestino, principalmente, predispondo acidentes transoperatórios. Revisão da literatura, entretanto, evidencia que, na presença de boa mobilidade uterina e pelve ampla, a cirurgia poderá obter sucesso; autores como Pelosi publicaram trabalhos *em pelve congelada* para provar que, em casos de remoção apenas de um útero sintomático, a abordagem vaginal é mais simples. Pelosi argumenta que por via

abdominal ou laparoscópica a adesiólise tem de ser realizada primeiro, até que se possa atingir o útero, com grandes riscos de lesão urinária ou intestinal durante esse longo e acidentado procedimento. Já pela vagina, principalmente quando ampla, a anatomia cervicovaginal preservada possibilita acesso ao suprimento uterino principal e, após, que essa região seja dividida, torcida, dissecada e amputada impunemente para facilitar a operação e evitar danos às estruturas superiores.

5. **Prolapso uterino e genital completo:** a histerectomia vaginal para prolapsos uterinos leves a moderados apresenta pequenas dificuldades (veja o Capítulo 12). Removido o útero, será necessário encurtar o complexo ligamentar cardinal-uterossacro e ressuturá-lo à vagina homolateral, fechar o fundo de saco posterior para evitar futura enterocele, o que é perfeitamente factível com a culdoplastia de McCall, e reparar os outros compartimentos deficientes (cirurgia reconstrutiva pélvica). Quando o útero está espontânea e permanentemente exteriorizado além do introito (procidência), geralmente em pacientes idosas e menopausadas com alterações tróficas que podem chegar a úlceras e infecções, mas principalmente por se acompanhar das mais diversas distorções anatômicas, a habilidade e a experiência do cirurgião serão postas à prova. A remoção do útero prolapsado exige a identificação da anatomia alterada, não lesionando as estruturas vizinhas. DeLancey e cols.[17], em trabalho premiado no Congresso Americano de Ginecologia e Obstetrícia, comprovaram que nos prolapsos, para cada 3cm de descenso do útero, o ureter desce 1cm, estando mais suscetível à lesão acidental.

   O aspecto mais complicado dessa cirurgia, entretanto, começa após a histerectomia, no reparo perfeito e suporte definitivo dos diversos compartimentos vaginais.

6. **Uma vagina estreita em nulíparas:** as vantagens da via vaginal para a paciente e o adequado treinamento do cirurgião possibilitarão o sucesso mesmo nessas condições. Por exemplo, Pelosi desenvolveu uma técnica (1997)[18], baseada em Kudo e cols. (1990)[19], em que, após efetuar um "torniquete líquido" (com vasoconstritor), secciona com tesoura o sistema ligamentar paracervical sem colocar pinças ou ligar, o que elimina tempos cirúrgicos e a necessidade de espaço para válvulas afastadoras, o que é feito apenas após a remoção do útero, quando o campo cirúrgico aumenta (Figura 11.17).

7. **Necessidade de remoção dos anexos:** em 1994, um estudo de Wilcox, nos EUA, evidenciou que seis em 10 pacientes que foram à histerectomia abdominal realizaram ooforectomia bilateral, enquanto apenas uma em 10 o fizeram quando a via escolhida para remoção do útero foi a vaginal. Parece haver receio generalizado entre os especialistas de associar via vaginal e ooforectomia/salpingectomia com base nos conceitos de

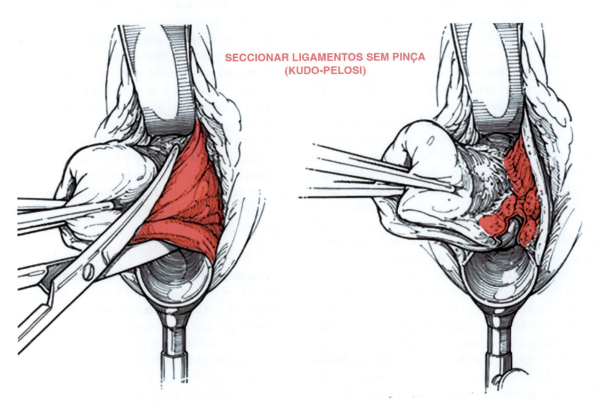

Figura 11.17 Seccionando os ligamentos sem pinçar em vaginas estreitas e/ou cérvices alargadas.

ser esse procedimento difícil e arriscado em razão da limitação do acesso cirúrgico e da visibilidade. Kovac e Cruikshank, em 1996[20], mostraram que na maioria dos casos os ovários são visíveis e acessíveis quando se usam como parâmetro as espinhas isquiáticas. Quando a elasticidade do infundíbulo pélvico for grande, a pinça curva poderá ser colocada a montante do anexo; caso contrário, poderá ser colocada na mesossalpinge, tornando possível a ooforectomia. Uma proposta interessante é que em um primeiro tempo se separe o ligamento redondo do restante do infundíbulo pélvico para, a seguir, realizar uma pequena incisão no folheto peritoneal avascular entre este e o conjunto trompa-ovário, permitindo a descida e individualização deste último com ligadura segura a montante do infundíbulo pélvico. Alguns autores usam o *endoloop*, da laparoscopia, para ligaduras por via vaginal.

Achados intraoperatórios que causarão dificuldades

1. **Uma dobra vesicouterina obliterada:** pinçando e seccionando sequencialmente cardinais, uterossacros, artérias uterinas, ligamentos largo e uterovárico, será evitada possível lesão vesical quando a dobra vesicouterina estiver obliterada por cesariana prévia ou outra cirurgia. Assim que possível, os dedos do cirurgião passarão de trás para frente (a partir do fundo de saco de Douglas) sobre o fundo uterino, expondo o ponto ideal para abertura do peritônio anterior de maneira segura. O citado professor indiano Sheth descreveu um espaço entre os folhetos do ligamento largo que possibilitará uma dissecção segura, principalmente para contornar as aderências fibrosas de cesarianas prévias (*janela de Sheth* [Figura 11.18]).
2. **Fundo de saco de Douglas obliterado:** pode ser fixo ou obliterado por aderências ou endometriose. Constitui um problema difícil de ser resolvido e é responsável por sangramento excessivo (rede ázigos vaginal) e lesões do reto, do retossigmoide ou mesmo do intestino delgado. Dissecção cuidadosa e meticulosa é obrigatória; nesses casos, pode ser indicada a abertura prévia do espaço anterior, trabalhando-se de cima para baixo (técnica de Döderlein-Krönig). Muitas vezes, iniciam-se a ligadura e a secção dos ligamentos de modo extraperitoneal, o que vai provocando a progressiva descida do útero e facilitando a entrada posterior. Pelosi descreve uma manobra que consiste na incisão com tesoura do lábio posterior da cérvice, de modo longitudinal em direção ao fundo de saco de Douglas, até a entrada peritoneal. Assim como outros autores, já realizamos histerectomias vaginais quase que totalmente extraperitoneais.

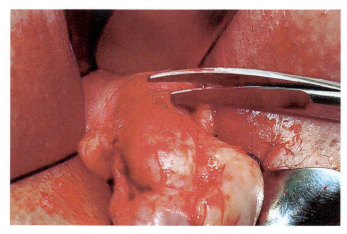

Figura 11.18 A janela de Sheth entre os folhetos do ligamento largo.

3. **Aderências entre o útero e o intestino delgado ou a parede abdominal:** essas aderências podem ser dissecadas da mesma maneira por via vaginal e pela abdominal. Muitas vezes, aderências desenvolvidas na cavidade abdominal ocorrem acima do útero e não são alcançadas por via vaginal. A presença de boa mobilidade uterina, avaliada por tração cervical sob narcose, já indica aderências frouxas; o contrário se verifica se o útero, após as ligaduras dos ligamentos, continuar alto (aderências firmes, em geral à parede abdominal). Com boas iluminação e visualização, a dissecção cuidadosa geralmente desfaz as primeiras, possibilitando a remoção do útero com relativa facilidade. O laparoscópio inicial diagnóstico pode tornar possível desfazer aderências altas à parede abdominal com cautério monopolar.
4. **Uma massa anexial pélvica é encontrada:** convém evitar surpresas transoperatórias ou no exame anatomopatológico com o diagnóstico pré-operatório e a exclusão de malignidade por meio da ultrassonografia com Doppler e marcadores tumorais. Tumores císticos, uniloculares e pequenos podem ter sua remoção planejada pela via vaginal, sendo possível até mesmo, sob visão direta, puncioná-los e esvaziá-los.

Tentativa da via vaginal (segundo Sheth) e conversão abdominal (Figura 11.19)

A maioria dos vaginalistas experientes argumenta que "somente o que pode sofrer com a conversão para a via vaginal é o orgulho do cirurgião", embora assim não devesse ser, porque a conversão não é uma complicação, mas um sinal de sabedoria e prudência e, acima de tudo, respeito pela paciente, sem aumentar as taxas de morbidade (*os tempos difíceis da via alta foram executados pela baixa e vice-versa*). O limite para suspensão da tentativa de utilizar a via vaginal em casos complexos e fazer a conversão para a

A TENTATIVA DA VIA VAGINAL (SHETH)

- Volume > 300-400cm³ (14-26 semanas)
- Cesarianas/cirurgias prévias
- Nuliparidade
- Perineorrafias/cirurgias de prolapso prévias
- Patologia anexial aparentemente benigna
- Início da curva de aprendizado

→ Conversão/via combinada

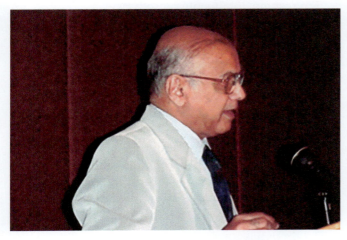

Figura 11.19 Professor Sheth, idealizador da tentativa da via vaginal.

via alta será a *parada do progresso da cirurgia*. Por outro lado, trabalhos anteriores confirmam que a perda do momento certo para a conversão é o fator preditivo mais importante para complicações, principalmente as hemorrágicas. Sugerimos a seguinte rotina diante dessa situação:

a. Por mais volumoso que o corpo uterino possa ser, mais firme sua aderência à parede abdominal ou ante a presença de fatores que impeçam seu descenso, a inelasticidade da cérvice, bem como a proximidade constante do complexo ligamentar cardinal-uterossacro e do pedículo uterino em relação à vagina, fará que, na maioria dos casos, a decisão de converter para a via abdominal já encontre o útero relativamente avascular e com o complexo ligamentar seccionado.
b. Em muitas situações já ocorreu o completo descolamento cérvice-bexiga ou mesmo a cérvice já pode ter sido amputada.
c. Antes de reposicionar o útero para dentro da pelve e fechar a vagina com sutura ancorada contínua, convém fixar os cotos ligamentares aos ângulos daquela para reconstituição do retináculo de Martin e prevenção do prolapso de cúpula.
d. Muda-se a posição da paciente de litotomia para decúbito dorsal e com uma pequena incisão de Pfannenstiel abordam-se os pedículos superiores, são desfeitos os fatores causais (aderências) e remove-se o útero residual rapidamente, fazendo-se o inventário da cavidade e fechando-se a parede por planos.

Considerações finais

Quando o cirurgião ginecológico tem a habilidade apropriada, a realização da histerectomia vaginal difícil é uma batalha, realizada às custas do útero e do seu esforço, em benefício da paciente.
(Hoffman e Spellacy)

A histerectomia vaginal difícil é aquela que requer algo mais do que a habitual habilidade da maioria dos cirurgiões; ela exige perspicácia e avaliação pré-operatória cuidadosa, o que somente se consegue com uma firme base teórica e muita prática.

Referências

1. Senn N. The Early History of Vaginal Hysterectomy. J Am Med Ass 1895; 476-81.
2. Garceau E. Vaginal hysterectomy as done in France. Am J Obstet Dis Women and Children, 1895 March.
3. Doderlein A, Kronig S. The Technique for Vaginal Hysterectomy. Leipzig: Verlag von Shertzel, 1906.
4. Barros P. Atlas de Operações Ginecológicas. 2. ed. São Paulo: Sarvier, 1971.
5. Mayo CH. Uterine prolapse with associated pelvic relaxation. Surg Gynecol Obstet 1915; 20:253.
6. Ward GG. Cistocele and prolapse uteri. In: Kelly K. Gynecology. New York: D. Appleton Century and Co., 1928: 305.
7. Salvatore CA. A modified technic of vaginal hysterectomy for treatment of uterine prolapse. J Int Coll Surg 1957; 28:37.
8. Salvatore CA. Tratamento cirúrgico do prolapso do útero. 1. ed. São Paulo: Livraria Roca, 1982.
9. Heaney NS. Vaginal hysterectomy: its indications e techniques. Am J Surg 1940; 48:284-8.
10. Hoffmeister FJ, Wolfgran RC. Methods of demonstrating measurements relationships between vaginal hysterectomy ligatures and the ureters. Am J Obstet Gynecol 1962; 83:938-48.
11. Cruikshank SH, Kovac SR. Role of the uterosacral-cardinal ligament complex in protecting the ureter during vaginal hysterectomy. Int J Gynecol Obstet 1993; 40:141-4.
12. Schauta F. Die erweiterte vaginale total extirpation des uterus beim kollumkarzinome. Vienna: J.Safar, 1908.
13. Dargent D. A new future for Schauta's operation through presurgical retroperitoneal pelviscopy. Eur J Gynaecol Oncol 1987; 8:292-6.
14. Davies A, Vizza E, Bournas N, O'Connor H, Magos A. How to increase the proportion of hysterectomies performed vaginally. Am J Obstet Gynecol 1998; 179:1008-12.
15. Kovac SR, Cruikshank SH, Retto HF. Laparoscopy-assisted vaginal hysterectomy. J Gynecol Surg 1990; 6:185-93.
16. Kovac SR. Guidelines to determine the route of hysterectomy. Obstet Gynecol 1995; 85:18-23.
17. DeLancey JOL, Strohbehn K, Aronson MP. Comparison of ureteral and cervical descents during vaginal hysterectomy for uterine prolapse. Am J Obstet Gynecol 1998; 179(6):1405-10.
18. Pelosi II MA, Pelosi III MA. Simplified vaginal hysterectomy. N J Med 1997; 94:33-9.
19. Kudo R, Yamauchi O, Okazaki T, Sagae S, Itoh E, Hashimoto M. Vaginal hysterectomy without ligation of the ligaments of the cervix uteri. Surg Gynecol Obstect 1990; 170:299-30.
20. Kovac SR, Cruickshank SH. Guidelines to determine the route of oophorectomy with hysterectomy. Am J Obstet Gynecol 1996; 175:1483-8.

Parte B

Na Ausência de Prolapso*

Javier Del Longo

Introdução

> *Ninguém pode se denominar ginecologista até que seja capaz de realizar uma histerectomia por via vaginal tão sem falhas como se a estivesse realizando por via abdominal.*
> (Doyen)

A histerectomia foi descrita como tratamento para as hemorragias uterinas incoercíveis há mais de 300 anos. Durante o século XIX, a via de abordagem para realização dessa cirurgia era a vaginal, com inúmeras variações técnicas para o que se denominou *histerectomia vaginal*. Naquela época não era possível abordar o útero via abdominal em razão das altas taxas de infecção e mortalidade e das dificuldades relacionadas com a anestesia.

Apesar das grandes vantagens da via vaginal, esta foi caindo em desuso no século XX e substituída pela histerectomia abdominal. Impulsionada pelos avanços científicos representados pelos antibióticos, assepsia e antissepsia cirúrgica, anestesia adequada e analgesia pós-operatória, somados à possibilidade de o cirurgião visualizar integralmente a cavidade abdominal, os ginecologistas aderiram completamente a essa prática, mudando o curso da história e o aprendizado das novas gerações de especialistas:

> É interessante observar que aqueles que persistem em se aperfeiçoar na técnica da histerectomia vaginal gradualmente descartam mais e mais as contraindicações tão insistentemente citadas por aqueles com pouca ou nenhuma experiência com a operação (Noble Sproat Heaney)

Em 1989, quando começava a vigorar a cirurgia laparoscópica, Harry Reich, nos EUA, descreveu a possibilidade da extirpação do útero por essa terceira via: a histerectomia laparoscópica. Ao contrário das outras duas, essa exige tempo maior de aprendizado e habilidade manual e possibilita a visualização magnificada da cavidade abdominal, tornando possível tratar outros problemas associados com maior segurança terapêutica. Lamentavelmente, não se trata de uma cirurgia para aplicação maciça, já que seus custos são elevados por necessitar de tecnologia e material cirúrgico específicos, aparatos de iluminação, gravação etc.

Paradoxalmente, a histerectomia laparoscópica, dita minimamente invasiva (MIGS), provocou o ressurgimento das escolas vaginalistas, há tanto tempo esquecidas, por evidenciar que estas últimas preenchiam também os requisitos das MIGS:

- Rápida recuperação pós-operatória.
- Retorno mais rápido às atividades laborais.
- Dor pós-operatória mínima.
- Baixos custos por não depender de tecnologia nem de instrumentais caros e de vida útil curta.
- Em resumo, totalmente reprodutível.

As diretrizes de S. Robert Kovac, um dos pilares da divulgação da via vaginal junto com David Nichols, sobre a escolha da via na histerectomia para o Colégio Americano de Obstetrícia e Ginecologia (ACOG) em 1995 provocaram o ressurgimento do interesse e da prática dessa abordagem, concretizado em 2005 com a revisão da Cochrane por Neil Johnson. Esta última sugere, em sua conclusão, "que a histerectomia vaginal deve ser realizada sempre que possível, em vez da histerectomia abdominal, e quando não seja factível, a via laparoscópica poderia evitar a realização de uma laparotomia, embora implique maiores tempo operatório e destreza cirúrgica" (Tabela 11.3).

Diretrizes para escolha da via da histerectomia

> *Se o útero é móvel, quanto menor é o prolapso, mais fácil a histerectomia.*
> (David Nichols)

O algoritmo apresentado na Figura 11.13 ilustra este texto, no qual o autor defende que os padrões médicos devem apoiar-se mais em evidências do que em critérios subjetivos. A adoção dessas diretrizes oferece a melhor

Tabela 11.3 Características da via minimamente invasiva (MIGS)

Cirurgia ginecológica minimamente invasiva
Características gerais
Estadia hospitalar curta
Menor dor pós-operatória
Diminuição do trauma cirúrgico
Retorno rápido ao trabalho
Redução de aderências
Melhores resultados cosméticos
Vantagens da histerectomia vaginal
Menor tempo cirúrgico
Abertura peritoneal pequena
Pós-operatório menos doloroso
Menos tempo de internação
Retorno rápido às atividades normais
Menor custo hospitalar
Ausência de cicatriz abdominal
Maior facilidade para correção de distopias associadas
Menores incidência de complicações e taxa de mortalidade

---

*Tradução livre do espanhol para o português por Sérgio Flávio Munhoz de Camargo com conhecimento e autorização do autor.

via de acesso, posto que cada fase do algoritmo suscita uma pergunta que deve ser respondida por meio de evidência (prova) e não o contrário. Seu emprego em um programa de residência reduziu de 3:1 para 1:1 a proporção de procedimentos via abdominal:vaginal.

Embora as diretrizes não possam responder a todas as decisões que uma paciente individual exige, elas fornecem os índices mais simples que representam os fatos que melhor correspondem à realidade. Como a falta de certeza é intrínseca a toda cirurgia, certos elementos, como a tranquilidade do cirurgião, sua capacidade técnica ou sua experiência, estarão sempre presentes na tomada de decisões.

Perioperatório

História médica e exame físico

História obstétrica, cirurgias pélvicas, dismenorreia e suspeita ou confirmação de endometriose constituem dados relevantes no momento da escolha da via. Não se deve esquecer das patologias associadas, como cistos ovarianos, prolapsos ou incontinência urinária.

Patologias médicas, como hipertensão arterial, diabetes, anemia e estado venoso, entre outras que envolvam risco intra e pós-operatório aumentado, como em qualquer outra cirurgia, devem ser pesquisadas e valorizadas.

O exame ginecológico pode incluir, embora a individualização seja a norma, citologia cervical, histeroscopia e biópsia endometrial. É importante conferir as condições dos anexos, excluindo as portadoras de tumores ovarianos e outras massas anexiais a esclarecer. Antes de iniciar o procedimento cirúrgico sob anestesia, é importante realizar uma última avaliação da paciente na sala de cirurgia, o que, em muitos casos, altera a impressão diagnóstica e impede a conversão.

Medidas profiláticas

- **Preparação intestinal:** como quase todas as pacientes são internadas no dia da cirurgia, elas devem ser orientadas a consumir dieta leve no dia anterior para não sobrecarregar o trato digestivo, não só em virtude do risco anestésico, mas também porque aumenta a frequência de náuseas e a formação de gás pós-cirúrgico. Nenhum tipo de preparo intestinal é realizado, pois a incidência de lesão intestinal em histerectomia vaginal é extremamente baixa.
- **Tricotomia e antissepsia:** a literatura mostra que a remoção completa dos pelos pubianos não oferece vantagens, havendo alguns estudos que evidenciam que a abrasão da pele pode levar ao desenvolvimento de infecções. Orientamos a tricotomia com tesoura, que pode ser realizada pela própria paciente, se ela assim desejar.

Na cirurgia são usados cinco campos: inferior, superior e duas perneiras, e o quinto campo se estende do períneo até o cirurgião, unificando a área estéril, onde podem ser depositados os instrumentos de uso mais frequente.
- **Profilaxia antibiótica:** o esquema comumente usado na histerectomia vaginal consiste na administração intravenosa de 1 ou 2g de cefazolina antes da cirurgia. A dose deve ser repetida em procedimentos que durem mais de 2 horas. Em caso de contaminação do campo cirúrgico com fezes, recomenda-se a administração imediata de antibiótico com ação sobre bactérias da flora intestinal com sua manutenção.
- **Prevenção de tromboembolismo:** o estado da árvore venosa dos membros inferiores é de fundamental importância. A presença de insuficiência venosa crônica implica alto risco de complicações tromboembólicas. Por se tratar de uma cirurgia pélvica que costuma durar mais de 30 minutos, em posição que interfere na drenagem venosa normal dos membros inferiores, há autores que recomendam a tromboprofilaxia para todas as pacientes submetidas ao procedimento (como na série do autor). A tromboprofilaxia inclui medidas pré, intra e pós-operatórias:
  - No pré-operatório, os compostos estroprogestacionais devem ser interrompidos pelo menos 6 semanas antes da operação. Recomenda-se o uso de heparina de cálcio ou heparina de baixo peso molecular do tipo enoxaparina; a calceparina é administrada em doses de isocoagulação de 0,2cc SC 2 horas antes do início da operação e mantida a cada 8 ou 12 horas até a deambulação completa. A enoxaparina é administrada em doses de 20 ou 40mg/dia SC de acordo com o risco.
  - No intraoperatório, o risco é reduzido por uma cirurgia rápida e atraumática e o uso de bandagens elásticas e faixas acolchoadas para as pernas, para a proteção de regiões, como a panturrilha.

Anestesia

Tanto o bloqueio locorregional como a anestesia geral são adequados, sempre levando em consideração as condições clínicas. *Preferimos a raquianestesia*, que promove menor variação da pressão arterial, tornando a cirurgia mais segura em pacientes idosas, bem como menor incidência de atelectasia, tosse e náusea no pós-operatório. Além disso, na raquianestesia é possível associar a morfina, que promove analgesia nas primeiras 24 horas.

Posicionamento

A paciente deve ser colocada em posição de litotomia dorsal com os membros inferiores bem elevados e ligeiramente fletidos no abdome. Não se deve usar a região poplítea como área de fixação; é imprescindível que as pernas e a região sacrococcígea estejam bem acolchoadas, e as nádegas devem se projetar 10cm além da mesa cirúrgica e promover abdução de 100 graus das coxas. Esse posicionamento proporciona segurança para a paciente e conforto para a equipe cirúrgica. A flexão e abdução excessivas podem causar lesões nos nervos femorais, na coluna e até no quadril (Figura 11.20).

O cirurgião opera sentado com os auxiliares ao lado, sendo necessário que pelo menos um deles tenha experiência com a via vaginal. O instrumentador fica atrás e à direita do cirurgião destro com a mesa de instrumentação posicionada entre eles.

Instrumental

O sucesso da cirurgia depende mais do fator humano do que dos instrumentos utilizados; entretanto, a presença de poucos elementos facilita muito a execução de uma histerectomia vaginal, aumentando sua segurança.

O afastamento das paredes vaginais anterior e lateral é importante durante o procedimento. Válvulas de Breisky anguladas, de diferentes comprimentos, são usadas nesse processo dinâmico. Uma vez aberto o fundo de saco posterior ou de Douglas, é colocada a válvula de peso de Auvard de ramo longo (14cm × 3cm), que alarga o campo operatório e protege o reto (terceiro auxiliar).

A histerectomia vaginal é mais segura quando os pedículos são apreendidos com uma pinça forte e atraumática. Recomendamos as pinças *ZClamp* semicurvas para paramétrios e vasos uterinos e as curvas para os pedículos superiores. A principal característica dessas pinças são os sulcos longitudinais profundos, que proporcionam uma pegada firme e segura dos tecidos (Figura 11.21).

Uma pinça forte para agarrar o útero e os miomas deve estar disponível durante a histerectomia, principalmente em caso de úteros grandes que exigem técnicas de morcelação. Sugerimos a pinça de Lahey, que proporciona melhores aderência e tração dos tecidos do que as convencionais Pozzi ou Museaux. Utilizamos preferencialmente o porta-agulha curvo Mayo, cuja curvatura facilita a passagem das suturas.

Quanto ao material de sutura, a ligadura de todos os pedículos é realizada com poliglactina 910 (Vicryl 1), um tipo de sutura absorvível, sintética, multifilamentar e entrelaçada. Trata-se de um polímero de ácido glicólico e láctico com degradação por hidrólise. A resistência à tração total é mantida por 7 a 10 dias e praticamente desaparece após 28 dias. Recomendamos a agulha de meio círculo com 4cm de comprimento.

Técnica cirúrgica da histerectomia vaginal sem prolapso (técnica de Heaney modificada por Kovac)

Uma técnica cirúrgica deve obedecer aos seguintes aspectos:

- Ser segura.
- Simples.
- Reprodutível.
- Aplicável à população atendida.

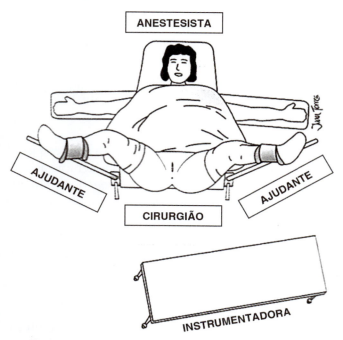

Figura 11.20 Posicionamento da paciente e da equipe cirúrgica.

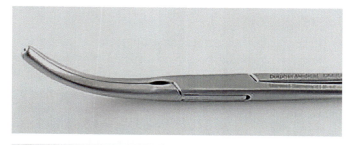

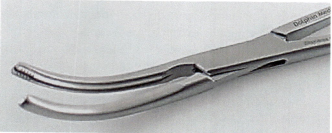

Figura 11.21 Pinça tipo *Z-Clamp* com estrias longitudinais.

Para avaliação correta dessas características, os seguintes parâmetros devem ser considerados:

- Tempo operatório.
- Complicações intraoperatórias.
- Complicações pós-operatórias.
- Perdas de sangue.
- Tamanho do útero.
- Conforto pós-operatório.

Descrição da técnica

- Incisão posterior do colo do útero.
- Abertura do fundo de saco de Douglas e entrada na cavidade abdominal: preferimos iniciar pelo posterior pelos seguintes motivos:

  - A abertura do fundo de saco de Douglas é mais fácil do que a do peritônio anterior.
  - A introdução da válvula de peso de lâmina longa expande o campo cirúrgico, protege o reto e facilita a cirurgia.
  - Possibilita a identificação de eventuais patologias não diagnosticadas previamente.
  - O risco de lesão retal é menor do que o de lesão da bexiga (Figura 11.22 *A* e *B*).

Os lábios anterior e posterior do colo do útero são apreendidos com uma pinça de Lahey. O afastamento das paredes laterais da vagina não costuma ser necessário. Antes da incisão da mucosa vaginal, o comprimento vaginal final será levado em consideração para determinar o nível da incisão. Incisões excessivamente altas podem encurtar a vagina.

É feita uma incisão em meia-lua de 2 ou 3cm, preservando assim as inserções ligamentares laterais às 3 e 9 horas, pois constituem elementos de fixação apical da vagina. Portanto, as incisões que circundam a cérvice *não devem ser feitas*.

Uma vez que o fundo de saco de Douglas é aberto, as estruturas são identificadas e a válvula de peso é posicionada.

Incisão anterior do colo do útero: a mucosa será incisada 0,5cm abaixo do sulco da bexiga. Há evidências de uma depressão que marca a transição entre a parte rugosa (onde repousa a bexiga) e a parte lisa aderida ao colo. A incisão se estenderá das 10 às 2 horas (Figura 11.23).

Secção do septo supravaginal para entrar no espaço vesicouterino, onde o tecido frouxo permite que a bexiga seja amplamente deslocada. O limite lateral é formado pelos pilares vesicais, que serão respeitados nesse momento cirúrgico (Figura 11.24).

Em geral, a reflexão peritoneal pode ser vista como uma membrana lisa e brilhante, sendo possível até mesmo fazer a abertura peritoneal nesse tempo, mas preferimos postergá-la para depois da secção dos complexos cardinais e sacrais do útero, pois a descida do útero melhora a exposição, facilitando essa etapa.

Em pacientes com história de cesariana, o tecido conjuntivo frouxo do espaço vesicocervical foi substituído por outro fibroso, que fixa a bexiga à face anterior do istmo uterino em maior ou menor extensão. Uma vez que o septo supravaginal tenha sido seccionado, a dissecção com tesoura continuará até que a parede da bexiga seja separada da superfície anterior do útero.

Não recomendamos a colocação do cateter vesical no início do procedimento para melhorar a identificação dos planos de dissecção. Por outro lado, a válvula superior deve ser manipulada suavemente, muitas vezes colocada entre a bexiga e a face anterior do útero (às vezes responsável pela ruptura acidental da bexiga).

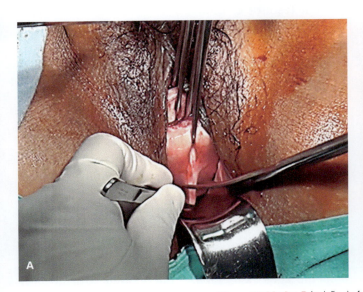 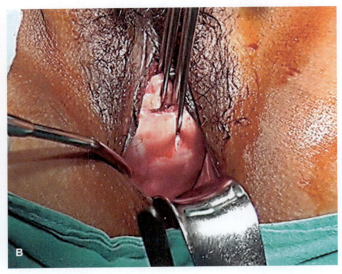

Figura 11.22 A e B Incisão do fundo de saco posterior (Douglas).

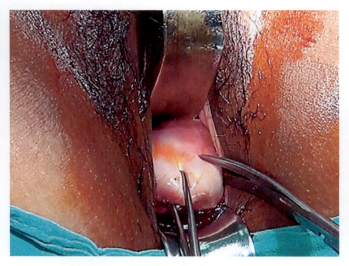

Figura 11.23 Incisão na mucosa vaginal anterior.

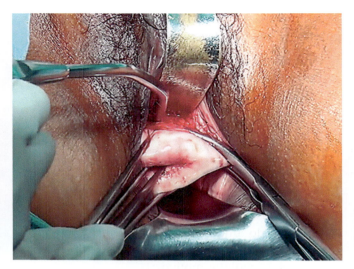

Figura 11.25 Pinçamento do complexo ligamentar cardinal-uterossacro.

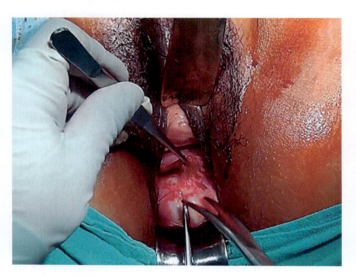

Figura 11.24 Incisão do septo supravaginal.

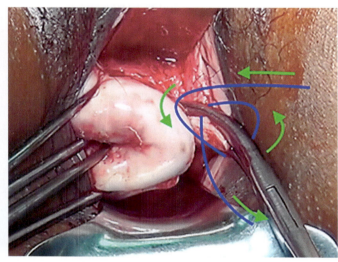

Figura 11.26 Ponto de dupla entrada de Heaney.

- **Pinçamento, secção e ligadura do complexo uterossacro-cardinal:** esse passo representa um dos principais momentos da histerectomia vaginal, pois esse complexo é responsável pelo suporte uterino. Sua secção faz o útero descer, o que facilita os tempos subsequentes da cirurgia. Os ligamentos uterossacro e cardinal e a base do ligamento vesicouterino ou pilar vesical devem ser incluídos na "pegada" (realizada com Z-Clamp). Esse procedimento é repetido em ambos os lados. Suturas transfixantes são a escolha, sendo preferidos o ponto tipo Heaney e o material reabsorvível Vicryl 1 (Figuras 11.25 e 11.26).
- **Ligadura dos vasos uterinos:** uma vez que o complexo uterossacro-cardinal foi seccionado, uma descida uterina é evidenciada com melhor visualização do peritônio anterior. Já identificado, este é puxado para cima com uma pinça e seccionado com tesoura e, uma vez aberto, é alargado lateralmente para permitir a entrada de uma válvula de Breisky no fundo de saco anterior. Sua função será de afastamento e proteção da bexiga (Figura 11.27A e B).

A próxima etapa consistirá em secção e ligadura da porção superior do ligamento cardinal que envolve os vasos uterinos. As suturas dos pedículos vasculares são idênticas às suturas parametriais, mas, por se tratar de pedículos vasculares, estes não são reparados. O procedimento é repetido do outro lado. O tempo dos vasos uterinos é essencial, devendo ser alcançado rapidamente, e assim o sangramento é controlado. Em caso de útero volumoso, a morcelação (termo francês equivalente a *fragmentação*) antes de sua extração completa começa somente após essa etapa, o que garante a hemostasia (Figura 11.28).

Exteriorização do corpo uterino

Para visualização dos pedículos superiores (tuba, ligamento uterovariano e ligamento redondo) e remoção do útero, o corpo uterino precisa ser basculado através do fundo de saco posterior. Isso é conseguido colocando-se uma pinça de Lahey na posição mais alta da parede uterina posterior e realizando manobras de alavanca. O cirurgião deve estar atento ao tamanho do útero antes de tentar basculá-lo. Muitas vezes, aqueles com volume acima de 280cm³ precisam ter seu tamanho reduzido por meio de técnicas de morcelação.

Pinçamento, secção e ligadura dos pedículos superiores

Uma vez o fundo uterino tenha sido exteriorizado, os pedículos anexiais devem ser expostos e pinçados com pinças *Z-Clamp* curvas. É importante verificar, por palpação e visão direta, que não existem alças intestinais aderidas ao fundo uterino ou regiões anexiais. Após a remoção da peça cirúrgica, uma pequena compressa é inserida na cavidade peritoneal para separar as alças e o omento e sempre reparada. Pontos de transfixação são colocados e reparados (Figuras 11.29 e 11.30).

Controle de hemostasia

Um pós-operatório tranquilo depende dessa etapa. Na histerectomia vaginal, os locais de sangramento mais frequentes são *no nível da borda vaginal posterior* e *entre os pedículos inferior e superior*, onde os vasos uterinos estão localizados. Se a borda vaginal posterior necessitar de controle hemostático, recomenda-se tracioná-la com uma pinça de Allis que inclua o peritônio e a mucosa vaginal, realizando-se a seguir uma sutura ancorada contínua.

Após a reparação dos pedículos inferior e superior, o espaço entre eles será cuidadosamente examinado para corroborar a correção da hemostasia. Em caso de sangramento, ele será identificado e poderá ser suprimido com clipes ou pode ser realizada nova sutura com pontos em X. Feito o controle, a compressa é retirada e a cavidade lavada e aspirada (Figura 11.31).

Síntese de cúpula vaginal

Nessa etapa, o peritônio pode ser incluído e tanto a cúpula como o peritônio podem ser suturados continuamente com material reabsorvível (Vicryl 2-0) (Figura 11.32).

Cuidados pós-operatórios

Os cuidados começam imediatamente, e as primeiras horas são o período mais crítico. Os cuidados gerais incluem monitoramento cardíaco e respiratório, controle do

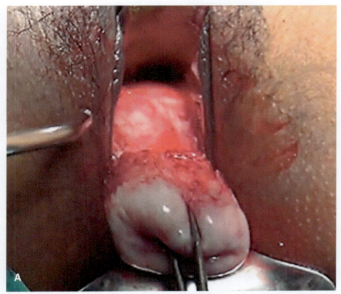
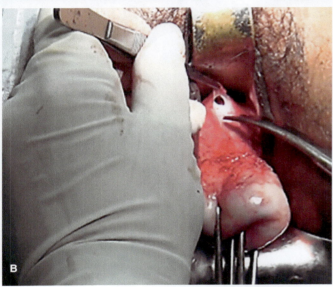

Figura 11.27 **A** e **B** Visualização e abertura do peritônio anterior.

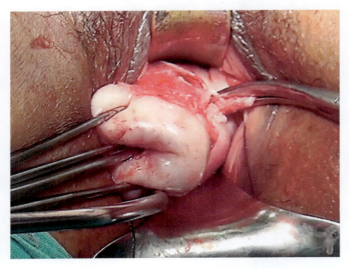

Figura 11.28 Pinçamento do ligamento cardinal contendo os vasos uterinos.

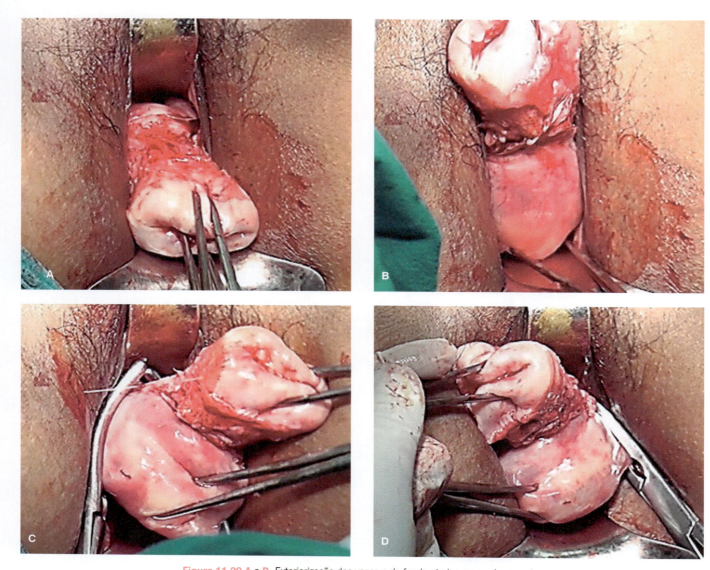

Figura 11.29 A a D Exteriorização dos vasos e do fundo uterino e seu pinçamento.

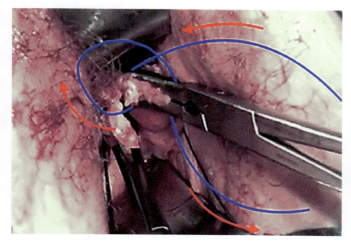

Figura 11.30 Ponto em 8 verdadeiro nos pedículos superiores.

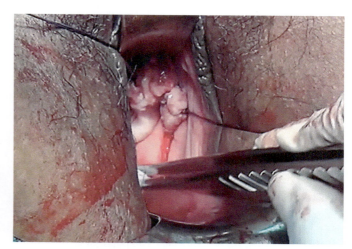

Figura 11.31 Revisão da hemostasia.

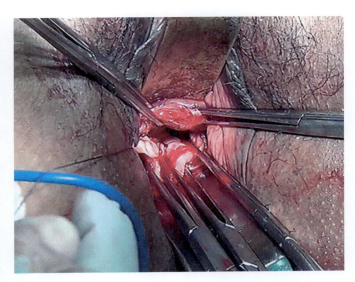

Figura 11.32 Exposição das bordas vaginais e do peritônio para iniciar sutura de fechamento da cúpula.

débito urinário, hidratação e alívio da dor. A paciente será cuidadosamente observada para detecção de complicações precoces, principalmente sangramento. A dor não costuma ser intensa, principalmente quando se utiliza raquianestesia com morfina, porém analgésicos intravenosos são adicionados no primeiro dia. Também no primeiro dia de pós-operatório, uma dieta leve pode ser indicada para reduzir distúrbios gastrointestinais; a incidência de íleo paralítico após histerectomia vaginal é de apenas 0,2%. A paciente deve ser orientada a mobilizar os membros após a passagem do efeito anestésico e a iniciar deambulação precoce.

A colocação do cateter urinário é adiada até o final da cirurgia. Em virtude da associação da morfina nos bloqueios, as pacientes permanecem com cateter de Foley número 14 nas primeiras 24 horas, evitando assim a retenção urinária.

A paciente recebe alta regularmente após 24 horas e é orientada sobre como proceder durante o período de convalescença. Essas instruções deverão ser precisas e por escrito:

- Evitar esforços físicos intensos (afazeres domésticos, subir escadas, levantar pesos etc.), principalmente na primeira semana após a cirurgia, mas normalmente por 30 dias.
- Inicialmente, a paciente notará um corrimento vaginal avermelhado que ficará rosado após 1 ou 2 semanas. Qualquer mudança de cor ou odor requer uma consulta.
- Não há restrições alimentares, apelando-se para o bom senso para evitar transgressões. Convém evitar fazer força para defecar.
- O contato com o médico é importante caso apresente temperatura acima de 38°C, sangramento vaginal, corrimento fétido, dor pélvica intensa ou qualquer dúvida.
- Controle pós-operatório 1 semana após a cirurgia.
- Não voltar ao trabalho até que o médico ordene.

Considerações finais

> *[...] quando se faz uma histerectomia vaginal, se faz uma histerectomia, porém, ao fazer uma histerectomia abdominal, se realizam duas intervenções: uma laparotomia e uma histerectomia [...]*
> (K. Richter)

O desenvolvimento histórico da ginecologia como especialidade cirúrgica não pode ser concebido sem a presença constante, e às vezes com protagonismo absoluto, da *cirurgia vaginal*. Os detratores da histerectomia vaginal em certas épocas e países, embora sempre tenha sido considerada a mais ginecológica das intervenções, não conseguiram se constituir em sério obstáculo à sua contínua difusão e aperfeiçoamento.

Todo(a) cirurgião(ã) ginecológico(a) tem a obrigação de conhecer a técnica da histerectomia vaginal, abdominal e laparoscópica, e a missão dos centros formadores com responsabilidade docente deve ser garantir que os futuros especialistas dominem indistintamente todas essas vias. Somente assim, ante essas opções, poderá ser selecionada a que melhor convenha às condições anatômicas ou circunstâncias clínicas de cada caso. Como expresso por Charles Mayo: "Ajustar a operação à paciente, e não a paciente à operação."

A antiga polêmica entre vaginalistas e abdominalistas não tem razão de ser; ao dominar todas as vias, o cirurgião escolherá a solução ótima para cada caso. A consecução desse objetivo exige dedicação constante, se bem que o processo de aprendizagem é uma experiência para toda a vida, e *no caso da cirurgia vaginal constitui um imperativo absoluto*.

Como disse David Nichols: "Sua técnica é fácil de esquecer, se cada geração de cirurgiões não a compreende, cultiva e pratica." A prática de qualquer intervenção, mas na histerectomia vaginal em particular, por suas peculiaridades anatômicas, exige que os diferentes tempos do ato operatório se sucedam escalonadamente e de acordo com regras precisas. Se esses princípios não são seguidos, acompanhando uma ordem de execução das diversas fases, a operação estará condenada ao fracasso.

Provavelmente, muitas das reservas que a prática dessa técnica suscitou e ainda suscita se deve à incompreensão a seu respeito e ao desconhecimento de suas possibilidades. A rejeição procede invariavelmente daqueles que não tiveram a oportunidade de familiarizar-se com a técnica e enxergam nela dificuldades insolúveis.

A seleção adequada de pacientes para histerectomia vaginal e a aplicação das técnicas disponíveis proporcionarão uma experiência pós-operatória e operatória tranquila para a maioria das pacientes submetidas ao procedimento cirúrgico.

Para concluir, devemos incorporar certas premissas e nos fazer algumas perguntas: a histerectomia vaginal em útero não prolapsado pode ser substituída pela via laparoscópica? Todos os cirurgiões serão treinados na via vaginal para histerectomia em útero não prolapsado?

O principal determinante da via da histerectomia não é a situação clínica, mas a atitude do cirurgião. A realização de uma histerectomia não exige habilidade especial ou equipamento sofisticado.

Referências

1. Seen N. The early history of vaginal hysterectomy. JAMA 1895; 25:476-82.
2. Mathieu A. History of hysterectomy. West J Surg Obstet Gynecol 1934; 42:2.
3. Richardson EH. A simplified technique for abdominal panhysterectomy. Surg Gynec Obstet 1929; 48:248.
4. Reich H, Decaprio J, Mc Glynn F. Laparoscopic hysterectomy. J Gynaecol Surg 1989; 5:213-8.
5. Mäkinen J, Johansson J, Tomás C et al. Morbidity of 10110 hysterectomies by typo of approach. Human Reprod 2001; 16:1473-8.
6. Reich H. Laparoscopic hysterectomy. Surgical Laparoscopy & Endoscopy. Raven Press, New York, 1992; 2: 85-8.
7. Heaney NS. Report of 565 vaginal hysterectomies performed for benign pelvic disease. Am J Obstet Gynecol 1934; 28:751-5.
8. Varma R, Tahseen S et al. Vaginal Route as the Norm When Planning Hysterectomy for Benign Conditions: Change in Practice. Obstet Gynecol 2001; 97:613-6.
9. Costa AAR. Comparação dos resultados intra e pós-operatórios da histerectomia vaginal versus histerectomia abdominal em mulheres sem prolapso uterino, em um hospital-escola do Recife: ensaio clínico randomizado – Recife. 2003. (Dissertação – Mestrado – Instituto Materno-Infantil de Pernambuco).
10. Mellier M, Kjerulff KH, Rhodes JC, Langenberg PW, Harvey LA. Patient satisfaction with results of hysterectomy. Am J Obstet Gynecol 2000; 183(6):1440-7.
11. Ottosen, Lingman G, Ottosen L. Three methods for hysterectomy: randomised, prospective study of short term outcome. BJOG 2000; 107(11):1380-5.
12. Kovac SR. Decision-directed hysterectomy: a possible approach to improve medical and economic outcomes Int J Gynaecol Obstet 2000; 71 (2):159-69.
13. Kovac SR. Which route for hysterectomy? Evidence-based outcomes guide selection. Postgrad Med 1997 Sep; 102(3):153-8.
14. Lipscomb GH. Laparoscopic-assisted hysterectomy: is it ever indicated? Clin Obstet Gynecol 1997 Dec; 40(4):895-902.
15. Harris WJ. Early Complications of Abdominal and Vaginal Hysterectomy. Obstet Gynecol Surv1995; 50(11):795-805.
16. Härkki-Sirén P, Sjöberg J, Titinen A. Urinary Tract Injuries after Hysterectomy. Obstet Gynecol 1998 Jul; 92(1):113-8.
17. Kovac SR. Hysterectomy Outcomes in Patients with Similar Indications. Obstet Gynecol 2000; 95(6):787-93.
18. Mathevet P, Valencia P, Cousin C et al. Operative injuries during vaginal hysterectomy. Eur J Obstet Gynecol Reprod Biol 2001; 97:71-5.
19. Mc Quarrie HG, Harris JW, Ellsworth HS et al. Sciatic neuropathy complicating vaginal hysterectomy. Am J Obstet Gynecol 1972; 113:223-32.
20. Unger JB, Meeks G.Vaginal hysterectomy in women with history of previous cesarean deliver. Am J Obstet Gynecol 1998; 179:1473-8.
21. Kovac SR, Zimmerman CW. Advances in Reconstructive Vaginal Surgery. 1st ed.Lippincott Williams & Wilkins, 2007.
22. Figueiredo O. Histerectomia Vaginal – uevas perspectives. Textbook. 2002.
23. Boukerrou M et al. Previous caesarean section is an operative risk factor in vaginal hysterectomy. Gynecol Obstet Fertil 2004 Jun; 32(6):490-5.
24. Rooney et al. Is previous cesarean section a risk for incidental cystotomy at the time of hysterectomy? A case-controlled study. Am J Obstet Gynecol 2005 Dec; 193(6):2041-4.
25. Agostini A J. Risk of bladder injury during vaginal hysterectomy in women with a previous cesarean section. Reprod Med 2005 Dec; 50(12):940-2.
26. Kovac SR, Cruikshank SH. Guidelines to determine the route of oophorectomy with hysterectomy. Am J Obstet Gynecol 1996; 175:1483-8.
27. Johnson N. Surgical approach to hysterectomy for benign gynaecological disease. BMJ 2005; 330:1478 (25 June).

CAPÍTULO 12

Histerectomia Vaginal durante o Prolapso Apical – Ainda Necessária?

Luiz Gustavo Oliveira Brito
Gabriela Loiola Pace
Walter Antônio Prata Pace

Introdução

A primeira tentativa de correção de prolapso uterino registrada na história aconteceu em 1670, em que uma mulher cortou o conteúdo prolapsado. Apesar da incontinência instalada, ela sobreviveu. A primeira histerectomia vaginal é atribuída a Berengário da Capri, que em 1521 realizou a ligadura ao redor do órgão prolapsado até que necrosasse e se desprendesse do corpo.

As cirurgias eram grosseiras, e os índices de infecção, elevados. Os principais avanços tecnológicos ocorreram apenas a partir do século XIX, após o trabalho pioneiro de Joseph Lister, que introduziu o uso do categute esterilizado e as técnicas básicas de assepsia e antissepsia que passaram a ser difundidas ao redor do mundo. Durante os anos 1800, diversas técnicas foram utilizadas para correção de prolapsos.

A histerectomia vaginal é recomendada pelo Colégio Americano de Ginecologia e Obstetrícia (ACOG) para remoção do útero[1]. Em caso de prolapso genital, principalmente quando há defeito apical, a remoção do útero torna-se mais fácil, principalmente quando ele se encontra exposto. No entanto, sabe-se que esse procedimento não resolve de maneira isolada a correção do prolapso apical. O ACOG elenca três procedimentos que podem ser realizados durante a histerectomia em situação de prolapso apical: a sacrocolpopexia ou promontofixação, a fixação ao ligamento sacroespinhoso e a suspensão ao ligamento uterossacro[2].

Sabe-se, também, que a parametrorrafia ou cruzamento dos ligamentos cardinais e uterossacros na cúpula vaginal não é a opção preferencial para correção do prolapso apical. Assim, neste capítulo será revisada a técnica

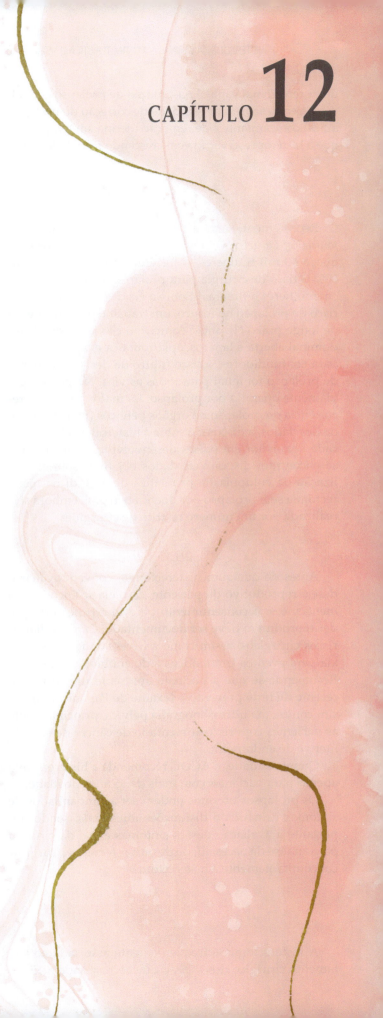

de histerectomia vaginal na situação de prolapso genital, discorrendo sobre a necessidade de correção do prolapso apical concomitante e de remoção uterina em tempos em que a histeropreservação vem crescendo mundialmente.

Histerectomia na menacme e risco de prolapso no futuro

Recentemente, em estudo publicado no *American Journal of Obstetrics & Gynecology* (AJOG) em coorte de quase 60 mil mulheres, a histerectomia aumentou em 60% o risco de cirurgia para prolapso genital no futuro em mulheres nulíparas[3]. Sobre a via de histerectomia e o risco de prolapso no futuro, um trabalho de seguimento de longo prazo (17 anos) comparou as vias vaginal, abdominal aberta e laparoscópia/robótica e, após controle para confundidores, o risco futuro de desenvolvimento de prolapso foi igual para todas as vias. No grupo previamente operado por prolapso, foi maior o risco de recorrência de prolapso de órgãos pélvicos (POP)[4]. Diante desses dados, a discussão sobre a histeropexia tornou-se cada vez maior em países desenvolvidos. Por fim, não se encontram disponíveis dados objetivos sobre a utilização da culdoplastia profilática de McCall na histerectomia sem prolapso por doença benigna, embora seja realizada por um número restrito de cirurgiões.

Considerações pré-operatórias

Antes de qualquer histerectomia, convém avaliar o desejo reprodutivo da paciente, caso ela se encontre na menacme, e o consentimento para interrupção do poder reprodutivo deve ser documentado. Cabe avaliar os riscos cirúrgicos, assim como a necessidade de profilaxia para eventos trombóticos e de antibioticoprofilaxia. Recomenda-se que a paciente apresente um resultado recente de teste preventivo (exame de Papanicolau), assim como uma ultrassonografia pélvica, principalmente as pacientes com risco aumentado de câncer de colo do útero e de endométrio.

Quanto à idade, o ACOG recomenda a histerectomia apenas para pacientes com mais de 35 anos de idade.

Os prolapsos uterinos podem ser acompanhados de sintomas urinários e disfunções intestinais, sendo importante a avaliação desses sintomas antes da cirurgia para análise da necessidade de outras técnicas cirúrgicas concomitantemente à histerectomia.

Papel atual da histerectomia vaginal na correção dos prolapsos

A histerectomia é frequentemente associada ao tratamento cirúrgico dos POP, o que corresponde a 15% a 18% das indicações de histerectomia nos EUA, e está relacionada com a correção do prolapso apical.

Quanto à escolha da via cirúrgica para realização da histerectomia, deve ser levada em conta a classificação do prolapso. Prolapsos leves a moderados podem ser abordados por via vaginal e associados à histerectomia em virtude do acesso facilitado aos vasos uterinos por conta do prolapso. No entanto, os prolapsos maiores (estádios III e IV) dificultam a histerectomia vaginal devido à distorção anatômica provocada pelo prolapso, principalmente no nível vesical e dos ureteres. Nesses casos, para facilitar, a histerectomia vaginal pode ser realizada pela técnica de Döderlein-Krönig, com a qual se tem acesso ao peritônio anterior e o fundo uterino é acessado através da incisão no peritônio, ou seja, a histerectomia é realizada como se fosse em formato abdominal, porém via vaginal (veja o Capítulo 11)[5].

Como salientado na introdução, não é recomendada apenas a histerectomia com a parametriorrafia para correção do prolapso apical. Em estudo realizado nos EUA, de um total de 2.465 histerectomias, 55,1% foram realizadas para prolapso genital sem correção do defeito apical. A maior parte das histerectomias sem correção apical foi conduzida por generalistas (95,7%) e, nessas, apenas a cistocele ou a retocele eram corrigidas[6].

Por outro lado, alguns trabalhos associam a histerectomia vaginal a técnicas mais simples, como a culdoplastia de McCall em estádios avançados de prolapso genital, com 17,5% de recorrência após a cirurgia[7]. Outro estudo retrospectivo, com quase 500 casos, encontrou baixa taxa de recorrência (13%), e 3,6% das pacientes necessitaram de reoperação[8]. Um estudo com suspensão extraperitoneal do ligamento uterossacro durante histerectomia vaginal apresentou 14% de recorrência, no qual 76% das pacientes eram assintomáticas e 3% delas foram reoperadas[9].

A taxa de complicações nas histerectomias vaginais com prolapso é baixa. Em estudo retrospectivo de 239 casos, a taxa de complicação foi de 12,5% (grau 2 ou menos), e os fatores de risco associados foram anemia pré-operatória, útero de grande volume e anexectomia concomitante[10]. Outro estudo, que analisou 632 casos, não encontrou nenhuma complicação grave e relatou pouquíssimas complicações menores (retenção urinária, infecção pélvica)[11].

Técnica cirúrgica da histerectomia com prolapso

As pacientes com prolapsos leves a moderados devem ser posicionadas em litotomia dorsal com as pernas em posição ginecológica por meio de perneiras, de modo a possibilitar a abdução das coxas e a flexão do quadril.

Hiperabdução e hiperflexão do quadril devem ser evitadas em virtude do risco de lesões posicionais e, principalmente, em razão da mobilidade limitada das pacientes idosas. Após anestesia e antes da assepsia da região, a paciente deve ser novamente examinada para confirmação do tamanho do útero, grau de mobilidade uterina, profundidade da vagina e presença de anormalidades pélvicas, bem como deve ser feito o toque vaginal.

Uma vez examinada, o médico deve proceder à assepsia da região e ao esvaziamento vesical mediante passagem de sonda vesical de demora. O procedimento em si inicia-se com o pinçamento do canal cervical para retração do canal e então é feita a primeira incisão através da mucosa da junção cervicovaginal (Figura 12.1). Nesse momento, convém ter extrema cautela quanto ao local e à profundidade da incisão, o que determinará a facilidade do restante da operação.

Hidrodissecção com anestésico local com ou sem vasoconstritor pode ser aplicada para reduzir o sangramento intraoperatório e facilitar a identificação dos planos de dissecção. A incisão é feita ao lado do reflexo vesical, mas, caso a bexiga não possa ser identificada, recomenda-se que seja feita mais distalmente, buscando evitar possível abertura vesical, uma vez que é conhecido o risco maior de trauma vesical na histerectomia vaginal do que por outras vias. Quanto à profundidade, a incisão deve ser feita até o cirurgião encontrar um plano claro entre o tecido da parede vaginal e o estroma cervical. Esse plano o orientará quanto ao fundo de saco posterior e anterior. Nesse momento, existe a possibilidade de identificação e correção da colporrafia anterior, caso haja defeito anterior.

De modo geral, deve ser feita a mobilização posterior da vagina para permitir acesso ao fundo de saco posterior, no qual o cirurgião deve adentrar com tesoura curva e proceder à exploração digital em busca de aderências e/ou massas, além de confirmar o tamanho do útero (Figuras 12.2 e 12.3) Posteriormente, deve tracionar e rebater o útero para um lado de modo a facilitar a colocação da primeira pinça, que ligará o ligamento uterossacro, o qual deve ser cortado com tesoura e ligado por sutura com fio absorvível (Figura 12.4). Após a sutura do pedículo cortado, o mesmo processo deve ser realizado com o outro ligamento uterossacro, e ambos os pedículos devem ser reparados para serem identificados ao final da cirurgia. Um ponto importante nesse passo consiste na sutura da culdoplastia; alguns cirurgiões aproveitam esse momento para passar os pontos da culdoplastia e se utilizam da tração uterina para deixar esses pontos reparados.

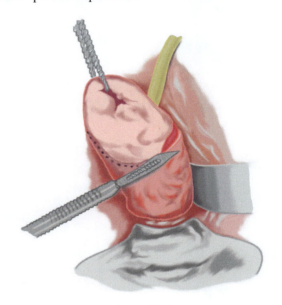

Figura 12.2

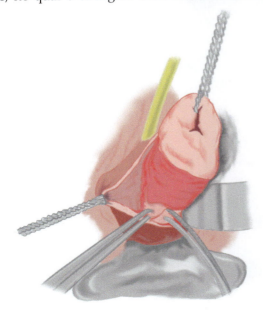

Figura 12.1

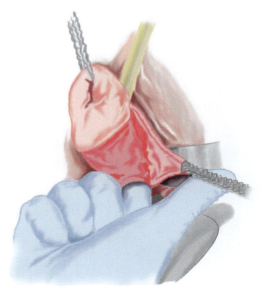

Figura 12.3

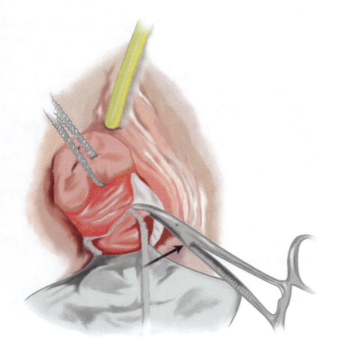

Figura 12.4

O próximo passo consistirá em dissecção para mobilizar a parede vaginal posterior e ressecção de ambos os ligamentos cardinais à semelhança da técnica realizada com os ligamentos uterossacros. Uma vez ligados, passa-se à incisão da parede vaginal anterior, momento que exige extrema cautela para evitar uma cistotomia inadvertida, principalmente em mulheres com cesarianas prévias, devido ao risco de aderências vesicovaginais (Figura 12.5). Vale ressaltar que não se deve tentar adentrar o fundo de saco anterior até que o espaço vesicouterino esteja livre e o tecido peritoneal visualizado. Uma vez livre, deve-se usar um retrator para elevar a bexiga ao entrar no fundo de saco anterior (Figuras 12.6 e 12.7).

Ao entrar na cavidade peritoneal, deve-se partir para o ligamento dos vasos uterinos perpendicularmente ao ápice do colo do útero, incluindo o clampeamento do paramétrio e seus tecidos vascularizados, visando diminuir o sangramento intraoperatório (Figuras 12.8 e 12.9). Dessa maneira é possível liberar o útero e retirá-lo pela abertura vaginal. Em caso de úteros muito aumentados, pode-se optar pela técnica de morcelamento.

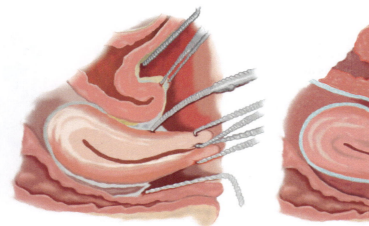
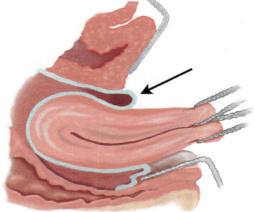

Figura 12.5

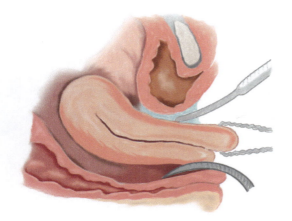
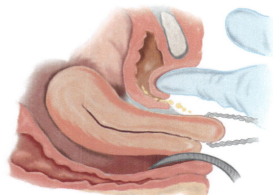

Figura 12.6

Capítulo 12   Histerectomia Vaginal durante o Prolapso Apical – Ainda Necessária?   125

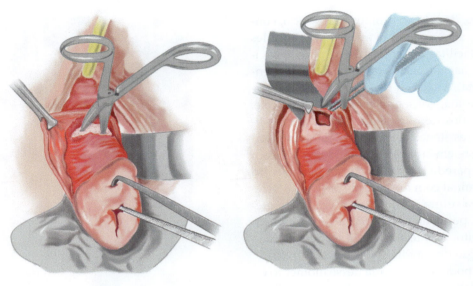

Figura 12.7

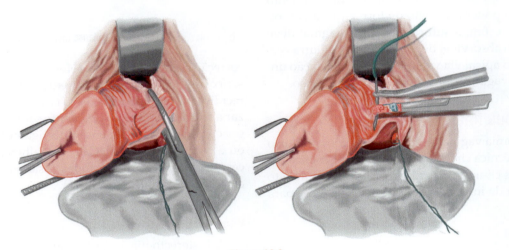

Figura 12.8

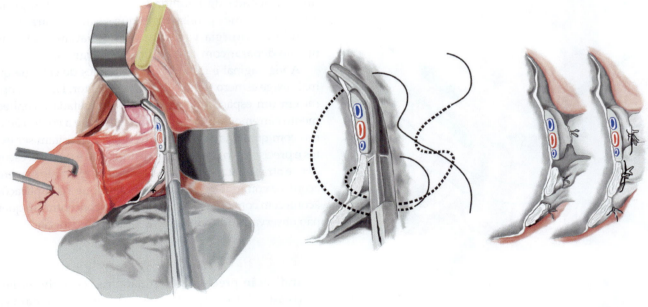

Figura 12.9

Nesse momento, devido ao prolapso associado, convém determinar se será necessária apenas uma simples culdoplastia para facilitar a sustentação da parede vaginal anterior ou se haverá necessidade de uma suspensão apical completa. A técnica de culdoplastia de McCall, quando preferida, consegue corrigir a enterocele, sustentar os pedículos dos ligamentos uterossacros ligados e adicionar resistência à parede vaginal anterior. Essa técnica consiste em sutura da cúpula vaginal com a parte medial da parede vaginal posterior para dentro da cavidade abdominal com fios não absorvíveis. Posteriormente, a mesma sutura é feita entre o ligamento uterossacro esquerdo, permeando o peritônio, e o ligamento uterossacro direito. Essa técnica pode ser considerada em casos de prolapso do estádio II (Figura 12.10).

A anexectomia pode ser realizada nesse momento e é facilitada pelo prolapso genital. Caso a técnica escolhida para o prolapso apical seja o encurtamento do ligamento uterossacro, ele poderá ser feito de forma ipsilateral ou mediolateral. Por fim, a sutura da cúpula vaginal deve ser feita com fio absorvível de longa duração. Outra correção do defeito apical via vaginal pode ser a fixação uni ou bilateral da vagina no ligamento sacroespinhoso.

Considerações finais

A histerectomia vaginal para mulheres com prolapso genital é uma técnica cirúrgica que pode ser benéfica em várias situações clínicas, mas não corrige *per se* o defeito apical e precisa da incorporação de outras técnicas para

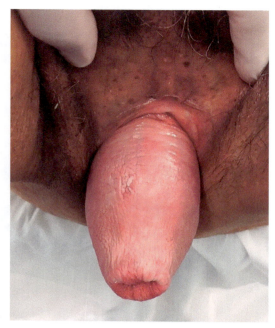

Figura 12.11 Prolapso uterino do estádio IV.

correção desse defeito. Os defeitos complexos precisam ser corrigidos concomitantemente para que o índice de recidiva não seja maior. Caso o cirurgião não saiba realizar a fixação vaginal no ligamento sacroespinhoso, pode ser considerada a suspensão do ligamento uterossacro ou a culdoplastia de McCall. Trabalhos futuros são necessários para comparar todas essas vias cirúrgicas de correção vaginal (Figura 12.11).

Histerectomia vaginal – como fazemos

A histerectomia vaginal sem prolapso é um procedimento cirúrgico que exige do cirurgião ginecológico uma variedade de habilidades técnicas. Ao longo dos anos observamos profissionais que se enveredaram pelo mundo da cirurgia vaginal e abandonaram esse caminho ao deparar com complicações cirúrgicas.

A via vaginal é uma das modalidades de cirurgia que mais exige esmero técnico de seu propositor. Há de se operar em um espaço exíguo, com visão limitada e conhecimento extremo de anatomia. Não se admite a confecção de nós com qualidade duvidosa, os quais necessitam ser exatos e precisos. No universo da cirurgia não é possível esconder-se atrás daquela máxima de que "complicação somente acontece com quem faz", e sim exaltar que "complicações acontecem com quem menos faz" ou se concentra em quem não observa as normas técnicas básicas da cirurgia.

Protocolo para histerectomia vaginal

- **Indicação precisa:** o cirurgião precisa conhecer bem o caso clínico e aprofundar-se na anamnese para entender completamente a paciente que se encontra à

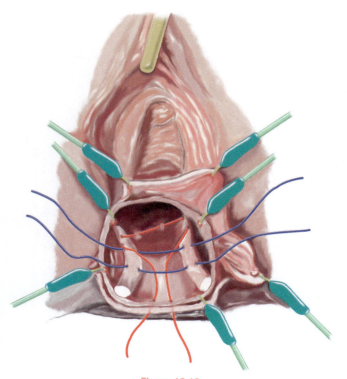

Figura 12.10

sua frente. É importante revisar a anamnese momentos antes da cirurgia. A dica para essa proposição é ter disponível a avaliação inicial no *e-mail* ou em prontuário compartilhado, facilmente acessível por meio de *smartphones*. Não se pode confiar apenas na própria memória. Devem ser revisados os detalhes do atendimento médico momentos antes do procedimento cirúrgico. Por exemplo, conversamos sobre a retirada das trompas? Há a necessidade de algum procedimento adicional? Costuma ser muito comum, durante a consulta, a paciente solicitar, por exemplo, a retirada de uma lesão de pele ou um plicoma anal.

- **Exames pré-operatórios e risco cirúrgico:** trata-se de procedimento eletivo; raramente histerectomias vaginais são realizadas em caráter de urgência. Não pode haver surpresas. Os exames pré-operatórios devem ser completos, incluindo teste de HIV, por ser maior o risco de acidentes com sangue e secreções nos procedimentos por essa via.
- **Equipe cirúrgica:** é mandatória uma equipe completa, com um cirurgião, dois auxiliares e, se possível, uma instrumentadora, o que se revela de grande importância para o sucesso do procedimento. Conseguir realizar o procedimento apenas com um auxiliar não é indicativo da qualidade do cirurgião, e sim de displicência com relação às normas técnicas, expondo a paciente e a equipe a um risco desnecessário.
- **Anestesia:** é necessário o relaxamento pélvico adequado para facilitar a realização do procedimento. A musculatura abdominal precisa estar completamente relaxada. A anestesia ideal para as histerectomias vaginais é a raquianestesia, que promove o relaxamento necessário, a possibilidade de analgesia no pós-operatório com o uso de opioides, além de segurança da imobilidade durante o ato cirúrgico. Procedimentos maiores não devem ser realizados via vaginal com anestesia por sedação, pois qualquer movimentação, com mudança de posição, poderá dificultar extremamente a realização do ato cirúrgico.
- **Posicionamento:** o posicionamento é essencial na cirurgia vaginal. Pode-se dizer que o posicionamento é o pai da cirurgia vaginal, pois proporciona a exposição adequada ("a anatomia é a mãe da cirurgia e a exposição o pai"). Convém estabelecer uma posição que alie boa exposição, conforto e segurança para a paciente, além de ergonomia para o cirurgião e os auxiliares.
- **Avaliação:** com a paciente anestesiada, após posicionamento para realização do procedimento cirúrgico, e o cirurgião munido de luvas de procedimento, avaliam-se a anatomia e as características individuais e é estabelecido o planejamento cirúrgico definitivo à beira do leito. Realiza-se o toque bimanual e procede-se à massagem parametrial e à avaliação do fundo de saco de Douglas para verificar possíveis dificuldades técnicas.
- **Disposição dos auxiliares:** um auxiliar permanece em pé do lado esquerdo da paciente e o outro, também em pé, do lado direito (auxiliar principal). O cirurgião posiciona-se sentado em um banco diante e entre as pernas da paciente. Utiliza-se anteparo especial, feito com campo cirúrgico, atado ao corpo do cirurgião e à mesa cirúrgica para depósito de instrumentos e isolamento do sítio cirúrgico no peroperatório.
- **Técnica:**
    - Cateterismo vesical de demora, com conexão e colocação do coletor urinário sobre a paciente. Verifica-se a saída da bolsa coletora está fechada. Lava-se o cateter vesical antes de inseri-lo para retirada do talco que o envolve e para não causar uretrite posteriormente. Insuflam-se apenas 10mL no balonete para que ele não ocupe volume na cavidade pélvica.
    - Inserção de válvula tipo Bresky ou maleável na parede vaginal anterior pelo auxiliar da esquerda, com exposição do colo do útero.
    - Irrigação com soro fisiológico até que ocorra a retirada de toda a substância degermante (para que não caia na cavidade pélvica após a abertura do fundo de saco posterior e produza irritação peritoneal química).
    - Apreensão do colo do útero com duas pinças tipo Pozzi.
    - Apreensão do fundo de saco vaginal com pinça Allis, retificando-se, sem tracionar, e verticalizando o fundo de saco para proceder a uma secção única transversal, utilizando tesoura forte tipo Mayo-Noble, com abertura do fundo de saco e visualização do conteúdo abdominal. Nesse momento pode ocorrer a drenagem de líquido abdominal, caso exista.
    - Inserção dos dedos indicadores das mãos esquerda e direita, com tração oposta, tipo gancho, para dilatar a abertura do fundo de saco. Aproveita-se esse momento para avaliar a superfície uterina posterior e estimar o volume uterino, anexos e a presença de aderências.
    - Mantém-se o indicador da mão esquerda inserido na abertura e com a mão esquerda é inserida a válvula de Award (Pesante), "calçando" as laterais para que não haja dissecção do peritônio do fundo de saco.
    - Tração do colo do útero pelo auxiliar e abertura do fundo de saco anterior pelo cirurgião com tesoura robusta, bem como abertura do septo vesicouterino e identificação dos pilares vesicais.
    - Dissecção romba com válvula de Bresky verticalmente nessa abertura até alcançar o recesso vesicouterino, ocorrendo a exposição dos ligamentos

- cardinais e apresentando-se espaço para iniciar as ligaduras. Caso seja possível, procede-se à abertura do fundo de saco anterior com secção peritoneal.
- Inserção de válvula maleável (2,5 a 3cm de largura) na abertura do fundo de saco anterior (essa válvula permanece até o final da cirurgia).
- Apreensão (com Z-Clamp semicurvo) e secção dos ligamentos cardinais, ângulo de 45 graus com o colo do útero, com secção em V. Ligadura do tecido com fio poliglactina 1, ponto de Heaney modificado ou ponto de Te Linde; nó duplo quadrado inicial mais um nó simples quadrado e dois seminós para finalizar (total de cinco nós). Utiliza-se um reparo reto (pinça Crille) e repete-se a manobra no lado contralateral.
- Apreensão (com Z-Clamp semicurvo) e secção dos ligamentos uterossacros, ângulo de 45 graus com o colo do útero, com secção em V. Ligadura do tecido com fio poliglactina 1, ponto de Heaney modificado ou ponto de Te Linde; nó duplo quadrado inicial mais um nó simples quadrado e dois seminós para finalizar (total de cinco nós). Atenção para não avançar na secção do tecido e seccionar os vasos uterinos nesse momento, os quais se encontram exatamente na extremidade da pinça. Utiliza-se um reparo reto (pinça Crille) e repete-se a manobra no lado contralateral.
- Apreensão (com Z-Clamp semicurvo) e secção dos vasos uterinos, ângulo de 90 graus com o colo do útero, com secção em V. Ligadura do tecido com fio poliglactina 1, ponto de Heaney modificado (Te Linde), nó duplo quadrado inicial mais um nó simples quadrado e dois seminós para finalizar (total de cinco nós). Cabe ter cuidado para não passar a agulha através dos vasos uterinos, que se encontram apreendidos pela pinça, evitando assim a formação de hematoma. Repete-se a manobra no lado contralateral e avalia-se a necessidade de confecção de nó de segurança ("dorme bem") com fio livre e apreensão com uma pinça passa-fio/*mixter* com fio poliglactina ou seda.
- Apreensão (com Z-Clamp semicurvo) e secção dos tecidos adjacentes à artéria uterina ("segunda ligadura da uterina"), ângulo de 90 graus com o colo do útero, com secção em V. Ligadura do tecido com fio poliglactina 1, ponto simples; nó duplo quadrado inicial mais um nó simples quadrado e dois seminós para finalizar (total de cinco nós). Repete-se a manobra no lado contralateral.
- Nesse momento, avalia-se a distância entre os anexos e o sítio cirúrgico. Caso esteja próximo, procede-se à apreensão em pegada única com Z-Clamp curvo, tracionando-se o corno uterino desconectado com uma pinça tipo Pozzi ou Allis. Realiza-se a ligadura com sutura em 8 e se sobrepõe sutura tipo "dorme bem" com fio livre (sem agulha). Caso o volume do útero dificulte a exposição do anexo, é possível proceder à manobra de Lash para reduzir o volume uterino com enucleação do útero. Outra opção seria o morcelamento uterino. Uma alternativa que auxilia a ligadura do anexo e minimiza o risco de o pedículo se soltar durante essa manobra consiste na utilização da sutura em W antes de proceder à ligadura definitiva. Utiliza-se um reparo curvo (pinça Kelly ou hemostática curva) e repete-se a manobra no lado contralateral.
- Nesse momento, realiza-se a salpingectomia ou a ooforectomia, se necessário, com sutura em 8 e reforço com fio livre.
- Apreensão do peritônio vesicouterino que se encontra livre na parede anterior e sua sutura à parede vaginal com chuleio festonado, fio poliglactina 2-0, partindo-se do ligamento cardinal/uterossacro e terminando no mesmo ligamento do outro lado, isolando-se então o compartimento anterior da cavidade pélvica.
- Procede-se então à revisão da hemostasia, mantendo uma válvula metálica no interior da cavidade pélvica e a outra na lateral, entre a parede da vagina e os ligamentos. Avaliam-se os tecidos entre o anexo e o ligamento cardinal reparado. Caso não haja sangramento, secciona-se o fio com o reparo curvo e libera-se o anexo para o interior da cavidade pélvica. Repete-se a manobra no lado contralateral. Caso seja observado algum ponto de sangramento entre esses dois pedículos reparados, deve-se realizar hemostasia com pontos em X.
- Aloca-se a pinça de Allis, uma na parede anterior e duas na parede posterior, tomando-se o cuidado de incluir o peritônio na apreensão da parede posterior. Insere-se uma válvula de Bresky na parede lateral esquerda da vagina e outra na parede posterior. O auxiliar traciona o reparo reto onde está o ligamento uterossacro esquerdo e o cirurgião realiza um ponto em U, englobando o ligamento uterossacro para fixar nele as laterais da cúpula vaginal com poliglactina 1-0. Procede-se então a um chuleio festonado até o lado contralateral com pontos próximos, 5mm de distância, até o lado contralateral, resultando assim em um fechamento hermético; então, fixa-se o outro lado da cúpula vaginal no ligamento cardinal contralateral.
- Revisa-se a hemostasia e secciona-se o reparo remanescente (Figuras 12.12 e 12.13).

Capítulo 12   Histerectomia Vaginal durante o Prolapso Apical – Ainda Necessária?

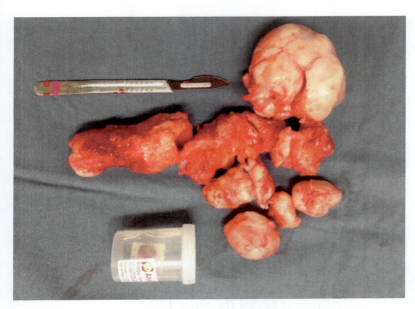

Figura 12.12 Espécime cirúrgico de histerectomia vaginal sem prolapso, com morcelamento. (Acervo do autor.)

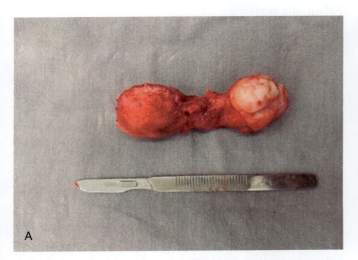

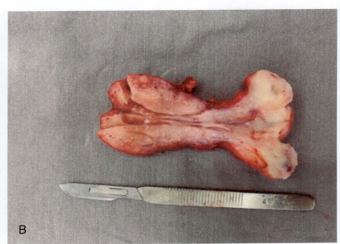

Figura 12.13 A e B Espécimes cirúrgicos de histerectomia vaginal com prolapso. (Acervo do autor.)

Referências

1. ACOG. ACOG Commitee Opinion no. 444: choosing the route of hysterectomy for benign disease. Obstet Gynecol 2009; 114(5):1156-8.
2. ACOG. Pelvic organ prolapse: ACOG Practice Bulletin, number 214. Obstet Gynecol 2019; 134(5):e126-e142.
3. Husby KR, Gradel KO, Klarskov N. Pelvic organ prolapse following hysterectomy on benign indication: a Nationwide, nulliparous cohort study. Am J Obstet Gynecol 2021; S0002-9378(21)01123-6.
4. Gabriel I, Kalousdian A, Brito LG, Abdalian T, Vitonis AF, Minassian VA. Pelvic organ prolapse after 3 modes of hysterectomy: long-term follow-up. Am J Obstet Gynecol 2021; 224(5):496.e1-496.e10.
5. Foust-Wright CE, Berkowitz LR. Vaginal hysterectomy, 2021. In: UpToDate, Post TW (Ed), UpToDate, Waltham, MA, 2020.
6. Kantartzis KL, Turner LC, Shepherd JP, Wang, Winer DG, Lowder JL. Apical support at the time of hysterectomy for uterovaginal prolapse. Int Urogynecol J 2015; 26(2):207-12.
7. Barber E, Kleiner I, Tairy D, Bar J, Ginath S. The effectiveness of McCall culdoplasty following vaginal hysterectomy in advanced stages of uterine prolapse. Int Urogynecol J 2021; 32(8):2143-8.
8. Bushra M, Anglim B, Al-Janabi A, Lovatsis D, Alarab M. Long-term experience with modified McCall culdoplasty in women undergoing vaginal hysterectomy for pelvic organ prolapse. J Obstet Gynaecol Can 2021; 43(10):1129-35.
9. Zilberlicht A, Dwyer PL, Karmakar D, Carswell F, Schierlitz L. Extraperitoneal high vaginal cuff suspension at the time of vaginal hysterectomy for advanced uterovaginal prolapse: results of a modified McCall technique from a longitudinal clinical study. Aust N Z J Obstet Gynaecol 2021; 61(2):258-62.
10. Peker N, Aydin E, Yavuz M, Bademkiran MH, Ege S, Karaçor T, Agaçayak E. Factors associated with complications of vaginal hysterectomy in patients with pelvic organ prolapse – a single center's experience. Ginekol Pol 2019; 90(12):692-8.
11. Sah DK, Doshi NR, das CR. Vaginal hysterectomy for pelvic organ prolapse in Nepal. Kathmand Univ Med J 2010; 8(30):281-4.

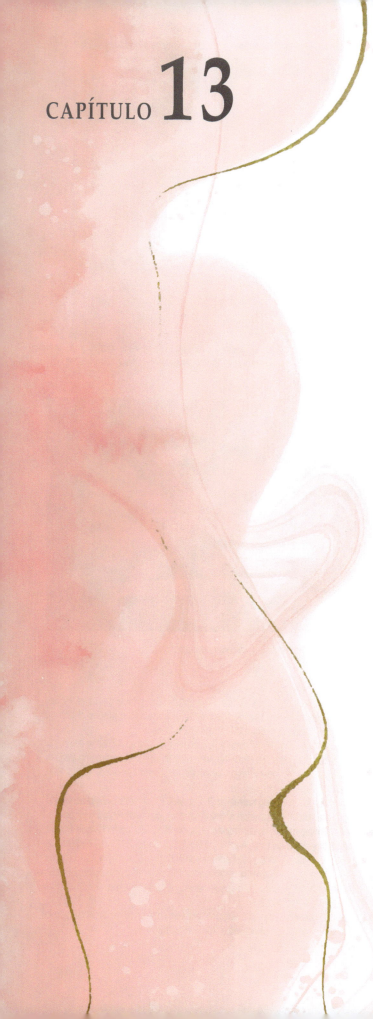

CAPÍTULO 13

Anexectomia na Histerectomia – Aspectos Oncológicos e Endócrinos

Aline Evangelista Santiago
Agnaldo Lopes da Silva Filho
Eduardo Batista Cândido

Introdução

A histerectomia é a cirurgia mais comumente realizada em mulheres não grávidas em todo o mundo[1]. Noventa por cento das histerectomias ocorrem em virtude de condições ginecológicas benignas, como miomatose uterina sintomática ou sangramento uterino anormal[2]. Diante da indicação de uma histerectomia, cirurgiões e pacientes enfrentam a decisão de manter ou remover eletivamente os ovários e as tubas uterinas[3]. A salpingooforectomia bilateral (SOB) tem sido historicamente oferecida no momento da histerectomia benigna, mesmo que ambos os ovários pareçam normais, como forma de prevenção contra um possível câncer de ovário no futuro[1].

A menopausa representa a cessação permanente dos períodos menstruais e a perda de fertilidade em decorrência da falência da função ovariana, podendo ocorrer espontaneamente (menopausa natural) ou por meio de cirurgia induzida por ooforectomia bilateral. Os sintomas e as complicações da menopausa são causados pela diminuição dos níveis de estrogênio. Eles são numerosos, e sua gravidade varia de uma paciente para outra: ondas de calor e suores noturnos, alterações psicológicas (como depressão e diminuição da concentração), insônia, ressecamento vaginal e alterações na pele (como afinamento e diminuição da elasticidade). A função sexual também é afetada. O risco de disfunção sexual em mulheres na menopausa aumenta com a queda dos níveis de estrogênio e o processo de envelhecimento[4].

A decisão de realizar uma SOB eletiva no momento de uma histerectomia por indicação benigna é complexa e controversa. A maioria das histerectomias é realizada em mulheres na pré-menopausa, quando a SOB causa um declínio abrupto nos níveis de hormônios ovarianos, o que pode resultar em sintomas climatéricos. Historicamente, o estrogênio era comumente prescrito após a SOB para tratar esses sintomas e substituir a perda de hormônios ovarianos endógenos. No entanto, uma vez que os ensaios randomizados da *Women's Health Initiative* (WHI) publicados em 2002 demonstraram mais danos do que benefícios associados à terapia hormonal (TH) pós-menopausa, houve um declínio dramático no uso da TH, e a taxa de SOB começou a diminuir[2,5]. Posteriormente, vários estudos relataram resultados adversos em longo prazo após SOB até que, em 2008, o Colégio Americano de Obstetras e Ginecologistas (ACOG) afirmou que, para mulheres na pré-menopausa, "deve-se considerar fortemente a manutenção de ovários normais"[3]. A partir daí, em razão de evidências emergentes de danos potenciais, as principais sociedades especializadas não têm recomendado a SOB em mulheres na pré-menopausa nos casos de histerectomia por causas benignas[1].

No entanto, os padrões de prática contemporânea com relação à SOB são pouco conhecidos[1]. A SOB é realizada em 40% das histerectomias benignas entre mulheres de 40 a 44 anos, em 60% entre mulheres de 45 a 50 anos e em 78% entre mulheres de 50 a 55 anos[2]. Estudo recente de coorte de base populacional, envolvendo mulheres com mais de 20 anos de idade submetidas à histerectomia abdominal benigna, sugere que a SOB permanece comum apesar do atual conhecimento sobre as consequências potenciais da menopausa cirúrgica. Sua realização varia acentuadamente entre os cirurgiões e foi mais frequente em mulheres com idades entre 45 e 54 anos, refletindo a incerteza entre os cirurgiões sobre o momento de indicação da SOB, particularmente durante a transição das mulheres para a menopausa[1].

Os estudos observacionais até o momento não estabeleceram um limite de idade definitivo para consideração da conservação *versus* remoção do ovário. As diretrizes atuais oferecem poucos detalhes sobre a realização ou não da SOB durante a transição para a menopausa e quais indicações são válidas. De modo geral, recomendam que as mulheres sejam orientadas sobre os benefícios e riscos da remoção dos ovários no momento da histerectomia, incluindo a discussão sobre o risco de câncer de ovário, bem como as implicações em longo prazo da menopausa precoce associada à ooforectomia bilateral[6].

Sabe-se que a descontinuação abrupta da função ovariana por ooforectomia em mulheres na pré-menopausa está associada a consequências mais graves do que a menopausa natural, como aumento da taxa de mortalidade geral (16,8% *versus* 13,3% em pacientes com conservação ovariana) e aumento das taxas de doenças pulmonares e câncer colorretal, doença coronariana, acidente vascular cerebral, deficiência cognitiva, doença de Parkinson, distúrbios psiquiátricos, osteoporose e disfunção sexual[4]. Neste capítulo será discutido um pouco dos potenciais riscos e benefícios da SOB e da preservação ovariana de acordo com as evidências disponíveis até o momento.

Doenças cardiovasculares

As doenças cardiovasculares são a principal causa de morte entre as mulheres, e a menopausa natural em idade mais baixa e a induzida por cirurgia são fatores de risco conhecidos para doenças coronarianas (para cada ano de idade crescente na menopausa natural, há uma redução de 2% no risco de mortalidade cardiovascular total). Por esse motivo, existe a preocupação de que a SOB, particularmente em mulheres na pré-menopausa, possa aumentar o risco de doenças cardiovasculares. O mecanismo proposto é representado pela aterosclerose acelerada devido ao aumento dos níveis de lipoproteínas aterogênicas secundárias a um estado hipoestrogênico[4,7].

O risco de doença cardíaca coronariana após SOB foi avaliado em muitos estudos[2,3,7]. Em revisão sistemática sobre esse tópico, em 2009, as evidências foram inconclusivas para determinar o efeito da SOB na doença cardíaca coronariana[2]. No entanto, as publicações do *Nurses Health Study* de acompanhamento de longo prazo após histerectomia relataram aumento do risco de doenças coronarianas e morte por doenças cardiovasculares entre as mulheres que foram submetidas à SOB, particularmente aquelas com menos de 45 anos de idade no momento da cirurgia e sem TH[8,9]. Além disso, outros estudos mostraram que a histerectomia com SOB em mulheres com menos de 50 anos aumenta o risco de doenças cardiovasculares em 40%, havendo risco aumentado de doenças cardiovasculares em mulheres com ooforectomia sem TH, enquanto a TH diminui o risco[4].

Saúde óssea

A menopausa natural em idade precoce tem sido associada a menor densidade óssea e risco maior de fraturas. Vários estudos descrevem os efeitos da menopausa na perda óssea. Estudos observacionais de longo prazo (*Nurses Health Study* e *Women's Health Initiative Observational Study*) não demonstraram risco aumentado de fratura de quadril em mulheres com histórico de SOB em comparação com mulheres que se submeteram à histerectomia com preservação ovariana, mesmo entre aquelas que nunca fizeram uso de terapia estrogênica. Entretanto, vários estudos demonstraram taxas aceleradas de perda óssea nos anos imediatamente subsequentes à SOB em virtude de uma queda aguda do estrogênio endógeno[3]. A perda de mais de 75% da massa óssea nos primeiros 20 anos após a menopausa é atribuída à deficiência de estrogênio e não ao processo de envelhecimento. Contudo, o efeito protetor da TH parece ser limitado à duração do uso, com desaparecimento do efeito protetor 2 anos após o tratamento ser interrompido[4].

Em relação à menopausa induzida cirurgicamente, a ooforectomia bilateral em mulheres com menos de 45 anos de idade é considerada um fator de risco para osteoporose. A taxa relatada chega a 20% de perda óssea nos primeiros 18 meses após a ooforectomia bilateral. Além disso, a ooforectomia bilateral aumenta o risco de osteoporose mesmo em mulheres na pós-menopausa, em comparação com aquelas com ovários intactos[4].

Função neurológica

A SOB é discutida como fator de risco para distúrbios neurológicos e psiquiátricos. Alguns pesquisadores levantaram a hipótese de que o estrogênio teria propriedades neuroprotetoras por meio de uma ampla gama de vias, incluindo o aumento do fluxo sanguíneo cerebral, agindo como antioxidante e diminuindo a deposição de β-amiloide[7].

Embora existam dados que sugerem não haver diferenças clínicas significativas na função cognitiva entre as mulheres na pós-menopausa com história de histerectomia e SOB e as mulheres submetidas à histerectomia isoladamente[10,11], grandes estudos de coorte sobre ooforectomia e envelhecimento conduzidos por pesquisadores da Mayo Clinic mostraram resultados adversos nas mulheres que estavam na pré-menopausa no momento da SOB, incluindo risco maior de ansiedade, depressão, prejuízo cognitivo ou demência e parkinsonismo[12,13]. Entretanto, o grupo de comparação é composto por mulheres de mesma idade da população geral e não por mulheres submetidas à histerectomia com preservação ovariana. Isso pode ter levado à superestimativa dos riscos da SOB, já que as mulheres que não se submetem à histerectomia tendem a ser mais saudáveis, com taxas mais baixas de comorbidades e fatores de risco para resultados adversos de saúde em longo prazo, em comparação com as mulheres submetidas à histerectomia independentemente da realização ou não de ooforectomia[3,7].

Além disso, o *Religious Orders Study* e o *Memory and Aging Project* seguiram 1.884 mulheres de duas coortes separadas por um período de 18 anos e relataram que a idade mais jovem no momento da SOB foi associada a um declínio rápido na função cognitiva global e a risco alto de doença de Alzheimer. O uso de TH por pelo menos 10 anos, com início nos primeiros 5 anos após o começo da menopausa, foi associado à melhora do declínio cognitivo. Essas associações não foram observadas em mulheres com menopausa natural[14].

Função sexual

Estudos relatam consequências negativas na função sexual em mulheres com ooforectomia sem TH, como diminuição da libido e dificuldade na excitação sexual, com risco três vezes maior de anorgasmia, e aumento do risco de transtorno do desejo sexual hipoativo. Um declínio mais lento na função sexual global (frequência de atividades sexuais, dispareunia, libido) foi encontrado em mulheres com histerectomia sem SOB ou com salpingooforectomia unilateral do que em mulheres com SOB[4].

Realização de anexectomia futura

A tentativa de evitar a necessidade de anexectomias futuras é uma das motivações para realização da SOB. O risco de reintervenção após histerectomia em uma paciente com preservação anexial após histerectomia é estimado em 0,89% a 5,5% nos estudos de coorte disponíveis[2,7]. Estudo que comparou o percentual de reintervenções em 5.000 pacientes com SOB e 5.000 com preservação anexial no momento da histerectomia, com seguimento de 30 anos, mostrou incidência maior de reintervenções no grupo com SOB, mas a diferença não foi significativa[15].

A expressão *síndrome do ovário residual* descreve a sintomatologia pélvica subsequente à histerectomia com preservação ovariana. A incidência dessa síndrome e a necessidade de reintervenção subsequente foram avaliadas em estudo retrospectivo que incluiu 2.561 pacientes com histerectomia (com ou sem ooforectomia) durante um período de 20 anos. Seus resultados mostraram que a síndrome ovariana residual afeta uma em cada 35 pacientes com histerectomia. As principais indicações para reintervenção foram dor pélvica crônica (71,3%) ou massa pélvica assintomática diagnosticada durante exame de rotina (24,6%)[3]. Assim, o risco de ooforectomia após histerectomia depende do acompanhamento da paciente. Por exemplo, as mulheres submetidas a exames de ultrassonografia têm probabilidade maior de submeter-se a uma anexectomia para tratamento de cisto ovariano[3].

Pacientes com endometriose, doença inflamatória pélvica ou dor pélvica crônica têm risco aumentado de reintervenção cirúrgica, e o risco de uma intervenção subsequente para patologia ovariana deve ser pesado contra os benefícios da preservação ovariana[16,17].

Salpingooforectomia redutora de risco para câncer de mama e ovário

A SOB eletiva consiste na remoção dos ovários e das tubas uterinas em mulher sem indicação para esse procedimento. A SOB para redução de risco é definida como a remoção dos ovários e das tubas uterinas em mulher com síndrome de câncer de ovário hereditário[4]. Mutações no gene BRCA1 ou no gene BRCA2 aumentam o risco de desenvolvimento de alguns tipos de câncer, incluindo de mama, ovário, tubário e peritoneal. A SOB para redução de risco é geralmente oferecida a mulheres com mutações do BRCA1, BRCA2 ou de ambos[16].

Uma revisão Cochrane mostrou que a SOB para redução de risco pode melhorar a sobrevida global e diminuir o número de mortes por câncer de mama e câncer seroso de alto grau de ovário, tubas uterinas e peritônio. Não houve proteção nem diferenças quanto à mortalidade por câncer de mama de acordo com a idade no momento da SOB para redução de risco (menos ou mais de 50 anos) em portadoras de mutações BRCA1 ou BRCA2. Entretanto, esses resultados devem ser interpretados com cautela devido à baixa qualidade dos desenhos dos estudos e ao risco de viés. Nessa revisão não foi possível concluir sobre o número de fraturas ósseas, qualidade de vida geral, efeitos colaterais graves decorrentes da SOB para redução de risco e seus efeitos com base no tipo de cirurgia de risco e na idade no momento da cirurgia[16]. Em 2003, a presença da mutação BRCA1 foi associada a 39% de risco de desenvolvimento de câncer de ovário. Para a mutação BRCA2, o risco de câncer de ovário foi de 11% a 17%. A Sociedade Americana de Oncologia Clínica associou a síndrome de Lynch ao risco de 9% a 12% de desenvolvimento de câncer de ovário[4].

Apresentada pelo *American College of Obstetricians and Gynecologists (ACOG) Practice Bulletin* em janeiro de 2008, a diretriz para SOB afirma que ela deve ser oferecida a mulheres com mutação BRCA1 e BRCA2 após o término da vida reprodutiva. Mulheres com história familiar sugestiva de mutação BRCA1 e BRCA2 precisam de avaliação genética e aconselhamento. Para mulheres com risco alto de câncer de ovário, a cirurgia para SOB redutora de risco deve incluir inspeção cuidadosa da cavidade peritoneal, lavado peritoneal, salpingectomia completa e ligadura proximal dos vasos ovarianos. Recomenda-se a preservação do ovário em mulheres na pré-menopausa sem aumento do risco genético de câncer de ovário. Em virtude do risco de câncer de ovário em mulheres na pós-menopausa, a ooforectomia deve ser considerada no momento da histerectomia[17]. As principais indicações de SOB em pacientes de baixo e alto risco estão resumidas na Tabela 13.1.

Câncer de ovário

O objetivo principal da realização de SOB eletiva é a prevenção do câncer de ovário. Até o momento, nenhum teste de rastreamento foi validado para câncer de ovário em populações de baixo risco. A maioria das pacientes

Tabela 13.1 Indicações para salpingooforectomia em pacientes de baixo e alto risco

Pacientes de baixo risco
Tumores ovarianos benignos – nos casos em que cistectomia, enucleação ou ooforectomia parcial não são viáveis
Abscesso tubovariano sem resposta ao tratamento com antibióticos
Torção anexial complicada por necrose
Endometriose
Pacientes de alto risco
Pacientes com neoplasias ginecológicas ou câncer ovariano metastático – para estadiamento e tratamento
Pacientes com mutações genéticas hereditárias

Fonte: adaptada de Secosan et al.[4]

apresenta doença avançada no momento do diagnóstico (estádio III ou IV), com sobrevida em 5 anos de 15% a 25%. Embora a SOB diminua o risco de desenvolvimento de câncer de ovário, a histerectomia com preservação ovariana também pode ter um efeito protetor. Em pacientes de baixo risco, o risco de câncer de ovário é de 1,4% ao longo da vida, o que varia de acordo com diversos fatores clínicos e demográficos. Já a proporção de mulheres que desenvolvem câncer de ovário após histerectomia com conservação ovariana foi de 0,1% a 0,75%[7]. Vários mecanismos foram propostos para explicar essa diminuição da taxa de câncer de ovário após histerectomia, incluindo inspeção intraoperatória dos ovários, uso pré-operatório de contraceptivos orais entre mulheres que são submetidas à histerectomia e prevenção da exposição a carcinógenos do trato genital inferior.

Dada a taxa muito baixa de câncer de ovário após histerectomia com preservação ovariana, a SOB pode fornecer benefícios adicionais mínimos[3]. Já a salpingectomia oportunista deve ser considerada no momento da histerectomia, dada a possível origem do câncer de ovário nas tubas uterinas, mas a abordagem cirúrgica planejada não deve ser alterada para esse único propósito[6]. A salpingectomia com preservação ovariana também é uma estratégia de redução de risco proposta como etapa intermediária temporária para posterior ooforectomia bilateral para mulheres de alto risco que não estão prontas para se submeter à menopausa e suas consequências[4].

Em pacientes de baixo risco, estima-se que apenas 5,2% dos cânceres de ovário seriam evitados se a SOB fosse realizada em todas as mulheres submetidas à histerectomia com idade superior a 40 anos[2]. Já em pacientes de alto risco, a SOB reduz em 70% a 80% o risco de câncer de ovário, mortalidade por câncer e mortalidade geral[4].

A Sociedade de Oncologia Ginecológica publicou as recomendações para prevenção do câncer de ovário em pacientes de alto risco. A SOB para redução de risco é recomendada entre 35 e 40 anos para reduzir o risco em mulheres com alto risco genético para câncer de ovário. A idade pode ser individualizada de acordo com a idade de início do câncer na família ou os desejos pessoais, como o reprodutivo[18]. Este assunto ainda é bastante debatido porque, no contexto de uma paciente com síndrome de câncer de ovário hereditário, a discussão envolve um programa de vigilância personalizado, avaliação genética completa de todos os 16 genes envolvidos na gênese do câncer de ovário, aplicação de terapia de quimioprevenção e, em caso de presença de fatores de risco cumulativos, a realização de SOB é necessária[4].

Câncer de mama

O câncer de mama é o mais comum entre as mulheres e a segunda principal causa de morte por câncer. Sabe-se que a exposição a estrogênios endógenos aumenta o risco de câncer de mama. A SOB em mulheres com alto risco de câncer de mama, com a mutação do gene BRCA, diminui significativamente a incidência desse tipo de câncer (redução de 37% a 54%)[4,19]. Já entre as mulheres submetidas à histerectomia que apresentam risco baixo de câncer de mama, sem a mutação do gene BRCA, há evidências conflitantes sobre o efeito da SOB.

Na análise do *Nurses Health Study*, um grande estudo de coorte prospectivo de enfermeiras brancas acompanhadas por mais de 20 anos após a histerectomia, a incidência de câncer de mama foi menor entre as mulheres com SOB concomitante (diminuição de 0,75%), particularmente para as que se submeteram à histerectomia antes dos 45 anos de idade. No entanto, o risco de morte por câncer de mama não diminuiu nesse estudo de coorte[9,19]. Em outro estudo de coorte (*Women's Health Initiative Observational Study*), com mulheres submetidas à histerectomia, o risco de câncer de mama invasivo diminuiu apenas entre as que realizaram SOB com menos de 40 anos de idade e nunca usaram terapia com estrogênio. Portanto, o benefício potencial da SOB para prevenção do câncer de mama nas mulheres que não apresentam mutação do gene BRCA permanece questionável[3].

Outros tipos de câncer

Há um interesse crescente pelo papel do estrogênio e da progesterona nos cânceres de pulmão e colorretal. Os receptores de estrogênio são encontrados nas células do pulmão e colorretais, e a histologia do câncer de pulmão entre não fumantes varia significativamente entre homens e mulheres, sugerindo uma possível influência hormonal na doença[20]. Nos estudos de coorte do *Nurses Health Study*, a SOB foi associada a risco maior de câncer de pulmão e câncer colorretal, embora esse achado não tenha sido estatisticamente significativo[9], e a risco aumentado de morte por esses cânceres[8].

Vários outros estudos avaliaram o papel da SOB no desenvolvimento de cânceres de pulmão e colorretal. A SOB em mulheres com menos de 45 anos foi identificada como fator de risco para câncer de pulmão em estudo de coorte populacional de mulheres na menopausa e em estudo de caso-controle de mulheres canadenses. No entanto, esses estudos não levaram em consideração o efeito da terapia com hormônio exógeno na análise e o grupo de comparação não tinha histórico de histerectomia com conservação ovariana. Já no *Women's Health Initiative Observational Cohort Study*, a SOB não foi associada a risco aumentado de câncer de pulmão ou colorretal mesmo entre mulheres que nunca usaram TH[2,3].

Considerações finais

A decisão pela realização de SOB eletiva deve ser tomada a partir da avaliação correta da relação custo-benefício, das vantagens/desvantagens, dos riscos e complicações imediatas e de longo prazo[4]. Sabe-se que a SOB em mulheres jovens desencadeia a interrupção abrupta da função ovariana e o início precoce da menopausa. Além de consequências imediatas, a SOB também pode ter efeitos em longo prazo com aumento da mortalidade por doenças cardiovasculares e certos tipos de câncer[1].

Uma intervenção eletiva que causa aumento da mortalidade geral e envelhecimento acelerado em todo o corpo não é recomendada. Na ausência de uma variante genética de alto risco predisponente ao câncer de ovário (por exemplo, mutações BRCA), a ooforectomia bilateral antes da menopausa (em geral, antes dos 50 anos) não é recomendada e não deve ser oferecida como uma opção às mulheres[21].

Referências

1. Cusimano MC, Moineddin R, Chiu M, et al. Practice variation in bilateral salpingo-oophorectomy at benign abdominal hysterectomy: a population-based study. Am J Obstet Gynecol 06 2021; 224(6):585.e1-585.e30. doi:10.1016/j.ajog.2020.12.1206.
2. Jacoby VL, Grady D, Sawaya GF. Oophorectomy as a risk factor for coronary heart disease. Am J Obstet Gynecol Feb 2009; 200(2):140.e1-9. doi:10.1016/j.ajog.2008.08.045.
3. Jacoby VL, Grady D, Wactawski-Wende J et al. Oophorectomy vs ovarian conservation with hysterectomy: cardiovascular disease, hip fracture, and cancer in the Women's Health Initiative Observational Study. Arch Intern Med Apr 25 2011; 171(8):760-8. doi:10.1001/archinternmed.2011.121.
4. Secoșan C, Balint O, Pirtea L, Grigoraș D, Bălulescu L, Ilina R. Surgically Induced Menopause-A Practical Review of Literature. Medicina (Kaunas) Aug 14 2019; 55(8)doi:10.3390/medicina55080482.
5. Rossouw JE, Anderson GL, Prentice RL et al. Risks and benefits of estrogen plus progestin in healthy postmenopausal women: principal results from the Women's Health Initiative randomized controlled trial. JAMA Jul 17 2002; 288(3):321-33. doi:10.1001/jama.288.3.321.

6. Thurston J, Murji A, Scattolon S et al. No. 377-Hysterectomy for Benign Gynaecologic Indications. J Obstet Gynaecol Can Apr 2019; 41(4):543-57. doi:10.1016/j.jogc.2018.12.006.
7. Jacoby VL. Hysterectomy controversies: ovarian and cervical preservation. Clin Obstet Gynecol Mar 2014; 57(1):95-105. doi:10.1097/GRF.0000000000000011.
8. Parker WH, Broder MS, Chang E et al. Ovarian conservation at the time of hysterectomy and long-term health outcomes in the Nurses' Health Study. Obstet Gynecol May 2009; 113(5):1027-37. doi:10.1097/AOG.0b013e3181a11c64.
9. Parker WH, Feskanich D, Broder MS et al. Long-term mortality associated with oophorectomy compared with ovarian conservation in the Nurses' Health Study. Obstet Gynecol Apr 2013; 121(4):709-16. doi:10.1097/AOG.0b013e3182864350.
10. Kritz-Silverstein D, Barrett-Connor E. Hysterectomy, oophorectomy, and cognitive function in older women. J Am Geriatr Soc Jan 2002; 50(1):55-61. doi:10.1046/j.1532-5415.2002.50008.x.
11. Ragonese P, D'Amelio M, Salemi G et al. Risk of Parkinson disease in women: effect of reproductive characteristics. Neurology Jun 08 2004; 62(11):2010-4. doi:10.1212/wnl.62.11.2010.
12. Rocca WA, Bower JH, Maraganore DM et al. Increased risk of cognitive impairment or dementia in women who underwent oophorectomy before menopause. Neurology Sep 11 2007; 69(11):1074-83. doi:10.1212/01.wnl.0000276984.19542.e6.
13. Rocca WA, Bower JH, Maraganore DM, et al. Increased risk of parkinsonism in women who underwent oophorectomy before menopause. Neurology Jan 15 2008; 70(3):200-9. doi:10.1212/01.wnl.0000280573.30975.6a.
14. Bove R, Secor E, Chibnik LB et al. Age at surgical menopause influences cognitive decline and Alzheimer pathology in older women. Neurology Jan 21 2014;82(3):222-9. doi:10.1212/WNL.0000000000000033.
15. Casiano ER, Trabuco EC, Bharucha AE et al. Risk of oophorectomy after hysterectomy. Obstet Gynecol May 2013; 121(5):1069-74. doi:10.1097/AOG.0b013e31828e89df.
16. Eleje GU, Eke AC, Ezebialu IU, Ikechebelu JI, Ugwu EO, Okonkwo OO. Risk-reducing bilateral salpingo-oophorectomy in women with BRCA1 or BRCA2 mutations. Cochrane Database Syst Rev 08 24 2018; 8:CD012464. doi:10.1002/14651858.CD012464.pub2.
17. ACOG. ACOG Practice Bulletin No. 89. Elective and risk-reducing salpingo-oophorectomy. Obstet Gynecol Jan 2008; 111(1):231-41. doi:10.1097/01.AOG.0000291580.39618.cb.
18. Walker JL, Powell CB, Chen LM et al. Society of Gynecologic Oncology recommendations for the prevention of ovarian cancer. Cancer Jul 01 2015; 121(13):2108-20. doi:10.1002/cncr.29321.
19. Antoniou A, Pharoah PD, Narod S et al. Average risks of breast and ovarian cancer associated with BRCA1 or BRCA2 mutations detected in case Series unselected for family history: a combined analysis of 22 studies. Am J Hum Genet May 2003;72(5):1117-30. doi:10.1086/375033.
20. Kovacs EJ, Messingham KA, Gregory MS. Estrogen regulation of immune responses after injury. Mol Cell Endocrinol Jul 31 2002; 193(1-2):129-35. doi:10.1016/s0303-7207(02)00106-5.
21. Evans EC, Matteson KA, Orejuela FJ et al. Salpingo-oophorectomy at the Time of Benign Hysterectomy: A Systematic Review. Obstet Gynecol Sep 2016; 128(3):476-85. doi:10.1097/AOG.0000000000001592.

SEÇÃO IV

PROLAPSOS GENITAIS

Diagnóstico dos Prolapsos

CAPÍTULO 14

Sérgio Flávio Munhoz de Camargo
Walter Antônio Prata Pace

Sistemática na resolução de problemas clínicos

Os prolapsos genitais, como qualquer problema clínico, devem ser abordados de maneira sistemática para que seus desfechos sejam favoráveis. A abordagem consta das seguintes fases:

- Identificação do problema clínico principal.
- Desenvolvimento do diagnóstico diferencial.
- Estabelecimento do diagnóstico diferencial.
- Quantificação da severidade ou estadiamento da doença (prognóstico).
- Proposição do plano terapêutico com base no estadiamento.
- Acompanhamento da resposta da paciente ao tratamento instituído (desfecho).

História clínica

- A avaliação dos sintomas é importante, pois o tratamento não costuma ser indicado nos casos de prolapso de órgãos pélvicos (POP) assintomáticos[1].
- O impacto na qualidade de vida da mulher ajuda as pacientes e os clínicos a definirem as metas do tratamento.
- A pesquisa de alterações urinárias, defecatórias ou sexuais se impõe, pois normalmente seu tratamento é coordenado com o do POP.
- O histórico médico deve incluir uma revisão das comorbidades clínicas que possam orientar se a paciente é candidata ao tratamento cirúrgico naquele momento ou não.
- Na história clínica deve ser pesquisado e identificado se a paciente é portadora ou não de potenciais *fatores de risco*[2] (Tabela 14.1).

Nos casos de prolapso, a história é orientada para pesquisa de *quatro grupos de sintomas principais*, os quais são apresentados na Tabela 14.2.

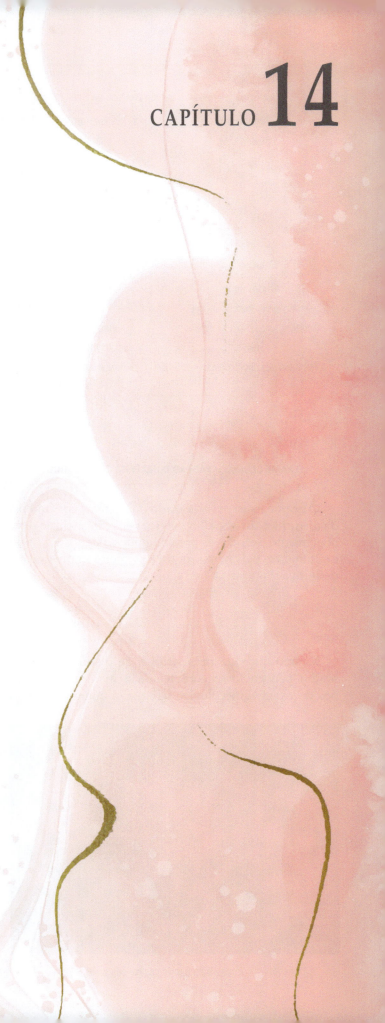

Tabela 14.1 Potenciais fatores de risco para prolapso de órgão pélvico

Predisponentes	Incitantes	Promotores	Descompensadores
Genética	Gestação	Obesidade	Envelhecimento
Raça	Parto	Tabagismo	Menopausa
	Cirurgia pélvica (HT)	Doença pulmonar	Miopatia
	Miopatia	Constipação	Neuropatia
	Neuropatia	Trabalho pesado	Fragilidade física

Tabela 14.2 Sintomas mais frequentes dos prolapsos genitais

Anatômicos	Urinários	Digestivos	Sexuais
Sensação de "bola na vagina"	Incontinência (genuína ou de urgência)	Incontinência (fezes/gases)	Dispareunia
Visualização de "bola na vagina"	Frequência/urgência	Urgência	Interferência durante o coito
Pressão	Esvaziamento vesical incompleto	Esvaziamento retal incompleto	
Plenitude (ocupação de espaço)	Auxílio digital para urinar	Auxílio digital para evacuar	
	Hesitação	Esforço para evacuar	

Exame físico orientado

EXAME CLÍNICO = PADRÃO OURO PARA DIAGNÓSTICO

O exame físico especializado da paciente com queixa de distúrbios do assoalho pélvico necessita atenção e conhecimento de todas as possibilidades diagnósticas pelo examinador, pois nem sempre a primeira impressão é a definitiva (Figuras 14.1 e 14.2).

Componentes do exame físico especializado
Sistema POP-Q

Mesmo que nos ambulatórios de distúrbios do assoalho pélvico fosse completada a maioria dos tempos do exame ginecológico habitual e quantificados os prolapsos[3], haveria a necessidade de sistematizar os achados na avaliação de modo a possibilitar o acesso a uma linguagem universal para comunicação entre os especialistas, algo na mesma linha dos *sistemas BI-RADS* para as classificações das alterações radiológicas da mama ou *TNM* para estadiamento de tumores.

Uma avaliação padronizada dos prolapsos possibilitaria:

- Comunicação efetiva entre os especialistas.
- Avaliação reprodutiva dos resultados cirúrgicos.
- Comparação entre trabalhos publicados.
- Comparação entre diferentes populações.

Em busca desses objetivos, três das principais sociedades da especialidade – Sociedade Internacional de Continência (ICS), Sociedade Americana de Uroginecologia (AUGS) e Sociedade dos Cirurgiões Ginecológicos (SGS) – constituíram, em 1993, um comitê multidisciplinar de estudos para a criação de um sistema de

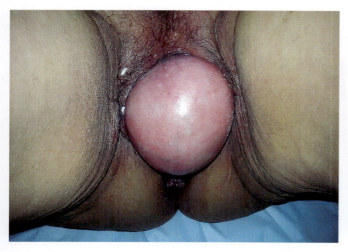

Figura 14.1 Prolapso da cúpula vaginal pós-histerectomia.

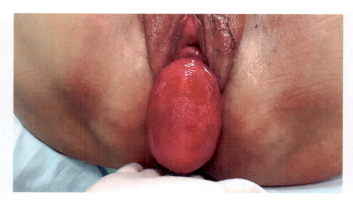

Figura 14.2 Eversão do assoalho da bexiga (trígono) através de uma megauretra, simulando prolapso de cúpula.

caracterização quantitativa dos prolapsos que substituísse o vigente até então, mas não aceito ou usado universalmente: o *sistema de Baden-Walker*[3]. Já na transição entre os anos de 1994 e 1995, um rascunho final do documento foi apresentado. Finalmente, entre outubro de 1995 e março de 1996, o novo sistema – o *sistema POP-Q (Pelvic Organ Prolapse Quantification)* – foi adotado e teve seu uso recomendado aos membros das três sociedades.

Ainda em 1996 foi publicado um artigo pela equipe de autores, comandada pelo professor Richard Bump, visando à divulgação universal do documento para posterior aplicação[4]. O impacto inicial do novo sistema, embora aguardado com ansiedade, não foi uniforme. Diversas manifestações nas publicações médicas da época o apontavam como de difíceis aprendizado e ensino, bem como adequado apenas para trabalhos científicos e não para os atarefados profissionais dos ambulatórios da vida real. Nossa experiência em ambulatórios de um hospital público, com residentes, revelou a necessidade de um esforço inicial do preceptor para poder entender e ensinar com paciência e repetições até conseguir estabelecer esse novo paradigma na prática.

Tempos do exame físico orientado nos prolapsos

A pesquisa do ponto máximo do prolapso, com a manobra de Valsalva, é atingida quando:

- A parede vaginal está totalmente tensa.
- A tração não aumenta mais o prolapso.
- Visualmente a paciente refere que é o prolapso máximo.

Nos casos de prolapso, todas as medidas são expressas em centímetros; incrementos de 0,5cm também podem ser usados, se clinicamente úteis. Um sinal negativo é usado para designar um ponto que é proximal ou superior ao plano himenal (por exemplo, –3cm), enquanto os pontos distais ou inferiores ao plano himenal são precedidos por um sinal positivo (por exemplo, +2cm).

- **Inspeção visual (decúbito dorsal e posição ortostática [Figura 14.3]):** inspecionar o hiato genital (HG) e o corpo perineal (CP); prolapso espontâneo ou com manobra de Valsalva; constatar perda urinária e/ou fecal e presença ou não de alterações epiteliais.
- **Exame especular fracionado (Figura 14.4):** paredes vaginais anterior e posterior separadamente, com compressão da parede oposta com uma válvula do espéculo e manobra de Valsalva para observação da parede vaginal em questão. Para o componente apical (cérvice ou cúpula), realizar exame bivalvular, retirando-o lentamente enquanto a paciente faz esforço expulsivo, observando-se o descenso ou não do ápice.

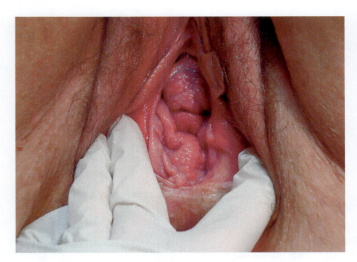

Figura 14.3 Inspeção ativa inicial de vulva/períneo.

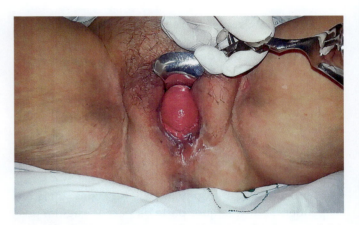

Figura 14.4 Examinando compartimentos vaginais individualmente, sob Valsalva, com uma lâmina do espéculo.

O sistema POP-Q consta de seis pontos e três medidas (Figura 14.5). O prolapso máximo de cada um dos seis pontos é então registrado em relação a um ponto fixo de referência (carúncula himenal) nos compartimentos anterior e posterior da vagina.

Os pontos da parede vaginal anterior são:

- **Ponto Aa:** localizado na linha média da parede vaginal anterior, 3cm para baixo do meato uretral externo, corresponde aproximadamente à junção uretrovesical. O valor quantitativo do ponto Aa está entre –3 e +3cm do plano himenal (é um ponto fixo), dependendo da extensão do prolapso da parede anterior.
- **Ponto Ba:** é a posição mais distal (isto é, mais dependente) de qualquer parte da parede vaginal anterior a partir do ponto Aa. Se não houver prolapso, o ponto Ba é –3cm por definição (coincidindo com Aa). Em uma mulher com prolapso total da cúpula pós-histerectomia, Ba tem valor positivo igual à distância entre a porção mais prolapsada e o anel himenal (por exemplo, +7).

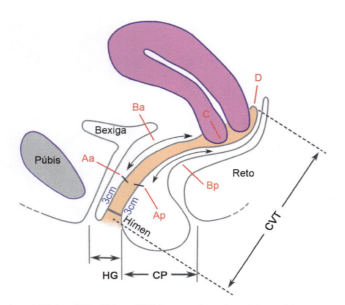

Figura 14.5 Sistema POP-Q com seis pontos e três medidas.

Os pontos da parede vaginal posterior são análogos aos pontos da parede anterior:

- **Ponto Ap:** está localizado na linha média da parede vaginal posterior, 3cm proximal ao hímen (para dentro da vagina). O valor quantitativo do ponto Ap está entre –3 e +3cm do plano himenal (também é um ponto fixo), dependendo da extensão do prolapso da parede posterior.
- **Ponto Bp:** é a posição mais distal (ou seja, mais dependente) de qualquer parte da parede vaginal posterior superior a partir do ponto Ap. Se não houver prolapso, o ponto Bp é –3cm por definição (coincidindo com Ap). Em uma mulher com prolapso vaginal pós-histerectomia total, Bp tem valor positivo igual à distância entre a porção mais prolapsada e o anel himenal (por exemplo, +6).

Os pontos do ápice da vagina (superiores) são:

- **Ponto C:** é a borda mais distal (isto é, mais dependente) do colo do útero ou a borda distal da cúpula vaginal (pós-histerectomia).
- **Ponto D:** medido apenas em mulheres com colo do útero, é o ponto mais profundo do fórnice posterior, correspondendo aproximadamente ao ponto onde os ligamentos uterossacros se ligam ao colo do útero posteriormente. Esse ponto distingue a falha suspensora do complexo ligamentar uterossacro-cardinal do alongamento cervical: se o ponto C for significativamente mais positivo que o ponto D (> 4cm), o colo do útero está hipertrofiado.

As três medidas vaginais são:

1. **Comprimento vaginal total (CVT):** medido na parede posterior desde o HG até a parte mais alta da vagina, com a cérvice ou cúpula (C/D) reduzida. Essa é a única aferição realizada sem a manobra de Valsalva.
2. **Hiato genital (HG):** uma das duas medidas do plano coronal (frontal) que complementam as sagitais, sendo mensurada desde o meio do meato uretral até a fúrcula vulvar.
3. **Corpo perineal (CP):** medido da fúrcula vulvar até o meio do orifício anal.

No ambulatório, simultaneamente ao exame do prolapso pelo sistema POP-Q, constrói-se uma grade 3 x 3 para quantificar (em centímetros) tanto os pontos como as medidas previamente ao estadiamento ordinal final (Figura 14.6).

Na Figura 14.7 são observados os pontos do sistema POP-Q nas paredes vaginais com e sem prolapso.

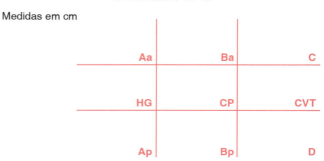

Figura 14.6 Grade 3 × 3.

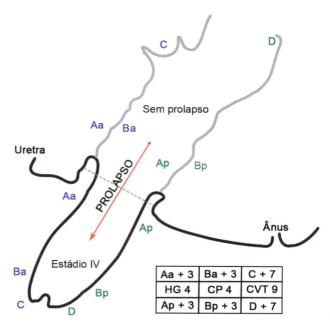

Figura 14.7 Sistema POP-Q – pontos com e sem prolapso.

Nota prática para aferição, em centímetros, dos pontos e medidas do sistema

O acompanhamento de todas as fases do desenvolvimento e implantação do sistema POP-Q nos ambulatórios de uroginecologia evidenciou as mais diversas sugestões para aferição em centímetros e o consequente estadiamento dos prolapsos. Réguas descartáveis, espátulas de Ayre e espéculos graduados em centímetros foram ideias interessantes, mas com custos extras, não suportados por diversos centros médicos. Recentemente (2015), respaldado pela literatura médica, foi sugerida a *avaliação digital (com o dedo)* para quantificação dos prolapsos[5]: o examinador faria previamente uma "calibração" de seu dedo indicador (Figura 14.8), já usado normalmente no exame ginecológico comum, para quantificar os descensos das paredes vaginais, tendo o hímen como ponto zero, conforme proposto pelos idealizadores do sistema POP-Q (Figura 14.8).

Estadiamento do sistema POP-Q

O sistema ordinal de estadiamento dos prolapsos pelo POP-Q consiste em:

- **Estádio 0:** sem prolapso. Os pontos Aa, Ap, Ba e Bp são todos −3cm e os pontos D (se houver útero) e C (pós-histerectomia) são quase iguais, com diferença de aproximadamente 2cm.

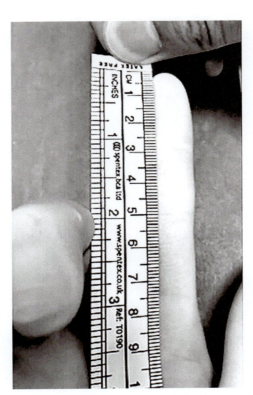

Figura 14.8 Examinador verificando a correspondência em centímetros de seu dedo indicador para avaliação digital dos prolapsos.

- **Estádio I:** os requisitos para estádio 0 não são atendidos, mas a porção mais distal do prolapso está no mínimo 1cm acima do anel himenal.
- **Estádio II:** a porção mais distal do prolapso está entre −1 e +1cm do anel himenal.
- **Estádio III:** a porção mais distal do prolapso está > 1cm distal ao anel himenal, mas menos de 2cm do comprimento vaginal total. Entre > 1cm distal hímen e < TVL-2.
- **Estádio IV:** eversão do comprimento total da vagina (procidência). Nessa situação, todos os compartimentos vaginais estão afetados.

Incidência dos prolapsos por estádio (Tabela 14.3)

Tabela 14.3 Incidência por estádios do prolapso de órgão pélvico (Swift e cols., 2005) e conclusões dos autores

Estádio	Incidência	Conclusões práticas
I	6%	Se assintomáticas, essas pacientes não necessitam de tratamento cirúrgico
II	43%	Estádio em que o prolapso dominante começa a ser sentido pela paciente. Normalmente, é o parâmetro para se considerar insucesso em pacientes já operadas
III	48%	Constatamos que 91% dos casos se encontram nos estádios II/III, cujas técnicas para reconstrução são menos complexas e apresentam melhores resultados do que aqueles do estádio IV
IV	3%	Esse pequeno número de casos muito complexos ou multioperados provavelmente necessitará ser encaminhado para centros/profissionais mais experientes

Outras manobras no exame físico orientado

- **Exame pélvico bimanual:** para constatar alguma anormalidade pélvica.
- **Toque retal:** para diagnosticar e classificar (alta, média ou baixa) a presença de parede retal anterior prolapsando sobre a parede vaginal posterior (Figura 14.9).
- **Exame retovaginal simultâneo:** principalmente para o diagnóstico diferencial de prolapsos altos de parede posterior, se constituídos pelo reto ou por uma enterocele (alças de intestino delgado).
- **Teste do cotonete (*Q-Tip test*):** para avaliação da hipermobilidade uretral (teste positivo se, sob Valsalva, movimento para cima da linha média inicial ≥ 30 graus) (Figura 14.10).

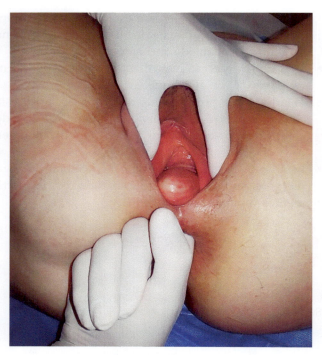

Figura 14.9 Avaliação de retocele por meio de toque retal.

- **Palpação da musculatura do assoalho pélvico e obturador interno:** pesquisa de alterações, principalmente de avulsão unilateral do feixe pubovaginal (Figuras 14.11 e 14.12).
- **Avaliação neurológica sensitiva e motora orientada da integridade das raízes S2-S4** (Figuras 14.13 e 14.14).

Sistema POP-Q simplificado

Como mencionado anteriormente, a dificuldade inicial para implantação do novo sistema pelos especialistas (alguns estudos comprovaram apenas 40% de aplicação na prática), principalmente em razão do tempo despendido em ambulatórios com agendas cheias, deu origem a propostas de simplificação do questionário. De todas elas, a que revelou maior validação de dados, quando comparada ao POP-Q original, foi publicada 10 anos após por Swift e cols.[6]. Conforme esquematizado na Figura 14.15, são avaliados e descritos apenas

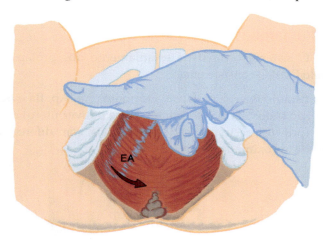

Figura 14.11 Palpação dos elevadores do ânus no exame ginecológico.

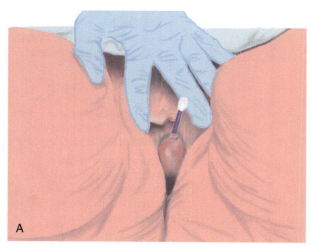

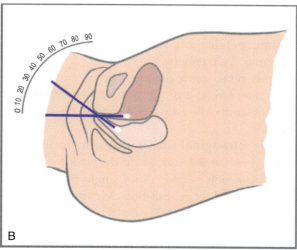

Figura 14.10 A e B Teste do cotonete.

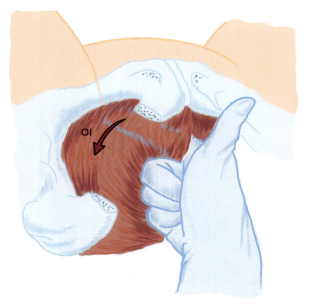

Figura 14.12 Palpação do obturador interno no exame ginecológico.

Capítulo 14 Diagnóstico dos Prolapsos 145

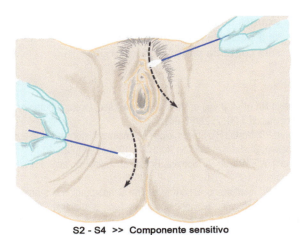

Figura 14.13 Avaliação da integridade sensitiva de S2-S4.

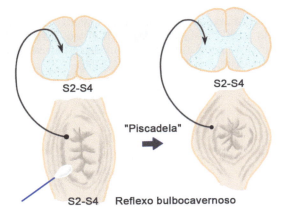

Figura 14.14 Avaliação motora da integridade de S2-S4.

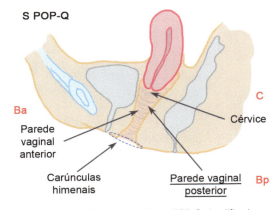

Figura 14.15 Pontos do sistema POP-Q simplificado.

Em 15 anos de atividades no Serviço de Residência Médica do Hospital Materno-Infantil Presidente Vargas, em Porto Alegre (RS), adotamos esse sistema por praticidade, mas *acrescentamos a aferição das medidas do HG e do CP* sem e com manobra de Valsalva (Figuras 14.16 e 14.17) em razão de sua importância nos resultados da reconstrução pélvica, como há algum tempo tem sido demonstrado por diversos grupos de pesquisadores.

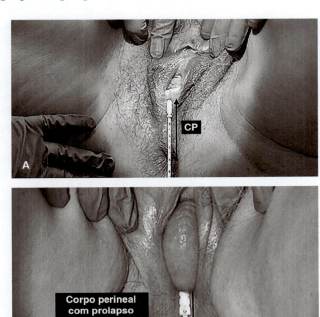

Figura 14.16 Medida do corpo perineal sem (A) e com (B) manobra de Valsalva.

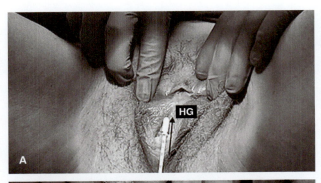

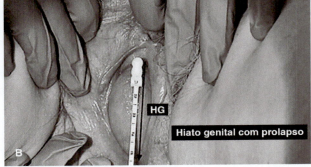

Figura 14.17 Medida do hiato genital sem (A) e com (B) manobra de Valsalva.

três pontos de maneira simplificada e objetiva, mas que fornecem todos os dados necessários para o diagnóstico correto e a elaboração da proposta terapêutica:

- **Ponto Ba:** quando houver prolapso de parede vaginal anterior.
- **Ponto Bp:** quando houver prolapso de parede vaginal posterior.
- **Ponto C:** quando houver prolapso apical (útero ou cúpula).

Exames de imagem no diagnóstico dos prolapsos

O diagnóstico dos distúrbios do assoalho pélvico é predominantemente clínico. Recentemente, exames de imagem vêm sendo propostos e/ou usados com essa finalidade, sendo os mais adotados a ecografia transvaginal/perineal, a ecografia endoanal, a defecografia e a *ressonância magnética dinâmica (defecorressonância)*[7]. Apesar da grande controvérsia em torno desse tema, transcrevemos a posição do Colégio Americano de Radiologia:

> Reconhecendo as limitações na correlação entre imagem e avaliações clínicas (posição da paciente, intensidade do esforço para evacuar, linhas de referência etc.), o valor adicionado pelas imagens radiológicas está em demonstrar anormalidades, como enteroceles, e a etiologia da disfunção evacuatória, que são de difícil elucidação clínica e podem alterar o manejo cirúrgico. As anormalidades detectadas nos exames de imagem só serão clinicamente relevantes se a paciente for sintomática, e apenas nesses casos será cogitada terapêutica cirúrgica.

Referências

1. Kassis NA et al. If you could see what we see, would it bother you? Int Urogynecol J 2017; 28:59-64.
2. Bump RC, Norton PA. Epidemiology and natural history of pelvic floor dysfunction. Obstet Gynecol Clin North Am 1998; 24(4):723-46.
3. Baden WF, Walker TA. Surgical Repair of Vaginal Defects. Philadelphia: Lippincott, 1992: 161-74, 195-8, 235-8.
4. Bump RC, Mattiasson A, Bo K et al. The standardization of terminology of female pelvic organ prolapse and pelvic floor dysfunction. Am J Obstet Gynecol 1996; 175:10-7.
5. Ganesh T et al. Digital assessment and quantification of pelvic organ prolapse (DPOP-Q): a randomized cross-over diagnostic agreement trial. Int Urogynecol J ©The International Urogynecological Association.
6. Swift S, Morris S et al. Validation of a simplified technique for using the POP-Q pelvic organprolapse classification system. Int Urogynecol J 2006; 17:615-20.
7. Pizzoferrato AC et al. Dynamic Magnetic Resonance Imaging and pelvic floor disorders: how and when? European Journal of Obstetrics & Gynecology and Reproductive Biology 2014; 181:259-66.

Prolapsos Genitais – Elaboração da Proposta Terapêutica

CAPÍTULO 15

Sérgio Flávio Munhoz de Camargo
Walter Antônio Prata Pace

Introdução

A elaboração da proposta terapêutica cirúrgica para os prolapsos genitais femininos é um assunto que, mesmo no primeiro quarto do século XXI, ainda suscita muito mais perguntas do que respostas, mais dúvidas do que certezas, e as razões são as mais variadas:

- Embora muito se tenha progredido nos últimos anos no conhecimento da etiopatogenia dos prolapsos com o auxílio de modernos métodos de imagem, como a ressonância magnética, e a observação da anatomia pélvica *in vivo* e na mulher jovem, nulípara, proporcionada pelas câmeras de alta resolução da videolaparoscopia, essa é uma área do conhecimento ainda em desenvolvimento.
- Os índices elevados de recidivas e reoperações relatados nas experiências mundiais mais variadas, que inclusive proporcionaram o surgimento, apogeu e declínio do uso das telas (Prolene) em substituição aos tecidos nativos das pacientes, ainda necessitam ser mais bem entendidos e solucionados.
- A mudança do paradigma para os desfechos das terapêuticas cirúrgicas dos prolapsos, o qual deixou de ser exclusivamente objetivo (avaliação quantitativa do descenso) para ser também subjetivo (centrado na paciente, suas expectativas e objetivos).
- A ampla variação na faixa etária das pacientes que buscam solução para situações que na maioria das vezes não constituem risco de morte, mas que influenciam uma pior qualidade de vida. Fragilidades em maior ou menor grau, obesidade ou desnutrição, diabetes, cárdio e/ou pneumopatias, polifarmácia, estado mental e situação socioeconômica e conjugal devem ser

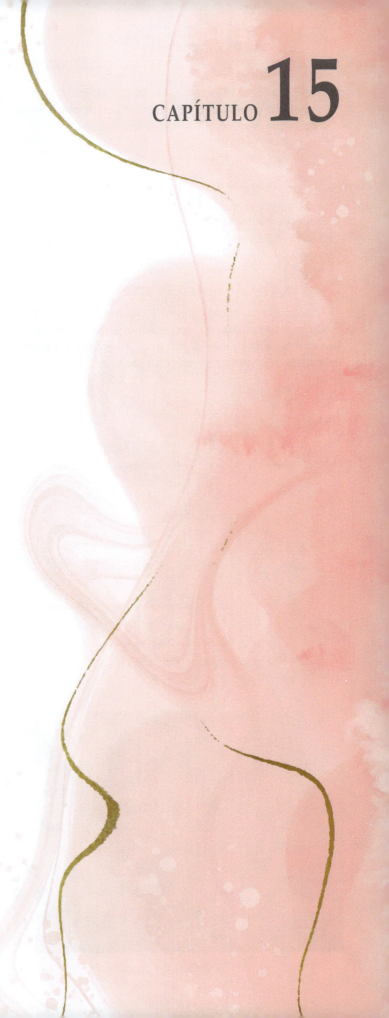

pesquisados e valorizados na história clínica, pois resultam na constatação pelo profissional de que a *individualização da proposta terapêutica será a norma*.

Fatores que influenciam a proposta terapêutica nos prolapsos

Os fatores que influenciam a proposta terapêutica são apresentados na forma de fluxogramas nas Figuras 15.1, 15.6, 15.11 e 15.15, as quais se seguem às narrativas correspondentes.

Cirurgia primária ou reintervenção

A cirurgia primária (Figura 15.2), independentemente da complexidade ou do estadiamento do prolapso, possibilita a elaboração de uma proposta terapêutica prévia à abordagem operatória, bem como oferece planos cirúrgicos ainda não invadidos, com dissecções mais fáceis e menor possibilidade de lesões iatrogênicas às estruturas embebidas na fáscia endopélvica.

Já nas reintervenções por recidiva dos prolapsos, as sequelas cicatriciais e deformidades anatômicas iatrogênicas impedem um diagnóstico acurado e uma proposta terapêutica definitiva em nível ambulatorial no pré-operatório. Já quando se incisa a pele no transoperatório e se avalia o que existe por detrás dela, como se vê na Figura 15.3, constata-se o verdadeiro prolapso, que, no caso, era um extenso defeito da parede posterior (reto e enterocele) não tratado na primeira intervenção. Se na cirurgia prévia foram acessados planos profundos, como parede pélvica lateral ou ligamento uterossacro ou sacroespinhoso, as aderências e alterações anatômicas podem favorecer lesões acidentais de maior ou menor gravidade, exigindo dissecções extremamente cuidadosas na busca de um ponto para correção dos prolapsos.

O grupo de DeLancey, ao avaliar 97 pacientes com prolapso recidivado depois de pelo menos uma cirurgia entre 2007 e 2010, chegou às seguintes conclusões[1]:

- 35,1% das pacientes tinham múltiplos tratamentos prévios – confirmando os achados de nossa casuística de 15 anos e quase 600 cirurgias, a paciente que recidiva uma vez apresenta grande possibilidade de nova recidiva;
- 30,3% não informaram seu cirurgião de que houve recidiva, o que mostra que todo cirurgião deve ter cautela ao avaliar e divulgar seus níveis de sucesso com os prolapsos de órgãos pélvicos (POP);
- 45,8% das mulheres informaram que seus sintomas eram os mesmos de antes do tratamento, ao passo que 39% relataram sintomas mais severos;
- em 35,4% delas, os sintomas retornaram dentro de 3 meses (prolapso persistente); em 64,6%, após 3 meses (prolapso recorrente), e a precocidade indica a necessidade de melhora dos diagnósticos, da escolha das técnicas cirúrgicas e de sua execução.

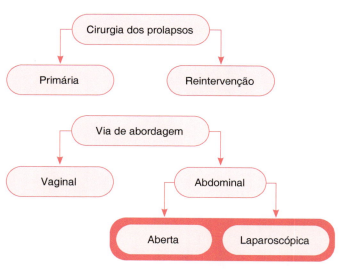

Figura 15.1 Fluxograma das fases 1 e 2 como proposta terapêutica para prolapsos de órgãos pélvicos.

Em 2015, em revisão sistemática para investigar causas para o POP e sua recorrência, um grupo[2] concluiu que o *estádio pré-operatório dos prolapsos* era o fator de risco mais importante. De posse da consciência acerca da morbidade das reintervenções no POP, dos custos para o sistema e da ansiedade para a paciente e seus familiares, seria útil tentar detectar fatores de risco para readmissão hospitalar e reoperações previamente à cirurgia. Recente publicação[3] de um grupo da Clínica Mayo, nos EUA, evidenciou taxas relativamente baixas de readmissão (1,9%) e reoperações (1,5%) em pacientes submetidas previamente à cirurgia de POP (n = 23.419) em 30 dias. Infecção tanto do como fora do sítio cirúrgico (19,3% e 15,9%, respectivamente) foi a principal

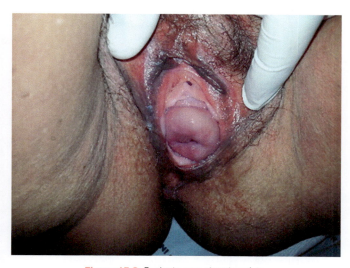

Figura 15.2 Paciente sem cirurgia prévia.

Capítulo 15 Prolapsos Genitais – Elaboração da Proposta Terapêutica 149

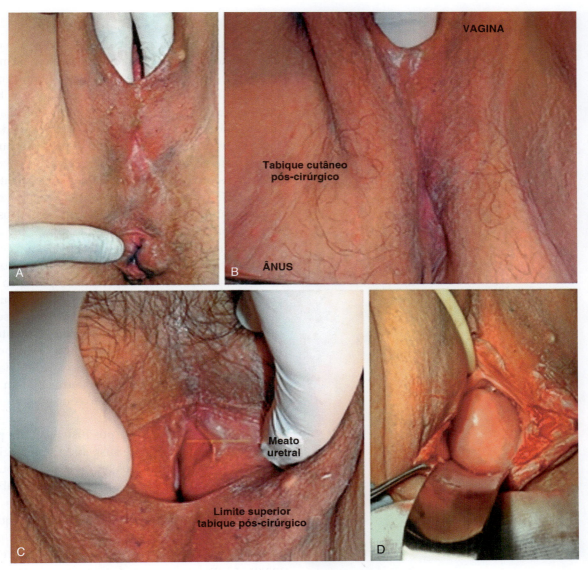

Figura 15.3 A a D Paciente multioperada – iatrogenia.

responsável pelas readmissões. Já a causa mais comum de reoperação foi urológica, como cistoscopia ou colocação de *stent*. A presença do escore ASA 3 ou maior, o longo tempo de cirurgia e o prolongamento da internação hospitalar estão associados a readmissões e reoperações não planejadas. Conclui-se pelo acerto da adoção de medidas simples e de antibioticoprofilaxia de controle das infecções perioperatórias.

No intuito de analisar a literatura pertinente e sua qualidade, bem como tentar estabelecer diretrizes para a conduta em caso de POP recidivado, a Associação Internacional de Uroginecologia (IUGA) criou um subcomitê de trabalho, cujas conclusões são apresentadas resumidamente a seguir:

- Não existe uma definição de consenso para POP recorrente, e as evidências quanto à sua avaliação e manejo são limitadas. Entretanto, aceita-se como recorrência objetiva quando o prolapso atinge o hímen ou o ultrapassa (estádio II) e subjetiva quando a paciente refere sintomas relacionados com o aparecimento do prolapso (geralmente, esses dois aspectos são coincidentes) (Figuras 15.4 e 15.5).
- No planejamento da reintervenção devem ser levados em conta os possíveis motivos do insucesso anterior, incluindo a persistência ou o surgimento de novos fatores de risco (avulsão traumática do elevador, fraqueza da musculatura do elevador, hiato genital alargado, POP no estádio ≥ III e história familiar de POP), bem como reavaliados todos os compartimentos vaginais e coletadas informações sobre técnicas e complicações de cirurgias anteriores.
- O prolapso do compartimento apical está associado a casos avançados da parede anterior tanto nas pacientes com útero como nas histerectomizadas. Portanto,

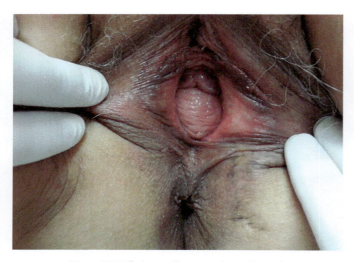

Figura 15.4 Prolapso atinge a carúncula himenal.

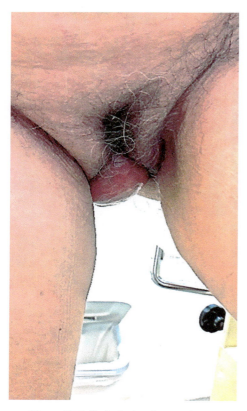

Figura 15.5 Paciente visualiza o prolapso.

o suporte do nível I de DeLancey é importante tanto para o compartimento anterior como para o posterior e é responsabilizado pelos insucessos, principalmente do primeiro (o que mais recidiva), quando não corrigido simultaneamente.

Em resumo, a escolha da cirurgia para POP recidivado deve ser baseada em avaliação ampla da paciente, discutindo os riscos e benefícios de cada procedimento e adaptando-os às suas expectativas e desejos.

Abordagem abdominal ou vaginal

No tratamento cirúrgico do POP, o objetivo do cirurgião pélvico deve ser restaurar a anatomia, mantendo normais as funções sexual, digestiva e geniturinária e levando em consideração os objetivos da paciente com o tratamento[5]. A via do reparo, seja abdominal, seja vaginal, dependerá de fatores *relativos tanto à paciente* (idade, se o prolapso é primário ou recorrente, presença ou não do útero, compartimento vaginal prolapsado, risco individual de recorrência e comorbidades preexistentes) *como ao cirurgião* (experiência e preferência por determinada técnica cirúrgica). Infelizmente, são muito poucos os estudos que fornecem evidências de alto nível sobre a melhor abordagem cirúrgica, como evidenciado em recente revisão da Cochrane sobre o tratamento cirúrgico do POP[6].

O compartimento que apresenta o prolapso influenciará a escolha da via do tratamento. Aquele que envolver primariamente o anterior ou o posterior será mais bem abordado via vaginal, que é inerentemente menos invasiva, apresenta poucas complicações e possibilita tempo de recuperação mais rápido. Muitas das falhas e recidivas no compartimento anterior podem ter sido causadas por falha no tratamento concomitante do compartimento apical.

Já o prolapso de cúpula pós-histerectomia pode ser tratado com algum tipo de suspensão transvaginal (aos ligamentos sacroespinhosos ou uterossacros ou à musculatura iliococcígea) ou sacrocolpopexia (aberta ou laparoscópica) abdominal com tela. Todas as técnicas podem resultar em melhora importante na qualidade de vida; no entanto, embora com resultado anatômico melhor, a sacrocolpopexia associa-se a tempo cirúrgico maior, recuperação mais demorada e custos maiores. Em nossa casuística, a via abdominal, independentemente da técnica, foi usada somente em casos com múltiplas reintervenções na cúpula, a qual já se encontrava encurtada para ser suturada sem tensão na parede pélvica ou nos ligamentos.

Assim como a cura anatômica, a escolha da via para cirurgia do prolapso necessita levar em conta a morbidade do procedimento, tanto a imediata como em longo prazo. Complicações maiores, como lesão intestinal e hemorragias severas, são mais frequentes com a abordagem abdominal do que com a vaginal, e as pacientes devem ser informadas dos riscos e benefícios de ambas. A escolha final da via para o tratamento do prolapso apical do estádio IV pelo cirurgião será uma *escolha pessoal* com base no treinamento e na experiência. Em nossa casuística, a preferência foi, sempre que possível, pela via vaginal, em razão de sua baixa morbidade, fator especialmente importante nas mulheres idosas ou com comorbidades variadas.

Técnicas reconstrutivas ou obliterativas

A vagina é o canal do parto e uma cavidade funcional, e como tal deve ser encarada quando submetida a qualquer procedimento médico-cirúrgico. O tratamento ideal para o POP ou de sua descida pela vagina é aquele que restaure tanto a anatomia como a capacidade funcional e que primariamente, além da gestação, possibilite, se a paciente assim desejar, a realização de relação sexual satisfatória. O aumento da sobrevida geral, e das mulheres em particular, trouxe aos consultórios dos especialistas em assoalho pélvico uma população feminina idosa, mas ainda buscando uma qualidade de vida satisfatória nos anos que lhe restam.

Ao contrário de tempos passados, quando o prolapso severo e suas limitações eram encarados como "naturais da condição feminina ao envelhecer", hoje as mulheres partem em busca de auxílio para permanecerem integradas socialmente e na família, sem "ter odor de urina" ou "sentar em cima dos seus órgãos genitais". Por outro lado, as pacientes de 70 anos ou mais costumam portar comorbidades variadas (cardiopatias, doenças pulmonares crônicas, diminuição da função renal ou diabetes *mellitus* de difícil manejo), fazer uso de polifarmácia e apresentar menor ou maior limitação funcional (fragilidade e diminuição da capacidade fisiológica, predispondo os indivíduos a maus desfechos quando submetidos a agentes estressantes, como cirurgias) e/ou mental.

Inicialmente, divide-se o tratamento dos prolapsos genitais (Figura 15.6) em *técnicas reconstrutivas* (em que cada defeito e seu compartimento vaginal são tratados individualmente e que serão abordadas em capítulo próprio) e *obliterativas* (caracterizadas por uma espécie de "fechamento da vagina" – *colpocleise*), as quais visam a um procedimento mais rápido, com menor perda sanguínea e recuperação pós-operatória mais curta e, portanto, teoricamente menos sujeitas à morbidade perioperatória, nas pacientes mais fragilizadas (Figuras 15.7 e 15.8).

Em recente revisão que comparou essas duas abordagens em mulheres com mais de 70 anos, Dessie e cols.[7] concluíram que nessa população e nas mais idosas as várias abordagens para tratamento cirúrgico do POP são bem toleradas, com baixas taxas de complicações severas, tanto intra como pós-operatórias. Esse estudo revelou que as mulheres submetidas aos procedimentos obliterativos eram mais idosas e com prolapsos em estádios mais avançados, mas *apresentaram taxa menor de reoperação e recorrências dos prolapsos, bem como de complicações, do que as que foram submetidas a técnicas reconstrutivas*. Essas conclusões podem auxiliar os cirurgiões e suas pacientes na escolha da melhor via para solução de seus prolapsos com base nas preferências pessoais (principalmente desejo ou não de manutenção da atividade sexual) e nos objetivos com o tratamento. As técnicas obliterativas são:

- **No prolapso de vagina pós-histerectomia:** colpectomia.
- **Com a histerectomia no mesmo ato da colpocleise:** técnica de Rouhier.
- **Sem a realização da histerectomia, mantendo o útero no interior da vagina:** técnica (colpocleise) de LeFort.

Todas apresentam alto grau de sucesso objetivo/subjetivo (95%); com a remoção do útero as cirurgias são um pouco mais demoradas e com sangramento maior, mas evita-se perder o controle de cuidados com um útero com alguma patologia e inacessível por tempo indeterminado, como na técnica de LeFort. Normalmente, associa-se uma perineorrafia alta como complementação à colpocleise em qualquer das variantes técnicas.

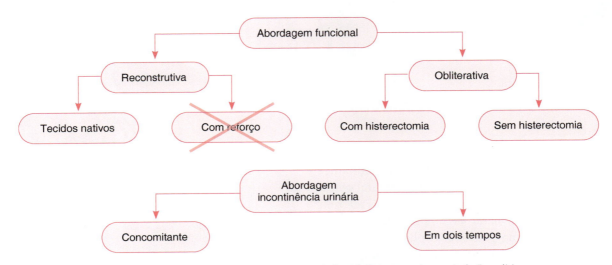

Figura 15.6 Fluxograma das fases 3 e 4 como proposta terapêutica para prolapsos de órgãos pélvicos.

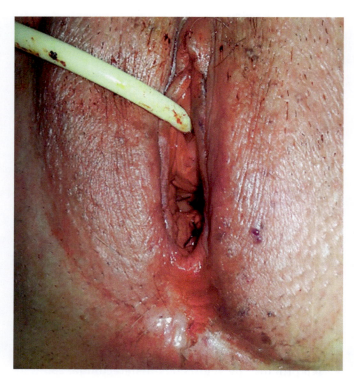

Figura 15.7 Pós-operatório imediato de técnica reconstrutiva.

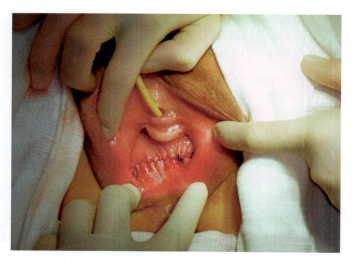

Figura 15.8 Pós-operatório imediato de técnica obliterativa (colpocleise) antes da perineorrafia alta.

Abordagem da incontinência urinária na cirurgia dos prolapsos

Não é infrequente que pacientes se apresentem com prolapso genital e incontinência urinária concomitantemente. Algumas mulheres com prolapso genital avançado permanecem continentes, enquanto outras referem que *sua incontinência urinária melhorava à medida que o prolapso aumentava*. Uma provável explicação pode ser a angulação uretral (*kinking*) ou mesmo a compressão extrínseca da uretra pelo prolapso que, por uma ação mecânica, aumenta a resistência à passagem da urina. Por isso, quando o fator obstrutivo é removido com a redução do prolapso ou sua correção cirúrgica, a paciente volta a perder urina durante os esforços físicos (*incontinência urinária oculta*) (Figura 15.9).

A condução terapêutica desse quadro complexo divide os especialistas. Alguns autores recomendam tratar o prolapso em um primeiro tempo e somente em um

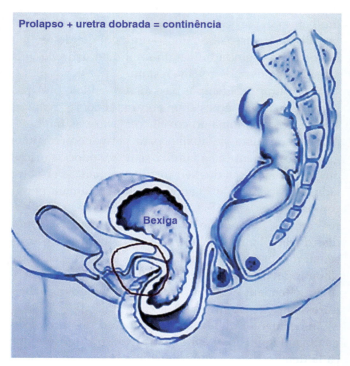

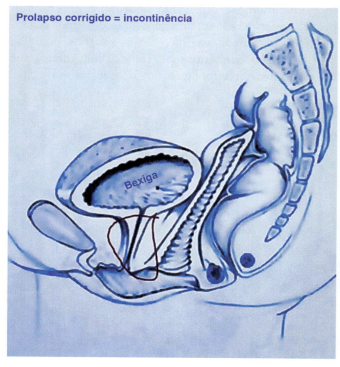

Figura 15.9 Incontinência ocultada pelo prolapso.

segundo procedimento a incontinência urinária. Outros, porém, com o propósito de reduzir os custos de uma nova hospitalização e os riscos de uma segunda cirurgia, sugerem o tratamento de ambas as entidades em um único procedimento[8].

A realização de um *sling* de uretra média (SUM) concomitantemente à cirurgia do prolapso via vaginal é motivo de intensos debates. A balança fica entre operar profilaticamente um sintoma "inexistente" (incontinência urinária oculta [IUO]) de um lado e, do outro, o "aparecimento pós-operatório" da incontinência urinária aos esforços em uma mulher previamente "continente" pode ser percebido como falha ou complicação cirúrgica, principalmente se exigir nova operação para tratá-la. O ensaio clínico OPUS[9], de 2009, buscou esclarecer esses aspectos ao colocar um SUM profilático (sem incontinência clínica) em mulheres submetidas à cirurgia do prolapso por via vaginal, reavaliando a presença ou não de incontinência e de eventos adversos em 3 meses, bem como determinar se os desfechos do tratamento profilático *versus* tratamento em dois tempos diferiam em 12 meses.

Foram relatados os seguintes resultados:

- Eficácia do SUM em 3 meses: presença de incontinência urinária – 23,6% × 49,4% (sem SUM).
- Segurança em 3 meses: necessidade de tratamento adicional para incontinência – grupo com SUM = 6,7% (7,3 em 12 meses); grupo sem SUM = 7,6% (11,1% em 12 meses).
- As *complicações* foram maiores no grupo que recebeu o SUM: perfuração de bexiga no *sling* transvaginal (TVT) = 6,7% × 0%; hemorragias e complicações vasculares = 3% × 0%; esvaziamento incompleto de bexiga em 6 semanas = 3,7% × 0%; remoção do *sling*/uretrólise = 1,2% × 0%; infecção do trato urinário (ITU) = 31% × 17,2%.

Uma visão mais ampla das implicações da tomada de decisão em relação à cirurgia dos prolapsos e à incontinência urinária oculta, tendo como desfecho a necessidade de uma segunda intervenção para tratamento de incontinência pós-operatória, foi sintetizada em metanálise (Figura 15.10) publicada na ferramenta UpToDate®.

Os números nos ajudam a embasar o consentimento informado para a paciente e, com ela devidamente esclarecida, dividirmos a decisão pela opção do tratamento. A observação da Figura 15.10 suscita as seguintes conclusões:

- Cirurgia do POP + pacientes com incontinência urinária (IU) sintomática + cirurgias concomitantes = *13% de reintervenções devidas à IU.*
- Cirurgia do POP + pesquisa de IUO positiva + cirurgias concomitantes = *11% de reintervenções devidas à IU.*
- Cirurgia do POP exclusiva + sem sintomas de IU + pesquisa de IUO negativa = *17% de reintervenções devidas à IU.*

Essas opções foram as que apresentaram os melhores desfechos; as demais podem ser vistas na Figura 15.10. O método ideal consistiria em estimar o risco e aconselhar a paciente, combinando medicina baseada em evidências a julgamento clínico baseado na experiência do cirurgião.

Outro aspecto importante é que dificilmente uma paciente a partir da menopausa avançada perde urina por apenas uma razão, sendo mais comum a associação de duas ou mais etiologias. O sucesso cirúrgico em mulheres

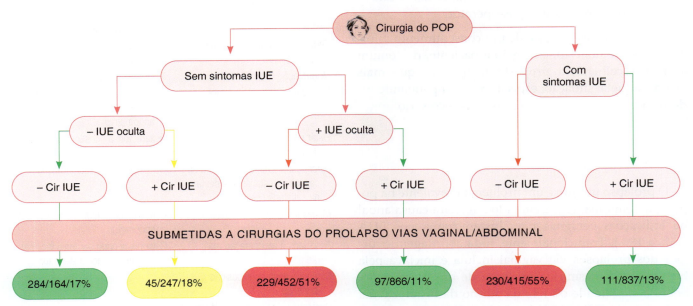

Figura 15.10 Metanálise da necessidade de reintervenção pós-cirurgia de prolapso de órgão pélvico para tratamento de incontinência urinária. (Baseado em UpToDate ®, 2019.)

com *incontinência urinária mista (esforço + urgência)* é reconhecidamente menor do que com as portadoras apenas de incontinência aos esforços pura[10]. As pacientes devem ser informadas que, em média, as evidências sugerem que a bexiga hiperativa e os sintomas de incontinência melhoram após a cirurgia para incontinência.

Uma análise secundária de vários estudos multicêntricos de pacientes com incontinência urinária mista encontrou que 50% a 70% tiveram reduzidos os sintomas da bexiga hiperativa e da urgeincontinência[11]. Entretanto, comparadas às mulheres com sintomas exclusivamente de IUE submetidas à cirurgia, aquelas com sintomas de incontinência urinária mista têm taxas de cura mais baixas.

Em assunto tão complexo é extremamente didático o resumo que Botros e cols.[12] fizeram dessa tomada de decisão tão multifatorial e que consiste basicamente na descrição apresentada a seguir.

Existem três possíveis abordagens para lidar com o risco de incontinência urinária em pacientes *sem evidência* dessa situação no pré-operatório da cirurgia do prolapso:

- **Universal:** o procedimento para incontinência é realizado concomitantemente à cirurgia do POP, independentemente do teste pós-operatório com redução do prolapso.
- **Seletivo:** se a incontinência é detectada no teste com redução do prolapso, o procedimento anti-incontinência é realizado concomitantemente à cirurgia do POP; caso contrário, não.
- **Abordagem em dois tempos:** quando, a despeito dos achados no teste com redução do prolapso, em um primeiro tempo se realiza apenas a cirurgia do POP e posteriormente a cirurgia da incontinência, se esta se desenvolver no período pós-operatório.

A partir desses dados e de um consentimento informado claro e honesto, cirurgião e paciente, de comum acordo, escolherão a proposta terapêutica que mais atenda àquela situação específica, acompanhando os desfechos e corrigindo-os se e quando necessário.

Abordagem do útero e anexos (Figura 15.11)
Histerectomia ou histeropexia?

O prolapso uterino é um problema prevalente na população feminina, representando a terceira causa anual de indicações benignas para histerectomia nos EUA (15% a 18%). Tradicionalmente, toda abordagem cirúrgica dos prolapsos via vaginal incluía e iniciava pela histerectomia mesmo na presença de um útero sadio. Sobre a efetividade ou não da adição da histerectomia à cirurgia do POP, ainda há muitas dúvidas, e poucos são os estudos clínicos randomizados que compararam

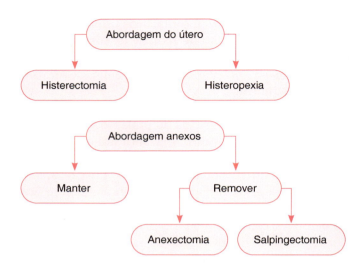

Figura 15.11 Fluxograma das fases 4 e 5 como proposta terapêutica para prolapsos de órgãos pélvicos.

a histerectomia à histeropexia (manutenção do útero associada a algum tipo de suspensão deste), apesar do recente aumento do interesse por essa última, precipitado pelo uso das telas[13].

Das técnicas de histeropexia, a mais estudada é ao ligamento sacroespinhoso; infelizmente, entretanto, os trabalhos têm acompanhamento curto e carecem de grupos-controle adequados. Além disso, a interpretação dos estudos é dificultada pelas várias definições de sucesso (subjetiva *versus* objetiva *versus* reoperação *versus* satisfação da paciente).

Ridgeway e cols., em duas revisões[13,14], ajudam a esclarecer o assunto (Tabelas 15.1 e 15.2).

Tabela 15.1 Vantagens e desvantagens da preservação uterina em cirurgia para prolapso de órgãos pélvicos

Vantagens	Desvantagens
Redução do tempo cirúrgico e do sangramento	Poucos dados disponíveis acerca dos desfechos cirúrgicos
Manutenção da fertilidade	Manutenção da fertilidade
Menopausa natural no tempo adequado	Risco pequeno, embora continuado, de neoplasia cervical e endometrial
Evitar um procedimento desnecessário	Histerectomia subsequente pode ser dificultada
Percepção do papel do útero e da cérvice na estabilidade desta e na satisfação sexual	Continuação das menstruações
Menos invasiva	Controle continuado da cérvice e do endométrio
Associada à recuperação mais rápida	Colpopexia pode ser mais fácil para o cirurgião após histerectomia
Diminui o risco de exposição das telas	—
Desfechos similares em curto prazo	—
Preferência da paciente	

Tabela 15.2 Contraindicações à preservação uterina

Sangramento pós-menopausa
Displasia cervical atual ou recente
Síndrome cancerígena familiar, BRCA1/2
Síndrome do câncer de cólon não polipoide hereditária
Terapia com tamoxifeno
Anormalidades uterinas
Fibroides, adenomiose, amostragem endometrial anormal
Sangramento uterino anormal
Incapacidade de realizar controles ginecológicos de rotina
Alongamento da cérvice (contraindicação relativa)

Dados preliminares sugerem que a histeropexia ao ligamento sacroespinhoso via vaginal é provavelmente tão efetiva quanto a histerectomia vaginal com suspensão apical, além de estar associada a menores perda sanguínea e tempo operatório. Estudos clínicos bem desenhados são aguardados para conclusões definitivas

Nossa experiência com a tomada de decisão de remover ou não o útero na cirurgia do POP demonstrou que, nos prolapsos uterinos no estádio I do POP-Q, quando a cérvice permanece acima de 1cm da carúncula himenal, embora possa parecer aos mais novatos uma indicação clara para incluir a histerectomia vaginal na proposta terapêutica, a *reconstrução do corpo perineal* por sutura da musculatura superficial do períneo (músculos transverso superficial e bulboesponjosos) – nível III de DeLancey –, além de diminuir as dimensões do hiato genital e horizontalizar a placa dos elevadores, permitindo servir de suporte aos órgãos genitais com a paciente em posição ortostática, também *aumenta a parede vaginal posterior*, como ensinado por David Nichols[15], reorientando em anteversão o eixo uterino-cervical e afastando-o do introito vaginal (Figura 15.12).

Remoção ou não dos anexos na histerectomia por prolapso

Se, ao tratar os prolapsos do compartimento apical, for necessário realizar uma histerectomia por descenso uterino, o cirurgião terá de assumir uma conduta em relação aos anexos. Na maior parte do século passado, qualquer indicação de histerectomia para mulheres no climatério incluía a *anexectomia* (salpingooforectomia) bilateral com a motivação de "aproveitar a cirurgia" e como profilaxia do câncer de ovário. Novos conhecimentos a respeito da endocrinologia dos ovários e da origem das neoplasias anexiais, aliados aos desfechos centrados na paciente, tendência atual nas escolhas terapêuticas, têm alterado essa situação. Existem três possibilidades de abordagem cirúrgica dos anexos, como mostra a Tabela 15.3.

Aspectos endócrinos

A ooforectomia profilática (e a menopausa cirúrgica) concomitantemente à histerectomia em mulheres de baixo risco neoplásico tem consequências negativas para a saúde (Tabela 15.4).

Embora a tendência atual seja poupar os ovários, acumulam-se evidências que sugerem que *as pacientes que realizam histerectomia poupando ovários assim mesmo entram*

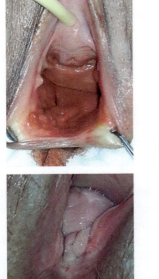
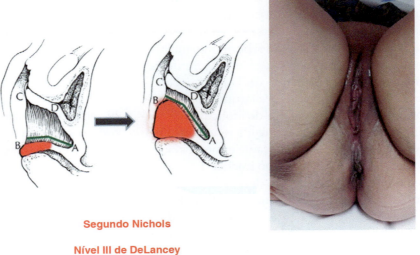

RECONSTRUÇÃO DO CORPO PERINEAL = AUMENTO DA PAREDE VAGINAL POSTERIOR

Segundo Nichols

Nível III de DeLancey

Figura 15.12 Reconstrução do corpo perineal e consequências.

Tabela 15.3 Possibilidades cirúrgicas na abordagem dos anexos

Abordagem cirúrgica	Indicação
Salpingooforectomia eletiva (anexectomia)	Sem indicação específica
Salpingooforectomia redutora de risco	Hereditariedade para neoplasia ovariana
Salpingooforectomia redutora de risco (oportunista)	Origem tubária de neoplasias de ovário

Tabela 15.4 Diferenças endócrinas entre menopausa natural × cirúrgica

Natural	Cirúrgica
Níveis variáveis de ↓ E2 e FSH↑	Queda abrupta no E2 e aumento do FSH com sintomatologia imediata
Duração imprevisível dos ciclos ovulatórios (4 a 10 anos)	Cessa também a produção de androgênios e progesterona
Ovários intactos ainda produzirão por muitos anos: androgênios (testosterona e DHEA até a sétima década); pequenas quantidades de estradiol e estrona	Cessa a proteção para as lipoproteínas
	Acelera osteoporose → risco de fraturas

FSH: hormônio folículo-estimulante; E2: estradiol; DHEA: desidroepiandrosterona.

na menopausa mais jovens do que aquelas com sistema reprodutor íntegro. Trabuco e cols.[16] mediram o *hormônio antimülleriano* no soro congelado de um grupo-controle e em um grupo de pacientes arroladas para o estudo *Prospective Research on Ovarian Function* (PROOF)[17], que consiste em uma coorte prospectiva sobre histerectomia poupando ovários, em situações ginecológicas benignas, envolvendo pacientes entre 30 e 47 anos de idade. Seus resultados sugeriram diminuição da reserva ovariana e aumento do risco de falência nas mulheres submetidas à histerectomia poupadora de ovários (de 2 a 4 anos antes).

O marcador no estudo PROOF foi hormônio folículo-estimulante (FSH) > 40, o qual está sujeito às flutuações do ciclo menstrual; já no trabalho de Trabuco e cols. o marcador foi o *hormônio antimülleriano*, que, por ser produzido pelas células da granulosa dos folículos na fase de desenvolvimento independente da gonadotrofina, permanece com nível constante durante e entre os ciclos.

As amostras foram coletadas no início e 1 ano após a histerectomia, demonstrando decréscimo percentual importante nas taxas do hormônio antimülleriano (-40,7%, comparado com -20,9% de valores médios), bem como grande número de pacientes com níveis hormonais indetectáveis (12,8% do grupo de histerectomia poupadora de ovários, comparado com 4,7% do grupo-controle).

Por se tratar de uma área extremamente polêmica, o estudo de Trabuco e cols.[16] provocou uma profusão de cartas ao editor, como a da Dra. Nicole A. Morin[18], que contra-argumenta a respeito da associação entre histerectomia poupadora dos ovários e reserva ovariana, citando estudos que comprovam a produção de hormônio antimülleriano também pelo endométrio, o que acarretaria sua queda logo após a remoção do útero, e questionando as conclusões do trabalho. Os autores (Trabuco e cols.) oferecem a tréplica:

- Ambos os grupos, a partir das medidas basais, iniciaram o estudo com as dosagens similares normais do hormônio antimülleriano, afastando fatores confundidores.
- A queda do hormônio antimülleriano em grandes percentuais comprova que a histerectomia por si pode prejudicar a função ovariana por um mecanismo ainda a ser estabelecido.
- No estudo, um subgrupo de mulheres que se submeteram também à *ooforectomia unilateral* apresentou maior decréscimo percentual no hormônio antimülleriano tanto comparado ao da histerectomia poupadora de ovário (87,9% × 40,0%) como ao do grupo de referência (87,9% × 21,1%). Esses achados sugerem que os ovários são os principais contribuintes para os níveis circulantes do hormônio antimülleriano.
- Embora o trabalho não tenha avaliado se a *salpingectomia* (tema abordado mais à frente) causa um efeito adicional à ooforectomia, a remoção das trompas *não tem sido associada* a decréscimos significativos nos níveis do hormônio antimülleriano[19].

Aspectos oncológicos

Mesmo não sendo oncologista, o cirurgião do assoalho pélvico necessita conhecer a incidência das neoplasias genitais femininas (Figura 15.13) para poder embasar suas condutas e orientar as pacientes sempre que sua proposta terapêutica implicar a possibilidade de remoção do útero e/ou anexos.

O medo do câncer de ovário direciona as decisões de muitas mulheres quanto à ooforectomia por ocasião da histerectomia; entretanto, esse não deve ser o único fator a ser considerado pelas pacientes e seus médicos. Cabe lembrar que por si só a histerectomia isoladamente pode reduzir o risco de câncer de ovário em até 34%[20].

A principal motivação para *salpingooforectomia bilateral* (SOB) é a redução do risco de patologias ovarianas futuras[21]. O câncer de ovário permanece como a mais letal das malignidades ginecológicas, ainda sem contar com um método de rastreamento efetivo, pois, a despeito dos avanços nos tratamentos médicos e cirúrgicos, a sobrevida em longo prazo continua baixa (45% em 5 anos). A

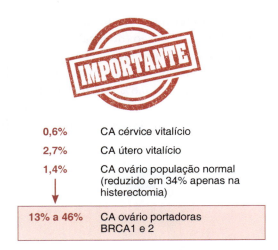

Figura 15.13 Incidência das neoplasias genitais femininas.

histerectomia com SOB também demonstra efeito benéfico no risco total de câncer, evidenciado principalmente pelo efeito protetor na incidência de câncer de mama[22].

As mutações da linha germinativa BRCA1 e BRCA2 estão associadas a 15% a 60% de risco vitalício de desenvolvimento do câncer de ovário, comparado com apenas 1,4% na população geral. As mulheres com essas mutações devem ser aconselhadas sobre a SOB redutora de risco assim que tiverem completado a prole.

Em síntese, uma intervenção eletiva que causa aumento da mortalidade total e acelera o envelhecimento de todo o organismo não pode ser considerada uma opção ética. A recomendação clínica então está clara[21]: na ausência de uma variação genética de alto risco documentada, predispondo ao câncer de ovário (mutação BRCA), a ooforectomia bilateral antes dos 50 anos ou da menopausa não deve ser oferecida como opção às mulheres. Por muitos defendida, a idade de 65 anos é um valor de corte artificial para remoção dos ovários com base em um modelo de decisão matemática; por isso, tem pouca relevância na prática clínica.

O novo paradigma das trompas como origem da neoplasia ovariana e o valor da salpingectomia oportunista

Os cânceres das trompas de Falópio são raros, sendo responsáveis por 0,3% de todas as neoplasias do trato genital feminino, e são mais frequentes na sexta e sétima décadas de vida. Recentes avanços em histopatologia, imuno-histoquímica e genética molecular evidenciaram que as terminações fimbriais das trompas de Falópio podem ser mais frequentemente a fonte de origem do carcinoma seroso pélvico de alto grau não uterino, de localização tubária, ovariana ou peritoneal, do que anteriormente se imaginava[23]. Finch e cols.[24] realizaram extensa pesquisa sobre esse tema e recentemente publicaram achados de que a ooforectomia preventiva estava associada à redução de 80% do risco de câncer de ovário, trompas ou peritônio em portadoras de BRCA1 e BRCA2.

Em 2001, Piek e cols.[25] estudaram as trompas de Falópio de 12 mulheres submetidas à anexectomia profilática por apresentarem alto risco de predisposição genética ao desenvolvimento do câncer de ovário e notaram a presença de *displasia* em seis dos 12 casos (posteriormente, essa displasia foi renomeada como *serous tubal intraepithelial carcinoma* [STIC]). Mais tarde descobriu-se que o STIC também estava relacionado com os carcinomas ovarianos esporádicos concomitantes e não apenas com os hereditários. Os mesmos autores, em 2003, propuseram a hipótese de que a maioria dos cânceres serosos hereditários surgiria do epitélio das trompas de Falópio e depois se espalharia pela superfície do ovário[26].

Assim que mais evidências foram se acumulando, sugerindo uma origem tubária para a carcinogênese ovariana, os clínicos passaram a investigar os benefícios da *salpingectomia bilateral* por ocasião de cirurgias ginecológicas benignas ou esterilização tubária como uma estratégia de prevenção de risco contra o câncer de ovário (*salpingectomia oportunista*). Mulheres que realizaram esterilização tubária demonstraram decréscimo de 29% no risco de qualquer câncer ovariano epitelial com redução ainda maior dos tipos histológicos de células claras e endometrioides[27]. Lessard-Anderson e cols.[28] também relataram, após salpingectomia, redução de mais de 60% dos carcinomas serosos de ovário e peritoneais.

Um grupo de ginecologistas na British Columbia, no Canadá[29], iniciou em toda a província uma estratégia de prevenção do câncer de ovário com três recomendações: remover as trompas por ocasião de uma histerectomia, mesmo quando os ovários fossem conservados, mudar a laqueadura tubária para excisão bilateral das trompas com o objetivo de contracepção permanente e, por fim, encaminhar todas as pacientes com carcinoma seroso de alto grau para serviço de aconselhamento e teste para as mutações BRCA1/2.

A salpingectomia deve prevenir um em cada 225 casos de câncer de ovário (redução do risco de câncer de ovário em 20% a 40% nos próximos 20 anos) e uma a cada 450 mortes por câncer de ovário. Ainda deve ser comprovado se essas recomendações terão impacto tão significativo na incidência e mortalidade dessa neoplasia.

Potencialmente, a salpingectomia oportunista na histerectomia poderia causar *dano à vascularização do ovário*, prejudicando a reserva ovariana (definida como a funcionalidade potencial do ovário), embora sejam escassos os dados a respeito desse impacto. Sobre o assunto, recente revisão multicêntrica, controlada e aleatória investigou se a salpingectomia oportunista teria algum efeito deletério sobre a reserva ovariana e se aumentaria o risco cirúrgico em pacientes submetidas à histerectomia laparoscópica[30]. As medidas de desfecho primária e secundária foram a alteração na reserva ovariana, determinada pela *taxa de diminuição do hormônio antimülleriano* desde antes da cirurgia até 3 meses de pós-operatório, e os resultados cirúrgicos, respectivamente. Estes últimos foram semelhantes nos dois grupos quanto aos aspectos tempo de cirurgia, sangramento transoperatório e complicações. Em ambos os grupos, os níveis pós-operatórios do hormônio amtimülleriano foram significativamente mais baixos do que os pré-operatórios. As taxas de queda do hormônio foram de 12,5% nos casos da salpingectomia oportunista e de 10,8% no grupo que não realizou a salpingectomia, não havendo, portanto, diferenças significativas. Os autores concluem que a salpingectomia oportunista por ocasião da histerectomia laparoscópica não apresenta qualquer efeito negativo sobre a reserva ovariana nem aumenta o risco cirúrgico.

Dificuldades na remoção dos anexos via vaginal

Uma pesquisa na literatura confirmou a afirmação consagrada entre os especialistas de que "a remoção dos anexos é mais difícil ou apresenta maior risco pela via vaginal", como é possível constatar a seguir:

- Taxas de ooforectomia na histerectomia via laparotômica: 65%.
- Taxas de ooforectomia via laparoscópica: 19%.
- Taxas de ooforectomia via vaginal: 8,9%.

Como o que determina a remoção ou não dos anexos na cirurgia é a indicação (doença) e não a via, esses números não se justificam ética e cientificamente. Kovac e Cruikshank comprovaram em excelente artigo, já em 1996, que apenas em 0,8% das histerectomias será necessária a remoção dos ovários via laparoscópica em razão da impossibilidade da abordagem vaginal (Figura 15.14).

Compartimento posterior: distúrbios funcionais e importância da perineorrafia (Figura 15.15)

Os distúrbios do assoalho pélvico frequentemente acarretam consultas interdisciplinares dos especialistas envolvidos: uroginecologistas, urologistas e coloproctologistas, os quais frequentemente encaminham pacientes com disfunções evacuatórias severas e defecografia apresentando retocele (defeito da parede vaginal posterior) para consulta a respeito da possibilidade de solução do quadro funcional com cirurgia do prolapso posterior. É muito complexo o entendimento de até que ponto a disfunção defecatória da paciente pode ser atribuída a seu compartimento vaginal posterior e melhorar com a solução do problema neste último (o que é causa e o que é efeito?).

Para o posicionamento dos ginecologistas ante esse questionamento, três excelentes revisões recentes podem ser de grande ajuda[31-33].

Como especialistas que trabalham com as disfunções do assoalho pélvico, definiremos os sintomas relacionados

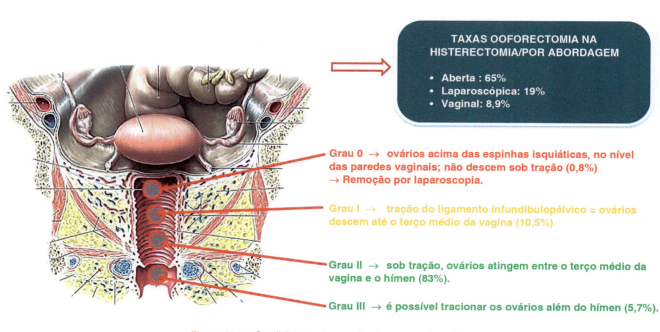

Figura 15.14 Possibilidades de remoção de anexos pela vagina.

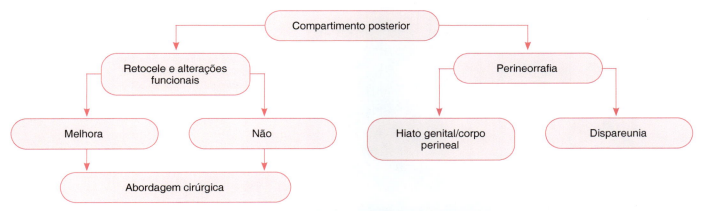

Figura 15.15 Fluxograma da fase 6 como proposta terapêutica para prolapsos de órgãos pélvicos.

com a evacuação e suas disfunções para melhorar o entendimento:

- **Disfunção anorretal:** inclui incontinência anal e disfunção defecatória.
- **Disfunção defecatória:** desordem heterogênea que engloba qualquer dificuldade com a evacuação, excluindo o vazamento intestinal acidental.
- **Bloqueio evacuatório:** subdivisão da disfunção evacuatória que inclui os sintomas de esforço evacuatório (abdominal ou Valsalva), evacuação incompleta (sensação de que o reto não esvazia completamente), necessidade de reposicionar com os dedos o prolapso ou aplicar pressão manual à vagina ou ao períneo (*splinting*), evacuação manual ou digitação comuns em caso de defeitos retais ou do cólon, defeitos de suporte dos órgãos pélvicos (prolapso do compartimento posterior e descenso perineal) e *dissinergia defecatória (propulsão fraca ou inadequada das fezes devido à falência no relaxamento do esfíncter anal externo e do músculo puborretal [anismo])*.

Em resumo, os principais pontos no manejo da disfunção defecatória e do prolapso do compartimento posterior são:

- Recomendações fortes baseadas em evidências simplesmente não existem.
- POP posterior não aumenta a possibilidade de novos sintomas defecatórios em mulheres assintomáticas, mas aumenta a possibilidade de persistência dos já existentes.
- Além disso, nas mulheres com POP posterior estabelecido, os sintomas defecatórios estão associados à piora mais rápida do prolapso.
- Definir e entender os sintomas das pacientes.
- Pensar em desordens sistêmicas, disfunções da motilidade e causas mecânicas que podem contribuir.

- Encorajar o manejo conservador como terapia de primeira linha.
- Reconhecer qual dos sintomas específicos vai melhorar com a opção cirúrgica. Em nossa experiência e de outros atores, a queixa relacionada com a evacuação que melhor e mais rapidamente responde à correção cirúrgica da retocele é *a necessidade do uso dos dedos na fase final da evacuação para orientar a expulsão do conteúdo fecal "aprisionado" no defeito anatômico*.

Técnicas cirúrgicas para os defeitos posteriores (retoceles) e perineorrafia (correção do corpo perineal e do hiato genital)

Os defeitos do compartimento posterior, ao contrário daqueles do anterior, já têm seus princípios anatômico-cirúrgicos definidos há bastante tempo (Figura 15.16).

Os índices de insucesso e reoperações também são muito inferiores aos dos defeitos dos compartimentos anterior e apical, talvez por suas técnicas seguirem os preceitos anatomocirúrgicos defendidos por DeLancey[34], os quais são resumidos a seguir.

O objetivo da técnica é refazer o eixo fascial de sustentação sagital/coronal (reconstruindo o septo retovaginal e corrigindo a retocele):

- **Sagital:** refazendo por suturas a continuidade fascial desde o corpo perineal – anel pericervical – ligamentos uterossacros – finalizando na fáscia pré-sacral.
- **Coronal:** reconstrução do corpo perineal (cuja importância anatomofuncional foi descrita anteriormente) e do septo retovaginal à parede pélvica lateral (nível II de DeLancey).

Para encerrar, com base no enunciado acima, recomenda-se a consulta à Tabela 15.5 para formatação de uma proposta terapêutica pré-operatória para a paciente com prolapso genital.

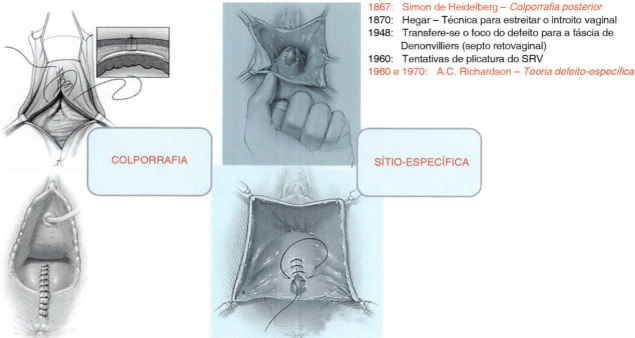

Figura 15.16 Técnicas de colporrafia posterior e evolução cronológica.

Tabela 15.5 Modelo de ficha de proposta terapêutica para pacientes com prolapso genital

Fluxograma e variáveis na proposta terapêutica no POP	
Nome e idade da paciente:	
Dados importantes da história clínica e passada:	
Estadiamento do prolapso – Sistema POP-Q:	
Variáveis	**Escolhas para a paciente**
1. Cirurgia primária ou reintervenção	
2. Abordagem vaginal ou abdominal	
3. Reconstrutiva ou obliterativa	
4. Incontinência urinária – Abordagem	
5. Útero e anexos – Abordagem	
6. Compartimento posterior e função	
Cirurgia proposta	
Data:	
Avaliada por:	

Referências

1. Johnson P, Larson KA, Hsu Y, Fenner DE, Morgan D, DeLancey JOL. Self-reported natural history of recurrent prolapse among women presenting to a tertiary care Center. Int J Gynaecol Obstet 2013 January; 120(1):53-6.
2. Vergeldt TFM, Weemhoff M, IntHout J, Kirsten B, Kluivers KB. Risk factors for pelvic organ prolapse and its recurrence: a systematic review. Int Urogynecol J 2015; 26:1559-73.
3. Hokenstad ED, Glasgow AE, Habermann EB, Occhino JA. Readmission and Reoperation after Surgery for Pelvic Organ Prolapse. Female Pelvic Med Reconstr Surg 2017; 23:131-5.
4. Ismail S et al. Recurrent pelvic organ prolapse: International Urogynecological Association Research and Development Committee opinion. Int Urogynecol J 2016; 27:1619-32.
5. Cvach K, Dwyer P. Surgical management of pelvic organ prolapse: abdominal and vaginal approaches. World J Urol, published on-line: 22 October 2011.
6. Maher C, Feiner B, Baessler K, Adams EJ, Hagen S, Glazener CM. Surgical management of pelvic organ prolapse in women. Cochrane Database Syst Rev 2010: CD004014.
7. Dessie SG et al. Obliterative Versus Reconstructive Prolapse Repair for Women Older than 70: Is There an Optimal Approach? Female Pelvic Medicine & Reconstructive Surgery 2017; 23(1);23-6.
8. Zacharakis D et al. Occult Stress Urinary Incontinence in Women with Pelvic Organ Prolapse: Is the One Step Surgical Approach a Risky Choice? Female Pelvic Med Reconstr Surg 2016; 22:55-9.
9. Wei J, Nygaard I, Richter H et al. Pelvic Floor Disorders – Outcomes following vaginal prolapse repair and mid urethral sling (OPUS) Trial design and methods.Clinical Trials 2009 Apr; 6(2):162-71.
10. Disponívelem:https://hmv.org.br/proxy/http/www.uptodate.com/contents/pelvic-organ-prolapse-and-stress-urinary incontinence. Acessado em novembro de 2019.
11. Zyczynski HM, Albo ME, Goldman HB et al. Change in overactive bladder symptoms after surgery for stress urinary incontinence in women. Obstet Gynecol 2015; 126:423-30.
12. Tran A, Botros C, Botros SM. Concomitant Incontinence Surgery at the Time of Prolapse Repair. Curr Obstet Gynecol Rep 2016; 5: 139-46.
13. Kow N, Goldman HB, Ridgeway B. Uterine Conservation during Prolapse Repair: 9-Year Experience at a Single Institution. Female Pelvic Med Reconstr Surg 2016; 22(3):126-31.
14. Ridgeway BM. Does prolapse equal hysterectomy? The role of uterine conservation in women with uterovaginal prolapse 2015 Am J Obstet Gynecol Received April 27, 2015; revised July 19, 2015; accepted July 21, 2015.

15. Nichols DH, Randall CL. Vaginal Surgery. 3. ed. Baltimore: Williams & Wilkins, 1989: 293.
16. Trabuco EC, Moorman PG, Algeciras-Schimnich A, Weaver AL, Cliby WA. Association of ovary-sparing hysterectomy with ovarian reserve. Obstet Gynecol 2016; 127:819-27.
17. Moorman PG, Myers ER, Schildkraut JM, Iversen ES, Wang F, Warren N. Effect of hysterectomy with ovarian preservation on ovarian function. Obstet Gynecol 2011; 118;1271-9.
18. Morin NA. Association of Ovary-Sparing Hysterectomy with Ovarian Reserve-Letters. Obstet Gynecol 2016; 128(3):655-6.
19. Findley AD, Siedhoff MT, Hobbs KA et al. Short-term effects of salpingectomy during laparoscopic hysterectomy on ovarian reserve: a pilot randomized controlled trial. Fertil Steril 2013; 100:1704-8.
20. Evans EC et al. Salpingo-oophorectomy at the Time of Benign Hysterectomy. Obstet Gynecol 2016; 128(3):476-85.
21. Rocca WA et al. Salpingo-oophorectomy at the Time of Benign Hysterectomy: A Systematic Review. Letters 2017; 129(1):2010-13.
22. Mattews C. Management Strategies for the Ovaries at the Time of Hysterectomy for Benign Disease. Obstet Gynecol Clin N Am 2016; 43:539-49.
23. Aggarwal IM, Lim YH, Lim TYK. The Fallopian tube as the origin of non-uterine pelvic high-grade serous carcinoma. Obstet Gynaecol 2016; 18:143-52.
24. Finch A, Lubinski J, Moller P et al. Impact of oophorectomy on cancer incidence and mortality in women with a BRCA1 or BRCA2 mutation. J Clin Oncol 2014; 32:1547-53.
25. Piek JM, van Diest PJ, Zweemer RP et al. Dysplastic changes in prophylactically removed fallopian tubes of women predisposed to developing ovarian cancer. J Pathol 2001; 195:451-6.
26. Piek JM, Verheijen RH, Kenemans P, Massuger LF, Bulten H, van Diest PJ. BRCA1/2-related ovarian cancers are of tubal origin: a hypothesis. Gynecol Oncol 2003; 90:491.
27. Sieh W, Salvador S, McGuire V et al. Tubal ligation and risk of ovarian cancer subtypes: a pooled analysis of casecontrol studies. Int J Epidemiol 2013; 42:579-89.
28. Lessard-Anderson CMR, St Sauver J, Weaver A, Bakkum-Gamez J, Dowdy S, Cliby B. The impact of tubal sterilization techniques on the risk of serous ovarian and primary peritoneal carcinoma: a Rochester Epidemiology Report (REP) study. Gynecol Oncol 2013; 130:e25–6.
29. McAlpine JN, Hanley GE, Woo MM et al. Opportunistic salpingectomy: uptake, risks, and complications of a regional initiative for ovarian cancer prevention. Am J Obstet Gynecol 2014; 210:e1–11.
30. Song T, Kim MK, Kim M-L, Jung YW, Yun BS, Seong SJ, Kwon S-H. Impact of opportunistic salpingectomy on anti-Mullerian hormone in patients undergoing laparoscopic hysterectomy: a multicentre randomised controlled trial. BJOG 2017; 124:314-20.
31. Hale DS, Fener D. Consistently inconsistent, the posterior vaginal wall. American Journal of Obstetrics & Gynecol Received July 6, 2015; revised Aug. 29, 2015; accepted Sept. 1, 2015.
32. Brown H, Grimes C. Current Trends in Management of Defecatory Dysfunction, Posterior Compartment Prolapse, and Fecal Incontinence. Curr Obstet Gynecol Rep 2016; (5):165-71.
33. Handa VL, Munoz A, Blomquist JL. Temporal relationship between posterior vaginal prolapse and defecatory symptoms. Am J Obstet Gynecol 2017; 216:390.e1-6.
34. De Lancey JO. Structural anatomy of the posterior pelvic compartment as it relates to rectocele. Am J Obstet Gynecol 1999; 180:815-23.

CAPÍTULO 16

Compartimento Anterior

Parte A

Técnica MUSPACC Modificada*

Sérgio Flávio Munhoz de Camargo

Introdução

Em 1914, Kelly e Drum descreveram a colporrafia anterior para o tratamento da incontinência urinária de esforço, mas a técnica de plicatura central da "fáscia" pubocervical passou a ser a mais utilizada para correção das cistoceles durante o século XX. Já em 1909 e 1912, White havia proposto, como fator etiológico mais frequente, a ruptura entre as conexões fasciais e a parede pélvica lateral, no nível do arco tendíneo da fáscia pélvica (defeito paravaginal), o que não foi valorizado até que Richardson, em 1976, sugeriu o reparo das rupturas fasciais sítio-específicas para cura da cistocele, revalorizando os defeitos laterais.

Dos prolapsos genitais femininos, o de parede anterior (cistocele) é o mais frequente (83% a 87%) e o de tratamento mais frustrante, bem como o local com maior número de recidivas (72%). Foi demonstrado também que em metade (50%) dos casos de descenso da parede vaginal anterior a causa está no prolapso apical (útero, cúpula vaginal) concomitante e muitas vezes não diagnosticado. Falha em resolver o defeito apical na colporrafia anterior pode contribuir para as altas taxas de resultados cirúrgicos insatisfatórios, mesmo em centros de excelência (constituem uma unidade morfofuncional) (Figura 16.1).

O prolapso vaginal anterior avançado pode resultar de defeitos em diversas áreas do suporte pélvico, incluindo:

- Atenuação ou rupturas da camada vaginal fibromuscular (fáscia) na linha média (defeito central).
- Perda das conexões laterais da parede vaginal anterior à parede pélvica lateral (defeito lateral ou paravaginal).

---

*Agradecemos a colega Márcia Melo que, com sua arte nos desenhos, muito favoreceu a divulgação e o entendimento da técnica MUSPACC.

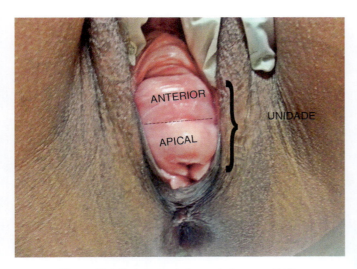

Figura 16.1 Prolapsos anterior e apical como unidade.

- Perda do suporte do colo vesical.
- Separação da camada fibromuscular (fáscia) transversalmente no nível do ápice vaginal. Observações recentes têm demonstrado que essa última alteração provavelmente é a mais frequente, e o mais importante é que a falta da reinserção dessa camada ao ápice vaginal é provavelmente responsável pela maioria das recidivas de cistocele no pós-operatório (D'Ávila e cols., 2011).

Quanto às opções terapêuticas, não existe evidência de que qualquer técnica de tratamento dos defeitos anteriores por via vaginal seja superior à outra, razão pela qual autores como Barber e DeLancey teorizam que a inclusão da suspensão da cúpula vaginal concomitantemente ao tratamento dos defeitos anteriores é fundamental para melhorar os índices de recidiva.

Revisão anatômica e proposta terapêutica

As dissecções anatômicas de Haylen e cols. (2009), da Austrália, em cadáveres possibilitaram as seguintes observações a respeito do ligamento uterossacro (LUS):

- O LUS tem, em média, 12 a 14cm de comprimento.
- Apresenta uma porção distal ou cervical de 2 a 3cm (que aumenta com o prolapso) que se confunde com as fibras transversais do ligamento cardinal (tipo "leque" por 2cm), *uma porção intermediária* pouco fixa de aproximadamente 5cm, situada posterolateralmente desde o nível do istmo uterino, e uma porção proximal com cerca de 5 a 6cm, cuja inserção na altura de S2/S3 é questionada atualmente se seria mesmo óssea ou em fáscias e músculos da parede pélvica posterolateral.
- Tanto *in vivo* como em cadáveres, o LUS é mais bem visualizado quando o útero é posto sob tração.

- A porção intermediária é mais forte do que a proximal e 2cm ou mais distante dos ureteres.
- A tração medial na porção intermediária, como pode ocorrer na plicatura na linha média com o ligamento contralateral, causará um deslocamento anterior e superior do ligamento e das estruturas a ele fixadas, particularmente a cúpula vaginal (daí o duplo suporte, anterior e apical).

A partir desses achados anatômicos, Haylen e cols. desenvolveram a técnica MUSPACC (*Midline Uterosacral Plication Anterior Colporrhaphy Combo*). A referida técnica usando tecidos nativos, motivo deste capítulo, incorpora a plicatura extraperitoneal na linha média dos LUS, acima da cúpula vaginal, abaixo da bexiga, concomitantemente à colporrafia anterior. Aplicada após estudos anatômicos em pelve de cadáveres, essa técnica, ao usar o terço médio do LUS extraperitonealmente, pretendia evitar as elevadas taxas de complicações da abordagem intraperitoneal do LUS (lesão acidental do ureter [11%]) e possibilitar, como procedimento isolado ou associado a outras técnicas, tratar concomitantemente os defeitos anteriores e apicais da estática pélvica feminina.

Modificações na técnica original

Pequenas modificações foram adicionadas à técnica original:

1. Independentemente do defeito na camada fibromuscular (fáscia) da bexiga, a sutura inicial para redução da cistocele consiste em pontos isolados de Vicryl 00. O defeito transverso, causa da maioria das recidivas, será reparado por sutura do ponto mais profundo do LUS e da cúpula à camada fibromuscular, unindo os níveis 1 e 2 de DeLancey.
2. No final da cirurgia, os três pontos do LUS transfixarão o epitélio da parede anterior da bexiga em alturas diferentes para também auxiliar a suspensão vaginal, associados a procedimentos complementares para o compartimento apical (por exemplo, fixação sacroespinhosa ou culdoplastia de McCall).

Tempos cirúrgicos

- Após infiltração com solução vasoconstritora a 1/400.000, incisa-se o epitélio vaginal anterior longitudinalmente, desde o ápice da vagina até 2 a 3cm do meato uretral.
- Dissecção e separação em plano suprafascial entre a bexiga e a parede vaginal anterior (Figuras 16.2 e 16.3).
- A identificação do LUS extraperitoneal pode ser facilitada por manobras que vão variar se a paciente já foi histerectomizada ou não: com o útero presente, traciona-se a cérvice, identificando a inserção ligamentar

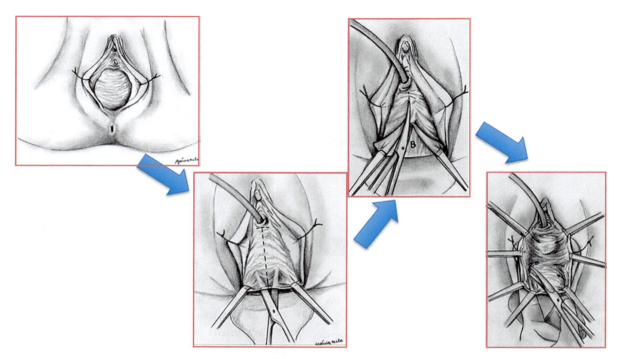

Figura 16.2 Esquema gráfico dos tempos iniciais de incisão epitelial, dissecção e separação bexiga/epitélio.

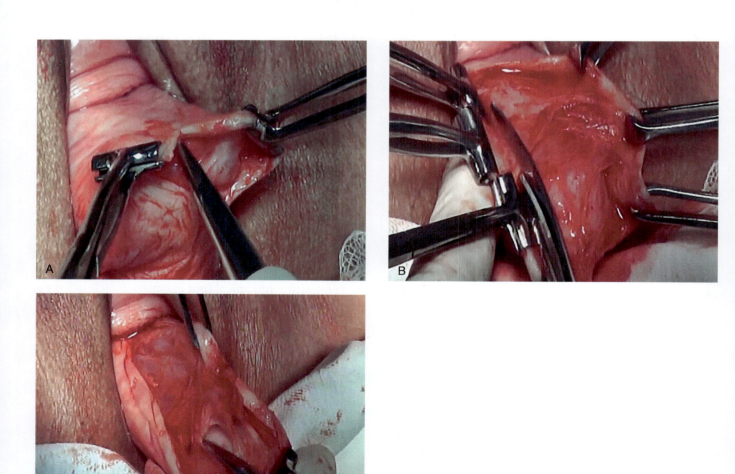

Figura 16.3 A a C Tempos iniciais de incisão epitelial, dissecção e separação bexiga/epitélio.

bilateralmente em situação lateroposterior; na já histerectomizada, identifica-se na face externa do epitélio, bilateralmente, uma pequena "cicatriz" (*covinhas* em português e *dimples* em inglês), que internamente, à mesma altura, corresponde à inserção dos LUS pós-remoção do útero (Figuras 16.4 a 16.6).

- Afasta-se a bexiga superiormente com uma válvula tipo Breisky-Navratil, tracionam-se as paredes vaginais anteriormente, e são passados, em média, três pontos de Vicryl 00 nos LUS bilateralmente. Passado o primeiro ponto anterior, sua tração permite um segundo ponto mais profundo, bem como um terceiro ainda mais profundo que o segundo.
- Reduz-se a cistocele ao corrigir o defeito específico, de linha média ou lateral, com sutura contínua ou pontos isolados de Vicryl 00. O defeito transverso será corrigido no tempo seguinte (Figuras 16.7 e 16.8).
- Primeira modificação: o ponto mais profundo dos LUS (nível I de DeLancey) é atado na linha média (plicatura) e, a seguir, cada cabo vai transfixar a fáscia pubocervical (nível II de DeLancey) homolateral e atado novamente. Nesse momento, corrige-se o defeito transverso e restaura-se o eixo fascial longitudinalmente.

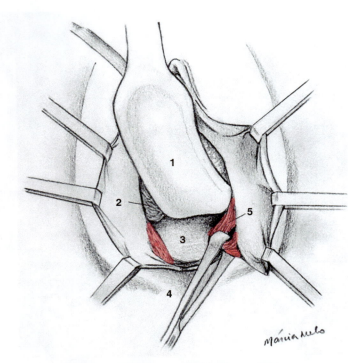

Figura 16.5 Arte da identificação do LUS: (*1*) válvula de Breisky; (*2*) bexiga; (*3*) espaço retrovesical; (*4*) cúpula vaginal invertida; (*5*) LUS sob tensão pré-sutura.

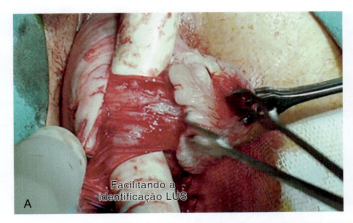
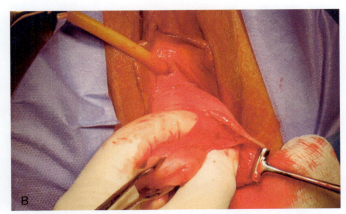
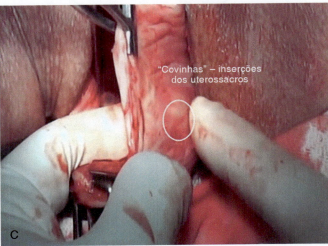
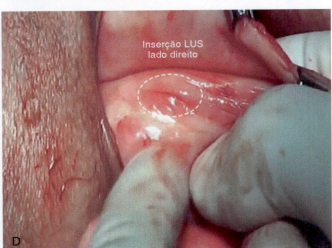

Figura 16.4 A a D Identificação do LUS com ou sem histerectomia prévia.

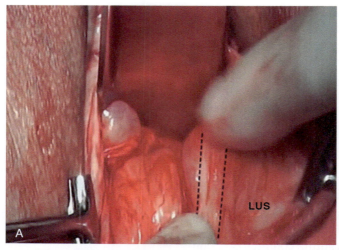
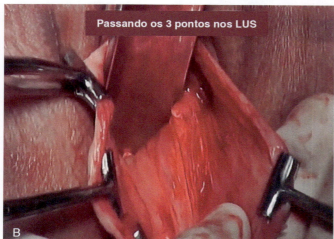
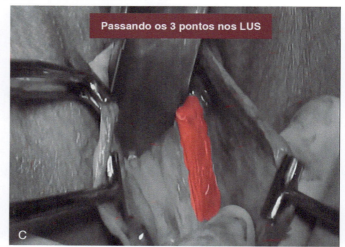

Figura 16.6 A a C Identificação do LUS extraperitoneal.

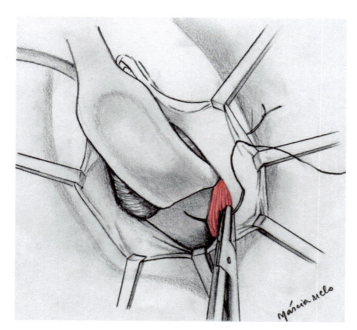

Figura 16.7 Passagem do primeiro ponto do LUS.

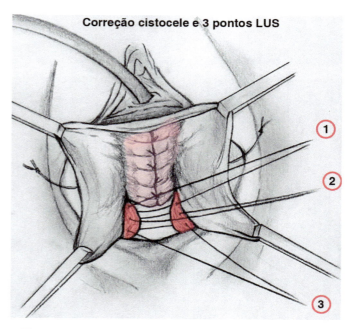

Figura 16.8 Os três pontos já passados no LUS e a cistocele corrigida.

- Em seguida, os pontos médio e distal dos LUS são atados na linha média, completando a plicatura (Figuras 16.9 a 16.11).
- Procede-se, então, à ressecção bilateral, com parcimônia, do excesso do epitélio da parede vaginal anterior (Figura 16.12).
- Inicia-se a sutura da parede anterior contínua com Vicryl 00.
- Segunda modificação: à distância equivalente e na mesma linha imaginária longitudinal, transfixa-se de dentro para fora a parede vaginal anterior com os

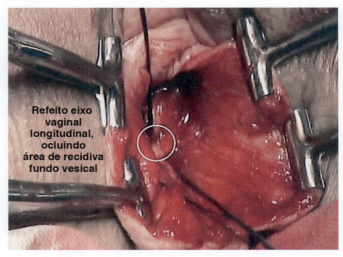

Figura 16.11 Reconstituído o eixo fascial e corrigido o defeito transversal.

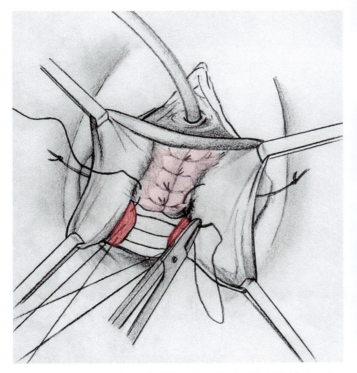

Figura 16.9 Sutura do ponto do LUS mais profundo (nível I) à fáscia pubocervical (nível II).

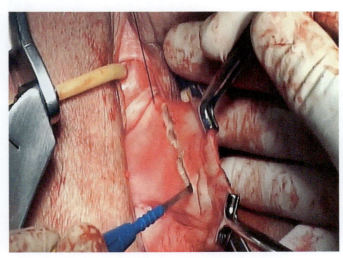

Figura 16.12 Ressecção do excesso epitelial.

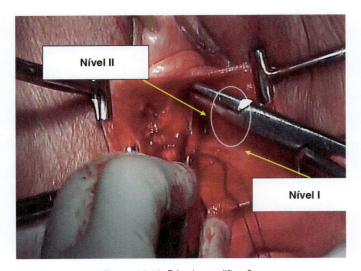

Figura 16.10 Primeira modificação.

três pontos do LUS na seguinte sequência: superiormente o ponto mais profundo, a seguir o ponto intermediário e praticamente no ápice da vagina emerge o ponto mais superficial.
- Completa-se a sutura da parede vaginal anterior. Observe-se que ainda não foram atados os pontos do LUS (Figuras 16.13 a 16.15).
- A cirurgia do prolapso é então completada com o tratamento do componente apical (sinérgico ao MUSPACC). Nesse momento podem ser atados de cima para baixo os três pontos do LUS, observando-se a subida da parede anterior e a mudança de seu eixo de inclinação não mais para o hiato genital, mas para a placa dos elevadores, principalmente acentuado com a paciente em pé.
- Tratamento do prolapso posterior e perineorrafia, adaptado a cada caso individualmente (Figuras 16.16 e 16.17).

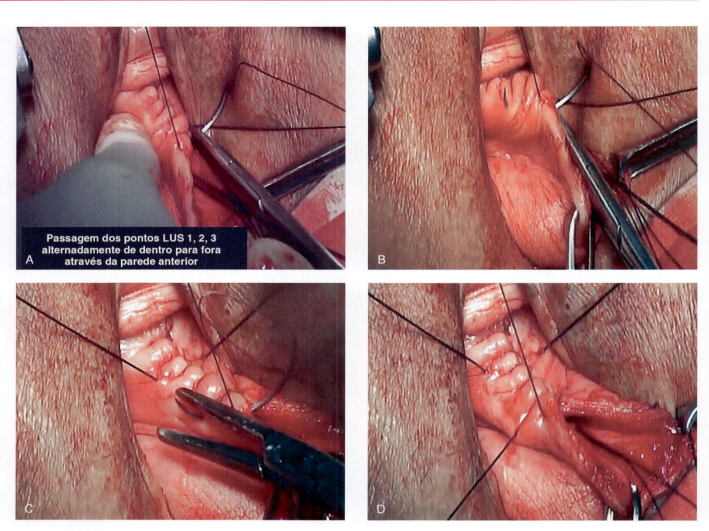

Figura 16.13 A a D Segunda modificação: pontos do LUS transfixam o epitélio anterior concomitantemente a seu fechamento.

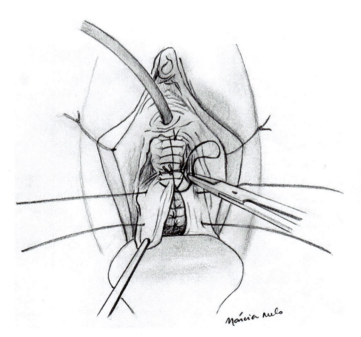

Figura 16.14 Segunda modificação e sutura da parede anterior.

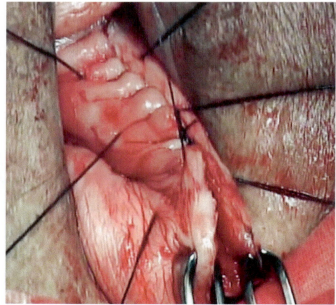

Figura 16.15 Três pontos LUS passados (segunda modificação) e sutura anterior quase completa.

Capítulo 16 Compartimento Anterior 169

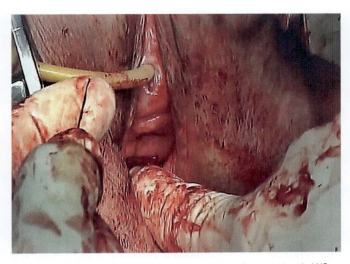

Figura 16.16 Final da cirurgia, atando-se e cortando os pontos do LUS.

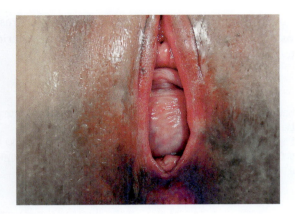

Figura 16.18 Prolapso genital estádio II, com predomínio do compartimento anterior (cistocele) – aspecto pré-operatório.

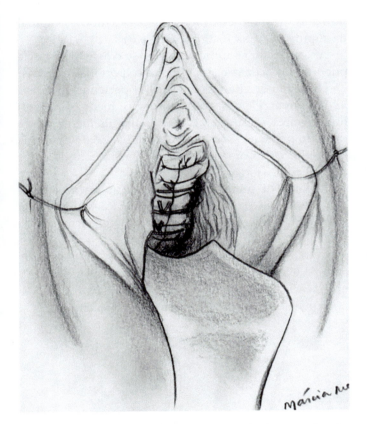

Figura 16.17 Resultado imediato, observando-se o eixo dos compartimentos anterior e apical apontando para a placa dos elevadores, em anteversão, e não para o introito genital.

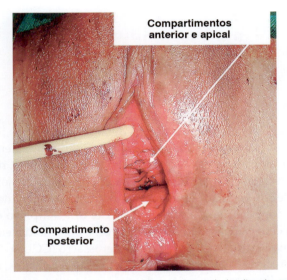

Figura 16.19 Tratados os compartimentos anterior e apical e alterado seu eixo, observa-se o posterior (ainda não tratado), que não era visível no pré-operatório.

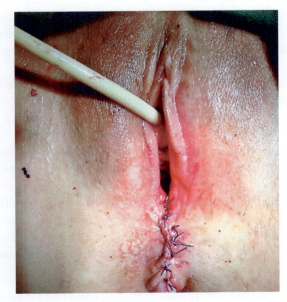

Figura 16.20 Aspecto final da reconstrução pélvica por meio da técnica MUSPACC modificada.

Considerações finais

A experiência com os prolapsos do compartimento anterior da vagina com a técnica MUSPACC e pequenas alterações desde 2011, após longos períodos praticando outras e colecionando frustrações, tem evidenciado desfechos interessantes nesses 10 anos de acompanhamento (Figuras 16.18 a 16.20).

Sugerimos aos colegas preocupados com seus resultados nos prolapsos anteriores uma avaliação criteriosa da técnica proposta.

Referências

1. Haylen BT, Vu D, Tse K, Farnsworth A. Surgical Anatomy of Uterosacral Ligament. Int Urogynecol J published on-line: 11 May 2010.
2. Haylen BT, Yang V, Vu D, Tse K. Midline Uterosacral Plication Anterior Colporrhaphy Combo (MUSPACC): preliminary surgical report. Int Urogynecol J published on-line: 26 August 2010.

Parte B

Técnica MUSPACC – Uma Visão Simplificada*

Álvaro Ochoa Cuberos

Introdução

Gostaria de destacar alguns detalhes quanto aos ligamentos cardinais, muitas vezes chamados de "ligamentos cervicais transversais", que não são nem ligamentos, nem transversais. Não há nenhuma banda de tecido conjuntivo denso, regular e que conecte o útero lateralmente às paredes pélvicas. Na realidade, existe um complexo que atua com os ligamentos uterossacros, e por isso devemos chamá-lo de complexo cardinal-uterossacro (CCUS).

Precisamente essas estruturas serão utilizadas nos procedimentos cirúrgicos de que aqui tratamos: *técnica MUSPACC*.

Na ausência do útero ou durante a histerectomia, *a reparação do defeito transversal e a fixação ao CCUS* serão realizadas por meio da MUSPACC, que prefiro chamar de MICUSPACC (*Midline Cardinal Utero Sacral Complex Plication Anterior Colporrhaphy Combo*).

Vamos então discorrer sobre essa nova técnica, desenvolvida por Bernard T. Haylen e publicada em 2011[1], que é realmente considerada uma *colpopexia*, fácil e segura, embora ainda pouco conhecida.

Em pesquisa exaustiva no PUBMED e em revistas indexadas importantes são encontradas muito poucas informações sobre essa técnica na literatura especializada.

O colega Sérgio Camargo, do Brasil, tem uma experiência de 10 anos com a técnica e a tem divulgado (também neste capítulo) em encontros médicos, estando em processo de preparação uma publicação com essa experiência.

Nessa técnica, que pode ser realizada em pacientes com histerectomia prévia ou como tempo complementar desta, descreve-se a plicatura na linha média, através de uma colporrafia anterior, de cerca de quatro pontos de sutura nos LUS complementados pela reparação do compartimento anterior.

No procedimento original, através de uma única incisão na linha média, que vai desde o colo da bexiga até a cicatriz da cúpula, disseca-se a bexiga o mais lateral e distante possível da cúpula, cerca de 4cm para cima, para minimizar o risco de trauma e comprometimento ureteral. Uma válvula afasta a bexiga, e os cotos do LUS são procurados dorsolateralmente, os quais, em minha opinião, nada mais são que o CCUS. Passa-se um ponto que engloba esse ligamento à direita e à esquerda; em seguida é passada uma série de pontos até completar, na técnica de Haylen, o número de 4, com Vicryl 1, evitando exteriorizá-los nesse momento para a mucosa vaginal da cúpula (Figuras 16.21 e 16.22*A* e *B*).

Antes de atar as suturas, corrige-se o defeito na fáscia pubocervical (*cistocele*), segundo as colporrafias clássicas.

Os resultados iniciais em suas 41 pacientes (de Haylen) foram excelentes: tempo cirúrgico médio de 23 minutos, sem lesão ureteral, em acompanhamento ainda de curto prazo (6,5 semanas, em média, e 5 a 9 semanas em muito curto prazo), o que obviamente ainda exige observação de longo prazo.

A partir de minha experiência na aplicação da técnica MUSPACC, com algumas modificações, discorrerei sobre como realizar o procedimento e quais têm sido os principais desafios.

Com essa modificação, procuramos simplesmente fixar o LUS na linha média, como descrito na técnica original, esclarecendo que, em minha opinião, o CCUS, e não apenas o LUS, também é envolvido na cirurgia.

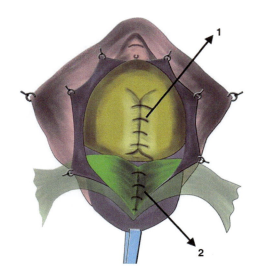

Figura 16.21 Técnica original de Bernard Haylen: (*1*) exemplo de defeito central reparado; (*2*) plicatura na linha média do CCUS (quatro pontos).

---

*Título em espanhol: *Técnica MUSPACC – Una visión simplificada*. Tradução livre para o português por Sérgio Flávio Munhoz de Camargo com conhecimento e autorização do autor.

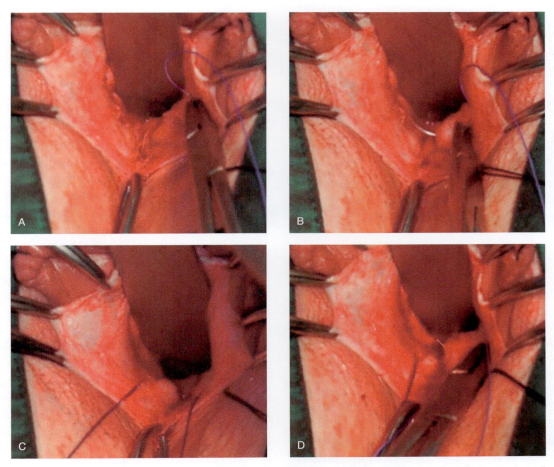

Figura 16.22 **A** Início da passagem do primeiro ponto à esquerdo. **B** Visão da agulha que transfixou o CCUS esquerdo. **C** Passagem da agulha do lado direito. **D** Tração dos fios passados para facilitar os pontos seguintes.

O procedimento é realizado por via anterior, ao mesmo tempo que a histerectomia vaginal, acompanhada de colporrafia anterior. Também deve ser realizado em paciente com histerectomia prévia, durante a mesma colporrafia anterior, quando se buscam os cotos residuais do CCUS, que serão plicados na linha média, porém procurando, também, corrigir o defeito transverso da fáscia pubocervical (FPC), com o que *fundimos os níveis I e II de DeLancey*, conseguindo uma colpopexia extraordinária. Eu a realizo com apenas um ponto de material inabsorvível e não vários, embora a última opção seja absolutamente válida.

Epidemiologia

A parede vaginal anterior é o local que exige mais reparações, em comparação com a posterior e o segmento apical[2], sendo também o sítio de maior incidência de recorrências, que variam de 20% a 60%[3]. Levando em conta a anatomia dos ligamentos cardinais (LC) e uterossacros (LUS), o que comentaremos mais tarde, esse CCUS é de fundamental importância para fixação adequada depois de reparados os defeitos da FPC.

Esse complexo será fixado ao defeito transverso da FPC, que é o último na reparação e funcionará como uma colpopexia anterior. Richardson descreveu defeitos transversais, defeitos de linha média e defeitos que envolvem uma perda isolada da integridade dos ligamentos pubouretrais[4].

Foram descritos tantos defeitos quanto a quantidade de pacientes[5], bem como de acordo com as circunstâncias de seus partos, seu colágeno, provocando múltiplas variações nas apresentações clínicas. O defeito mais frequente do compartimento anterior é o *transversal da FPC*, que perde sua fixação ao anel pericervical anterior e aos ligamentos cardinais.

À medida que a FPC perde sua fixação, começa a se retrair em sentido proximal, fazendo a bexiga perder seu suporte e começar a descer e a produzir a cistocele, a qual pode ser desde assintomática ou apresentar grandes defeitos.

No entanto, o problema principal é quando os defeitos são combinados, ou seja, defeitos transversal e paravaginal, unilateral ou bilateral, defeitos transversal e central, defeitos transversal e paramedial, defeitos transversal e em estrela, bem como centenas de outras combinações. Quanto mais variações na combinação de defeitos estiverem presentes, maior será a cistocele. O pior é quando são combinados defeitos paravaginais com os transversos, pois afetam o nível I de DeLancey; quanto maior a fenda paravaginal, mais será afetado o ápice da vagina.

Detalhes anatômicos do compartimento anterior

Se vamos falar sobre este tópico tão "misterioso" para muitos e tão inexplorado para outros, devemos fazer uma breve revisão da anatomia da FPC.

Fáscia

Fáscia é definida como "aponeurose muscular", o que já inviabiliza esse nome para a FPC; deveria ser chamada de *camada fibromuscular*, embora para os cirurgiões sempre será "fáscia" pubocervical. Em virtude de ter sido questionada a existência da FPC, foram realizados exames histológicos da parede vaginal anterior que não evidenciaram qualquer "fáscia" entre a vagina e a bexiga. Essa discussão é inútil, porque o que realmente importa é que você pode chamá-la de fáscia ou camada fibromuscular da vagina, aquela que está lá, é visível e cumpre uma função de apoio por suas excelentes fixações, embora esteja atualmente danificada, mas pode ser recuperada e reparada. Em minha opinião, até que haja um consenso na denominação dessas estruturas, com a finalidade de falarmos a mesma linguagem, vamos nos referir a elas como *fáscias pubocervical e retovaginal*.

Proximalmente, a fáscia fusiona-se ao púbis e continua lateralmente até o arco tendíneo da fáscia pélvica (ATFP) de cada lado; por fim, fixa-se aos ligamentos cardinais e ao anel cervical anterior. É considerada uma condensação de tecido conjuntivo, contendo vasos sanguíneos, linfáticos e nervos. Essa fixação de tecido paravaginal à adventícia da parede vaginal lateral é responsável pela aparência dos *sulcos vaginais laterais*. Essa estrutura é o pilar de sustentação do terço médio da vagina.

Os três elementos que levam à falha da FPC são chamados de *tríade colinear*, constituída por:

1. Descida apical.
2. Descida paravaginal.
3. Diâmetro do hiato genital.

Esses três elementos estão altamente correlacionados e são os melhores preditores para o aparecimento de cistocele. Estudos sobre a fáscia concluíram que o problema crucial na geração do prolapso não é nem o comprimento nem a largura da fáscia, mas se encontra em suas *fixações*, que assumem papel especial na produção do prolapso de órgãos pélvicos (POP)[7].

Como essa técnica cirúrgica, modificada ou não, inclui o CCUS, quero destacar a anatomia dessa área a partir dos conceitos de DeLancey de 2016[7], em que ele ressalta detalhes do LC ou *ligamento cervical transverso*.

Ligamento

Ligamento é definido como "tecido denso que liga dois ossos separados", o que difere muito do "ligamento" acima. Na realidade, este constitui um complexo, atuando em conjunto com o LUS, por isso a denominação mais correta deve ser *complexo cardinal-uterossacro*. Até agora, entretanto, não há consenso para a mudança do nome dessas estruturas anatômicas.

Os ligamentos são constituídos por tecido vascular, neural, linfático e areolar, o qual é formado por gordura e uma delicada malha de tecido conjuntivo entre diferentes elementos[8]. Em vez de transversais, eles são relativamente verticais em sua orientação na postura de pé[8].

O ligamento cardinal tende a ser mais vascular em sua porção cranial, apresentando mais componentes neuronais caudalmente. A seção vascular representa os ramos dos vasos ilíacos internos que vão para o útero e a vagina com seus envoltórios de tecidos conjuntivos, enquanto que a seção neural contém partes do plexo hipogástrico inferior.

As linhas de ação dos ligamentos cardinais e uterossacros em mulheres normais estão a 18 graus do eixo corporal craniocaudal com comprimento médio de 5,7cm. Os LUS profundos têm direção dorsal e 92,5 graus desde o eixo do corpo, com comprimento médio de 2,7cm (Figura 16.23).

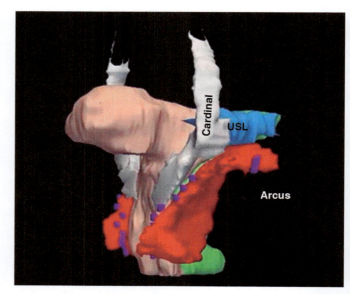

Figura 16.23 A imagem 3D possibilita apreciar claramente as orientações vertical dos ligamentos cardinais e horizontal dos uterossacros. (DeLancey, com permissão.)

Ligamentos e a postura de pé

Os LC estão em orientação relativamente vertical (18 graus), uma direção lógica para que resistam aos vetores de força para baixo[6,7] (Figura 16.25), mudando de comprimento e ângulo em resposta às forças aplicadas aos órgãos pélvicos durante os aumentos da pressão abdominal.

O LC é 20% mais longo durante o sono em mulheres com prolapso, em comparação com as mulheres com suporte padrão (71 × 59mm).

Por outro lado, os LUS dirigem-se mais dorsalmente para o sacro (92,5 graus)[10], em orientação que possa evitar que o útero e a vagina superior deslizem para frente pelo declive; em repouso, o LUS profundo tem comprimento similar tanto nas mulheres com suporte normal como nas com prolapso.

Diferentes ensaios orientados por DeLancey mostraram que a carga do LC é 52% mais elevada do que a carga sobre o LUS. Vale a pena mencionar que os ligamentos redondos são apenas de orientação e não têm qualquer função de suspensão ou apoio.

Para chamar a atenção e poder entrar em nosso tema, o suporte normal dos órgãos pélvicos é proporcionado

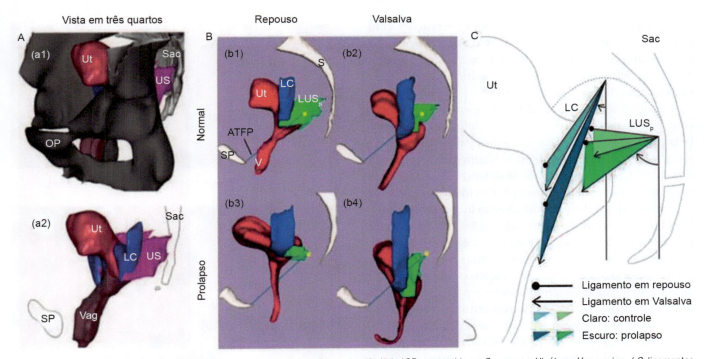

Figura 16.24 A Modelo 3D em posição ortostática, mostrando (A₁) e não mostrando (A₂). (*OP:* osso pubiano; *Sac:* sacro; *Ut:* útero; *Vag:* vagina; *LC:* ligamentos cardinais; *US:* ligamento uterossacro profundo.) **B** Comparação dos ligamentos em pacientes normais e com prolapso, em repouso e com máxima de Valsalva. **B₁** Mulher saudável em repouso. (**B₂**) Valsalva máximo em relação ao padrão com o ATFP que se estende a partir do osso púbico para o sacro. **B₃** Paciente com prolapso em repouso. **B₄** Valsalva máximo. (*LC:* ligamento cardinal; *SP:* sínfise púbica; *LUSp:* ligamento uterossacro profundo; *Ut:* útero; *V:* vagina; *C:* comprimento e inclinação dos uterossacros e ligamentos cardinais.) (DeLancey, com permissão.)

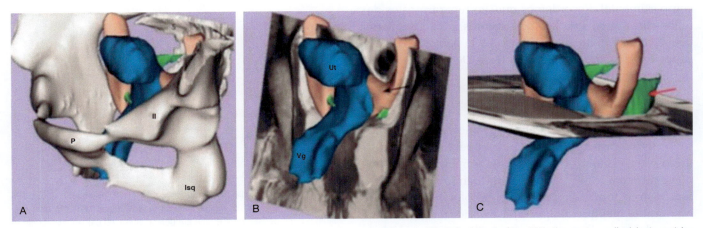

Figura 16.25 A Modelo 3D do osso da pelve, incluindo púbis (*P*), ílio (*Il*), ísquio (*Isq*) e sacro (*S*). **B** Posição do útero (*Ut*), ligamento cardinal (*seta preta*) e ligamento uterossacro (*seta vermelha*).

pela interação entre os músculos elevadores do ânus e os tecidos conjuntivos que unem o útero e a vagina às paredes pélvicas laterais. Os músculos elevadores mantêm o assoalho pélvico e proporcionam forças de elevação e fechamento para evitar o descenso do assoalho e de seus órgãos.

Há também forte correlação entre o descenso apical e o tamanho da fenda paravaginal[6,7], que se torna mais perceptível e sintomática quando se aproxima do ápice da vagina. Quanto maior for a fenda ou defeito paravaginal, maior será o descenso apical, indicando que este último e a fenda paravaginal são essencialmente componentes do mesmo fenômeno.

Essa afirmação é consistente com observações clínicas que mostram forte relação entre o descenso apical, o defeito lateral e o tamanho da cistocele[7]. A combinação de vários defeitos é o que leva à produção de prolapsos mais sintomáticos e graves.

Portanto, as principais diferenças entre as mulheres com e sem prolapso ocorrem nos defeitos produzidos pela perda das fixações das conexões paravaginais ou laterais e dos LC e LUS e que estão altamente correlacionadas entre si. São combinações de defeitos; a associação do dano muscular à falha ligamentar evidenciou cistoceles maiores do que a de qualquer defeito individualizado.

Também foram demonstradas *ações entre os compartimentos anterior e posterior, aqueles que sempre precisam estar em contato direto*, sobrepondo suas forças para evitar pressões adicionais que favoreçam o descenso, o que ajuda a explicar o desenvolvimento pós-operatório de um novo prolapso no compartimento oposto, mesmo que seu suporte parecesse normal antes da cirurgia[6,7].

O eixo de apoio do terço médio da vagina ou nível II DeLancey consiste na fixação lateral dos septos fasciais às paredes pélvicas laterais, e a manifestação clínica de seus defeitos inclui os prolapsos das paredes vaginais anterior e posterior. Ressaltemos mais uma vez, entretanto, a importância transcendental da detecção e reparação multicompartimental. Recordemos que, ao repararmos os defeitos paravaginais ou laterais, teremos um consequente benefício do defeito apical ou nível I. Já para o tema aqui exposto, a fusão dos níveis I e II de DeLancey é muito importante para uma colpopexia ideal.

Técnica cirúrgica do autor

Se, de acordo com DeLancey, Haylen e outros autores, um dos principais responsáveis pela suspensão do útero e da vagina é o CCUS, vamos incluir esse complexo na reparação e na fixação rotineiramente durante uma histerectomia acompanhada de colporrafia anterior ou durante qualquer colporrafia anterior mesmo na ausência do útero. Esse procedimento tornará possível alcançar melhores fixação e subida do útero.

Na técnica MUSPACC, em um primeiro tempo, identificam-se e reparam os defeitos da FPC, como o central e o paravaginal (Figuras 16.26 e 16.27); já na presença do útero, os defeitos transversos são reparados mediante sua fixação ao anel pericervical anterior e ao LC (momento mais característico da técnica MUSPACC) (Figuras 16.26 a 16.30).

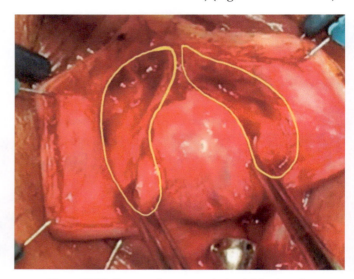

Figura 16.26 Demarcação em amarelo dos defeitos laterais.

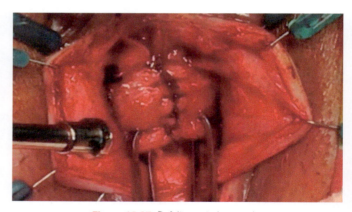

Figura 16.27 Defeito central reparado.

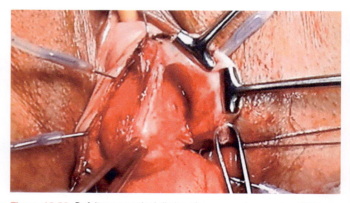

Figura 16.28 Defeito paravaginal direito: observa-se claramente a FPC (capa fibromuscular anterior da vagina) retraída para a esquerda, como uma persiana, por um defeito transverso e um defeito lateral ou paravaginal direito. A pinça de Allis encontra-se no ângulo de união entre os dois defeitos. Debaixo da fáscia, observa-se a bexiga.

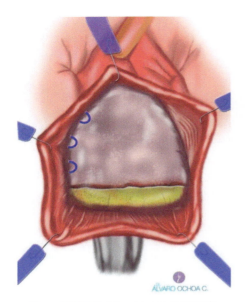

Figura 16.29 Defeito paravaginal reparado.

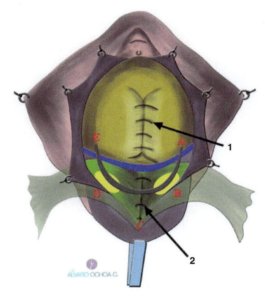

Figura 16.30 Proposta original do MUSPACC: (*1*) defeito central reparado; (*2*) plicatura dos uterossacros na linha média. Linha cinza: modificação do autor. MUSPACC modificado ou MICUSPACC: (*A*) agulha passa pela fáscia à esquerda; (*B*) passagem pelo coto do CCUS esquerdo; (*C*) passagem pela cúpula vaginal; (*D*) coto do CCUS direito; (*E*) término da fáscia à direita.

MUSPACC em paciente com histerectomia prévia

- Nesse caso, antes de ser incisada, a cúpula anterior é fixada com pinças de Allis e são procuradas, às 5 e 7 horas, pequenas rugosidades (covinhas) que correspondem, na superfície externa, aos cotos dos CCUS na interna. Sobre elas é realizado um ponto de reparo para facilitar o encontro dessas estruturas mais adiante na evolução da técnica. É praticada de preferência a incisão mediana, dissecando idealmente com uma tesoura para ir detalhando a profundidade da dissecção sem se afastar do plano ideal e criar um defeito.

- Depois de ser dissecada a FPC, apresentam-se duas opções cirúrgicas:
  - Achar e reparar os defeitos da FPC, deixando somente o defeito transverso para concluir a técnica MUSPACC (opção preferida pelo autor).
  - Dissecar a FPC ainda sem repará-la; afastar a bexiga, buscar CCUS de cada lado e fazer as plicaturas na linha média[1].
- Buscamos agora os cotos do CCUS, os reparamos e tracionamos com pinças de Allis para boa identificação da pegada.
- Agora vem o tempo cirúrgico que diferencia nossa técnica da de Haylen[1].
- Enquanto sua técnica original descreve de três a quatro pontos na plicatura do LUS, em nossa variante usamos apenas um ponto, cuja sequência inclui: margem esquerda da FPC-coto esquerdo do CCUS-cúpula vaginal-coto direito do CCUS-retorno em U à FPC, a 1 ou 2cm do ponto inicial de entrada.
- É preferível utilizar material de sutura não absorvível, de polipropileno ou, como na preferência do autor, seda 1. O polipropileno, depois de atado e cortado, cria um "efeito de arame farpado" que ocasionalmente perfura o epitélio da parede vaginal anterior, produzindo extrusão e dor tanto na paciente como em seu parceiro sexual. Já a seda extraperitoneal não causa essa reação (Figura 16.31).

As Figuras 16.32 a 16.42 ilustram a técnica cirúrgica empregada na MUSPACC em pacientes com histerectomia prévia.

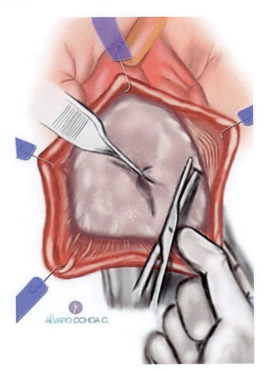

Figura 16.31 Inicia a dissecção com tesoura.

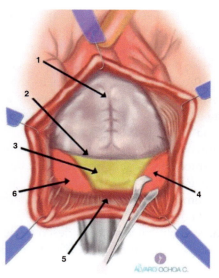

Figura 16.32 **1.** FPC com defeito central reparado. **2.** Defeito transversal por reparar. **3.** Fundo da bexiga sem suporte. **4.** CCUS esquerdo. **5.** Cúpula vaginal. **6.** CCUS direito.

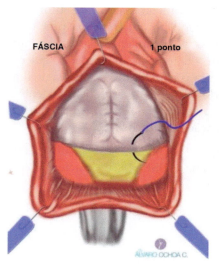

Figura 16.33 Primeira passagem – na fáscia.

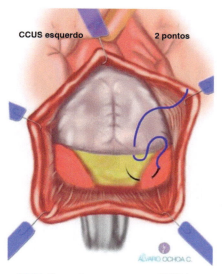

Figura 16.34 Segunda passagem – no CCUS à esquerda.

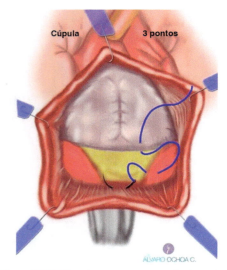

Figura 16.35 Terceira passagem – na cúpula vaginal.

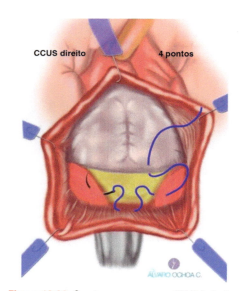

Figura 16.36 Quarta passagem – no CCUS à direita.

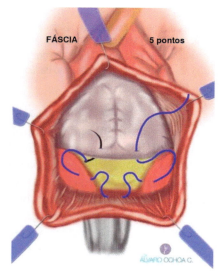

Figura 16.37 Quinta passagem – retorno à fáscia.

Capítulo 16   Compartimento Anterior   177

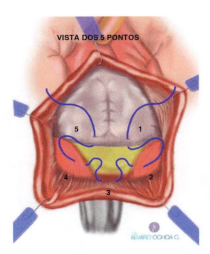

Figura 16.38 Vista final com os cinco pontos de passagem da agulha na técnica MUSPACC modificada pelo autor.

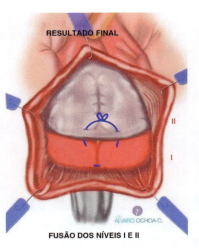

Figura 16.39 Resultado final: defeito transversal reparado por sua fusão ao CCUS e à cúpula vaginal (fusão dos níveis I e II de DeLancey).

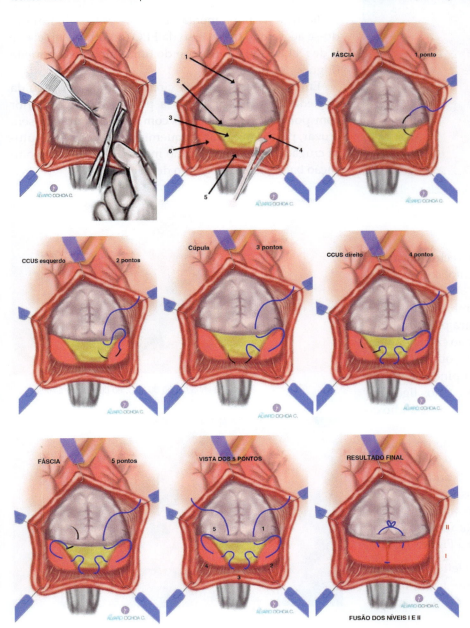

Figura 16.40 Resumo da técnica MUSPACC (modificação do autor) com os nove tempos cirúrgicos descritos anteriormente.

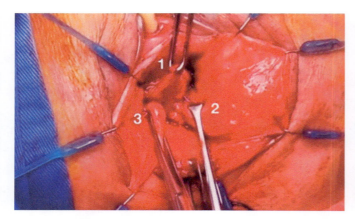

Figura 16.41 Pinça de Allis sustentando o defeito transverso da FPC (*1*), CCUS esquerdo (*2*) e CCUS direito (*3*).

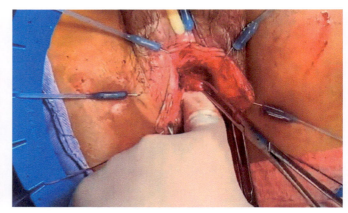

Figura 16.43 Dedo indicador do cirurgião acessando o espaço criado pelo defeito transverso após o reparo do defeito paravaginal.

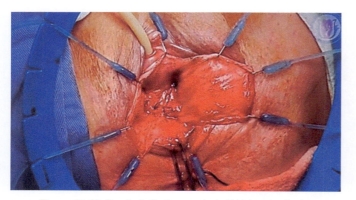

Figura 16.42 Resultado final em paciente já histerectomizada.

MUSPACC durante histerectomia

- Um dos os primeiros passos da histerectomia vaginal com prolapso consiste em pinçamento, secção e ligadura do CCUS.
- A preferência deste autor é por uma pinça própria para histerectomia, ou *Z-Clamp*, para pinçar (abranger) de uma só vez todo o CCUS e não cada ligamento individualizado, como preferem outros autores ("integração"). Após a pegada (ou pinçamento) bilateral, procede-se à secção e ligadura dos ligamentos com poliglactina (Vicryl 0 ou 1) ou polidioxanona (PDS).
- Completada a histerectomia e realizada de rotina a *culdoplastia de McCall* (posterior), começa-se a explorar o compartimento anterior, dissecando a FPC à procura de defeitos e reparando-os de acordo com sua etiologia, para que depois reste apenas o *defeito transverso*. Observemos o dedo indicador no espaço do defeito transverso, como mostra a Figura 16.43.

Em seguida, para reparação do defeito transverso, vamos realizar a técnica MUSPACC com nossa modificação, exatamente como descrito previamente, com apenas um ponto de fusão e fixação.

Tensionando o ponto, observam-se a aproximação e a plicatura na linha média de ambos os CCUS, fundindo-se ao defeito transverso da FPC (união dos níveis I e II de DeLancey) e conseguindo uma colpopexia perfeita (Figuras 16.44 a 16.50).

Em qualquer das duas circunstâncias, em seguida procede-se ao fechamento da parede vaginal anterior com poliglactina 2-0 ou 3-0 com sutura contínua, sem cruzar, para minimizar a isquemia provocada pela sutura cruzada, que produz dano maior aos tecidos, colonização bacteriana, dor e risco de deiscências.

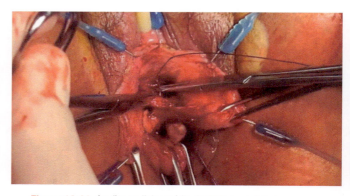

Figura 16.44 Agulha na linha média da FPC, no defeito transverso.

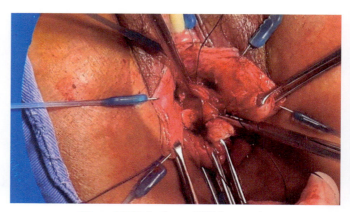

Figura 16.45 Agulha no CCUS à esquerda.

Capítulo 16   Compartimento Anterior   179

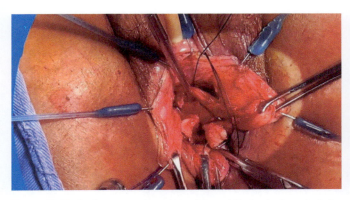

Figura 16.46 Agulha na parede posterior, linha média da cúpula vaginal, durante a histerectomia.

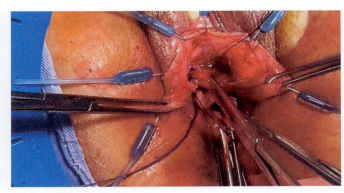

Figura 16.48 Agulha completando o ponto em U na FPC, a 1cm do primeiro ponto.

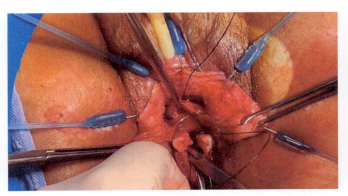

Figura 16.47 Agulha no CCUS à direita.

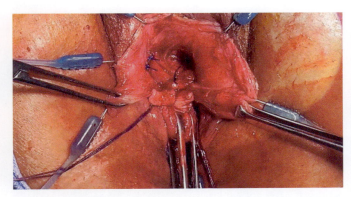

Figura 16.49 Resultado final. Observe à direita da fáscia, no alto, três pontos de polipropileno que reparam um defeito paravaginal direito.

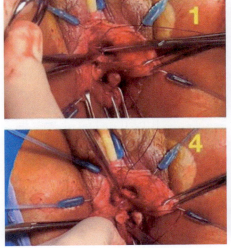
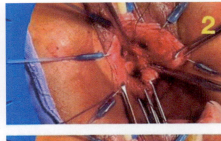
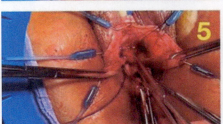
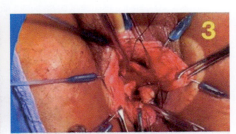
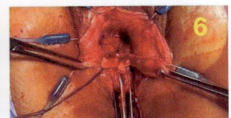

Figura 16.50 Resumo da técnica.

Dica importante: durante o fechamento do epitélio vaginal anterior, é prudente e conveniente passar dois ou três pontos que incluam a FPC subjacente já reparada para juntar essas duas estruturas, diminuindo o espaço morto e a possibilidade de acúmulo de coleções.

Há uma variante adicional que uso em pacientes multíparas e jovens, com vaginas mais largas e que procuram uma suspensão melhor. Trata-se de uma técnica com três pontos de fixação separados: um ponto em U no coto fascial do CCUS de cada lado e um ponto central na fáscia-cúpula (Figura 16.51).

- No diagrama apresentado na Figura 16.52 são mostrados três pontos en U no defeito transverso (linha verde): dois laterais – fáscia-CCUS-fáscia – e um ponto central – fáscia-cúpula-fáscia.

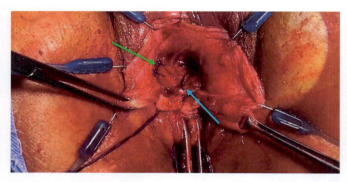

Figura 16.51 Sutura do defeito paravaginal direito (*seta verde*); ponto central de fechamento do defeito transversal (MUSPACC) (*seta azul*).

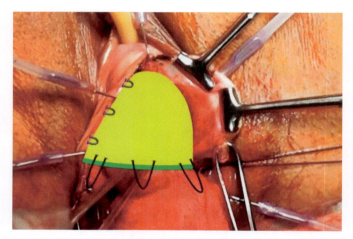

Figura 16.52 O caminho esquemático da sutura não absorvível (MUSPACC) – laterais: FPC e CCUS; central: FPC-cúpula-FPC.

Experiência do autor

Durante cada histerectomia via vaginal acompanhada por colporrafia anterior, depois de reparados os defeitos na FPC, se existentes, resta a reparação do defeito transverso, sempre realizada por meio da técnica MUSPACC ou MISCUPACC, considerada uma *colpopexia anterior*. A outra opção, como já explicado, é a técnica dos três pontos. Se durante a histerectomia é realizada a colpopexia anterior somada à culdoplastia de McCall[11], essas técnicas proporcionam um mecanismo de suspensão e sustentação de incalculável valor, mesmo que em prolapsos avançados, na dependência de cada cirurgião, elas possam ser complementadas pela técnica apical de preferência.

Para este autor, apenas as duas técnicas – MUSPACC + McCall – são suficientes para resolver a maioria dos prolapsos, ainda que a aparência intraoperatória pareça subótima, porém, como as fáscias foram fixadas entre os níveis I e II de DeLancey, a subida definitiva da cúpula vaginal somente será constatada na revisão ambulatorial 30 dias após a cirurgia. Em minha experiência, as recorrências são mínimas, porém o consenso é de que a cirurgia deva ser *multicompartimental*, não se aplicando a "plicatura mediana de rotina" ("colporrafia clássica"), a não ser que o defeito identificado seja central (não se aplica a qualquer outra espécie de defeito). Devemos realizar a *cirurgia sítio-específica* no verdadeiro sentido da palavra.

Já realizamos 400 suspensões pela técnica MUSPACC nos últimos 8 anos, 183 das quais em pacientes com histerectomia prévia e as demais durante a histerectomia vaginal.

O seguimento tem sido complexo, mas temos a *impressão* de excelentes suspensões tanto da cúpula como do compartimento anterior naquelas pacientes que conseguimos reavaliar. Como o sucesso das cirurgias sítio-específicas consiste em detectar todos os defeitos possíveis e repará-los individualmente, na experiência do autor a reparação concomitante, principalmente dos *defeitos paravaginais (muito frequentes ou 51% dos defeitos anteriores* [veja na sequência]), tem obtido excelentes resultados, com taxa de recorrência abaixo de 3%.

Nota especial

A medicina é uma área em constante evolução. Embora as técnicas descritas no presente capítulo sejam o produto do estudo exaustivo das sugestões de muitos autores aperfeiçoadas através da experiência, esta deve ser seguida de perto quanto aos resultados para ser convertida em evidência e introduzir mudanças permanentes nas condutas atuais.

Sugere-se aos leitores a discussão da viabilidade das alternativas técnicas fornecidas para em seguida verificar sua eficácia.

Pontos-chave

- A MUSPACC é uma colpopexia anterior que não precisa de acesso transperitoneal, permitindo o suporte simultâneo dos compartimentos anterior e apical mediante a fusão dos níveis I e II de DeLancey.
- Deve-se aprender muito bem a tríade colinear, chave para o entendimento da fisiopatogenia do POP: *(1) dano apical; (2) dano paravaginal; (3) aumento do diâmetro do hiato genital.*
- O conceito de *complexo cardinal-uterossacro* é uma maneira de entender a importância desse elemento como suporte apical nessa cirurgia.
- A MUSPACC deve ser realizada em qualquer colporrafia anterior, em pacientes com histerectomia prévia ou durante esta.
- Os resultados iniciais são bastante promissores, tornando possível evitar o uso de malhas.

As imagens e desenhos pessoais do autor neste trabalho ficam autorizados para uso com fins acadêmicos sem qualquer restrição. As demais imagens foram autorizadas pelos detentores dos direitos autorais para fazer parte deste capítulo.

Referências

1. Haylen BT, Yang V, Vu D et al. Midline uterosacral plication anterior colporrhaphy combo (MUSPACC): preliminary surgical report. Int Urogynecol J 2011; 22:69-75.
2. DeLancey JOL. Structural Anatomy of the posterior pelvic compartment as it relates to rectocele. Am J Obstet Gynecol 1999; 180:815-23.
3. Kovac R, Zimmerman CW. Advances in Reconstructive Vaginal Surgery. 2. ed. Lippincott Williams & Wilkins, 2012: 286-7.
4. Richardson AC, Lyon JB, Williams NL. A nel look at pelvic relaxation. Am J Obstet Gynecol 1976; 125:568-73.9
5. Waaldijk K. Obstetric trauma surgery art and science. 1. ed. Nigéria: Fistula Foundation, 2018.
6. DeLancey JO. What's new in the functional anatomy of pelvic organ prolapse? Curr Opin Obstet Gynecol 2016 Oct; 28(5):420-9.
7. Chen L, Lisse S, Larson K, Berger NB, Ashton-Miller JA, DeLancey MD, Structural Failure Sites in Anterior Vaginal Wall Prolapse. Obstet Gynecol Oct 2016; 128:853-61.
8. Range RL, Woodburne RT. The gross and microscopic anatomy of the transverse cervical ligament. Am J Obstet Gynecol 1964; 90:460-7.
9. Grody MHT, Nyirjesey P, Kelley LM y col. Uretropexia com cabestrillo fascial parauretral y cistopexia de defectos paravaginales em la correccion del prolapso uretrovesical. Int Urogynecol J 1995; 6:80-5.
10. Larson KA, Hsu Y, Chen L et al. Magnetic resonance imaging based three-dimensional model of anterior vaginal wall position at rest and maximal strain in women with and without prolapse. Int Urogynecol J 2010; 21:1103-9.
11. Goel N. Arte quirurgico en cirugia vaginal. 2. ed. Amolca, 2014; 491:11.

Leituras complementares

Robert Kovac, Carl W Zimmerman. Advances in Reconstructive Vaginal Surgery. Lippincott Williams & Wilkins, 2do edition, 2012.

Goel, Neerja Arte quirurgico em cirugia vaginal. Amolca, 2da edicion, 2014; 491; Pag 11.

Mickey Karram / Christopher F. Maher, Tratamento Quirúrgico de Prolapso de Órgãos Pélvicos. Amolca; 2014.

Walters Mark, Karran Mickey, Uroginocologia y cirugiareconstructiva de la pélvis. Elsevier, 3ra edicion; 2008.

Walters Mark, Karran Mickey. Uroginocologia y cirugia reconstructiva de la pélvis. Elsevier, 4ta edicion; 2015.

Parte C

O Mistério dos Defeitos Paravaginais – Uma Nova Realidade*

Álvaro Ochoa Cuberos

Introdução

Melhorias nas técnicas de correção dos defeitos do assoalho pélvico têm sido permanentemente buscadas. A grande "dor de cabeça" sempre foi o compartimento anterior, seguido pelo apical, em virtude da alta taxa de recorrências.

Uma característica dos tempos atuais consiste em passar da discussão de hipóteses e teorias com base na anatomia e no exame físico apenas para testá-las em pacientes vivas usando técnicas sofisticadas de imagem, como ressonância magnética, ultrassonografia e testes de função do assoalho pélvico.

Quando se passou a falar sobre a reparação dos defeitos paravaginais (DPV), teve início uma polêmica sobre a necessidade e quais deles deveriam ser tratados. Na opinião deste autor, a triste verdade era que ninguém, até pouco tempo, tinha certeza de como detectá-los e repará-los adequadamente.

Por muitos anos a cirurgia do compartimento anterior consistiu exclusivamente na "colporrafia clássica", que nada mais é do que a plicatura na linha média da capa fibromuscular, porém sem nunca detectar detalhadamente e de forma sítio-específica os defeitos. Consequentemente, ao não serem detectados, esses defeitos permaneciam sem tratamento e com taxas de recorrência muito altas.

Além disso, buscando deixá-la mais tensa, ressecavam-se grandes segmentos da parede vaginal, produzindo encurtamento, o que também aumentava o risco de recorrências.

Neste artigo analisaremos alguns detalhes anatômicos importantes e sua aplicação prática, sugerindo a reparação sítio-específica dos DPV.

Epidemiologia

Nichols e Randall (1996) descreveram dois tipos de prolapso vaginal anterior: *distensão e deslocamento*. Pensava-se que a distensão era resultado de um estiramento excessivo e da atenuação da parede anterior da vagina provocados por uma sobrecarga relacionada com o parto vaginal ou as mudanças atróficas da superposição de envelhecimento e menopausa. A característica física desse tipo de defeito foi descrita como diminuição ou ausência das pregas rugosas do epitélio vaginal anterior em razão de afinamento ou perda de tecido fascial na linha média. Já o deslocamento foi atribuído à desinserção patológica ou ao alongamento dos suportes vaginais anterolaterais no ATFP. Pode surgir de maneira uni ou bilateral e coexiste frequentemente com certo grau de cistocele por distensão, com hipermobilidade uretral ou com prolapso apical. As pregas rugosas podem ou não se encontrar preservadas.

Outra teoria relacionada atribui a maioria dos casos de prolapso vaginal anterior a uma interrupção ou desinserção fascial do ATFP ou linha branca. Foi descrita

---

*Título em espanhol: *El misterio de los defectos paravaginales – una nueva realidad*. Tradução livre para o português por Sérgio Flávio Munhoz de Camargo, com autorização do autor.

pela primeira vez por White, em 1909, mas valorizada apenas com a publicação de Richardson, em 1976[1].

Richardson também descreveu defeitos transversais, defeitos na linha média e outros que pressupõem uma perda isolada da integridade dos ligamentos pubouretrais. Afirmava-se que os defeitos transversos surgiam quando a FPC se separava de sua inserção no anel pericervical ao redor do colo do útero. Já os defeitos da linha média representavam uma separação anteroposterior da fáscia entre a bexiga e a vagina[2,3]. Existe a possibilidade de tantos defeitos quanto o número de pacientes e partos[4,5].

À incidência maior de cirurgias e insucessos da parede anterior, quando comparada com os outros compartimentos da vagina[6,7], devem ser acrescidas as taxas de recorrência, que estão entre 20% e 60%[8].

O *defeito transverso* é o mais frequente da parede vaginal anterior, apresentando-se provavelmente em 100% das pacientes sintomáticas. Em segundo lugar estão os defeitos paravaginais, e apenas em terceiro, e muito distantes, vêm os centrais. Mais distantes ainda estão os paramediais e "em estrela", provocados por necrose central da FPC em períodos expulsivos prolongados e por mais de uma centena de possibilidades.

Os DPV são os defeitos com os quais os ginecologistas gerais estão menos familiarizados, e são eles que realizam 80% a 90% das cirurgias primárias em reconstrução pélvica.

Os DPV estão presentes em aproximadamente 60% a 70% das mulheres, segundo a experiência de alguns autores (DeLancey: 75% a 80%; Richardson: 67%[9-13]), porém sem especificar se sintomáticos ou assintomáticos, se por achados transoperatórios ou se por estudo com imagens, como ultrassonografia ou ressonância magnética.

A experiência narrativa do autor indica que, quando se intervém no compartimento anterior, DPV são encontrados em 51% dos casos; em 70% estão à direita, em 18% à esquerda, e são bilaterais em 12% dos casos.

Dados do autor

- Os defeitos transversos são os mais frequentes e estão presentes em quase todas as cistoceles (sendo exclusivos em 48% dos casos).
- Os outros casos englobam todas as combinações possíveis que resultam em pacientes sintomáticas.
- Total de DPV encontrados: 51%, assim distribuídos:
    - Transverso e paravaginal direito: 70%.
    - Transverso e paravaginal esquerdo: 18%.
    - Transverso e bilateral: 12%.
    - Transverso e central: 8%.

Existem, entretanto, relatos afirmando que os DPV podem estar presentes em 50% das mulheres e são assintomáticos, ou seja, trata-se de um defeito isolado pelo qual a bexiga não prolapsa[14]. Nosso tema se refere aos DPV combinados, com prolapso de bexiga e sintomáticos, denominando-se então defeitos transversos e paravaginais, defeitos transversos e centrais etc.

Alguns autores reportam que aproximadamente 90% dos DPV estão localizados à direita e que cerca de 10% estão do lado esquerdo ou são bilaterais[14], o que pode ser explicado pela variedade de posição mais frequente nos partos normais – a do occipício esquerdo anterior – fazendo com que a maioria dos arrancamentos do ATFP seja do lado direito[15].

Detalhes anatômicos do compartimento anterior

Ao abordarmos tema tão "misterioso" para muitos e tão inexplorado para outros, devemos fazer uma breve revisão da anatomia da FPC, sempre levando em conta os *níveis de DeLancey* (Figura 16.53):

- **Nível I:** esse é o nível de suspensão e é composto pelo CCUS e o anel pericervical. A lesão desse nível se associa a prolapsos do compartimento apical/uterino, de cúpula vaginal pós-histerectomia ou enterocele.
- **Nível II:** esse é o nível de fixação e é formado pelo terço médio da vagina, especificamente o septo retovaginal e a FPC longitudinalmente e os curtos septos fasciais (que unem a parede das vísceras ao ATFP) transversalmente. A lesão desse nível produzirá prolapsos do compartimento anterior (cistocele) ou posterior (retocele).
- **Nível III:** esse é o nível de fusão e é constituído pelo corpo perineal e as estruturas que o compõem: esfíncter anal externo, músculos superficiais do períneo e membrana perineal. Danos nesse nível provocam

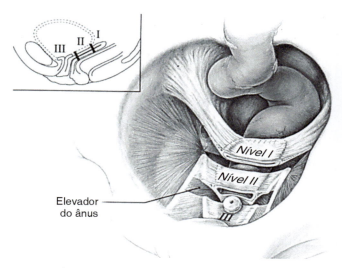

Figura 16.53 Níveis de DeLancey (com permissão).

corpos perineais deficientes, alargamento do hiato e retocele baixa.

1. Como visto na Parte B deste capítulo, o debate sobre a natureza fascial ou não do septo retovaginal (SRV) e da FPC é mais teórico do que prático para o cirurgião, e por isso manteremos aqui essa denominação.
2. A vagina é constituída por três camadas: a "mucosa", a muscular e a adventícia. A mucosa na realidade é epitélio (*não contém glândulas*) escamoso não queratinizado que reveste a lâmina própria; a camada muscular consta de músculos lisos, pequenas quantidades de colágeno e elastina. Já a adventícia é uma camada de colágeno e elastina no tecido conjuntivo variavelmente discreta entre a parede muscular da vagina e o tecido conjuntivo paravaginal adjacente.

O suporte da parede vaginal anterior depende de uma linha contínua de fixação do tecido conjuntivo: transversalmente desde a linha branca à borda vaginal e à linha branca do lado oposto.

Essa fixação de tecido paravaginal à adventícia da parede vaginal lateral é responsável pela aparência dos sulcos vaginais laterais; esse é o pilar de sustentação do terço mediovaginal (Figura 16.54)[17].

O SRV é uma camada de tecido conjuntivo situada entre a vagina e o reto que se estende desde o corpo perineal por 2 a 3cm e está ausente na porção superior desse espaço, junto ao fundo de saco de Douglas. Conecta-se lateralmente com o tecido paravaginal[18,19].

DeLancey, em estudo publicado em 2016[20], ressalta a importância transcendental dos LC, cuja anatomia é aprofundada na Parte B deste capítulo, onde é ressaltada sua importância na suspensão do útero e da vagina. (Veja a Figura 16.25 em 3D sobre a orientação do CCUS).

Chen, Lisse, DeLancey e outros descreveram em sua investigação[21] os locais de falhas no prolapso da parede anterior com possíveis danos estruturais às fáscias e aos músculos, o que, na visão desses autores, contribui igualmente para a produção e o tamanho de uma cistocele.

Na conclusão dessa belíssima investigação, *a fixação apical, a fixação paravaginal e o tamanho do hiato genital (tríade colinear)* explicavam 92,5% da variação de tamanho das cistoceles[21].

Os principais fatores que podem ocasionar a formação de cistocele são (Figuras 16.55):

- **Fatores de fixação:** suporte apical e defeito paravaginal.
- **Fatores da parede vaginal:** relativos à camada fibromuscular da vagina, seu comprimento e largura.
- **Fatores do dano muscular do elevador:** tamanho do hiato genital e dano do pubovisceral.

Observações clínicas mostram forte correlação entre o descenso apical e o tamanho da cistocele[24,25] (Figura 16.56). Também está comprovada a inutilidade da plicatura mediana ("colporrafia clássica") sem a identificação dos defeitos.

As principais diferenças entre as pacientes com e sem prolapso são observadas nos defeitos produzidos pela perda das fixações das conexões paravaginais ou laterais e dos LC e LUS, que estão altamente correlacionados entre si. Esses argumentos comprovam irrefutavelmente que os defeitos paravaginais têm único e importantíssimo protagonismo, agora conhecido e comprovado, levando à indicação de sua busca e correção em qualquer procedimento de correção do assoalho pélvico.

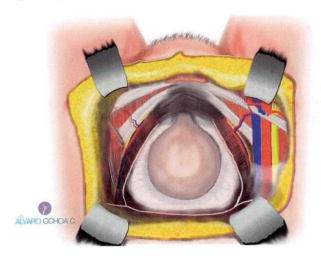

Figura 16.54 Visão superior: fixação da bexiga e da FPC, a primeira sustentada e se apoiando na segunda. A visão por via vaginal é diferente: primeiro encontramos a FPC e depois a bexiga, a não ser que haja um defeito desta última que produza um grande prolapso.

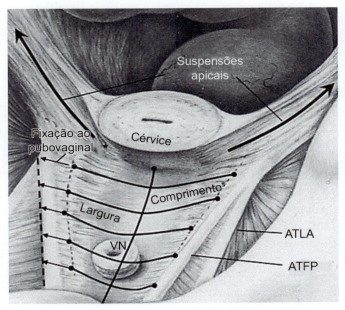

Figura 16.55 Fatores de suporte da parede vaginal anterior (removida a bexiga): suspensão apical (nível I) e fixação paravaginal (nível II). (*ATLA:* arco tendíneo do elevador do ânus; *ATFP:* arco tendíneo da fáscia pélvica.) (DeLancey e Chen, com permissão.)

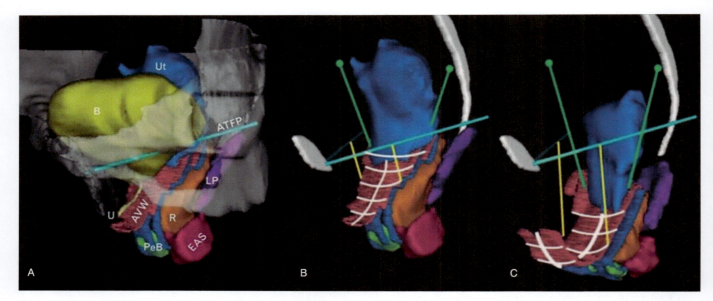

Figura 16.56 Reconstrução em 3D dos órgãos pélvicos em ressonância magnética (**A**), em repouso (**B**), com indicação do arco tendíneo (ATFP). Em **C**, as mesmas distâncias na manobra de Valsalva. (DeLancey, com permissão.)

Convém buscar de maneira ativa cada defeito especificamente (*cirurgia sítio-específica*) e corrigi-lo sem a necessidade de nenhum tipo de prótese ou enxerto[21].

E os danos musculares?

A hipótese de que a lesão muscular do elevador do ânus é uma causa importante do POP, apresentada por Halban e Tandler, agora está comprovada[26]. Em 16% das mulheres assintomáticas, com suporte normal, há dano muscular; por outro lado, quase 55% daquelas com POP também o têm, o que evidencia uma estreita relação entre o prolapso e o dano muscular[27].

Essa lesão implica especificamente a porção *pubovisceral* do músculo, e não inclui a *puborretal*[6], confusão feita por muitos autores. DeLancey afirmou: "escolhemos o termo *pubovisceral*, segundo Larson, em vez de *pubococcígeo*, pois reflete com mais precisão as origens, inserções e a função do músculo".

O pubovisceral (composto pelo pubovaginal, puboanal e puboperineal) apresenta uma fina aponeurose, a qual está sujeita a lesões quando as forças na direção da fibra superam aquelas nas inserções musculares. Essa lesão do elevador ocorre em 13% a 36% das mulheres que tiveram parto vaginal[28,29] e acontece na origem do músculo pubovisceral, no osso púbico[30,31], que é uma aponeurose delgada e transparente e que se posiciona tangencialmente ao púbis[32].

Berger e DeLancey demonstraram em análise de 503 pacientes, a partir de estudos controlados de casos de POP, que somente a falta de 50% ou mais de músculo está associada ao prolapso[33], limite esse confirmado de forma independente por ultrassonografia[34].

A lesão do elevador que implica perda importante associa-se à redução de 40% na força que esse músculo pode gerar durante uma contração muscular pélvica[27]. Esse dano ao elevador do ânus aumenta o tamanho do hiato genital com as consequências óbvias: risco maior de recorrências e de defeitos apicais e grandes cistoceles.

Foram demonstradas, também, relações entre os compartimentos anteriores e posteriores[35] que ajudam a explicar o desenvolvimento pós-operatório de um novo prolapso no compartimento oposto, mesmo que seu suporte parecesse normal antes da operação[27-34]. As paredes anterior e posterior da vagina estão sujeitas a pressões que se opõem, são iguais e equilibradas, anulando-se entre si. Quando os músculos estão lesionados ou debilitados, o hiato genital permanece mais aberto, os órgãos pélvicos descem e, ao ultrapassarem o hímen (nível onde o elevador do ânus pode atuar), começa a influência da pressão atmosférica contra a abdominal. Essa diferença de pressão traciona os órgãos pélvicos para baixo e grande parte do suporte pélvico se perde. Ainda é necessário investigar qual seria a melhor técnica (se houver) para reparar a avulsão do elevador; até o momento as notícias não são alentadoras.

Todos os níveis são importantes, pois, se um está lesionado, pode afetar os demais; porém, o suporte do terço médio, o nível II de DeLancey, constituído pela fixação dos septos fasciais às paredes pélvicas laterais, apresenta grande protagonismo. Muito importantes são a detecção de todos os defeitos e a realização de uma reconstrução multicompartimental.

O assoalho pélvico é um todo – seus componentes musculares, ósseos e fasciais interagem, sendo todos de igual importância, o que explica a necessidade da restauração da perfeita anatomia.

Defeitos paravaginais – técnicas de detecção/avaliação

Anamnese

Cabe ao cirurgião determinar os locais específicos dos defeitos em cada paciente com a finalidade de programar e restaurar a anatomia normal com sua função adequada.

Os sintomas mais frequentes dos defeitos da parede vaginal anterior são as sensações de um volume e de saída de massa através da vagina, sempre mais evidentes na presença de DPV, acompanhadas dos defeitos transversais.

Obviamente, esse quadro produz efeitos colaterais, como disfunção sexual, dor lombar e sensação permanente de pressão pélvica, não sendo rara a observação de incontinência urinária de esforço por perda do suporte anterior, sobretudo uretral, ou por presença de resíduo pós-miccional.

Além disso, podem ocorrer disfunções evacuatórias devido ao "efeito válvula de fechamento", na conhecida "bexiga de taco de golfe", em virtude do prolapso avançado, o que faz muitas pacientes precisarem de ajuda, inserindo os dedos na vagina para diminuir o prolapso e poder urinar corretamente.

Exame físico

O exame físico deve ser realizado com a paciente em posição ginecológica e decúbito supino. Às vezes, para melhor avaliação do prolapso, repetimos o exame com a paciente em posição ortostática (de pé) com um dos pés apoiado em um suporte e as pernas afastadas, uma delas angulada no nível do joelho, para tornar possível a avaliação ideal por meio do sistema POP-Q.

Desarticulamos o espéculo de Sims e procedemos apenas à introdução de uma válvula na vagina para examinar separadamente os compartimentos anterior e posterior (veja o Capítulo 14). Em seguida, avaliamos o compartimento apical, lembrando que o exame deve ser feito com a paciente em repouso e sob manobra de Valsalva, com esforço máximo. No ambulatório não tracionamos o colo do útero ou a cúpula vaginal, pois isso desencadearia uma sensação dolorosa, e observamos o prolapso real; ao repetirmos o exame sob narcose, no bloco cirúrgico, observaremos um descenso adicional de 2 a 3cm em todos os compartimentos[15].

Como costumo dizer, precisamos aprender a "ler" a vagina na busca de indícios dos defeitos de suporte. Teoricamente, deveria ser possível, com a *observação das "rugosidades" da parede vaginal,* saber se o defeito é:

- **Transverso:** ausência de rugosidades e epitélio vaginal brilhante e liso.
- **Central:** região central da parede vaginal lisa na linha média e presença de rugosidades laterais.
- **Lateral:** presença de rugosidades na linha média e ausência uni ou bilateralmente.

Na prática clínica, contudo, apenas a identificação dos defeitos transversos apresenta sensibilidade e especificidade altas, o que não ocorre com os DPV e, em consequência, é muito difícil assegurar ao exame físico sua presença ou não e muito menos conseguir identificar o lado.

Em estudo realizado por Barber e cols. em 1999, em 117 mulheres com POP, a sensibilidade à exploração clínica para detectar DPV foi alta (92%), embora com especificidade baixa (52%). O resultado final foi que, apesar da prevalência alta e inesperada de DPV, o valor preditivo positivo também foi baixo (61%). Outro estudo, publicado por Whiteside e cols. em 2004, revelou reprodutibilidade muito baixa do exame físico na detecção dos defeitos da parede vaginal anterior[36].

Em resumo, a história e o exame físico, sempre tão importantes, não podem ser totalmente confiáveis na detecção dos DPV; o diagnóstico acurado e seguro será estabelecido apenas no transoperatório.

Outros métodos complementares

Com o surgimento de novas técnicas de imagenologia, como ultrassonografia 3D e ressonância magnética dinâmica, a possibilidade do diagnóstico correto antes de uma intervenção cirúrgica aumentou bastante. Entretanto, a disponibilidade de especialistas para diagnosticar de maneira adequada os defeitos do assoalho pélvico ainda é incipiente. Em meu ambiente de trabalho, é praticamente nula.

Em minha opinião, é apenas no momento da intervenção cirúrgica, com uma dissecção atraumática e totalmente anatômica, que teremos um diagnóstico de certeza e poderemos executar a reparação adequada para aquela paciente.

Técnicas cirúrgicas do autor

É importante iniciarmos reforçando o conceito de que a chamada "colporrafia anterior clássica", uma plicatura mediana da FPC, não encontra mais indicação nas cirurgias sítio-específicas, a menos que se tenha identificado um defeito central. Talvez possam ser feitos alguns pontos isolados em U, quando a FPC for muito alongada.

A via vaginal é minha escolha porque pelo abdome, seja por laparotomia, seja por laparoscopia, não se consegue reparar defeitos do assoalho pélvico de maneira sítio-específica. O cirurgião preparado ("se sabes o que buscas, entendes o que encontras") irá identificar e reparar os defeitos por meio da abordagem vaginal. A dissecção adequada do espaço vesicovaginal possibilitará a identificação e o tratamento dos defeitos, prevenindo futuras recorrências. Recordemos aqui que 70% a 90% dos DPV estão do lado direito e 10% a 30% estão do lado esquerdo ou são bilaterais[14].

Os DPV isolados e pequenos costumam ser assintomáticos e não necessitam tratamento; se forem detectados acidentalmente, poderão ser reparados para evitar sintomatologia futura. No entanto, quando aos defeitos paravaginais se somam os transversos, a FPC se retrai para o lado contrário ao defeito, como uma "persiana", produzindo uma cistocele de tamanho maior por protrusão da bexiga (Figura 16.57).

Na dinâmica técnica bem-sucedida, primeiro se repara o DPV e depois o defeito transverso (DT). No caso de DPV bilateral (veja a Figura 16.58), pontos devem ser passados em ambos os ATFP, fixando-os à borda desprendida da FPC de cada lado. O material usado de preferência é o não absorvível, polipropileno 2-0 ou zero.

Cirurgia virtual

Cabe observar, nas Figuras 16.58 e 16.59, como a redução para cima corrige o defeito.

Um dos grandes e graves erros que tenho observado nos diferentes trabalhos sobre os DPV consiste em dissecar de rotina ambos os espaços paravaginais em busca dos defeitos, como se eles fossem sempre bilaterais, quando já vimos que eles predominam, e muito, à direita. Portanto, ao tomar essa atitude, o cirurgião estaria "criando um DPV" no lado não afetado em quase 90% dos casos.

Várias incisões são possíveis para acessar o compartimento anterior:

- A primeira é uma incisão elíptica ou arqueada, que fornece um excelente campo cirúrgico, porém resulta um pouco mais demorada não apenas para abertura, mas também para dissecção e fechamento.

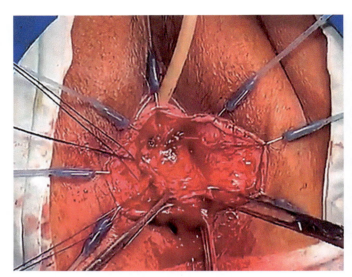

Figura 16.58 Defeito paravaginal bilateral. Observam-se três pontos de polipropileno já colocados no ATFP do lado direito.

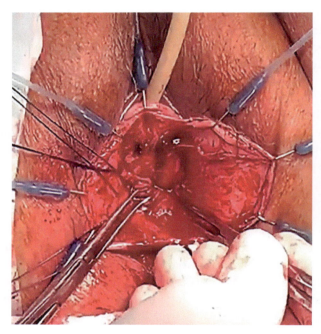

Figura 16.59 Com as pinças de Allis ergue-se a FPC, observando-se o desapecimento da cistocele.

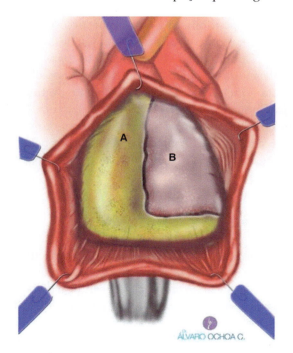

Figura 16.57 Bexiga em amarelo, sem suporte (A). FPC retraída para a esquerda por defeitos lateral e transverso à direita (B).

- A segunda é a mais utilizada: uma incisão vertical na linha média, iniciando em torno de 2cm abaixo do meato uretral, mas lembrando-se de jamais comprometer os ligamentos pubouretrais. Prolonga-se até o anel pericervical anterior ou, se for o caso, por cima do defeito até a *cúpula vaginal* (Figura 16.60A e B).
- Se disponível, utiliza-se um afastador vulvovaginal autorretrátil com ganchos afastadores para melhorar a exposição cirúrgica.
- Marca-se com dois pontos laterais, na cúpula (se histerectomizada), o local dos cotos do CCUS.
- Terminada a abertura da parede vaginal anterior, iniciamos o processo de dissecção lateral da FPC (de preferência com tesoura e não com compressa de gaze, para nos mantermos no plano adequado e termos acesso visual ao defeito ao encontrá-lo).
- A irrigação contínua do sítio cirúrgico com seringa e soro fisiológico vai ressaltar a FPC, que aparece mais esbranquiçada ou nacarada do que os tecidos vizinhos. A dissecção da fáscia não cria um *artifício* de técnica, como sugerem alguns; ela existe, mas está bastante retraída, e é preciso saber resgatá-la. Por outro lado, se esse tecido nacarado vai até o ATFP, não existe defeito lateral.

No entanto, se aparece tecido gorduroso facilmente detectável (Figura 16.61A e B), significa que existe defeito lateral, porque a FPC se desprendeu do arco tendíneo e se retraiu para o outro lado, expondo o tecido gorduroso de coloração amarelada. Observa-se na figura como a ponta da tesoura expõe otecido gorduroso (amarelo), indicando DPV direito.

- Introduz-se então um dos dedos, fazendo movimentos de vaivém para cima e para baixo, tocando ("acariciando") a superfície do músculo obturador interno e identificando a espinha isquiática (Figura 16.62A e B).
- Pode ocorrer sangramento, geralmente de origem venosa, o qual costuma ceder facilmente à colocação de compressa úmida durante alguns minutos.
- Os auxiliares colocam uma válvula de Breisky, pressionada no sentido da linha média, para afastar a bexiga, e uma cânula de aspiração pressiona para baixo, criando o espaço para a passagem dos pontos de fixação.
- Repete-se a dissecção do lado esquerdo, de forma atraumática, e onde provavelmente a continuidade da FPC nacarada evidenciará a falta do DPV. As Figuras 16.63 a 16.66 mostram minha proposta cirúrgica para reparação do DPV.
- Começamos a passar os pontos de fixação na face interna do músculo obturador interno, orientados pela palpação óssea de referência.
- O primeiro é colocado próximo ao osso do púbis, quase subpúbico, e será utilizado para fixar a borda desprendida da FPC periuretral, próximo da uretra média. Os dois pontos seguintes de fixação são

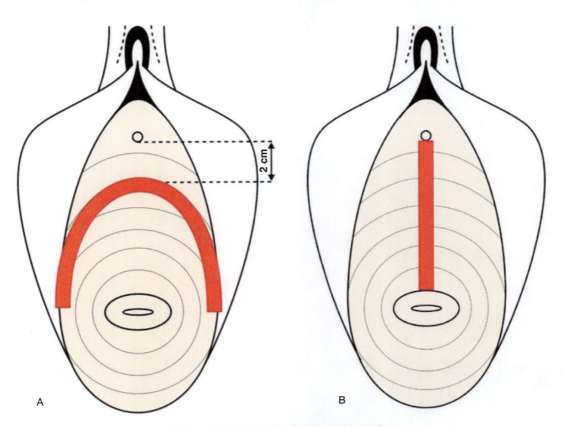

Figura 16.60 A Incisão elíptica. B Incisão mediana.

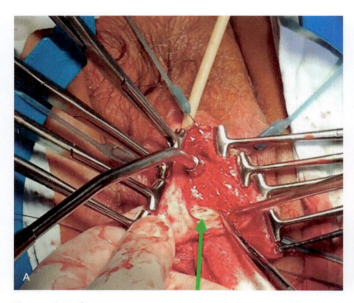
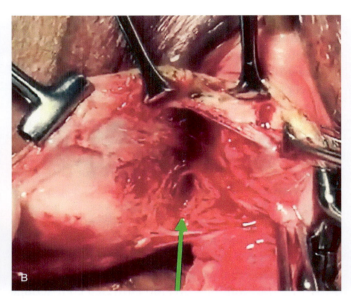

Figura 16.61 Observa-se, na ponta da tesoura, o tecido gorduroso (em amarelo). **A** A seta verde comprova a ausência de continuidade entre a FPC e o ATFP. **B** Tecido gorduroso na flecha verde.

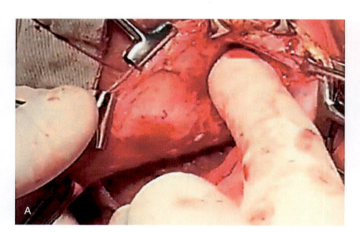
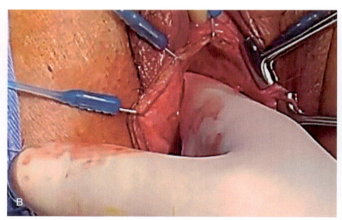

Figura 16.62 A O dedo indicador penetra pelo tecido gorduroso até o espaço paravesical. **B** O dedo indicador faz movimentos de vaivém sobre a superfície do músculo obturador interno, criando o espaço adequado para passagem dos pontos.

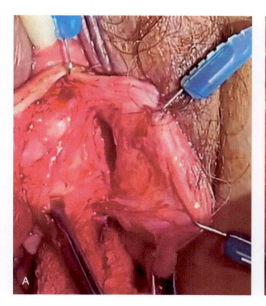
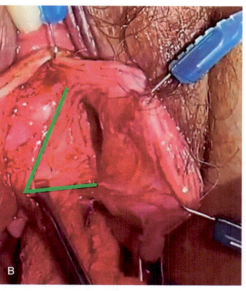

Figura 16.63 A e **B** Lavando com solução salina, observa-se a FPC delimitada com a linha verde e retraída como uma persiana. Existem defeitos paravaginal direito e transverso.

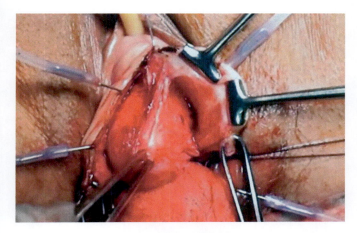

Figura 16.64 Observa-se claramente a FPC (camada fibromuscular anterior da vagina) retraída para a esquerda, como uma persiana, por um defeito transverso e lateral ou paravaginal direito. A pinça de Allis encontra-se no ângulo de união dos defeitos. Por debaixo da fáscia observa-se a bexiga.

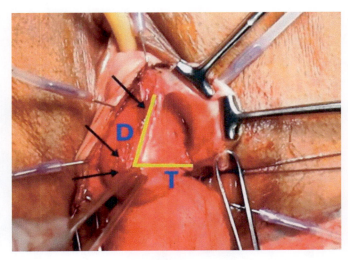

Figura 16.65 Linha amarela demarcando os defeitos lateral (D) e transverso (T). As setas pretas assinalam a bexiga.

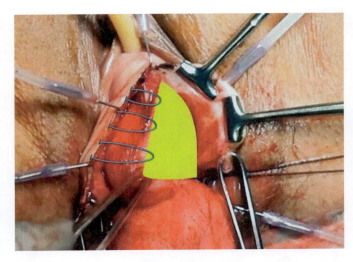

Figura 16.66 Diagrama proposto: pontos de sutura de polipropileno em U, que vão desde o ATFP até a borda lateral desprendida da FPC.

passados na mesma linha longitudinal do primeiro, em direção à espinha isquiática. Em minha opinião, esses três pontos de material não absorvível (polipropileno) são mais do que suficientes.

- Outros autores, como Goel, colocam o primeiro ponto 2cm anterior à espinha isquiática (EI) e em seguida exercem tração sobre essa sutura, salientando o ATFP e facilitando a colocação dos pontos seguintes (três a seis) em direção à sínfise púbica. Finalmente, cada um desses pontos será fixado à margem lateral desprendida da FPC, em forma de U, para uma pega mais segura (Figura 16.67A e B).

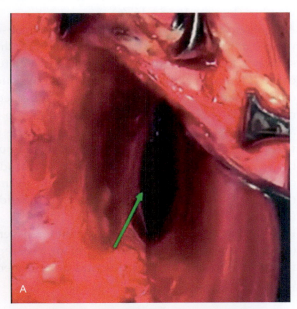
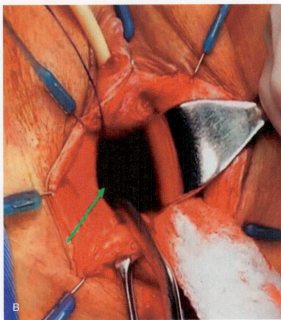

Figura 16.67 A e B A seta verde assinala o espaço e observa-se o primeiro ponto subpúbico. Observe a ampliação do espaço pela valva de Breisky, que afasta a bexiga para cima, e a cânula de sucção, empurrando as estruturas para baixo.

Segue um passo a passo para reparação de um DPV à direita como eu a realizo:

- O acesso ao espaço paravaginal já foi descrito.
- Supondo haver um DPV do lado direito, com porta-agulhas longo e prolipropileno 00 ou 2-0, passa-se o ponto com agulha invertida (Figura 16.68) para orientá-lo no sentido cefalocaudal, pois do contrário seria impossível resgatar a ponta da agulha. O movimento do cirurgião é de cima para baixo, com o ajudante resgatando a ponta da agulha com qualquer instrumental que possa fixá-la e removê-la, seguindo a curvatura da agulha para não desgarrar os tecidos vizinhos (Figuras 16.68 a 16.76).
- Ao ajustar (atar) cada ponto (Figura 16.77A), observa-se como a borda (margem) direita desprendida se fixa de forma anatômica à superfície do arco tendíneo (Figura 16.77B). Caso o defeito seja à esquerda, a passagem dos três pontos no arco tendíneo é muito mais fácil, pois a direção do movimento da agulha será cefalocaudal, sem necessidade de inverter a agulha, facilitando o resgate de sua ponta. Se os defeitos forem bilaterais (identificados com boa dissecção mais irrigação salina permanente), os mesmos procedimentos serão repetidos (Figura 16.78).
- Reparado o DPV, resta pendente o defeito transverso (evidenciado pelo indicador do cirurgião), a ser reparado por meio das técnicas descritas anteriormente (Figuras 16.79 e 16.80).

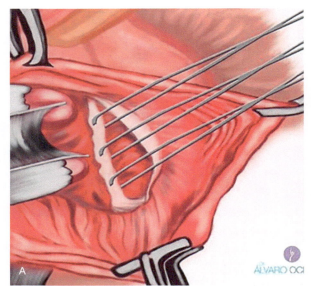
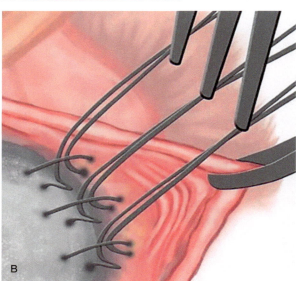

Figura 16.69 A e **B** Desenho dos três pontos (em U) e no ATFP. Cada ponto se fixa à borda desprendida da FPC e à face interna da vagina para conseguir maior subida.

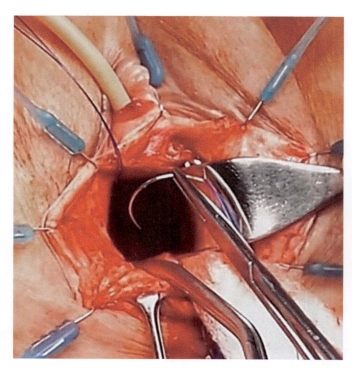

Figura 16.68 Agulha invertida.

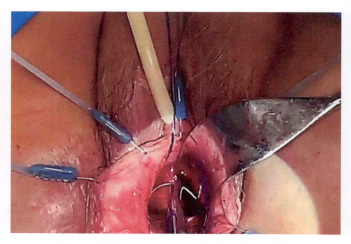

Figura 16.70 Passagem da agulha invertida no ATFP.

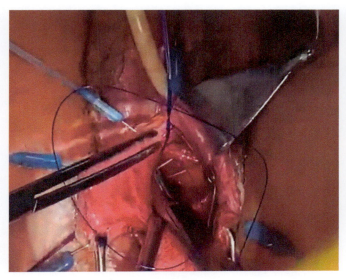

Figura 16.71 É possível visualizar a ponta da agulha saindo.

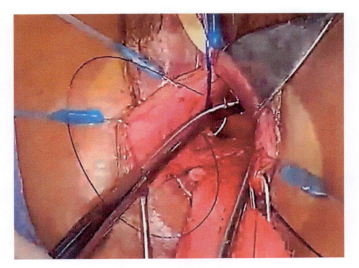

Figura 16.72 Resgate da agulha com pinça de Rochester.

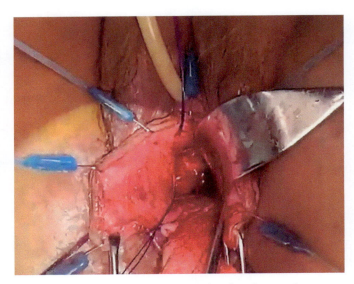

Figura 16.73 Observa-se o ponto de polipropileno pronto.

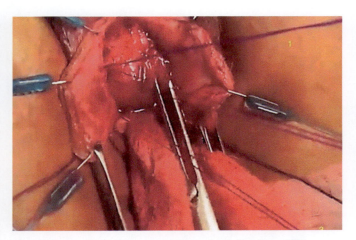

Figura 16.74 Observam-se três pontos de fixação ao ATFP.

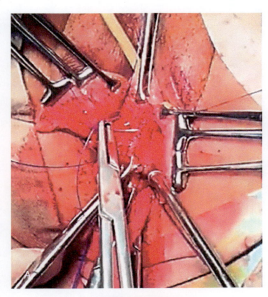
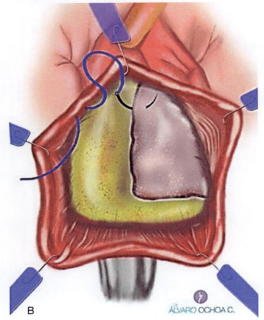

Figura 16.75 A e B Ponto do ATFP até a borda da FPC.

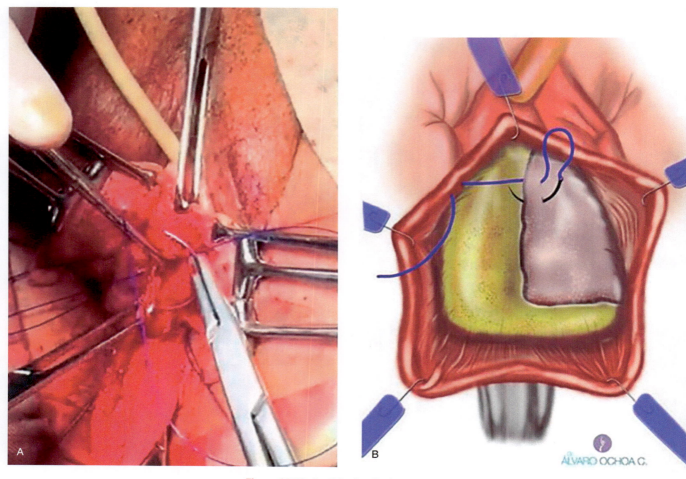

Figura 16.76 A e B Realização do ponto em U.

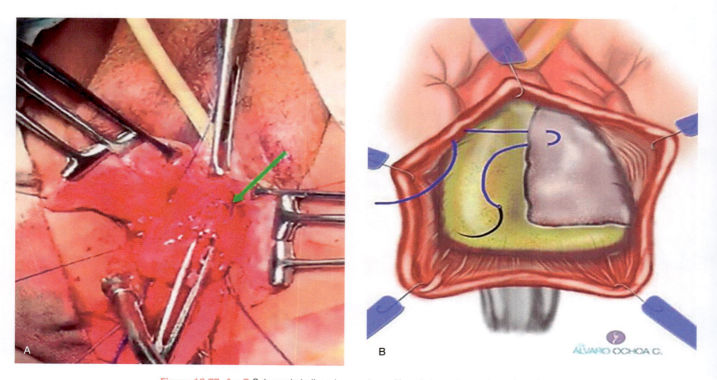

Figura 16.77 A e B Seta verde indicando o ponto em U, mais bem observado no desenho.

Capítulo 16 Compartimento Anterior 193

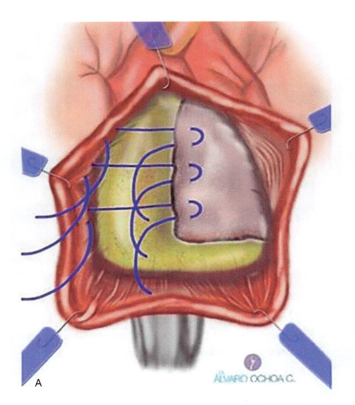
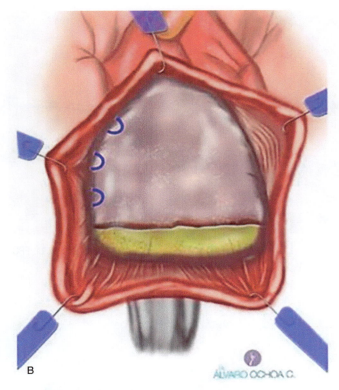

Figura 16.78 Em **A**, passados os três pontos de fixação. Em **B**, o DPV corrigido e, em amarelo, o defeito transverso.

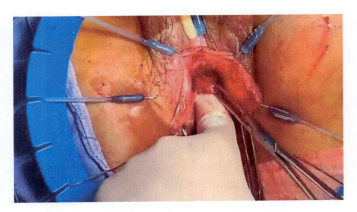

Figura 16.79 Dedo indicador no defeito transverso.

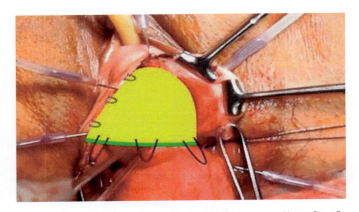

Figura 16.80 Defeito transverso (linha verde). Três pontos em U com fios não absorvíveis utilizados em pacientes com vida sexual ativa. Dois pontos laterais – FPC-LC-FPC – e um ponto de linha média – FPC-cérvice-FPC.

Proposta do autor para os defeitos transversos
Paciente com útero

Em paciente com cérvice, vagina alargada e vida sexual ativa, colocam-se três pontos inabsorvíveis – de preferência de seda – da seguinte maneira:

- Dois nos LC de cada lado e um central, no anel pericervical anterior.
- Traciona-se a cérvice com pinça própria e, por palpação digital, identifica-se o local onde os LC se inserem, e repara-se com pinças de Allis.
- Procede-se de cada lado do seguinte modo: o ponto inicia na borda transversa da FPC (linha média), vai ao LC e retorna à FPC em U.
- O ponto central tem a seguinte configuração: inicia na FPC (linha média), próximo às 12 horas, vai até a cérvice anterior e retorna em U à FPC (Figura 16.81).
- Contudo, a técnica mais usada é aquela apenas com um ponto em U, que inclui FPC-cérvice anterior-FPC (Figura 16.82).

Paciente sem útero ou durante histerectomia vaginal

- Na paciente histerectomizada, para reparação do defeito transverso é usada a *técnica MUSPACC* (veja a Parte B e a Figura 16.40).

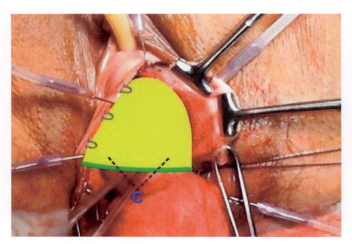

Figura 16.81 Técnica de um ponto não absorvível isolado que inclui: FPC--cérvice (*C* em azul)-FPC.

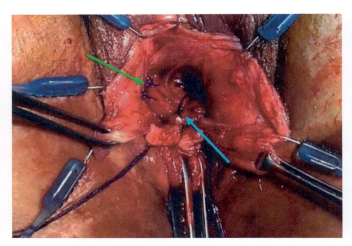

Figura 16.83 Seta verde: pontos de fixação do defeito paravaginal. Seta azul: ponto de fixação central. Estão fusionados os níveis I e II de DeLancey.

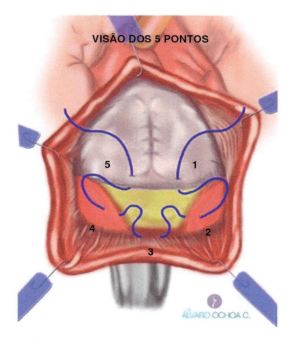

Figura 16.82 Na visão das cinco passagens da sutura contínua observa-se a linha preta de material não absorvível, que vai desde (*1*) defeito transverso (*1*) da FPC-(*2*) cotos ligamentares esquerdos-(*3*) cúpula vaginal na linha média-(*4*) cotos ligamentares à direita-(*5*) término na FPC à direita.

Resultado final (Figura 16.83)

Busca-se agora completar a cirurgia por compartimentos.

Orientação pós-operatória importante

Como a cicatrização no nível do arco tendíneo é lenta, em nossa experiência a retirada precocemente da sonda vesical acarretava retenção urinária na maioria das pacientes. Modificamos nossa conduta com o tempo e a experiência, e hoje a sonda vesical permanece sem coletor, com drenagem sob demanda por 4 dias. Damos alta à paciente em 24 horas, a qual recebe treinamento para manuseio e retirada da sonda no domicílio.

Possibilidade de reparação dos defeitos via abdominal (aberta ou laparoscópica)

Em uma visão superior (Figura 16.84*A* e *B*) encontramos em primeiro plano a bexiga, repousando sobre a FPC e ocultando-a parcialmente. Os pequenos DPV não criam espaço suficiente para que a bexiga prolapse através deles (Figura 16.84*C*). O cirurgião decidirá se deve repará-los por serem assintomáticos; mas, se possível, deveria fazê-lo (Figura 16.84*D*).

À medida que o tempo passa, a fáscia se retrai cada vez mais, tornando o defeito mais sintomático (Figura 16.85). DeLancey demonstrou que quanto maior a brecha paravaginal, junto com o defeito transverso, maiores serão a cistocele e o defeito apical[20]. Recordemos que a fixação da FPC no anel pericervical é nível I de DeLancey; já a fixação lateral é nível II.

Nas Figuras 16.86 a 16.88 observa-se como seria impossível a correção sítio-específica por via alta *sem a remoção da bexiga*. Daí a conclusão de que todos os defeitos que envolvam a FPC só podem ser resolvidos via vaginal.

Complicações intraoperatórias

- Felizmente, durante as cirurgias, as complicações são muito poucas, porém o *sangramento intraoperatório* é uma das mais frequentes, sendo decorrente da dissecção do espaço paravaginal na área do arco tendíneo. Na maioria dos casos é leve, mas, se aumentar, a melhor manobra consistirá na colocação de uma compressa umedecida em solução salina ou água oxigenada (em

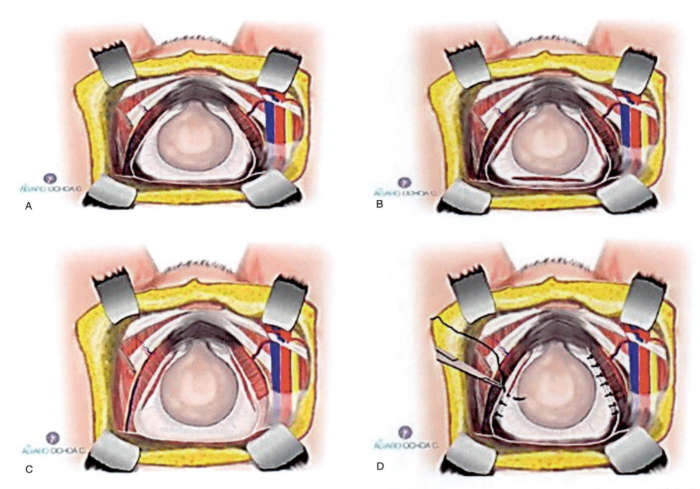

Figura 16.84 A A fáscia pubocervical é claramente apreciada com suas inserções e ancoragens. **B** A bexiga é observada acima da fáscia, o que dificultaria qualquer tipo de dissecção com a fáscia retraída. Alguns tipos de defeitos são mostrados: paravaginal e transversal. **C** Visão superior dos defeitos paravaginais, assintomáticos, pois não há espaço para prolapso vesical. **D** Forma de reparar o defeito paravaginal via superior.

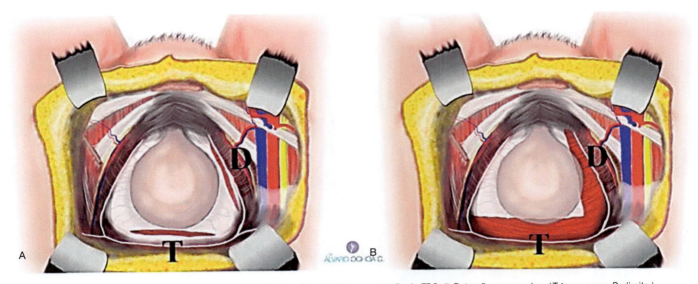

Figura 16.85 A Defeitos transverso e paravaginal direito – fase inicial sem retração da FPC. **B** Retração progressiva. (*T*: transverso; *D*: direito.)

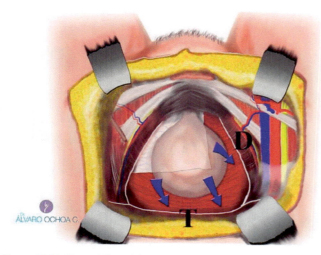

Figura 16.86 Nesta visão, o defeito transverso, combinado com o paravaginal direito, promove retração da FPC para a esquerda, como uma persiana, passando por baixo da bexiga e deixando-a sem sustentação. As setas azuis mostram uma brecha vaginal muito importante, produzindo uma grande cistocele.

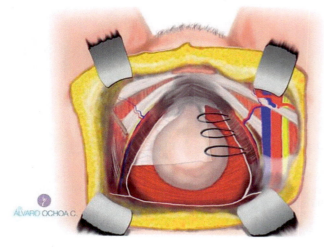

Figura 16.87 Confirmada a impossibilidade de passagem de pontos pelo defeito transverso via abdominal, pois a fáscia se encontra debaixo da bexiga. Somente é possível passá-los no ATFP.

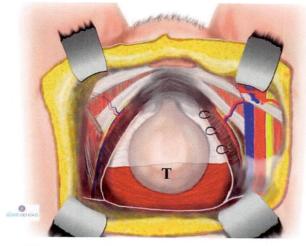

Figura 16.88 Comprovação de que os defeitos transversos(*T*) não podem ser reparados via abdominal.

razão de seu efeito vasoconstritor) no espaço paravaginal com compressão local por 3 a 5 minutos.
- Lesão de bexiga é muito improvável quando se faz uma boa dissecção.
- Torção ou envolvimento do ureter também é infrequente, já que não fazemos pontos "às cegas", apenas reposicionamos a FPC retraída em seu local anatômico de origem.

Complicações pós-operatórias

Um dos problemas mais frequentes depois dos reparos paravaginais são as disfunções vesicais, como retenção urinária ou esvaziamento incompleto da bexiga, em virtude da denervação causada pela ampla dissecção no espaço paravaginal. A conduta suprarreferida, de manutenção da sonda vesical por 4 dias, solucionou essa complicação.

Em nossa casuística pessoal tivemos apenas *dois casos de hematomas no espaço paravaginal* (Figura 16.89).

Resultados – casuística pessoal

- Em 10 anos, realizamos 1.900 cirurgias de reparação dos POP via vaginal.
- Dessas, 51% casos apresentaram DPV, sendo 70% à direita, 18% à esquerda e 12% bilaterais.
- Apesar de não ter sido possível o acompanhamento de todas as pacientes, nos mais de 400 casos acompanhados e revisados a recidiva subjetiva ou objetiva não chegou a 3%.

Considerações finais

A *medicina baseada em evidências* é provavelmente uma necessidade imperiosa que esclareceu muitas dúvidas, porém não é possível esquecer dois aspectos importantíssimos que o profissional necessita ter sempre em mente: a intuição e o senso comum.

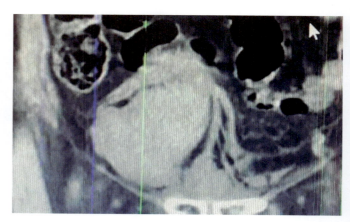

Figura 16.89 Exame de imagem após cirurgia de reparação bem-sucedida, mostrando grande coleção líquida à direita, manejada com sucesso por drenagem percutânea.

Para mim, é diretriz imperiosa restaurar a anatomia de mãos dadas com a estética, esclarecendo que esta última não se refere apenas à beleza e ao equilíbrio, mas ao domínio motor e à destreza, que constituem a verdadeira essência do cirurgião. A todas essas qualidades se somam o manejo atraumático dos tecidos e a elegância em seu trabalho.

Resta avaliar a efetividade dessa técnica cirúrgica para a prática da maioria dos ginecologistas gerais, que são aqueles que realizam 80% a 90% das cirurgias primárias dos defeitos do assoalho pélvico.

É muito gratificante minha experiência ao ministrar cursos na Colômbia e em vários países nos últimos 10 anos, implementando essa técnica e recebendo testemunhos dos colegas, que informam com orgulho seus resultados muito bons.

Pontos-chave

- Nas cirurgias do compartimento anterior, constatamos defeitos paravaginais em 51% dos casos: em 70% estão à direita, em 18%, à esquerda, e em 12% são bilaterais. Em 50% dos casos podem ser assintomáticos.
- As conexões laterais entre o útero, a vagina e as paredes da pelve (LC, LUS e fixação paravaginal) são os sítios primários de falha do tecido conjuntivo. Os defeitos apicais e paravaginais estão altamente relacionados um com o outro, o que sugere que sejam dois aspectos de um mesmo fenômeno. Aí reside a importância da busca e reparo dos defeitos paravaginais.
- Fáscia ou capa fibromuscular da vagina pode ser dissecável nas cirurgias, identificada e reparada, cumprindo uma função de suporte nas cirurgias sítio-específicas.
- Três elementos relacionados entre si – a falha apical, a falha paravaginal e o diâmetro do hiato genital (tríade colinear) – foram os melhores preditores para o surgimento da cistocele. Ainda resta considerar a interação entre o músculo elevador do ânus e as fixações do tecido conjuntivo (fáscia) como um aspecto crítico para o suporte normal dos órgãos pélvicos.
- Se for possível identificar os defeitos de cada paciente, a melhor técnica será a sítio-específica.
- Nenhum estudo ou exame físico prévio à cirurgia tem a mesma sensibilidade do exame no ato operatório para diagnosticar com 100% de certeza o tipo de defeito paravaginal que a paciente apresenta.
- Nunca devem ser colocados rotineiramente pontos bilaterais no ATFP porque um defeito paravaginal estaria sendo criado no lado não afetado em 90% dos casos.

Nota final

A medicina é uma área em constante evolução. Mesmo que as técnicas descritas neste capítulo sejam produto de estudo exaustivo, de sugestões de diversos autores e venham sendo aperfeiçoadas através da experiência, seus resultados devem ser acompanhados criteriosamente para que se convertam em evidências e consigam introduzir mudanças definitivas na prática.

As imagens e desenhos pessoais do autor podem ser usados com fins acadêmicos, sem nenhuma restrição. As demais imagens foram autorizadas pelos proprietários dos direitos autorais para fazerem parte deste capítulo.

Referências

1. Richardson AC, Lyon Jb, Williams NL. Anel look at pelvic relajación. Am J Obstet Gynecol 1976; 125:568-73.
2. Grody MHT, Nyirjesey P, Kelley LM y col. Uretropexia com cabestrillo fascial parauretral y cistopexia de defectos paravaginales em la correcciondel prolapso uretrovesical. Int Urogynecol J 1995; 6:80-5.
3. De Lancey JOL. Structural support of the urethra as it relates to stress urinary incontinence: The hammock hypothesis. Am J Obstet Gynecol 1994; 170:1713-23.
4. WaaldijkK. Obstetric trauma. Surgery art and science. Corpus intrapelvinum connective tissue body of pélvis with endopelvic diaphragm. Nigeria: Fistula Foundation, 2018; 6-39.
5. DeLancey JO, Sorensen HC, Lewicky-Gaupp C, Smith TM. Comparison of the puborectal muscle on MRI in women with POP and levator ani defects with those with normal support and no defect. Int Urogynecol J 2012; 23:73-7.
6. Otcenasek M. Paravaginal defects: A new clasificación of fascial and muscle. Tears and the Paravaginal Region. Clinical Anatomy 2015; 29:524-9.
8. Arenholt LTS, Pedersen BG, Glavind K, Greisen S, Bek KM, Glavind-Kristensen M. Prospective evaluation of paravaginal defect repair with and without apical suspension: a 6-month postoperative follow-up with MRI, clinical examination, and questionnaires. Int Urogynecol J 2019 Oct; 30:1725-33.
9. Youngblood JP. Paravaginal repair for cystocele. Clin Obstet Gynecol 1993; 36:960-6.
10. Delancey JO. Anatomic aspects of vaginal eversion after hysterectomy. Am J Obstet Gynecol 1992; 166:1717-28.
11. Richardson AC, Edmonds PB, Williams NL. Treatment of stress incontinence due to a paravaginal defect. Obstet Gynecol 1981; 57:352-6.
12. Barber MD, Cundiff GW, Weidner AC, Coates KW, Bump RC, Addison WA. Accuracy of clinical assessment of paravaginal defects in women with anterior vaginal wall prolapse. Am J Obstet Gynecol 1999 Jul;181(1):87-90.
13. Segal JL, Vassallo BJ, Kleeman SD et al. Paravaginal defects: Prevalence and accuracy of preoperative diagnosis. Int Urogynecol J Pelvic Floor Dysfunct 2004; 15:378-83.
14. Kovac R, Zimmerman CW. Advances in Reconstructive Vaginal Surgery. 2. ed. Lippincott Williams & Wilkins, 2012: 286-7.
15. Grody MHT, Nyirjesey P, Kelley LM y col. Uretropexia com cabestrillo fascial parauretral y cistopexia de defectos paravaginales em lacorrecciondel prolapso uretrovesical. Int Urogynecol J 1995; 6:13.
16. Range RL, Woodburne RT. The gross and microscopic anatomy of the transverse cervical ligament. Am J Obstet Gynecol 1964; 90:460-7.
17. DeLancey JOL. Structural anatomy of the posterior pelvic compartment as it relates to rectocele. Am J Obstet Gynecol 1999; 180:815-23.
18. Kuhn RJP, Hollyock VE. Observations of the anatomy of the rectovaginal pouch and rectovaginal septum. Obst Gynecol 1982; 59:445.
19. DeLancey JO. What's new in the functional anatomy of pelvic organ prolapse? Curr Opin Obstet Gynecol 2016 Oct; 28(5):420-9.
20. Chen L, Lisse S, Larson K, Berger MB, Ashton-Miller JA, DeLancey JO. Structural Failure Sites in Anterior Vaginal Wall Prolapse. Obstet Gyneccol Oct 2016; 128:853-61.
21. Larson KA, Luo J, Guire KE et al. 3D analysis of cystoceles using magnetic resonance imaging assessing midline, paravaginal, and apical defects. Int Urogynecol J 2012; 23:285-93.

22. Chen ZW, Joli P, Feng ZQ et al. Female patient-specific finite element modeling of pelvic organ prolapse (POP). J Biomech 2015; 48:238-45.
23. Summers A, Winkel LA, Hussain HK, DeLancey JO. The relationship between anterior and apical compartment support. Am J Obstet Gynecol 2006; 194:1438-43.
24. Rooney K, Kenton K, Mueller ER et al. Advanced anterior vaginal wall prolapse is highly correlated with apical prolapse. Am J Obstet Gynecol 2006; 195:1837-40.
25. Halban J, Tandler J. Anatomie und Atiologie der Genital prolapse biem Weibe. Vienna and Leipzig: Wilhelm Braunmuller, 1907.
26. DeLancey JO, Morgan DM, Fenner DE et al. Comparison of levator ani muscle-defects and function in women with and without pelvic organ prolapse. Obstet Gynecol 2007; 109:295-302.
27. DeLancey JO, Kearney R, Chou Q et al. The appearance of levator ani muscle abnormalities in magnetic resonance images after vaginal delivery. Obstet Gynecol 2003; 101:46-53.
28. Dietz HP, Lanzarone V. Levator trauma after vaginal delivery. Obstet Gynecol 2005; 106:707-12.
29. Shek KL, Dietz HP. Intrapartum risk factors for levator trauma. BJOG 2010; 117:1485.92.
30. Dietz HP, Gillespie AV, Phadke P. Avulsion of the pubovisceral muscle associated with large vaginal tear after normal vaginal delivery at term. Aust N Z J Obstet Gynaecol 2007 Aug; 47(4):341-4.
31. Margulies Ru, Huebner M, Delancey JO. Origin and insertion points involved in levator ani muscle defects. Soy Obstet Gynecol March 2007; 196:251.
32. Kim J, Betschart C, Ramanah R et al. Anatomy of the pubovisceral muscle origin: macroscopic and microscopic findings within the injury zone. Neurourol Urodyn 2015; 34:774-80.
33. Berger MB, Morgan DM, DeLancey JO. Levator ani defects cores and pelvic organ prolapse: is there a threshold effect? Int Urogynecol J 2014; 25:1375-9.
34. Dietz HP, Simpson JM. Levator trauma is associated with pelvic organ prolapse. BJOG 2008; 115:979-84.
35. Luo J, Chen L, Fenner DE et al. A multicompartment-definite element model of rectocele and its interaction with cystocele. J Biomech 2015; 48:1580-6.
36. Barber MD. Surgical correction of paravaginal defects. In: Vasavada S, Appell R, Sand P, Raz S, eds. Female Urology, Urogynecology and Voiding Dysfunction. New York: Marcel Dekker, 2005.
37. Haylen BT, Yang V, Vu D, Tse K. Midline uterosacral plication anterior colporrhaphy combo (MUSPACC): preliminary surgical report. Int Urogynecol J 2011 Jan; 22(1):69-75.

Leituras complementares

Goel, Neerja, Arte quirurgicoencirugia vaginal, Amolca, 2da edicion, 2014; 491; Pag 11.

Mickey Karram / Christopher F. Maher, TratamientoQuirúrgico de Prolapso de Órganos Pélvicos, Amolca ; 2014

Robert Kovac, Carl W Zimmerman, Advances in Reconstructive Vaginal Surgery, Lippincott Williams & Wilkins, 2do edition ,2012

Walters Mark, Karran Mickey, Uroginocologia y cirugiareconstructiva de lapélvis,Elsevier,3ra edicion; 2008.

Walters Mark, Karran Mickey, Uroginocologia y cirugiareconstructiva de lapélvis,Elsevier,4ta edicion; 2015

Rebecca G. Rogers, Vivian W. Sung, Cheryl B. Iglesia, RaneeThakar. Medicina pélvica femenina y cirugíareconstructiva: práctica clínica y atlas quirúrgico; McGraw Hill: 2013

CAPÍTULO 17

Compartimento Posterior

Parte A

Técnica Cirúrgica para o Compartimento Posterior da Vagina

Sérgio Flávio Munhoz de Camargo
Walter Antônio Prata Pace

Introdução

Os prolapsos da parede posterior da vagina (na maioria das vezes herniações da parede retal anterior – *retoceles*) são menos prevalentes do que os da parede anterior, bem como recidivam menos. Paradoxalmente, entretanto, a base fisiopatológica de seu tratamento cirúrgico (existência ou não de uma *fáscia de Denonvilliers* entre o reto e a vagina) ainda carece de entendimento pleno e de evidências robustas; na realidade, realizamos uma *compensação anatômica* que venha a repercutir na melhora da qualidade de vida da paciente.

Aprendemos com os trabalhos de Cullen Richardson[1-3] e do grupo de Leffler e Buttler[4,5] que os princípios básicos do tratamento dos defeitos posteriores do tubo vaginal também obedecem a princípios gerais da reconstrução pélvica:

- Reforço sítio-específico de eventuais rupturas do tecido conjuntivo.
- Reconstituição do eixo fascial de sustentação dos órgãos pélvicos tanto no *sentido longitudinal* (corpo perineal-septo retovaginal [SRV]-anel pericervical-ligamentos uterossacros-fáscia pré-sacral), prevenindo as recidivas ao longo do septo retovaginal (níveis I e III de DeLancey) como no *sentido coronal* (sutura dos lados direito e esquerdo da musculatura superficial do períneo e membrana perineal [nível III] e dos defeitos paravaginais, com sutura à parede pélvica lateral)[1].

Histórico

A evolução histórica das técnicas usadas no compartimento posterior iniciou no século XIX com a seguinte cronologia (Figuras 17.1 e 17.2):

- 1867 – Simon de Heidelberg: colporrafia posterior*.
- 1870 – Hegar: técnica para estreitamento do introito vaginal.
- 1935 – Shaw: plicatura dos elevadores do ânus na linha média**.
- 1948: transfere-se o foco do defeito para a fáscia de Denonvilliers (SRV).
- Anos 1960: tentativas de plicatura do SRV.
- Anos 1970 – A.C. Richardson: teoria defeito-específica***.

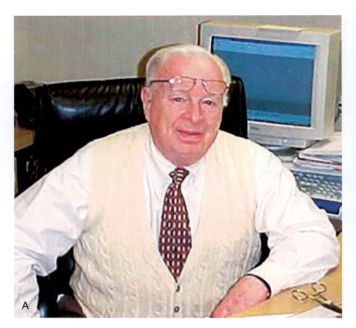

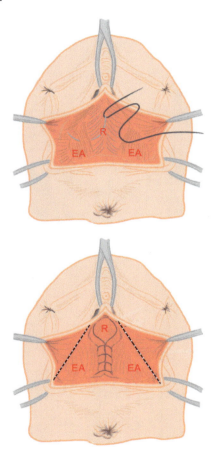

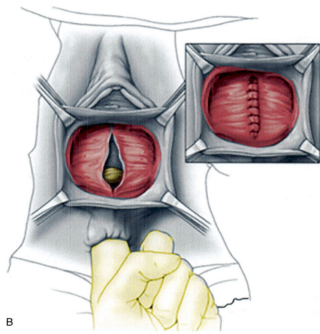

Figura 17.1 Tratamento da retocele por plicatura da musculatura elevadora. (EA: elevadores do ânus; R: retocele.)

Figura 17.2 A e B A. Cullen Richardson e a teoria defeito-específica.

---

*A colporrafia posterior, que consiste apenas em sutura de reforço invaginante sobre a camada muscular do reto, é usada até hoje e, quando bem indicada, apresenta resultados satisfatórios.
**A plicatura dos elevadores na linha média, muito popular até os anos 1980, apenas "esconde a retocele" e está associada à incidência elevada de dispareunia.
***A teoria defeito-específica, embora com várias modificações técnicas em relação ao trabalho pioneiro de Richardson, é a base para várias propostas terapêuticas, incluindo a que apresentaremos a seguir.

Princípios cirúrgicos

A técnica defeito-específica[6] baseia-se na reconstrução dos sulcos vaginais posteriores – disseca-se separando os tecidos musculoconjuntivos a partir das paredes pélvicas laterais. Em seguida, inicia-se uma sutura transversal de baixo para cima a partir do corpo perineal com pontos isolados de fio inabsorvível, incluindo os dois terços inferiores da vagina (*não pode haver tensão*). O defeito superior residual será corrigido com sutura longitudinal da margem superior do neossepto retovaginal ao ápice da vagina (Figura 17.3).

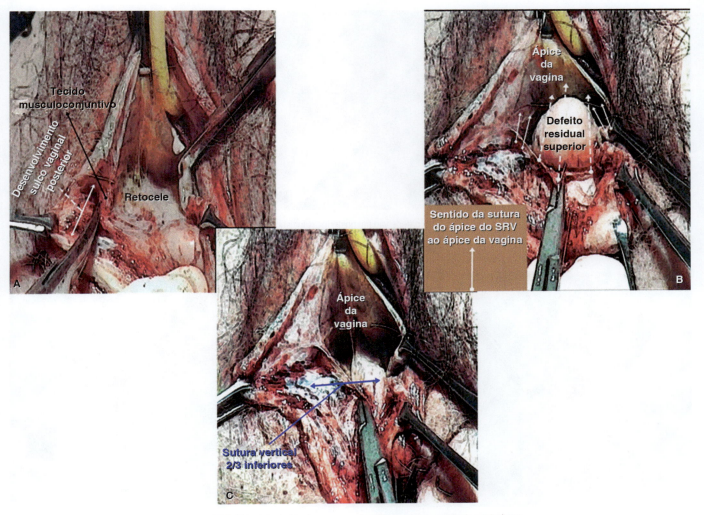

Figura 17.3 Princípio da técnica – reconstrução dos sulcos vaginais posteriores.

Técnica cirúrgica

- Tempos iniciais: incisão sobre a parede vaginal posterior desde a fúrcula vulvar até o ápice (fundo de saco de Douglas) (Figura 17.4).
- Recriando os sulcos vaginais posteriores: dissecção nas paredes pélvicas laterais, buscando tecido musculoconjuntivo para se interpor entre o reto e a vagina, recriando um neossepto retovaginal (Figura 17.5).
- Pontos de espera (três) no ápice vaginal: preparados os futuros sulcos vaginais, afasta-se com uma válvula o reto inferiormente e passa-se um ponto central com fio inabsorvível no ápice vaginal (paciente histerectomizada) ou na cérvice – face interna. Em seguida, passam-se dois pontos de fio de absorção lenta à direita e à esquerda na musculatura da parede pélvica, na região pré-espinhal. Esses três pontos não são atados, mas reparados para serem usados mais adiante (pontos de espera) (Figura 17.6).
- Inicia-se a sutura transversal do neossepto retovaginal com pontos não absorvíveis, desde a fúrcula vulvar até o terço médio da vagina, restando apenas uma zona de enfraquecimento superior junto ao ápice da vagina (Figura 17.7).
- Os três pontos de espera do ápice da vagina e das paredes pélvicas laterais são suturados à margem superior do neossepto retovaginal e, quando atados, recobrem totalmente a área de fraqueza (e retocele) da parede anterior (Figuras 17.8 e 17.9).
- Resseca-se o excesso do epitélio vaginal superior, iniciando-se sua sutura contínua com Vicryl 2-0, de cima para baixo (Figura 17.10).
- Reconstituição do eixo fascial com sutura entre os níveis II (septo retovaginal) e III (corpo perineal) de DeLancey (Figura 17.11).
- Aspectos do pré e do pós-operatório imediato (Figura 17.12).

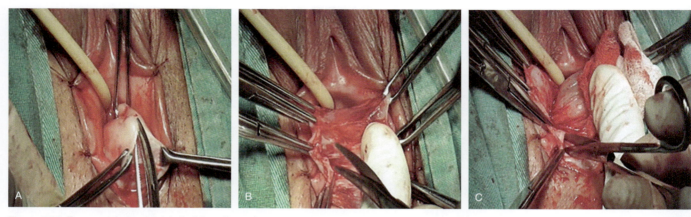

Figura 17.4 Tempos cirúrgicos iniciais: incisão e dissecção na parede vaginal posterior. **A** Incisão longitudinal na parede vaginal posterior. **B** e **C** Dissecção entre epitélio e tecido muscular-conjuntivo.

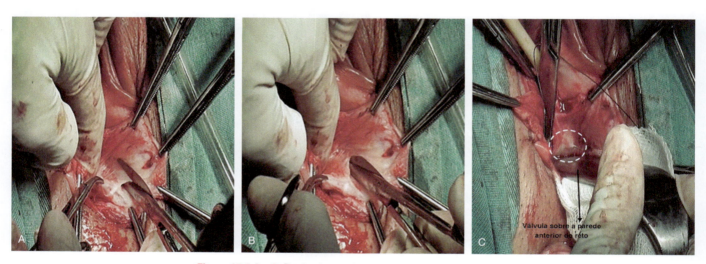

Figura 17.5 A a **C** Recriando os sulcos vaginais posteriores até o ápice.

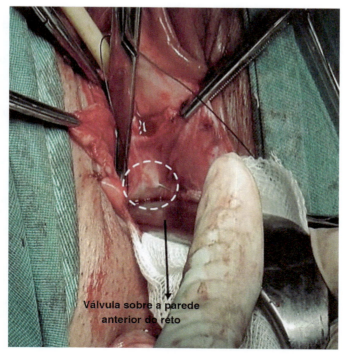

Figura 17.6 Ponto central de espera na face interna do ápice vaginal (*círculo branco*).

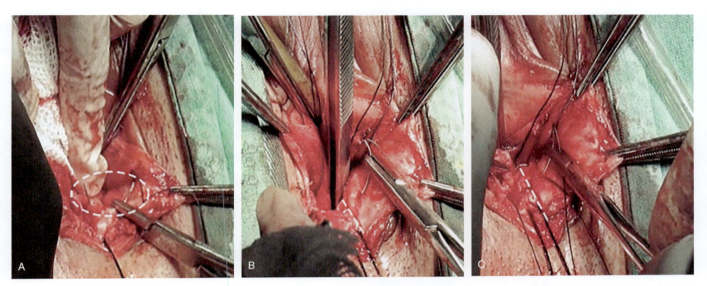

Figura 17.7 A a C Recriação do neossepto retovaginal por sequência de pontos inabsorvíveis transversais de cima para baixo, estendendo-se nos dois terços inferiores da vagina.

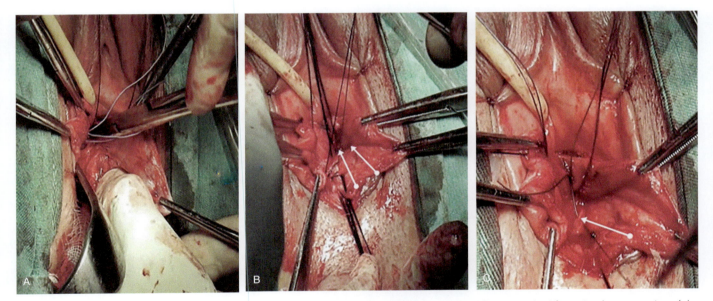

Figura 17.8 Sutura dos três pontos de espera apicais, recobrindo o defeito fascial em toda sua extensão. **A** Passagem dos três pontos de espera entre o ápice vaginal e a margem superior do SRV. **B** Sutura dos pontos central e apical esquerdo, recobrindo completamente a área da retocele anterior. **C** Sutura do ponto apical direito.

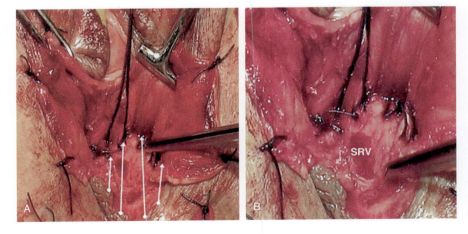

Figura 17.9 A e B Aspecto final do defeito posterior reparado.

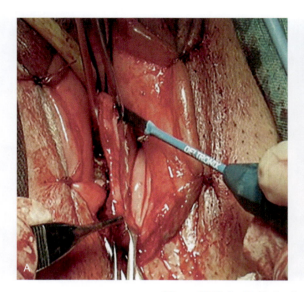
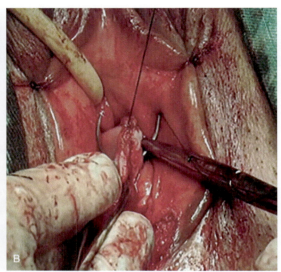

Figura 17.10 A e B Ajustes finais no epitélio vaginal posterior.

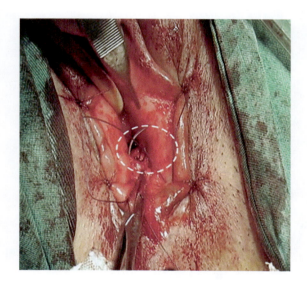

Figura 17.11 Sutura entre o ponto mais alto do corpo perineal e a margem distal do septo retovaginal.

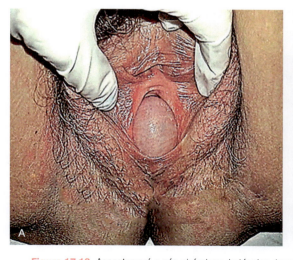
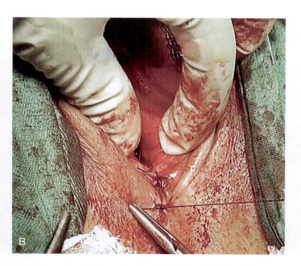

Figura 17.12 Aspectos pré e pós-cirúrgicos da técnica descrita. A Tratamento cirúrgico da retocele. B Resultado imediato.

Referências

1. Richardson AC, Lyon JB, Williams NL. A new look at pelvic relaxation. Am J Obstet Gynecol 1972; 126:588.
2. Richardson AC. The rectovaginal septum revisited: its relationship to rectocele and its importance in rectocele repair. Clin Obstet Gynecol 1993; 36:976-83.
3. Richardson AC. The anatomic defects in rectocele and enterocele. J Pelvic Surgery 1995; 1(4):214-21.
4. Leffler KS et al. Attachment of the rectovaginal septum to the pelvic sidewall. Am J Obstet Gynecol 2001; 185:41-3.
5. Albright T S et al. Arcus tendineus fascia pelvis: A further understanding. Am J Obstet Gynecol 2005; 193:677-81.
6. Karram M. Surgical correction of posterior pelvic floor defects In: Karram M, Maher C. Surgical management of pelvic organ prolapse. 1. ed. Elsevier, 2012: 139-64.

Parte B

Reconstrução do Anel Pericervical

João Manuel Colaço
Hélio Fernandes Retto

Introdução

A reconstrução do anel pericervical é um dos conceitos mais importantes e inovadores na moderna cirurgia de reconstrução do pavimento pélvico, a qual implica um profundo conhecimento da anatomia funcional da pelve feminina.

Anatomicamente, a fáscia endopélvica torna possível a função de suspensão do pavimento pélvico e está localizada entre o peritônio pélvico e os músculos que constituem o diafragma pélvico. Em vários locais, esse tecido conjuntivo fica mais condensado e forma estruturas ligamentares e septos que separam a vagina da bexiga e do reto, constituindo o anel pericervical no nível das espinhas isquiáticas (Figura 17.13).

O anel pericervical resulta da fusão e condensação em nível central dos ligamentos uterossacros, da fáscia retovaginal posteriormente, dos ligamentos cardinais lateralmente e dos ligamentos pubouretrais e fáscia pubocervical anteriormente. Essa estrutura envolve e estabiliza a porção supravaginal do colo do útero, o qual se encontra suspenso na pelve posterior por um contínuo de condensações de tecido conjuntivo. Essa área de convergência de estruturas ligamentares e condensações fasciais no nível das espinhas isquiáticas embasa o conceito integrador da cirurgia pélvica reconstrutiva. A reconstrução das conexões estruturais nesse diâmetro interespinhoso deve ser o principal objetivo da cirurgia de reconstrução pélvica.

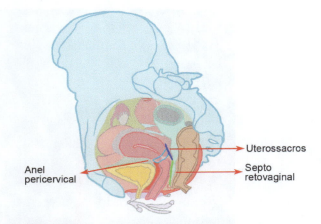

Figura 17.13 Representação esquemática do anel pericervical e da importância do componente posterior em sua suspensão.

O mecanismo suspensor primário do pavimento pélvico corre ao longo de um eixo que tem origem no nível superior do periósteo das vértebras pré-sacras (S2 a S4) e na fáscia parietal do músculo piriforme e do ligamento sacroespinhoso, prolongando-se pelos ligamentos uterossacros, que se unem, no nível do colo do útero, no complexo ligamentar, formando assim o anel pericervical[1].

Esse eixo se prolonga posteriormente até o períneo, naquilo que constitui a fáscia retovaginal ou de Dennonviliers. É nesse eixo que as forças que atuam sobre o pavimento pélvico são exercidas, como mostram os trabalhos de Robert Zacharin a partir dos estudos de forças e pressões sobre a bacia pélvica em ensaios de anatomia comparada (Figura 17.14)[2].

Mecanismos de lesão

Os defeitos de suporte das estruturas do pavimento pélvico estão associados ao parto vaginal e aos efeitos dos mecanismos de rotação e extensão do polo fetal na cavidade pélvica, nomeadamente no nível do anel pericervical, durante o trabalho de parto. O diâmetro entre as espinhas isquiáticas corresponde ao diâmetro de menores dimensões da cavidade pélvica, e os tecidos nesse nível sofrem grande estiramento e deformação de modo a acomodar o polo cefálico. As orientações das forças no nível dessas estruturas faz as rupturas ocorrerem de forma transversal no nível do anel pericervical[3].

A maioria das retoceles resulta da separação transversal da fáscia retovaginal no nível dos ligamentos uterossacros, em sua inserção posterior no anel pericervical, em virtude de traumas causados no trabalho de parto (Figura 17.15).

Qualquer correção do compartimento posterior deve levar em consideração que o desprendimento posterior ocorre no nível transversal no anel pericervical (nível I de DeLancey), como se fosse uma "cortina" que se partiu em sua inserção superior.

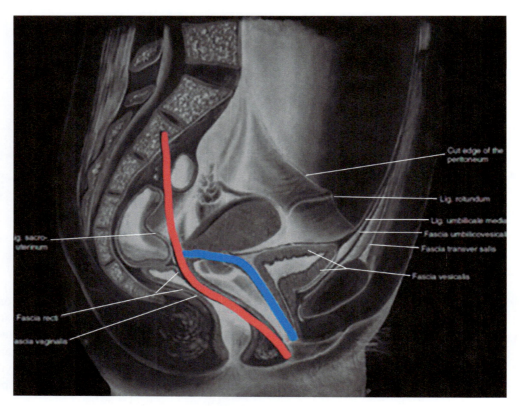

Figura 17.14 Eixo suspensor posterior (*em vermelho*). (Adaptada de Reid, 2007[1].)

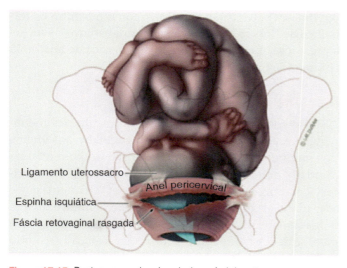

Figura 17.15 Ruptura no anel pericervical no nível dos uterossacros.

Os sintomas associados aos defeitos do compartimento posterior assemelham-se aos das hérnias e às alterações da evacuação e sexuais, incluindo ainda a sensação de peso pélvico, um desconforto abdominal difuso e o surgimento de massa vulvar. Os sintomas defecatórios incluem desconforto ao evacuar, sensação de esvaziamento fecal incompleto, protrusão retal e incontinência de gases e fezes. Muitas pacientes têm a necessidade de manipular digitalmente a porção posterior da vagina para assim ultrapassar a obstrução mecânica causada pela retocele. Um prolapso posterior também pode causar retenção urinária por obstrução mecânica[4].

Muitas mulheres com defeitos do compartimento posterior não apresentam qualquer tipo de queixa e não necessitam de intervenção terapêutica. Na maioria das vezes, a observação clínica e a caracterização do defeito anatômico não têm relação com a qualidade de vida e os sintomas da paciente. Em resumo, só devem ser corrigidas cirurgicamente as retoceles sintomáticas.

Reconstrução do compartimento posterior

As cirurgias tradicionais para tratamento da reto/enterocele baseiam-se em suposições equivocadas surgidas 100 anos atrás, quando se acreditava que as retoceles eram decorrentes da atenuação da fáscia retovaginal. Nos anos 1960, os cirurgiões começaram a realizar a plicatura da porção central da mesma fáscia como estratégia com menor morbidade que a miorrafia dos músculos elevadores.

Mais tarde, os ginecologistas passaram a enfocar a correção de desprendimentos específicos no septo ou fáscia retovaginal, como sugerido por Richardson, o que representou o início da cirurgia sítio-específica, com bons resultados publicados na resolução do prolapso, da função retal e da dispareunia. A técnica utilizada envolvia a colocação de um dedo no reto, na altura do defeito fascial, e o reforço com suturas isoladas de qualquer atenuação fascial sentida. Por meio dessa técnica, o verdadeiro mecanismo por detrás da retocele não era corrigido, o que levava à formação posterior de enterocele[1].

Se o objetivo for a obtenção de resultados anatômicos e funcionais ideais na reparação da retocele, as técnicas cirúrgicas devem atender aos princípios da biomecânica.

Em primeiro lugar, convém deixar de lado a crença equivocada de que a retocele é causada por atenuação fascial; na realidade, essa fáscia age como *uma lona* que não se deforma facilmente e que se rasga ao longo das linhas onde se exerce maior pressão ou estresse. Em segundo lugar, os cirurgiões devem conhecer os mecanismos etiopatogênicos, nomeadamente os efeitos dos traumas obstétricos no nível do anel pericervical, como anteriormente referido. A gravidez por si própria enfraquece os suportes do pavimento pélvico; no entanto, o evento-chave para formação de enterocele é o parto vaginal, que condiciona falhas de suporte no pavimento pélvico. O parto é um fator essencial, mas não necessário, na patogênese dos prolapsos[3]. O desprendimento distal do septo retovaginal explica por que a retocele e a enterocele ocorrem no mesmo plano fascial.

O polo fetal, nomeadamente a cabeça fetal, arrasta o septo retovaginal já retorcido de sua inserção no anel pericervical, o que leva à criação de uma zona de baixa pressão na porção superior da vagina, onde pode haver risco de herniação do conteúdo pélvico e consequente aparecimento de enterocele e retocele (Figura 17.15). O desprendimento da fáscia retovaginal no nível superior acarreta a perda de rigidez, promovendo o abaulamento do reto para a vagina, o qual é mais pronunciado quando existe constipação. Normalmente, com dissecção cuidadosa, o desprendimento da porção apical do septo retovaginal é identificado na porção inferior da vagina.

Os danos causados por traumas obstétricos no eixo suspensor vaginal quase sempre ocorrem no meio da pelve, porque as forças expulsivas aumentam exponencialmente à medida que a apresentação fetal tenta "negociar" o "plano de menor dimensão". Se a fáscia endopélvica for rasgada quando a cabeça tentar entrar no meio da pelve (encaixe), é provável que a margem superior do anel pericervical se separe dos ligamentos uterossacros. Por outro lado, se ocorrer dano à medida que a apresentação sair do "plano de menor dimensão" (rotação e extensão), é provável que o septo retovaginal seja arrancado do bordo inferior do anel pericervical (veja a Figura 17.15).

Para a escolha do melhor tratamento, a natureza do defeito deve ser completamente compreendida, como salientado previamente. Qualquer reconstrução do compartimento posterior deve levar em conta a restauração do eixo suspensor posterior no nível das espinhas isquiáticas (veja a Figura 17.14).

A abordagem terapêutica dos prolapsos da parede posterior deve ser guiada não só pelos achados anatômicos, mas, sobretudo, pelos sintomas da paciente.

A terapêutica não cirúrgica dos defeitos do compartimento posterior inclui a utilização de pessários vaginais, fisioterapia do pavimento pélvico e modificações comportamentais, nomeadamente na dieta e no estilo de vida. Os pessários vaginais podem ser oferecidos como primeira linha em alternativa à cirurgia, nos casos em que as pacientes não apresentem condições operatórias em razão de comorbidades e caso não queiram ser operadas ou enquanto aguardam a cirurgia[5].

Com base na convicção de que as retoceles resultam da atenuação da fáscia, a plicatura da porção central do septo retovaginal tem sido a razão pela qual as tradicionais *colporrafias* são amplamente utilizadas. Richardson foi o primeiro a usar o conceito de *site specific repair*, segundo o qual é feito o reforço dos locais onde se encontram os defeitos da fáscia[6]. Mais uma vez esse conceito falhou, porque não contemplou as causas e a biomecânica do suporte do pavimento pélvico.

O objetivo da terapêutica cirúrgica do prolapso posterior deve incluir a reparação dos defeitos centrais, laterais, apicais e distais e consiste em:

- Os defeitos centrais devem ser corrigidos, reparando-se todos os defeitos do septo retovaginal.
- Os defeitos laterais exigem a ligação do septo retovaginal lateralmente à fáscia lateral da vagina.
- Os defeitos apicais devem ser reparados com a fixação do septo retovaginal superiormente aos ligamentos uterossacros e ao anel pericervical centralmente.
- O corpo perineal deve ser reconstruído distalmente de modo a dar estabilidade a esse eixo suspensor posterior.

É importante ter em mente os mecanismos subjacentes e implicados na gênese desses defeitos do compartimento posterior. O principal defeito está reconhecidamente no nível apical, porque é aí que se exercem forças rotacionais durante o trabalho de parto, que levam ao desprendimento da fáscia retovaginal do anel pericervical.

Para correção eficaz dos defeitos posteriores e apicais, a integridade da fáscia deve ser restaurada em dois planos:

- Primeiro em um plano sagital – a continuidade da fáscia retovaginal deve ser restaurada mediante a conexão dos ligamentos uterossacros ao anel pericervical, reconstruindo o eixo suspensor posterior desde as espinhas isquiáticas até o corpo perineal e englobando todos os três níveis de DeLancey.
- Em segundo lugar em um plano coronal, estabelecendo a continuidade fascial desde as espinhas isquiáticas até a margem inferior do ligamento sacroespinhoso.

Reconstrução cirúrgica do anel pericervical

Os procedimentos tradicionais de reconstrução do compartimento posterior levavam à diminuição do calibre vaginal, nomeadamente a tradicional colporrafia e a miorrafia dos elevadores do ânus – esta última abandonada em razão da alta taxa de dispareunia decorrente.

A nova visão de reconstrução do compartimento posterior deve incluir a reconstrução total do septo retovaginal com correção sítio-específica dos defeitos centrais, correção da enterocele, reconstrução perineal e conexão bilateral dos ligamentos uterossacros no nível das espinhas isquiáticas. Alternativas incluem a fixação aos sacroespinhosos ou à fáscia do iliococcígeo.

Técnica cirúrgica

- A técnica cirúrgica inicia com incisão na linha média, que deve ser prolongada o suficiente superiormente de modo a atingir o diâmetro entre as espinhas isquiáticas com acesso simultâneo ao espaço pararretal.
- A dissecção e isolamento completos da fáscia retovaginal devem ser realizados desde o corpo perineal até o nível das espinhas isquiáticas. Cabe atentar que a extremidade proximal da fáscia retovaginal está recolhida, como uma cortina, e fixada ao corpo perineal, mostrando assim seu desprendimento transversal da inserção superior.
- Deve ser obtido um plano avascular entre o epitélio vaginal e a fáscia posterior. Em algumas situações, essa fáscia não pode ser identificada integralmente, havendo necessidade de sua reconstrução tipo sítio-específica.
- Após a identificação da fáscia retovaginal, suas extremidades superiores devem ser reparadas com pinças de Allis e seu isolamento das porções laterais da vagina deve permitir sua extensão superior até o nível das espinhas isquiáticas (Figura 17.16).
- Os ligamentos uterossacros ou seus remanescentes devem ser identificados. Uma dissecção cuidadosa deve ser realizada até o nível das espinhas isquiáticas bilateralmente com exposição do espaço pararretal. Válvulas de Heaney ou de Breisky podem ser usadas para melhorar a exposição, possibilitando a palpação das espinhas isquiáticas, as quais são uma referência para identificação posterior dos uterossacros no espaço pararretal (Figura 17.17).
- Os ligamentos uterossacros são apanhados com uma pinça de Allis longa para que possam ser referenciados e aproximados na linha média. Uma sutura não absorvível (Ethibond 0) é passada nesse ligamentos de maneira direta. Podem ser utilizadas, também, suturas absorvíveis (Figura 17.18).

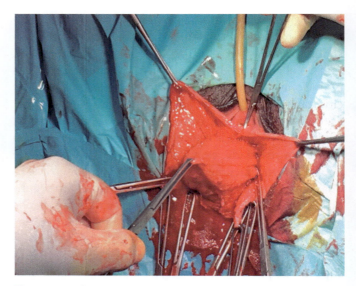

Figura 17.16 Ruptura transversal da fáscia retovaginal do ligamento uterossacro.

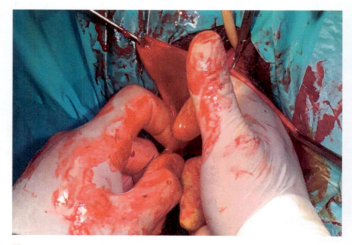

Figura 17.17 Identificação e palpação das espinhas isquiáticas, marco da reconstrução do anel pericervical.

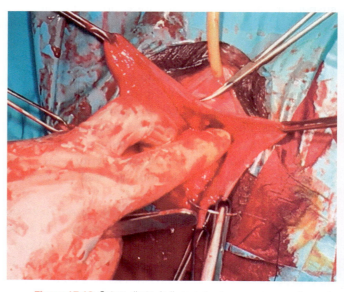

Figura 17.18 Sutura direta do ligamento uterossacro esquerdo.

- As extremidades opostas dessas suturas são depois passadas nas extremidades superiores da fáscia retovaginal. Esse passo crítico junta o septo retovaginal em sua porção proximal ao anel pericervical, reconstruindo, assim, o eixo suspensor posterior da vagina. Suturas absorvíveis devem ser usadas na porção central da extremidade superior da fáscia para uni-la à porção posterior do colo do útero ou à cúpula vaginal. Desse modo é atingido o nível I de DeLancey.
- Os defeitos isolados na fáscia retovaginal devem ser corrigidos de maneira sítio-específica e respeitando as ligações laterais – nível II de DeLancey.

A reconstrução do corpo perineal deve ser realizada (nível III de DeLancey), caso necessário, com o uso de suturas absorvíveis, devendo-se ter cuidado na plicatura dos músculos perineais de modo a evitar a diminuição do calibre vaginal e a dispareunia (Figura 17.19).

Considerações finais

O reconhecimento dos padrões de danos causados no eixo suspensor posterior da vagina deve ajudar o cirurgião na reconstrução anatômica do pavimento pélvico. A reconstrução do anel pericervical respeita o nível I de DeLancey e possibilita resultados eficazes e duradouros. Qualquer estratégia cirúrgica de reconstrução deve ser conduzida de forma proximal para distal, ou seja, apical para perineal.

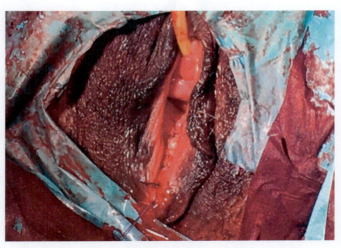

Figura 17.19 Aspectos finais após reconstrução do corpo perineal.

Referências

1. Reid R. Recto-enterocoele repair: past problems and new horizons. Pelviperineology 2007; 26:9-16.
2. Zacharin RF. Pelvic Floor Anatomy and the Surgery of Pulsion Enterocoele. Springer-Verlag Wien, 1985.
3. Zimmerman CW. Treatment of posterior vaginal wall defects. In: von Theobald P, Zimmerman CWW, Davila GWW (eds.) New Techniques in Surgery Series, New Techniques in Genital Prolapse Surgery. Springer-Verlag London Limited, 2010: 199-208.
4. Barber MD. Symptoms and outcome measures of pelvic organ prolapse. Clin Obstet Gynecol 2005; 48:648-61.
5. Kovac R, Zimmerman C. Advances in Reconstructive Vaginal Surgery. Philadelphia, PA: Lippincott Williams & Wilkins, 2007.
6. Richardson AC, Lyon JB, Williams NL. A new look at pelvic relaxation. Am J Obstet Gynecol 1976; 126:565.

CAPÍTULO 18

Compartimento Superior, Apical ou Médio

Parte A

Fixação Sacroespinhosa – Acesso Anterior Bilateral

Adriana Prato Schmidt
Carolina Machado Melendez

Introdução

Considerando a via vaginal a abordagem de escolha em 80% a 90% dos casos[1], o crescente desenvolvimento de conhecimento anatômico, funcional e biomecânico tem contribuído para acessar melhor conhecidos pontos de suporte no assoalho pélvico.

A cirurgia reconstrutiva para o prolapso pode envolver o reparo anatômico de múltiplos sítios[2], sendo reconhecido o importante papel do suporte da cúpula vaginal para o resultado favorável e duradouro de cada procedimento, com redução de 20% para 11% das taxas de novo procedimento em 10 anos[3].

O tratamento do prolapso de cúpula via vaginal, apesar de apresentar taxas mais variáveis de recorrência em longo prazo, sustenta bons resultados subjetivos, baixo índice de complicações e reduzidas taxas de nova abordagem cirúrgica[2].

A fixação sacroespinhosa da cúpula vaginal corresponde a uma das principais opções cirúrgicas no contexto de defeitos concomitantes em múltiplos compartimentos[4]. Entretanto, também pode ser considerada a técnica primária no tratamento cirúrgico conservador em casos de prolapso uterino isolado em pacientes jovens que desejam preservar a fertilidade ou que optam por um procedimento menos invasivo e que preserve a anatomia fisiológica e funcional do assoalho pélvico, contemplando a manutenção das conexões anatômicas. Além disso, pode reduzir o risco de recidiva pós-cirurgia, a depender da via de acesso, por uma ancoragem mais efetiva na cérvice uterina[5]. Diversos estudos já demonstraram a eficácia e segurança da técnica de histeropexia por fixação sacroespinhosa, com bom nível de satisfação da paciente[6-13].

Várias modificações na técnica foram descritas, considerando acesso uni ou bilateral, anterior ou posterior, sendo o acesso unilateral posterior à direita o mais realizado[4]. Recentemente tem sido retomado o interesse pela abordagem do ligamento sacroespinhoso (LSE) pela parede vaginal anterior (através do espaço paravesical), uma vez que a técnica propõe reduzir o encurtamento proximal vaginal e o desvio lateral do eixo vaginal que podem ocorrer no pós-operatório de uma abordagem do ligamento pela parede posterior unilateralmente[5].

Técnica cirúrgica (Figura 18.1)

Em relação à técnica tradicional, o acesso anterior se dá através da dissecção bilateral do espaço paravesical, seguindo como referência o arco tendíneo da fáscia pélvica e a espinha isquiática[14]. A visualização do complexo musculofibroso do ligamento por essa via pode ser bastante restrita, tornando desafiadoras a proteção vesical e a sutura sob visão direta. Instrumentais específicos vêm sendo desenvolvidos com intuito de facilitar

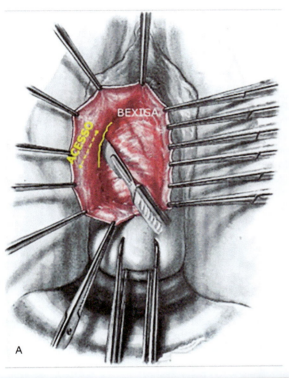

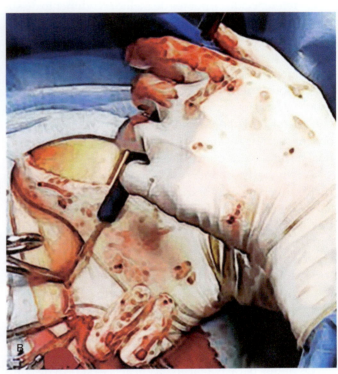

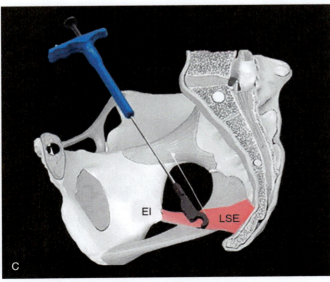

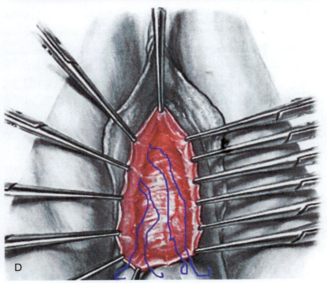

Figura 18.1 Resumo da técnica de fixação sacroespinhosa por abordagem anterior. **A** Fase 1: dissecção e abordagem do espaço paravesical. **B** Fase 2: identificação do local de passagem do ponto a partir da espinha isquiática e posicionamento do dispositivo sobre o LSE. **C** Fase 3: passagem de dois a três pontos de absorção lenta com o dispositivo no LSE, cerca de 4cm medial à espinha isquiática. **D** Fase 4: dois pontos passados e com as extremidades opostas transfixando o ápice da vagina. Pode-se repetir o procedimento no lado oposto (uni ou bilateral).

a abordagem dessa região, promovendo segurança e menores tempo cirúrgico e área de dissecção, bem como reduzindo potenciais morbidades[15].

Podem ser utilizados um ou dois pontos de suporte em cada ligamento, considerando a particularidade anatômica em cada caso[6]. Os fios indicados geralmente são os permanentes ou de absorção lenta. A zona de menor risco para passagem dos pontos é a mesma em relação ao acesso posterior, 2 a 3cm medialmente à espinha isquiática[14].

É importante que a equipe tenha avaliado e de algum modo referenciado os pontos de melhor rendimento do suporte previamente à dissecção, simulando o resultado esperado. Os pontos devem ser fixados à parede vaginal ou à cérvice uterina, respeitando a disponibilidade de tecido e evitando tensão e distorções importantes de eixo vaginal que possam comprometer o resultado, aumentando a chance de algumas complicações. Outros compartimentos que necessitem abordagem, seguindo o plano cirúrgico, devem ser tratados na devida ordem em relação ao ajuste final de tensão dos pontos de suporte apical.

A uretrocistoscopia realizada no transoperatório pode aumentar a segurança do procedimento com o objetivo de identificar lesões intravesicais e restrições no fluxo ureteral[14]. A utilização de faixas de tela sintética como interface no suporte pode estar indicada em casos específicos, sempre com atenção às recomendações das sociedades médicas e demais órgãos regulatórios[16-18]. A técnica é totalmente factível, utilizando-se os preceitos de correção dos prolapsos com tecidos nativos.

Resultados

Os dados para avaliação da eficácia e da taxa de complicações dessa via de acesso são limitados[14]. Alguns ensaios clínicos de equivalência e não inferioridade mostram resultados positivos, sem diferença nas taxas de complicações, mantendo bons resultados subjetivos e objetivos, comparáveis aos da técnica tradicional[15,19]. Segundo Castro e cols., o uso de dispositivo para ancoragem dos pontos por via anterior ocasionou menos recorrência do prolapso da parede anterior (2%) quando comparado à fixação tradicional (29%)[15].

Estudo de coorte prospectivo com número limitado de 28 pacientes avaliou resultados no tratamento de prolapsos volumosos dos estádios 3 e 4 com 17 meses de seguimento. Foram utilizados dispositivos auxiliares para passagem dos pontos a partir do espaço paravesical dissecado. A taxa de cura foi de 96%. Não foram encontradas complicações maiores ou diferentes das associadas à técnica tradicional, havendo apenas um caso de disfunção miccional e outro de dor glútea, ambos com resolução precoce[20].

Apesar de ser uma variação técnica ainda sem uma base de estudos de médio e longo prazo, o acesso anterior ao LSE é promissor em termos de resultado e segurança, constituindo uma boa opção a ser considerada em momentos de grande discussão sobre as técnicas com utilização de próteses sintéticas.

Referências

1. Brown JS, Waertjen LE, Subak LL, Thom DH, Van den Eeden S, Vittinghoff E. Pelvic organ prolapse surgery in the United States, 1997. Am J Obstet Gynecol 2002; 186(4):712-6.
2. Jelovsek JE, Brubaker L, Eckler K. Pelvic organ prolapse in women: Choosing a primary surgical procedure. 2020 Mar 12 [citado em 2021 Jan 01]. In: UpToDate [Internet]. Waltham, MA: UpToDate Inc. Disponível em: https://www.uptodate.com.
3. Eilber KS, Alperin M, Khan A et al. Outcomes of vaginal prolapse surgery among female Medicare beneficiaries: the role of apical support. Obstet Gynecol 2013; 122:981-7.
4. Muffly TM, Jelovsek E, Walters MD. Apical Pelvic Organ Prolapse. In: Rogers RG, Sung VW, Thakar R, Iglesia C (eds.) Female Pelvic Medicine & Reconstructive Surgery. Nova York: McGraw Hill, 2014: 245-63.
5. Petruzzelli P et al. Combined sacrospinous hysteropexy and cystopexy using a single anterior incision, Int J Gynecol Obstet 2016;. Disponível em: http://dx.doi.org/10.1016/j.ijgo.2016.03.028.
6. Maher CF, Cary MP, Slack MC, Murray CJ, Milligan M, Schluter P. Uterine preservation or hysterectomy at sacrospinous colpopexy for uterovaginal prolapse? Int Urogynecol J Pelvic Floor Dysfunct 2001; 12(6):381-5.
7. Dietz V, Huisman M, de Jong JM, Heintz PM, van der Vaart CH. Functional outcome after sacrospinous hysteropexy for uterine descensus. Int Urogynecol J Pelvic Floor Dysfunct 2008; 19(6):747-52.
8. van Brummen HJ, van de Pol G, Aalders CI, Heintz AP, van der Vaart CH. Sacrospinous hysteropexy compared to vaginal hysterectomy as primary surgical treatment for a descensus uteri: effects on urinary symptoms. Int Urogynecol J Pelvic Floor Dysfunct 2003; 14(5):350-5.
9. Allahdin S, Herd D, Reid BA. Twenty-five sacrospinous ligament fixation procedures in a district general hospital: our experience. J Obstet Gynaecol 2005; 25(4):361-3.
10. Hefni MA, El-Toukhy TA. Long-term outcome of vaginal sacrospinous colpopexy for marked uterovaginal and vault prolapse. Eur J Obstet Gynecol Reprod Biol 2006; 127(2):257-63.
11. Diwan A, Rardin CR, Kohli N. Uterine preservation during surgery for uterovaginal prolapse: a review. Int Urogynecol J Pelvic Floor Dysfunct 2004; 15(4):286-92.
12. Dietz V, de Jong J, Huisman M, Schraffordt Koops S, Heintz P, van der Vaart H. The effectiveness of the sacrospinous hysteropexy for the primary treatment of uterovaginal prolapse. Int Urogynecol J Pelvic Floor Dysfunct 2007; 18(11):1271-6.
13. Dietz V, van der Vaart CH, van der Graaf Y, Heintz P, Schraffordt Koops SE. One-year follow-up after sacrospinous hysteropexy and vaginal hysterectomy for uterine descent: a randomized study. Int Urogynecol J 2010; 21(2):209-16.
14. Balgobin S, Corton M. Apical rocedures. In: Rogers RG, Sung VW, Thakar R, Iglesia C (eds.) Female Pelvic Medicine & Reconstructive Surgery. Nova York: McGraw Hill, 2014: 529-51.
15. Castro RA, Bortolini MAT, Pascom ALG et al. Vaginal sacrospinous ligament fixation using tissue anchoring system versus traditional technique for women with apical prolapse: Randomized Controlled Trial. Female Pelvic Med Reconstr Surg 2020 (no prelo).
16. Urogynecologic Surgical Mesh Implants. U.S. Food and Drug Administration. Available at: https://www.fda.gov/medical-devices/implants-and-prosthetics/urogynecologic-surgical-mesh-implants. Accessed July 3, 2019.
17. Haylen BT, Freeman RM, Swift SE et al. An International Urogynecological Association (IUGA)/International Continence Society (ICS) Joint Terminolo-

gy and Classification of the Complications related directly to the Insertion of Protheses (Meshes, Implants, Tapes and Grafts) in Female Pelvic Floor Surgery. Neurourol Urodyn 2011; 30:2-12.
18. Joint Report on Terminology for Surgical Procedures to treat Pelvic Organ Prolapse. AUGS-IUGA Joint Publication. Female Pelvic Med Reconstr Surg 2020; 26:173-201.
19. Maggiore ULR, Alessandri F, Remorgida V et al. Vaginal sacro-spinous colpopexy using the Capio suture-capturing device versus traditional technique: feasibility and outcome. Arch Gynecol Obstet 2013; 287:267-74.
20. Cespedes RD. Anterior approach bilateral sacrospinous ligament fixation for vaginal vault prolapse. Urology 2000; 56(Suppl 6A):70-5.

Parte B

Suspensão (Fixação) ao Ligamento Sacroespinhoso (Espinhal) – Acesso Posterior

Sérgio Flávio Munhoz de Camargo
Walter Antônio Prata Pace

Introdução

O compartimento médio ou apical dos prolapsos, representado por útero, cúpula vaginal ou fundo de saco de Douglas, é considerado aquele cujo tratamento correto irá influenciar os desfechos dos demais, bem como as taxas de recidiva. A abordagem cirúrgica pode ser via abdominal aberta, laparoscópica ou vaginal. Por via vaginal, a fixação/suspensão da estrutura anatômica prolapsada ao ligamento sacroespinhoso/espinhal (LSE) é a mais usada, fundamentalmente por ser uma abordagem extraperitoneal a uma estrutura fibrosa, firme, que, ao contrário de outras adotadas com as mesmas finalidades (por exemplo, ligamentos uterossacros), não se distende ou rompe com o envelhecimento.

O LSE, por estar situado profundamente na pelve e cercado por vasos e nervos, exige cuidados em sua abordagem, como conhecimento anatômico, técnica meticulosa, material cirúrgico apropriado e equipe interessada e treinada (Figura 18.2).

Histórico

- As primeiras descrições sobre a fixação da cúpula vaginal à parede pélvica posterior foram feitas por Zweifel, em 1892, e Isidor Alfred Amreich, em 1942, no artigo *Vaginae fixation sacrotuberalis vaginalis procedure*. Ambos suspendiam a vagina ao ligamento sacrotuberoso.
- Em 1958, Sederl teve a ideia de fixá-la ao LSE, tornando essa possibilidade muito bem aceita entre os cirurgiões do assoalho pélvico.

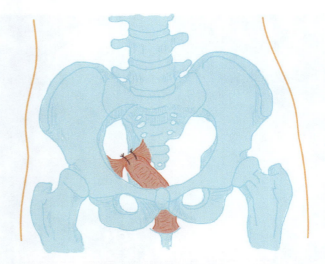

Figura 18.2 Suspensão da cúpula vaginal ao LSE.

- Em 1968, K. Richter publicou sua técnica com uso de dois pontos para fixar a cúpula vaginal ao LSE.
- David Nichols introduziu, com Clyde Randall, a técnica nos EUA, publicando sua primeira série em artigo no *Obstetrics & Gynecology*, em 1971. O próprio Nichols, em 1982, publicaria no *American Journal of Obstetrics and Gynecology* sua experiência com a técnica na procidência vaginal. A partir daí, a difusão mundial foi rápida, e a técnica continua a ser executada com pequenas variações, tornando-se o paradigma das abordagens vaginais em prolapsos avançados.

Anatomia cirúrgica (Figura 18.3)

Neste capítulo são discutidas as delicadas relações anatômicas entre o LSE, ao qual, depois de dissecado e exposto, serão fixadas estruturas com finalidades terapêuticas nos prolapsos e as estruturas nobres que o cercam e poderiam, se ligadas, seccionadas, esmagadas ou cauterizadas, acarretar riscos e/ou sequelas incompatíveis com uma técnica que visa melhorar a qualidade de vida da paciente. As complicações relatadas nessa cirurgia incluem hemorragias (2% a 8%) e dor perineal, glútea ou em membros inferiores (3% a 15%).

Para conhecer a sintopia do LSE, na realidade o complexo coccígeo (músculo)-sacroespinhoso (ligamento), como visto na Figura 18.4, foi-se gradativamente aprendendo com trabalhos pioneiros, principalmente na dissecção de cadáveres com técnicas apropriadas, alguns dos quais são mostrados a seguir com suas conclusões:

- Thompson JR e cols.: dissecção intrapélvica de 23 cadáveres, em que foi usada a seguinte sistemática: os ramos anterior e posterior das artérias ilíacas foram dissecados até que as *artérias pudenda e glútea inferior* estivessem visíveis. Ambas foram acompanhadas desde suas origens até o ponto onde saíram da pelve. Especial atenção foi

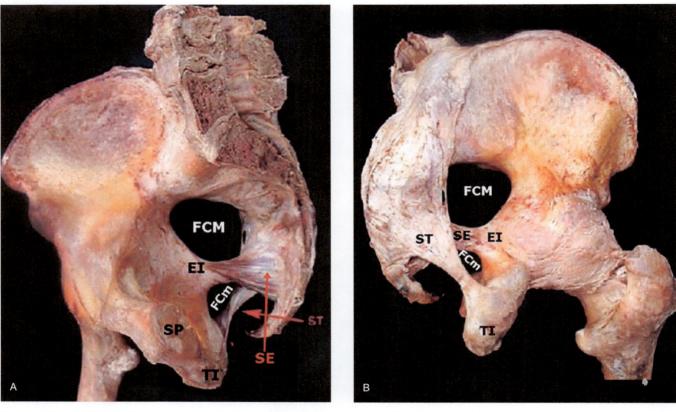

Figura 18.3A e B Identificação das estruturas. (*SE:* sacroespinhoso; *ST:* sacrotuberoso; *SP:* sínfise púbica; *TI:* tuberosidade isquiática; *EI:* espinha isquiática; *FCM:* forame ciático maior; *FCm:* forame ciático menor.)

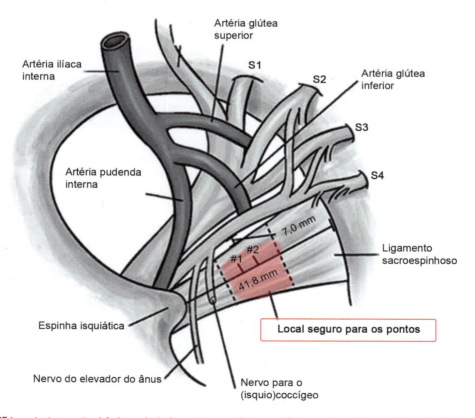

Figura 18.4 Relações do LSE importantes no ato cirúrgico, principalmente com a raiz nervosa S4 e seus ramos, feixe vasculonervoso pudendo interno, artéria glútea inferior com seus ramos terminais e artérias coccígeas (estas últimas não representadas). (Arte baseada em Katrikh e cols., 2017.)

dedicada à localização e ao trajeto de qualquer ramo arterial encontrado detrás ou debaixo do LSE. Evidenciou-se que os vasos e o nervo pudendo passam imediatamente medial e inferior à espinha isquiática (distando 0,5cm da espinha) e atrás do LSE. A artéria pudenda situa-se anteriormente ao ligamento sacrotuberoso, o qual passa por trás da espinha isquiática em direção à sua inserção na tuberosidade isquiática posterior. A artéria glútea inferior origina-se do ramo posterior ou anterior da ilíaca interna e passa por trás do nervo ciático e do LSE. Existe uma janela de 3 a 5mm na qual a artéria glútea inferior fica descoberta acima da margem superior do LSE e abaixo da borda inferior do corpo principal do plexo do nervo ciático. O ramo coccígeo da artéria glútea inferior passa imediatamente por trás da parte média do LSE e perfura o ligamento sacrotuberoso em vários pontos. Concluem os autores que suturas colocadas através do LSE distando medialmente 2,5cm ou mais da espinha isquiática *(evitando lesões do feixe pudendo interno)*, ao longo da borda inferior do LSE *(para evitar lesão da glútea inferior)* e sem transfixá-lo em toda sua espessura *(evitando lesionar as coccígeas)*, estão em uma área geralmente livre de vasos arteriais.

- Quanto aos nervos em risco nas fixações sacroespinhosas, dois excelentes trabalhos do grupo da professora Marlene Corton tentam esclarecer pontos obscuros sobre esse assunto:
  - Os nervos para os elevadores e coccígeo podem ser de difícil individualização no denso tecido conjuntivo que recobre o complexo sacroespinhoso/coccígeo.
  - Uma maneira de diminuir o aprisionamento das raízes nervosas seria o movimento de passagem do ponto perfurar o ligamento de forma vertical e não horizontal, paralelo ao trajeto dos nervos.
  - A colocação de suturas próximo à inserção sacral do LSE pode levar ao aprisionamento ou à laceração de S4 e à decorrente sintomatologia similar à lesão do pudendo (formado por S4 e S3).
  - Deve-se limitar a profundidade da penetração da agulha no ligamento e evitar a extensão para a saída da agulha muito próxima à margem superior do ligamento.

Tempos cirúrgicos

Embora exista mais de uma via para abordagem de estrutura pélvica retroperitoneal como o LSE, a mais antiga e usada, e nossa preferida, é pela parede vaginal posterior (Figura 18.5) e consiste em:

- Infiltração da parede vaginal posterior, desde a fúrcula até o ápice, com solução vasoconstritora a 1/400.000 (diluindo-se uma ampola de adrenalina a 1/1.000 em 400mL de soro fisiológico).
- Na junção entre os epitélios queratinizado (vulva) e não queratinizado (canal vaginal), incisão variável (triangular, em forma de losango etc.), de acordo com as dimensões do corpo perineal (normalmente, uma perineorrafia será associada).
- Incisão vertical em toda a parede vaginal posterior, separando-a do reto.
- Alternando dissecção romba com os dedos e cortes com tesoura, cautério ou bisturi, penetra-se no tecido areolar em direção à espinha isquiática direita, perfurando o pilar retal.
- Identificam-se a espinha e, a partir dela, o LSE por palpação.
- A partir desse momento haverá uma variação na abordagem: aqueles que usam dispositivos tipo Capio® transfixarão o LSE, duas polpas digitais da espinha isquiática para a linha média, praticamente "às cegas", com o argumento de que isso diminuiria o tempo e o trauma cirúrgico necessários à exposição da estrutura.
- Nossa prática consiste em dissecção cuidadosa lateromedial do LSE com posicionamento de duas ou três válvulas longas, tipo Breisky-Navratil, sendo possível usar também as de ângulo reto, tipo Heaney, ou curvas, como a de Deaver, na dependência do biotipo e da anatomia da pelve da paciente.
- Uma vez exposto o LSE, demarca-se uma distância de duas polpas digitais mediais à espinha isquiática para passagem do primeiro ponto. Os movimentos do cirurgião deverão ser precisos, e para isso usamos a manobra divulgada na tese do colega Octacílio Figueirêdo Netto (veja a Figura 18.14), penetrando da frente para trás, no meio do complexo musculoligamentar (jamais o contornando), e, assim que aparecer, a ponta da agulha será apanhada por um segundo porta-agulhas, manuseado pelo auxiliar cirúrgico.
- A tração do primeiro ponto facilita a manobra de passagem dos outros dois (segundo nossa prática) com movimento idêntico.
- O ponto mais lateral será denominado *ponto de polia*, e os outros dois serão *pontos de segurança*.
- Após transfixarem o ápice da cúpula vaginal, os pontos de segurança serão atados apenas no final da cirurgia, após realizada quase toda a sutura da parede vaginal. Já o ponto de polia, logo após a transfixação de dentro para fora da cúpula, terá um de seus cabos atados sobre si mesmo na superfície vaginal, imobilizando-o. Ao ser mobilizado o cabo não suturado, aquele fixo se movimentará em direção ao LSE, permitindo aposição e contato perfeito entre as duas estruturas, fator fundamental na prevenção dos insucessos da técnica. Pequenos ajustes e ressecções do epitélio são realizados antes da amarração dos pontos, suspendendo a cúpula ao LSE (Figuras 18.5 a 18.18).

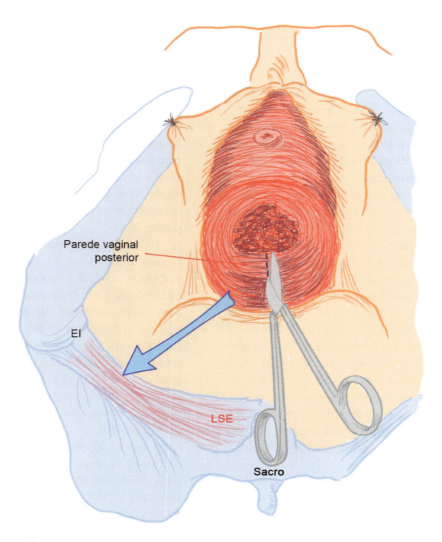

Figura 18.5 Abordagem posterior do LSE. (Arte sobre uma ideia de Cruikshank, 1999.)

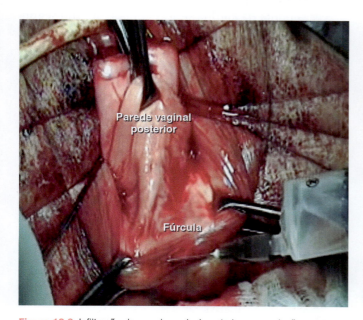

Figura 18.6 Infiltração da parede vaginal posterior com solução vasoconstritora.

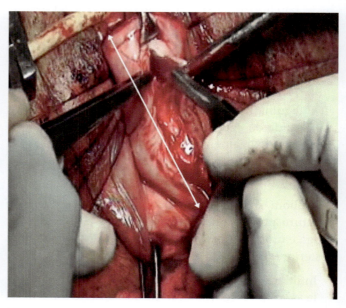

Figura 18.7 Incisão vertical em toda a extensão da parede vaginal posterior.

Capítulo 18 Compartimento Superior, Apical ou Médio 217

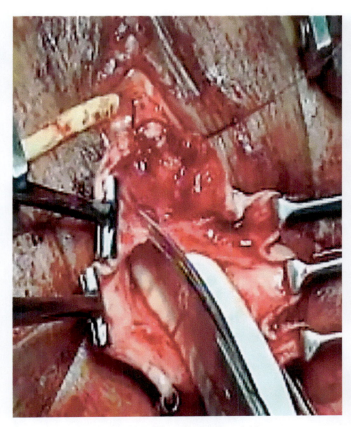

Figura 18.8 Dissecção do pilar retal 1.

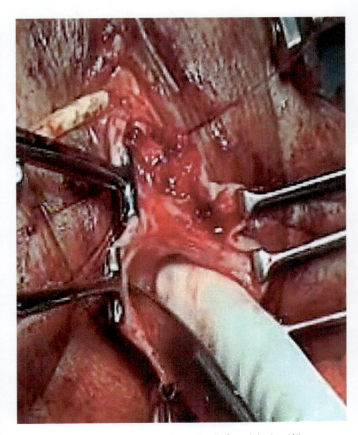

Figura 18.9 Divulsão digital em direção à espinha isquiática.

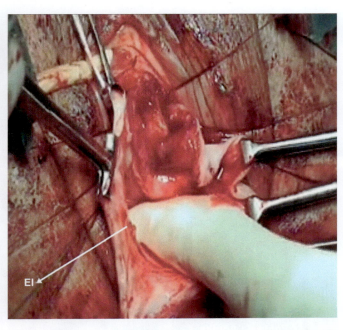

Figura 18.10 Identificando o LSE a partir da palpação da espinha isquiática (*EI*).

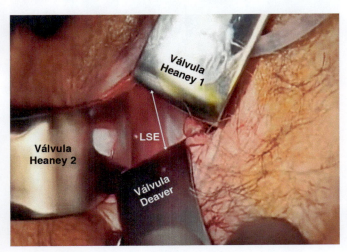

Figura 18.11 Completada a dissecção e colocadas as três válvulas para exposição.

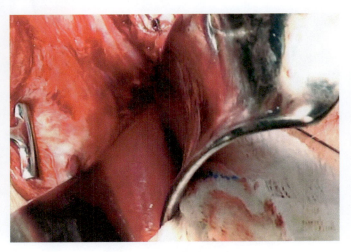

Figura 18.12 Exposição do LSE (1).

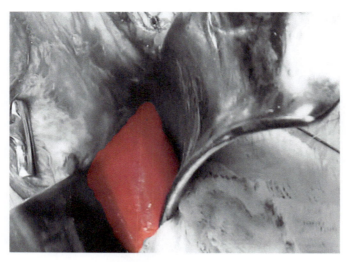

Figura 18.13 Exposição em detalhe do LSE.

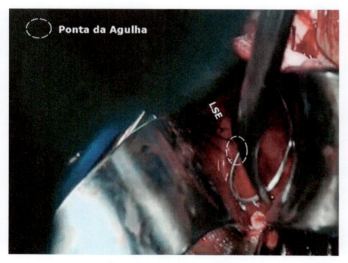

Figura 18.14 Introdução do porta-agulha e da agulha na pelve (segundo Figueirêdo Netto).

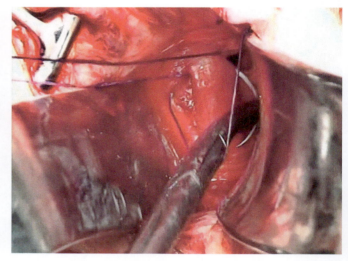

Figura 18.16 O segundo porta-agulhas apanha a ponta da agulha para completar a passagem do ponto.

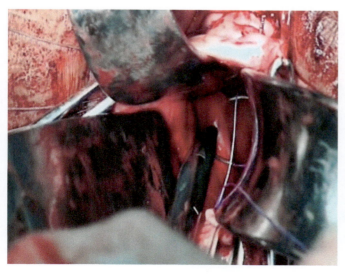

Figura 18.15 Passada a agulha de frente para trás.

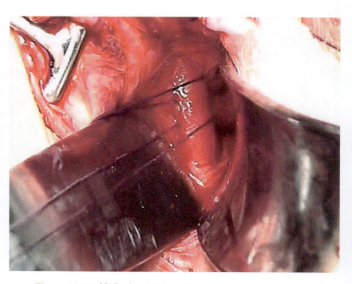

Figura 18.17 Visão dos dois primeiros pontos passados no LSE.

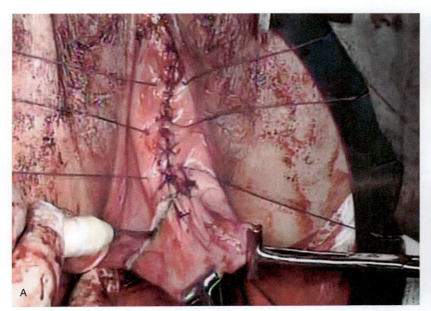
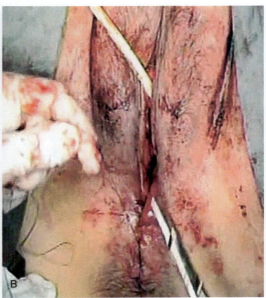

Figura 18.18 **A** e **B** Finalizando a cirurgia.

Ensinamentos da prática cirúrgica

Ao longo da curva de aprendizagem na formação cirúrgica, todos nós, mesmo com embasamento teórico, muitas vezes nos movemos por "tentativa e acerto". Temos observado, no convívio com residentes e pós-graduandos em cirurgia vaginal, que a fixação sacroespinhosa é uma técnica inicialmente temida, mas considerada o divisor de águas ou "objeto de desejo" para os realmente interessados no próprio desenvolvimento nessa área.

Apesar do aforismo "experiência não se transmite, somente se adquire", oferecemos a seguir, a quem possa interessar, uma série de sugestões recolhidas ao longo de nossa experiência (muitas vezes buscando não repetir os erros cometidos) ou da observação de cirurgiões notáveis com quem cruzamos, às quais gostaríamos muito de ter tido acesso ao iniciar a prática dessa técnica, longe dos grandes centros, no início dos anos 1990:

- **Aprenda a identificar o LSE pela palpação:** as espinhas isquiáticas são as primeiras estruturas anatômicas que o residente de ginecologia e obstetrícia aprende a palpar; seus plantões obstétricos assim exigirão para o diagnóstico da descida da apresentação fetal no trabalho de parto. A partir delas, desloque seus dedos para a linha média em direção ao sacro, sobre uma estrutura com a consistência da "ponta do nariz". Se recolher seus dedos com movimento lento, palpará a margem inferior do ligamento, seguida por uma pequena depressão (fóvea) que o separa do músculo iliococcígeo.

- No início de nossa prática, a ansiedade de "ter de enxergar" o ligamento a qualquer custo, antes de localizá-lo previamente pela palpação, acarretou sangramentos maiores, geralmente de veias tributárias da hipogástrica, e mesmo uma perfuração do reto.
- Conseguir uma exposição tão otimizada como as que acompanham este capítulo nem sempre será possível, principalmente em reoperações. Então, como sabemos, por estudos anatômicos em cadáveres, que a região imediatamente anterior à espinha isquiática carece de estruturas vasculonervosas importantes, é possível passar os pontos através da região conhecida como pré-espinha, orientados pela palpação, mesmo sem visualização perfeita.
- Também o cirurgião novato, ao entrar no pilar retal em direção à espinha isquiática, em razão do receio comum de lesionar o reto ao dissecar muito medialmente, pode desenvolver artificialmente um plano cirúrgico muito lateral sobre a musculatura dos elevadores que é pouco espessa e, se perfurá-la acidentalmente, acessará a fossa isquioanal, predominantemente preenchida por tecido gorduroso que, ao migrar para o espaço pararretal, acarretará a perda das referências anatômicas, dificultando o restante do ato cirúrgico.
- Essa cirurgia não deve ser iniciada à noite, após um dia de atividades cansativas. Principalmente no início da curva de aprendizado, não se aventure sem contar com dois colegas interessados que exponham o campo cirúrgico, bem como com material longo e suficiente e iluminação adequada. Em hospitais com

iluminação de focos cirúrgicos fracos, providencie luz extra, ou seja, acople cabo de luz fria em válvula de Breisky ou similar.
- Quanto ao tipo de fio cirúrgico, entre absorvíveis e inabsorvíveis, a unanimidade está longe de ser alcançada. Na cirurgia geral, o tratamento das hérnias da parede abdominal é feito com fios inabsorvíveis definitivos. Por analogia, muitos cirurgiões do assoalho pélvico os usam no tratamento dos prolapsos. Outros adotam técnica híbrida, mesclando os inabsorvíveis com nó final sepultado abaixo da pele da vagina, prevenindo granulomas piogênicos, entre alguns pontos com fios de absorção lenta, exteriorizados na luz vaginal. O relato de dor pélvica profunda por granuloma infectado sobre o LSE é uma situação de diagnóstico difícil e abordagem complexa. Em virtude dessa possibilidade, preferimos exclusivamente os fios de absorção lenta, apesar de não haver evidências inquestionáveis.
- Os opositores da técnica de fixação ao LSE apresentam como principal argumento o *desvio lateral e posterior da cúpula vaginal*, que potencialmente causaria mais dispareunia, portanto não a indicando para pacientes com vida sexual ativa. Esse mesmo desvio posterior enfraqueceria a parede vaginal anterior, ocasionando taxas tão altas quanto 40% de cistocele, como relatado na literatura. Na vida real, o cirurgião que observa suas pacientes no pós-operatório de fixação ao LSE aprendeu que na revisão do 15º dia de pós-operatório as características vaginais de elasticidade e capacidade de moldagem, tão facilmente evidenciadas no puerpério do parto vaginal, propiciam um desvio lateral não tão acentuado e que vai progressivamente se atenuando. Quanto ao provável prolapso anterior, não se admite o tratamento isolado do componente apical sem o tratamento da parede anterior concomitantemente, pois existem diversos trabalhos recentes de pesquisadores e cirurgiões que esclarecem que os compartimentos anterior e apical são uma *unidade* e assim deverão ser tratados.

Referências

1. Cruikshank SH, Cox DW. Sacrospinous ligament fixation at the time of transvaginal hysterectomy. Am J Obstet Gynecol 1990; 162:1611-9.
2. Florian-Rodriguez ME, Hare A, Chin K et al. Inferior gluteal and other nerves associated with sacrospinous ligament: a cadaver study. Am J Obstet Gynecol 2016; 215:646.e1-6.
3. Roshanravan SM, Wieslander CK, Schaffer JI et al. Neurovascular anatomy of the sacrospinous ligament region in female cadavers: Implications in sacrospinous ligament fixation. Am J Obstet Gynecol 2007; 197:660.e1-660.e6.
4. Thompson JR et al. Anatomy of Pelvic Arteries Adjacent to the Sacrospinous Ligament: Importance of the Coccygeal Branch of the Inferior Gluteal Artery. Obstet Gynecol 1999; 94:973-7.

Parte C

Abordagem Intrapélvica Retroperitoneal do Ligamento Sacroespinhoso

Elielton Ribeiro Nunes*

Introdução

Uma das possibilidades técnicas de acesso ao LSE, além das vias posterior (original e mais usada) e anterior (geralmente exigindo dispositivos especiais para sutura), é a *abordagem intrapélvica retroperitoneal uni ou bilateral*. Suas vantagens teóricas seriam proporcionar à paciente um pós-operatório menos doloroso (evita incisão perineal para o acesso posterior) e um custo mais acessível, por dispensar o uso de dispositivos específicos e descartáveis da via anterior.

O presente artigo visa demonstrar essa técnica cirúrgica com suas duas possibilidades em virtude de se tratar de uma alternativa ainda pouco divulgada.

Possibilidades técnicas

- Acesso por palpação da espinha isquiática após divulsão romba extraperitoneal do espaço pararretal. Os pontos seriam passados mediais a ela, no próprio ligamento, ou na região pré-espinha isquiática, mais anterior, provavelmente no iliococcígeo. Sua vantagem para os principiantes seria evitar os riscos de exposição maior da região.
- Acesso com exposição visual do complexo coccígeo-sacroespinhoso, possibilitando uma colocação mais anatômica e segura dos pontos por ser esta uma região onde anomalias anatômicas, principalmente vasculares, não são incomuns.

Abordagem por palpação da espinha isquiática

- Realizadas a histerectomia e a revisão da hemostasia, coloca-se uma pinça tipo Allis na borda epitelial e outra no peritônio do fundo de saco de Douglas, entre 7 e 8 horas, e começa-se a dissecar de forma romba nesse espaço em direção à espinha isquiática, identificando-a, bem como às estruturas vizinhas.
- Passagem do primeiro ponto de Vicryl zero, identificando-se por palpação o LSE, duas polpas digitais

---
*Colaboração de Sérgio Flávio Munhoz de Camargo.

mediais à espinha isquiática ou, caso seja impossível atingir esse sítio, à região pré-espinhal, provavelmente no iliococcígeo. Passado o primeiro ponto, sua tração facilita a passagem dos outros dois e aumenta a qualidade do tecido para fixação da cúpula vaginal em seguida (Figuras 18.19 e 18.20).

Abordagem por passagem e visão direta do ligamento sacroespinhoso

- Com pinças de Allis colocadas nas bordas do epitélio vaginal do fundo de saco de Douglas e no peritônio acima, afastam-se os dois planos e de forma romba, digitalmente, o cirurgião penetra entre eles para dissecar de forma romba, de lateral para medial, em direção à espinha isquiática.
- Ao ser atingida a espinha isquiática, com delicados movimentos laterolaterais, expõe-se a estrutura musculoconjuntiva, constituída por LSE e músculo isquiococcígeo. Aproximadamente 4cm mediais à espinha isquiática, são passados dois a três pontos – preferimos fios de absorção lenta.
- Finalmente, revisa-se a hemostasia, passam-se os pontos do LSE no ápice da vagina e, ao apertá-los, esta é suspensa. Fecha-se totalmente a abertura vaginal, procedendo-se à correção dos defeitos posteriores e do períneo, se existentes (Figuras 18.21 a 18.23).

Considerações finais

O momento atual vem solicitando dos profissionais que trabalham com as disfunções do assoalho pélvico feminino uma reavaliação dos tratamentos existentes, entre outros motivos para melhorar os resultados. Novas ou melhores técnicas com tecidos nativos demandam interesse, criatividade e uma visão anatomofuncional da pelve ilimitada em suas possibilidades. Precisamos, em cima das técnicas passadas, desenvolver, praticar e analisar de maneira honesta e criteriosa os desfechos, sempre visando oferecer às pacientes segurança e uma melhor qualidade de vida.

Essa alternativa de abordagem do LSE talvez possa atingir esses objetivos.

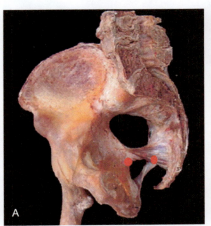
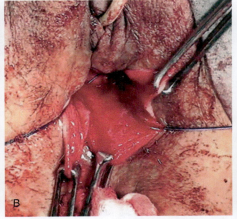
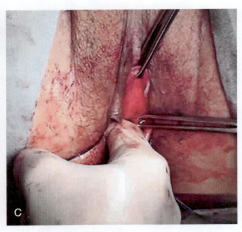

Figura 18.19 Tempos iniciais: divulsão digital romba e palpação da espinha isquiática. **A** Locais preferenciais para passagem dos pontos (ver texto). **B** Acesso da espinha isquiática intracavidade pélvica, retroperitoneal. **C** Dissecção romba digital até a espinha isquiática e estruturas vizinhas.

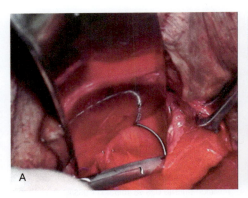
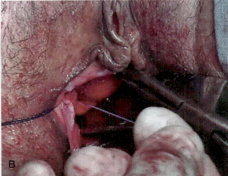
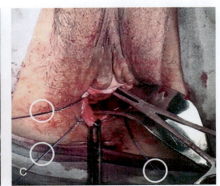

Figura 18.20 Passagem dos pontos na região próxima à espinha isquiática. **A** Remoção da agulha após passagem do 1º ponto no LSE ou pré-espinha. **B** Tração do ponto para avaliar a qualidade de sua fixação, devendo "mexer com a paciente na mesa cirúrgica". **C** Três pontos cirúrgicos passados, reparados e prontos para transfixar a cúpula vaginal.

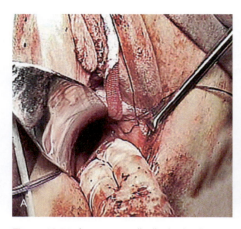
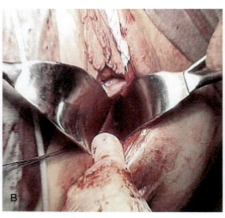
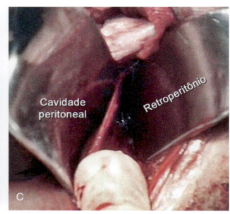

Figura 18.21 Acesso e ampliação da abordagem retroperitoneal intracavitária. **A** Início da dissecção romba do retroperitônio em direção EI. **B** e **C** Ampliação do espaço retroperitoneal com colocação de válvulas tipo Breisky.

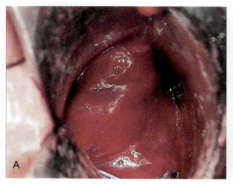
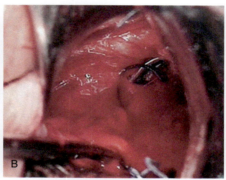
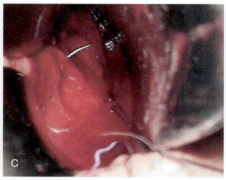

Figura 18.22 Exposição completa e passagem dos pontos no complexo sacroespinhoso/iliococcígeo (SE/IC). **A** Exposição do complexo sacroespinhoso-isquiococcígeo. **B** Passagem do ponto em andamento 1. **C** Passagem do ponto em andamento 2.

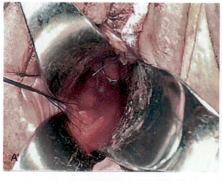
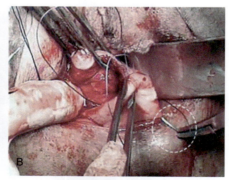
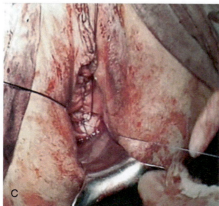
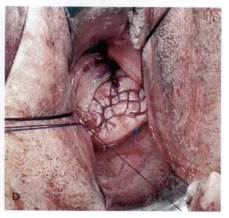

Figura 18.23 Os quatro tempos finais da cirurgia. **A** Exposição aberta para possibilitar a visão das estruturas anatômicas, dos pontos passados e do posicionamento das válvulas. **B** Passagem do ponto cirúrgico no ápice da vagina à esquerda. **C** Observação da orientação da cúpula com os pontos do ligamento já atados. **D** Cúpula vaginal fechada.

Parte D

Suspensão ao Ligamento Uterossacro Extraperitoneal*

Manidip Pal
Soma Bandypadhyay

Introdução

O fornecimento de suporte para a parte apical da vagina é a pedra angular da cirurgia de prolapso. Para atingir esse objetivo, foram criadas várias técnicas, como a sacrocolpopexia, a colpopexia sacroespinhosa, a suspensão ao ligamento uterossacro (LUS) e a culdoplastia de McCall, entre outras. A técnica de suspensão ao LUS foi desenvolvida em torno da ideia de que esse ligamento não é atenuado, apesar do envelhecimento, além da vantagem da utilização de tecidos nativos para fixação do suporte apical. Em virtude dessas propriedades, essa técnica tem sido usada há anos por autores como Miller, Heaney, Te Linde e muitos outros para o tratamento dos prolapsos, embora tenha sido popularizada na era atual por Bob Louis Shull[1].

O LUS, também conhecido como ligamento sacrouterino, situa-se entre a face posterolateral do colo do útero e o sacro. O ligamento tem cerca de 12 a 14cm de comprimento[2] e é dividido em três partes: cervical (distal), que mede de 2 a 3cm, intermediária, com 5cm, e sacra (proximal), que tem de 5 a 6cm.

A largura do LUS também difere[2]: 2 + 0,5cm na cervical, 2,7 + 1cm na intermediária e 5,2 + 0,9cm na sacra.

O ureter encontra-se lateralmente ao ligamento e sua distância das diferentes partes é[2]: cervical: 0,9 + 0,4cm; intermediária: 2,3 + 0,9cm; sacra: 4,1 + 0,6cm.

A capacidade de carga das porções cervical e intermediária do ligamento supera os 17kg. A partir dessas características, é evidente que a área intermediária do ligamento é a melhor escolha para suspensão, devendo ser evitada a parte cervical, com a qual é maior a chance de lesão ureteral.

Existem dois tipos de suspensão do LUS: intra e extraperitoneal. Embora a variedade intraperitoneal ofereça suporte muito bom para a cúpula, está associada à incidência maior de lesão ureteral[3]. A cistoscopia é obrigatória para exclusão de traumatismo do trato urinário após suspensão ao LUS intraperitoneal. Para superar esse detalhe técnico, Dwyer e cols.[4-7] defendem a suspensão ao LUS por fora do peritônio (extraperitoneal). Nessa variedade técnica, suturas de suspensão são colocadas no LUS, em sua área superior mais desnudada, fora da cavidade peritoneal. A bexiga é afastada com os ureteres do campo operatório mediante a colocação simultânea do afastador de Landon na vagina, afastando a bexiga cranialmente, acrescida da tração oposta do colo do útero por uma pinça de Lahey ou Pozzi, quase anulando a possibilidade de lesão ureteral. Em seguimento de 5 anos, a taxa de sucesso objetivo do suporte de cúpula vaginal foi de 89% e a de recorrência do prolapso da cúpula de apenas 4%[5]. A suspensão extraperitoneal é um procedimento seguro e eficaz.

Esse tipo de suspensão ao LUS pode ser realizado como medida profilática durante a histerectomia vaginal[8] para prolapso uterovaginal e terapeuticamente para prolapso da cúpula[9].

Suspensão ao LUS profilática[8]

- A incisão da parede vaginal anterior pode ser em V ou em T invertido (Figura 18.24).
- O final da incisão em ambos os lados é estendido posteriormente, de modo a se fazer uma incisão circular na parede vaginal posterior (Figura 18.25).
- Essa circunscrição posterior ajuda a desnudar facilmente o complexo ligamentar cardinal-uterossacro lateralmente.
- O colo do útero é apreendido com pinça adequada ou uma Allis longa, e tração é aplicada, puxando-o para fora e um pouco para o lado oposto ao da exposição desejada. Por exemplo, se quisermos expor o complexo ligamentar cardinal-uterossacro esquerdo, devemos tracionar o colo para o lado direito (Figura 18.26).
- Essa tração cervical torna o LUS tenso, bem exposto, fácil de ser identificado e, finalmente, facilita a passagem das suturas de suspensão.
- O epitélio ("mucosa")** vaginal lateral é separado cranialmente o máximo possível do LUS subjacente, de modo a expor a parte intermediária; essa manobra é realizada, na maioria das vezes, por dissecção romba com gaze enrolada no dedo (Figura 18.27).
- A primeira sutura de suspensão no LUS é colocada na área superior mais exposta do ligamento, na lateral que corresponda à sua porção intermediária, com sutura não absorvível de polipropileno 1 (Figura 18.28). Ambas as extremidades são mantidas longas e reparadas com *pinça curva* de tamanho médio.
- Cerca de 1cm inferior à primeira, a segunda sutura do LUS é passada da mesma maneira, usando fio de absorção lenta poliglactina 1 (Figura 18.29). Ambas as pontas da sutura são mantidas longas e reparadas

---

*Título em inglês: *Extraperitoneal uterosacral ligament suspension*. Tradução livre para o português por Sérgio Flávio Munhoz de Camargo, com autorização dos autores.

**Nota do tradutor: por não apresentar glândulas, o revestimento da vagina não é mucosa, mas epitélio. No entanto, como o uso repetido consagrou o primeiro termo, ambos serão usados com o mesmo significado.

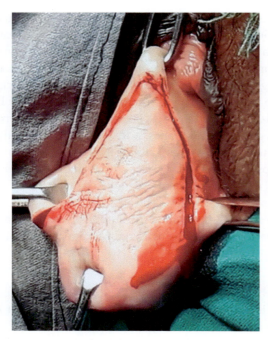

Figura 18.24 Incisão da parede vaginal anterior em V invertido.

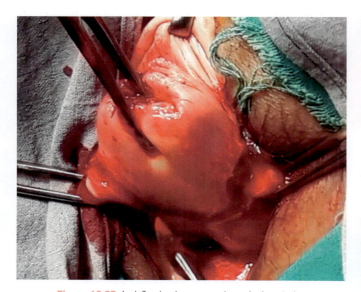

Figura 18.25 Incisão circular na parede vaginal posterior.

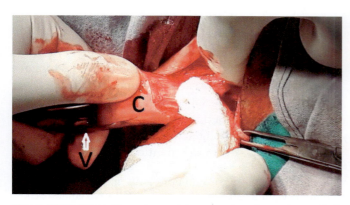

Figura 18.26 Dissecção romba cranial no complexo ligamentar cardinal--uterossacro à esquerda.

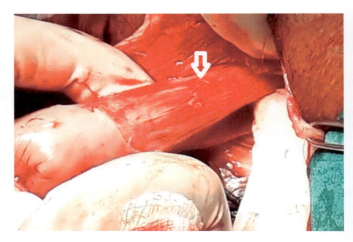

Figura 18.27 Porção intermediária (*seta*) do complexo ligamentar dissecada.

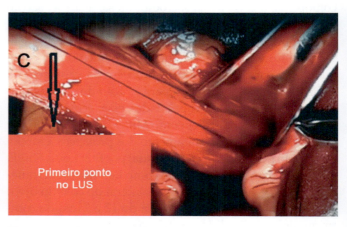

Figura 18.28 Primeiro ponto de polipropileno 1 não absorvível no LUS, o mais alto possível na porção intermediária. A bexiga e os ureteres em seu pilar estão afastados com uma válvula. (*C:* colo do útero.)

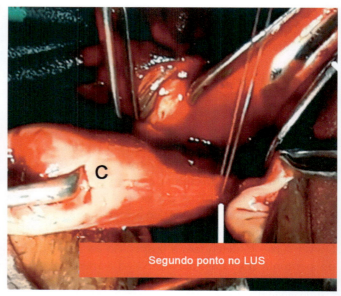

Figura 18.29 Segundo ponto no LUS com fio de absorção retardada, poliglactina 1, passado 1cm abaixo da primeira sutura. (*C:* colo do útero.)

com *pinça reta* de tamanho médio. A mesma manobra é repetida do outro lado.

- Em seguida, a primeira pinça é colocada, na histerectomia vaginal de rotina, abrangendo o complexo ligamentar cardinal-uterossacro, mais próximo de sua fixação cervical, e no meio desta os tecidos são seccionados e ligados. Uma extremidade do fio de sutura transfixa de dentro para fora o epitélio vaginal no ângulo da cúpula do respectivo lado. As mesmas manobras são executadas do outro lado. Ambas as extremidades são mantidas compridas e reparadas com *pinças-mosquito*.
- O restante da histerectomia vaginal é terminado da maneira usual. Se uma cistocele estiver presente, o reparo da fáscia vesicovaginal será concluído nesse momento.
- Em seguida, a extremidade livre superior da segunda sutura do LUS é enfiada em uma agulha "solteira" e passada medialmente através da fáscia vesicovaginal adjacente. Continuando esse movimento, a mesma agulha é passada de dentro para fora da mucosa (epitélio) vaginal anterior ipsilateral à mesma altura.
- A extremidade inferior da segunda sutura do LUS é novamente enfiada em uma agulha "solteira" e passada através do septo retovaginal e da mucosa (epitélio) vaginal posterior medial ao ângulo da cúpula. O ponto sai da mucosa vaginal posterior, medialmente à primeira sutura da histerectomia vaginal convencional, que foi levada para fora da mucosa vaginal no ângulo da cúpula. Ambas as extremidades da sutura são reparadas com uma *pinça reta* de tamanho médio.
- Em seguida, a extremidade superior da primeira sutura do LUS é enfiada em uma agulha "solteira" e passada através do septo vesicovaginal medial à área da segunda sutura. Em seguida, a agulha passa pela área correspondente da mucosa vaginal anterior *sem perfurá-la*. Isso significa que a sutura não absorvível atravessa a espessura da parede vaginal anterior sem se exteriorizar.
- A extremidade inferior da primeira sutura do LUS é agora enfiada em uma agulha "solteira" e em seguida passada na parede vaginal posterior junto com o septo retovaginal, na cúpula medial à segunda sutura, também sem perfurar a mucosa vaginal, ou seja, permanece a sutura não absorvível "sepultada" (Figura 18.30). Ambas as pontas da sutura são seguradas com uma *pinça curva* de tamanho médio.
- A mesma manobra é repetida do outro lado. Agora, o epitélio vaginal anterior será fechado como de costume em uma colporrafia anterior. Em seguida, as duas extremidades (anterior e posterior) da primeira sutura do LUS no lado ipsilateral serão amarradas uma à outra. Também do lado oposto, a primeira sutura do LUS será amarrada com a respectiva contraparte. Agora, ambas as suturas não absorvíveis estão "sepultadas" abaixo do epitélio vaginal.

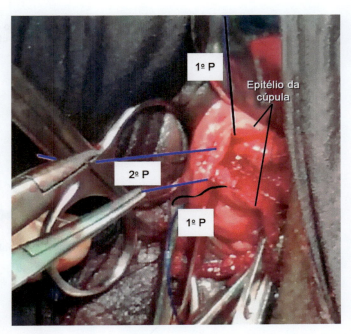

Figura 18.30 Suturas de suspensão ao LUS do lado direito: (*1º P*) ponto de polipropileno não absorvível (*preto*) ancorado na cúpula sem perfurar o epitélio – no final, após atados os cabos, será "sepultado" subjacente ao epitélio; (*2º P*) ponto de poliglactina de absorção lenta ancorado na cúpula, perfurando-a de dentro para fora.

- Em seguida, a cúpula é fechada da maneira usual, com ambas as extremidades da sutura de fechamento mantidas longas. Após o fechamento da cúpula, as extremidades da segunda sutura do LUS (anterior e posterior) do lado ipsilateral são amarradas uma à outra, o que também ocorre com a segunda sutura do lado oposto.
- Agora, as extremidades da sutura de fechamento da cúpula são amarradas com os reparos da sutura ipsilateral dos cardinais-uterossacros da histerectomia vaginal convencional, que foram previamente passados através do ângulo da mucosa (epitélio) da cúpula (Figura 18.31*A* e *B*).
- O resultado final é uma cúpula vaginal alta e bem apoiada (Figura 18.32).

Suspensão ao LUS terapêutica[9]

- De início, identifica-se no ápice da vagina o local de fixação do complexo ligamentar cardinal-uterossacro, que se assemelha a "covinhas" (*dimples* em inglês) de cada lado.
- Incisão vaginal: para eversão completa, uma incisão longitudinal é feita logo abaixo do meato uretral externo, até o ápice da cúpula e o corpo perineal; para prolapso apenas do compartimento anterior da cúpula, a incisão longitudinal é feita desde abaixo do meato uretral externo até o ápice da cúpula; para prolapso apenas

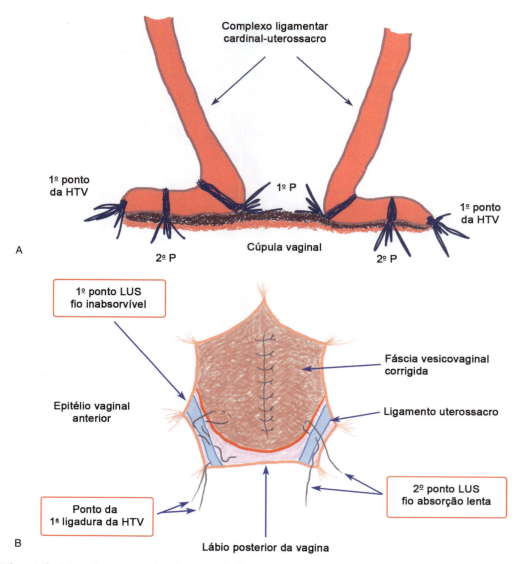

Figura 18.31 A Aspecto final das suturas do complexo ligamentar à cúpula vaginal: de fora para dentro, o primeiro ponto da histerectomia vaginal nos ângulos da cúpula, exteriorizados, com fio de absorção lenta. Em posição intermediária, o segundo ponto, também com fio de absorção lenta e exteriorizado. Mais central, o primeiro ponto, com fio inabsorvível, "sepultado", não exteriorizado. **B** Resumo das suturas de suspensão no plano coronal.

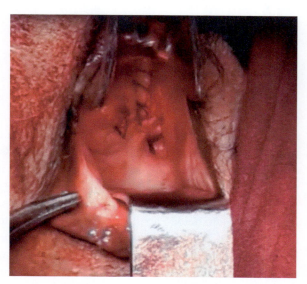

Figura 18.32 Aspecto final com a cúpula vaginal bem sustentada e alta.

do compartimento posterior da cúpula, a incisão longitudinal é feita do ápice da cúpula ao corpo perineal.

- O epitélio vaginal é dissecado dos tecidos subjacentes. A dissecção lateral em direção ao espaço pararretal irá expor o complexo ligamentar cardinal-uterossacro posterolateralmente na parede pélvica lateral. A tensão no epitélio vaginal refletido ajudará a identificar melhor o ligamento. A bexiga é separada da parede vaginal lateral e do tecido conjuntivo apical. Um afastador de Briesky-Navratil é inserido anteriormente para retrair a bexiga junto com os ureteres.

- A primeira passagem no complexo ligamentar cardinal-uterossacro é feita com polidioxanona de absorção retardada 1-0 ou 2-0. Traciona-se a primeira sutura para acentuar o ligamento, e a segunda passagem é feita proximal à primeira. A mesma manobra é repetida do outro lado (Figura 18.33).

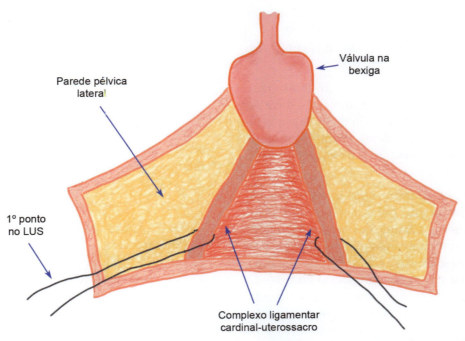

Figura 18.33 Correção do prolapso da cúpula pós-histerectomia com suspensão extraperitoneal do LUS. O complexo ligamentar cardinal-uterossacro na parede vaginal lateral pode ser evidenciado por tração da primeira sutura.

- As extremidades das suturas do LUS são transfixadas para fora do epitélio vaginal ipsilateral, no ápice da nova cúpula. Como cada sutura tem duas extremidades, então oito extremidades estão agora exteriorizadas. A nova cúpula é configurada em uma área de comprimentos vaginais anterior e posterior iguais. Os reparos da fáscia vesicovaginal e da fáscia retovaginal são concluídos. A incisão da linha média vaginal é fechada sem exagerar na ressecção epitelial.
- Finalmente, as suturas de suspensão são amarradas com seu respectivo cabo ipsilateral, elevando a cúpula.

Referências

1. Schull BL et al. A transvaginal approach to repair of apical and other associated sites of pelvic organ prolapse with uterosacral ligaments. Am J Obstet Gynecol 2000; 183:1365-74.
2. Vu D, Haylen BT, Tse K, Farnsworth A. Surgical anatomy of the uterosacral ligament. Int Urogynecol J 2010; 21(9):1123-8.
3. Buller JL, Thompson JR, Cundiff GW, Krueger Sullivan L, Schön Ybarra MA, Bent AE. Uterosacral ligament: description of anatomic relationships to optimize surgical safety. Obstet Gynecol 2001; 97(6):873-9.
4. Dwyer PL, Fatton B. Bilateral extraperitoneal uterosacral suspension: a new approach to correct posthysterectomy vaginal vault prolapse. Int Urogynecol J Pelvic Floor Dysfunct 2008; 19(2):283-92.
5. Fatton B, Dwyer PL, Achtari C, Tan PK. Bilateral extraperitoneal uterosacral vaginal vault suspension: a 2-year follow-up longitudinal case series of 123 patients. Int Urogynecol J 2009; 20:427-34.
6. Cvach K, Dwyer P. Surgical management of pelvic organ prolapse: abdominal and vaginal approaches. World J Urology 2012; 30(4):471-7.
7. Karmakar D, Dwyer PL, Thomas E, Schierlitz L. Extraperitoneal uterosacral suspension technique for post hysterectomy apical prolapse in 472 women: results from a longitudinal clinical study. BJOG 2019; 126(4):536-42.
8. Pal M, Bandyopadhyay S. Modified extraperitoneal utero-sacral ligament suspension for prevention of vault prolapse after vaginal hysterectomy. Int Urogynecol J 2019; 30(4):633-7.
9. Pal M, Bandyopadhyay S. Extraperitoneal uterosacral ligament suspension by using the cervix as a traction device. Int Urogynecol J 2020; 31(8):1701. [Video presentation]

Parte E

Preservação Uterina no Tratamento do Prolapso Apical – Histeropexia Sacroespinhosa

Heleodoro Corrêa Pinto
Rômullo de Oliveira Pires

Introdução

No livro *New techniques in genital prolapse surgery*, de 2011, um capítulo em especial chama a atenção: *Is hysterectomy necessary to treat genital prolapse?*, de Mohamed Hefni, médico do Departamento de Ginecologia do Hospital Benenden, em Kent, Reino Unido. Na introdução, uma frase resume aquilo em que, como cirurgiões "vaginalistas", acreditamos: "O objetivo de qualquer procedimento cirúrgico é preservar e manter a função dos órgãos saudáveis, minimizando a morbidade" – em tradução livre[1]. Então, o questionamento que propomos é: estaria o útero doente só por estar prolapsado?

Já em 1993, o eminente cirurgião David Nichols[2] afirmava (em tradução livre):

> Como a descida patológica do útero é resultado do prolapso genital, a histerectomia não deve ser o objetivo principal da cirurgia de prolapso genital. Para a paciente que deseja manter seu útero, o cirurgião pode optar por realizar a colpopexia sem histerectomia.

Com o avanço nos estudos relacionados com a dinâmica do suporte dos órgãos pélvicos (conforme abordado mais adiante neste capítulo) e consequentemente com a ratificação do entendimento quanto ao papel passivo do útero na gênese do prolapso, a ideia de que a histerectomia constituía um passo obrigatório no procedimento de reparo do prolapso passou a ser questionada, visto que a simples retirada do útero por si só não trata o prolapso apical. Pelo contrário, pode contribuir para o desenvolvimento de prolapso da cúpula vaginal.

Além disso, convém dar atenção à necessidade de reduzir a morbidade cirúrgica pelo fato de o prolapso uterino ser patologia mais comum em mulheres idosas, as quais costumam ser acometidas frequentemente por outras comorbidades[3,4].

Por outro lado, com o aumento do número de mulheres que tendem a protelar a maternidade, a cirurgia reconstrutiva com preservação do útero torna-se uma opção para as pacientes em idade reprodutiva.

Estima-se que em algum momento da vida cerca de 11% das mulheres serão submetidas a alguma cirurgia por prolapso de órgãos pélvicos (POP). Apenas nos EUA são estimados, a cada ano, cerca de 200.000 procedimentos cirúrgicos para tratamento de POP, e 30% dessas mulheres necessitarão de tratamento cirúrgico adicional, seja para POP, seja para incontinência urinária[5-8]. Portanto, trata-se de patologia frequente entre as mulheres, atingindo especialmente aquelas com parto vaginal prévio.

Etiologia e fisiopatologia

Os POP são comuns e decorrem do enfraquecimento do assoalho pélvico[9].

A partir de 1992, por meio de seus trabalhos de dissecção em cadáveres, John DeLancey demonstrou que as vísceras pélvicas são mantidas em posição adequada por um complexo musculofascial, dividido em sistemas de suspensão e de sustentação. O sistema de suspensão é formado pelos paramétrios (complexo ligamentar cardinal-uterossacro) e paracolpo (nível I) e pelas fáscias pubocervical e retovaginal, que são espessamentos da fáscia endopélvica (nível II). O sistema de sustentação é formado pelo diafragma pélvico (músculo elevador do ânus e coccígeo com suas respectivas fáscias) e pelo diafragma urogenital (músculo transverso profundo do períneo e suas fáscias [nível III]). A clássica imagem mostrada na Figura 18.34 ilustra os níveis de DeLancey com suas respectivas estruturas de suspensão e sustentação.

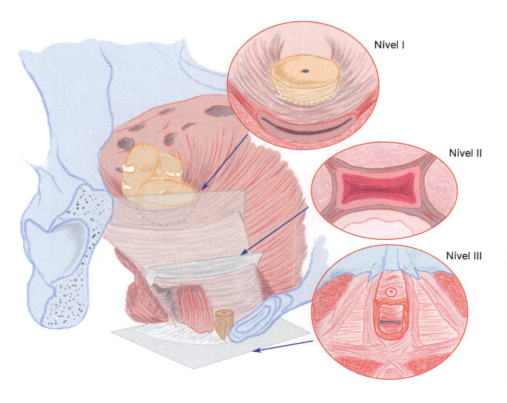

Figura 18.34 Níveis de DeLancey para suporte vaginal. Nível I – paramétrios (complexo ligamentar cardinal-uterossacro) e paracolpo. Nível II – fáscias pubocervical e retovaginal (espessamentos da fáscia endopélvica). Nível III – diafragma pélvico (músculos elevador do ânus e coccígeo com suas respectivas fáscias) e diafragma urogenital (músculo transverso profundo do períneo e suas fáscias). Original segundo R. Papalardo, 2013[30].

A etiologia do prolapso genital é multifatorial e bastante complexa, sendo os fatores predisponentes classificados como fatores de risco estabelecidos ou potenciais (Tabela 18.1). No entanto, o parto vaginal parece ser o fator contribuinte mais significativo na gênese, mais acentuadamente nos partos instrumentalizados (com uso de fórceps).

O aumento crônico da pressão intra-abdominal, como ocorre, por exemplo, em pacientes pneumopatas, que apresentam tosse crônica, ou pacientes com constipação intestinal que demande muito esforço evacuatório, leva ao estiramento contínuo das fáscias, ligamentos e fibras musculares, causando ou incrementando os prolapsos genitais. A atividade laboral "braçal" e alguns tipos de atividades físicas intensas, como halterofilismo, *crossfit*, *jump*, entre outros, também podem, pelo mesmo mecanismo de aumento crônico da pressão abdominal, contribuir para o desenvolvimento de prolapsos genitais.

Uma vez que o colágeno é parte fundamental dos sistemas de suspensão dos órgãos pélvicos, doenças do colágeno, de origem genética ou adquirida, também podem ser responsáveis por prolapsos. Da mesma maneira, patologias neurológicas, como meningomielocele, esclerose múltipla, miastenia *gravis* e outras, podem causar alterações do assoalho pélvico por comprometimento dos músculos que compõem o diafragma pélvico.

A vida sedentária é outra causa de frouxidão dos complexos musculofasciais do períneo, assim como lesões neurológicas locais resultantes de cirurgias da pelve que envolvam extensas dissecções.

O resultado é a descida de vísceras pélvicas através do hiato genital com variada sintomatologia e deterioração da qualidade de vida. Queixas comuns variam desde desconforto e dor na região genital até sensação de pressão ("bola na vagina"), ulcerações genitais (em especial de contato/pressão com a roupa íntima), disfunção miccional, infecções frequentes do trato urinário e disfunção sexual, entre outras[10]. A sintomatologia referida pela paciente na anamnese pode ser relacionada com as alterações anatômicas apresentadas pela patologia (conforme abordado na Tabela 18.2).

Identificação e estadiamento dos prolapsos

Para planejamento do tratamento, são importantes um estadiamento adequado e a compreensão da inter-relação dos compartimentos do assoalho pélvico feminino com a frequente coexistência de defeitos em diferentes sítios, como a associação entre defeito de parede vaginal anterior e o componente apical[11], tornando possível ao cirurgião do assoalho pélvico abordar simultaneamente os diversos sítios acometidos por algum defeito, no mesmo tempo cirúrgico, e diminuindo a chance de recidiva futura.

Tabela 18.1 Fatores de risco para prolapso de órgãos pélvicos

Fatores estabelecidos
Parto vaginal
Idade avançada
Obesidade

Fatores potenciais
Gestação prévia (independentemente da via de parto)
Parto instrumentado
Idade jovem no primeiro parto
Segundo período do trabalho de parto prolongado
Peso fetal > 4.500g
Anatomia da pelve óssea (forma ou orientação)
História familiar de prolapso de órgão pélvico
Raça ou origem étnica (caucasiana > asiática > afrodescendente)
Doenças do tecido conjuntivo ou outros fatores genéticos
Atividade laboral exigindo trabalho pesado
Constipação crônica
Menopausa
Histerectomia prévia (principalmente sem culdoplastia concomitante)

Tabela 18.2 Correlação entre alterações anatômicas e sintomatologia

Nível II de DeLancey Ligamento pubouretral • Incontinência urinária de esforço • Uretrocele Aa	Nível II de DeLancey Fáscia vesicovaginal • Sensação de prolapso • Cistocele Ba	Nível I de DeLancey Ligamentos uterossacro e cardinal • Sensação de prolapso • Prolapso apical C
Nível III de DeLancey Membrana perineal e corpo perineal • Disfunção sexual gh	Nível III de DeLancey Núcleo tendíneo do períneo • Disfunção sexual • Laceração do corpo perineal e aumento do hiato genital pb	tvl
Nível II de DeLancey Fáscia retovaginal • Sensação de plenitude retal • Retocele • Bloqueio evacuatório Ap	Nível II de DeLancey Fáscia retovaginal • Sensação de plenitude retal • Retocele • Bloqueio evacuatório Bp	Nível I de DeLancey • Fundo de saco de Douglas • Enterocele D

Os estadiamento dos POP é realizado, principalmente, por meio de duas técnicas de classificação bem conhecidas: a de Baden-Walker, criada em 1968, e a Quantificação de Prolapso de Órgãos Pélvicos (POP-Q), de 1996 (a comparação entre as duas técnicas pode ser vista na Tabela 18.3).

Com base na inspeção visual, mais empírica e menos precisa, a primeira técnica ainda é de uso corrente entre os ginecologistas em virtude da facilidade de aplicação. Já o POP-Q apresenta um padrão de terminologia para descrição e quantificação do prolapso mais objetivo, facilitando e tornando mais eficiente a comunicação inter e intraobservador e padronizando os resultados para uso em publicações científicas. Ambas as classificações têm um mesmo ponto fixo, correspondente à carúncula/anel himenal. No sistema POP-Q, nove medidas do prolapso são realizadas na parede vaginal em relação ao ponto de referência fixo no anel himenal e com isso é possível classificar o prolapso em quatro estádios[9].

Abordagem terapêutica do prolapso uterino

O quadro sintomático (fator subjetivo) e o grau do prolapso (fator objetivo) apresentados pela paciente, assim como suas expectativas e possíveis comorbidades, deverão ser considerados para que seja definida conjuntamente a melhor abordagem terapêutica: conservadora (pessário vaginal) ou cirúrgica (com ou sem preservação uterina). Reforçamos a importância da apresentação do pessário vaginal à paciente como primeira opção terapêutica devido a seu baixo custo, pequeno risco de complicações e alta taxa de sucesso.

Especificamente com relação ao tratamento cirúrgico do prolapso uterino, são várias as técnicas descritas na literatura, com ou sem preservação uterina, incluindo as vias vaginal e abdominal, sempre com o objetivo de restaurar a anatomia e a funcionalidade do(s) sítio(s) acometido(s).

Historicamente, a histerectomia é a técnica cirúrgica mais utilizada no tratamento do prolapso uterino[12]. As estatísticas apontam que, nos EUA, o prolapso é a indicação de cerca de 14% das histerectomias[13]. O procedimento costuma ser associado a alguma técnica de sustentação da cúpula vaginal, como culdoplastia de McCall, colpopexia sacroespinhosa ou uterossacra, em conjunto com o reparo sítio-específico da parede vaginal anterior ou posterior[14]. Quando se opta pela abordagem abdominal, a sacropexia, com uso ou não de tela de polipropileno, costuma ser o padrão.

Nos anos 2000 houve uma grande demanda de uso de malhas sintéticas para o tratamento, via vaginal, dos prolapsos genitais, objetivando uma abordagem minimamente invasiva com resultados anatômicos supostamente melhores em longo prazo. Entretanto, uma série de complicações relacionadas com o pobre resultado funcional e o grande número de demandas judiciais por complicações decorrentes desses procedimentos levaram as autoridades de saúde, como a Food and Drug Administration (FDA), a recomendarem a descontinuação do uso, o que fez a maioria das grandes companhias sair do mercado. Hoje, o foco para o uso das telas sintéticas encontra-se no tratamento do prolapso via abdominal e da incontinência urinária de esforço através de técnicas com *sling* suburetral.

Tratamento cirúrgico do prolapso com preservação uterina

A histeropexia foi popularizada no final do século XIX com intuito de aliviar os sintomas causados pelo prolapso uterino, quando a inexistência de antibióticos e de técnicas de antissepsia adequadas tornava a histerectomia um procedimento de alto risco[15].

A cirurgia de Manchester, inicialmente realizada em Manchester, na Inglaterra, por Archibald Donald (1888) com o objetivo inicial de tratar portadoras de colo do útero hipertrófico, visava à amputação da cérvice e à plicatura do complexo cardinal-uterossacro na linha média.

No século XX, com o desenvolvimento das técnicas cirúrgicas e o acesso à antibioticoterapia, a histerectomia tornou-se segura e passou a ser aceita como tratamento de escolha para o prolapso uterino.

No entanto, as técnicas menos invasivas, com preservação uterina, retornaram à luz da discussão acadêmica, uma vez que a realização de histerectomia poderia levar à ruptura do complexo ligamentar cardinal-uterossacro

Tabela 18.3 Técnicas de estadiamento dos prolapsos de órgãos pélvicos

Baden-Walker 1968	POP-Q 1996
Grau 0 – Sem prolapso	Estádio 0 – Sem prolapso
Grau I – Prolapso a meio caminho entre a posição original e a carúncula himenal	Estádio 1 – O ponto de maior prolapso encontra-se a menos de 1cm atrás da carúncula himenal
Grau 2 – Prolapso atinge a carúncula himenal	Estádio 2 – O ponto de maior prolapso encontra-se entre 1cm antes e 1cm depois da carúncula himenal
Grau 3 – Prolapso ultrapassa a carúncula himenal	Estádio 3 – O ponto de maior prolapso encontra-se depois de 1cm da carúncula himenal, mas é menor do que o comprimento total da vagina – menos 2cm
Grau 4 – Prolapso total do órgão	Estádio 4 – O ponto de maior prolapso encontra-se depois de 1cm da carúncula himenal e é maior do que o comprimento total da vagina – menos 2cm

(retináculo de Martin) com a possibilidade de agravamento do problema devido ao enfraquecimento ainda maior do suporte vaginal, além de agregar morbidade cirúrgica. Além disso, nas últimas décadas aumentou o interesse das pacientes, facilitado pelo advento da internet, por mais informação e, consequentemente, a tomada de decisão compartilhada com relação à preservação ou à retirada do útero.

O entendimento de que a causa do prolapso uterino está na insuficiência das estruturas de suspensão e sustentação da pelve, ou seja, com a compreensão de que o útero ocupa papel passivo nessa disfunção e que sua retirada de rotina (histerectomia), como já dissemos, poderia trazer ainda mais instabilidade ao assoalho pélvico em razão de sua maior fragilização, reforçou a ideia de que as técnicas com preservação uterina tenderiam a ser mais vantajosas na abordagem do tratamento cirúrgico dos prolapsos, evitando um procedimento cirúrgico desnecessário. Além disso, trata-se de cirurgias frequentemente menos invasivas, com risco menor de lesões transoperatórias (ainda que possíveis), menor volume de perda sanguínea, menos tempo de cirurgia, menor modificação anatômica e funcional do assoalho pélvico e, por vezes, com a possibilidade de menor período de internação, além de não apresentar aumento dos índices de recidiva do prolapso (as vantagens e desvantagens da preservação uterina estão relacionadas na Tabela 18.4).

Todavia, ainda são poucos, e por vezes pequenos, os estudos na literatura que abordam a preservação uterina, visto que essas técnicas começaram a ser empregadas mais frequentemente nas últimas duas décadas. Ainda se nota resistência por parte dos cirurgiões ginecológicos em relação à possibilidade de manutenção do útero em virtude da crença de que, em caso de prolapso, a patologia estaria no útero e, principalmente, por causa do temor quanto à possibilidade de aparecimento futuro de outras patologias, como neoplasia do colo do útero ou do endométrio.

Procedimentos como a histeropexia sacroespinhosa ou uterossacra e a técnica de Manchester (reservada para pacientes com colo do útero hipertrófico) apresentam taxas de resolução do prolapso apical e de recidivas similares às da histerectomia vaginal, mas com menos morbidade operatória. Um estudo randomizado chegou a demonstrar que não há diferença estatisticamente significativa nos índices de recidiva ou de resolução de prolapso por meio da histeropexia sacroespinhosa em comparação com a histerectomia[10].

Quando a abordagem é realizada via laparoscópica, a histeropexia é usualmente executada com fixação no promontório sacral (com ou sem uso de tela sintética), com resultados objetivos descritos como melhores do que os obtidos via vaginal[14,16].

Todavia, quando a abordagem se dá por meio de laparotomia, a sacropromontofixação apical agrega maior tempo de cirurgia e retarda a recuperação pós-operatória, se comparada aos procedimentos via vaginal, os quais têm taxas similares de recorrência subjetiva de prolapso, necessidade de nova cirurgia e eventos adversos[14,17].

As duas técnicas vaginais de histeropexia mais frequentemente descritas em literatura são a fixação ao LSE (uni ou bilateral) e a fixação aos LUS. A histeropexia sacroespinhosa é descrita na literatura como uma alternativa de preservação uterina que teria como uma de suas vantagens a fixação do útero em uma estrutura que originalmente não faz parte do sistema de suspensão vaginal. Portanto, a fixação seria realizada em estrutura que não estaria envolvida com a gênese do prolapso, como é caso dos LUS.

Por se tratar de procedimento extraperitoneal, a histeropexia sacroespinhosa também diminui outros riscos relacionados, como a potencial contaminação bacteriana da cavidade abdominal, e, ao contrário da técnica uterossacra, não traciona o retroperitônio na linha média, o que poderia contribuir para o acotovelamento (*kink*) e a obstrução dos ureteres. Por outro lado, a fixação aos uterossacros, em teoria, preservaria mais o eixo vaginal anatômico e, portanto, com menos sintomatologia de disfunção sexual, por exemplo.

Em nosso serviço temos observado que, ao contrário do que rotineiramente acontece na histerectomia acompanhada da colpofixação ao LSE, onde há um desvio lateral e posterior do eixo vaginal, na técnica com preservação uterina esse desvio do eixo vaginal é menor e costuma regredir ao longo do acompanhamento das pacientes, o que vem ao encontro dos dados descritos na literatura[1].

Tabela 18.4 Vantagens e desvantagens da preservação uterina no tratamento dos prolapsos de órgãos pélvicos

Preservação uterina
Vantagens
Menor tempo cirúrgico
Menor sangramento transoperatório
Resultado similar ao da histerectomia em curto prazo
Manutenção da fertilidade (mulheres jovens, prole incompleta)
Ocorrência natural da menopausa
Desvantagens
Menos dados disponíveis acerca do resultado cirúrgico, em especial em longo prazo
Necessidade de monitoramento de potenciais patologias cervicais e endometriais
Eventual dificuldade para posteriormente realizar histerectomia, se necessária
Manutenção da menstruação
Manutenção da fertilidade (mulheres mais velhas e/ou prole completa)
Necessidade de treinamento específico do cirurgião para realização de técnicas com preservação uterina, como a histeropexia

Fonte: adaptada de Ridgeway BM, Frick AC. Preservação uterina para tratamento cirúrgico de prolapso uterovaginal. In: Walters MD, Karram MM. Uroginecologia e cirurgia reconstrutiva pélvica. Elsevier, 2015[32].

A heterogeneidade de dados e de técnicas cirúrgicas na literatura dificulta a comparação entre os estudos e, por consequência, entre as abordagens conservadoras e não conservadoras, a fim de determinar a superioridade de um tratamento cirúrgico em relação aos demais. Entretanto, as evidências em curto prazo, até o momento, sustentam que muitas das técnicas conservadoras não apresentam taxas de falha superiores, ou seja, os índices de recidiva são equivalentes aos das técnicas tradicionais e com menor morbidade[18].

Contraindicações à preservação uterina

Uma das preocupações mais frequentes relacionadas com a cirurgia de preservação uterina no tratamento do prolapso diz respeito à possibilidade de existência de alguma patologia uterina incipiente que possa deixar de ser diagnosticada no pré-operatório. Múltiplos trabalhos têm avaliado a incidência de patologia oculta em mulheres submetidas à histerectomia por prolapso. O mais robusto desses trabalhos foi o publicado por Ackenbom e cols., que analisou retrospectivamente 1.196 casos, três dos quais (0,3%) tiveram resultado anatomopatológico positivo para malignidade e sete (0,6%), diagnóstico de hiperplasia endometrial[19]. Nenhum caso de sarcoma foi diagnosticado.

Outro estudo, de Frick e cols., revisou 644 espécimes uterinos removidos durante cirurgia para correção de prolapso, dos quais 0,3% apresentou resultado positivo para carcinoma endometrial e 2,4% para algum tipo de hiperplasia endometrial (simples, complexa, complexa com atipias)[20]. Nessa revisão também foi constatado que em nenhuma paciente pré-menopáusica foram identificados achados de malignidade ou pré-malignidade, mesmo naquelas que apresentavam queixa de sangramento uterino anormal. Já as pacientes pós-menopáusicas com sangramento apresentaram alta taxa de patologia endometrial não diagnosticada previamente (13,3%).

Com intuito de rastrear alguma possível patologia endometrial em nosso serviço, as pacientes candidatas à histeropexia sacroespinhosa são submetidas a um exame ultrassonográfico transvaginal antes da cirurgia. Em caso de qualquer alteração quanto à espessura e/ou à ecogenicidade endometrial, essas pacientes são submetidas à histeroscopia diagnóstica.

As pacientes pré-menopáusicas com histórico de sangramento uterino anormal (por miomatose e/ou adenomiose ou por causa duvidosa), bem como as com histórico de câncer de mama em uso de tamoxifeno, são aconselhadas a realizar histerectomia com colpofixação sacroespinhosa da cúpula vaginal ou histerectomia abdominal, supracervical, com sacropromontofixação apical. A definição a respeito da técnica cirúrgica é tomada em conjunto com a paciente, levando em consideração a necessidade de correção ou não de outros compartimentos vaginais, o índice de massa corporal e as eventuais comorbidades apresentadas.

As pacientes com alterações no exame citopatológico do colo do útero ou mesmo com achados de exame físico suspeitos são submetidas à colposcopia com biópsia, quando indicado.

Vale destacar que costuma ser frequente, em portadoras de grandes prolapsos, a queixa de sangramento proveniente de escaras de contato com as vestimentas ou por isquemia tecidual, em razão do prolongado encarceramento da cérvice junto ao introito vaginal. Essas ulcerações geralmente respondem bem ao uso de estrogenioterapia e antibióticos tópicos, não sendo, portanto, contraindicação à realização de procedimento conservador.

As pacientes que tiveram falha em cirurgia conservadora via vaginal costumam ser excluídas como candidatas à nova abordagem vaginal. Assim como descrito no parágrafo anterior, nessas situações também indicamos histerectomia vaginal com colpofixação sacroespinhosa ou histerectomia supracervical associada à fixação do colo do útero ao promontório com o uso de tela de polipropileno.

As pacientes recidivadas, com idade muito avançada ou com comorbidades graves, sem condições de submeter-se a um novo procedimento anestésico, têm como opção preferencial o uso de pessário vaginal ou cirurgia obliterativa, como a colpocleise de LeFort (cada vez menos utilizada por nós). Tivemos um caso de paciente com recidiva precoce após realização de histeropexia sacroespinhosa direita, na qual realizamos nova histeropexia sacroespinhosa, mas com fixação no LSE esquerdo.

Outras contraindicações, como colo do útero hipertrófico, são citadas na literatura, quando há avaliação para conservação uterina (as contraindicações à preservação uterina estão listadas na Tabela 18.5). Cabe ressaltar, também, que a falta de seguimento ginecológico de rotina em algumas localidades, em virtude do acesso restrito e precário ao sistema de saúde, muitas vezes inviabiliza o uso de técnicas conservadoras com preservação uterina.

Tabela 18.5 Contraindicações à preservação uterina no tratamento do prolapso de órgãos pélvicos

Gravidez
Sangramento pós-menopausa
Displasia cervical em curso ou recente
Síndrome de câncer familiar – BRCA1 e 2
Síndrome de câncer de cólon não polipoide hereditário
Terapia com tamoxifeno
Anormalidades uterinas (leiomiomatose, adenomiose, amostragem endometrial anormal)
Sangramento uterino anormal
Alongamento cervical (colo hipertrófico – contraindicação relativa)
Incapacidade de fazer seguimento ginecológico de rotina

Fonte: adaptada de Ridgeway BM, Frick AC. Preservação uterina para tratamento cirúrgico de prolapso uterovaginal. In: Walters MD, Karram MM. Uroginecologia e cirurgia reconstrutiva pélvica. Elsevier, 2015[32].

Histeropexia sacroespinhosa com uso de tecido nativo – técnica cirúrgica

Em primeiro lugar, devemos esclarecer que, em relação à via de acesso, existem duas possibilidades de abordagem para histeropexia sacroespinhosa: pelo compartimento posterior (mais frequente) e pelo compartimento anterior.

A decisão dependerá de onde se localiza o maior prolapso: se apical, abordagem posterior; se de parede anterior, abordagem por essa via. Cabe ressaltar que a abordagem anterior demanda mais experiência por parte do cirurgião, pois o campo de exposição do LSE costuma ser mais restrito, o que pode dificultar a passagem dos pontos de ancoragem por ele. Dispositivos do tipo Capio®, por exemplo, que não demandam exposição e visualização direta do LSE para passagem dos pontos, podem auxiliar esses casos.

Outro ponto importante é a decisão pelo lado de abordagem do LSE. Em nosso serviço optamos pelo lado direito, a qual se mostra mais coerente no caso dos cirurgiões destros e também porque desse lado é maior a distância do reto, diminuindo as chances de lesão. Há cirurgiões que preferem a abordagem bilateral do LSE, argumentando que deixaria o eixo vaginal mais anatômico (centralizado). Ao contrário de quando realizamos a colpopexia sacroespinhosa unilateral direita (nos casos de prolapso de cúpula vaginal pós-histerectomia), temos notado, em nossas pacientes submetidas à histeropexia sacroespinhosa unilateral direita, pequeno e temporário desvio do eixo vaginal. Portanto, não nos parece haver justificativa para realizar histeropexia sacroespinhosa bilateral, já que o propósito da preservação uterina é justamente diminuir a morbidade e o tempo cirúrgico.

Existem vários dispositivos disponíveis para passagem da agulha pelo LSE, como a agulha de Deschamps ou o dispositivo de Miya-hook (ambos reesterilizáveis), bem como os dispositivos descartáveis, fornecidos pela indústria de equipamentos médicos, como o Capio® (Boston Scientific). Tivemos a chance de testar os dois primeiros, mas optamos pelo porta-agulha por sua praticidade, menor custo e facilidade de obtenção, sendo esse o mesmo modelo (Heaney) utilizado na histerectomia vaginal na ausência de prolapso uterino.

Utilizamos fio de sutura permanente na passagem no LSE – polipropileno zero – por acreditarmos que aumenta a resistência e a durabilidade do reparo[21].

Descrição da abordagem pelo compartimento posterior:

1. Identificação do prolapso apical e apreensão do lábio posterior do colo do útero (Figuras 18.35 a 18.37).
2. Incisão longitudinal da mucosa vaginal posterior a partir da cérvice uterina até próximo à fúrcula vaginal (Figura 18.38).
3. Abertura do espaço pararretal direito através de dissecção digital romba com identificação do LSE e exposição mediante colocação de duas válvulas de Brisky-Navratil, às 11 e às 3 horas, e uma válvula vaginal com ângulo de 90 graus, às 6 horas (Figura 18.39).
4. A passagem dos pontos deve ser realizada em zona de segurança (como ilustrado na Figura 18.40) a fim de reduzir a chance de complicações vasculares/hemorrágicas e nervosas. O primeiro ponto (utilizamos fio inabsorvível de polipropileno zero) é passado no LSE cerca de 1 a 1,5cm medial à espinha isquiática, evitando com isso o plexo vasculonervoso pudendo. O segundo ponto deve ser passado cerca de 1cm medial ao primeiro – quanto mais profundo e medial for passado o segundo ponto, maior será a chance de eventual trauma aos ramos do nervo ciático que saem do plexo sacral, o que pode levar à queixa de dor glútea no pós-operatório. Utilizamos um porta-agulha longo e curvo de Heaney para a passagem dos pontos através do LSE e outro longo e reto para apanhar a agulha que foi passada (Figura 18.41).
5. Os pontos de polipropileno são transfixados na parede posterior do útero, no nível do istmo, e devem ser reparados. Para essa manobra, é preciso utilizar uma agulha avulsa, redonda, número 12, descartável e de baixo custo, já que os fios de polipropileno que foram passados no LSE têm apenas uma agulha (Figura 18.42).
6. Fechamento da mucosa vaginal posterior, da cérvice em direção ao introito vaginal, com sutura contínua de fio de poliglactina zero, observando-se a importância de deixar um pertuito de cerca de 1cm para que os pontos de ancoragem sejam futuramente amarrados (Figura 18.43).
7. Correção de defeito de parede anterior por meio de abordagem sítio-específica (Figura 18.44).
8. Os pontos de ancoragem da cérvice uterina ao LSE são atados e cortados, elevando o colo até o nível das espinhas isquiáticas. Fechamento do pertuito deixado anteriormente na mucosa vaginal com sepultamento dos fios de polipropileno (esse passo é importante, pois a presença dos fios dentro do canal vaginal costuma levar à *hispareunia,* que consiste na queixa masculina de desconforto na atividade sexual após cirurgia reconstrutiva feminina [Figuras 18.45 a 18.49]).
9. Não costumamos realizar cistoscopia rotineiramente. Realizamos sempre o toque retal para avaliar a integridade da parede retal.
10. Costumamos deixar a paciente com uma sonda tipo Foley 14 e com tampão de gaze vaginal por cerca de 12 horas.

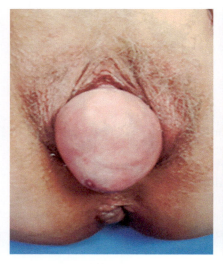

Figura 18.35 Identificação do prolapso apical.

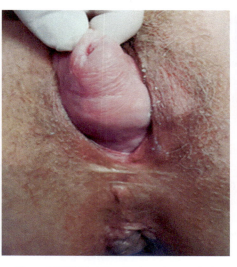

Figura 18.36 Identificação do prolapso apical.

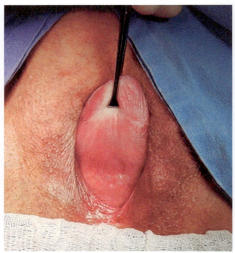

Figura 18.37 Apreensão do lábio posterior.

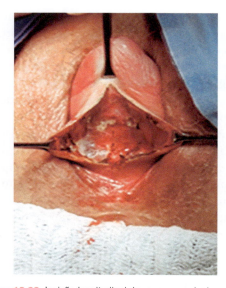

Figura 18.38 Incisão longitudinal da mucosa vaginal posterior.

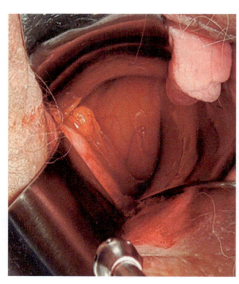

Figura 18.39 Abertura do espaço pararretal direito e identificação do LSE.

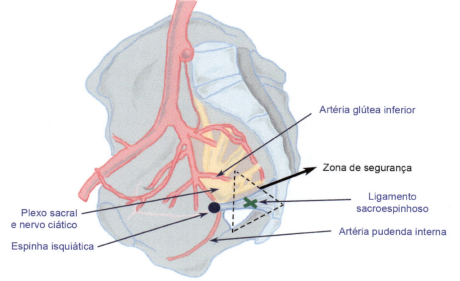

Figura 18.40 Zona de segurança para passagem dos pontos de ancoragem[31]. Ligamento sacroespinhoso – estrutura fibromuscular que se projeta da espinha isquiática em direção ao sacro, inserindo-se em sua porção lateroinferior; à palpação, a margem superior tem consistência óssea, enquanto a inferior é macia, estriada, e se funde ao músculo coccígeo. Plexo vasculonervoso pudendo – corre lateralmente, junto ao bordo posterior da espinha isquiática. Artéria/veia glútea inferior – passam aproximadamente 1cm acima da margem superior do LSE. Plexo sacral e ramos do nervo ciático – podem ser evitados ao não se aprofundar a passagem da agulha no ligamento.

Capítulo 18 Compartimento Superior, Apical ou Médio   235

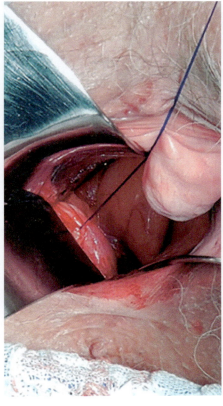

Figura 18.41 Passagem de ponto de polipropileno no LSE direito.

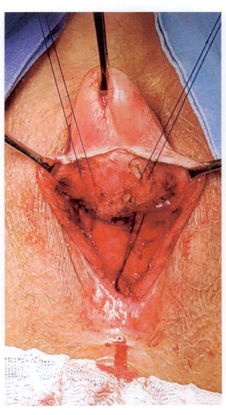

Figura 18.42 Transfixação dos pontos de polipropileno no nível do istmo cervical.

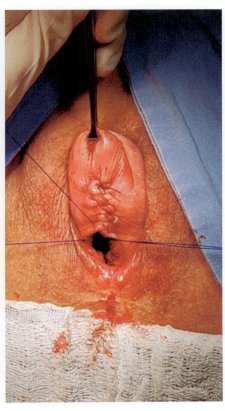

Figura 18.43 Fechamento parcial da mucosa vaginal posterior.

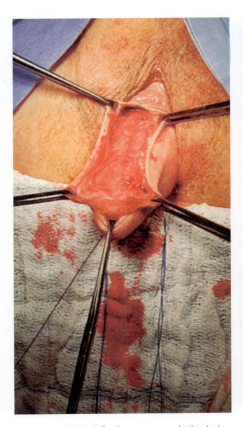

Figura 18.44 Incisão da mucosa vaginal anterior.

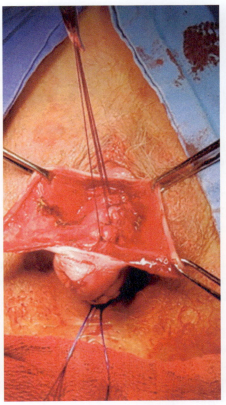

Figura 18.45 Correção de defeito anterior sítio-específico.

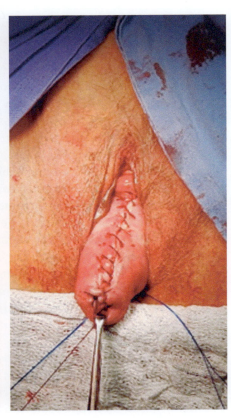

Figura 18.46 Fechamento da mucosa vaginal anterior.

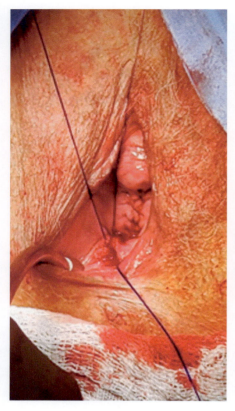 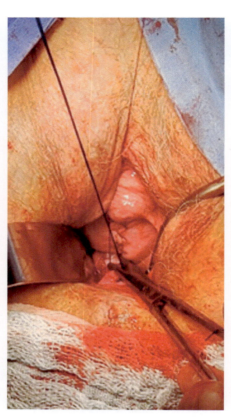 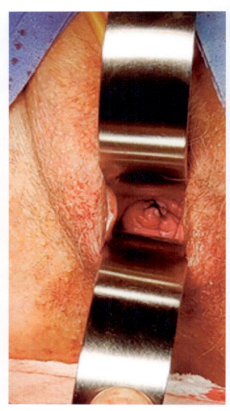

Figura 18.47 Pontos de aposição da cérvice uterina ao LSE são atados.

Figura 18.48 Secção dos pontos de ancoragem da cérvice uterina ao LSE.

Figura 18.49 Sutura da mucosa vaginal com fechamento do pertuito deixado anteriormente na mucosa posterior.

Seguimento e resultados – a experiência dos autores

Entre os anos de 2015 e 2020, no Hospital Fêmina – Grupo Hospitalar Conceição – em Porto Alegre, 205 pacientes foram submetidas, em nosso serviço de uroginecologia e cirurgia pélvica reconstrutiva, à técnica de histeropexia sacroespinhosa, todas apresentando prolapso uterino de estádio 2 ou maior, além de sintomatologia e desejo de tratamento cirúrgico.

Incialmente, planejávamos manter o acompanhamento pós-operatório pelo período de 2 anos. No entanto, muitas dessas pacientes não deram seguimento ao acompanhamento pós-cirúrgico, conforme o esperado, seja pela distância entre as cidades em que residem e o hospital, seja por dificuldade socioeconômica para realizar o deslocamento, por falta de recursos ou mesmo por desinteresse.

Uma análise inicial de 114 dessas pacientes revelou um perfil com idade média de 66,5 anos (desvio padrão: 8,5 anos). Apenas 2,6% das pacientes eram nulíparas, e 5,3% não tiveram nenhum parto vaginal. Dentre essas mulheres, 15,8% já haviam realizado algum tipo de cirurgia perineal, como colpoperineoplastia anteroposterior, cirurgia de Burch associada à colporrafia posterior ou cirurgia para tratamento de incontinência urinária (*sling* transobturatório). Quanto ao estadiamento, mais da metade apresentava prolapso apical de estádio 2 (52,6%), 16,7% de estádio 3 e 30,7% de estádio 4.

Em consonância com a fisiopatologia do prolapso, por se tratar de uma doença estrutural do assoalho pélvico, essas pacientes, em sua ampla maioria, não apresentavam o defeito apical isolado. Apenas quatro casos não tinham defeito de parede anterior ou posterior relevante no estadiamento (estadiamento < 2). Como consequência, apenas 8,8% das cirurgias consistiram tão somente em histeropexia sacroespinhosa. Enquanto isso, nos demais procedimentos houve a associação da histeropexia sacroespinhosa à colpoperineoplastia anterior e/ou posterior, ao *sling* transobturatório ou ao *sling* retropúbico (a associação de técnicas cirúrgicas à histeropexia sacroespinhosa pode ser avaliada mais detalhadamente na Tabela 18.6, conforme o estádio do prolapso apical).

Em nosso serviço, a rotina de internação no pós-operatório costuma ser de 2 dias, o que se confirma na avaliação dos resultados, segundo os quais 91,2% dessas pacientes permaneceram internadas por esse período, embora acreditemos que esse tempo poderia ser reduzido para 1 dia, como foi o caso de 5,3% das pacientes, e em apenas 3,5% dos procedimentos realizados foi necessário um período

Tabela 18.6 Tratamento cirúrgico realizado conforme estádio do prolapso apical

Cirurgia realizada	Estádio 2 n	Estádio 2 %	Estádio 3 n	Estádio 3 %	Estádio 4 n	Estádio 4 %
HXP	5	8,3	3	15,8	2	5,7
HXP + CPAP	35	58,3	9	47,4	29	82,9
HXP + CPA	5	8,3	0	0	0	0
HXP + CPP	3	5,0	1	5,2	1	2,8
HXP + CPAP + sling TOT	10	16,7	5	26,3	3	8,6
HXP + CPAP + sling retrop	1	1,7	0	0	0	0
HXP + sling TOT	1	1,7	1	5,3	0	0
Total	60	100,0	19	100,0	35	100,0

HXP: histeropexia sacroespinhosa unilateral à direita; CPAP: colpoperineoplastia anterior e posterior; CPA: colpoperineoplastia anterior; CPP: colpoperineoplastia posterior; sling TOT: sling transobturatório com tela sintética; sling retrop: sling retropúbico com fáscia.

de internação pós-operatório mais prolongado (3 dias) devido a alguma complicação. Nenhuma paciente necessitou de internação por mais de 3 dias.

Na análise das complicações pós-operatórias (descritas com frequências absolutas e relativas na Tabela 18.7), 13 pacientes (11,5%) apresentaram complicações cirúrgicas. Quando analisados os casos de sangramento transoperatório aumentado, nenhuma paciente apresentou repercussão hemodinâmica no período trans ou pós-operatório imediato, não havendo necessidade de nenhuma medida fora da rotina usual. Particularmente, duas das pacientes apresentaram essa intercorrência durante a abertura do espaço pararretal direito, quando da colocação das válvulas para obtenção de campo cirúrgico, a qual, após controlada, não impediu a conclusão do procedimento.

Entre as pacientes que apresentaram dor glútea, em duas delas foi necessária a administração de dose única de betametasona 6mg (Diprospan®) IM devido à persistência da dor por mais de 30 dias, obtendo-se a remissão completa dos sintomas. Em um dos casos de dor glútea, a paciente também apresentou hematoma perineal, que foi tratado de maneira conservadora. Houve um caso de lesão vesical no transoperatório que necessitou de sondagem vesical por 14 dias sem maiores repercussões. Também ocorreram, no pós-operatório imediato, quadros de infecção do trato urinário baixo e de pielonefrite aguda.

De todos os 114 casos analisados, constatamos que apenas 3,50% (n = 4) das pacientes apresentaram recidiva sintomática do prolapso apical e 0,87% (n = 1) apresentou recidiva observada no exame físico em estádio menor que no pré-operatório, porém mantendo-se assintomática por todo o período de seguimento pós-operatório e dispensando nova intervenção cirúrgica (o perfil dessas pacientes com recidiva é apresentado detalhadamente na Tabela 18.8).

Observamos um nível alto de evasão das pacientes no acompanhamento pós-operatório (Tabela 18.9); ainda assim, ao avaliarmos as pacientes que permaneceram pelo menos 6 meses em acompanhamento (n = 62), a recidiva sintomática foi de 6,45% (n = 4), e entre as que mantiveram pelo menos 12 meses de acompanhamento (n = 35) houve 11,42% de recidiva sintomática (n = 4). Cabe destacar que o número absoluto de recidivas mostrou-se estável entre as pacientes que mantiveram o acompanhamento, pois todas ocorreram nos primeiros meses de acompanhamento.

Ao avaliarmos o tratamento primário e o seguimento das pacientes que apresentaram recidiva (Tabela 18.10), verificamos que duas foram tratadas com histerectomia subtotal por meio de laparotomia (uma delas com anexectomia bilateral) com sacropromontofixação do colo do útero com tela sintética. Dentre as demais, uma foi submetida a nova histeropexia com colpoperineoplastia anterior e posterior por apresentar comorbidades

Tabela 18.7 Complicações pós-operatórias

Complicação	Pacientes (n)	Porcentagem (%)
Nenhuma	90	78,94
Sangramento transoperatório	4	3,50
Dor glútea	4	3,50
Dor glútea + hematoma perineal	1	0,87
ITU baixa	2	1,75
Pielonefrite	1	0,87
Lesão vesical	1	0,87
Não relacionada à HPX*	11	9,64
Total	114	100,0

ITU: infecção do trato urinário; HPX: histeropexia.
*Resíduo urinário temporariamente elevado relacionado com sling transobturatório (n = 10) e diâmetro vaginal estreitado pela colpoperineoplastia (n = 1).

Tabela 18.8 Perfil pré-operatório das pacientes com recidiva do prolapso apical

Paciente	Idade	G	PN	PC	A	Cx perineal	Apical	Hipertrofia	Anterior	Posterior	Ruptura CP	Atrofia	IU
A	71	2	1	1	0	Não	4	Não	4	4	1	0	0
B	67	7	7	0	0	Não	4	Não	4	4	1	0	0
C	62	4	3	0	1	CPAP	3	Sim	2	2	0	0	0
D	56	10	9	1	0	Não	4	Não	4	4	0	1	0
E	68	2	2	0	0	Não	4	Sim	4	4	0	1	0

Idade: em anos; G: número de gestações; PN: número de partos vaginais; PC: número de cesarianas; A: número de abortos; Cx perineal: cirurgia perineal prévia; apical: estádio do prolapso apical; anterior: estádio do prolapso do compartimento anterior; posterior: estádio do prolapso do compartimento posterior; ruptura CP: presença de ruptura de corpo perineal; atrofia: presença de atrofia; IU: incontinência urinária à manobra de Valsalva.

Tabela 18.9 Tempo de seguimento de pós-operatório

Tempo (meses)	Pacientes (n)	Porcentagem (%)
Nenhuma revisão*	5	4,38
0 a 5**	47	41,22
6 a 11***	27	23,68
≥ 12 ***	35	30,70
Total	114	100

*Pacientes que nunca retornaram para revisão após alta hospitalar da cirurgia.
** Quatro recidivas do compartimento apical sintomáticas e uma recidiva apical apenas ao exame físico (assintomática).
*** Nenhum caso de recidiva de prolapso apical.

Tabela 18.10 Tratamento primário, seguimento e retratamento das pacientes com recidiva do prolapso apical (n = 5)

Paciente	Apical pré-op	Cx	Internação	Complicação	Recidiva	Retratamento	Acompanhamento
A	4	HXP + CPAP	2	Não	4	SPF do colo do útero	25
B	4	HXP + CPAP	2	Não	2	Nova HXP + CPAP	25
C	3	HXP	2	Não	3	SPF do colo do útero	15
D	4	HXP + CPAP	2	Não	2	Nenhum/assintomática	27
E	4	HXP + CPAP	2	Não	3	HV + McCall	20

Apical pré-op: estádio de prolapso apical pré-operatório; Cx: técnicas cirúrgicas utilizadas (HXP: histeropexia sacroespinhosa unilateral à direita; CPAP: colpoperineoplastia anterior e posterior); internação: em dias; complicação: presença de complicação trans ou pós-operatória; recidiva: estádio da recidiva apical pós-operatória; acompanhamento: tempo de acompanhamento pós-operatório (em meses); SPF do colo do útero: histerectomia subtotal com sacropromontofixação do colo do útero.

clínicas que contraindicavam abordagem cirúrgica mais invasiva, como a sacropromontofixação; outra paciente foi submetida à correção com histerectomia vaginal associada à culdoplastia de McCall por apresentar apenas hipertrofia de lábio anterior do colo do útero.

Cabe esclarecer que as pacientes operadas em nosso serviço, mesmo que não tenham dado seguimento às revisões ambulatoriais conforme orientação e planejamento da equipe, pelos mais diversos motivos, mantêm vínculo direto com nossa instituição por até 2 anos desde a última consulta e estão aptas a agendar o retorno ambulatorial a qualquer momento, caso considerem pertinente, sem a necessidade de passar por novo encaminhamento via Unidade Básica de Saúde. Portanto, acreditamos na possibilidade de que muitas dessas pacientes que não retornaram estejam satisfeitas com o resultado cirúrgico, embora não possamos ser categóricos quanto a essa afirmação em virtude da perda do contato.

Outras 12 pacientes apresentaram recidiva de prolapso em compartimentos que não o apical (duas recidivas de prolapso em parede posterior e 10 em parede anterior). Esse predomínio de recidivas na parede vaginal anterior está de acordo com o encontrado na literatura em relação ao uso do LSE para fixação apical e independe da preservação uterina ou não.

Embora consideremos que os resultados da análise preliminar corroborem a literatura para encorajar a preservação uterina e a técnica de histeropexia sacroespinhosa, temos como objetivo coletar os dados de todas as pacientes operadas pelo serviço até o momento, ainda que, infelizmente, o seguimento esteja aquém do desejado, dificultando a avaliação do resultado cirúrgico em longo prazo.

Considerações finais

O entendimento do papel passivo do útero na gênese do prolapso trouxe à luz da discussão acadêmica a possibilidade de manutenção do órgão sem prejuízo ao resultado cirúrgico e com o benefício da menor morbidade transoperatória.

A decisão pelo método terapêutico de forma compartilhada (entre médico e paciente) também passou a ter maior relevância ante a facilidade de acesso às informações nos *sites* de busca e as opções de abordagem reconstrutiva do prolapso. Em dois estudos, com mais de 300 pacientes, os autores verificaram que mais de 50% optaram por preservar seus úteros, quando lhes foi dito que o resultado do tratamento do prolapso com conservação do útero seria semelhante ao da histerectomia. Mesmo quando o cenário colocado retratou a possível superioridade da histerectomia sobre a histeropexia no tratamento do prolapso, 21% das pacientes ainda assim preferiram manter seus úteros, preservando sua autoimagem[22,23].

Quando avaliada a efetividade da preservação uterina do ponto de vista da histeropexia sacroespinhosa, fica evidente a não inferioridade da técnica. Em trabalho randomizado, de seguimento por 5 anos, comparando as pacientes submetidas à histeropexia sacroespinhosa com as que realizaram histerectomia com fixação apical uterossacra, os autores observaram que a histeropexia teve menor taxa de falha no compartimento apical, o qual foi definido como prolapso adiante do hímen, associado à sensação subjetiva de prolapso ou necessidade de nova cirurgia[24]. Outra revisão sistemática mostrou que a histeropexia sacroespinhosa foi tão efetiva quanto a histerectomia no reparo apical, estando associada a menores perda de volume sanguíneo e tempo cirúrgico[3,25,26].

A longevidade da técnica com uso do LSE para fixação apical mostra o quanto sua segurança e efetividade estão bem consolidadas. Já na década de 1950, a colpofixação sacroespinhosa foi popularizada por dois ginecologistas alemães, Sederl e Richter[27,28]. Em 1989, Richardson e cols. publicaram pela primeira vez uma série de casos com cinco pacientes com idades entre 24 e 31 anos, nos quais foi utilizada a histeropexia sacroespinhosa para o tratamento do prolapso[29].

No entanto, consideramos que as pacientes com fatores de risco para o desenvolvimento de doenças malignas ou que tenham outras patologias útero-específicas (conforme abordado na Tabela 18.5) devem ser desencorajadas a realizar cirurgia com preservação do útero. Por outro lado, acreditamos também que mulheres com exame físico normal e sem alterações sugestivas de patologia uterina, como nos exames de citopatológico do colo do útero e ultrassonografia pélvica transvaginal, ou que ainda estejam em idade reprodutiva e desejem preservar a fertilidade, devam ser candidatas à cirurgia com preservação do órgão.

Observa-se uma tendência crescente, nas últimas duas décadas, de busca de procedimentos minimamente invasivos, entre os quais se enquadra a cirurgia do prolapso com preservação uterina, visto que o número de trabalhos científicos e publicações sobre o tema apresentou um salto a partir dos anos 2000. Por essa ótica científica, parece clara a tendência de que o futuro do tratamento cirúrgico para os POP não mais se resuma à histerectomia com fixação apical, como já foi um dia. A compreensão da gênese dos prolapsos em sua complexidade, bem como das diversas técnicas cirúrgicas de reparo, focadas não só na anatomia, mas também e principalmente na funcionalidade dos órgãos pélvicos, precisa estar sob a luz dos centros de formação e no domínio do cirurgião do assoalho pélvico.

Referências

1. Hefni M, El-Toukhy T. Is Hysterectomy Necessary to Treat Genital Prolapse? In: Theobald PV, Zimmerman CW, Davila GW. New Techniques in Genital Prolapse Surgery. New York: Springer-Verlag London Limited, 2011: 171-81.
2. Nichols DH. Massive eversion of the vaginal. Gynecol Obstet Surg 1993: 431-64.
3. Hefni M, El-Toukhy T, Bhaumik J, Kastimanis E. Sacrospinous cervicocolpopexy with uterine conservation for uterovaginal prolapse in elderly women: an evolving concept. Am J Obstet Gynecol 2003; 188:644-50.
4. Bosshardt T. Outcomes of ostomy procedures in patients aged 70 years and older. Arch Surg 2003; 138:1077-82.
5. Jones KA, Shepherd JP, Oliphant SS et al. Trends in inpatient prolapse procedures in the United States, 1979-2006. Am J Obstet Gynecol 2010; 202(5):501.
6. Boyles SH, Weber AM, Meyn L. Procedures for pelvic organ prolapse in the United States, 1979-1997. Am J Obstet Gynecol 2003; 188:108.
7. Olsen AL, Smith VJ, Bergstrom JO, Colling J, Clark A. Epidemiology of Surgically Managed Pelvic Organ Prolapse and Urinary Incontinence. Obstet Gynecol 1997; 89(4):501-6.
8. Asante A, Whiteman MK, Kulkarni A et al. Elective oophorectomy in the United States: trends and in-hospital complications, 1998-2006. Obstet Gynecol 2010; 116(5):1088-95.
9. Persu C, Chapple CR, Cauni V et al. Pelvic Organ Prolapse Quantification System (POP-Q) - a new era in pelvic prolapse staging. J Med Life 2011; 4(1):75-81.
10. Carramão S, Auge APF, Pacetta AM et al. Estudo randômico da correção cirúrgica do prolapso uterino através de tela sintética de polipropileno tipo I comparando histerectomia versus preservação uterina. Rev Col Bras Cir 2009; 36(1):65-72.
11. Rooney K, Kenton K, Mueller ER et al. Advanced anterior vaginal wall prolapsed is highly correlated with apical prolapse. Am J Obstet Gynecol 2006; 195:1837.
12. Gutman RE, Rardin CR, Sokol ER et al. Vaginal and laparoscopic mesh hysteropexy for uterovaginal prolapse: a parallel cohort study. Am J Obstet Gynecol 2017; 216(1):38.

13. Ridgeway BM, Cadish L. Hysteropexy: Evidence and Insights. Clin Obstet Gynecol 2017; 60(2):312-23.
14. Maher C, Baessler K, Glazener CMA et al. Surgical management of pelvic organ prolapse in women. Cochrane Database Syst Rev 2017; (3):CD004014.
15. Duhrssen A. Ueber die operative Heilung der mobilenund fixirten Retroflexiouteriauf vaginalemwege na der hand von 207 eigenenOperations-fallen, mitbesondererBerucksichtigung der Dauererfolge. Arch F Gynak 1894; 47:284.
16. Siddiqui NY, Grimes CL, Casiano ER et al. Meshs acrocolpopexy compared with native tissue vaginal repair: a systematic review and meta-analysis. Obstet Gynecol 2015; 125:44.
17. Anand M, Weaver AI, Fruth KM et al. Perioperative complications and cost of vaginal, open abdominal, and robotic surgery for apical vaginal vault prolapse. Female Pelvic Med Reconstr Surg 2017; 23:27.
18. Meriwether KV, Balk EM, Antosh DD et al. Uterine-preserving surgeries for the repair of pelvic organ prolapse: a systematic review with meta-analysis and clinical practice guidelines. Int Urogynecol J 2019; 30(4):505-22.
19. Ackenbom MF, Giugale LE, Wang YBS, Shepherd JP. Incidence of Occult Uterine Pathology in Women Undergoing Hysterectomy with Pelvic Organ Prolapse Repair. Female Pelvic Med Reconstr Surg 2016; 22 (5):332-5.
20. Frick AC, Walters MD, Larkin KS, Barber MD. Risk of unanticipated abnormal gynecologic pathologyat the time of hysterectomy for uterovaginal prolapse. Am J Obstet Gynecol 2010; 202(5):507.
21. Chapin DS. Teaching sacrospinous colpopexy. Am J Obstet Gynecol 1997; 177(6):1330-6.
22. Korbly NB, Kassis NC, Good MM et al. Patient preferences for uterine preservation and hysterectomy in women with pelvic organ prolapse. Am J Obstet Gynecol 2013; 209(1):470.
23. Frick AC, Barber MD, Paraiso MF et al. Attitudes toward hysterectomy in women undergoing evaluation for uterovaginal prolapse. Female Pelvic Med Reconstr Surg 2013; 19:103.
24. Schulten SFM, Detollenaere RJ, Stekelenburg J et al. Sacrospinous hysteropexy versus vaginal hysterectomy with uterosacral ligament suspension in women with uterine prolapse stage 2 or higher: observational follow-up of a multicentre randomised trial. BMJ 2019; 366:l5149.
25. Kapoor S, Sivanesan K, Robertson JA et al. Sacrospinous hysteropexy: review and meta-analysis of outcomes. Int Urogynecol J 2017; 28:1285.
26. Gutman R, Maher C. Uterine-preserving POP surgery. Int Urogynecol J 2013; 24:1803.
27. Richter K. The surgical anatomy of the vaginae fixatio sacrospinalis vaginalis. a contribution to the surgical treatment of vaginal blind pouch prolapse. Geburtshilfe Frauenheilkd 1968; 28(4):321-7.
28. Sederl J. Surgery in prolapse of a blind-end vagina. Geburtshilfe Fraenheikd 1958; 18(6):824-8.
29. Richardson DA, Scotti RJ, Ostergard DR. Surgical management of uterine prolapse in young women. J Reprod Med 1989; 34(6):388-92.
30. Walters MD, Karram MM. Uroginecologia e cirurgia reconstrutiva pélvica. 4. ed. Rio de Janeiro (RJ): Elsevier, 2016: 29.
31. Miyazaki FS. Miya Hook ligature carrier for sacrospinous ligament suspension. Obstet Gynecol 1987; 70:286-8.
32. Ridgeway BM, Frick AC. Preservação Uterina para Tratamento Cirúrgico de Prolapso Uterovaginal. In: Walters MD, Karram MM. Uroginecologia e Cirurgia Reconstrutiva Pélvica. Rio de Janeiro: Elsevier, 2016: 383-99.
33. Benson JT, Lucente V, McClellan E. Vaginal versus abdominal reconstructive surgery for the treatment of pelvic support defects: a prospective randomized study with long-term outcome evaluation. Am J Obstet Gynecol 1996; 175(2):1418-21.
34. Betschart C, Cervigni M, Contreras OO et al. Management of apical compartment prolapse (uterine and vault prolapse): A FIGO Working Group report. Neurourol Urodyn 2017; 36(2):507-13.
35. Bradley S, Gutman RE, Richter LA. Hysteropexy: an Option for the Repair of Pelvic Organ Prolapse. Curr Urol Rep 2018; 19(2):15.
36. Chang CP, Hsu FK, Lai MJ et al. Uterine-preserving pelvic organ prolapse surgery using the UPHOLD LITE vaginal support system: The outcomes of 291 patients. Medicine (Baltimore) 2019; 98(14):e15086.
37. Oliveira AS, Fonseca MCM, Bortolini MAT et al. Hysteropreservation versus hysterectomy in the surgical treatment of uterine prolapse: systematic review and meta-analysis. Int Urogynecol J 2017; 28(11):1617-30.
38. Fritel X, Varnoux N, Zins M et al. Symptomatic pelvic organ prolapse at midlife, quality of life, and risk factors. Obstet Gynecol 2009; 113(3):609-16.
39. Haylen BT, Ridder D, Freeman RM et al. An International Urogynecological Association (IUGA)/International Continence Society (ICS) joint report on the terminology for female pelvic floor dysfunction. Int Urogynecol J 2010; 21(1):5-26.
40. Jelovsek JE, Barber MD, Brubaker L et al. Effect of Uterosacral Ligament Suspension vs Sacrospinous Ligament Fixation With or Without Perioperative Behavioral Therapy for Pelvic Organ Vaginal Prolapse on Surgical Outcomes and Prolapse Symptoms at 5 Years in the OPTIMAL Randomized Clinical Trial. JAMA 2018; 319(15):1554-65.
41. Milani R, Frigerio M, Manodoro S. Transvaginal sacrospinous ligament fixation for posthysterectomy vaginal vault prolapse repair. Int Urogynecol J 2017; 28(7):1103-5.
42. Virtanen HS, Mäkinen JI. Retrospective analysis of 711 patients operated on for pelvic relaxation in 1983-1989. Int J Gynaecol Obstet 1993; 42(2):109-15.

Parte F

Cirurgia de Manchester – Uma Alternativa Antiga à Histerectomia Vaginal ou uma Nova Possibilidade de Histeropexia?

Sérgio Flávio Munhoz de Camargo
Walter Antônio Prata Pace

Introdução

Poucas técnicas de cirurgia ginecológica, e da via vaginal em particular, têm tanta vinculação com o contexto histórico de sua época e são ao mesmo tempo uma "releitura" tão atual como a concebida na cidade inglesa de Manchester (Figura 18.50).

A Revolução Industrial introduziu mudanças notáveis na vida humana, como a máquina a vapor e as fábricas de tecelagem. A industrialização provocou um fluxo dos aldeões em direção às cidades em busca de empregos em fábricas, moinhos e minas.

Para as mulheres em particular, essas mudanças estavam sendo mais rápidas do que sua capacidade de adaptação. Elas continuavam tendo o mesmo grande número de filhos que a geração anterior, mas também saíram para trabalhar fora, o que até então era impensável.

Em algumas áreas da Inglaterra, 75% da força de trabalho eram compostos por mulheres e crianças; em Manchester, em particular, elas ocupavam muitos postos de trabalho em moinhos de algodão. Por ser centro de grande população industrial, usando em larga escala a mão de obra feminina, os casos de *prolapso uterino* eram frequentes, o que impedia as portadoras de realizarem trabalhos manuais pesados, repercutindo negativamente na renda familiar.

As tentativas cirúrgicas de ajudar essas pacientes consistiam em colporrafia, perineorrafia ou amputação do colo do útero, que, com raras exceções, não curavam a doença. Havia um consenso (conformismo?) de que esses casos eram incuráveis e o melhor que poderia ser feito era uma perineoplastia para *reter um pessário*. A reparação conservadora do prolapso uterino foi iniciada pelos dois principais ginecologistas de Manchester na época: Archibald Donald (1860-1937) e William Fothergill (1865-1926), no Hospital St. Mary (Figura 18.50).

Donald, que iniciara primeiro suas atividades naquele hospital, começou a tentar uma técnica cirúrgica em torno de 1880, e em 1888 já havia tratado cinco casos de maneira conservadora, em uma operação que consistia na combinação, em um primeiro tempo, de colporrafia anterior e posterior, deixando para um segundo momento a amputação do colo do útero. Embora tenha obtido bastante sucesso com essa nova técnica, Donald pouco a divulgou, missão que foi delegada a seu colega mais jovem (que chegara a Manchester em 1889), Fothergill, que, além de modificá-la, foi seu enérgico defensor em trabalhos publicados e em participações em congressos médicos da época.

Suas modificações consistiram em afastar, antes da cirurgia, a possibilidade de malignidade uterina (por meio de curetagem diagnóstica), fixar o complexo ligamentar encurtado na face anterior da cérvice e juntar todos os procedimentos em um único tempo cirúrgico. Em 1915, divulgou de modo convincente sua técnica e resultados. Foi um defensor árduo da via vaginal para tratamento dos prolapsos, criticando as fixações via abdominal até então vigentes.

Os progressos da cirurgia no século XX tornaram a remoção do útero via vaginal geralmente o primeiro tempo na cirurgia dos prolapsos, principalmente os avançados. O fato de a maioria das pacientes com essa

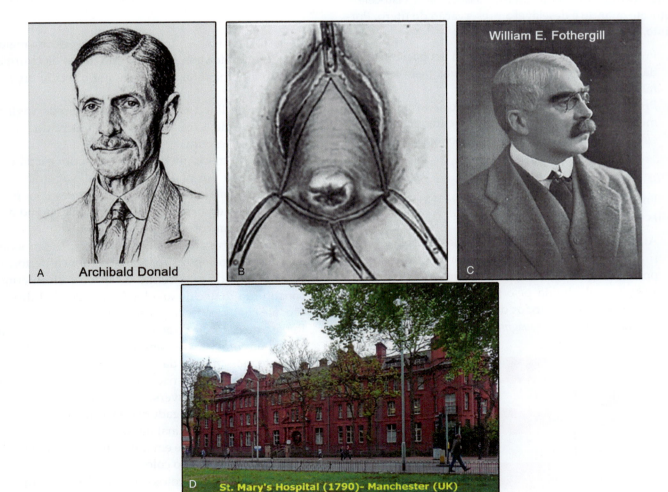

Figura 18.50 A a D Cirurgia de Manchester: os personagens, o ambiente e a técnica.

doença já ter prole constituída, somado à impressão de que com o útero removido os resultados cirúrgicos seriam mais duradouros, quase levou ao abandono da cirurgia de Manchester durante muito tempo. As tentativas, a partir dos anos 2000, de melhorar os desfechos das cirurgias do prolapso em uma população feminina cada vez mais longeva, consciente e em busca de melhor qualidade de vida fizeram que as *histeropexias* (conservação do útero e sua suspensão em vez de removê-lo sistematicamente) voltassem a ser consideradas pelos cirurgiões e por suas pacientes.

O que é a cirurgia de Manchester, em que o colo do útero amputado (a hipertrofia de cérvice acompanha frequentemente os prolapsos) é fixado ao complexo ligamentar encurtado, senão *uma histeropexia?*

Indicações

As vantagens da cirurgia de Manchester incluem não ser necessário entrar na cavidade peritoneal, tempo de operação reduzido e não estar associada a uma recuperação prolongada ou mórbida. A operação é projetada para corrigir a descida uterina associada a cistocele e retocele quando é desejável a preservação do útero. Portanto, as indicações são:

1. Preservação da função reprodutiva em pacientes ainda na menacme ou que por motivos pessoais preferiram manter seu útero.
2. Prolapso vaginal sintomático associado ao alongamento do colo do útero em pacientes mais idosas e/ou com comorbidades e sem patologias uterinas.

Técnica cirúrgica

Em síntese, a cirurgia de Manchester (Donald-Fothergill) consiste em (Figuras 18.50 a 18.52):

- Afastar a possibilidade de patologias (neoplasia) uterina – a curetagem diagnóstica prévia, introduzida por Fothergill e que permaneceu em uso até os anos 1980, foi substituída pelo surgimento e a qualidade progressiva dos métodos de imagem, principalmente a *ultrassonografia transvaginal*, facilmente disponível e

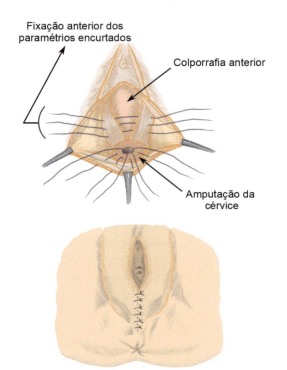

Figura 18.52 Resumo da técnica de Manchester acrescida de perineorrafia posterior. (Arte sobre ideia de Phaneuf, 1951.)

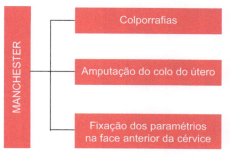

Figura 18.51 Fluxograma dos tempos da cirurgia de Manchester.

de custo acessível. Endométrios com espessura maior do que 4mm deverão ser elucidados antes da cirurgia.
- Incisão anterolateral na cérvice até o tecido areolar subepitelial.
- Abertura na linha média de toda a parede vaginal anterior, desde a incisão cervical até 3cm do meato uretral, com tesoura.
- Separação entre o epitélio vaginal anterior e a parede da bexiga em um plano suprafascial, superolateralmente, intercalando a dissecção à tesoura com gaze enrolada no dedo, esta última apenas quando no plano de clivagem correto.
- Separação entre a bexiga e a cérvice; após seccionar com tesoura o septo supravaginal (nunca de forma romba), quando se encontra o espaço vesicouterino, constituído de tecido areolar frouxo de fácil dissecção, até chegar à prega peritoneal.
- Reparo da cistocele de acordo com o defeito – central, lateral ou transverso – com uso de Vicryl zero ou 00. O ponto mais inferior da sutura da fáscia pubovesical deve incluir a cérvice naquela altura para evitar recidiva por defeito transverso (Figura 18.53).
- Pinçamento, secção, ligadura e encurtamento do complexo ligamentar cardinal uterossacro bilateralmente.
- Amputação da cérvice em uma altura dependente do nível de hipertrofia do colo.
- Fixação anterior dos cotos dos ligamentos na superfície anterior da cérvice, suspendendo o útero em direção à concavidade do sacro.

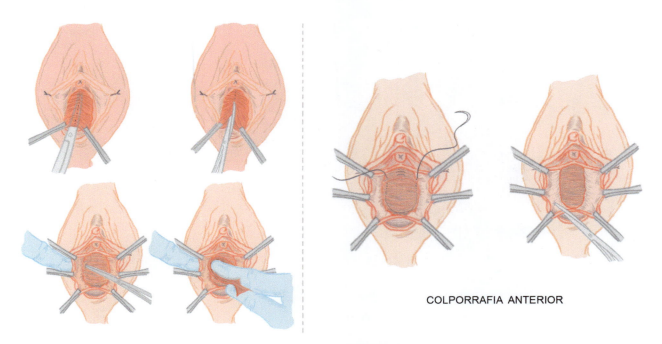

Figura 18.53 Tempos da colporrafia anterior.

- Ressecção do excesso de epitélio da parede anterior da vagina e início de sutura contínua com Vicryl 00, de cima para baixo (Figuras 18.54 e 18.55).
- Reepitelização do colo amputado: no início de nossa prática realizávamos um ponto de Sturmdorff posterior e anterior, às 6 e às 12 horas, uma vez que sua mecânica e configuração proporcionam uma cobertura estendida do epitélio ao canal cervical. Em virtude da imprevisibilidade do processo cicatricial, tivemos como *complicação* estenose e até mesmo "fechamento" do orifício cervical externo, dificultando o escoamento de secreções e, principalmente, o controle das neoplasias do colo no nível do canal endocervical.

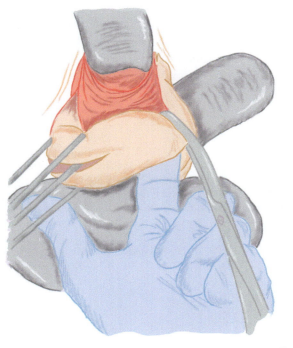
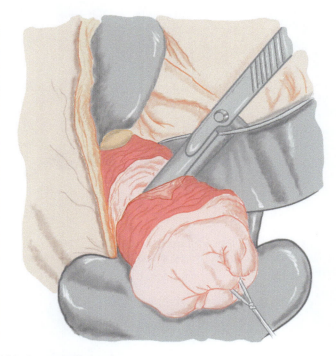

Figura 18.54 Tempos iniciais da amputação do colo.

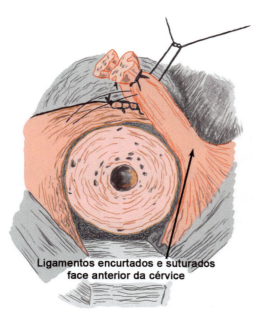

Figura 18.55 Ligamentos encurtados e suturados à face anterior da cérvice. (Arte sobre ideia de Wheeler.)

- Para evitar essa complicação, passamos a fazer o Sturmdorff apenas posterior e fixar o epitélio anterior e o lateral com pontos isolados, deixando uma pequena borda de tecido cruento a se epitelizar por segunda intenção (Figura 18.56).

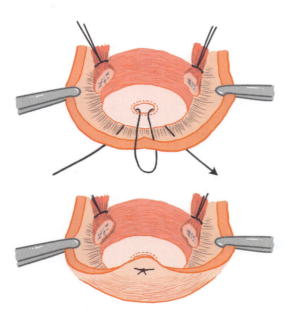

Figura 18.56 Ponto de Sturmdorff posterior: excelente por recobrir a cérvice, mas, quando associado ao mesmo ponto anterior, pode provocar estenose ou oclusão do orifício cervical.

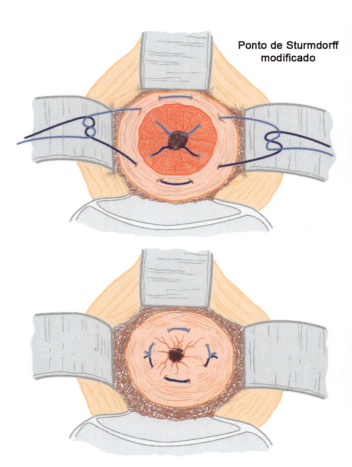

Figura 18.57 Ponto de Sturmdorff modificado

- Por outro lado, na literatura internacional apareceu como opção o "ponto de Sturmdorff modificado", que também penetra no canal apenas posteriormente e trata os outros quadrantes por sutura tipo "em bolsa" (Figura 18.57).
- Completa-se o fechamento da parede vaginal anterior e do revestimento da cérvice.
- Colporrafia posterior e perineorrafia adequada individualmente.

Referências

1. Skiadas CC, Goldstein DP, Laufer MR. The Manchester-Fothergill Procedure as a Fertility Sparing Alternative for Pelvic Organ Prolapse in Young Women. J Pediatr Adolesc Gynecol 2006; 19:89-93.
2. Oversand SH, Staff AC, Borstad E, Svenningsen R. The Manchester procedure: anatomical, subjective and sexual outcomes. International Urogynecology Journal Received: 17 November 2017 /Accepted: 1 March 2018.
3. Dastur AE, Tank PD. Archibald Donald, William Fothergill and the Manchester Operation. J Obstet Gynecol India 2010; 60(6):484-5.

CAPÍTULO 19

Perineorrafia – A Última a Ser Realizada, mas não a Menos Importante

Sérgio Flávio Munhoz de Camargo
Walter Antônio Prata Pace

Introdução

A perineorrafia é um dos procedimentos empregados para o tratamento cirúrgico dos prolapsos genitais, em geral o último a ser realizado, quando a equipe cirúrgica já costuma estar cansada. O cirurgião principal então se retira, deixando esse tempo "menor" a cargo de auxiliares menos experientes. Estudos morfoanatômico-funcionais de equipes de pesquisadores tão importantes como o grupo de DeLancey estão a comprovar justamente o contrário. A simples (tecnicamente) perineorrafia, quando bem indicada e executada, promove (Figura 19.1):

- A reconstrução do corpo perineal.
- O redimensionamento do hiato genital.
- O aumento do comprimento da parede vaginal posterior.
- A normalização do eixo vaginal.
- A horizontalização da placa dos elevadores.
- A profilaxia contra recidiva dos prolapsos.
- A melhora funcional (funções evacuatória, urinária e sexual).

Técnica cirúrgica

- Na incisão inicial no nível da fúrcula vulvar, a forma (em losango, triangular) e a quantidade de epitélio queratinizado a ser ressecada dependem das dimensões iniciais do corpo perineal (Figura 19.2).
- Na Figura 19.3 observa-se o aspecto inestético e antifuncional da incisão mal planejada para perineorrafia. Ao ser aberta na reoperação, imediatamente se observa importante retocele que não havia sido tratada, mas "ocultada" por detrás da sutura cutânea.

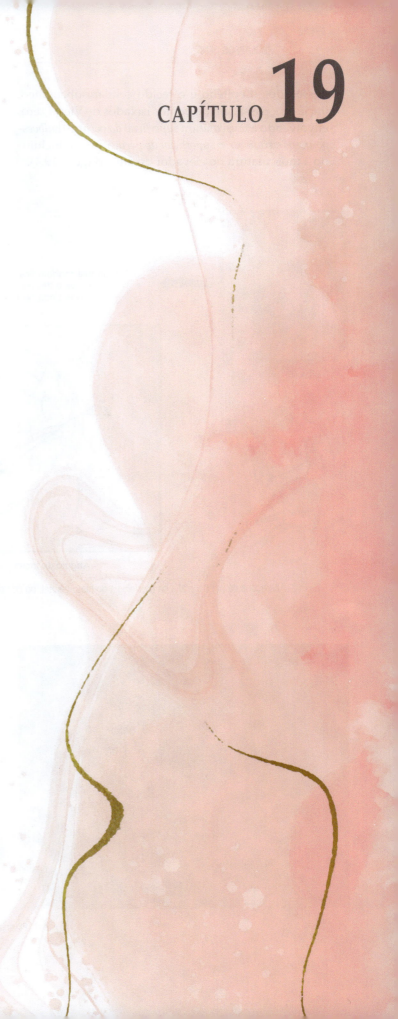

- Ressecados o epitélio e o tecido celular subcutâneo, inicia-se a passagem de pontos isolados de Vicryl zero, envolvendo a *musculatura superficial do períneo (bulboesponjosos e transverso superficial do períneo)* e não incluindo a musculatura do elevador do ânus (Figura 19.4).
- A cada momento, convém ter em mente a possibilidade de dispareunia (estenose do introito) ou elevação artificial do períneo (Figura 19.5).
- Na Figura 19.6 observam-se as fases finais para reconstrução perineal ideal.

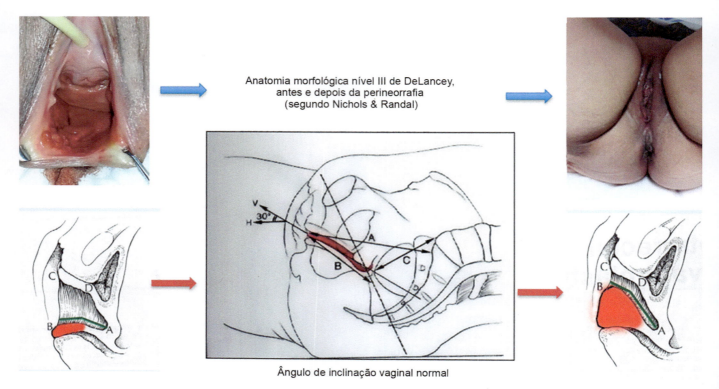

Figura 19.1 Alterações da perineorrafia na morfologia do hiato genital, no comprimento da parede vaginal posterior e no ângulo normal de inclinação vaginal.

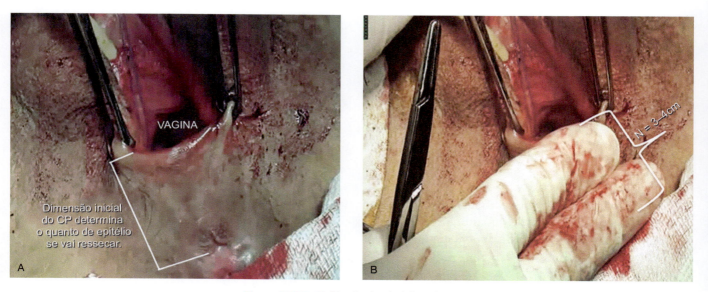

Figura 19.2 A e B Planejando a incisão perineal.

Capítulo 19   Perineorrafia – A Última a Ser Realizada, mas não a Menos Importante   247

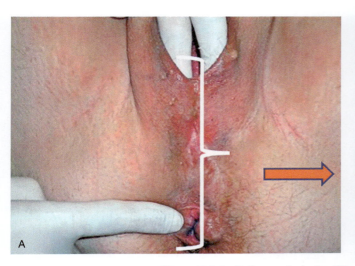
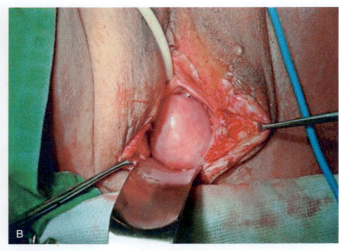

Figura 19.3 A e **B**   Consequências inestéticas e antifuncionais da incisão mal planejada.

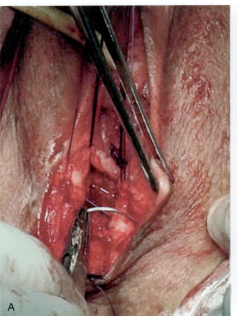
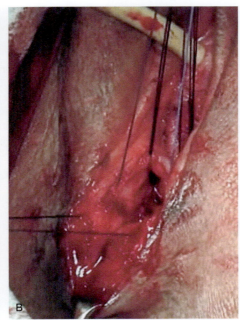

Figura 19.4 A e **B**   Em andamento, a sutura da musculatura superficial do períneo para reconstrução do corpo perineal.

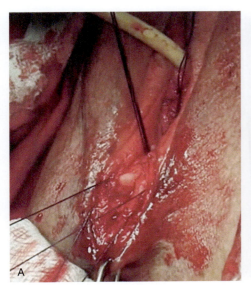
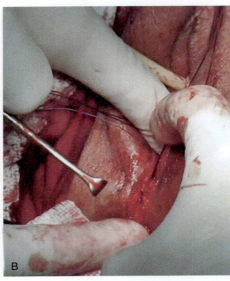

Figura 19.5 A e **B**   Novo corpo perineal reconstruído.

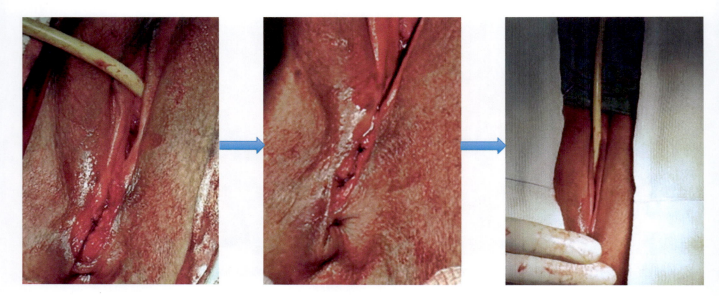

Figura 19.6 Tempos finais e perineorrafia concluída.

Leituras complementares

Bradley CS, Beshara MN, Mikuta JJ, Morgan MA. An Anatomic Reconstruction of the Pelvic Floorand Perineum. Journal of Pelvic Surgery 2002; 8(4): 207-12.

Haylen BT, Younis M, Naidoo S, Birrell W. Perineorrhaphy quantitative assessment (Pe-QA). Int Urogynecol J 2015; 26:539-44. Christmann-Schmid C, Wierenga APA, Frischknecht E, Maher C. A Prospective Observational Study of the Classification of the Perineum and Evaluation of Perineal Repairat the Time of Posterior Colporrhaphy. Female Pelvic Med Reconstr Surg 2016; 22:453.

Nichols DH. Posterior colporrhaphy and perineorrhaphy: separate and distinct operations. Am J Obstet Gynecol 1991; 164(3):714-21.

Soga H et al. A histotopographic study of the perineal body in elderly women: the surgical applicability of novel histological findings. Int Urogynecol J 2007; 18:1423-30.

Rupturas Obstétricas Severas*

CAPÍTULO 20

Jaime Roa Burgos
Pablo Ortega Plancic
Andres Lambert Novoa

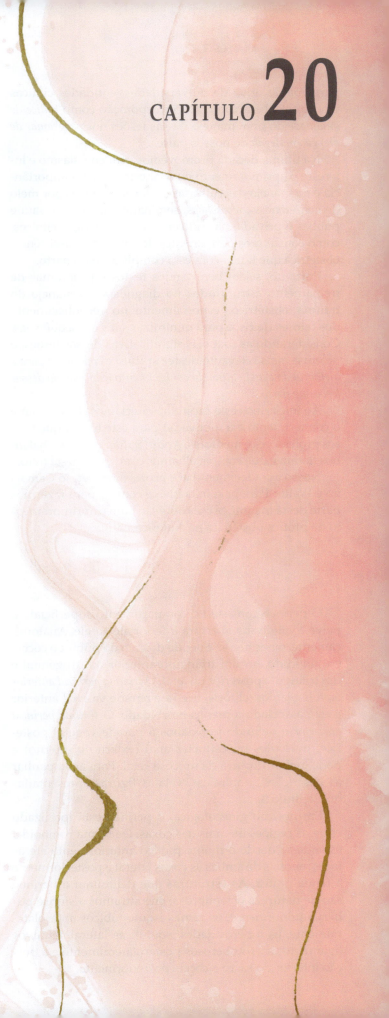

Introdução

Nos últimos 20 anos observamos grande interesse e atenção pelo trauma obstétrico perineal, principalmente pelas rupturas obstétricas graves. O notável progresso da exploração com imagens, como ultrassonografia e ressonância magnética, tem facilitado o diagnóstico dessas lesões graves que ocorrem no parto, as quais muitas vezes são classificadas como ocultas, porém as evidências abundantes e crescentes apontam antes para um subdiagnóstico da magnitude e classificação dessas lesões. Apesar de comumente tardia, é notória a contribuição dessas técnicas de avaliação no período pós-parto para a conscientização dos especialistas quanto ao aprimoramento do diagnóstico e manejo das lesões obstétricas graves.

A disparidade nos resultados obtidos no manejo das lacerações perineais graves é provavelmente explicada por diferenças na prática obstétrica, graus de conhecimento da anatomia, método de diagnóstico, classificação e tratamento primário dessas lesões. A morbidade nefasta que pode ocorrer em traumas obstétricos graves, especialmente *incontinências anal e urinária, dor perineal, dispareunia e manejo de futuras gestações*, exige todos os esforços dos profissionais que assistem os partos para melhorar seu treinamento no diagnóstico primário e no reparo dessas lesões. Seria inclusive necessária a criação de instâncias clínicas para acompanhamento e atendimento de mulheres que tiveram lesão obstétrica do esfíncter anal (OASIS) ou lesão do assoalho pélvico durante o parto.

Na América Latina, as lacerações que comprometem o esfíncter anal durante o parto, conhecidas na literatura como OASIS, são mais uma preocupação pessoal e recente de alguns profissionais que atendem partos, com

---

*Tradução livre do espanhol para o português por Sérgio Flávio Munhoz de Camargo, com conhecimento e autorização dos autores.

participação ativa de universidades, entidades clínicas e hospitais, bem como sua incorporação como *índice de qualidade* do bom manejo dessas lesões nos *programas de atenção materna* de nossos países.

Na última década promovemos com entusiasmo e interesse o aprimoramento no conhecimento, na importância e no manejo das rupturas obstétricas graves por meio de conferências, *workshops*, seminários na área de saúde pública e privada, nas universidades e serviços clínicos, como consultores permanentes de equipes de assistência obstétrica que lidam com essa complicação do parto.

Portanto, sejam bem-vindos textos e programas de treinamento estruturados no diagnóstico e manejo do trauma obstétrico, especialmente no reconhecimento dos fatores de risco para minimizar suas consequências. Considerando as sequelas significativas dessas lesões, o objetivo mais relevante deste capítulo é *contribuir para a melhoria do estado atual do conhecimento e do manejo dessas lesões no parto.*

Ao iniciarmos este capítulo, apreciamos sinceramente o conhecimento e a motivação para este tópico que nossos professores e mentores, Abdul Sultan e Ranee Thakar, nos deram e que compartilhamos com vocês neste livro.

Nosso agradecimento aos professores Sérgio Camargo e Walter Pace pela iniciativa e convite para fazermos parte desta magnífica contribuição para o aprimoramento da prática obstétrica na América Latina.

Anatomia do períneo e do esfíncter anal

Períneo

O períneo consiste no compartimento superficial da pelve e vai de sua abertura inferior até a pele. Anatomicamente, o períneo se estende do arco do púbis ao cóccix e é dividido em um triângulo anterior ou urogenital e um triângulo posterior ou anal. O *trauma perineal anterior* envolve lábios, clitóris, uretra e parede vaginal anterior e está associado a menos morbidade. O *trauma perineal posterior* é definido por danos à parede vaginal posterior, músculos ou esfíncter anal (externo e interno) e pode incluir ruptura da mucosa retal. Para acompanhar as descrições anatômicas, veja as figuras apresentadas no Capítulo 3.

Em posição ginecológica, o períneo está localizado entre as regiões mediais das coxas. De forma romboide, estende-se desde o monte púbico anteriormente até as faces mediais de ambas as coxas lateral e posteriormente à fenda glútea. As estruturas que delimitam o períneo são de natureza osteofibrosa: encontramos a sínfise púbica anteriormente, os ramos isquiopúbicos anterolateralmente, as tuberosidades isquiáticas lateralmente, os ligamentos sacrotuberosos posterolateralmente e a porção inferior do sacro e cóccix posteriormente.

Por outro lado, se for desenhada uma linha transversal que una as duas tuberosidades isquiáticas, o períneo pode ser dividido em duas porções triangulares: uma anterior, denominada triângulo urogenital, e uma posterior, chamada triângulo anal (veja o Capítulo 3). O triângulo urogenital ou anterior é sustentado por uma fina camada de fáscia profunda, a *membrana perineal*, que se estende lateralmente ao arco tendíneo da fáscia pélvica (ATFP), que por sua vez é atravessada pela uretra e a vagina.

O triângulo perineal posterior é formado por uma linha horizontal que une as tuberosidades isquiáticas e por duas linhas que partem dessas últimas até o cóccix, onde estão localizados o corpo perineal e o complexo anorretal com seus esfíncteres interno e externo.

No corpo perineal se entrelaçam as fibras dos músculos bulboesponjoso, esfíncter anal externo, perineal transverso superficial e profundo, feixes do músculo elevador do ânus e camadas musculares do reto.

Músculos

- **Bulboesponjoso:** origina-se do corpo perineal e passa por cada lado da porção inferior da vagina, englobando a glândula vestibular maior (Bartholin). Estende-se ao arco tendíneo do púbis e à fáscia dos corpos cavernosos do clitóris. Sua inervação se dá pelo ramo muscular ou profundo do nervo perineal, que por sua vez é ramo do nervo pudendo. Tem a função de sustentar e fixar o corpo perineal e o assoalho pélvico, atuando como um esfíncter da vagina, enquanto comprime a glândula vestibular maior.
- **Transverso superficial:** origina-se na face interna do ramo isquiopúbico e na tuberosidade isquiática, estendendo-se medialmente ao longo da face inferior do bordo posterior da membrana perineal até o corpo perineal. É inervado pelo ramo muscular profundo do nervo perineal, ramo do nervo pudendo. Ele apoia e fixa o corpo perineal e o assoalho pélvico para, por sua vez, apoiarem as vísceras abdominopélvicas em face do aumento da pressão intra-abdominal.

Esfíncter anal (Figura 20.1)

O canal anal é a porção terminal do intestino grosso, estendendo-se da parte superior do diafragma pélvico até o ânus. O canal começa onde a ampola retal se estreita acentuadamente, sendo angulada pelo músculo puborretal. Por sua vez, o canal anal é circundado por dois esfíncteres:

- **Esfíncter anal interno:** músculo liso involuntário que circunda os dois terços superiores do canal anal e corresponde a um espessamento da camada muscular circular do reto em seus últimos 3 ou 4cm. Sua inervação

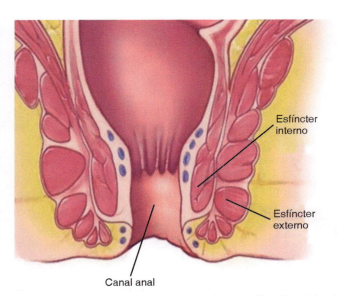

Figura 20.1 Canal anal e esfíncteres. (Com base em Mayo Foundation for Medical Education and Research.)

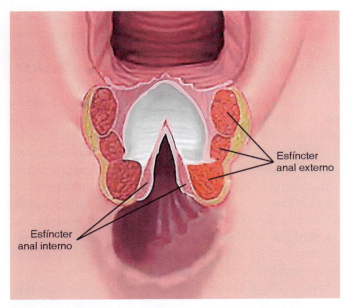

Figura 20.2 Esfíncteres anais na ruptura de quarto grau. (Com base em Sultan.)

é autônoma e sua contração ou tônus é estimulada(o) pelas fibras simpáticas do plexo retal superior hipogástrico e pélvico (simpático: L5). Em repouso, seu estado de contração quase máxima é responsável por 80% da pressão do esfíncter basal. Seu relaxamento na distensão da ampola retal pelo reflexo inibitório retoanal é mediado por fibras parassimpáticas que viajam através dos nervos esplâncnicos (S2-S4).

- **Esfíncter anal externo:** músculo voluntário que circunda os dois terços distais do canal anal e envolve o esfíncter anal interno, formando uma ampla faixa de músculo estriado e sendo responsável por 20% da pressão de repouso. Sua contração voluntária dobra a basal e esgota-se em 20 segundos. Ele está ligado anteriormente ao corpo perineal e posteriormente ao cóccix através do ligamento (rafe) anococcígeo. Apresenta três porções: subcutânea, superficial e profunda; sua inervação provém principalmente de S3-S4, através do nervo retal inferior e de ramos pélvicos (Figuras 20.2).

O complexo esfincteriano anorretal está localizado no triângulo perineal posterior, e sua lesão durante o parto causa grave morbidade imediata e de longo prazo, especialmente em caso de tratamento e reparo inadequados no momento do nascimento, geralmente por falta de conhecimento da anatomia dessa área por médicos e parteiras.

Complicações decorrentes do parto vaginal

Embora a mortalidade relacionada com o parto tenha diminuído nos países desenvolvidos, uma taxa significativa de morbidade materna ainda persiste. A disfunção do assoalho pélvico, especialmente a *incontinência anal*, é certamente a mais importante e grave para as mulheres que sofreram danos ou ruptura do complexo do esfíncter anal durante o parto.

O trauma perineal pode ocorrer espontaneamente no parto, ser secundário à disseminação de uma episiotomia ou corte pudendo da genitália externa ou ser causado por uma *perineotomia,* definida como corte ou incisão média do períneo, ou finalmente por manobras obstétricas manuais e instrumentais durante o nascimento.

A dor associada ao trauma perineal costuma ser muito estressante para a nova mãe, podendo interferir nos cuidados e na amamentação de seu filho recém-nascido. Além disso, a disfunção sexual secundária à dor acaba afetando também seu parceiro.

No Reino Unido, cerca de 85% das mulheres sofrerão laceração do canal vaginal no momento do parto. Embora as OASIS representem a menor parcela de todas as lesões do canal – 2,8% (0 a 8%) – têm grande impacto em curto e longo prazo na anatomia e funcionalidade do assoalho pélvico com a consequente deterioração da qualidade de vida das pacientes.

A prevalência, entretanto, depende de variações na prática obstétrica, incluindo taxas de episiotomia que variam não apenas entre países, mas também entre diferentes profissionais de um mesmo hospital. Depende também da simultaneidade de fatores de risco incluídos, nuliparidade, parto instrumental, especialmente a fórceps, peso fetal acima de 4.000g, posição fetal occípito-posterior no momento do parto, episiotomia medial ou mediolateral com ângulo fechado ou de menos de 45 graus, períneo curto, aumento do segundo estágio do parto e etnia (asiática).

Na Holanda, a taxa de episiotomia é de 8%; na Inglaterra, 14%; e nos EUA, 50%, sendo ainda maior nos países do Leste Europeu. Também varia entre hospitais no mesmo país (por exemplo, nos EUA, a taxa de episiotomia nas diferentes unidades clínicas varia de 20% a 70%).

A partir da década de 1970, questionamentos sobre os poucos benefícios da episiotomia, especialmente a mediana, significativamente relacionados com aumento importante do número de lacerações de terceiro e quarto graus, maior perda de sangue, risco de infecção, fístula e dor perineal, resultaram na diminuição progressiva de sua realização de rotina. Nos 20 anos seguintes, decaiu de 63,9%, em 1980, para 39,2%, em 1988; durante esse mesmo período, ocorreu redução dos casos de ruptura de terceiro e quarto graus. A perineotomia, predominante na assistência obstétrica nos EUA naqueles anos, foi abandonada, e atualmente seu uso é considerado uma verdadeira negligência médica. Uma *taxa de episiotomia próxima a 20%* dos partos é considerada desejável para um serviço com boas práticas obstétricas.

As taxas de complicações relatadas dependerão da gravidade do trauma perineal e da eficácia do tratamento realizado. Aproximadamente 50% das mulheres experimentam dor e desconforto perineal 10 dias após o parto, e 10% até 18 meses após esse evento; dispareunia ocorre em 23% das pacientes 3 meses após o parto, 10% relatam incontinência anal e 9% referem incontinência urinária.

Incidência de OASIS

A incidência de OASIS após parto espontâneo é de 1%, oscilando entre 0,5% e 20%, embora existam serviços clínicos com taxas de 0%, obviamente devido ao subdiagnóstico, ao desconhecimento ou à confusão quanto à classificação das rupturas perineais no parto. Essa grande variação é multifatorial, dependendo das diferenças na prática obstétrica, se os partos ocorreram em hospital público ou privado, se comparados na mesma ou em diferentes regiões ou países. Cabe também verificar se foram realizadas e o tipo de episiotomias, *sendo menos comum nas unidades obstétricas que executam a episiotomia lateral* (1,7% [2,9% em mulheres primíparas]) em comparação com a média dos casos com episiotomia (12% [19% em mulheres primíparas]), bem como do medo da estigmatização como maus profissionais e, finalmente, de litígios médicos.

O Colégio Real de Obstetras e Ginecologistas (RCOG) relata incidência de 5,9% no Reino Unido, mostrando aumento de três vezes na última década, o que se deve mais ao aprimoramento dos métodos de detecção. Com o uso da ultrassonografia 3D para avaliação do complexo esfincteriano, a incidência aumenta para 11%, chegando a 25% com múltiplos examinadores. Além disso, a análise dessas lesões como um índice de qualidade desencoraja os profissionais a diagnosticá-las e documentá-las por medo de serem estigmatizados ou questionados por sua atividade obstétrica.

A *incontinência anal*, que pode surgir em 5 a 10 anos após o parto, causa sérios danos psicológicos, baixa autoestima, isolamento e baixa qualidade de vida (16% das mulheres com parto vaginal traumático). Urgência e incontinência anal aparecem em 15% a 60% das pacientes em curto prazo; fístula retovaginal ocorre em 1% a 2% e tem impacto importante nas decisões sobre o futuro reprodutivo, uma vez que provavelmente essas mulheres estarão menos propensas a ter outro bebê.

Assim, a identificação inadequada das lesões obstétricas perineais, a *falta histórica de um sistema de classificação padronizado* e a baixa ocorrência dessas lesões contribuem para aumentar a lacuna no conhecimento e aquisição de habilidades necessárias para seu manejo adequado em todos os níveis da equipe obstétrica, incluindo residentes e parteiras, determinando morbidade indesejável para as pacientes.

Os dados demonstram que as mulheres com OASIS não diagnosticado no parto têm altas taxas de incontinência anal e urinária, grau maior de defeito do esfíncter anal na endossonografia, períneo curto e necessidade de procedimentos cirúrgicos restauradores no futuro, em comparação com as pacientes cujo diagnóstico e tratamento cirúrgico no parto foram adequados.

Em 2002, a Joint Commission incluiu lacerações obstétricas de terceiro e quarto graus como indicadores de qualidade para o credenciamento de serviços e provedores obstétricos. Cabe ressaltar que há evidências consideráveis de que a incidência, o manejo e o resultado de complicações, como dor perineal e dispareunia, em cicatrizes de mulheres com lesões de grau menor que o OASIS permanecem desconhecidos, embora tenham sido graves problemas que afetam física e mentalmente essas mulheres.

A sensação de um nível baixo de conhecimento, treinamento, supervisão e baixa exposição ao reparo do OASIS por residentes e parteiras é generalizada. Em revisão nacional publicada em 2002, 60% dos residentes em treinamento apresentaram déficits no ensino de técnicas de reparo e 59% desconheciam a anatomia do assoalho pélvico. A supervisão de especialistas no reparo de rupturas de terceiro grau não ultrapassou 28%. Em pesquisa publicada em 2010, os residentes haviam reparado apenas três OASIS durante o treinamento e, em outro estudo, apenas 20% deles se sentiam confiantes para reparar uma laceração de quarto grau.

Essa diminuição na experiência confiável dos residentes, provavelmente derivada das taxas baixas de episiotomias e partos instrumentais, afeta a aquisição de habilidades para o manejo adequado dessas lacerações obstétricas. Em estudo sobre as competências de residentes observando o reparo de uma ruptura 3C em um modelo simulado, 57,5% deles não conseguiram classificá-la. Uma das conclusões foi que 1 ano de treinamento não reduz significativamente essas taxas, demonstrando a perda de habilidades devido à baixa exposição a essas lesões e a necessidade de manutenção do treinamento durante todo o período de residência e futura prática obstétrica.

A deficiência no diagnóstico e tratamento dessas lesões também ocorre com as parteiras. Uma revisão no Reino Unido revelou índices baixos de confiabilidade na identificação (34%) e reparo (22%) do OASIS. Em outro estudo, apenas 10% das parteiras sentiram que tinham treinamento adequado para avaliar e/ou reparar essas lesões.

Para tanto, é necessário aprimorar o conhecimento das técnicas de diagnóstico, reparo e atendimento às pacientes pós-OASIS, implementando programas de educação e treinamento para a equipe de prestadores que incluam ensino didático com simuladores e maximização das instâncias de aprendizagem.

Os programas de treinamento formal devem ser anuais para residentes e parteiras e devem incluir uma revisão da anatomia e funcionamento do assoalho pélvico, uso criterioso da episiotomia e proteção do períneo, enfatizando o diagnóstico adequado e o reparo das lesões perineais, bem como a importância da vigilância e do acompanhamento no pós-parto.

Esses programas devem utilizar todas as ferramentas e métodos disponíveis em modelos de simulação em diferentes materiais, como períneo de esponja, preparações de partes de animais (ânus e coração de suínos) e vídeos de demonstração de técnicas de reparo.

Oficinas ou *workshops* de treinamento prático devem ser repetidos com frequência e atingir cobertura máxima entre os profissionais que atendem os partos, com apoio e divulgação das autoridades e provedores de saúde por meio de sociedades científicas, simpósios regionais e nacionais para conscientizar sobre a importância do manejo adequado dessas lesões obstétricas.

Embora os programas de treinamento em simulador sejam muito úteis, nada supera a prática e o aprendizado ao lado da paciente. Todos os casos clínicos com lesões graves no parto devem considerar a participação de estudantes e parteiras em treinamentos, para mostrar-lhes as técnicas diagnósticas, realizando um exame perineal, vaginal e retal minucioso, seguido de um reparo adequado, obviamente com o consentimento prévio da paciente, aumentando as oportunidades de aprendizagem para as equipes de cuidados obstétricos.

O diagnóstico seguro e a classificação das lacerações obstétricas são essenciais no momento do parto (Tabela 20.1), sendo útil, nesses casos, considerar todos os fatores de risco para OASIS presentes, incluindo etnia asiática, primiparidade, parto vaginal operatório, episiotomia, distócia de ombros, posição occípito-posterior, prolongamento do segundo estádio do trabalho de parto, fórceps, mais do que vácuo, e peso do recém-nascido acima de 4.000g.

Tabela 20.1 Classificação de Sultan para as rupturas perineais

Ruptura perineal de primeiro grau	Lesão de pele
Ruptura perineal de segundo grau	Lesão de músculo
Ruptura perineal de terceiro grau	Lesão que inclua o complexo do esfíncter anal: a. Menos de 50% da espessura do esfíncter anal externo b. Mais de 50% da espessura do esfíncter anal externo c. Atinge o esfíncter anal interno
Ruptura perineal de quarto grau	Lesão que inclua esfíncter anal e mucosa retal

Um exame metódico de rotina é essencial após cada parto, incluindo a avaliação de todas as camadas de tecidos, exame retal digital e exame vaginal (Figuras 20.3 e 20.4).

Em caso de dúvida, é preferível *solicitar um segundo examinador* para avaliar uma possível OASIS, pois a falta de diagnóstico pode ter consequências nefastas para as mulheres e é cada vez mais considerada negligência e causa de litígio médico-jurídico. Por outro lado, os dados mostram que as rupturas de terceiro e quarto graus *não são evitáveis*, portanto, deve ser banido o medo de ser estigmatizado por um diagnóstico mais frequente e uma documentação completa desses casos (Tabela 20.2).

O reparo da OASIS deve ser considerado um procedimento cirúrgico com iluminação, analgesia e instrumentos adequados; se necessário, a parturiente deve ser transferida para a ala de operações.

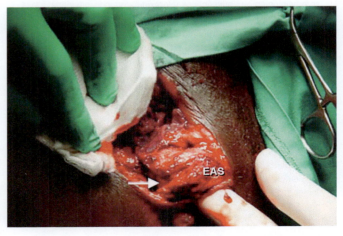

Figura 20.3 Ruptura de terceiro grau.

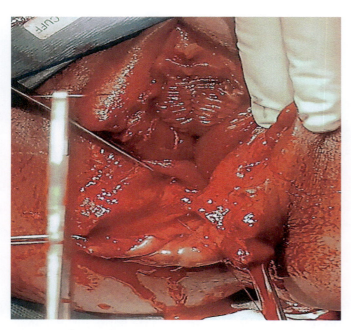

Figura 20.4 Ruptura de quarto grau. (Reproduzida com autorização de Jaime Roa.)

A escolha de técnicas cirúrgicas e suturas deve ser embasada nas evidências disponíveis e nas recomendações de organizações especializadas, como o Colégio Americano de Obstetras e Ginecologistas (ACOG) e o RCOG.

As mulheres com OASIS precisam de acompanhamento e cuidados criteriosos após a alta da maternidade devido ao aumento do risco de infecção e complicações da ferida, bem como de incontinência anal. As *equipes multidisciplinares de especialistas* são uma grande contribuição no manejo e cuidado das complicações das lesões obstétricas e na elaboração de diretrizes clínicas básicas para manejo dessas lesões.

O acompanhamento na primeira e segunda semanas pós-parto é necessário para avaliar sintomas e complicações. Se não houver clínicas especializadas suficientes para essa vigilância, é aconselhável encaminhar a paciente a um *urologista, fisioterapeuta e/ou proctologista* para colaborar no atendimento.

Como parte desse acompanhamento, são importantes orientação e aconselhamento sobre gestações futuras, considerando os fatores de risco modificáveis e não modificáveis para OASIS, bem como as sequelas derivadas da lesão atual.

Embora a OASIS seja pouco frequente, as complicações associadas costumam ser muito importantes e nefastas para a mulher, tornando essencial melhorar o treinamento teórico e prático de médicos e parteiras no manejo dessas lesões graves.

Todas as oportunidades de reparo do OASIS devem ser aproveitadas, sendo necessário o uso de simuladores para o treinamento contínuo em todos os níveis de atendimento à paciente obstétrica. A informação e educação completas da paciente, o acompanhamento pós-parto de perto e a participação de subespecialistas ajudarão a otimizar os resultados.

O medo de ser estigmatizado por diagnosticar OASIS deve ser banido, pois foi demonstrado que essas lesões graves não são totalmente evitáveis.

Diagnóstico de trauma perineal

Pelo menos 79% das mulheres sofrerão algum tipo de trauma ou lesão vulvar e/ou vaginal perineal durante o parto. A prevalência dependerá da prática em cada unidade obstétrica, principalmente das taxas, tipo e qualidade da episiotomia, da prática individual em cada hospital ou clínica, bem como da assistência obstétrica prestada por médicos e parteiras em formação.

As taxas de episiotomia diminuem com seu uso seletivo; por outro lado, se a qualidade e a oportunidade de realizá-la melhorarem, as rupturas obstétricas também verão sua frequência ser reduzida.

Para diagnosticar OASIS, é necessário ter uma visão clara dos tecidos, bem como sua palpação. Ao ser inserido um dedo no ânus e o outro na vagina, o esfíncter pode ser palpado, rolando-o entre os dedos ("rolagem de comprimidos"). Outra forma de avaliação, caso a paciente não esteja bloqueada pela anestesia, consiste em estimulá-la a contrair o esfíncter anal e observar ou palpar uma lacuna anterior ou solução de continuidade do anel muscular. Convém considerar que o esfíncter externo se encontra em estado tônico ou contraído; portanto, as pontas rompidas são retraídas, escondendo-se da vista, e devem ser reparadas com pinça durante a sutura.

Tabela 20.2 Reparação das rupturas perineais de terceiro e quarto graus

Medidas gerais
Reparo da ruptura por médico, assessorado por colega experiente
Preparo dos campos e medidas de assepsia: campo e luvas estéreis; soro fisiológico ou antissépticos (clorexidina ou iodo-povidona) disponíveis
Analgesia adequada e relaxamento
Iluminação adequada do campo
Profilaxia antibiótica

Materiais necessários
Pinças sem dentes
Duas pinças tipo Allis
Tesouras Metzembaum
Tesouras Mayo
Porta-agulhas curto
Fios de sutura
Esfíncter anal – PDS 3-0 ou Vicryl 2-0 convencional (sobreposição ou ponta a ponta)
Mucosa retal – Vicryl 3-0 convencional ou PDS 3-0; sutura contínua ou pontos isolados

O esfíncter anal interno (EAI) é um músculo liso, circular na disposição e pálido na aparência (semelhante à carne de peixe), ao contrário do esfíncter anal externo (EAE), que é colorido ou semelhante à carne bovina. O EAI deve ser reparado separadamente do EAE. Se a mucosa anal for rompida, o EAI estará inevitavelmente lesionado (veja a Figura 20.2).

Com esse método de avaliação também é possível detectar uma lesão que envolve apenas a parede retal (*button-hole*), bem como rupturas do esfíncter anal e músculos perineais lesionados e retraídos que escapam a uma avaliação superficial, permanecendo escondidos por pele perineal íntegra. Nesses casos, é preferível abrir a pele, examinar bem, classificar melhor a extensão da lesão e reparar adequadamente todas as estruturas danificadas.

OASIS oculto

De acordo com Sultan e cols., 33% das mulheres que sofreram OASIS no parto não foram diagnosticadas nesse evento. No entanto, é difícil saber quantas dessas rupturas estavam realmente escondidas ou, melhor dizendo, não foram diagnosticadas. A prevalência de OASIS aumenta 11% quando essas pacientes são examinadas por um segundo obstetra experiente e por meio de ultrassonografia.

O diagnóstico subótimo da OASIS sugere a necessidade de enfocar o ensino e o treinamento para seu reconhecimento. Sultan e cols. conduziram um estudo que revelou que, de 75 médicos e 75 parteiras entrevistados, 91% e 60%, respectivamente, confessaram treinamento inadequado em anatomia perineal e 84% e 61%, também respectivamente, relataram falta de treinamento para reconhecer lacerações de terceiro grau.

Obviamente, a falta de diagnóstico ou uma classificação inadequada impedirá o bom manejo do OASIS e significará aumento no número de mulheres com incontinência anal no futuro.

Reparo de lacerações de terceiro e quarto graus

O diagnóstico seguro e a classificação das lesões perineais são essenciais no momento do parto vaginal. Para uma avaliação correta, é muito útil considerar todos os fatores de risco presentes, incluindo primiparidade, parto instrumental, episiotomia, macrossomia fetal acima de 4.000g, parto prolongado, edema vulvovaginal e períneo curto.

Além disso, convém realizar uma revisão metódica após o parto que inclua todas as camadas teciduais, aliada ao toque digital bimanual retovaginal. Em caso de dúvida, convém considerar a solicitação de um segundo examinador para avaliar a possibilidade de OASIS, o que aumenta a segurança de um diagnóstico correto. Quando ultrassonografia e profissionais especializados estão disponíveis, o exame revela-se ainda mais útil. É importante registrar e explicar detalhadamente à paciente as características da lesão, pois essas lacerações podem ser determinantes e influenciar sua vida reprodutiva.

A reparação da OASIS deve ser tratada como um procedimento cirúrgico, realizado por profissionais idôneos, treinados, em ambiente com iluminação e contando com exposição, analgesia e instrumental cirúrgico adequados. Caso essas exigências não estejam disponíveis na sala de parto, a reparação deverá ser feita no bloco cirúrgico.

O ACOG, com base em evidências, recomenda algumas diretrizes para reparação, como uso de fios de sutura de absorção lenta (poliglactina 3/0 para mucosa retal e polidioxanona [PDS] 3/0 para reparo do EAI).

Nas lacerações de graus 3A e 3B, recomenda-se a técnica de sobreposição dos cotos (*overllaping* [Figura 20.5]) ou o reparo ponta a ponta (*end-to-end* [Figura 20.6]) com PDS ou poliglactina 3/0.

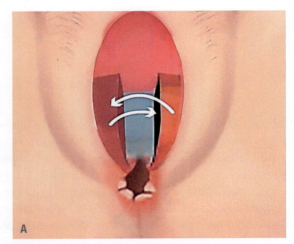

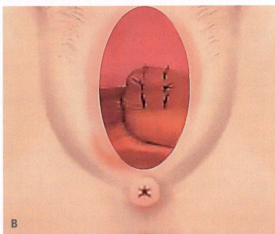

Figura 20.5 A e **B** Sutura do esfíncter externo tipo sobreposição (*overlapping*).

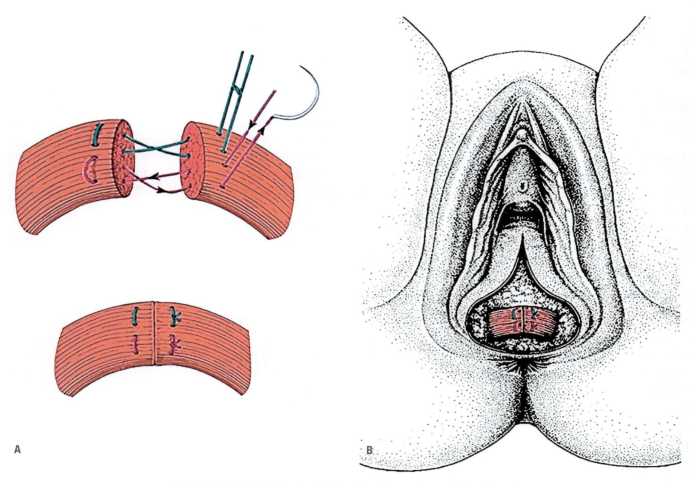

Figura 20.6 A e B Sutura do esfíncter externo tipo ponta a ponta (*end-to-end*).

Cabe observar que Sultan e cols., com base em seus melhores resultados, apresentaram redução de 8% dos casos de incontinência anal no primeiro ano pós-parto, realizando reparo de ponta a ponta para o EAI e reparo de sobreposição para o EAE. Esses autores também recomendam uma única dose de antibiótico profilático no momento do reparo para reduzir a incidência de infecção da ferida. Outros trabalhos sugerem o uso de um antibiótico de amplo espectro por vários dias no puerpério. Os cuidados pós-operatórios incluem o uso de analgésicos não narcóticos e a facilitação do trânsito intestinal com laxantes leves que favoreçam a eliminação das fezes.

O acompanhamento das pacientes que sofrem de OASIS deve ser muito estreito em razão do aumento do risco de infecção ou complicação da ferida, bem como de incontinência anal. É desejável contar com *diretrizes clínicas* para manejo dessas pacientes, bem como com equipes profissionais multidisciplinares para manejo abrangente das complicações derivadas dessas lacerações obstétricas graves. O seguimento adequado consiste em uma primeira consulta de 7 a 14 dias após o parto para avaliação de sintomas, bem como em exame físico que possa sugerir alguma complicação. Caso não haja especialistas adequados em serviços obstétricos, recomenda-se o encaminhamento a um coloproctologista, urologista ou fisioterapeuta, entre outros. Nesse acompanhamento, convém aconselhar as pacientes quanto a partos futuros, principalmente se houver sequelas e/ou fatores de risco não modificáveis concomitantes à lesão atual.

Técnicas de reparo

A prevalência de rupturas de terceiro e quarto graus *depende do tipo de episiotomia* realizado. Em centros que realizam *episiotomia mediolateral*, a taxa de OASIS é de 1,7% (2,9% em mulheres primíparas), em comparação com 12% (19% em mulheres primíparas) em centros onde a *episiotomia mediana* é realizada.

Descrição, diagnóstico e tratamento de OASIS

O reparo do períneo após episiotomia ou ruptura é uma das práticas cirúrgicas mais comuns em obstetrícia. Dor perineal crônica, dispareunia e incontinências urinária e fecal são algumas das sequelas que a paciente pode apresentar se não for aplicada uma técnica cirúrgica adequada.

As rupturas perineais podem ser classificadas em quatro graus, seguindo os critérios aceitos pelo RCOG. As de terceiro grau são subdivididas em três categorias, conforme especificado na Tabela 20.1.

Reparo de rupturas perineais

Reparo de rupturas de primeiro e segundo graus

Na sutura de qualquer ruptura de primeiro ou segundo grau, convém providenciar boas iluminação e visualização do campo cirúrgico; também será importante anestesia adequada, bem como os instrumentos cirúrgicos apropriados e as suturas necessárias:

- **Sutura da mucosa vaginal:** o material ideal para sutura consiste em Vicryl Rapid 2/0. Inicia-se com a identificação do ângulo distal da ruptura, pois o ponto de ancoragem deve estar 1cm acima desse ângulo. Faz-se uma sutura contínua, desde o ângulo superior até o anel himenal, que englobe a mucosa vaginal e a fáscia vaginorretal. Se for necessária a hemostasia, pode-se realizar uma sutura contínua com pontos cruzados.
- **Sutura do músculo perineal:** identificam-se os músculos perineais em ambos os lados da lesão, os quais são aproximados com sutura rápida de Vicryl 2/0 contínua, pois as suturas contínuas causam menos dor posteriormente do que os pontos isolados.

É importante identificar o músculo bulbocavernoso e suturá-lo com um ponto solto de Vicryl Rapid 2/0 ou Vicryl 2/0 convencional, bem como diagnosticar a existência de lesão que afete o músculo elevador do ânus, observada a partir da solução de continuidade de suas fibras e pela presença de gordura entre elas, que é o sinal que identifica melhor a ruptura. Os fios segmentados tendem a retrair, dificultando a sutura. As pontas podem ser encontradas com pinça atraumática (tipo Allis), e é feita uma tentativa de união com pontos soltos. Ao reconstruir o músculo elevador do ânus, o tecido muscular é novamente sobreposto à gordura. Se as pontas não forem localizadas, a sutura pode não ser possível, e a costura cega não é recomendada. Recomenda-se registrar a suspeita de lesão no relatório de parto.

A sutura da pele deve ser aproximada corretamente, mas sem tensão, o que pode aumentar a incidência de dor perineal nos primeiros meses pós-parto. Por esse motivo, são aceitas duas opções: sutura subcutânea/intradérmica contínua com Vicryl Rapid 2/0 ou 3/0, sem sutura direta na pele, ou pontos isolados na pele com Vicryl Rapid 2/0 ou 3/0 "Safilquick", evitando tensões.

Reparo de rupturas de terceiro e quarto graus

A identificação do tipo e do grau é essencial para reparo adequado da lesão. Para que o exame perineal seja preciso, convém realizar sistematicamente exame retal com o dedo indicador e palpação digital da massa esfincteriana entre o dedo alojado no reto e o polegar que examina o períneo. Nesse exame, o movimento do dedo indicador em direção ao corpo do períneo possibilita melhor exposição da área lesionada.

O esfíncter interno é identificado como uma faixa fibrosa esbranquiçada entre a mucosa retal e o esfíncter externo. Sua identificação pode ser difícil no momento agudo (logo após a ruptura). Essas fibras são responsáveis por 75% do tônus anal que mantém a continência. O esfíncter externo pode não ser visível anteriormente devido à retração lateral dos cotos que ocorre depois de seccionado, sendo formado por fibras de musculatura estriada com morfologia circular que se localizam ao redor do esfíncter interno.

São consideradas, portanto, lesões contaminadas, devendo ser assegurado, antes de iniciado seu reparo, um campo cirúrgico limpo com medidas assépticas adequadas, lavando-o, se necessário.

Convém obter bom relaxamento e analgesia na área para uma sutura correta.

Administra-se profilaxia antibiótica: dose única de cefalosporina IV ou IM de segunda ou terceira geração antes de suturar ou 1g de cefoxitina ou 1g de ceftriaxona ou cefuroxima. As cefalosporinas de primeira geração (cefazolina) não têm cobertura suficiente nesses casos. Em pacientes alérgicas a betalactâmicos, administra-se uma dose de gentamicina 240mg IV mais metronidazol 500mg IV. Dependendo do grau da laceração, esse regime deverá ser completado com tratamento antibiótico mais prolongado (7 a 10 dias).

Para sutura das lesões esfincterianas, deverá estar disponível na sala de parto um *kit* específico com todo o instrumental necessário à reparação.

A avaliação e a reparação das lesões de terceiro e quarto graus serão efetuadas por médico com a participação ativa do titular da equipe de plantão mais experiente.

As Figuras 20.7 a 20.9 mostram modelo animal de porco no curso prático de OASIS de reparação de lesões de terceiro e quarto graus do *workshop* IUGA, dirigido por Sultan e Thakar.

Sutura da mucosa retal

A mucosa retal deve ser suturada no plano submucoso, de forma contínua ou com pontos frouxos, usando Vicryl 3/0 convencional (não rápido) como primeira escolha, sem penetrar toda a profundidade da mucosa retal. O lúmen do canal anal não deve ser alcançado para evitar a formação de fístulas retovaginais (veja a Figura 20.5).

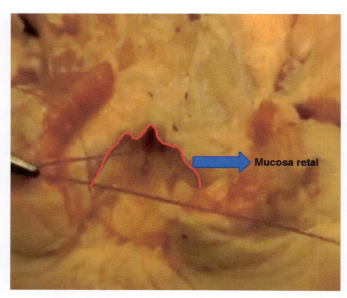

Figura 20.7 Sutura da mucosa retal.

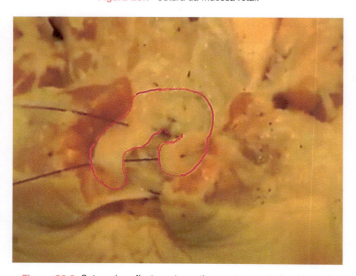

Figura 20.8 Sutura do esfíncter externo tipo ponta a ponta (*end to end*).

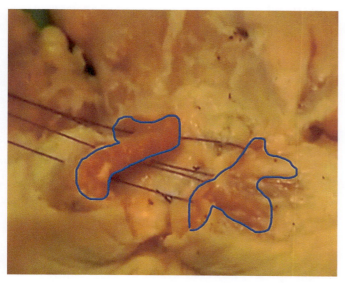

Figura 20.9 Sutura do esfíncter externo tipo sobreposição (*overlapping*).

Sutura do esfíncter

As fibras do esfíncter externo geralmente estão retraídas para os lados. Se as extremidades não forem adequadamente acessadas, o tecido subcutâneo deverá ser dissecado com tesouras Metzenbaum até que as extremidades das fibras musculares tenham tamanho suficiente para garantir a reconstrução correta. Pinças tipo Allis podem ser úteis na identificação e isolamento das pontas (veja Figuras 20.7 a 20.9).

Técnica de reparo

Esfíncter interno

Quando a lesão do esfíncter interno for identificada, este será suturado com pontos frouxos de PDS 3/0 ou Vicryl 2/0 convencional.

Esfíncter externo

Duas técnicas de sutura podem ser usadas com resultados equivalentes: sobreposição ou ponta a ponta, usando fio monofilamentado (PDS) 3/0 ou Vicryl 2/0 convencional para sutura (veja as Figuras 20.6 e 20.8). Nas lesões do tipo 3a, a técnica de escolha seria de ponta a ponta. Embora os fios monofilamentados (PDS) teoricamente apresentem risco menor de infecção, não parece haver diferenças entre os dois tipos de fios de sutura. Cabe considerar que os fios monofilamentados são de absorção lenta. Em pontos muito superficiais, recomenda-se cortar as pontas curtas e deixar o nó o mais profundo possível para evitar extrusão da sutura para a superfície da pele. No final da sutura será verificado, por exame retal, que nenhuma sutura inadvertida foi feita na mucosa anal. A sutura de mucosa vaginal, músculos perineais e pele será realizada de acordo com as indicações descritas anteriormente.

Conduta durante a hospitalização

Recomenda-se o uso de antibiótico profilático para reduzir o risco de infecção e deiscência da ferida, conforme descrito na Tabela 20.3.

O tratamento com antibióticos deverá ser iniciado IV, passando para VO para que a paciente possa continuá-lo em casa.

Em caso de *alergia a betalactâmicos*, o tratamento ambulatorial consistirá em: ciprofloxacino 500mg a cada 12 horas VO mais metronidazol 500mg a cada 8 horas VO por 5 a 10 dias, dependendo do grau da lesão (o ciprofloxacino também pode ser administrado a mulheres que amamentam), e uso de laxantes osmóticos, como lactulose ou lactitol, um comprimido a cada 12 ou 24 horas, para garantir evacuações adequadas (laxantes formadores de *bolus* não

Tabela 20.3 Antibioticoprofilaxia para lesões de esfíncter

		Eleição	Alergia à penicilina
	3a	Cefalosporina de segunda ou terceira geração IV ou IM – Dose única	Gentamicina* 240mg IV + metronidazol 500mg IV – Dose única
3º grau	3b	Cefuroxima 250mg/12h + metronidazol 500mg/8h durante 5 dias	Gentamicina* 240mg/24h IV + metronidazol 500mg/8h durante 5 dias **Na alta:** ciprofloxacino 500mg/12h VO + metronidazol 500mg/8h VO **até** completar 5 dias
	3c		
4º grau		Cefuroxima 250mg/12h + metronidazol 500mg/8h durante 10 dias	Gentamicina* 240mg/24h IV + metronidazol 500mg/8h durante 10 dias **Na alta:** ciprofloxacino 500mg/12h VO + metronidazol 500mg/8h VO **até** completar 10 dias

*Adaptar 3 a 5mg/kg em caso de índice de massa corporal extremo.

são recomendados). Flatulência e algum grau de incontinência gasosa podem ocorrer em virtude do uso de laxantes e não da lesão esfincteriana em si. Recomenda-se informar à paciente esse possível efeito adverso.

Acompanhamento após a alta

Após o reparo correto do esfíncter externo, cerca de 70% a 80% das mulheres permanecem assintomáticas em 1 ano. Os sintomas mais frequentes são incontinência gasosa e urgência para defecar; além disso, lesões ultrassonográficas persistentes são encontradas em até 40% das mulheres assintomáticas.

Portanto, após lesão perineal de terceiro ou quarto grau, será realizado um acompanhamento específico: na alta, é entregue um folheto informativo sobre diagnóstico e cuidados; consulta em 6 semanas com um médico de referência da equipe de uroginecologia; solicitar ultrassonografia do assoalho pélvico 3 meses após o parto para avaliar possível lesão residual do esfíncter.

Protocolo: lesões perineais de origem obstétrica

- Agendar uma visita específica à equipe de uroginecologia para 6 a 8 semanas após o parto, para avaliação dos sintomas anorretais e outros uroginecológicos, através de um questionário aberto e entrega de *questionários de sintomas específicos* (teste de Wexner para incontinência fecal, ICIQ-UI-SF para incontinência urinária). Nos casos com sintomas relevantes, cabe considerar antecipar a ultrassonografia uroginecológica para 3 meses após o parto.
- Realizar exame pélvico direcionado (músculo elevador do ânus e função do músculo esfíncter anal), bem como avaliação da cicatriz.
- Recomendação de exercícios para musculatura do assoalho pélvico 6 a 12 semanas após a lesão – em todos os casos, comandados pela equipe de cinesiologia da unidade do assoalho pélvico. As pacientes com envolvimento do componente externo do esfíncter anal obtêm benefício maior com essa medida. Convém incluir programa supervisionado de *biofeedback* em casos selecionados. As pacientes com teste muscular muito baixo (Oxford 0/1) ou sem resposta ao *biofeedback* devem ser encaminhadas para reabilitação do assoalho pélvico com equipamento cinésico para eletroestimulação.
- Avaliar a integridade do esfíncter com ultrassonografia translabial do assoalho pélvico. Se a mulher for assintomática e o exame estiver normal, ela terá alta com a recomendação de retornar para controle em caso de aparecimento de sintomas.
- As mulheres com lesão à ultrassonografia e/ou sintomas de incontinência anal serão encaminhadas para reabilitação do assoalho pélvico com um programa supervisionado. Será então avaliada a necessidade de manometria anorretal e eletromiografia esfincteriana, bem como o encaminhamento para coloproctologia.
- Dependendo dos resultados dos exames diagnósticos, *o tratamento pode ser conservador ou cirúrgico*. A maioria dessas pacientes se beneficiará do tratamento conservador com *biofeedback* anal. Apenas um número muito limitado necessitará de reparo secundário do esfíncter.

Prevenção primária de incontinência anal

Os fatores de risco para lesões obstétricas do esfíncter incluem: nuliparidade, macrossomia (peso > 4.200g), indução do parto, analgesia epidural, segundo estágio do trabalho de parto prolongado, variedade occipital posterior, parto instrumentado (fórceps > vácuo), distócia de ombros e episiotomia mediana.

As recomendações para prevenção primária das rupturas perineais são:

- Episiotomia restritiva mediolateral com ângulo suficiente (entre 45 e 60 graus da linha média) para possibilitar distância adequada do esfíncter anal. Um ângulo inferior de episiotomia é comum devido à distensão do períneo. Para garantir que a episiotomia seja realizada no ângulo adequado, recomenda-se marcar o local da incisão antes da distorção perineal produzida pela cabeça fetal ou realizar a episiotomia em um

ângulo de cerca de 60 graus com o períneo distendido.
- Proteção adequada do períneo (*hands on*) com base na desaceleração da fase final da segunda etapa do trabalho de parto e na expulsão da cabeça em flexão máxima entre duas contrações.

Lesões perineais de origem obstétrica instrumental

- Se for indicado parto instrumentado, será preferível, quando as condições obstétricas permitirem, o uso de vácuo em vez de fórceps. Estudos estão sendo desenvolvidos sobre o uso de espátulas de Thierry e seu impacto na pelve após a aplicação.
- Ao realizar o parto instrumentado, recomenda-se a retirada dos ramos para a fase final, uma vez que a cabeça esteja suficientemente descida.
- Com a massagem perineal durante a gravidez aumentou o número de mulheres com períneo intacto após o parto, embora não tenham sido encontradas nem diminuição nas rupturas do esfíncter anal nem diferenças clínicas 2 meses após o parto (nível de evidência Ia).

Acompanhamento após tratamento do esfíncter anal

Em geral, quando pensam em outra gravidez, as mulheres que tiveram ruptura do esfíncter anal se preocupam com a possibilidade de retorno da lesão e com o aparecimento ou a piora dos sintomas de incontinência anal. Aconselhamento específico sobre a via de parto deve ser realizado nesses casos (com visita específica no terceiro trimestre da gravidez, se necessário), e isso deve refletir-se na história médica.

Muito poucos estudos fornecem dados consistentes sobre a recorrência de ruptura do esfíncter anal, a incidência de incontinência anal *de novo* ou o agravamento da incontinência anal já existente em partos vaginais após a primeira ruptura. Em geral, o risco de recorrência de uma lesão de terceiro ou quarto grau varia de 3,6% a 7,2% (baixo risco global, mas de quatro a cinco vezes maior do que o risco basal). Apesar do risco aumentado de recorrência da lesão anatômica, parece que os sintomas fecais não aumentam. A cesariana eletiva evita a possibilidade de nova laceração, mas não protege contra o aparecimento de incontinência anal em longo prazo, a qual depende de outros fatores de risco além dos provenientes do parto (idade, obesidade, depressão ou outras doenças concomitantes, cirurgia anorretal etc.).

Como não há dados suficientes para embasar as recomendações com alto nível de evidência, podem ser úteis as seguintes considerações sobre a via de parto de uma gravidez após laceração de terceiro ou quarto grau:

- Uma cesariana eletiva deve ser recomendada para aquelas mulheres que necessitaram de cirurgia de reparo anorretal em um segundo estágio.
- Às mulheres que apresentam sintomas de incontinência anal pode ser oferecida a possibilidade de cesariana eletiva, embora não se descarte o parto normal, e o estudo e eventual tratamento serão avaliados posteriormente. A decisão final deve ser tomada pela mulher com informações detalhadas e de acordo com suas preferências.
- Em mulheres assintomáticas com lesão ultrassonográfica extensa do esfíncter e/ou alteração à manometria, principalmente se apresentarem sintomas transitórios de incontinência após parto vaginal anterior, vale oferecer a possibilidade de cesariana eletiva, embora seja possível o parto vaginal. A decisão final também deve ser tomada pela mulher com informações detalhadas e de acordo com suas preferências.
- Se a mulher for assintomática, um parto vaginal pode ser recomendado. Não há evidências de que uma episiotomia de rotina no próximo parto a proteja de novas lesões.

Como tomar uma decisão de aconselhamento correta para um próximo parto – ultrassonografia é vital

Ultrassonografia de esfíncter anal

A avaliação ultrassonográfica do esfíncter anal é tradicionalmente realizada de *forma endoanal com um transdutor rotativo*, criando uma imagem coronal do esfíncter (Figura 20.10). A disponibilidade desse transdutor é limitada, o que restringe seu uso generalizado. Kammerer-Doak e cols. usaram uma técnica simples para obter imagens do esfíncter anal das mulheres por meio de um transdutor transvaginal com disponibilidade muito maior, principalmente em ambientes ginecológicos e urológicos. O transdutor é apoiado na fúrcula vulvar, obtendo-se imagens nos planos transversal e longitudinal. Em seguida, a técnica foi descrita com o transdutor volumétrico transabdominal apoiado no períneo de modo transversal com foco no esfíncter anal. Ambos os transdutores podem adquirir imagens 2D e 3D/4D (Figura 20.11).

A mucosa, os esfíncteres anais interno e externo e o músculo elevador do ânus são visualizados. A mucosa tem aparência simétrica, e o esfíncter interno é hipoecogênico em razão de seu conteúdo de água; sua espessura aumenta a partir do ângulo perineal e permanece constante pelos últimos 3cm. O esfíncter anal externo circunda o interno e à ultrassonografia esse músculo é mais hiperecoico devido à sua natureza estriada. O músculo elevador do ânus estende-se de cada lado da borda da pelve e encontra o lado contralateral, formando um suporte semelhante a uma rede.

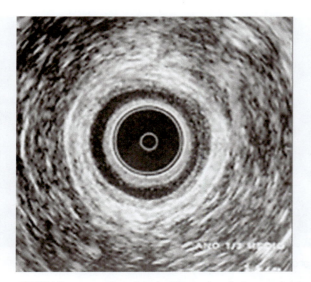

Figura 20.10 Ultrassonografia endoanal evidenciando esfíncteres anais interno e externo.

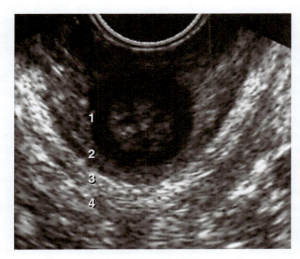

Figura 20.11 Imagem de aparência normal: (*1*) mucosa, (*2*) esfíncter anal interno, (*3*) esfíncter anal externo e (*4*) músculo elevador do ânus.

Sonograficamente é mais bem visualizado na seção transversal.

A *causa mais frequente de solicitação do exame ultrassonográfico é a incontinência fecal*, e é comum encontrar descontinuidade na estrutura dos anéis, a qual é descrita no plano coronal, tendo como referência o plano dos ponteiros do relógio (por exemplo, descontinuidade às 3 horas etc.); no plano longitudinal, os defeitos são descritos em relação ao comprimento total do esfíncter. Guzmán e cols. classificam como defeitos significativos ou pós-reparo esfincteriano (defeito residual) aqueles com mais de 30 graus e visíveis em pelo menos quatro dos seis cortes tomográficos.

Intussuscepção

A parede do reto entra no canal anal proximal, forçando-o a se abrir (Figura 20.12), distende-se em forma de seta e produz *defecação obstruída*; esse é o processo que antecede o prolapso retal.

Podem ser vistas outras imagens, como abscessos perirretais (Figura 20.13) e fístulas (Figura 20.14).

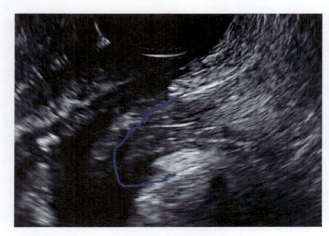

Figura 20.12 Intussuscepção.

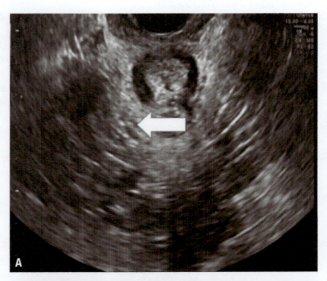

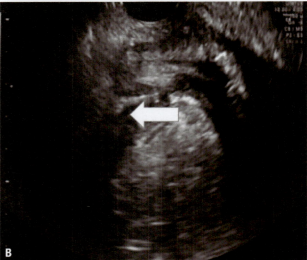

Figura 20.13 A e B Abscesso perirretal em vértice inferior.

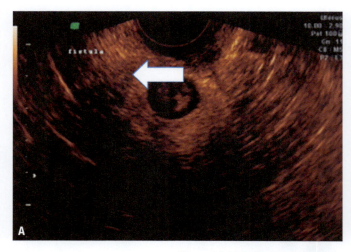 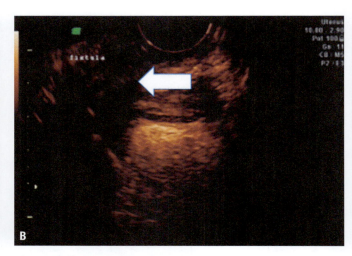

Figura 20.14 A e B Fístula em vértice superior com saída de conteúdo intestinal.

Leituras complementares

Andrews V, Sultan AH, Thakar R, Jones PW. Ocult anal sphincter injuries- myth or reality? BJOG 2006; 113:195-200.

Andrews V, Shelmeridine S, Sultan AH et al. Anal and urinary incontinence 4 years after a vaginal delivery. Int Urogynecol J 24, 55–60 (2013)

Andrews V, Thakar R, Sultan AH. Structured hands-on training in repair of obstetric anal sphincter injuries (OASIS): an audit of clinical practice. Int Urogynecol J 20, 1397 (2009).

Basu M, Smith D, Edwards R the STOMP project team. Can the incidence of obstetric anal sphincter injury be reduced? The STOMP experiencie.Europe J of Obst& Gynecology and Reprod Biol 202 (2016) 55-59

Baumfeld, Y., Yohay, D., Rotem, R. Et al. Temporal decline in the improved detection rates following OASIS workshops. Int Urogynecol J (2020)

Berkowitz L, Foust-Wright C. Postpartum perineal care management of complications. Post TW, ed.uptodate. Waltham, MA: uptodate Inc. Accesado 6/2019

Best C, Drutz H, Alarab M. Obstetric Anal Sphincter Injuries: A Survey of Clinical Practice Among Canadian Obstetricians. AUGUST JOCG 2012: 747-754

Burrell M, Dilgir S, Patton V, Parkin P, Karantanis E. Risk factors for obstetric anal sphincter injuries and postpartum anal and urinary incontinence: a case–control trial Int Urogynecol J (2015) 26:383–389

Clinically Oriented Anatomy, 8th edition, de Keith L. Moore, Arthur F. Dalley II y Anne M.R. Agur, publicada por Wolters Kluwer Moore, Arthur F. Dalley II y Anne M.R. Agur, publicada por Wolters Kluwer

Dietz HP. Acessado de :Sydney Pelvic Floor Health. Sydney, 2018.

Dietz HP. Pelvic Floor Ultrasound: A Review Clinical Obstetric and Gynecology 2016 Vol 60, Number 1, 58–81.

Fernándo R, Sultan A, Kettle C, Thakar R, Radley S. Métodos para lareparación de lesiones obstétricas delesfínter anal.Cochrane. (2008), pp. 1-31.

Fernando R, Sultan A, Kettle C, Thakar R. Métodos para reparar las lesiones obstétricasdelesfínter anal. Pregnancy and Childbirth Group, Cochrane, diciembre 2012.

Fernando R, Sultan AH, Radley S, Jones PW, Johanson RB. Management of obstetric anal sphincter injury: a systematic review& national practice survey.

Ginecología Quirúrgica. 9thed, Te Linde, R.,Rock, J. And Jones, H., 2006. Buenos Aires: Ed.MédicaPanamericana.

Ginecología: Fundamentos Para La Práctica Clínica, Testa, R., 2000. México: Médica Panamericana.

Guia Cochrane 2013, Fernando R, Sultan AH, Kettle C, Thakar R. Métodos para reparar lesiones delesfinter anal.

Guidelines for the management of third and fourth degree perineal tears after vaginal birth from the Austrian Urogynecology Working Group. T. Aigmueller, W. Umek, K. Elenskaia, A. Frudinger, J. Pfeifer, H. Helmer, H. Huemer, A. Tammaa, M. Van der Kleyn, K. Tamussino, D. Koelle & Austrian Urogynecology Working Group Int Urogynecol J volume 24, pages 553–558(2013).

Gurol-Urganci ICD, Edozien LC, Mahmood TA, Adams EJ, Richmond DH, Templeton A, et al. Third- and fourth-degree perineal tears among primiparous women in England between 2000 and 2012: time trends and risk factors. BJOG. 2013;120:1516–25.

Hickman L, Propst K, Swenson C, lewicky-Gaupp. Subspecialty care for peripartum pelvic floor disorders. Am J Obstet and Gynecol 2020: 709-14.

Hickman L, Propst K. Accurate. Diagnosis and repair of obstetric anal sphincter injuries: why and how. Am J Obstet Gynecol June 2020: 580-83

Jha s, Parker J. Risk factors for recurrent obstetric anal sphincter injuries (roasis): a systematic review and meta-analysis.IntUrogynecol J 2016: 27:849.

Kettle C, Fenner D. Repair of episiotomy, First and Second Degree Tears Perineal and Anal Sphincter Trauma, Diagnostic and Clinical Management. Springer 2009, p 20-31.

Mc Candlish R, Bowler U, van Asten H et al. A ran-domised controlled trial of care of the perineumduring second stage of normal labour. Br J obstetgynaecol1998;105:1262-72.

Organización Mundial de La Salud. Recomendaciones de la OMS para los cuidados durante el parto, para una experiencia de parto positiva. Transformar laatención a mujeres y neonatos para mejorarsusalud y bienestar. Www.who.int/reproducti- vehealth.

Prospective comparison of obstetric anal sphincter injury incidence between an Asian and Western hospital Lucy J. Bates, Jerome Melon, Robin Turner, Symphorosa S. C. Chan & Emmanuel IntUrogynecol J volume 30, pages 429-437(2019)

Protocolo de lesiones perineales, diagnóstico, tratamiento y seguimiento, Hospital San Juan de Dieu, Hospital Clinic-Barcelona, 2018.

Risk factors for and management of obstetric anal sphincter injury. Aswini A. Balachandran, RaneeThakar Obstetrics, Gynaecology& Reproductive Medicine,Volume 2019; 29: 93-97.

Risk factors for perineal trauma in the primiparous population during non-operative vaginal delivery.Joanna C. D'Souza, Ash Monga & Douglas G. Tincello Int Urogynecol J 202 volume 31, pages621–625(2020)

Royal College of Obstetrician and Gynaecologist, Third- and Fourth-degree Perineal Tears, Management (Green-top Guideline No. 29).

Ruwan J. Fernando, Abdul H. Sultan, Risk factors and management of obstetric perineal injury, Current Obstetrics &Gynaecology, Volume 4:238-243 Issue, 2004,

Sultan A, Thakar R, Fenner D. Perineal and Anal Sphincter Trauma, Diagnostic and Clinical Management. Springer 2009, p 20-48.

Sultan A, Thakar R. Third and Fourth Degree Tears. Perineal and Anal Sphincter Trauma, Diagnostic and Clinical Management. Springer 2009, p 33-50

Sultan AH, Thakar R, Fenner D. Perineal and Sphinter trauma. Springer, 2007.

Sultan AH, Thakar R, Fenner DE. Perineal and Anal Sphincter Trauma. Diagnosis and Clinical Management. London: Springer, 2009: 1-52.

Taithongchai A. Veiga S.I. Sultan A.H. Thakar R. The consequences of undiagnosed obstetric anal sphincter injuries (OASIS) following vaginal delivery. IntUrogynecol J. 2020; 31: 635-641.

Thiagamoorthy G, Johnson A, Thakar R & Sultan A H. National survey of perineal trauma and its subsequent management in the United Kingdom Int Urogynecol J volume 25, pages 1621–1627(2014)

Timor E et al. Simple ultrasound evaluation of the anal sphincter in female patients using a transvaginal transducer. Ultrasound Obstet Gynecol 2005; 25: 177-183.

Verghese TS, Champaneria R, Kapoor DS, Latthe. PM. Obstetric anal sphincter injuries after episiotomy: systematic review and meta-analysis Int Urogynecol J (2016) 27:1459-1467.

Williams A. Batran C, Halligan S, Spencer J, Nicholls R, Kmiot w. Anal sphincter damage after vaginal delivery using three-dimensional endosonography. Obstet Gynecol 2001; 97:770-5.

CAPÍTULO 21

Técnicas Cirúrgicas Obliterativas nos Prolapsos Genitais – Uma Opção Antiga e Atual

Sérgio Flávio Munhoz de Camargo
Walter Antônio Prata Pace

Introdução

Por séculos, pessários e dispositivos de suporte de vários formatos e tipos de materiais foram usados para tratamento do prolapso de órgãos pélvicos. A partir de 1846, com a disponibilidade de agentes anestésicos, como óxido nitroso, clorofórmio e éter, as opções cirúrgicas para o tratamento cirúrgico começaram a aparecer.

As abordagens cirúrgicas iniciais para prolapso consistiam em redução ou estreitamento do calibre da vagina ou em redução de seu hiato; a entrada na cavidade peritoneal era evitada, pois as taxas de mortalidade poderiam atingir 80% a 90%.

Johann Carl Georg Fricke e Johann Friedrich Dieffenbach foram cirurgiões que tiveram alguma experiência com as técnicas supracitadas.

Uma abordagem alternativa, reduzindo o calibre da abóbada vaginal, foi realizada com agentes cáusticos ou mediante remoção de grandes segmentos de seu epitélio, seguida da aproximação das bordas epiteliais.

A Romain Geradin é creditada a apresentação do conceito da *colpocleise parcial* na reunião da sociedade médica em Metz, em 1823. Ele propôs desnudar segmentos das paredes anterior e posterior da vagina próximos ao introito, complementando com a sutura desses elementos entre si. A ideia nasceu da observação de que mulheres com septo vaginal não desenvolviam prolapso.

Ludwig Adolf Neugebauer realizou essa cirurgia pela primeira vez em maio de 1868, ao ressecar uma área oval da região anterior e posterior da vagina, e aproximou as áreas desnudas com fios de cobre. Em 1881, ele relatou ter realizado 12 procedimentos semelhantes, alguns com reparo perineal concomitante, por ele denominado *elitrorrafia mediana*.

Leon Le Fort é frequentemente creditado pela publicação do primeiro relato escrito sobre a colpocleise, em 1877[1]; ele provavelmente desconhecia o procedimento de Neugebauer (Figura 21.1)[1]. Le Fort argumentava "que anteriormente realizava procedimentos para prolapso que eram ineficientes ou difíceis de executar". Em contraste, o procedimento apresentado por ele foi de fácil realização e teve sucesso duradouro. Le Fort não considerava sua cirurgia obliterativa, afirmando que não impedia o coito. A colpocleise do tipo Le Fort incorporou-se ao tratamento cirúrgico para o prolapso uterovaginal.

Outras variantes técnicas da colpocleise foram descritas e usadas: a colpocleise de Conill, a colporrafia em barra transversal de Döderlein e a operação de Labhardt ou perineoplastia alta. Fanny Berlin, também conhecida como Stefanija Berlinerblau, realizou a primeira colpocleise nos EUA, em 1880, no Hospital New England para Mulheres e Crianças, em Boston, uma instituição dirigida e atendida por mulheres.

No final do século XX diminuiu a indicação da colpocleise, sendo preferidas, sempre que possível, as técnicas reconstrutivas, exceto nas pacientes muito idosas e frágeis, que não desejassem mais manter atividade sexual. O aumento progressivo dessa população nos próximos anos deve fazer com que o cirurgião do assoalho pélvico mantenha a técnica da colpocleise em seu armamentário.

A cirurgia obliterativa pode ser denominada *colpocleise parcial*, como a de Le Fort, ou *colpocleise total ou colpectomia*, esta última quando, em virtude de ter sido realizada previamente uma histerectomia, o procedimento for indicado para o prolapso de cúpula vaginal, em que o epitélio vaginal será quase todo removido, à exceção dos 2 a 3cm superiores, na altura da junção uretrovesical.

A opção do cirurgião/paciente por uma técnica obliterativa da cavidade vaginal precisa estar fortemente embasada em dados científicos, principalmente em razão da decorrente impossibilidade definitiva de coito vaginal. Os tópicos a serem previamente esclarecidos consistem em:

- **Satisfação das pacientes:** o artigo de Song e cols.[2] contribuiu bastante para esse tema ao apresentar os desfechos em 4 anos de 42 pacientes submetidas à cirurgia de Le Fort; 94,3% estavam muito satisfeitas, e nenhuma apresentava arrependimento pela perda da atividade sexual. Na continuidade do acompanhamento por 5 anos inexistiram recidivas dos prolapsos que necessitassem reoperação (as taxas de sucesso superam os 90%).
- **Seleção das pacientes e cuidados perioperatórios:** tradicionalmente, técnicas obliterativas são reservadas para pacientes idosas (conceito em constante modificação) ou com baixa reserva funcional ("frágeis"), que aumentem o risco do trauma anestésico-cirúrgico prolongado e que não pretendam mais manter coito vaginal.
- **Colpocleise e possibilidade de incontinência urinária:** trata-se de um manejo controverso, pois as idosas apresentam alta prevalência de disfunções

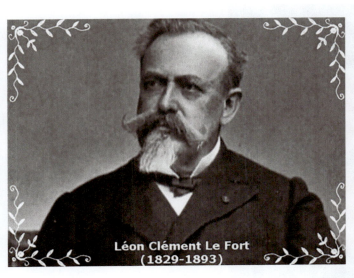

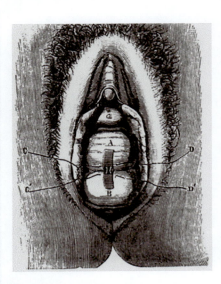

Le Fort L. – Nouveau procedé pour la guérison du prolapsos utérin. *Bul Gén de Thérap.* 1877; 92: 337-44.

"*Evidentemente, ao mantermos as paredes vaginais em contato uma com a outra, faremos a prevenção de que uma se movimente para a frente e a outra para trás, prevenindo o prolapso completamente*" (Léon Le Fort – 1877)

Figura 21.1 Primeiro trabalho publicado sobre a colpocleise parcial.

urinárias[3], como incontinência urinária, que atinge 30%, e fenômenos irritativos/obstrutivos, que podem alcançar 50%. Para tornar a situação mais complexa, a *incontinência urinária oculta*, previamente ausente, mas "desmascarada" pela cirurgia do prolapso, pode acontecer em 68% dos prolapsos dos estádios III e IV. Cirurgião e paciente devem discutir abertamente números, desejos e possibilidades de uma segunda intervenção no caso de incontinência oculta ou de sua possibilidade. Quando existe incontinência genuína aos esforços, a colocação de um *sling* suburetral promoverá resultados satisfatórios em 90% dos casos.

- **Possibilidade de neoplasia futura:** com diversas citologias do colo do útero normais, é muito baixo o risco de desenvolvimento de neoplasia cervical. Quanto ao câncer de endométrio, o risco vitalício é de 2,6%, e a média de idade ao diagnóstico é de 64 anos; aos 75 anos ou mais, o risco cai para 0,6%[3]. Em virtude dessa possibilidade, ainda não existe consenso sobre como avaliar o útero previamente ao procedimento no que diz respeito ao custo/benefício. A maioria dos autores solicita uma ultrassonografia transvaginal com ponto de corte para o endométrio de 0,4cm, com avaliação anatomopatológica apenas em caso de valores superiores a esse. História de sangramento vaginal pós-menopausa torna imprescindível essa avaliação.

As técnicas cirúrgicas obliterativas para tratamento dos prolapsos via vaginal dividem-se em *com manutenção do útero (Le Fort)* e *com histerectomia concomitante (técnica de Georges Rouhier)*. Esta última é uma alternativa intermediária entre a técnica de Le Fort e os extensos procedimentos reconstrutivos, estando indicada na presença de alguma patologia uterina ou em caso de possibilidade futura (por exemplo, paciente fazendo uso de tamoxifeno). O sangramento e o tempo cirúrgico estão um pouco aumentados em comparação com o procedimento de Le Fort.

Colpocleise de Le Fort – técnica cirúrgica[1,4]

- Princípio: criar duas superfícies cruentas nas paredes vaginais anterior e posterior e posteriormente suturá-las de forma invaginante progressiva, levando a um "fechamento vaginal" (Figura 21.2).
- Desenho dos retângulos a terem os epitélios ressecados nas paredes anterior e posterior. Importante preservar anteriormente cerca de 3cm do meato uretral para não afetar a continência urinária (Figura 21.3).
- Infiltração subepitelial com solução vasoconstritora a 1:400.000.
- Ressecados os retalhos retangulares anterior e posterior, permanece lateralmente pequena faixa epitelial que constituirá os canais laterais de drenagem de secreções (IMPORTANTE) (Figura 21.4).
- Preparando os canais laterais: no passado, essa talvez fosse a etapa a exigir mais cuidados durante as suturas em virtude do risco de um ou vários pontos ocluírem os canais, não permitindo a drenagem de secreções. A preocupação com a patência dos canais levou à proposição[4] da introdução, no canal formado pelas dobras epiteliais laterais, de algum tipo de estrutura tubular de pequeno diâmetro, como sonda uretral de Nelaton, sonda nasogástrica pediátrica e até fragmento de equipo de soroterapia (Figura 21.5). Uma série de pontos isolados nas margens epiteliais

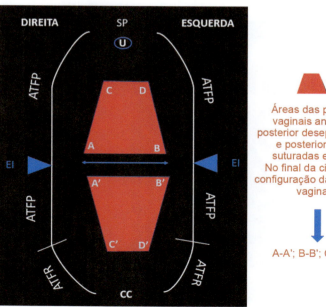

Figura 21.2 O princípio da colpocleise parcial de Le Fort. (Modificada de Zimmermann[8].)

Capítulo 21   Técnicas Cirúrgicas Obliterativas nos Prolapsos Genitais – Uma Opção Antiga e Atual   **267**

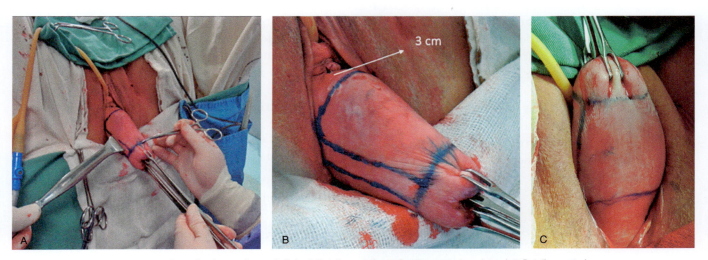

Figura 21.3 Desenho dos retalhos epiteliais. **A** Retalho anterior. **B** Retalhos anterior e lateral. **C** Retalho posterior.

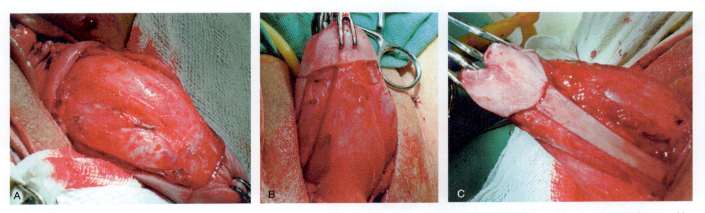

Figura 21.4 Áreas desepitelizadas e faixa lateral que formará os canais de drenagem. **A** Retalho de pele anterior removido. **B** Retalho de pele posterior removido. **C** Visão do retalho lateral esquerdo responsável pela drenagem de secreções.

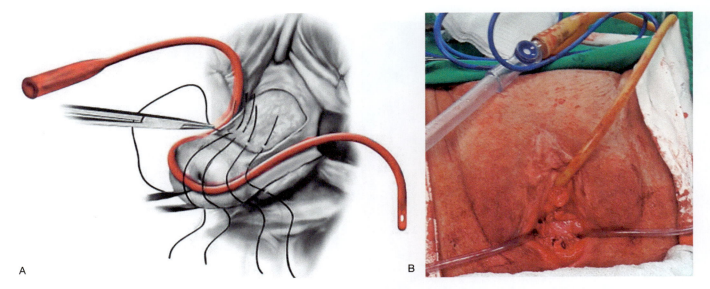

Figura 21.5 Nova drenagem tubular na colpocleise de Le Fort. Em **A**, a maneira de posicionar o dreno antes das suturas. **B** Cirurgia completa. O dreno é tracionado e retirado por uma das extremidades, garantindo a patência dos canais de drenagem laterais.

do retalho lateral vai dobrá-lo sobre o dreno tubular, configurando os canais de drenagem (Figura 21.6).
- Procede-se, então, à reaproximação das superfícies anterior e posterior com pontos isolados em 8 para inverter as bordas.
- Finalmente são atingidas as margens epiteliais, que são suturadas entre si, e em seguida o dreno tubular é gentilmente tracionado e removido (Figura 21.7).
- Executa-se agora a perineorrafia alta, encerrando o procedimento.

Colpo-histerectomia de Rouhier – técnica cirúrgica[5-7]

A colpo-histerectomia consiste na conjugação da histerectomia vaginal à colpocleise para tratamento dos prolapsos genitais dos estádios III e IV. Duas abordagens fazem parte do planejamento técnico:

- Ressecção dos retalhos de pele antes da histerectomia, o que torna possível iniciar, imediatamente após esta última, as suturas invaginantes da colpocleise.
- Primeiro realiza-se a histerectomia vaginal da maneira usual (tipo Heaney), seguida do fechamento do peritônio e da vagina, como se não houvesse prolapso. Em um segundo tempo são desenhados os retalhos anterior e posterior e seguidos os mesmos tempos da cirurgia de Le Fort.

Preferimos a primeira opção, mas descreveremos as duas possibilidades.

Ressecção dos retalhos de pele antes da histerectomia (Figuras 21.8 a 21.13)

- Cálculo, com réguas ou compasso cirúrgico, de quanto epitélio será ressecado nas paredes anterior e posterior.

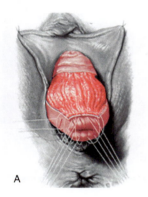 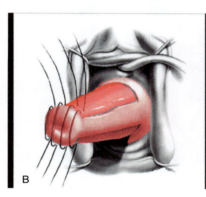 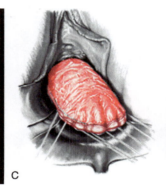 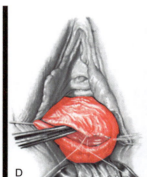

Figura 21.6 Suturas invaginantes progressivas (a drenagem foi omitida para facilitar o entendimento). **A** Configuração inicial. **B** Configuração inicial, visão oblíqua. **C** Suturas entre fáscias anterior e posterior. **D** Suturas entre fáscias em progresso.

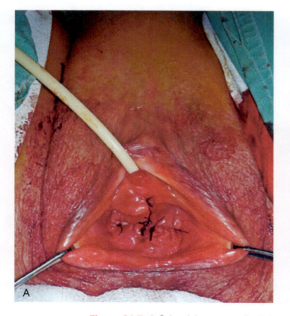 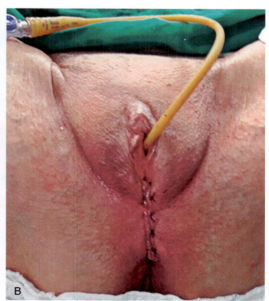

Figura 21.7 **A** Colpocleise encerrada. **B** Aspecto final já com a perineorrafia alta realizada.

Capítulo 21   Técnicas Cirúrgicas Obliterativas nos Prolapsos Genitais – Uma Opção Antiga e Atual   **269**

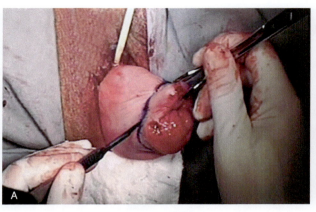
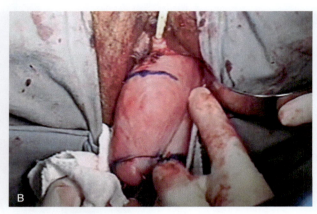
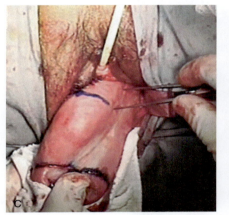
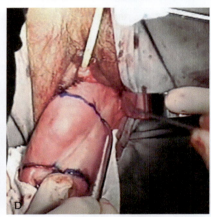

Figura 21.8 A a D Desenho dos retalhos de pele antes da histerectomia.

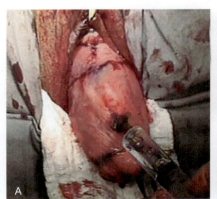
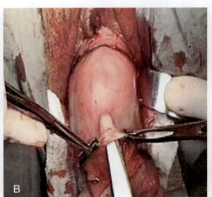
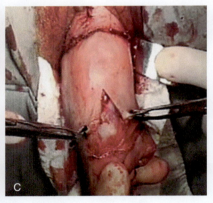

Figura 21.9 A a C Removendo os retalhos epiteliais.

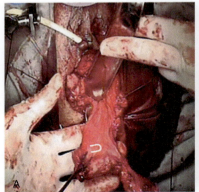
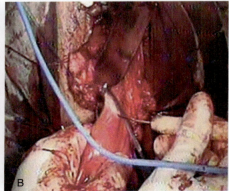
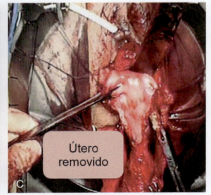

Figura 21.10 A a C Tempos finais da histerectomia vaginal pela técnica de Heaney.

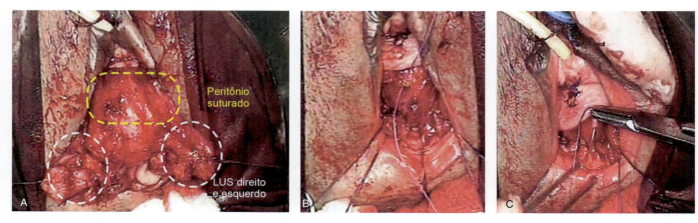

Figura 21.11 A. Cavidade peritoneal fechada e cotos ligamentares extraperitoneais. **B** e **C** Início da sutura fascial da colpocleise.

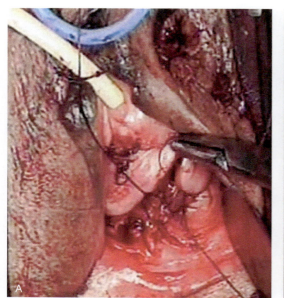
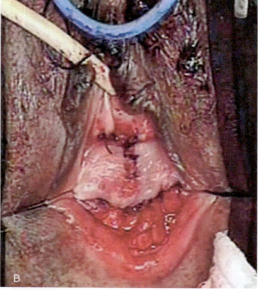

Figura 21.12 A e **B** Tempos finais da colpocleise.

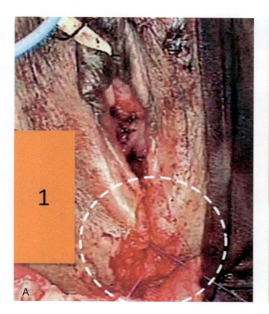
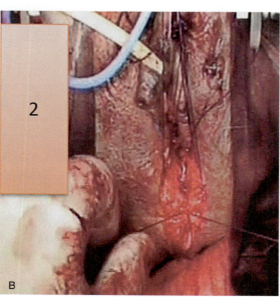

Figura 21.13 A e **B** Tempos finais da sutura alta dos músculos perineais.

- Ressecção dos retalhos de pele demarcados.
- Realização da histerectomia vaginal da maneira usual, preferencialmente por meio da técnica de Heaney.
- Fecha-se a cavidade peritoneal e inicia-se a sutura da fáscia anterior com a posterior – início da colpocleise.
- Completa-se a colpocleise e prepara-se a perineorrafia alta.
- Completada a perineorrafia alta.

Histerectomia seguida da colpocleise (Figuras 21.14 a 21.16)

- Realiza-se a histerectomia e fecha-se a cúpula vaginal.
- Desepitelização dos retalhos anterior e posterior, mantendo pequena faixa epitelial sobre a sutura da cúpula vaginal. Sutura invaginante entre as fáscias anterior e posterior, à maneira de Le Fort.
- Realização da perineorrafia alta e encerramento da cirurgia com seu aspecto final.

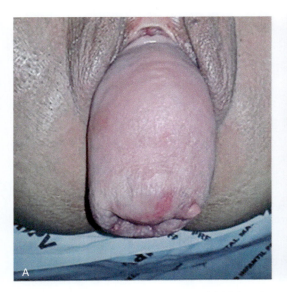
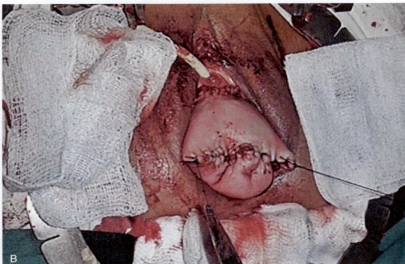

Figura 21.14 A e B Aspecto inicial do prolapso de estádio IV e histerectomia já finalizada com a presença do prolapso da vagina.

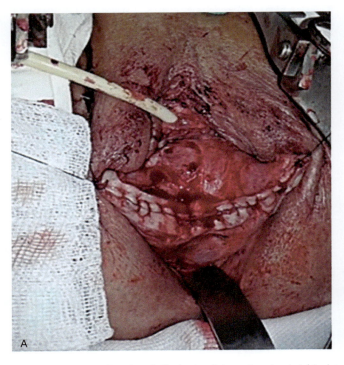
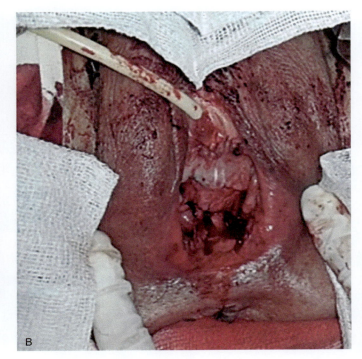

Figura 21.15 A Retalhos desepitelizados imediatamente antes do início das suturas invaginantes. B Colpocleise já finalizada, imediatamente antes da perineorrafia alta.

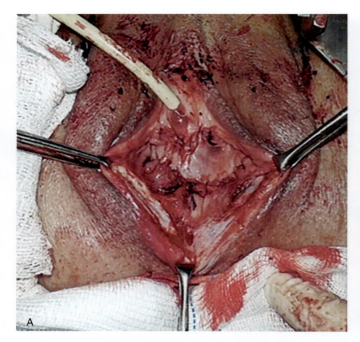 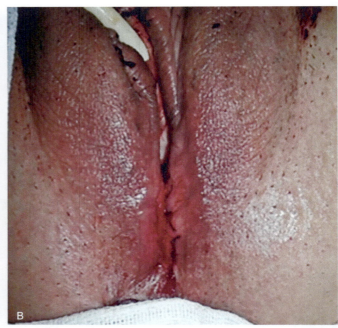

Figura 21.16 Configuração da perineorrafia alta e final da cirurgia. **A** Início da perineorrafia alta. **B** Final da cirurgia.

Referências

1. Le Fort L. Nouveau proceed pour la guérison du prolapses utérin. Bull Gén de Thérap 1877; 92: 337-44.
2. Song X, Zhu L, Ding J, Xu T, Lang J. Long-term follow-up after LeFort colpocleisis: patient satisfaction, regret rate, and pelvic symptoms. Menopause 2016; 23:621-5.
3. Buchsbaum GM, Lee TG. Vaginal obliterative procedures for pelvic organ prolapse: a systematic review. Obstet Gynecol Survey 2017; 72(3):175-83.
4. Dessie SG, Rosenblatt PL. Use of a vessel loop to ensure tunnel patency during LeFort colpocleisis. Int Urogynecol J Published on line 05 May 2015.
5. Lamblin G et al. Comment je fais un colpocleisis selon la technique de Rouhier modifie´e (Ecole de chirurgie vaginale de Lyon). Gynecologie Obstetrique, Fertilite & Senologie, 2018.
6. Vesale E, et al. Comment je fais un colpocleisis avec hysterectomie (intervention de Rouhier) pour cure de prolapsus vaginal (Pitie-Salpetriere). Gynecologie Obstetrique Fertilite & Senologie, 2018.
7. Constantin F et al. Rouhier's colpocleisis with concomitant vaginal hysterectomy: an instructive video for female pelvic surgeons. International Urogynecology Journal 2019; 30:495-7.
8. Zimmermann CW. Colpocleisis. In: Kovac SR, Zimmermann CW. Advances in Reconstructive Vaginal Surgery. 1st ed. Lippincot Williams & Wilkins, 2007.

SEÇÃO V

COMPLICAÇÕES DAS CIRURGIAS VIA VAGINAL

Complicações em Cirurgia Vaginal – Uma Visão Geral e Prática para o Cirurgião Ginecológico

CAPÍTULO 22

Sérgio Flávio Munhoz de Camargo
Walter Antônio Prata Pace

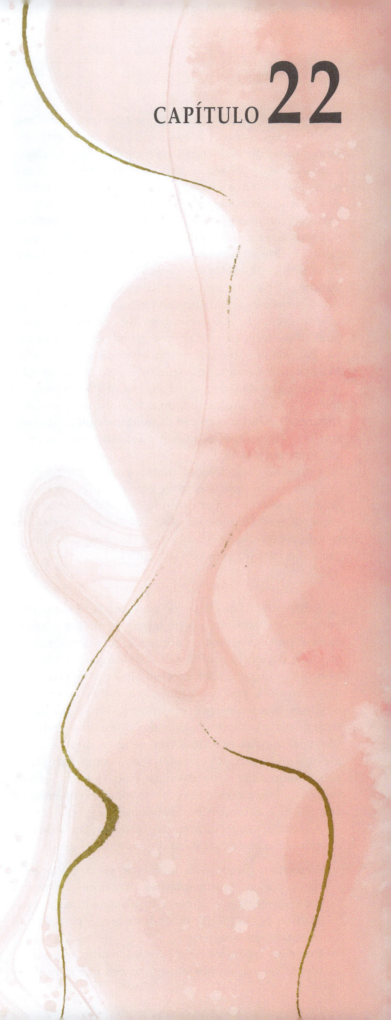

De alguma forma, pode ser da própria natureza da cirurgia querer enfrentar as incertezas e dilemas da medicina prática. A cirurgia atingiu a mais alta tecnologia que a medicina oferece, mas os melhores cirurgiões mantêm um profundo reconhecimento das limitações tanto das ciências como da habilidade humana. Ainda assim eles devem agir de forma decisiva.
(Atul Gawande, Complications, 2007)

Fatos derivados de pesquisas sobre o paciente médio não devem superar observações individuais dos pacientes sobre seus próprios corpos e doenças. Novos processos de capturar e acomodar as experiências pessoais – que são tipicamente idiossincrásicas, subjetivas e impossíveis de padronizar – serão um longo caminho na direção de garantir que cada paciente receba o tratamento correto.
(Trisha Greenhalgh, epidemiologista, Mary University of London)

Percalços são como facas, que tanto nos ajudam como nos cortam, na dependência se as manejamos pelo cabo ou pela lâmina.
(James Russell Lowell)

Introdução

Havia um antigo aforismo que afirmava que o médico poderia começar a realizar cirurgias se estivesse apto a tratar de suas eventuais complicações. As modificações que foram acontecendo no *teatro cirúrgico* com a passagem do tempo, principalmente o conceito de *abordagem multidisciplinar* dos pacientes e suas moléstias, ressignificaram esse pensamento. O cirurgião continua o responsável maior dentro da equipe que atende a paciente, embora a *complexidade da pelve*, local de trabalho do cirurgião ginecológico (*vaginal* no caso específico do presente capítulo), com seus "compartimentos" urinário, digestivo e genital, incentive o trabalho em equipe.

A prevenção das complicações perioperatórias, entretanto, deve fazer parte da estratégia mental do cirurgião vaginal, mantendo-o em constante alerta quanto a elas. Mais seguro estará aquele que se aventurar na abordagem cirúrgica da pelve se tiver treinamento em procedimentos não da área genital, mas relativamente simples, capazes de evitar o aumento da morbimortalidade, como suturas vasculares e intestinais e realização de cistoscopia, entre outros.

Como as complicações transoperatórias específicas dos tratos urinário e digestivo, bem como as lesões vasculares, mereceram um capítulo especial neste livro, a presente revisão pretende abordar alguns aspectos gerais da prevenção, diagnóstico e tratamento das complicações na cirurgia pélvica via vaginal.

(Re)conhecer para melhorar resultados

Existem *sinais de alerta* que precisam ser valorizados para pressentirmos a possibilidade maior de complicações: procedimentos com extensa desvascularização tecidual, pacientes com história clínica que sugira deficiência de colágeno (por exemplo, múltiplos insucessos em cirurgias de prolapso), idade avançada e/ou obesidade (duas características prevalentes de nossa população cirúrgica atual), hipoestrogenismo, que é uma síndrome carencial da paciente idosa com reflexos diretos na espessura e cicatrização epitelial, assim como tabagismo, baixa imunidade (por doenças e/ou medicamentos), processos infecciosos não reconhecidos previamente ao ato cirúrgico e coleções ou hematomas dele resultantes.

A literatura específica[1] sugere uma sequência de passos para uma estratégia mental no transoperatório:

- **Antecipar:** presença de fatores de risco, como cesariana prévia, perineoplastias anteriores, cirurgias para incontinência urinária, história de doença inflamatória pélvica (DIP) ou endometriose, presença de miomas ligamentares etc.
- **Prevenir:** mediante sólido conhecimento anatômico, identificar os tempos cirúrgicos em que estruturas estarão em risco (por exemplo, lesão do ureter no momento de ligadura da artéria uterina).
- **Reconhecer:** por exemplo, a instituição da cistoscopia cada vez que um procedimento específico puder lesionar o aparelho urinário.
- **Avaliar:** cada traumatismo ou lesão cuidadosamente e planejar seu reparo.
- **Reparar lesão:** nem sempre complexa e/ou necessitando o auxílio de especialista. Mais de 69% das complicações do aparelho urinário, se reconhecidas no transoperatório, são solucionadas com a remoção de suturas obstrutivas ou sutura de pequenas lesões da bexiga.
- **Testar a integridade do reparo:** por exemplo, diluindo uma ampola de azul de metileno em 300 a 400mL de soro fisiológico e injetando a solução na bexiga, em caso de dúvida de cistostomia acidental, bem como no final do eventual reparo, para testar a rafia vesical.
- **Acompanhar a evolução pós-operatória:** para segurança da paciente e validação de nossas técnicas.

Avaliação e prevenção dos problemas clínicos – as populações de risco

Entre as abordagens vaginais, a reconstrução pélvica ou cirurgia dos prolapsos é a que apresenta riscos maiores de complicações em razão de suas características únicas:

- Mais prevalentes em pacientes idosas (veja detalhes a seguir) com suas comorbidades e o uso de polifarmácia.
- Em virtude da natureza anatômica da pelve e da limitação do campo visual das abordagens vaginais, as dissecções extensas das técnicas reconstrutivas dos prolapsos complexos acarretam risco de lesões acidentais de bexiga, ureter, reto e grandes vasos.
- Essas complicações exigirão diagnóstico imediato e reparo competente, de preferência no ato operatório, para diminuir a possibilidade de sequelas graves e litígios judiciais.

Avaliação pré-operatória

Capítulos específicos deste livro oferecem maiores detalhes sobre o tema, mas de modo geral é possível afirmar que a condição clínica da paciente (aferida por meio de anamnese e exame físico) irá modular a investigação complementar (laboratório, imagem etc.) (Tabelas 22.1 e 22.2).

Risco cirúrgico, idade avançada e obesidade

Na estratificação do risco cirúrgico, tanto a histerectomia vaginal como as cirurgias dos prolapsos são consideradas de *risco intermediário*. As populações de *pacientes idosas e obesas* apresentam características peculiares.

Tabela 22.1 Avaliação pré-operatória básica

AVALIAÇÃO PRÉ-OPERATÓRIA BÁSICA: anamnese + exame físico
Não necessitam avaliação especializada • ASA I • Paciente sem fatores de risco • Cirurgia de pequeno porte • Idade < 40 anos

Tabela 22.2 Necessidade de otimizar condição clínica

AVALIAÇÃO PRÉ-OPERATÓRIA: com otimização da condição clínica
Podem necessitar avaliação especializada → Liberadas para cirurgia • ASA ≥ II • Dependência funcional • Cirurgia não de pequeno porte • Idade > 60 anos • ICC • DPOC

ICC: insuficiência cardíaca congestiva; DPOC: doença pulmonar obstrutiva crônica.

Idosas

"Embora a idade avançada aumente a morbimortalidade perioperatória, a idade funcional e a reserva fisiológica, mais do que a cronológica, vão influenciar a prevenção das complicações"[2]. A epidemiologia e as características da cirurgia ginecológica em idosas podem ser observadas na Tabela 22.3.

Quanto à estratificação do risco cirúrgico em idosas, Sung e cols. afirmaram que, "embora o risco absoluto de morte seja baixo em pacientes idosas, elas apresentam risco maior de mortalidade (80 anos > 70 > 60) e morbidade (cirurgias reconstrutivas mais que obliterativas) em cirurgias uroginecológicas, quando comparadas com mulheres mais jovens"[3].

Na busca de marcadores pré-operatórios do estado funcional que se relacionassem com os desfechos nas cirurgias dos prolapsos, um estudo de 2015 evidenciou que[4]:

- Pacientes com limitação funcional pré-operatória pioram no pós-operatório e têm prolongamento da internação hospitalar.
- Em caso de emagrecimento recente (≥ 4,5kg), somado à anemia, as pacientes não têm recuperação funcional em 6 semanas.
- Pacientes com avaliação pré-anestésica ASA III e perda de peso apresentaram prolongamento da internação hospitalar.

Em trabalho de 2013, Betscharte e Rizk[5] concluíram que, na busca da redução de riscos e complicações, *a via vaginal é a mais adequada* para cirurgia dos prolapsos nas idosas, por ser mais rápida e realizada com anestesias condutivas; uma segunda conclusão foi a de que, entre as técnicas para os prolapsos, *as obliterativas devem ser preferidas às reconstrutivas*, sempre que aceitas pela paciente, por serem efetivas e de menor tempo cirúrgico, reduzindo assim a morbimortalidade.

Obesas

Segundo os critérios da Organização Mundial da Saúde, uma paciente é definida como portadora de obesidade quando seu índice de massa corporal (IMC) é igual ou superior a 30. A obesidade se subdivide em:

- **Classe I:** IMC de 30 a 35.
- **Classe II:** IMC de 35 a 40.
- **Classe III:** IMC ≥ 40.

As pacientes obesas apresentam aumento do risco de complicações cirúrgicas em virtude das seguintes características[6]:

- As pacientes obesas têm risco maior de comorbidades, como diabetes *mellitus* (DM) 2 e hipertensão arterial sistêmica (HAS).
- Apresentam incidência maior de apneia do sono, tromboembolismo, osteoartrite e neoplasias, entre outros.
- As pacientes com síndrome metabólica (DM + HAS) têm risco maior de morbimortalidade do que as pacientes hígidas.

Assim como nas idosas, nessa população a via vaginal também apresenta melhores desfechos e menos complicações do que as vias abdominal e laparoscópica.

Riscos da cirurgia vaginal

As complicações em cirurgia vaginal, especificamente de prolapso e histerectomia vaginal, não são frequentes, mas algumas peculiaridades, bem como a estratificação, ajudam o cirurgião, principalmente, a envolver a

Tabela 22.3 Epidemiologia e características da cirurgia ginecológica em idosas

Epidemiologia	
POP-Q ≥ II – ♀ população geral (37%) × 68 anos (64,8%) Incontinência fecal ♀ > 65 anos = > 12% Cirurgia POP eletiva em idosas = risco de cirurgia geral eletiva Taxas de mortalidade = 0,0% a 5,4%; complicações = 7% a 20%	POP cirurgia risco intermediário mortalidade < 5% Mortalidade em revisões recentes = 0,0% a 4,1%; complicações = 15,5% a 33%

Fonte: Gerten & Richter, Clinical Obstetrics and Gynecology, Volume 50, Number 3, 826-853.

paciente nas condutas (caso haja mais de uma alternativa com seus prós e contras), bem como no consentimento informado:

1. **Lesões que acarretam riscos sérios:**
   - Lesões do aparelho urinário: frequência de 2/1.000 (incomum).
   - Lesões do intestino: frequência de 5/1.000 (incomum).
   - Sangramento excessivo, necessitando transfusão ou retorno ao bloco cirúrgico: frequência de 2/100 (comum).
   - Abscesso pélvico: frequência de 3/1.000 (incomum).
   - Trombose venosa profunda (comum) e embolia pulmonar (incomum) podem contribuir para a mortalidade com óbitos em até 6 semanas: frequência de 37/100.000 (raro).
2. **Complicações frequentes:**
   - **Dificuldade na retomada do hábito urinário**, podendo necessitar sondagens de alívio para evitar alterações da musculatura da bexiga. Essa é a causa mais frequente de adiamento da alta hospitalar em pacientes idosas.
   - **Sangramento vaginal de pequeno volume**, não necessitando retorno ao bloco cirúrgico.
   - **Sintomas neurológicos:** sensitivos e/ou motores nos membros inferiores, geralmente transitórios, pois a causa é a compressão em razão da posição da paciente em litotomia forçada (Tabela 22.4). Compete ao médico assistente participar/orientar sua equipe no posicionamento inicial e na retirada dos membros inferiores da paciente das perneiras ao final da cirurgia. Flexões e abduções exageradas de coxas e/ou pernas, bem como o contato direto, sem proteção, dos membros inferiores com as perneiras, são responsáveis pelos sintomas no pós-operatório imediato, os quais são agravados em procedimentos de longa duração. Os ramos mais afetados são o *femorocutâneo lateral* (compressão abaixo do ligamento inguinal na posição de litotomia – alteração da sensibilidade na região anterolateral da coxa, proximal ao joelho) e o *peroneiro ou fibular* (compressão nas perneiras – "pé caído" e perda de sensibilidade/parestesias sobre a superfície lateral da perna e o dorso lateral do pé). A valorização das queixas da paciente e o início precoce de tratamento medicamentoso e fisioterapêutico podem otimizar os resultados e evitar litígios[7].
   - **Dispareunia pós-operatória:** nas cirurgias vaginais, a retomada das relações sexuais ocorre, em média, cerca de 6 semanas após a intervenção. Nessa data é conveniente que a paciente se submeta a uma revisão com seu cirurgião, sendo interessante a presença do parceiro nos casos de pacientes heteroafetivas e com vida sexual. Nesse momento serão esclarecidas as dúvidas e orientada a forma de retomada sexual, pois receios e medos são frequentes e normais. Se a paciente retornar algum tempo depois com queixa de dispareunia por dor e/ou sensação de "estreitamento" vaginal, compete ao cirurgião afastar sequelas cicatriciais antes de determinar causas emocionais. Confirmada a estenose cicatricial, procedimentos ambulatoriais pequenos e com anestesia local podem solucionar o problema.

Classificação das complicações cirúrgicas

De acordo com a classificação das complicações cirúrgicas, será implementada a terapêutica. Ao longo do tempo, inúmeras propostas de classificação surgiram e desapareceram por serem pouco práticas ou por não atenderem ao universo das especialidades cirúrgicas.

A classificação de Dindo-Clavien, de 1992 (revisada em 2004[8]), adota como princípio básico *a terapia para corrigir a complicação*, retirando do contexto a subjetividade de termos como "maior" ou "menor". Essa classificação tem sido usada em muitos centros como ferramenta para auditorias de avaliação de qualidade e da prática diária, bem como tem sido aplicada na literatura cirúrgica, inclusive para as cirurgias dos prolapsos[9], com pequenas modificações (Tabelas 22.5 e 22.6).

Para Dindo-Clavien, os desfechos negativos dos atos cirúrgicos dividem-se em:

1. **Complicações:** qualquer desvio do curso pós-operatório ideal (por exemplo, ligadura ureteral) não inerente ao procedimento, não abrangendo a falha na cura.
2. **Sequelas:** condições que são inerentes ao procedimento e que inevitavelmente ocorrerão (por exemplo, formação de cicatriz).

Tabela 22.4 Lesões nervosas e seu prognóstico

FISIOPATOLOGIA DO TRAUMA NERVOSO		
Tipo de trauma	Fisiopatologia	Prognóstico
Neuropraxia	Compressão externa de nervo	Recuperação de semanas a meses
Axonotmese	Severa compressão com dano axonal	Recuperação demorada, em geral vários meses
Neurotmese	Transecção nervosa com dano às células de Schwann	Mau prognóstico mesmo com cirurgia restauradora

Tabela 22.5 Classificação de Dindo-Clavien

Dindo grau	Critérios
I*	Qualquer desvio do curso pós-operatório normal, sem necessidade de intervenções maiores. Inclui revisão da cicatriz no leito, medicamentos, como antipiréticos, antieméticos, analgésicos e diuréticos, eletrólitos e fisioterapia
II	Requer tratamento com outras drogas que não as permitidas para complicações de grau I (p. ex., fenômenos urinários irritativos ou obstrutivos). Inclui transfusão de sangue e nutrição parenteral total
IIIa	Requer intervenção cirúrgica, endoscópica ou radiológica SEM anestesia geral
IIIb	Requer intervenção cirúrgica, endoscópica ou radiológica COM anestesia geral
IVa	Complicações com risco de morte que necessitem cuidados em UTI. Disfunção de um único órgão (inclui diálise) – TVP, EP, AVC, IAM, IRA etc.
IVb	Complicações com risco de morte que necessitam cuidados em UTI. Disfunção de múltiplos órgãos
V	Morte

*Hematoma, dor, dispareunia e febre se enquadram em Dindo grau I se não exigem intervenção.
UTI: unidade de tratamento intensivo; AVC: acidente vascular cerebral; EP: embolia pulmonar; IAM: infarto agudo do miocárdio; IRA: insuficiência renal aguda; TVP: trombose venosa profunda.

Tabela 22.6 Aplicação da classificação de Clavien-Dindo (CD) às cirurgias dos prolapsos

Avaliação sistemática de complicações cirúrgicas em 438 casos de reparo de tecido nativo vaginal para prolapso de órgãos pélvicos adotando a classificação de Clavien-Dindo (CD) – Aplicação nas técnicas com tecidos nativos	
Complicações POP vaginal (literatura)	Casuística dos autores com classificação CD
Trauma retal: 0,4% Lesões nervosas: 1,2% Trato urinário: 0,7% Hemorragias necessitando transfusão: 5,2% ITU no pós-operatório: 14,7% Morbidade geral: 33%	CD IIIa (inserção de cateter suprapúbico nos primeiros 35 dias): 0,9% CD IIIb (reoperação por hemorragia no pós-operatório): 0,9% Principal vantagem da classificação CD: simples, eficaz e tempo-efetiva na avaliação da qualidade do procedimento cirúrgico

Fonte: Mothes AR et al. Arch Gynecol Obstet 2014.
ITU: infecção do trato urinário.

3. **Falha na cura:** doença ou condição que permaneceu inalterada após a cirurgia (por exemplo, incapacidade de ressecar tumor maligno).

Infecções pós-operatórias do sítio cirúrgico

O desenvolvimento de infecção de sítio cirúrgico (ISC) ainda é a *complicação mais comum de procedimentos cirúrgicos ginecológicos* e resulta em morbidade significativa para a paciente. Os procedimentos ginecológicos representam um desafio único em que o potencial patogênico de microrganismos da pele, vagina e endocérvice pode migrar para sítios operatórios, resultando em *celulite da cúpula vaginal, celulite pélvica* e *abscessos pélvicos*. Vários fatores cirúrgicos e do hospedeiro foram identificados com o potencial de aumentar o risco infeccioso e ocasionar sequelas após cirurgia pélvica[10].

Antes do advento da profilaxia antimicrobiana de rotina, as taxas de infecção pélvica após histerectomia vaginal eram de 33%, sendo a *celulite pélvica a mais frequente*. A adoção da antibioticoprofilaxia e o reconhecimento dos fatores modificáveis do risco infeccioso reduziram essas taxas para até 2,7%, como mostra recente revisão americana sobre histerectomias[11].

O Centro para Controle e Prevenção de Doenças dos EUA (CDC) define *infecção do sítio cirúrgico* como "uma infecção que ocorre dentro de 30 dias de uma operação em um desses três locais: superficial, profundamente no local da incisão ou em outros órgãos ou espaços abertos ou manipulados durante a cirurgia"[12]:

- **ISC superficial:** *inclui celulite da cúpula vaginal*. A infecção envolve apenas a pele e o tecido subcutâneo a partir da incisão e apresenta pelo menos uma das seguintes características:
  - Drenagem purulenta a partir da incisão superficial com ou sem confirmação laboratorial.
  - Organismos isolados de cultura obtida de maneira asséptica de fluidos ou tecidos da incisão superficial.
  - Pelo menos um dos seguintes sinais ou sintomas de infecção: dor ou sensibilidade, inchaço localizado, vermelhidão ou calor e a incisão superficial sendo deliberadamente aberta pelo cirurgião, a não ser que a cultura da incisão seja negativa.
- **ISC profunda:** a infecção envolve tecidos moles profundos (por exemplo, fáscia, músculo) da incisão e apresenta pelo menos um dos seguintes aspectos:

- Drenagem purulenta da incisão profunda, mas não do órgão/espaço componente do sítio cirúrgico.
- Uma incisão profunda que sofra deiscência espontânea ou seja deliberadamente aberta pelo cirurgião quando a paciente tem pelo menos um dos seguintes sinais ou sintomas: febre (> 38°C), dor localizada ou sensibilidade, a menos que a cultura da incisão seja negativa.
- Um abscesso ou outra evidência de infecção envolvendo a incisão profunda encontrada no exame físico ou durante a reoperação, ou por exame histopatológico ou radiológico.

• **ISC de órgãos/espaços:** a infecção envolve qualquer parte da anatomia (por exemplo, órgãos/espaços) que não inclua a incisão que foi aberta ou manipulada durante uma cirurgia e pelo menos uma das seguintes características:
  - Drenagem purulenta através de um dreno que é colocado por uma incisão no órgão/espaço.
  - Organismos isolados de cultura obtida assepticamente de fluido ou tecido no órgão/espaço.
  - Um abscesso ou outra evidência de infecção envolvendo órgão/espaço que seja encontrada no exame físico, durante reoperação ou em exame histopatológico ou radiológico.

Microbiologia-patogênese e fatores de risco

A contaminação microbiana do sítio cirúrgico por pele endógena ou flora vaginal é um precursor fundamental para ISC pós-operatória. Por outro lado, os mecanismos de defesa imunológica do hospedeiro, sistêmicos e locais, funcionam para conter bactérias inoculadas e prevenir infecções. Os antibióticos profiláticos no tecido aumentam a imunidade natural do hospedeiro.

A flora vaginal endógena é uma mistura dinâmica e complexa de bactérias patogênicas e não patogênicas compostas por espécies gram-positivas e gram-negativas anaeróbias facultativas e obrigatórias. Portanto, as ISC ginecológicas têm maior probabilidade de serem polimicrobianas e podem incluir bacilos gram-negativos, enterococos, estreptococos do grupo B e anaeróbios como resultado de incisões envolvendo a vagina e o períneo. *Se o equilíbrio entre bactérias patogênicas e não patogênicas for interrompido*, essas bactérias podem ter acesso ao tecido estéril da pelve, ocasionando infecção. A *vaginose bacteriana* é um fator de risco bem documentado para ISC após cirurgia pélvica, especificamente celulite da cúpula vaginal (pesquisa e tratamento obrigatórios no pré-operatório).

O *desenvolvimento da infecção* resulta de mecanismos de defesa ineficazes do hospedeiro e profilaxia antibiótica insuficiente no cenário de alto inóculo bacteriano de espécies virulentas. No caso de *abscesso pélvico pós-operatório*, acredita-se que sangue, fluido linfático e seroso, detritos necróticos e fibrina hemostática possam acumular-se na pelve inferior e ao redor da cúpula vaginal, produzindo uma coleção simples de fluido. Esta pode subsequentemente infeccionar pela pele contaminada, através da abertura vaginal, tendo como resultado final a formação de abscesso pélvico. A incidência deste último em cirurgia ginecológica é estimada em 1%[13,14].

Foram identificados vários *fatores do hospedeiro* e *cirúrgicos* que aumentam o risco de sequelas infecciosas após a cirurgia pélvica. Muitos deles são modificáveis e devem ser solucionados a fim de diminuir a chance de infecção.

A *obesidade* influencia significativamente o risco de ISC ginecológica e obstétrica, especificamente em pacientes com IMC maior que 30 ou com profundidade do tecido subcutâneo maior que 2cm. O diabetes *mellitus* está associado a risco elevado de infecção no pós-operatório, principalmente em pacientes com níveis séricos de glicose perioperatórios maiores que 150mg/dL e hemoglobina glicosilada pré-operatória maior que 6,5%. Essas pacientes devem ser clinicamente equilibradas antes da cirurgia.

Existem vários outros fatores de risco bem documentados para ISC na literatura cirúrgica, incluindo *fumo*, *uso de corticosteroides, desnutrição* e *aumento da idade*. A história de *radiação no local da cirurgia* também aumenta o risco de infecção. Hospitalizações pré e pós-operatórias prolongadas devem ser evitadas para diminuir o risco de tornar as pacientes colonizadas por bactérias hospitalares, pois esses microrganismos tendem a ser mais resistentes aos antibióticos do que as bactérias endógenas.

Fatores de risco perioperatórios

No *pré-operatório*, o uso profilático de antibióticos visa diminuir a carga de inóculo bacteriano na pele e tornar o sítio operatório menos favorável ao crescimento de bactérias. Além disso, os antibióticos concentram-se nas células brancas do sangue, resultando em fagocitose aumentada de bactérias patogênicas.

O *antibiótico de escolha* para profilaxia deve ter ampla cobertura, ser barato e de fácil administração, e a *cefazolina* satisfaz esse critério. Antibióticos devem ser administrados de modo que, ao ser incisada a pele, já exista na circulação uma *concentração inibitória mínima*. As pacientes submetidas a procedimentos prolongados (≥ 3 horas) ou com perda total de sangue de ou acima de 1.500mL devem receber uma segunda dose de antibiótico. As mulheres obesas, que pesem 120kg ou mais, devem ter aumentada a dose de antibióticos (por exemplo, a cefazolina deve ser aumentada para 3g nessas mulheres). Os antimicrobianos recomendados para regimes de profilaxia, com doses e intervalos de reaplicação para cirurgia ginecológica, estão listados na Tabela 22.7.

Tabela 22.7 Características da antibioticoprofilaxia em cirurgia vaginal

Cirurgia	Antibiótico	Meia-vida	Observações/dose
Histerectomia e cirurgias do prolapso	Cefazolina	1h30min	2 a 3g – intervalo para segunda dose = 3 horas. Se alergia aos agentes betalactâmicos: clindamicina (900mg) + aminoglicosídeo (p. ex., gentamicina 5mg/kg)
	Metronidazol	6 a 8h	Na suspeita de vaginose ou em caso de manuseio retal

No *transoperatório*, eventos como perda de sangue acima de 500mL, mais de 140 minutos de cirurgia e realização de transfusões de sangue estão associados ao desenvolvimento de ISC profundas, dos espaços e dos órgãos.

No *pós-operatório*, a presença de anemia e níveis de glicemia acima de 200mg/dL nas primeiras 48 horas (controle deficiente de DM) associa-se às infecções pélvicas. A duração da internação hospitalar após a cirurgia tem sido correlacionada a aumento das ISC.

Características clínicas e conduta nas infecções do sítio cirúrgico

Celulite da cúpula vaginal

A celulite da cúpula vaginal é uma infecção dos tecidos superficiais em proximidade à incisão cirúrgica após histerectomia vaginal. As pacientes normalmente retornam após a alta hospitalar com dor abdominal inferior moderada, que pode aumentar, e com corrimento vaginal purulento de coloração amarelada.

O exame físico irá revelar as bordas da cirurgia vaginal com uma sensibilidade maior que a esperada na evolução normal do processo, com edema e hiperemia. Os anexos e os paramétrios não são sensíveis. O tratamento consiste em antibioticoterapia ambulatorial oral com um único agente de amplo espectro e em revisões frequentes para garantir a eficácia do tratamento[15-17].

> **AMOXICILINA/CLAVULANATO:**
> 825/125mg VO a cada 12 horas
> OU
> CIPROFLOXACINO 500mg + METRONIDAZOL
> 500mg VO a cada 12 horas

Celulite pélvica

As pacientes com celulite pélvica costumam retornar, 5 a 10 dias após a cirurgia, com febre, dor abdominal vaga ou sensação de plenitude pélvica e geralmente sem sintomas urinários ou digestivos. O exame físico irá revelar sensibilidade regional à palpação com edema na ausência de massas ou sinais peritoneais (confirmado pela ultrassonografia). A hospitalização está indicada, e as pacientes devem ser tratadas com um regime de antibióticos intravenoso de amplo espectro até que estejam afebris por 24 a 48 horas e possam receber alta em regime de antibióticos orais com cobertura para bactérias gram-positivas, gram-negativas e anaeróbias[18].

Os regimes de antibióticos são os mesmos indicados para abscessos pélvicos e serão discutidos a seguir.

Abscessos pélvicos

Os abscessos pélvicos acontecem quando a celulite pélvica ou um hematoma atinge os tecidos moles do paramétrio. A conduta depende do estado clínico da paciente e das características do abscesso.

O tratamento apenas com antibióticos é apropriado para mulheres que atendem aos seguintes critérios: estejam hemodinamicamente estáveis, tenham abscesso pélvico com menos de 8cm de diâmetro e apresentem resposta adequada à terapia antibiótica.

O regime de antibióticos adotado em casos de abscessos pélvicos consiste em:

> **METRONIDAZOL:**
> 500mg IV a cada 12 horas
> +
> **CEFTRIAXONA:**
> 2g IV a cada 24 horas

Drenagem minimamente invasiva (orientada por exame de imagem), laparoscopia ou laparotomia exploradora podem ser necessárias em pacientes com abscessos com mais de 8cm ou que não mostram sinais de melhora, mas se encontram clinicamente estáveis.

As pacientes com piora clínica, suspeita de ruptura e sépticas necessitam laparotomia imediata, que pode salvar vidas. A duração do tratamento vai depender da involução do abscesso, mas deve ser, no mínimo, de 14 dias.

Considerações finais

Complicações são motivo de desgaste, sofrimento e frustração tanto para os cirurgiões como para as pacientes; por isso, preveni-las, em vez de tratá-las, e, quando estabelecidas, diagnosticar e entrar com terapêutica adequada precocemente farão toda a diferença nos desfechos cirúrgicos.

Referências

1. Hoyte L. Injury-free vaginal surgery: Case-based protective tactics. OBG Management 2006 (November); 76-84.
2. Hughes S et al. Surgery in elderly people: Preoperative, operative and postoperative care to assist healing. Best Practice & Research Clinical Obstetrics and Gynaecology 2013; 27:753-65.
3. Sung et al. Effect of patient age on increasing morbidity and mortality following urogynecologic surgery. Am J Obstet Gynecol 2006; 194:1411-7.
4. Greer JA et al. Short-term postoperative functional outcomes in older women undergoing prolapse surgery. Obstet Gynecol 2015; 125:551-8.
5. Betschart C; Rizk DE. Climbing a long hill: pelvic floor surgery and the need for geriatric urogynecology. Int Urogynecol J Received: 12 November 2013 /Accepted: 6 December 2013.
6. ACOG-Commitee Opinion n°69. Obstet Gynecol 2015; 125:274-8.
7. Bohrer JC, Walters MD, Park A et al. Pelvic nerve injury following gynecologic surgery: a prospective cohort study. Am J Obstet Gynecol 2009; 201:531.e1-7.
8. Dindo D, Demartines N, Clavien PA.- Classification of surgical complications: a new proposal with evaluation in a cohort of 6336 and results of a survey. Ann Surg 2004; 240:205-13.
9. Mothes AR et al. Systematic assessment of surgical complications in 438 cases of vaginal native tissue repair for pelvic organ prolapse adopting Clavien–Dindo classification. Arch Gynecol Obstet Received: 18 September 2014 / Accepted: 7 November 2014.
10. Lachiewicz MP, Moulton LJ, Jaiyeoba O. Pelvic surgical site infections in gynecologic surgery. Infectious Diseases in Obstetrics and Gynecology Received 19 October 2014; Revised 31 December 2014; Accepted 18 January 2015A.
11. Lake G et al. Surgical site infection after hysterectomy. Am J Obstet Gynecol 2013; 209:490.e1–490.e9.
12. Horan TC et al. CDC definitions of nosocomial surgical site infections, 1992: a modification of CDC definitions of surgical wound infections. Infection Control and Hospital Epidemiology 1992; 13:606-8.
13. Soper DE. Bacterial vaginosis and postoperative infections. Am J Obstet Gynecol 1993; 169:467-9.
14. Sweet RL, Gibbs RS. Mixed anaerobic-aerobic pelvic infection and pelvic abscesse. In: Sweet RL, Gibbs RS (eds.) Infectious Diseases of the Female Genital Tract. Baltimore, Md, USA: Williams & Wilkins, 1990: 75-108.
15. Lazenby GB, Soper DE. Prevention, diagnosis, and treatment of gynecologic surgical site infections. Obstetrics and Gynecology Clinics of North America 2010; 37:379-86.
16. Faro C, Faro S. Postoperative pelvic infections. Infectious Disease Clinics of North America 2008; 22:653-63.
17. Stevens DL, Bisno AL, Chambers HF et al. Practice guidelines for the diagnosis and management of skin and soft tissue infections. Clinical Infectious Diseases 2005; 41:1373-406.
18. Larsen JW, Hager WD, Livengood CH, Hoyme U. Guidelines for the diagnosis, treatment and prevention of postoperative infections, Infectious Disease in Obstetrics and Gynecology 2003; 11:65-70.

Complicações Vasculares na Cirurgia Vaginal e Uroginecológica

CAPÍTULO 23

Luciano Amaral Domingues
Mauricio Barroso Kümmel

Introdução

Lesões vasculares, ainda que infrequentes, são riscos inerentes a todo procedimento invasivo, e as cirurgias ginecológicas não são exceções. Mesmo com o risco baixo, a necessidade de reparo vascular é um fator preditor independente de aumento de morbidade e mortalidade. Reparos vasculares estão associados a histerectomia, cirurgia aberta *versus* minimamente invasiva, malignidade, classificações ASA 3 ou 4 e não obesidade[1].

Todo cirurgião, não importa o nível de experiência, deve ter em mente a possibilidade de intercorrências vasculares, desde as tão temidas lesões intraoperatórias (arteriais ou venosas), até as complicações do pós-operatório, como trombose venosa profunda e lesões linfáticas.

Lesões de grandes vasos abdominais e pélvicos ocorrem em casos de pacientes submetidas a cirurgias oncológicas, exposição anatômica difícil, cirurgia prévia, tumores recidivados e radioterapia. Grandes perdas de sangue, acidose, hipotensão e hipotermia estão associadas a risco aumentado de morte[2].

As lesões vasculares representam um risco importantíssimo durante a dissecção de linfonodos em caso de doenças malignas ginecológicas. Logo, os cirurgiões ginecológicos que fazem cirurgias radicais devem estar preparados para lidar com esse tipo de intercorrência[3].

A hemorragia pélvica maciça é uma complicação potencial em qualquer paciente submetida a cirurgia obstétrica ou ginecológica, resultado de lesão vascular inadvertida e inabilidade em controlar o sangramento excessivo durante o procedimento. O reconhecimento e tratamento precoces podem reduzir significativamente complicações com risco de morte.

A região pré-sacral (lesões do plexo venoso), a fossa obturatória (em esvaziamentos linfonodais), o assoalho pélvico (tanto lesões de pequenos como de grandes vasos), o ligamento infundibulopélvico, a aorta e a veia cava inferior são os locais de maior risco de lesões vasculares[4].

A incidência de lesões vasculares maiores em laparoscopia ginecológica por indicações benignas é muito baixa (0,082%). A maioria das lesões é de vasos epigástricos e ocorre durante a colocação dos trocartes. A mortalidade nesse tipo de lesão é extremamente baixa (0,001%), o que torna a laparoscopia um procedimento de baixo risco para lesões vasculares em caso de patologias ginecológicas benignas[5].

As lesões vasculares são responsáveis por 30% a 50% dos traumas cirúrgicos durante as laparoscopias. Os mecanismos incluem lesões pela agulha de Veress (36%), primeiro trocarte (32%) e trocarte auxiliar (32%). Os sangramentos podem ser pequenos e tratados com a ajuda do laparoscópio em vasos da parede abdominal ou podem ser catastróficos, exigindo laparotomia imediata para correção de lesões dos grandes vasos retroperitoneais[6,7]. A mortalidade com esse tipo de lesão chega a 12% a 23%[8,9]. Em revisão de 75 casos reportados de lesão vascular, 25% envolviam a aorta e 21% uma das artérias ilíacas comuns. Lesões de veia cava ocorreram em 11% e coexistiam com as lesões arteriais[10]. Lesões vasculares causadas pelo uso do morcelador também têm sido relatadas[11].

A demora na identificação e no tratamento das lesões, a subadministração de sangue, seus produtos e volume líquido e a realização de uma incisão de Pfannenstiel em vez de uma incisão mediana, assim como o tratamento conservador de um hematoma retroperitoneal, estão associados a piores resultados[12]. Essas lesões podem ser reconhecidas ao se identificar sangue saindo pela agulha de Veress (indicando trauma vascular maior), mediante visualização de sangue fresco ao entrar na cavidade abdominal, em caso de sangramento por um dos portais, no omento, ou quando há hematoma retroperitoneal de rápida expansão[10].

Complicações arteriais

Anatomia

O suprimento vascular da pelve é derivado predominantemente das artérias ilíacas internas (hipogástricas) e ovarianas. As artérias ovarianas são ramos diretos da aorta abdominal, abaixo das artérias renais. A artéria hipogástrica apresenta divisões anterior e posterior e encontra-se posteriormente ao ureter. A divisão anterior provê o principal suprimento vascular para a pelve e tem cinco ramos viscerais (uterina, vesical superior, hemorroidária média, hemorroidária inferior e vaginal) e três ramos parietais (obturatória, glútea inferior e pudenda interna). A divisão posterior provê circulação colateral importante para a pelve e tem três ramos (iliolombar, sacra lateral e glútea superior). É importante lembrar a variação significativa entre os indivíduos quanto ao padrão de ramos das hipogástricas.

A pelve feminina tem uma extensa circulação colateral que provê numerosas intercomunicações a partir de vários pontos da rede arterial. Essa redundância vascular garante suprimento adequado de nutrientes e oxigênio no evento de um trauma ou comprometimento vascular da pelve. O suprimento sanguíneo não é comprometido por causa do redirecionamento do sangue pelas colaterais[4].

Manejo da lesão traumática

Em um primeiro momento é necessário controlar ou limitar o sangramento, comprimindo diretamente o vaso atingido. Se um ponto específico não puder ser identificado, o controle de danos pode ser uma opção. A maioria das lesões vasculares tem mais de uma solução possível.

Ao se reconhecer um sangramento, deve-se tentar identificar sua origem e avaliar se é possível realizar o tratamento imediato ou se será necessário chamar ajuda. Lesões pequenas podem ser tratadas com ligaduras simples, compressão, eletrocautério etc., mas lesões de grandes vasos ou extensas habitualmente necessitam de reparo por um cirurgião vascular.

O controle temporário da lesão até a chegada de ajuda deve ser rápido, efetivo e atraumático. A manobra mais simples e efetiva consiste em pressão direta no ponto de sangramento (com o dedo ou punho). Em lesões de difícil acesso, as manobras temporárias incluem *packing*, tamponamento com balão ou cateter. A morbidade e a mortalidade crescem como resultado de hemorragia severa, complicações da transfusão sanguínea e outras lesões concomitantes.

Hematomas retroperitoneais não devem ser explorados até que as condições ideais na sala de cirurgia sejam satisfeitas (equipe, material cirúrgico, líquidos para ressuscitação)[10].

Trauma arterial

Em lesões arteriais, o tratamento ideal consiste em reparo vascular completo. Enquanto lesões menores podem ser tratadas por sutura direta, as maiores podem necessitar de angioplastia com *patch* para evitar estenoses. A maioria dos casos de lesão leva a hemorragia imediatamente reconhecível, porém hemorragia tardia não pode ser descartada. O reparo pelo cirurgião vascular inclui identificação do ponto sangrante, controle proximal e distal, dissecção e exposição do vaso de modo a permitir a correção com fio inabsorvível.

Em laparoscopias, o mecanismo das lesões está associado à técnica e aos instrumentos utilizados. O protocolo inicial do pneumoperitônio (por agulha de Veress ou punção direta com trocarte) é o agente causal de lesão vascular mais comum (até 76,5% dos casos)[10]. Lesões secundárias à dissecção cirúrgica acontecem em até 23,5% dos casos. A técnica aberta é a mais segura para início da laparoscopia, mesmo que não seja a de preferência inicial da maioria dos cirurgiões[10,13]. Bonjer e cols.[14] encontraram taxas de lesão vascular de 0,075% em procedimentos com técnicas fechadas contra 0% com laparoscopia aberta[15].

A aorta terminal e os vasos ilíacos são os locais mais comuns de lesão em laparoscopias, mas pode existir lesão venosa concomitante[10]. A lesão inicial pode ser contida por pneumoperitônio, posição de Trendelenburg ou hematoma retroperitoneal, aparecendo somente horas após a laparoscopia.

Existem casos não identificados, tanto com laparotomia como com laparoscopia, que podem apresentar-se meses após o procedimento, como fístulas arteriovenosas ou pseudoaneurismas.

Transecções podem ser suturadas diretamente ou tratadas com interposição de enxerto vascular de veia safena ou prótese de Dacron ou PTFE (Figuras 23.1 e 23.2).

O reconhecimento ágil e o tratamento adequado das lesões arteriais evitam a trombose arterial com isquemia de órgãos ou membros, que pode levar a complicações importantes, como síndrome compartimental (com necessidade de fasciotomias descompressivas) e amputações.

Vasos maiores devem ser sempre tratados (aorta e ilíacas). A ligadura de ilíacas comuns ou externas tem uma média de amputação de 50%. Caso necessário, existe a opção de uma ponte femorofemoral cruzada para manter a circulação do membro.

Lesões de artéria hipogástrica podem ser tratadas com ligadura. Esse procedimento pode ser necessário para facilitar a mobilização no tratamento de lesões da artéria ilíaca externa. Mesmo que os órgãos pélvicos se mantenham perfundidos por circulação colateral[4], a ligadura bilateral de hipogástricas pode causar necrose e claudicação glútea, que são extremamente incapacitantes.

Procedimentos como esvaziamento linfonodal podem causar lesões de pequenos vasos de difícil acesso cirúrgico. O campo reduzido e o sangramento profuso são potenciais complicadores.

O tratamento endovascular das lesões deve ser sempre considerado, desde que haja material, pessoal habilitado e a paciente esteja estável o suficiente para preparação e possível transferência para a hemodinâmica. *Stents* revestidos têm papel importante no reparo de lacerações. Em hemorragias que seriam tratadas por ligadura de hipogástricas há a possibilidade de realizar embolização direta do ramo afetado, evitando um procedimento que pode ter consequências desastrosas para a qualidade de vida da paciente (Figura 23.3).

Em última instância, não sendo possível identificar e corrigir a causa do sangramento, pode-se realizar controle de danos (fechamento abdominal com compressas e bolsa plástica) com revisão em 48 horas. Esse intervalo possibilita a estabilização clínica da paciente e a correção de eventual discrasia sanguínea causada pelo choque hemorrágico.

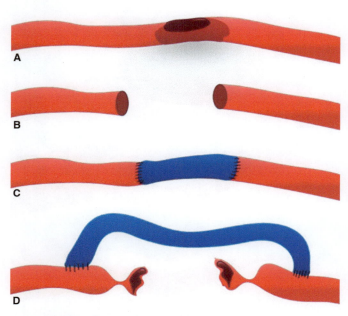

Figura 23.2 Reparo com pontes vasculares: transecções ou contusão extensa de parede de vaso (**A**) podem ser tratadas com ressecção do tecido vascular danificado (**B**) e interposição de enxerto vascular laterolateral (**C**) ou terminolateral (**D**).

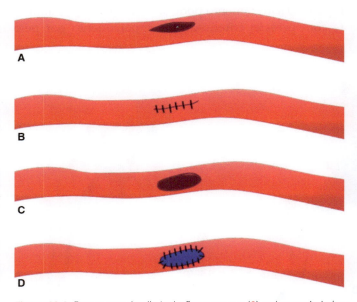

Figura 23.1 Reparo vascular direto: lesões pequenas (**A**) podem ser tratadas com sutura direta (**B**). Lesões maiores (**C**) devem ser tratadas com angioplastia com *patch* (**D**).

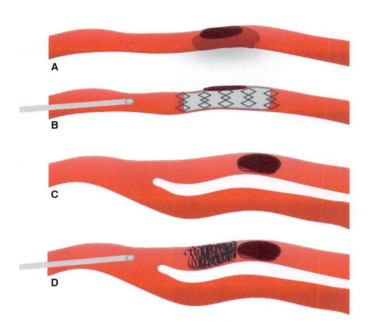

Figura 23.3 Tratamento endovascular de lesões (**A** e **C**) com implante de *stent* revestido (**B**) ou embolização (**D**).

Em todos os casos citados, cabe ser sempre o mais preciso possível no controle da hemorragia, pois tratamentos intempestivos (principalmente com clampeamentos às cegas) podem causar mais lesões do que a inicial e piorar um caso que a princípio seria relativamente simples.

Complicações venosas

Trauma venoso

O trauma venoso em procedimentos ginecológicos costuma ocorrer em região pré-sacral, fossa obturadora, veia ilíaca interna e plexo venoso pélvico nos vasos maiores, como veia cava inferior infrarrenal e ilíacas comum e externa.

A identificação e o reparo da lesão venosa abdominal e pélvica podem ser extremamente laboriosos, pois, diferentemente da lesão arterial, que apresenta um fluxo pulsátil e em jato, mantendo o campo cirúrgico relativamente limpo, nas lesões venosas o sangramento inunda o campo cirúrgico rapidamente. Desse modo, é maior a dificuldade para identificar a lesão, além de aumentar o risco de lesão inadvertida de outras estruturas na tentativa de hemostasia.

O sangramento deve ser controlado por compressão com gaze montada, seguida de exposição com compressão proximal e distal do vaso. Convém evitar contornar a veia com alças ou fitas em virtude do risco de lesão de parede posterior e, na veia cava inferior, de lesão das veias lombares.

As lesões de veia cava inferior e veias ilíacas direitas são mais facilmente reparadas com sutura simples mediante exposição por rotação medial do cólon direito e do duodeno por meio da manobra de Kocher. Lesões de veia ilíaca comum esquerda, que se localiza posteriormente à artéria ilíaca comum direita, podem tornar necessária a secção dessa artéria para exposição venosa mais adequada. Em casos extremos de lesões múltiplas em cava inferior ou ilíacas, em pacientes politransfundidas ou com choque prolongado, a conduta pode ser a ligadura desses vasos (Figura 23.4).

A lesão do plexo das veias com origem na região da bifurcação da artéria e veia ilíacas comuns pode resultar em hemorragia catastrófica maciça. Lesões da veia ilíaca interna ou de seus ramos são mais frequentes durante a linfadenectomia pélvica ou mesmo durante a ligadura da artéria hipogástrica. Esses vasos apresentam relativa imobilidade e fragilidade de parede, o que dificulta seu reparo. O sangramento pode ser controlado inicialmente com pressão criteriosa ou tamponamento por pelo

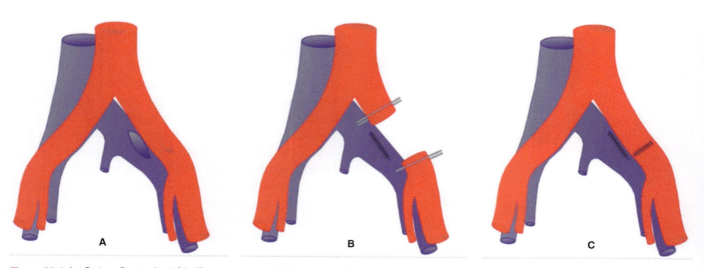

Figura 23.4 Lesão transfixante de artéria ilíaca comum e veia ilíaca comum (**A**) pode necessitar, para melhor exposição, de transecção de artéria (**B**) e reparo venoso e arterial (**C**).

menos 5 a 7 minutos. Um pequeno defeito pode exigir a aplicação de um ou dois clipes hemostáticos, sempre com visualização clara e direta do vaso danificado, minimizando a lesão inadvertida dos tecidos ou vasos circundantes. Um grande defeito na veia ilíaca interna pode ser reparado com uma sutura vascular contínua[4].

Lesões dos vasos do plexo venoso pré-sacral, derivados das veias sacrais e basivertebrais, podem resultar em hemorragia maciça, pois alguns desses vasos têm paredes finas com sua adventícia se fundindo com o periósteo sacral nas aberturas de seus forames. Essas veias podem ser laceradas durante a cirurgia, quando a fáscia pré-sacral é levantada na linfadenectomia. Em razão da retração desses vasos no forame ósseo, medidas convencionais, como tamponamento, cautério, ligadura de sutura ou ligadura da artéria hipogástrica, muitas vezes não obtêm sucesso. Sugere-se, para esses casos, compressão imediata por cerca de 5 minutos e, caso persista o sangramento, cera de osso pode ser usada para ocluir o forame sangrante.

Lesões vasculares dos vasos obturatórios, bem como no extenso plexo das veias pélvicas localizadas inferiormente ao nervo obturador, podem resultar em sangramento significativo que acompanha a linfadenectomia para malignidades ginecológicas. A visualização direta do nervo obturador deve ocorrer porque a colocação cega e arbitrária de ligaduras de sutura ou clipes hemostáticos em vasos sangrantes pode resultar em lesão do nervo e subsequente déficit neurológico da extremidade inferior.

O sangramento venoso pode ser controlado por compressão com esponjas de laparotomia quando a perda de sangue é baixa. Ligaduras com sutura ou clipes hemostáticos são necessários quando ramos de veias maiores foram incisados ou quando a taxa de fluxo é alta. As medidas para prevenir lesões vasculares na fossa obturadora consistem na remoção delicada e cuidadosa do tecido contendo linfonodos ao redor dos vasos obturatórios e em limitar a dissecção superior ao nervo obturador, evitando assim o plexo das veias pélvicas abaixo do nervo[4,16].

Tromboembolismo venoso (TEV)

O TEV, que abrange a trombose venosa profunda (TVP) e o tromboembolismo pulmonar (TEP), é uma das maiores complicações após cirurgia ginecológica e apresenta morbimortalidade significativa. Aproximadamente um terço das cerca de 150 mil a 200 mil mortes anuais por TEV nos EUA ocorre após uma cirurgia[17].

A prevalência de TVP após cirurgia ginecológica é de aproximadamente 14% para indicações benignas e até 38% para cirurgias oncoginecológicas. A taxa de TEP na paciente com câncer varia entre 1% e 2,6%, alcançando taxas mais altas, de 6,8%, para câncer ovariano[18].

A alta incidência de TEV após cirurgia e a existência de métodos efetivos de prevenção impõem a necessidade de considerar algum tipo de profilaxia em todas as pacientes cirúrgicas[17]. Com profilaxia, a incidência de TEV no pós-operatório é de 1,14% em mulheres com doença ginecológica, de 0,7% em pacientes submetidas a cirurgia laparoscópica ginecológica, de 0,3% em pacientes uroginecológicas e de 4% em pacientes com câncer ginecológico[18].

Para utilização mais adequada dos métodos profiláticos, inúmeros escores com estratificação de risco são utilizados atualmente. Para classificação de risco em pacientes cirúrgicos, tem sido usado preferencialmente o *escore de Caprini*. A profilaxia baseia-se em medidas gerais, que abrangem a hidratação pós-operatória e a deambulação precoce; mecânicas, representadas pelas meias elásticas de compressão graduada e pelos dispositivos de compressão pneumática intermitente; e farmacológicas, representadas especialmente pelas heparinas e indicadas conforme seu grau de risco. Cada uma das modalidades será mais oportuna de acordo com a estratificação de risco[19] (Tabelas 23.1 e 23.2).

Na grande maioria dos estudos que demonstraram eficácia na redução de TEV, dose inicial de heparina de baixo peso molecular (HBPM) foi administrada 2 horas antes da cirurgia, embora haja efetividade e associação a menor sangramento na administração da primeira dose 12 horas antes do procedimento cirúrgico[17].

Os anticoagulantes orais de ação direta (DOAC), mais práticos que os de uso subcutâneo, ainda não são liberados para tromboprofilaxia em pacientes submetidas a cirurgias não ortopédicas.

As manifestações clínicas do TEV podem ser locais, distantes e sistêmicas. Os sintomas clássicos locais são dor e edema no membro comprometido, coloração azulada da pele, aumento da temperatura local e até febre, aumento da circulação local, empastamento da musculatura da panturrilha e sinal de Homans, traduzido por dor na panturrilha à dorsiflexão. Dor torácica, dispneia e hemoptise em um estado pós-operatório devem alertar para suspeita de TEP.

O diagnóstico definitivo é estabelecido, na maioria das vezes, por meio de ultrassonografia com Doppler, exame simples, acessível e de baixo custo que identifica diretamente a ausência de fluxo no vaso e sua localização e presume a idade do trombo por suas características ecogênicas (anecoico e homogêneo no trombo agudo e hiperecoico e heterogêneo no trombo antigo). Outros exames, como angiotomografia computadorizada, angiorressonância e cintilografia pulmonar, bem como a atualmente muito pouco utilizada venografia, podem ser utilizados no diagnóstico de TEV.

Tabela 23.1 Estratificação de risco cirúrgico para tromboembolismo venoso

Cada fator de risco = 1 ponto	Cada fator de risco = 2 pontos
Idade entre 41 e 60 anos	Cirurgia sob anestesia geral ou regional > 45 min
Cirurgia menor planejada sob anestesia geral ou regional < 45 min	Paciente confinado ao leito > 72 horas
Histórico (< 1 mês) de cirurgia sob anestesia geral ou regional > 45 min	Imobilização gessada < 1 mês
Veias varicosas	Visível acesso venoso central
Doença inflamatória intestinal (doença de Crohn ou colite ulcerativa)	**Cada fator de risco = 3 pontos**
Edema de membro inferior atual	Idade > 75 anos
IMC > 25	Histórico de TVP/TEP
Infarto agudo do miocárdio	Histórico familiar de trombose
Doença pulmonar obstrutiva crônica	Fator V de Leiden positivo
Insuficiência cardíaca congestiva (< 1 mês)	Protrombina 20210A positiva
Sepse (< 1 mês)	Homocisteína sérica elevada
Doença pulmonar severa < 1 mês (p. ex., pneumonia)	Anticoagulante lúpico positivo
Paciente sob cuidados médicos atualmente em repouso	Anticorpo anticardiolipina positivo
Uso de terapia anticoncepcional ou reposição hormonal	Trombocitopenia induzida por heparina
Gestação ou pós-parto < 1 mês	Outra trombofilia congênita ou adquirida
Histórico de criança natimorta inexplicado, aborto espontâneo recorrente (> 2), nascimento prematuro com toxemia ou criança com restrição de crescimento	**Cada fator de risco = 5 pontos**
Outro fator de risco: _____	Artroplastia eletiva maior de extremidade inferior
Cada fator de risco = 2 pontos	Fratura de quadril, pelve ou perna < 1 mês
Idade entre 61 e 74 anos	Acidente vascular cerebral < 1 mês
Cirurgia de artroscopia	Traumatismo múltiplo < 1 mês
Malignidade (presente ou prévia)	Lesão aguda de medula espinhal (paralisia) < 1 mês
Total	

Tabela 23.2 Protocolo de profilaxia cirúrgica de tromboembolismo venoso

Pontuação/escore	Risco de TEV	Baixo risco de sangramento	Duração
0	Muito baixo	Deambulação frequente precoce apenas ou a critério da equipe cirúrgica/dispositivos de compressão pneumática ou meias de compressão graduadas	Durante hospitalização
1 a 2	Baixo	Deambulação frequente precoce e dispositivos de compressão pneumática ou meias de compressão graduadas	Durante hospitalização
3 a 4	Moderado	Deambulação frequente precoce e dispositivos de compressão pneumática ou meias de compressão graduadas ou enoxaparina 40mg SC 1×/dia ou heparina 5.000 unidades a cada 12 horas	Durante hospitalização
5 a 8	Alto	Compressão pneumática intermitente e enoxaparina 40mg SC 1×/dia ou heparina 5.000 unidades a cada 8 horas	7 a 10 dias
> 9	Muito alto	Compressão pneumática intermitente e enoxaparina 40mg SC 1×/dia ou heparina 5.000 unidades a cada 8 horas	30 dias
Paciente com alto risco hemorrágico		Deambulação frequente precoce Dispositivos de compressão pneumática Reavaliar risco de sangramento após procedimento para pacientes de moderado, alto e muito alto risco: se baixo risco de sangramento, iniciar profilaxia medicamentosa	

A maioria dos casos é tratada com o uso de medicamentos anticoagulantes, que tem por objetivo evitar a embolia pulmonar, a expansão da trombose e, secundariamente, a recorrência da trombose e sequelas, como a perna acometida ficar mais inchada e escura, e até mesmo o surgimento de feridas. Outras opções de tratamento, utilizadas para casos muito selecionados, são o implante de filtro de veia cava inferior, naquelas pacientes com contraindicações ao uso de anticoagulação, e o tratamento fibrinolítico, utilizado para dissolver o trombo em casos severos de trombose e/ou embolia pulmonar[20].

Complicações linfáticas

Linfocele

A linfocele, coleção de linfa na região pélvica ou retroperitoneal, é uma frequente complicação após linfadenectomia por doença neoplásica ginecológica, urológica e transplante renal. Normalmente, a linfocele pélvica surge dentro de 3 a 8 semanas após o procedimento cirúrgico, sendo a maior parte assintomática e diagnosticada incidentalmente no pós-operatório ou durante acompanhamento de rotina. Segundo relatos, a incidência de linfocele acompanhando cirurgias oncoginecológicas com linfadenectomia varia de 1% a 58%[21,22].

A chave para formação da linfocele é a lesão traumática dos vasos linfáticos. Yamamoto e cols. identificaram os fatores de risco potenciais para formação dessa complicação pós-linfadenectomia, como a influência do tipo de cirurgia, o número de linfonodos ressecados, o número de linfonodos malignos, o tipo de câncer, o índice de massa corporal elevado e o uso de profilaxia para TVP com heparina[22]. Relatos mais recentes têm sugerido que a presença de corpo estranho na pelve possibilitaria a formação[21].

A evolução natural da linfocele normalmente depende do tamanho da lesão e da presença de infecção. Quando assintomática, pequena e estéril, geralmente apresenta reabsorção espontânea. Por outro lado, quando maiores, podem resultar em significativa morbidade pós-operatória e retardo no tratamento adequado do câncer subjacente. Compressão de estruturas adjacentes, como ureter, bexiga, retossigmoide e vasos ilíacos, pode evoluir com hidronefrose, disfunção vesical, distensão abdominal, dor pélvica e abdominal, tenesmo, edema de membro inferior e de genitália, assim como tromboembolismo de vasos ilíacos. A infecção é outra séria complicação, cursando com dor abdominal, febre, calafrios e até mesmo com o desenvolvimento de sepse[22].

O diagnóstico pode ser realizado por meio de exames complementares, como ultrassonografia abdominal, transvaginal ou transretal, tomografia computadorizada abdominal, linfografia ou linfocintilografia. A análise bioquímica do líquido aspirado pode auxiliar o diagnóstico diferencial de urinoma, seroma, hematoma e abscesso. Na linfocele, os níveis do aspirado de proteínas, eletrólitos, ureia e creatinina são similares ou mais elevados em relação ao sérico[23].

O tratamento costuma ser reservado às pacientes com linfocele pós-operatória grande, sintomática ou infectada e pode ser conservador observacional, drenagem cirúrgica ou marsupialização peritoneal e drenagem percutânea guiada por tomografia ou ecografia com ou sem injeção de solução esclerosante, como tetraciclina, ampicilina, iodopovidona, álcool, espuma de polidocanol ou tetradecil sulfato de sódio (Figura 23.5).

Linfedema

O linfedema de extremidade inferior ou genital é uma condição crônica que afeta mulheres tratadas para doença neoplásica ginecológica resultante de insuficiência do transporte da linfa.

A drenagem linfática do sistema genital feminino é realizada em três níveis:

- **Vulva e porção inferior da vagina:** drenagem para os linfonodos inguinofemorais.
- **Porção superior da vagina e colo do útero:** vasos linfáticos da parede pélvica.
- **Corpo uterino e ovários:** linfonodos paraórticos e paracavais.

A doença neoplásica pode estar relacionada com o linfedema por obliteração direta de canais linfáticos, dissecção cirúrgica radical, irradiação ou linfangite de repetição, que leva à linfangioesclerose. A capacidade

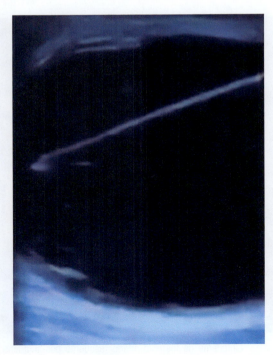

Figura 23.5 Punção de linfocele para realização de escleroterapia.

de absorção de líquidos diminui com o aumento da permeabilidade da membrana e o consequente desvio de fluidos, proteínas e células para o espaço extracelular, causando o edema[24].

Linfadenectomia, realizada para estadiamento tumoral, é o procedimento mais associado ao linfedema. Biópsia do linfonodo sentinela para casos selecionados de neoplasia endometrial, vulvar e cervical é uma técnica promissora para redução do risco de linfedema. A linfadenectomia laparoscópica, apesar de ainda não haver consenso, parece apresentar menor incidência de linfedema que a laparotomia. A incidência de linfedema acompanhando tratamento de neoplasia ginecológica varia de 0 a 70% em virtude da não padronização dos estudos quanto ao diagnóstico.

O linfedema muitas vezes não é reconhecido, acarretando diagnóstico e tratamento tardios. Na maioria dos casos é diagnosticado dentro do primeiro ano após o tratamento[24]. O diagnóstico de linfedema pós-procedimento ginecológico é clínico, na maioria das vezes estabelecido a partir de anamnese e exame físico adequados, devendo ser levantada a suspeita de edema indolor unilateral de membro ou genitália que não alivia após 24 horas de repouso em pacientes com histórico de neoplasia, radioterapia e linfadenectomia prévia.

A ultrassonografia com estudo Doppler pode auxiliar a exclusão de outras causas de edema, como TVP e insuficiência venosa. Naqueles poucos casos em que existam dúvidas sobre a origem linfática do edema é possível utilizar tomografia computadorizada, linfocintilografia e linfografia[25] (Figura 23.6).

O tratamento do linfedema pós-cirurgia ginecológica é geralmente conservador e multidisciplinar com fundamental participação do cirurgião vascular, fisioterapeuta e equipe de enfermagem. Cuidados com a pele para mantê-la íntegra, evitando quadros que agravam o problema, como erisipela, drenagem linfática, terapia compressiva com uso de meias e bandagens de baixa elasticidade ou inelásticas e exercícios miolinfocinéticos, que aumentam a massa muscular e estimulam o fluxo linfático, são as bases do tratamento. A microcirurgia com anastomoses linfovenosas ou dermolipectomias é restrita às pacientes que apresentam insucesso com o tratamento conservador[24].

Referências

1. Levin SR, Geus SWL, Noel NL et al. Vascular repairs in gynecologic operations are uncommon but predict major morbidity and mortality. J Vasc Surg 2020 Sep;72(3):1059-66.e2.
2. Oderich GS, Panneton JM, Hofer J, Bower TC, Cherry KJ Jr, Sullivan T, Noel AA, Kalra M, Gloviczki P. Iatrogenic operative injuries of abdominal and pelvic veins: a potentially lethal complication. J Vasc Surg 2004 May; 39(5):931-6.
3. Pálfalvi L, Bôsze P, Ungárl. Vascular injuries in the surgical management of gynaecological malignancies. Eur J SurgOncol 1993 Dec; 19(6):601-3.
4. Tomacruz RS, Bristow RE, Montz FJ. Management of pelvic hemorrhage. Surg Clin North Am 2001 Aug;81(4):925-48.
5. King N, Friedman J, Lin E, Traylor J, Wong J, Tsai S, Chaudhari A, Milad M. Systematic review of major vascular injuries (MVI) during gynecologic lapraroscopy for benign indications. Am J Obstet Gynecol 2019 Mar; 220(3):S766.
6. Yuzpe AA. Pneumoperitoneum needle and trocar injuries in laparoscopy: A survey on possible contributing factors and prevention. J Reprod Med 1990; 35:485-90.
7. SiufiNeto J et al. Trocar in conventional laparoscopic and robotic-assisted surgery as a major cause of iatrogenic trauma to the patient. Best Practice & Research Clinical Obstetrics and Gynaecology 2015: 1-7.
8. Chapron C, Querleu D, Bruhat MA et al. Surgical complications of diagnostic and operative gynaecological laparoscopy: a series of 29,966 cases. Hum Reprod 1998 Apr;13(4):867-72.
9. Baggish MS. Analysis of 31 cases of major-vessel injury associated with gynecologic laparoscopy operations. Journal of Gynecologic Surgery 2004; 19:63-73.
10. Asfour V, Smythe E, Attia R. Vascular injury at laparoscopy: a guide to management. J ObstetGynaecol 2018 Jul;38(5):598-606.
11. Milad MP, Milad EA. Laparoscopic Morcellator-Related Complications. JMinim Invasive Gynecol 2014 May/June; 81(3):486-91.
12. Baggish MS. Major laparoscopic complications: a review in two parts. J Gynecol Surg 2012; 28:315-32.
13. Molloy D, Kaloo PD, Cooper M, Nguyen TV. Laparoscopic entry: a literature review and analysis of techniques and complications of primary port entry. Australian and New Zealand Journal of Obstetrics and Gynaecology 2002;42(3): 246-55.
14. Bonjer HJ, Hazebroek EJ, Kazemier G et al. Open versus closed establishment of pneumoperitoneum in laparoscopic surgery. Br J Surg 1997;84:599-602.
15. Stany MP, Farley JH. Complications of Gynecologic Surgery. Surg Clin N Am 2008; 88:343-59.
16. Filho AR, Coimbra R, Park JH. Trauma dos vasos abdominais. In: Brito CJ et al. Cirurgia vascular: cirurgia endovascular, angiologia. 3.ed. Rio de Janeiro: Revinter, 2014: 1711-39.

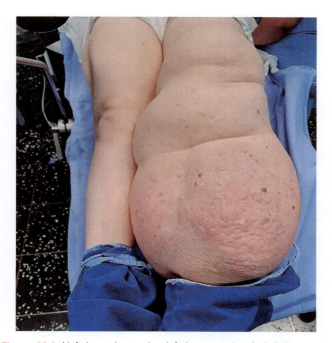

Figura 23.6 Linfedema de membro inferior esquerdo pós-linfadenectomia radical.

17. Gould MK et al. Prevention of VTE in nonorthopedic surgical patients: Antithrombotic Therapy and Prevention of Thrombosis, 9th ed: American College of Chest Physicians Evidence-Based Clinical Practice Guidelines. Chest 2012;141(2 Suppl):e227S-77S.
18. Peedicayil A et al. Incidence and timing of venous thromboembolism after surgery for gynecological cancer. Gynecol Oncol 2011;121(1):64-9.
19. Caprini JA. Risk assessment as a guide to thrombosis prophylaxis. CurrOpinPulm Med 2010; 16(5):448-52.
20. Tan KT, Oudkerk M, van Beek EJR. Deep Vein Thrombosis and Pulmonary Embolism. In: Hallett Jr JW et al. Comprehensive Vascular and Endovascular Surgery. Mosby 2004; 42:625-64.
21. Yamamoto R, Saitoh T, Kusaka T et al. Prevention of Lymphocyst Formation Following Systematic Lymphadenectomy. Jpn J Clin Oncol 2000;30(9):397-400.
22. Zikan M, Fischerova D, Pinkavova I et al. A prospective study examining the incidence of asymptomatic and symptomatic lymphoceles following lymphadenectomy in patients with gynecological cancer. Gynecol Oncol 2015; 137:291-8.
23. Kim J-K, Jeong Y-Y, Kim Y-H et al. Postoperative Pelvic Lymphocele: Treatment with Simple Percutaneous Catheter Drainage. Radiol 1999; 212(12):390-4.
24. Biglia N, Zanfagnin V, Daniele A et al. Lower Body Lymphedema in Patients with Gynecologic Cancer. Anticancer Research 2017; 37:4005-15.
25. Neto HJG, Guedes LGS.Linfedemas - Classificação, etiologia, quadro clínico e tratamento não-cirúrgico. In: Brito CJ et al. Cirurgia vascular: cirurgia endovascular, angiologia. 3. ed. Rio de Janeiro: Revinter, 2014: 2155-62.

CAPÍTULO 24

Conduta Inicial para o Uroginecologista nas Lesões Transoperatórias do Aparelho Urinário

Sérgio Flávio Munhoz de Camargo

Introdução

A uretra, a bexiga e os ureteres são particularmente suscetíveis à ocorrência de lesões durante a cirurgia ginecológica. Além da história e do exame físico, exames de imagem apropriados podem ser úteis na localização de alterações e no planejamento de estratégias de manejo (Figura 24.1).

Quando as medidas preventivas falham, o reconhecimento imediato e o manejo da lesão podem evitar sequelas de longo prazo, como a formação de fístula e a perda da função renal[1].

A identificação transoperatória deve ser o objetivo principal quando ocorre uma lesão, embora isso nem sempre seja possível; nas cirurgias via vaginal, independentemente de ser ou não urologista, o cirurgião deveria buscar treinamento básico em cistoscopia diagnóstica específica, manejo de sondas e cateteres no aparelho urinário, bem como sobre a conduta inicial em lesões iatrogênicas nos segmentos do aparelho urinário feminino sob risco na cirurgia ginecológica.

Nas Figuras 24.2 a 24.4 estão representadas visualmente características da ferramenta cistoscopia na cirurgia ginecológica na pelve para motivar os leitores a incorporá-la em sua prática, especificamente na prevenção das complicações e para melhora dos desfechos.

Capítulo 24 Conduta Inicial para o Uroginecologista nas Lesões Transoperatórias do Aparelho Urinário 293

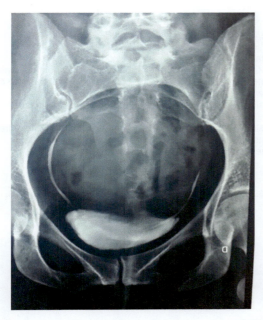

Figura 24.1 Volumoso mioma uterino ocupando toda a pelve e afastando ambos os ureteres lateralmente. (Urografia excretora intravenosa – acervo pessoal.)

O reconhecimento pós-operatório de lesões exige alto nível de suspeita e vigilância, sendo *indispensável o encaminhamento ou a consultoria urológica* para dar suporte à paciente e ao médico assistente. Algumas lesões podem necessitar de drenagem por sonda de Foley ou implante de cateter ureteral apenas, enquanto outras podem exigir *intervenção cirúrgica* com ressecção ureteral e reanastomose ou reimplante. A restauração imediata da drenagem ou desvio urinário evitará maior comprometimento renal.

O objetivo da presente revisão é proporcionar ao cirurgião pélvico não urologista, principalmente por meio de tabelas, imagens e infográficos, uma visão geral do diagnóstico e da conduta inicial nos traumas acidentais transoperatórios do aparelho urinário da mulher e que não pretende em absoluto prescindir da consulta com urologista sempre que disponível.

A Figura 24.5 apresenta o fluxograma da conduta inicial em caso de lesões transoperatórias do trato urinário.

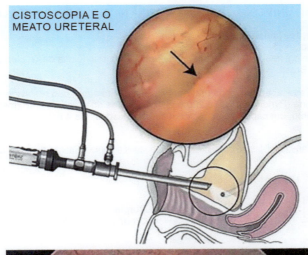

INDICAÇÕES DO AMERICAN COLLEGE OF OBSTETRICIANS & GYNECOLOGISTS:

- Durante ou após cirurgias do POP/IU para afastar lesão de bexiga ou presença de pontos cirúrgicos e/ou telas/fitas em seu interior.
- Verificação da presença bilateral de jato ureteral ao final da cirurgia.
- Na suspeita de fístula urinária durante ou após cirurgia vaginal.
- Acompanhamento de colocação de cateter vesical suprapúbico, se for o caso.

CISTOSCOPIA E O MEATO URETERAL

RECOMENDAÇÕES DA AMERICAN UROGYNECOLOGIC SOCIETY:

- Pode identificar lesões transoperatórias do trato geniturinário inferior e prevenir sua morbidade.
- Confirmar o fluxo ureteral no final das reconstruções pélvicas, com auxílio de produtos disponíveis.
- Deveria ser realizada em todas as cirurgias dos prolapsos pélvicos, à exceção das exclusivamente do compartimento posterior.

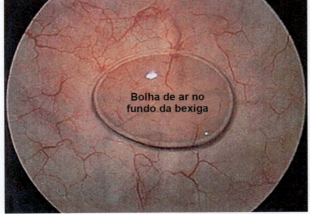

Figura 24.2 Indicações e recomendações para uso da cistoscopia na cirurgia uroginecológica.

DINÂMICA DA URETROCISTOSCOPIA

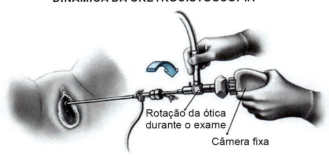

SISTEMÁTICA DA CISTOSCOPIA:

- Visualização deve ser em 360º ("relógio").
- Identifique a "bolha" no fundo da bexiga para orientação inicial.
- Mantenha a câmera fixa e gire a ótica a partir da conexão com a fonte luminosa.
- Localize e inspecione a parede lateral esquerda e o orifício ureteral esquerdo.
- Localize e inspecione a parede lateral direita e o orifício ureteral direito.
- Inspecione a junção uretrovesical.

Figura 24.3 Tempos resumidos para realização do exame cistoscópio nas cirurgias de modo a afastar lesões durante cirurgias ginecológicas.

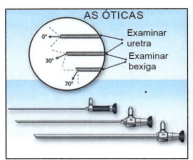
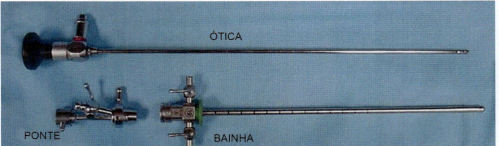

DIFICULDADE DA IMPLEMENTAÇÃO UNIVERSAL DA CISTOSCOPIA NA CIRURGIA GINECOLÓGICA:

- Aumento de custos (e o custo das ações judiciais?).
- Aumento do tempo de cirurgia (de ocupação do bloco cirúrgico).
- Falta de treinamento dos (uro)ginecologistas → Deveria ser implementada na residência de GO, enquanto não for reconhecida a área de atuação em assoalho pélvico no Brasil.

*A carência de corantes urinários para avaliação dos jatos ureterais é um assunto ainda não resolvido mundialmente. Por via oral está se iniciando a experiência com fenazpiridina (Pyridium®) 100 a 200mg, 1 hora antes do procedimento (meia-vida de 48 a 75 minutos). Também a riboflavina (vitamina B2) 40mg, em cápsulas que podem ser formuladas, 1 a 4 horas antes do procedimento (meia-vida de 3 horas a 6 dias).

Figura 24.4 Características do cistoscópio e dificuldades à implementação universal da cistoscopia.

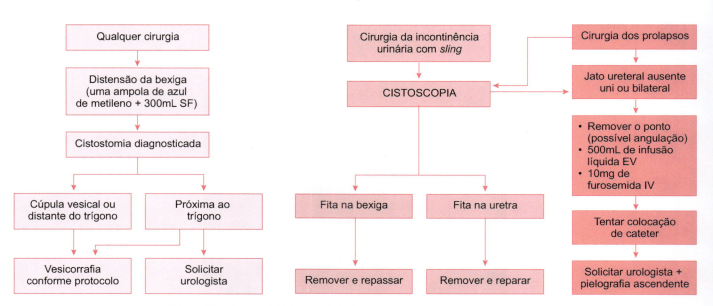

Figura 24.5 Conduta inicial diante de lesão acidental intraoperatória do trato urinário.

Resumo das condutas iniciais de acordo com o segmento comprometido do trato urinário – revisão bibliográfica

1. **Lesões de uretra** (Figura 24.6).
2. **Lesões de bexiga:** o diagnóstico e a conduta nas lesões vesicais estão detalhados nas Figuras 24.7 e 24.8.
3. **Lesões do ureter:** os princípios e cuidados com as lesões acidentais do ureter estão sintetizados nas Figuras 24.9 a 29.11.

A Figura 24.12 exibe, sob a forma de infográfico, um resumo das técnicas cirúrgicas usadas na *correção das lesões ureterais*, as quais vão variar de acordo com a localização, sabendo-se que nessa área – a de cirurgia pélvica (vaginal) – *vai predominar o reimplante* do coto proximal (superior) na bexiga *(ureteroneocistostomia)* com ou sem prevenção do refluxo. Quando as *lesões forem mais altas*, para evitar a tensão, pode-se usar *a fixação ao psoas (psoas hitch) ou o retalho de Boari*. Aos leitores interessados em se aprofundar nas técnicas, sugerimos as leituras complementares e/ou a observação de cirurgias urológicas.

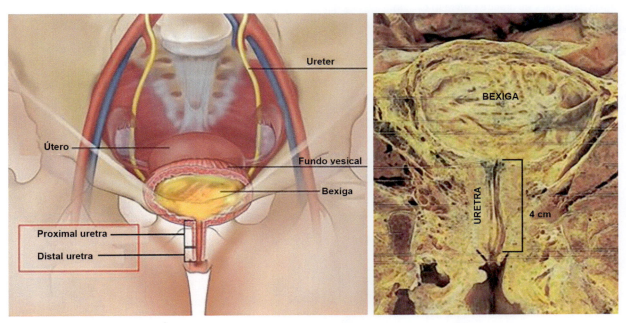

Lesões uretrais:
Laceração simples da uretra na passagem dos *slings* ou no momento de dissecação suburetral pode ser reparada em duas camadas com sutura de absorção retardada seguida de drenagem com sonda de Foley por 7 dias.
Quando a lesão uretral for extensão de lesão no trígono, seu reparo deve envolver um urologista ou ginecologista com treinamento avançado em uroginecologia.

Figura 24.6 Conduta em caso de lesões uretrais.

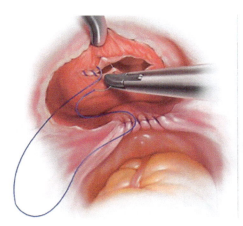

Diagnóstico transoperatório de lesão vesical:

- Hematúria visível.
- Distensão gasosa do coletor de urina.
- Sonda de Foley visível.
- Orifício visível na bexiga.
- Surgimento de urina no campo operatório.

Figura 24.7 Diagnóstico de lesão de bexiga.

Princípios da sutura da bexiga

Assegure-se de que os orifícios ureterais e o ureter intramural não estejam incluídos na lesão.
- Reimplante o ureter, se for necessário para uma sutura segura.

Vesicorrafia completa.
- Não manuseie as bordas do ferimento com pinças traumáticas.
- Use fios absorvíveis e agulhas cilíndricas.
- Sutura em uma ou duas camadas, com contato mucosa-mucosa.
- Sutura sem tensão e à prova d'água

Sondagem com Foley de grande calibre (p.ex., 18).
- Considerar a possibilidade de uma segunda sondagem (suprapúbica) em casos complexos.
- Manter por 7 a 10 dias, dependendo da extensão e localização da lesão.

Considerar a possibilidade de um "reforço" da sutura.
- Omento na abordagem abdominal.
- Retalho de Martius na abordagem vaginal.

Figura 24.8 Princípios da vesicorrafia.

Pontos-chave no trauma ureteral

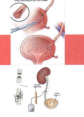

- A incidência de traumas ureterais na cirurgia ginecobstétrica oscila de 0,2% a 1%.
- Os três locais mais suscetíveis ao trauma ureteral são próximo à cérvice, no cruzamento com a artéria uterina, na entrada da pelve junto ao infundíbulo pélvico e à parede pélvica lateral, nas suspensões uterossacras.
- Mecanismos de lesão ureteral: ligadura, esmagamento por pinçamento, transecção completa ou parcial, desvascularização ou lesões térmicas.
- Prevenção:
  - Abordagem e exposição cirúrgicas adequadas.
  - Assistência precoce de urologista.
  - Consciência permanente da localização do ureter.
  - Considerar a possibilidade da solicitação pré-operatória de urografia excretora e tomografia com contraste da pelve.
  - Evitar pinçamentos "às cegas" em virtude de sangramentos.

Figura 24.9 Princípios básicos para avaliação e conduta diante de traumas ureterais.

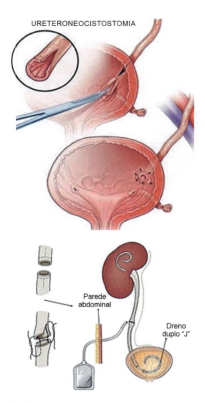

Objetivos da cirurgia de reconstrução ureteral 1:

- Preservar o suprimento sanguíneo próprio (adventícia) pela mobilização cuidadosa.
- Debridar as bordas lesadas até que o sangramento seja notado; esteja preparado para realizar qualquer número de procedimentos reconstrutivos.
- Use espátula nas bordas do ureter para obter uma anastomose amplamente patente.
- A aposição mucosa-mucosa é crítica para se otimizar a cicatrização e reduzir o risco de fístula urinária.

Figura 24.10 Cuidados técnicos na reconstrução ureteral.

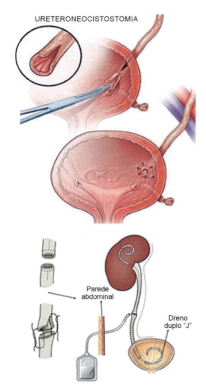

Objetivos da cirurgia de reconstrução ureteral 2:

- A anastomose deve ser sem tensão, à prova d'água e realizada sobre um cateter ureteral. Evitar a torção ureteral com a anastomose e a angulação por aderência a outras estruturas.
- Usar somente suturas absorvíveis no interior do trato urinário para evitar o risco de calcificações observado com suturas permanentes.
- Isole a sutura de processos infecciosos ou fibróticos com retalhos teciduais (omento).
- Instale uma drenagem externa do sítio operatório para monitorar a possibilidade de fístula urinária.

Figura 24.11 Cuidados técnicos (continuação).

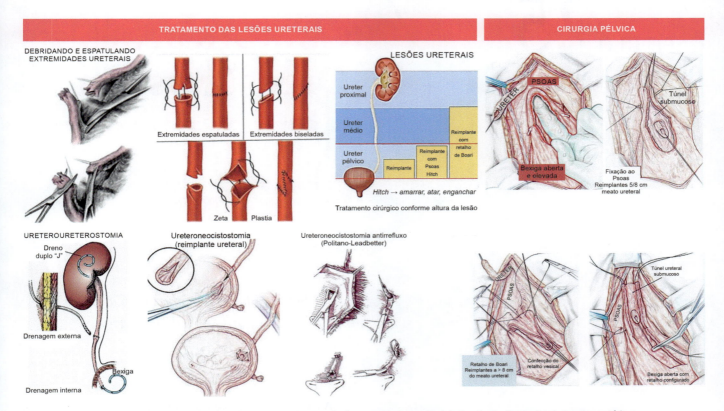

Figura 24.12 Resumo em infográfico das condutas e técnicas para tratamento cirúrgico das lesões ureterais transoperatórias.

Leituras complementares

ACOG Committee Opinion Nº 372, July 2007. The Role of Cystourethroscopy in the Generalist Obstetrician–Gynecologist Practice. Obstet Gynecol 2007; 110(1):221-4.

Burks FN, Santucci NA. Management of iatrogenic ureteral injury. Therapeutic Advances in Urology 2014; 6(3):115-24

Chan JK, Joelle Morrow MA, Manetta A. Prevention ofureteral injuries in gynecologic surgery. Am J Obstet Gynecol 2003; 188:1273-7.

Coburn M. Bladder and Ureteral Injuries. Operative Techniques in General Surgery 2000; 2(3):240-52.

Cohen AS et al. American Urogynecologic Society Consensus Statement:Cystoscopy at the Time of Prolapse Repair. Female Pelvic Med Reconstr Surg 2018; 24:258-9.

Kaestner L. Management of urological injury at the time of urogynaecology surgery. Best Practice & Research Clinical Obstetrics and Gynaecology 2019; 54:2-11.

Lyttle M, Fowler G. Cystoscopy for the gynaecologist: how to do a cystoscopy. Obstet Gynaecol 2017; 19:236-40.

Sharp HT, Adelman MA. Prevention, recognition, and management of urologic injuries during gynecologic surgery. Obstet Gynecol 2016; 127: 1085-96.

CAPÍTULO 25

Complicações Digestivas em Cirurgia Vaginal

Parte A

Intercorrências no Aparelho Digestivo para o Cirurgião Vaginal

Sérgio Flávio Munhoz de Camargo
Renan Deprá de Camargo

Introdução

Assim como o aparelho urinário, o sistema digestivo, representado principalmente por alças de delgado e retossigmoide, está presente na pelve e mantém relações anatômicas e funcionais com os órgãos genitais internos, podendo ser lesionado das mais diversas formas e graus de complexidade na cirurgia vaginal (pélvica). Além disso, algumas de suas peculiaridades funcionais, como a retomada das evacuações, são afetadas pelo trauma cirúrgico, e de uma conduta adequada do cirurgião diante dessas situações dependerá o melhor ou pior desfecho da cirurgia vaginal. Por isso, um conhecimento básico acerca do diagnóstico e manejo dessas situações é indispensável ao cirurgião ginecológico.

Um estudo recente apontou que a abordagem abdominal para histerectomia foi associada a aumento de 10 vezes nas chances de lesão intestinal em comparação com a abordagem vaginal, sendo a via laparoscópica associada ao aumento de duas vezes. Convém considerar que o aumento da lesão intestinal com a abordagem abdominal pode estar relacionado com as intrincadas interações entre o aumento da manipulação do intestino durante a laparotomia, a complexidade dos casos cirúrgicos selecionados para abordagens abdominais e a habilidade e treinamento do cirurgião. Lesões intestinais em mulheres submetidas à histerectomia são incomuns, mas podem ser devastadoras. Naquelas com indicações cirúrgicas benignas, as lesões parecem estar associadas a aumento da idade, raça não branca, endometriose e abordagens abdominais ou laparoscópicas em comparação com a abordagem vaginal.

Esses achados podem ajudar cirurgiões e pacientes nos cuidados cirúrgicos perioperatórios e no aconselhamento às mulheres com doença uterina benigna.

Lesões do intestino delgado

O intestino delgado apresenta algumas características que devem ser conhecidas em vista das intercorrências que exigem reparos, abrangendo desde simples suturas serosas até ressecções e reanastomose. As vantagens de seus aspectos morfológicos e anatômicos são a excelente mobilidade (propiciando reparos sem tensão), a farta irrigação e uma serosa que possibilita suturas em dois planos. Entre as desvantagens está uma irrigação troncular (favorecendo tromboses maciças) e terminal na borda contramesenterial, local crítico para as anastomoses.

As enterotomias (incisões) podem ser longitudinais ou transversais, mas as rafias devem ser sempre transversais para evitar estreitamentos do lúmen. As enterectomias (ressecções) apresentam quatro tempos técnicos:

- Ligadura dos pedículos vasculares.
- Isolamento do segmento a ser ressecado.
- Colocação oblíqua dos clampes intestinais.
- Secção.

Já as anastomoses podem ser:

- Terminoterminais.
- Terminolaterais.
- Laterolaterais.
- Em plano único de sutura (pontos especiais, invaginantes).
- Sutura em dois planos.

Quando são mais prováveis as lesões intestinais?

As lesões intestinais durante a cirurgia ginecológica geralmente envolvem o intestino delgado e podem ser *menores*, como uma laceração serosa ou uma pequena laceração de espessura total, ou *maiores*, envolvendo uma alça intestinal desvitalizada ou seu mesentério.

Os ginecologistas operam rotineiramente pacientes com fatores de risco para lesão intestinal – obesidade, endometriose, procedimentos abdominais múltiplos, doença inflamatória pélvica, história de malignidade e idade avançada.

A lesão intestinal pode ocorrer durante uma variedade de procedimentos cirúrgicos. Um estudo mostrou que a maioria das lesões *acontece durante a adesiólise ou a entrada na cavidade peritoneal*.

Embora o método ideal seja uma questão de escolha, *o preparo intestinal pré-operatório* é recomendado para reduzir a quantidade de bactérias, o volume de fezes e as complicações infecciosas. Como as lesões de intestino são mais raras em procedimentos realizados via vaginal, temos recomendado às nossas pacientes dieta sem resíduo por 72 horas no pré-operatório e administrado de rotina supositório de glicerina no primeiro dia de pós-operatório, para estimular a primeira evacuação e diminuir o desconforto da aerocolia.

O momento da administração do antibiótico profilático é importante para já atingir uma concentração inibitória mínima (CIM) durante a incisão da pele. Em caso de contaminação do sítio cirúrgico com conteúdo intestinal abundante, os antibióticos parenterais devem ser continuados por 5 dias.

Riscos da eletrocirurgia

O eletrocautério, usado para laqueadura tubária, dissecção pélvica ou hemostasia, pode causar lesões intestinais, se o cirurgião não tomar os devidos cuidados. A lesão térmica decorrente do cautério unipolar é particularmente nefasta porque a extensão da lesão é maior do que se pode observar. A incidência desse tipo de lesão pode ser reduzida com o uso de cautério bipolar sempre que possível.

Como e quando reparar a lesão serosa?

A lesão serosa é uma violação da integridade do peritônio visceral, a cobertura mais externa da parede intestinal, e pode ocorrer quando a serosa é cortada durante a entrada no abdome ou quando é rompida durante dissecção romba de aderências densas. Se as camadas musculares e mucosas subjacentes permanecerem intactas, essas pequenas áreas de serosa "desnudada" não precisarão ser reparadas, uma vez que se acredita que a presença de suturas aumenta a probabilidade de aderências futuras. No entanto, as camadas serosa e muscular devem ser reparadas caso a mucosa esteja exposta; do contrário, a parede intestinal enfraquecerá no local, tornando-se vulnerável à perfuração (Figura 25.1).

Quando o defeito da camada seromuscular é grande (por exemplo, uma área mais extensa é desnudada durante a dissecção), pode exigir a ressecção da área lesionada com anastomose primária.

Perfurações intestinais

O reconhecimento precoce é essencial. Essa complicação grave e crítica pode tornar-se desastrosa se não for reconhecida e reparada imediatamente. A perfuração do intestino delgado (enterotomia) ou do intestino grosso (colotomia) geralmente ocorre na entrada da cavidade peritoneal ou durante uma dissecção difícil, particularmente quando aderências extensas estão presentes. Convém ter cuidado especial ao operar pacientes já submetidas a cirurgia anteriormente ou de idade avançada, ou ambas.

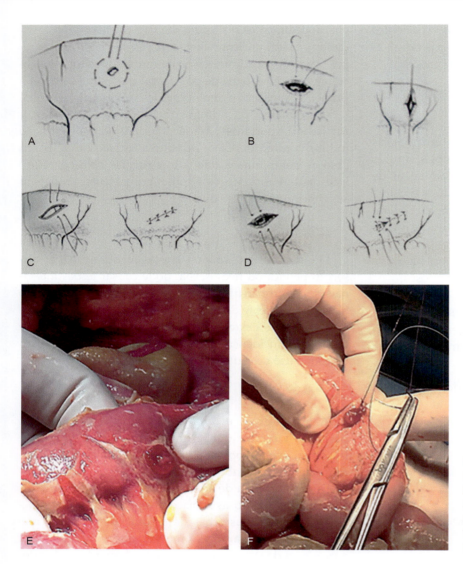

Figura 25.1 Orientações básicas para reparo de pequenas lesões de intestino delgado no transoperatório. **A** Sutura "em bolsa" em pequena laceração. **B** Mudando a direção em pequena laceração. **C** Sutura simples em pequena laceração. **D** Sutura em dois planos em abertura intestinal. **E** Exposição da lesão. **F** Sutura em dois planos.

Técnicas de reparação

Convém reparar as perfurações imediatamente para limitar a contaminação da cavidade peritoneal. Antes do fechamento, as bordas das feridas devem ser inspecionadas para verificar se há tecido desvitalizado e, se encontrado, desbridá-lo antes da sutura.

Em geral, as pequenas perfurações podem ser fechadas em duas camadas, com uma sutura interna de fio sintético de absorção retardada 3-0 (Dexon, Vicryl) em toda a espessura da parede intestinal, garantindo a aproximação da mucosa. É vital que essa camada seja "à prova d'água", não permitindo o vazamento do conteúdo intestinal. Em seguida, coloca-se uma segunda linha de sutura na camada seromuscular, usando seda 4-0, para imbricar a primeira linha de sutura.

Mesmo as perfurações que se estendem por vários centímetros ao longo do eixo longitudinal devem ser reparadas de modo transversal para fornecer um lúmen de diâmetro adequado.

Ressecção do intestino delgado

Um cirurgião inexperiente deve providenciar o suporte da cirurgia geral, pois a ressecção e a anastomose intestinal exigem maior habilidade do que a alcançada em um programa de treinamento ginecológico típico. Por esse motivo, aqui a ressecção será discutida apenas superficialmente.

Indicações para ressecção

Ressecção e anastomose devem ser fortemente consideradas caso a perfuração envolva mais de 50% da circunferência da parede do intestino, múltiplas perfurações ocorram em um segmento curto da alça ou se houver comprometimento vascular em algum segmento. A perfusão adequada para o intestino costuma ser indicada por uma superfície serosa rosa. Se a serosa permanecer escura e não se tornar rosa após vários minutos de observação, é provável que haja comprometimento vascular, sendo preferível a ressecção (Figura 25.2).

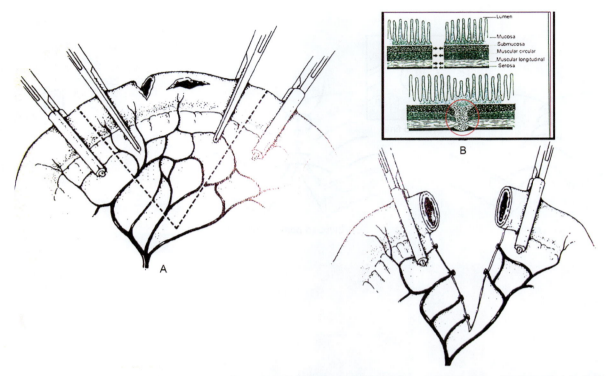

Figura 25.2 A e **B** Ressecção de segmento do intestino delgado em caso de lesões maiores. No detalhe, aposição das camadas da parede intestinal na sutura por essa técnica.

Tipos de suturas e técnicas para anastomose intestinal

- **Inversão ou invaginação:** apresenta maior resistência à tensão nas primeiras 24 horas, menor percentual de falha e, por comprimir vasos e reduzir o fluxo na região invertida, tem tendência potencialmente maior de causar edema e necrose tecidual, bem como maior propensão para estenose e fibrose cicatricial. Três tipos de pontos cirúrgicos são os mais usados com o objetivo de "pegada" seromuscular que efetivamente inverta e aproxime as duas extremidades do intestino:
  - A *sutura de Lembert* é o ponto que entra e inclui serosa e submucosa, cerca de 2,5mm da margem da incisão, para se exteriorizar logo adiante. É o ponto mais seguro e útil na construção de uma anastomose gastrointestinal porque a superfície da mucosa é invertida e a camada fibromuscular é incorporada. Pode ser realizada de maneira interrompida, em que a tensão pode ser ajustada em cada ponto individual, ou contínua.
  - O *ponto de Connell* pode ser usado na camada única de pontos ou na sutura anterior, englobando mucosa da anastomose em dois planos, por ser mais hermético para fluidos e ligeiramente hemostático. A sutura deve ser frouxa o suficiente para evitar isquemia da parede intestinal.

Primeiro, realiza-se uma passagem de espessura total da serosa ao lúmen, cerca de 4 a 5mm da borda do corte do intestino ou "entrar na barra" (passo 1). Depois de viajar uma curta distância (cerca de 3mm) paralelamente à superfície de corte (passo 2), sai-se do lúmen para a serosa ou "sair a barra" (passo 3). Em seguida, atravessa-se para a borda oposta da enterotomia ou "atravessar a rua" (passo 4) e repetem-se os mesmos passos na sequência de fora para dentro (passo 5) e depois de dentro para fora (passo 6).

- O *ponto de Gambee modificado* torna possível a aposição de duas camadas (mucosa e serosa) com uma única linha de sutura; funcionalmente mimetiza uma anastomose de duas camadas, também podendo ser útil quando as duas "bocas" são desiguais. A modificação do ponto de Gambee consiste em entrada na serosa, de 6 a 8mm da borda do corte (passo 1), e na penetração da mucosa para o lúmen, mas saindo imediatamente, dando uma passada na mucosa e submucosa, a 2 ou 3mm da borda (passo 2). A segunda parte do ponto segue uma imagem espelhada: entra na submucosa, a 2 ou 3mm da borda (passo 3), penetra a mucosa e retorna imediatamente através desta para se exteriorizar na serosa novamente de 6 a 8mm da borda do corte (passo 4) (Figuras 25.3 a 25.5).

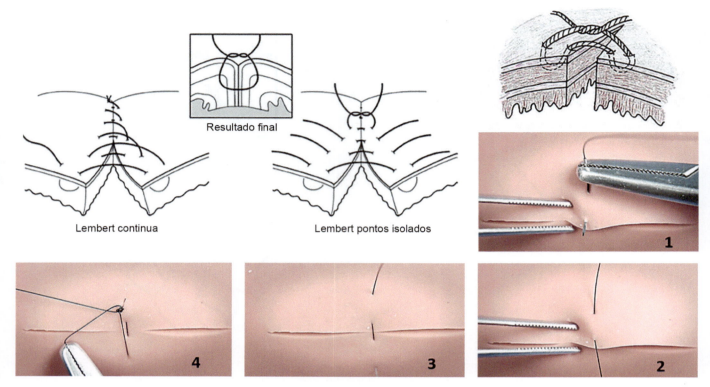

Figura 25.3 Sutura invaginante com pontos de Lembert.

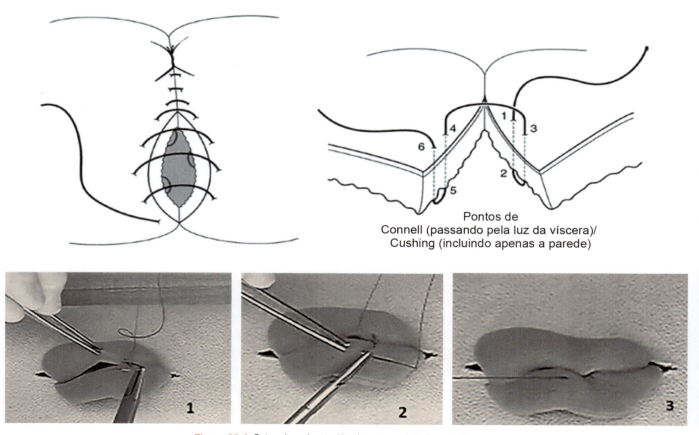

Figura 25.4 Sutura invaginante (tipo barra grega) de Connell/Cushing.

Capítulo 25 Complicações Digestivas em Cirurgia Vaginal 303

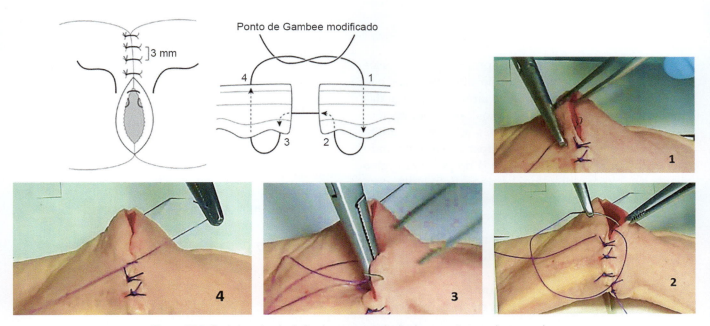

Figura 25.5 Ponto invaginante de Gambee, o que mais simula uma sutura em duas camadas.

- **Eversão:** consiste na tentativa de originar menos necrose ou estenose. Tem o potencial de produzir mais aderências e processos inflamatórios em virtude da exposição da mucosa. Retarda a normalização do fluxo sanguíneo.
- **Aproximação/aposição:** de mais fácil realização, intuitiva, é a mais indicada para o não especialista digestivo. Possibilita o realinhamento das camadas intestinais, acelerando a cicatrização e promovendo uma resistência igual à invaginante após 24 horas.

Promove regeneração mais rápida da mucosa, o que significa menos deposição de tecido fibroso, menos inflamação, menos aderências e menos estenose.

Em resumo, as suturas intestinais, tanto em dois planos como em plano único invaginante, apresentam vantagens e desvantagens. Cabe ao não especialista que atua na pelve estar preparado para essas intercorrências ou contar em sua equipe cirúrgica com cirurgião geral ou coloproctologista (Figura 25.6).

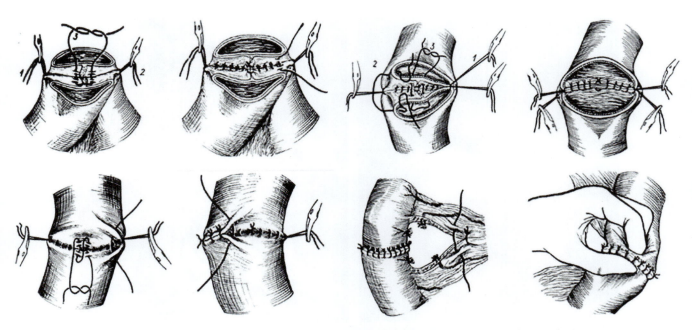

Figura 25.6 Sutura tradicional manual para anastomose intestinal. Enteroanastomose por aposição em dois planos.

Anastomose intestinal com grampeadores (quando houver treinamento e recursos)

Esse método, mais rápido e apropriado para casos com risco maior de contaminação em intestinos não preparados, talvez não se aplique tanto à realidade das intercorrências vaginais, mesmo nos casos com aderências, pois, ao contrário das vias altas, a baixa possibilita o início da cirurgia de modo extraperitoneal, operando "do tecido sadio para o doente" e já no plano cirúrgico certo quando este último for abordado. Entretanto, para atualização e como motivação para os que se interessarem, segue um resumo do método:

- **Tempos cirúrgicos de uma anastomose intestinal laterolateral com grampeador linear:**
    - Definem-se os segmentos do intestino proximal e distal ao ponto da lesão ou trauma.
    - Realiza-se uma enterotomia em cada um dos segmentos.
    - Insere-se um membro do grampeador linear em cada enterotomia diretamente na face antimesentérica sem tecido intermediário.
    - As bordas antimesentéricas são comprimidas e o dispositivo ativado.
    - Confere-se a hemostasia da linha grampeada.
    - Reforçam-se os cantos da linha grampeada da anastomose intestinal (Figura 25.7).

Retomada da via oral no pós-operatório

As opiniões sobre o momento apropriado para iniciar a alimentação após cirurgia abdominal de grande porte variam, principalmente quando se trata de uma cirurgia intestinal. Na última década, com a pressão para dar alta mais cedo às pacientes, muitos médicos optaram pela retomada mais precoce da via oral.

Tradicionalmente, a alimentação era suspensa até que os ruídos intestinais fossem auscultados e então progredia lentamente (líquida + pastosa – branda – livre). Hoje, muitos cirurgiões liberam a dieta muito mais rapidamente com pouco ou nenhum atraso na recuperação. Fanning e Andrews demonstraram que a alimentação precoce não aumenta a incidência de vazamento anastomótico, deiscência ou pneumonia por aspiração, embora esteja associada ao aumento dos episódios de vômito.

Alimentação após pequenos reparos

Quando a cirurgia envolve lesões relativamente pequenas, como rupturas serosas isoladas e adesiólise, não é necessária a colocação de sonda nasogástrica. Essas pacientes podem ter sua dieta progressiva, como se não houvesse comprometimento intestinal. Administram-se líquidos claros quando se iniciam os ruídos intestinais e, se tolerados, passa-se para alimentos sólidos. Provavelmente não é necessário aguardar uma evacuação antes de dar alta à paciente; ela pode ser liberada assim que os flatos forem eliminados.

Alimentação após reparos maiores

Quando foram reparadas lesões maiores, como uma grande perfuração ou ressecção intestinal, é prudente proceder de maneira mais regrada. Passa-se inicialmente uma sonda nasogástrica para minimizar a distensão gastrointestinal, bem como a possibilidade

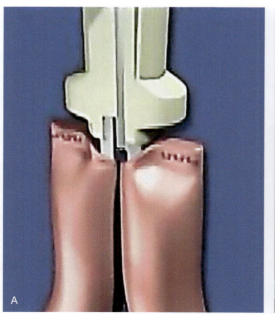
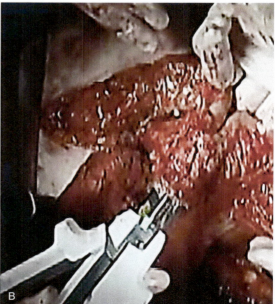

Figura 25.7 A e B Grampeador linear em situação de uso.

de vazamento no local do reparo. Não se administra nada à paciente via oral até que os ruídos intestinais estejam claramente presentes, bem como a eliminação de flatos. Em seguida, oclui-se a sonda nasogástrica por 24 horas, após removê-la e instituir a administração de líquidos claros, desde que não haja náuseas, vômitos ou distensão. Avança-se para líquidos completos e depois para sólidos, adaptando esse processo à paciente. Quando ela consegue tolerar uma dieta regular, com passagem de flatos ou evacuação, está sinalizada a recuperação.

Lesões do intestino grosso e retais

Se a colotomia ocorrer em um intestino despreparado com extravasamento significativo, após o fechamento, convém proceder à irrigação local abundante com soro fisiológico.

Drenos abdominais são usados em caso de lesão no cólon esquerdo, cólon sigmoide ou retossigmoide e removidos quando o intestino retoma sua função e não há evidência de fístula. Se ocorrer fistulização e o dreno a controlar, pode-se evitar a reoperação mediante instituição de nutrição parenteral e descompressão (sonda nasogástrica). Um vazamento controlado tem drenagem de baixo volume, sem sinais sistêmicos de sepse e/ou de obstrução intestinal. A colostomia não é indicada após lesão do cólon distal, a menos que a paciente tenha recebido radiação ou haja sinais de infecção.

Ao ser finalizado um procedimento nessa região, frequentemente é difícil afirmar se houve lesão no retossigmoide (fundo de saco). Isso pode ser esclarecido mediante o pinçamento do intestino proximal no nível da entrada pélvica com uma pinça intestinal atraumática, inserindo um proctossigmoidoscópio pelo reto e, após encher a pelve com soro fisiológico, inflar o retossigmoide inferior e procurar vazamentos de ar ("manobra do borracheiro"). A lesão pode ser então reparada diretamente.

Embora pouco reportada na literatura, a lesão retal é uma das mais devastadoras complicações que podem ocorrer na cirurgia pélvica, quando não diagnosticada e tratada imediatamente, em função de sequelas, como fístula retovaginal, disfunção intestinal, abscesso pélvico, sepse maciça intra ou retroperitoneal e colostomia eventual (Figura 25.8).

Os escassos casos na literatura de ferimentos retais geralmente estão relacionados com traumas de guerra ou violência na população civil. A paciente cirúrgica muitas vezes fez preparo de cólon e/ou enema na véspera e está adotando antibioticoprofilaxia, o que melhora o prognóstico. Robertson e cols. dividiram as lesões retais de acordo com a localização, e as *cirurgias vaginais* vão situar-se *abaixo da reflexão peritoneal e acima dos elevadores*. Nesse sítio podem resultar em abscessos isquiorretais ou pélvicos, exigindo manejo agressivo com desbridamento, irrigação copiosa, antibióticos e reparo primário com sutura em dois planos, ficando a discutível drenagem a cargo do cirurgião.

David Nichols relata o tratamento de um ferimento na parede anterior do reto (local mais frequente nas cirurgias de retocele/enterocele) de 2cm com apenas uma camada de sutura com pontos interrompidos, incorporando a camada seromuscular, a mucosa e essa última imbricada (veja detalhes previamente). Essa abordagem é recomendada quando a sutura em dois planos é tecnicamente difícil.

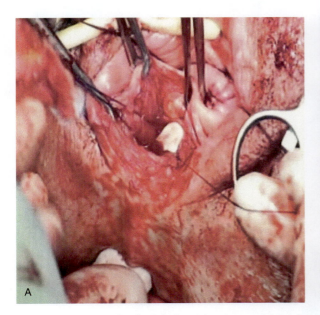 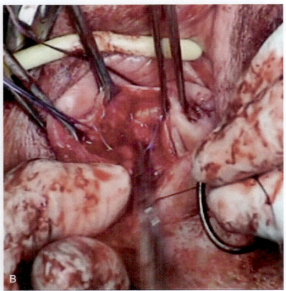

Figura 25.8 A e B Identificação da lesão retal por toque unidigital. Sutura da lesão em dois planos. Diagnóstico e tratamento de lesões retais.

Uso da cerclagem anal para evitar contaminação na cirurgia vaginal

Com frequência, em cirurgias ginecológicas via vaginal, logo após a raquianestesia, nos deparamos com o consequente relaxamento do esfíncter anal externo. Como consequência, haverá a eliminação involuntária de fezes pelas mais diversas causas prévias, como uso espontâneo de laxantes ou ansiedade das pacientes. Caso ocorra depois da degermação e antissepsia, todo o processo deve ser repetido, às vezes mais de uma vez, para evitar a contaminação de sítios cirúrgicos tão profundos como o ligamento sacroespinhoso ou de materiais sintéticos, como as fitas de prolene dos *slings* de uretra média e suas graves consequências.

Diversos autores postulam que uma *sutura anal em bolsa* após a preparação perineal estéril em mulheres submetidas a procedimentos de reconstrução vaginal diminuiria a contaminação fecal grosseira e a incidência de cultura bacteriana positiva do campo operatório. A colocação da sutura de cerclagem é tecnicamente simples, não representa risco adicional para a paciente, não está associada a efeitos colaterais adversos e não adiciona aumento significativo de tempo ao procedimento (Figura 25.9).

Já no bloco cirúrgico e imediatamente depois de realizada a anestesia, procede-se à avaliação final com toque bidigital (vaginal/retal) com a paciente já na posição de litotomia, antes da degermação e, se for pressentida a presença de fezes na ampola retal, faz-se uma "ordenha" e, se satisfatória, passa-se à degermação. Quando as fezes são líquidas e as evacuações repetidas, após a antissepsia e com os campos cirúrgicos colocados, procede-se à cerclagem. O material cirúrgico usado nessa manobra (pinça, porta-agulhas e outros) é retirado da mesa cirúrgica.

A presença da cerclagem não limita a capacidade de realização de uma colporrafia posterior; no entanto, deve-se ter cuidado para evitar a entrada acidental no reto. Um exame retal na conclusão do procedimento não só possibilita que o cirurgião avalie o reto, mas também serve como lembrete para remoção da sutura.

Íleo e obstrução intestinal

O estudo *Collaborative Review of Sterilization* (CREST) relatou a incidência de 2,2% de íleo pós-operatório para histerectomia abdominal total e de *0,2% para histerectomia vaginal*, excluindo malignidade em sua revisão. Cabe lembrar, também, que o íleo e as obstruções do intestino delgado (OID) estão associados a outros diagnósticos pós-operatórios, como hemorragia pós-operatória, infecção (abscesso) e vazamentos do trato urinário. A incidência relatada de OID foi de 0,1% a 1%. Segundo Lambrou e cols., a OID pós-operatória *aumentou após cirurgia pélvica reconstrutiva (prolapsos)*. As aderências cirúrgicas pós-operatórias são a causa mais comum de OID (60% a 75%) e são responsáveis por mais de 30% das obstruções do intestino grosso.

A alimentação precoce com dieta de baixo teor de resíduos ou com líquidos claros dentro de 6 horas após a cirurgia não foi associada a aumento das queixas gastrointestinais, como íleo ou obstrução pós-operatória.

A *distinção entre íleo e obstrução* é mais frequentemente determinada pela resposta da paciente à descompressão e à hidratação intravenosa:

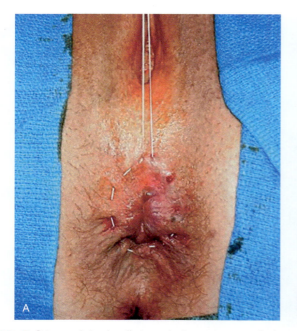
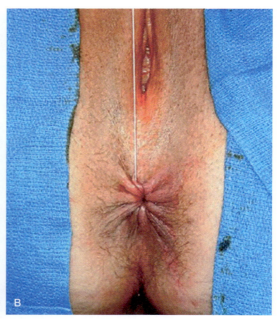

Figura 25.9 A e B Sutura em bolsa do esfíncter anal externo para prevenção de contaminação do campo cirúrgico no transoperatório. Cerclagem anal transoperatória.

- Íleo foi definido como a inibição funcional da atividade propulsiva do intestino. O manejo conservador, com descompressão intestinal, correção do equilíbrio hidroeletrolítico e observação, é o tratamento de escolha. A maioria das pacientes com íleo apresentará melhora em 24 horas com resolução completa em 48 a 72 horas.
- A obstrução é provável caso ocorra piora dos sintomas e dos achados físicos e laboratoriais (leucocitose/eosinopenia), ou se radiografia simples demonstrar o local da obstrução e nenhum gás no intestino distal.

Síndrome de Ogilvie (pseudo-obstrução aguda de cólon) – conhecer para diagnosticar

Uma inesperada complicação de cesariana eletiva – relato pessoal do autor sobre seu primeiro contato com a síndrome, no início dos anos 1980

LSR, 36 anos, gesta 2, cesariana 1 há 7 anos, nos procurou para ser submetida a cesariana eletiva que incluiria laqueadura tubária a pedido (então permitida pela legislação). A paciente, sem maiores comorbidades, foi submetida à cesariana, que apresentou como alteração o achado de aderências em número pouco acima da média, principalmente à parede abdominal, as quais foram liberadas com o uso de eletrocautério.

Pós-operatório imediato com evolução esperada e alta para domicílio no segundo dia de pós-operatório, tendo evacuado com o auxílio de pequeno enema fosfatado. No quarto dia de pós-operatório, em visita ao domicílio, na época um procedimento comum para assistência médica em cidades do interior do Rio Grande do Sul, observamos a paciente sentada fora do leito, mas informando dolorimento e distensão abdominal, náuseas e dificuldade para eliminar flatos. Negava febre e/ou outras alterações.

No dia seguinte, já pela manhã, o esposo foi a nosso encontro preocupado com a piora do quadro clínico e, ao examinarmos a paciente, constatamos sinais de irritação peritoneal, principalmente na fossa ilíaca direita. Solicitamos sua internação hospitalar para exames clínicos e radiografia simples de abdome e tórax, os quais eram sempre solicitados em caso de suspeita de abdome agudo cirúrgico. O quadro laboratorial era compatível com processo infeccioso agudo, e o estudo radiológico evidenciou importante distensão de alças intestinais, principalmente do cólon, sem sinais inequívocos de obstrução intestinal. *Presença de ar livre* subdiafragmático com a paciente de pé, denotando perfuração de víscera oca.

Imagine a aflição do autor, então um jovem obstetra que, embora com formação prévia em Cirurgia Geral, estava prestes a intervir em uma paciente que havia sido hospitalizada sem estar doente, para receber um filho, e agora iria a uma laparotomia exploradora sem diagnóstico definitivo, a não ser peritonite. Grandes também eram a apreensão e a comoção familiar, embora sempre demonstrando confiança na equipe assistencial.

A laparotomia foi realizada pela própria incisão de Pfannenstiel, e nos deparamos com duas pequenas perfurações na parede anterior do ceco, por onde escoava líquido de conteúdo fecaloide. A única explicação causal que nos ocorreu foi acidente com o eletrocautério durante a lise de aderências na cesariana, que nos teria passado despercebido. Desbridamos as bordas das duas perfurações e as suturamos em dois planos no sentido transversal, protegendo as linhas de sutura com epíplon. Lavamos a cavidade exaustivamente com soro fisiológico morno e deixamos drenagem externa por contraincisão. Mantivemos antibioticoterapia por 7 dias, cujo esquema incluía anaeróbios.

Embora lentamente, a paciente evoluiu sem intercorrências e teve alta para o domicílio após retomada do hábito intestinal, no terceiro dia de pós-operatório. Recuperado emocionalmente, realizei extensa pesquisa bibliográfica na BIREME, solicitando cópia dos artigos separados em busca da entidade clínica que justificasse o quadro apresentado pela paciente pós-cesariana e a encontrei: *síndrome de Ogilvie ou pseudo-obstrução colônica aguda (POCA)* (Figura 25.10).

Também sinônimo de *íleo colônico agudo*, a POCA foi descrita pela primeira vez em 1948 por Sir William Heneage Ogilvie, cirurgião do Guy Hospital, em Londres. Em seu artigo original, ele apresentou a descrição da síndrome em dois pacientes com tumores na coluna lombar. Ogilvie originalmente sugeriu que *um desequilíbrio autonômico era a causa da POCA,* e essa continua sendo a explicação mais amplamente aceita. Embora o mecanismo fisiopatológico exato ainda não esteja claro, acredita-se que a estimulação simpática excessiva, combinada à atividade parassimpática suprimida, leve a um estado de íleo colônico adinâmico. Essa teoria forma a base das abordagens farmacológicas mais recentes da terapia, como será discutido mais adiante.

Por causa da escassez de sintomas patognomônicos na síndrome, apesar de um abdome distendido ou tenso, o diagnóstico e o tratamento podem ser retardados. O cirurgião ginecológico deve estar ciente de que a síndrome de Ogilvie pode ocorrer em associação a praticamente qualquer procedimento (pós-cesariana está entre as mais frequentes), e a intervenção precoce pode ajudar a evitar a alta taxa de mortalidade.

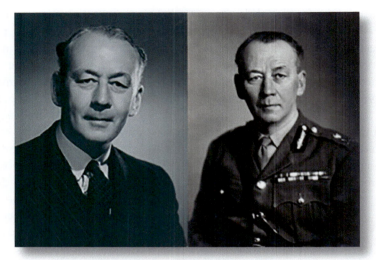

Sir William Heneage Ogilvie (1887-1971)

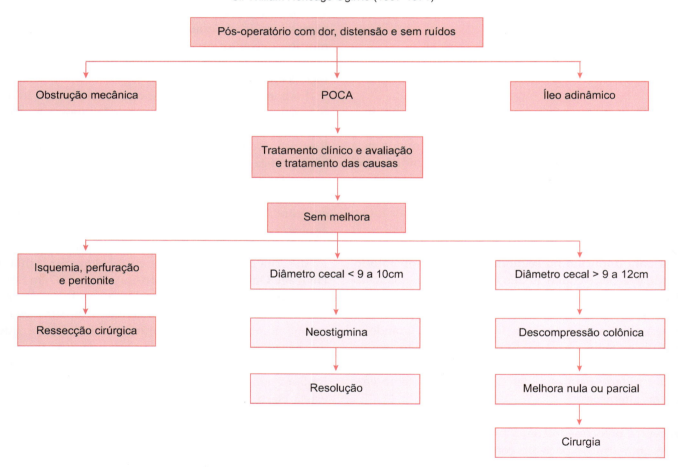

Figura 25.10 Infográfico da síndrome de Ogilvie.

Sua melhor definição é *dilatação colônica maciça com sintomas obstrutivos na ausência de obstrução mecânica*. Muitas vezes é diagnosticada erroneamente como íleo paralítico, o que atrasa o tratamento adequado e aumenta as taxas de mortalidade de 36% a 50% na evolução de distensão, isquemia intestinal e perfuração com peritonite fecal (Figura 25.11).

A principal preocupação durante o manejo conservador inicial é com o *risco de perfuração do cólon*, que tem incidência de 15% a 20% e mortalidade de 40% a 50%. Evidências, obtidas em exames de imagem, de pneumoperitônio, líquido peritoneal livre ou pneumatose intestinal envolvendo o cólon distendido devem levar à forte suspeita de perfuração, que exige laparotomia urgente.

PSEUDO-OBSTRUÇÃO INICIAL	PSEUDO-OBSTRUÇÃO PROGRESSIVA	PERFURAÇÃO COLÔNICA
Sintomas Cólicas abdominais generalizadas Náuseas, anorexia Discreta eliminação de flatos **Sinais** Sensibilidade abdominal generalizada Distensão abdominal moderada Ruídos hidroaéreos **Achados da investigação** RX simples do abdome → dilatação de alças do cólon e ceco Aumento do PCR e leucograma **Diagnóstico diferencial** Pós-operatório normal em curso Íleo adinâmico Obstrução intestinal mecânica	**Sintomas** Aumento de dores abdominais Náuseas, vômitos Constipação ou diarreia **Sinais** Taquicardia; febre moderada Distensão abdominal tensa Ruídos hidroaéreos aumentados ou diminuídos Sensibilidade na FID **Achados da investigação** RX simples do abdome – dilatação de alças do cólon e ceco TC contrastada em quadro obstrutivo sem ponto de transição óbvio Aumento do PCR e leucograma Desequilíbrio eletrolítico **Diagnóstico diferencial** Íleo adinâmico severo	**Sintomas** Dor abdominal severa Náuseas, vômitos **Sinais** Queda do estado geral Febre; sinais de irritação peritoneal – sinais sugestivos de choque séptico (taquicardia, taquipneia, hipotensão e oligúria) Ruídos hidroaéreos ausentes **Achados da investigação** RX do tórax – ar livre sob o diafragma TC com quadro sugestivo de perfuração Aumento PCR e leucograma, alteração provas renais e lactato elevado **Diagnóstico diferencial** Perfuração secundária a outras causas Hemorragia intra-abdominal

Figura 25.11 Fases do processo e sintomatologia da síndrome de Ogilvie.

Embora o diâmetro cecal máximo tolerável seja objeto de debate, todos os autores concordam que seu aumento está correlacionado ao aumento do risco de perfuração. A maioria das séries considera limites maiores que 9 cm, enquanto Vanek determina que o diâmetro cecal máximo tolerável é de 12 cm, uma vez que em mais de 25% das pacientes, quando além desse limite, irão perfurar. Fatores que indicam mau prognóstico incluem idade, isquemia, perfuração cecal e atraso de mais de 6 dias na descompressão colônica.

A descompressão colonoscópica tem sido usada para reduzir o risco de isquemia e perfuração, principalmente quando o ceco está muito dilatado (9 a 12 cm), e é bem-sucedida em até 85% dos casos; no entanto, a distensão pode recorrer em até 40% das pacientes pós-procedimento. Uma resposta sustentada pode ser conseguida com o uso combinado de neostigmina.

A cirurgia é uma opção para pacientes com diagnóstico de iminente perfuração ou que não respondem ao tratamento conservador. As taxas de mortalidade nessas pacientes são mais altas (30% a 60%) do que nas tratadas com sucesso com medidas não cirúrgicas. Assim, em uma paciente com (pseudo-)obstrução do intestino grosso distal na configuração de uma válvula ileocecal competente, pela lei de LaPlace, o ceco, em razão de seu maior diâmetro, será o local mais comum de perfuração. A detecção de necrose ou perfuração da parede cecal na laparotomia exige colectomia. A extensão da ressecção pode variar de hemicolectomia direita para colectomia subtotal; anastomose não costuma ser realizada nesse cenário de emergência com desvio temporário de trânsito, exigindo um segundo fechamento escalonado. Se a laparotomia exploratória revelar que o ceco é viável, a cecostomia poderá ser realizada.

No caso apresentado, talvez por ignorarmos o verdadeiro diagnóstico e pelo fato de a peritonite ter sido localizada em centro médico sem a presença de proctologista, a conduta foi bem mais conservadora (temerária?), menos mórbida e, felizmente, bem-sucedida.

É de suma importância que os *cirurgiões da pelve feminina* estejam cientes dessa condição como uma possibilidade de complicação cirúrgica de modo a possibilitar diagnóstico e tratamento precoces e assim evitar complicações potencialmente fatais.

Sir William Heneage Ogilvie – uma história que merece ser contada (a quem possa interessar)

Nascido em 14 de julho de 1887, na bela cidade de Valparaíso, no Chile, de pai inglês, que trabalhava para a empresa Dundee, Ogilvie foi educado na Inglaterra, onde cursou a Faculdade de Medicina, completando sua formação cirúrgica no Guy's Hospital de Londres (1920), onde viria a desenvolver sua brilhante trajetória profissional. Foi um grande cirurgião com áreas de interesse em cirurgia digestiva e ortopedia. Como médico militar, atividade que exercia com grande orgulho, participou de três guerras: a dos Bálcãs (1912/1913) e as duas Guerras Mundiais.

Sua participação nessas guerras o habilitaram a receber o título de *Cavaleiro do Império Britânico (Sir) em 1946*. Foi também durante as guerras que Ogilvie desenvolveu uma de suas condutas mais características: *a realização de colostomia* em todos os ferimentos de cólon (Abdominal wounds in the western desert. Surg Gynecol Obstet 1944; 78:225-38). Cirurgiões de todo o mundo viajavam para observar suas cirurgias ao vivo. Na literatura médica foi também responsável pelas duas primeiras edições do livro *Recent advances in surgery*.

Em outros aspectos de sua vida civil também se caracterizou pela liderança e ideias originais (por exemplo, como iatista e organizador de viagens científicas aos principais centros cirúrgicos da Europa). Foi também produtor de brilhantes ensaios literários, como *Surgery, orthodox and heterodox* (1948), *No miracles among friends* (1959) e *The tired business man* (1964). Ogilvie faleceu em 15 de abril de 1971, aos 83 anos de idade, deixando, como escrito em seu obituário, "um legado como tesouro para todos aqueles que com ele conviveram".

Leituras complementares

Biller DH et al. A prospective, randomized controlled trial of the use of an anal purse-string suture to decrease contamination during pelvic reconstructive surgery. Int Urogynecol J; Received: 11 January 2007 / Accepted: 19 March 2007.

Cebola M et al. Acute colonic pseudo-obstruction (Ogilvie's syndrome) following total laparoscopic hysterectomy. Journal of Minimally Invasive Gynecology 2015 Nov/Dec; 22(7). Available at: www.sciencedirect.com and www.jmig.org.

Dicker RC, Greenspan JR, Strauss LT et al. Complications of abdominal and vaginal hysterectomy among women of reproductive age in the United States. The Collaborative Review of Sterilization. Am J Obstet Gynecol 1982; 144:841-8.

Fanning J, Andrews S. Early postoperative feeding after major gynecologic surgery: evidence-based scientific medicine. Am J Obstet Gynecol 2001; 185:1-4.

George A, Hensley A, Hale D. Pelvic surgeons beaware: Ogilvie's syndrome (a case report). Int Urogynecol J, Received: 24 February 2012 / Accepted: 20 May 2012.

Harris WJ. Early complications of abdominal and vaginal hysterectomy. Obstet Gynecol Surv 1995; 50:795-805.

Lambrou NC, Buller JL, Thompson JR et al. Prevalence of perioperative complications among women undergoing reconstructive pelvic surgery. Am J Obstet Gynecol 2000; 183:1355-8; discussion 1359-60.

Nichols DH. Clinical problems, injuries and complications of gynecologic surgery. 2nd ed., Baltimore: Williams & Wilkins, 1988: 207-9.

Ogilvie H. Large intestine colic due to sympathetic deprivation: a new clinical syndrome. BMJ 1948; 2:671.

Pereira P et al. Ogilvie's syndrome — acute colonic pseudo-obstruction. Journal of Visceral Surgery 2015; 152:99-105.

Perkins JD, Dent LL. Avoiding and repairing bowel injury in gynecologic surgery. Acessado de OBGManagement.com em 31/12/2005.

Pettit PDM, Sevin BU. Intraoperative injury to gastrointestinal tract and postoperative emergencies. Clin Obstet Gynecol 2002; 45(2):492-506.

Robertson HD et al. Management of rectal trauma. Surg Gynecol Obstet 1982; 154:161.

Roth TM, Meeks RG. Acute pseudoobstruction of the Colon (Ogilvie syndrome): A postoperative complication of gynecologic surgery. Journal of Pelvic Medicine & Surgery 2003; 9(1):3-8.

Wittich AC. Rectal injury with primary repair during genitourologic and gynecologic pelvic surgery. Journal of Pelvic Surgery 1997; 3(6):297-300.

Zhu CR et al. Bowel injury risk factors during hysterectomy. Obstet Gynecol 2020; 136:803-10.

Parte B

Lesões Intestinais durante Procedimentos Ginecológicos

Kelly Cristine de Lacerda Rodrigues Buzatti
Renato Gomes Campanati

Introdução

Apesar dos avanços no desenvolvimento de técnicas minimamente invasivas e equipamentos para as cirurgias ginecológicas nas últimas décadas, as complicações com lesões do tubo digestivo ainda são descritas e temidas pelo cirurgião.

Os objetivos deste capítulo são ajudar o ginecologista a compreender os fatores anatômicos relacionados com as principais lesões intestinais e procurar identificar e tratar complicações ainda no peroperatório, além de estimular a necessidade de padronização de técnicas e tempos cirúrgicos para evitar eventos adversos durante os procedimentos.

A proximidade anatômica das estruturas do sistema reprodutor feminino com a via urinária, o tubo digestivo, os nervos e vasos pélvicos coloca essas estruturas adjacentes em risco nos procedimentos ginecológicos, mesmo quando de pequeno porte.

As histerectomias são os procedimentos cirúrgicos ginecológicos mais comuns, e estima-se que lesões intestinais durante essa operação aconteçam em 0,3% dos casos, sendo mais frequentes nos procedimentos via abdominal, se comparados à histerectomia vaginal[1-4].

As aderências, na maioria das vezes relacionadas com procedimentos anteriores, são causas frequentes de distorção anatômica, impedindo a dissecção de planos corretos e podendo levar à perfuração intestinal. Infelizmente, não há um método confiável para identificação pré-operatória dessas aderências, e o diagnóstico geralmente é estabelecido a partir do relato de procedimentos anteriores muito difíceis[5-10].

Embora sejam complicações descritas nos procedimentos ginecológicos, nem sempre as lesões intestinais são resultado de negligência ou má prática do cirurgião. Alguns aspectos, como fatores de risco, manejo das lesões e prevenção, são fundamentais na decisão quanto à melhor conduta e na redução da morbimortalidade.

Fatores de risco

Acredita-se que as lesões intestinais inadvertidas sejam subnotificadas em notas operatórias e sumários de alta, o que dificulta ainda mais o estudo das condições predisponentes. A estratificação de risco de complicações é um método altamente eficaz de prevenção, bem como é útil para preparo da equipe cirúrgica, programação operatória e aconselhamento das pacientes no pré e pós-operatório.

A existência de cirurgias abdominais prévias é o principal fator de risco associado à ocorrência de lesões intestinais inadvertidas. A necessidade de lise de aderências aumenta o tempo cirúrgico, por vezes impossibilita a realização de procedimentos via minimamente invasiva e é associada a aumento da morbidade, especialmente nos casos de lesões do trato digestivo.

Em trabalho retrospectivo realizado em 2000, com 270 procedimentos que exigiram lise de aderências, foram observadas 52 (19%) lesões intestinais inadvertidas, enquanto em 2014 outro estudo, com 715 pacientes, registrou incidência de 6,7% (n = 48)[10,11].

Na primeira série, os principais fatores de risco para lesões intestinais inadvertidas foram índice de massa corporal (IMC [p < 0,03]), idade do paciente (OR: 1,9; IC95%: 1,3 a 2,7; p < 0,001) e três ou mais laparotomias prévias (OR: 10,4; IC95%: 5,0 a 21,6; p < 0,001), com as pacientes com lesões inadvertidas apresentando um número maior de complicações pós-operatórias (p < 0,01), relaparotomias de emergência (p < 0,001), admissão no CTI (p < 0,001), uso de nutrição parenteral (p < 0,001) e tempo de internação (p < 0,001)[10].

Já a segunda série retrospectiva desenvolveu um nomograma para predição do risco de lesões intestinais inadvertidas com uma acurácia de 85%, contemplando os principais fatores de risco determinados no estudo: duas a três laparotomias prévias (OR: 10,03; IC95%: 2,04 a 49,24; p = 0,005), quatro ou mais laparotomias prévias (OR: 15,79; IC95%: 2,97 a 83,91; p = 0,001) e cirurgia do trato gastrointestinal inferior (OR: 3,81; IC95%: 1,26 a 11,55; p = 0,018)[11].

Uma revisão sistemática de 2014, contemplando trabalhos disponíveis da base de dados Pubmed e que incluiu 28 estudos independentes, avaliou o impacto da laparoscopia em lesões gastrointestinais inadvertidas. A incidência de lesões gastrointestinais inadvertidas foi de 0,13% (430 casos em 329.935 pacientes), sendo as lesões de intestino delgado as mais frequentes (55,8%), seguidas pelas do intestino grosso (38,6%) e do estômago (3,9%). A incidência de lesões após laparoscopia ginecológica foi de 0,10% (135 casos em 132.610 pacientes), mais frequentemente diagnosticadas em até 48 horas (66,8%). Em 41,8% dos casos, as lesões ocorreram durante a introdução de trocartes ou com a agulha de Veress, com as lesões térmicas ocupando o segundo lugar (25,6%) e a manipulação direta do trato gastrointestinal com pinças de laparoscopia o terceiro (1,1%)[11].

Assim, destaca-se a presença de aderências como o principal fator de risco para as lesões intestinais inadvertidas em cirurgias abdominais. As aderências pós-operatórias são mais frequentes em casos de múltiplas operações prévias, especialmente por via laparotômica e no andar inferior, além de patologias que favorecem a ocorrência de aderências, como endometriose infiltrativa profunda e doença inflamatória pélvica[12]. Além disso, pacientes com mais de 60 anos de idade, obesidade e cirurgias do trato gastrointestinal inferior também aumentam o risco de lesões inadvertidas.

Quanto aos procedimentos perineais e vaginais, os dados são ainda mais escassos, comprometendo a determinação de fatores preditores. A incidência de lesões de reto é de 0,07% em histerectomias vaginais e de 0,4% em colpopexias transvaginais, enquanto os dados concernentes à incidência de lesões esfincterianas estão ainda menos disponíveis. Os principais fatores de risco têm relação com distorções da anatomia, especialmente em mulheres pós-menopausadas, com corpo perineal estreito e cirurgias perineais prévias[12].

Identificação e manejo peroperatório

A identificação segura e precoce de lesões intestinais inadvertidas no intraoperatório é crucial para reduzir a morbidade e a mortalidade em todos os procedimentos cirúrgicos. Lesões inadvertidas diagnosticadas tardiamente já foram apontadas como a principal causa de mortalidade relacionada com a cirurgia laparoscópica, especialmente nos casos com diagnóstico após o terceiro dia de pós-operatório[13,14].

Em procedimentos abdominais via laparotômica, o inventário cuidadoso da cavidade deve ser sempre avaliado para determinação da extensão da doença a ser operada, assim como para inspeção da cavidade abdominal e especialmente do trato gastrointestinal quanto a lesões inadvertidas. Ao término do procedimento, as alças devem ser novamente inspecionadas e posicionadas na cavidade abdominal para minimizar a formação de aderências e possibilitar o fechamento da cavidade com segurança, minimizando o risco de lesões durante a laparorrafia.

Nas operações laparoscópicas, à semelhança das laparotomias, logo após a introdução da óptica o sítio de confecção do pneumoperitônio deve ser cuidadosamente inspecionado em busca de lesões inadvertidas, especialmente quanto a hematomas, sangramento ativo, secreção entérica, gás extraluminal, odor fétido e lesões diretamente identificadas. Ao longo e ao término do procedimento, cuidado especial deve ser tomado com a introdução das pinças e trocartes laparoscópicos, especialmente quando não diretamente visualizados durante o ato operatório, e particularmente com o uso de energia monopolar ou ultrassônica, em virtude do risco de transmissão de energia aos tecidos vizinhos. As energias bipolar e bipolar avançada promovem disseminação mais controlada de calor em relação às demais.

O reparo de lesões intestinais prontamente identificadas pode ser realizado via laparoscópica ou exigir uma laparotomia, de acordo com sua complexidade, grau de contaminação da cavidade, nível de experiência do cirurgião e estrutura técnica e de materiais. De maneira geral, as lesões intestinais puntiformes e de pequeno diâmetro normalmente são fechadas com suturas simples, enquanto as lesões térmicas podem necessitar de desbridamento de áreas com dano térmico para permitir a sutura de tecidos bem vascularizados. No caso de lesões extensas ou que acometem o reto extraperitoneal pode ser necessária a ressecção segmentar com realização ou não de ostomia, a depender da condição clínica da paciente, do nível da anastomose e do grau de contaminação local.

Já as lesões identificadas tardiamente implicam altas morbidade e mortalidade pós-operatórias. Em estudo finlandês com 70.607 procedimentos, o tempo médio para diagnóstico de lesões de intestino delgado foi de 3,3 dias, enquanto as lesões de cólon necessitaram de 4,8 dias[14]. As pacientes com lesões despercebidas evoluem com pós-operatório arrastado e podem apresentar febre, dor abdominal, náuseas, vômitos, irritação peritoneal e choque séptico, além de elevação de provas inflamatórias, como proteína C reativa (PCR) e procalcitonina e leucocitose, e outras alterações secundárias ao choque séptico, como disfunção renal, elevação de lactato e piora metabólica.

O tratamento de lesões despercebidas é igualmente dependente do sítio de lesão, do grau de contaminação da cavidade peritoneal e do estado clínico da paciente. Lesões pequenas, com contaminação localizada, identificadas precocemente e em pacientes que toleram a abordagem cirúrgica podem ser reparadas de maneira primária. De maneira análoga, pacientes com contaminação abdominal grosseira e/ou com importante repercussão clínica normalmente são submetidas a confecção de ostomia, higienização da cavidade peritoneal, reanimação clínica e antibioticoterapia de largo espectro. Em casos de múltiplas lesões, lesões complexas e estado clínico precário da paciente, a laparostomia pode ser realizada para programação de reabordagens seriadas.

As lesões de reto durante procedimentos perineais ou vaginais costumam ser identificadas no intraoperatório e usualmente tratadas com sutura transversal após desbridamento das bordas da lesão. Em casos de lesões extensas ou em pacientes com fibrose do reto e do períneo, como

nas submetidas previamente à radioterapia pélvica, pode-se optar pela interposição de tecidos bem vascularizados no septo retovaginal, como o retalho de Martius, baseado no tecido do grande lábio, ou o retalho de músculo grácil, por exemplo (Figuras 25.12 a 25.15).

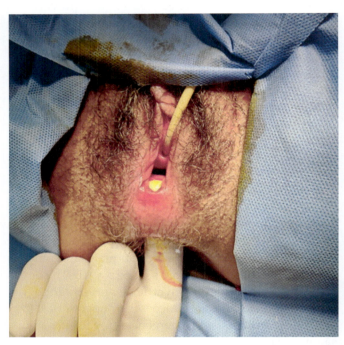

Figura 25.12 Perfuração retal durante dissecção vaginal, originando fístula retovaginal.

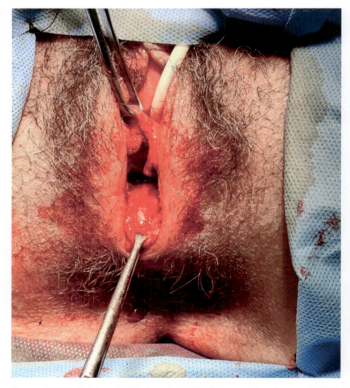

Figura 25.13 Retalho de Martius do tecido fibromuscular do grande lábio esquerdo.

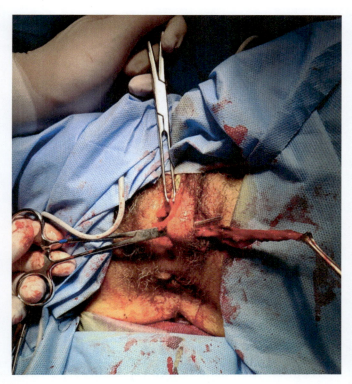

Figura 25.14 Tunelização do retalho de Martius para interposição no defeito do septo retovaginal.

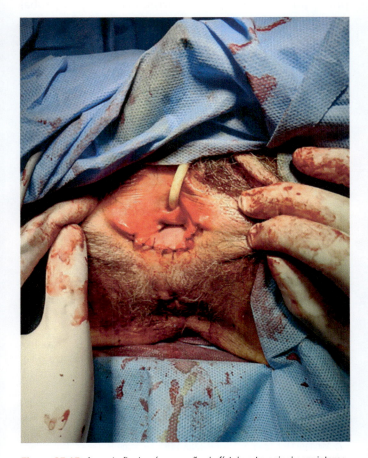

Figura 25.15 Aspecto final após correção de fístula retovaginal com interposição de retalho de Martius.

As lesões esfincterianas são menos frequentemente diagnosticadas no intraoperatório, sendo mais comuns após a realização de episiotomia durante a assistência obstétrica. Quando prontamente identificadas, a sutura dos esfíncteres interno e externo pode ser realizada através de reconstrução simples ou esfincteroplastia com *overlapping*, isto é, a sobreposição dos ventres musculares.

Nos casos em que uma lesão seja suspeitada ou diagnosticada e o cirurgião assistente não tenha segurança ou experiência em seu tratamento, um cirurgião geral ou coloproctologista deve ser consultado.

Como prevenir lesões intestinais durante procedimentos ginecológicos

O grande número de procedimentos eletivos ginecológicos e o baixo índice de complicações deixam o cirurgião ginecológico em um ambiente confortável que pode resultar em despreparo e incapacidade para tratar de eventos adversos no período peroperatório.

A prevenção de lesões inadvertidas intestinais durante cirurgias ginecológicas deve começar ainda no planejamento cirúrgico. É mandatória a investigação da história cirúrgica da paciente com atenção a abordagens pélvicas prévias e processos infecciosos ou inflamatórios intestinais que resultaram em peritonite e que poderiam causar aderências e distorção anatômica.

Pacientes muito obesas, com cirurgias prévias e portadoras de telas sintéticas na pelve podem tornar-se verdadeiros desafios para dissecção cirúrgica e até mesmo para identificação de órgãos, vasos e nervos abdominais ou pélvicos.

Ao ser identificada uma perfuração intestinal, a antibioticoprofilaxia cirúrgica deve ser revista e ampliada para cobertura de gram-negativos e anaeróbios da flora intestinal com o objetivo de prevenir complicações infecciosas.

A maioria das lesões inadvertidas nas cirurgias ginecológicas abdominais ocorre no intestino delgado durante o acesso à cavidade abdominal ou pélvica, que pode ser por laparotomia ou laparoscopia. As lesões nas laparotomias são típicas quando existem cirurgia prévia e aderência de alças na parede abdominal, as quais frequentemente parecem "coladas" e confundem-se com a musculatura da parede abdominal. O cirurgião deve evitar o acesso ao abdome por cicatrizes prévias quando há relato de "pelve congelada", por exemplo. Nesses casos, a laparotomia no andar superior para acesso à cavidade abdominal irá facilitar a identificação das alças e a lise de aderências em direção à pelve.

No caso da laparoscopia, apesar de não haver consenso quanto à técnica mais segura para realizar o pneumoperitônio, a maioria dos cirurgiões prefere a passagem transumbilical da agulha de Veress ou no hipocôndrio esquerdo pela técnica de Palmer em detrimento da passagem direta de trocarte.

Após a passagem do primeiro trocarte, todos os demais devem ser passados sob visão, e a cavidade abdominal deve ser inspecionada quanto à presença de hematomas ou possíveis perfurações de alça intestinal na punção realizada com a agulha de Veress. A presença de hematoma intestinal obriga a inspeção rigorosa desse segmento para identificação de possível perfuração. O auxiliar responsável pela câmera deve estar sempre atento à entrada de novos instrumentos, quando alguma estrutura pode ser transfixada, e à retirada de agulhas, gazes ou outros corpos estranhos.

Nas *cirurgias via perineal*, convém isolar a região anal com campos cirúrgicos para evitar contaminação pré-operatória. Quando há evidência de dissecção em direção ao reto, o ginecologista pode realizar o toque retal para localizar a parede retal e evitar perfuração. Em caso de suspeita de lesão retal, pode-se injetar solução fisiológica com azul de metileno intrarretal e observar se haverá extravasamento para vagina ou pelve[12].

O conhecimento da anatomia pélvica e dos pontos de referência cirúrgica é o principal fator de proteção contra os eventos adversos. Na histerectomia vaginal, por exemplo, o cirurgião deve estar familiarizado com a relação entre a parede anterior da vagina e o útero e a bexiga e entre a parede posterior da vagina e o reto. A exposição e o uso de afastadores facilitam a dissecção, especialmente no momento da abertura do fundo de saco de Douglas, quando ocorre a maioria dos casos de abertura do reto[10]. Pacientes com diagnóstico de endometriose pélvica podem ter esse tempo cirúrgico dificultado.

As lesões por energia de eletrocautério estão entre as mais difíceis quanto à identificação durante o ato cirúrgico e costumam ser reconhecidas apenas se a equipe cirúrgica está atenta e consegue ver o contato do condutor com o intestino e prever o dano da queimadura. Caso contrário, esse tipo de lesão vai se manifestar apenas alguns dias depois, quando o tecido atingido pela energia térmica evolui para necrose e perfuração tardia, resultando em extravasamento fecal e evento séptico grave. Os protocolos de segurança para cirurgia devem ser seguidos com atenção especial ao uso das placas condutoras e ao controle do campo cirúrgico para evitar a proximidade da alça e o contato com faíscas.

As lesões de espessura parcial da parede intestinal são outra situação em que pode haver perfuração tardia no pós-operatório. Lesões que envolvam serosa e muscular intestinal devem, sempre que possível, ser rafiadas para reconstituição da espessura da parede intestinal.

A capacidade do cirurgião de mudar de estratégias na abordagem cirúrgica em caso de dificuldade técnica e o conhecimento anatômico são fundamentais na prevenção de complicações envolvendo o tubo digestivo.

Considerações finais

Considerando a alta prevalência de afecções cirúrgicas benignas na prática clínica ginecológica, nota-se que a grande maioria das pacientes submetidas a operações ginecológicas está aparentemente saudável e ativa, fazendo a cirurgia para restabelecer algum dano funcional ou anatômico. Esse aspecto faz as complicações com altas morbidade e mortalidade, como as lesões intestinais, serem recebidas com surpresa e falta de compreensão pela paciente e os familiares.

Os termos de consentimento livre e esclarecido (TCLE) são obrigatórios e devem contemplar os aspectos cirúrgicos e as complicações mais comuns em linguagem acessível. A conversa, no pré-operatório, com o cirurgião responsável deve incluir explicações sobre o procedimento, previsão sobre internação e cuidados pós-operatórios, contribuindo para consolidar a relação médico-paciente e estabelecer um laço de confiança que será fundamental no manejo de alguma complicação inesperada.

Além da habilidade técnica especializada, o cirurgião ginecológico deve ser capaz de identificar casos mais difíceis e se preparar com a equipe multidisciplinar junto ao cirurgião colorretal caso haja a probabilidade de dissecção mais complexa, envolvendo o intestino. A padronização dos tempos cirúrgicos e o conhecimento das técnicas de reparo das lesões intestinais possibilitam a identificação e correção peroperatórias das lesões intestinais, evitando as graves complicações sépticas de uma perfuração não identificada.

Referências

1. Ulker K, Anuk T, Bozkurt M, Karasu Y. Large bowel injuries during gynecological laparoscopy. World J Clin Cases 2014; 2(12):846-51. doi: 10.12998/wjcc.v2.i12.846.
2. Elbiss HM, Abu-Zidan FM. Bowel injury following gynecological laparoscopic surgery. Afr Health Sci 2017; 17(4):1237-45. doi:10.4314/ahs.v17i4.35.
3. Ahmad G, Baker J, Finnerty J, Phillips K, Watson A. Laparoscopic entry techniques. Cochrane Database Syst Rev 2019; 1(1):CD006583. Published 2019 Jan 18. doi:10.1002/14651858.CD006583.pub5.
4. Grewal K, Jones B, L'Heveder A et al. The use of intra-operative ultrasound in gynecological surgery: a review. Future Sci OA 2021; 7(3):FSO678. Published 2021 Jan 12. doi:10.2144/fsoa-2020-0172.
5. Mesdaghinia E, Abedzadeh-Kalahroudi M, Hedayati M, Moussavi-Bioki N. Iatrogenic gastrointestinal injuries during obstetrical and gynecological operation. Arch Trauma Res 2013; 2(2):81-4. doi:10.5812/atr.12088.
6. Glaser LM, Milad MP. Bowel and bladder injury repair and follow-up after gynecologic surgery. Obstet Gynecol 2019 Feb; 133(2):313-22. doi: 10.1097/AOG.0000000000003067. PMID: 30633149.
7. Michael D, Mremi A, Swai P, Shayo BC, Mchome B. Gynecological hysterectomy in Northern Tanzania: a cross-sectional study on the outcomes and correlation between clinical and histological diagnoses. BMC Womens

Health 2020; 20(1):122. Published 2020 Jun 12. doi:10.1186/s12905-020-00985-9.

8. Alkatout I, Mettler L, Maass N, Noé GK, Elessawy M. Abdominal anatomy in the context of port placement and trocars. J Turk Ger Gynecol Assoc 2015; 16(4):241-51. Published 2015 Nov 2. doi:10.5152/jtgga.2015.0148.

9. Habib N, Centini G, Lazzeri L et al. Bowel endometriosis: Current perspectives on diagnosis and treatment. Int J Womens Health 2020; 12:35-47. Published 2020 Jan 29. doi:10.2147/IJWH.S190326.

10. Van Der Krabben AA, Dijkstra FR, Nieuwenhuijzen M, Reijnen MM, Schaapveld M, van Goor H. Morbidity and mortality of inadvertent enterotomy during adhesiotomy. Br J Surg 2000 Apr; 87(4):467-71. doi: 10.1046/j.1365-2168.2000.01394.x. PMID: 10759744.

11. Ten Broek RP, Strik C, van Goor H. Preoperative nomogram to predict risk of bowel injury during adhesiolysis. Br J Surg 2014 May; 101(6):720-7. doi: 10.1002/bjs.9479. PMID: 24723023.

12. Hoffman MS, Lynch C, Lockhart J, Knapp R. Injury of the rectum during vaginal surgery. Am J Obstet Gynecol 1999 Aug; 181(2):274-7. doi: 10.1016/s0002-9378(99)70547-8. PMID: 10454668.

13. Peterson HB, DeStefano F, Rubin GL, Greenspan JR, Lee NC, Ory HW. Deaths attributable to tubal sterilization in the United States, 1977 to 1981. Am J Obstet Gynecol 1983 May 15; 146(2):131-6. doi: 10.1016/0002-9378(83)91040-2. PMID: 6846428.

14. Soderstrom RM. Bowel injury litigation after laparoscopy. J Am Assoc Gynecol Laparosc 1993 Nov; 1(1):74-7. doi: 10.1016/s1074-3804(05)80764-9. PMID: 9050466.

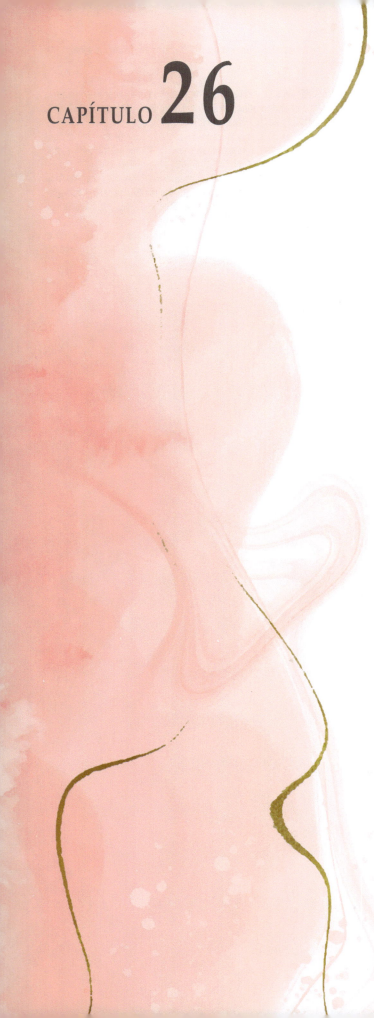

CAPÍTULO 26

Tratamento da Fístula Vesicovaginal

Edson Henrique Gabriel Nascimento
Bernardo Pace Silva de Assis

Introdução

As fístulas urogenitais são comunicações anormais entre o trato genital feminino e a bexiga, a uretra ou os ureteres. A etiologia e a incidência das fístulas do trato urogenital variam geograficamente. Nos EUA e em outros países desenvolvidos, essas fístulas são incomuns e na maioria das vezes sequelas de cirurgia ginecológica, resultando, menos frequentemente, de lesão obstétrica, patologia pélvica grave ou radioterapia[1]. Estima-se que 3 milhões de mulheres no mundo sejam portadoras de fístulas urogenitais e que exista uma incidência anual de 30 a 130 mil novos casos apenas na África.

Uma revisão sistemática publicada recentemente reforçou o conceito de que em países desenvolvidos as principais causas são cirúrgicas (82%) e, nos subdesenvolvidos, são fatores relacionados com o parto (95%). O mesmo estudo mostrou que a histerectomia abdominal e o trabalho de parto prolongado com isquemia por compressão local são os principais motivos, respectivamente[2,3].

Apresentação clínica

As fístulas entre o trato urinário e a vagina geralmente resultam em vazamento urinário indolor da vagina. Vazamento intermitente, principalmente quando posicional, pode ser um sinal de fístula ureterovaginal, enquanto a perda contínua de urina é mais característica de fístulas vesicovaginais.

Drenos intra-abdominais raramente são colocados na conclusão da cirurgia ginecológica, mas, se um dreno for usado, uma fístula urogenital pode ser observada caso haja aumento acentuado no débito alguns dias após a cirurgia. A administração sistêmica de um corante pode ajudar na identificação de uma fístula urogenital ou lesão do trato urinário, quando o corante tinge o conteúdo do dreno cirúrgico. Em nossa prática, administramos 200mg de fenazopiridina, o que torna a urina laranja brilhante[4].

História

A história médica é orientada pela suspeita clínica da presença de uma fístula. Normalmente, isso se baseia no desenvolvimento de sintomas em relação a uma cirurgia recente. A história deve incluir perguntas básicas sobre início e duração dos sintomas, história de saúde pélvica (por exemplo, câncer, radiação, trauma, parto), características dos sintomas (volume de vazamento, cheiro, cor e consistência de fluido vaginal), para excluir hematúria ou vazamento de substância além da urina (por exemplo, corrimento vaginal), e características do fluxo (contínuo, intermitente, posicional).

Exame pélvico

Um exame com espéculo dividido (usando apenas a lâmina inferior do espéculo) deve ser realizado, e toda a vagina deve ser visualizada.

No exame vaginal, as fístulas recentemente formadas podem aparecer como uma pequena área vermelha de tecido de granulação sem nenhuma abertura visível ou pode ser visto um orifício real. Em caso de fístulas mais maduras, pode ser dificultada a visualização do orifício vaginal. Fístulas muito pequenas podem ser de difícil visualização devido ao tamanho e à anatomia da vagina (por exemplo, fórnices são difíceis de examinar). Um exame sob anestesia e o uso de testes de corante podem ser necessários para encontrar a abertura. Cabe lembrar que mais de uma fístula pode estar presente e mais de uma estrutura pode estar envolvida (por exemplo, uma fístula vesicovaginal e uma fístula ureterovaginal). Em uma mulher cuja histerectomia anterior está relacionada com a fístula, o orifício vaginal está normalmente localizado no terço superior da vagina. O vazamento de urina pode frequentemente ser observado durante o exame, e pode haver um odor revelador ou o acúmulo de urina no início do exame.

Teste de tintura

Para encontrar pequenas fístulas, qualquer fluido estéril tingido (por exemplo, fórmula infantil estéril ou índigo carmim ou azul de metileno misturado com solução salina, quando disponível) pode ser instilado na bexiga através de um cateter vesical. A uretra pode ser comprimida com uma esponja de gaze para evitar a saída inadvertida de corante da uretra, e a bexiga é preenchida gradativamente com alíquotas de 60mL de líquido colorido. Um tampão ou cotonetes grandes são colocados na vagina e então checados quanto à presença de corante. Se não houver vazamento, a paciente é solicitada a tossir ou realizar manobra de Valsalva. A coloração azulada no *swab* ou na ponta do tampão do ápice vaginal aponta para fístula vesicovaginal, enquanto a umidade com líquido claro pode indicar fístula ureterovaginal[5-7].

Cistoscopia e estudos de imagem

A cistoscopia é usada para avaliar a bexiga quanto a lesões residuais, materiais cirúrgicos e número de orifícios de fístula intravesical. A pielografia retrógrada documenta a integridade ureteral. A pielografia intravenosa (PIV) é menos útil para observar qualquer rompimento na integridade ureteral porque pode perder o vazamento ureteral que está imediatamente adjacente ao trígono quando o corante que enche a bexiga obscurece um pequeno vazamento. Pequenas quantidades de corante podem não aparecer na radiografia convencional[5,8].

Manejo e tratamento

O melhor manejo das fístulas urogenitais, além da prevenção, consiste em reconhecimento e reparo da lesão na cirurgia primária. Se diagnosticadas nas primeiras semanas após a cirurgia, a drenagem urinária contínua pode resolver uma minoria das fístulas vesicovaginais. Da mesma maneira, o implante de *stent* ureteral precoce pode auxiliar a cura de uma fístula ureterovaginal não complicada. Se essas técnicas simples não tiverem sucesso, as fístulas urogenitais deverão ser tratadas com reparo cirúrgico. Vários procedimentos podem ser adotados para esse reparo. A escolha depende do tipo de fístula, das características e preferências do paciente e da experiência e preferência do cirurgião (Figura 26.1).

As fístulas vesicovaginais, assim como outras fístulas urogenitais, são muito debilitantes para as pacientes, devendo ser feito o encaminhamento precoce para profissionais com experiência no manejo da fístula, pois a primeira tentativa de reparo tem maior chance de promover fechamento via vaginal. O reparo bem-sucedido pode ser esperado em 80% a 90% das pacientes, mas várias cirurgias podem ser necessárias[9]. Essas pacientes devem ser avaliadas quando se tornam sintomáticas pela primeira vez por médicos experientes no tratamento dessas condições. Em pacientes com câncer avançado ou comorbidades médicas, o reparo cirúrgico pode não ser viável. Essas mulheres se beneficiarão de cuidados perineais intensivos, um diafragma bem-ajustado drenado por um cateter urinário em seu centro ou desvio urinário após a colocação de nefrostomias percutâneas.

Momento da cirurgia

O momento do reparo da fístula depende da prontidão cirúrgica do tecido circundante. Se o tecido estiver saudável, pode ser feito o reparo precoce. Isso é aplicável para lesões obstétricas, incluindo lesão uretral, lacerações da bexiga e fístulas vesicouterinas. Após a cirurgia ginecológica, 6 a 12 semanas são suficientes para possibilitar que a maior parte do tecido de granulação se

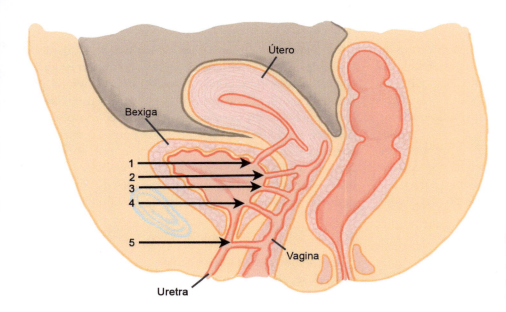

Figura 26.1 Tipos de fístulas urogenitais femininas: (1) fístula vesicocervical; (2) fístula vesicovaginal justacervical; (3) fístula vesicovaginal média; (4) fístula vesicovaginal suburetral; (5) fístula uretrovaginal.

dissipe, aumentando a chance de um reparo bem-sucedido. Nos casos em que o tecido é saudável, pode ser considerado o reparo mais precoce. Durante o período de espera, o cateterismo da bexiga pode diminuir os sintomas e tornar possível o fechamento espontâneo[8,10,11]. A excisão precoce e o reparo do trato fistuloso dentro de 1 a 2 semanas após o vazamento se tornaram mais comuns mesmo com fístulas obstétricas recentes. O momento ideal para reparo cirúrgico da fístula ureteral é controverso[12].

Para o sucesso do tratamento de todas as fístulas urogenitais, alguns princípios devem ser seguidos:

- Nutrição adequada.
- Eliminação e prevenção de processos infecciosos locais.
- Desobstrução do trato urinário distal à fístula.
- Certificar-se da inexistência de neoplasia no tecido ao redor da fístula.
- Exposição adequada do trajeto fistuloso.
- Remoção de corpo estranho.
- Separação completa dos órgãos envolvidos.
- Fechamento hermético, sem tensão ou sobreposição de suturas e em múltiplas camadas.
- Tecidos bem vascularizados como retalhos, quando necessário.
- Hemostasia adequada e manutenção da estabilidade hemodinâmica.

Fístulas vesicovaginais

Fístula vesicovaginal pós-histerectomia

Pequenas fístulas vesicovaginais pós-histerectomia podem ser canuladas com uma sonda, pequeno tubo de alimentação ou cateter de Foley pediátrico no trato da fístula para permitir que o cirurgião puxe a vagina em direção ao introito, facilitando a dissecção vaginal. Se o trato da fístula for difícil de canular, uma nova técnica, usando um fio-guia passado por cistoscopia, pode ser usada para puxar um pequeno cateter através da vagina para a bexiga[13].

Como alternativa, as suturas de suporte podem ser colocadas lateralmente à abertura da fístula e a tração pode ser usada para aplicá-la na parte inferior da vagina, evitando assim a necessidade de alargar a abertura. O epitélio vaginal é incisado ao redor da fístula e em seguida os retalhos epiteliais vaginais são elevados e removidos em um grande círculo (2 a 3cm de diâmetro) ao redor do trato da fístula. Múltiplas camadas (geralmente duas) de suturas absorvíveis 2-0 ou 3-0 são colocadas de modo transversal interrompido com uma técnica de imbricação para facilitar o fechamento sem tensão. Suturas nas bordas laterais da fístula são colocadas logo além, acima e abaixo das bordas da fístula[14,15].

As linhas de sutura circunferenciais, longitudinais ou verticais devem ser evitadas, pois podem trazer os ureteres para muito próximo da linha média e facilitar a dobra ureteral, isquemia do tecido, obstrução e posterior formação de fístula. Da mesma maneira, as suturas em bolsa circunferenciais geralmente são evitadas, uma vez que pode ocorrer isquemia do tecido nas bordas da fístula.

Ocasionalmente, o fundo de saco posterior (fundo de saco de Douglas) é penetrado durante o reparo de fístulas de abóbada vaginal alta. Isso pode ajudar no reparo, pois o peritônio posterior pode ser elevado do assoalho pélvico como um retalho e usado como uma terceira ou quarta camada no fechamento. O epitélio vaginal deve ser reaproximado com cuidado para fechar o fundo de saco após esse reparo. O fechamento em camadas é recomendado para fístulas mais distais e complexas. O tecido circundante é mobilizado com atenção especial para minimizar a tensão, seguido pela excisão completa do trato fistuloso. É importante não excisar muito tecido lateral para evitar sangramento das bordas e diminuir ainda mais o volume da bexiga.

O defeito da bexiga é fechado em uma ou duas camadas com suturas interrompidas absorvíveis 3-0 ou 4-0. Quando perto do trígono, as suturas devem ser colocadas de modo transversal para evitar dobras dos ureteres. O denso tecido conjuntivo vaginal (fáscia endopélvica) e a vagina são fechados sobre a bexiga com suturas absorvíveis 2-0. A prevenção de linhas de sutura sobrepostas é importante para garantir a vedação do reparo à prova d'água.

Solução de azul de metileno, fórmula infantil estéril, água ou soro fisiológico devem ser instilados transuretralmente após o fechamento da primeira camada para garantir que o fechamento seja impermeável. Um cistograma pode ser feito no pós-operatório antes da remoção do cateter para confirmar o fechamento da fístula. Se o cistograma for positivo para vazamento, não há dados que mostrem que a reinserção do cateter aumentará a chance de cura. Por esse motivo, o cistograma pode ser de uso limitado. Também é importante certificar-se de que o cateter de Foley esteja devidamente colado na coxa da paciente com um aviso de "não remova", a fim de reduzir o risco de que o reparo seja interrompido se o cateter for puxado. Se não ocorrer o fechamento completo de uma grande fístula, o procedimento poderá ser repetido.

Outros fatores causais que contribuem para fístulas altas na cúpula vaginal incluem aquelas secundárias à necrose por radiação. Normalmente, são fístulas vesicovaginais, mas podem envolver o ureter ou, raramente, a uretra. Uma comparação da técnica de reparo vaginal (Latzko)[16,17] com a técnica de reparo abdominal em 91 mulheres não encontrou diferenças na satisfação sexual da paciente ou na qualidade de vida 6 meses após a cirurgia. Quando comparada com a técnica de reparo abdominal, a técnica de reparo vaginal foi associada a tempo operatório significativamente menor, menos perda de sangue e menos tempo de hospitalização. No entanto, as fístulas que se desenvolvem após a cirurgia são geralmente maiores, com mais fibrose e cicatrizes do tecido; portanto, elas podem exigir laparotomia para reparo. Devido à morbidade associada ao reparo por abordagem abdominal, nos casos em que a abordagem vaginal é viável, esta deve ser a primeira tentativa.

Abordagem vaginal

Na técnica de Mackenrodt, os retalhos vaginais são levantados da bexiga e preservados para uso na camada de fechamento final. Com frequência, novas fontes de tecido também são trazidas para esse reparo. O enxerto de Martius, ou enxerto de tecido fibrogorduroso labial, é mais comumente usado para reforçar os reparos mesmo no alto da cúpula vaginal. Enxertos de músculo grácil também são usados ocasionalmente. Esses enxertos fornecem força, suporte, suprimento de sangue e selante para o fechamento da fístula. O músculo glúteo e o peritônio são outras fontes de interposição de tecido[5,10,12].

Abordagens abdominais

Para fístulas recorrentes ou complexas, consideramos uma abordagem abdominal, que pode incluir técnicas laparoscópicas abdominais ou assistidas por robô que envolvem mobilização e interposição de omento. Em geral, a fístula é ressecada, a vagina e a bexiga são fechadas, e o tecido omental é interposto entre a bexiga e a vagina para separar as linhas de sutura e agir como um pedículo neovascular. Essa abordagem pode ser adaptada para procedimentos laparoscópicos, assistidos por robô e abertos. Uma série de casos de cinco mulheres com fístula vesicovaginal mostrou que todas foram tratadas com sucesso usando um procedimento robótico que incluiu a interposição epiploica de sigmoide entre a vagina reparada e a bexiga. A abordagem abdominal também pode ser preferida para pacientes com procedimentos abdominais ou pélvicos concomitantes, bem como para pacientes com fístula complexa, envolvendo ureter, intestino ou colo do útero[2,3,7,8,13,18-22].

O primeiro reparo é o que apresenta maiores chances de sucesso. Reparos malsucedidos ocorrem em 7% a 20% das pacientes e exigem avaliação completa da bexiga, ureteres e rins antes do planejamento de cirurgias subsequentes. A falha do reparo geralmente ocorre como uma fístula pontual vista nos cantos laterais do reparo anterior. Boa iluminação, exposição adequada e paciência são úteis na reavaliação de uma paciente que continua a vazar após um reparo. A infecção deve ser eliminada, e frequentemente a repetição dos reparos exigirá que se leve em consideração o uso de enxertos de tecidos moles. Uma sonda vesical deve ser deixada no local por pelo menos 7 a 14 dias. Drenos e cateteres precisam ser fixados para evitar a remoção não intencional.

Antes da remoção do cateter, um estudo de imagem pode ser realizado para confirmar a integridade do reparo[23].

Referências

1. Lewis Wall L, Karshima JA, Kirschner C, Arrowsmith SD. The obstetric vesicovaginal fistula: Characteristics of 899 patients from Jos, Nigeria Vesicovaginal fistula Rectovaginal fistula Obstructed labor. doi:10.1016/j.ajog.2004.02.007
2. Hillary CJ, Osman NI, Hilton P, Chapple CR. The Aetiology, Treatment, and Outcome of Urogenital Fistulae Managed in Well-and Low-resourced Countries: A Systematic Review Eur Urol 2016; 70:478-492.

3. El-Azab AS, Abolella HA, Farouk M. Update on vesicovaginal fistula: A systematic review. Arab J Urol 2019; 17(1):61-8. doi:10.1080/2090598X.2019.1590033.
4. JYC H, MA H, SL J. Confirmation of ureteric patency during cystoscopy using phenazopyridine HCl: a low-cost approach. J Obstet Gynaecol Can 2009; 31(9):845-9. doi:10.1016/S1701-2163(16)34303-1.
5. Hillary CJ, Osman NI, Hilton P, Chapple CR. The Aetiology, Treatment, and Outcome of Urogenital Fistulae Managed in Well- and Low-resourced Countries: A Systematic Review. Eur Urol 2016; 70(3):478-92. doi:10.1016/j.eururo.2016.02.015.
6. Hwang JH, Kim BW, Jeong H, Kim H. Comparison of urologic complications between laparoscopic radical hysterectomy and abdominal radical hysterectomy: A nationwide study from the National Health Insurance. Gynecol Oncol 2020; 158(1):117-22. doi:10.1016/j.ygyno.2020.04.686.
7. Kobayashi E, Nagase T, Fujiwara K, et al. Total laparoscopic hysterectomy in 1253 patients using an early ureteral identification technique. 2012. doi:10.1111/j.1447-0756.2012.01849.x.
8. Hilton P. Urogenital fistula in the UK: a personal case series managed over 25 years. doi:10.1111/j.1464-410X.2011.10630.x.
9. TJ R, EG V, ME V. Prospective results after first-time surgery for obstetric fistulas in East African women. Int Urogynecol J Pelvic Floor Dysfunct 2008; 19(1):73-9. doi:10.1007/S00192-007-0389-6.
10. Goh JTW. Genital tract fistula repair on 116 women. Aust New Zeal J Obstet Gynaecol 1998; 38(2):158-61. doi:10.1111/J.1479-828X.1998.TB02991.X.
11. Ockrim JL, Greenwell TJ, Foley CL, Wood DN, Shah PJR. A tertiary experience of vesico-vaginal and urethro-vaginal fistula repair: Factors predicting success. BJU Int 2009; 103(8):1122-6. doi:10.1111/j.1464-410X.2008.08237.x.
12. AA B, EA E, A M. Vaginal repair of ureterovaginal fistula may be suitable for selected cases. Int Urogynecol J 2013; 24(6):921-4. doi:10.1007/S00192-013-2070-6.
13. Aminsharifi A. Minimally Invasive Management of Concomitant Vesicovaginal and Ureterovaginal Fistulas After Transabdominal Hysterectomy: Laparoscopic Vesicovaginal Fistula Repair With Ureteroneocystostomy Using a Boari Flap. J Minim Invasive Gynecol 2018; 25(1):17-8. doi:10.1016/J.JMIG.2017.04.013.
14. Chen G Den, Rizk DEE, Richter HE. Surgical repair of vesico-vaginal fistula: the need for an evidence-based approach. Int Urogynecol J 2019; 30(2):169-70. doi:10.1007/s00192-018-3828-7.
15. Marks P, Kluth LA, Lang IJ, Fisch M. Vesicovaginal fistulas: diagnosis and surgical management. Urol 2020; 59(4):432-41. doi:10.1007/s00120-020-01155-3.
16. Luo DY, Shen H. Transvaginal Repair of Apical Vesicovaginal Fistula: A Modified Latzko Technique—Outcomes at a High-volume Referral Center. Eur Urol 2019; 76(1):84-8. doi:10.1016/J.EURURO.2019.04.010.
17. S M, S B, MD M, EF D, A K. Sexual function after vaginal and abdominal fistula repair. Am J Obstet Gynecol 2014; 211(1):74.e1-74.e6. doi:10.1016/J.AJOG.2014.02.011.
18. Moses RA, Ann Gormley E. State of the Art for Treatment of Vesicovaginal Fistula. Curr Urol Rep 2017; 18(8):1-7. doi:10.1007/s11934-017-0708-5.
19. Hillary CJ, Chapple CR. The choice of surgical approach in the treatment of vesico-vaginal fistulae. Asian J Urol 2018; 5(3):155-9. doi:10.1016/j.ajur.2018.01.002.
20. Muntener M, Ursu D, Patriciu A, Petrisor D, Stoianovici D. Robotic prostate surgery. Expert Rev Med Devices 2006; 3(5). doi:10.1586/17434440.3.5.575.
21. Laungani R, Patil N, Krane LS, et al. Robotic-assisted ureterovaginal fistula repair: Report of efficacy and feasiblity. J Laparoendosc Adv Surg Tech 2008; 18(5):731-4. doi:10.1089/LAP.2008.0037.
22. Randazzo M, Lengauer L, Rochat CH, et al. Best Practices in Robotic-assisted Repair of Vesicovaginal Fistula: A Consensus Report from the European Association of Urology Robotic Urology Section Scientific Working Group for Reconstructive Urology. Eur Urol 2020; 78(3):432-42. doi:10.1016/j.eururo.2020.06.029.
23. Hadley HR. Vesicovaginal fistula. Curr Urol Rep 2002; 3(5):401-7. doi:10.1007/s11934-002-0085-5.

Hemorragias Perioperatórias – Prevenção, Diagnóstico e Conduta

CAPÍTULO 27

Sérgio Flávio Munhoz de Camargo

Introdução

A hemorragia pélvica é uma complicação potencial em qualquer paciente submetida à cirurgia obstétrica ou ginecológica. Hemorragias intraoperatórias e/ou pós-operatórias resultam predominantemente de lesão vascular inesperada e da incapacidade de controlar o sangramento excessivo durante um procedimento cirúrgico. O conhecimento da história clínica prévia da paciente, da distribuição anatômica do suprimento de sangue para a pelve e do sistema de coagulação com suas vias intrínseca e extrínseca é essencial na implementação de medidas preventivas adequadas. Reconhecimento e ação imediatos em caso de hemorragia pélvica podem minimizar significativamente as complicações com risco de morte.

Considerações pré-operatórias

> *Seres humanos, que são os únicos capazes de aprender com a experiência alheia, são notáveis pela sua aparente tendência a não fazê-lo.*
> (Douglas Adams)

A *hemorragia intraoperatória* é geralmente definida como perda de sangue superior a 1.000mL ou que exija transfusão. *Hemorragia maciça* refere-se à perda aguda de sangue de mais de 25% da volemia ou sangramento de uma paciente que exija intervenção de emergência para salvar sua vida. A anemia pós-operatória grave impacta a morbidade e mortalidade perioperatórias; esta última aumenta à medida que os níveis de hemoglobina caem abaixo de 7g/dL.

Embora hemorragia significativa seja um risco em qualquer cirurgia, a presença de certos fatores deve

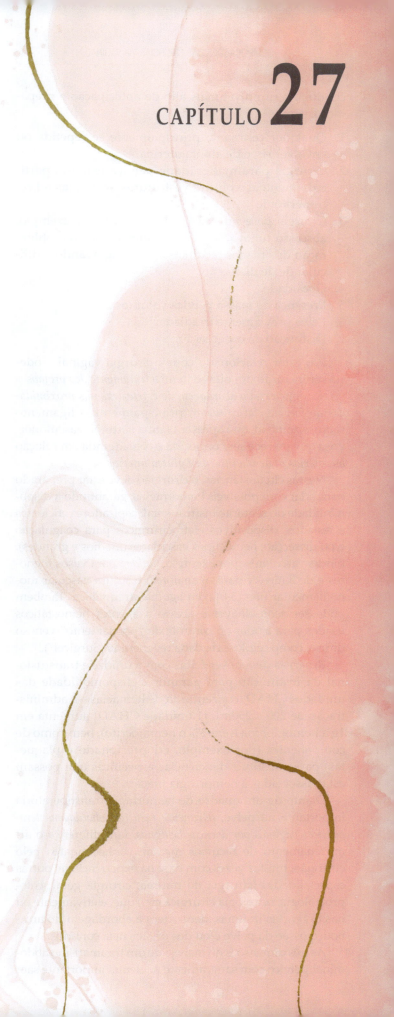

conduzir a um nível mais alto de antecipação e preparação, como:

1. Qualquer cesariana, principalmente se repetida ou envolver risco de atonia uterina.
2. Cirurgia para malignidade pélvica extensa, particularmente envolvendo estruturas profundas ou retroperitônio.
3. Cirurgia para infecção pélvica grave (por exemplo, abscesso tubovariano) ou endometriose com obliteração dos planos teciduais usuais, agravando a dificuldade de dissecção.
4. Obesidade.
5. Presença de massa pélvica volumosa.
6. Pelve previamente irradiada.
7. Disfunção da coagulação.

Por estar relacionado com a cirurgia vaginal, poderia ser incluído um oitavo item: *o tratamento dos prolapsos pélvicos que exija a abordagem de estruturas nas proximidades do forame ciático maior*, principalmente o ligamento sacroespinhoso, que apresenta uma sintopia vasculonervosa que merece ser conhecida e considerada em relação às *artérias pudenda interna e glútea inferior*.

Nessas circunstâncias, o cirurgião deve estar preparado para lidar com possíveis hemorragias, garantindo a disponibilidade do seguinte instrumental: aspiradores eficientes e testados, dispositivos eletrocirúrgicos para coagulação e/ou dissecção, hemoclipes vasculares (médios e grandes), pinças vasculares (por exemplo, *bulldog* para vasos menores e de Satinsky para os maiores) e sutura vascular monofilamentar fina (5-0) com agulha atraumática. Também pode ser aconselhável o acesso a agentes hemostáticos usados para ajudar no controle de "porejamento" venoso difuso, como celulose oxidada regenerada (Surgicel®).

Reservas devem ser feitas com a unidade transfusional da instituição para garantir a disponibilidade das unidades CHAD (concentrado de hemácias – a administração de 200 a 250mL [1 unidade CHAD] aumenta em 1g a hemoglobina e em 3% o hematócrito), bem como de componentes (por exemplo, crioprecipitado e plaquetas) para substituir deficiências específicas que possam estar associadas à hemorragia maciça.

Diante de um quadro de hemorragia transoperatória importante na pelve, *felizmente rara nas abordagens terapêuticas vaginais por doenças benignas*, fará diferença o armazenamento de recursos mentais/conhecimentos pelo cirurgião, muitas vezes com base na experiência de outras especialidades (cirurgia do trauma, cirurgia geral, coloproctologia, oncologia cirúrgica etc.) que, eletivamente ou nas urgências/traumas, necessitem a abordagem do arcabouço ósseo da pelve e/ou dos órgãos nela contidos.

As três dimensões no manejo de um traumatismo abdominal/pélvico com sangramento acidental importante são:

- Estratégia (planejamento; prioridades etc.).
- Tática (técnica mais adequada e sua sequência).
- Equipe (apoio na sala de cirurgia, pessoal de enfermagem, equipe anestésica e cirúrgica, estratificação da liderança).

Em cada fase, convém monitorar o progresso e reavaliar as opções, tendo em mente uma estratégia-chave, como realizá-la e seus riscos.

Estratégia-chave

Será mais adequado *o tratamento definitivo* ou *o controle de dano*? Convém avaliar as medidas temporárias para equilibrar a paciente com a suspensão temporária do ato cirúrgico e o planejamento para retorno ao centro cirúrgico em condições clínicas mais favoráveis.

Principalmente nas hemorragias severas com subsequente hipotensão (pressão arterial sistólica < 70mmHg), a tomada de decisão correta, no primeiro momento, visa evitar o desenvolvimento da chamada *tríade letal*: hipotermia (temperatura < 34°C) mais acidose (pH < 7,1) mais coagulopatia, acarretando choque severo e possibilidade de óbito. O controle do sangramento exige a capacidade de selecionar rapidamente opções hemostáticas apropriadas e implantá-las uma após a outra de maneira disciplinada e eficaz.

Erro clássico, com consequências, será o "pinçamento às cegas" sobre uma área de sangramento difuso, sem identificação do vaso lesionado, que não resolve e pode ser iatrogênica por lacerar ainda mais o vaso responsável (principalmente a parede das veias) e/ou lesionar estruturas vizinhas, como nervos e ureter, entre outras.

Fisiologia da coagulação resumida

A hemostasia adequada é o resultado final do funcionamento em conjunto de todos os componentes do sistema da coagulação, levando a uma formação oportuna e adequada do coágulo e à eventual dissolução do tampão de fibrina-plaquetas. Os quatro componentes da coagulação que se inter-relacionam continuamente são: (1) vasculatura, (2) plaquetas, (3) proteínas de coagulação do plasma, que geram a "cascata" da formação da fibrina com suas duas vias (intrínseca e extrínseca), e (4) fibrinólise através da enzima plasmina.

Características da circulação pélvica de interesse para o cirurgião vaginal

Como a complexa anatomia circulatória da pelve foi abordada no Capítulo 3, serão discutidos aqui alguns aspectos importantes para o manejo dos sangramentos anormais:

- A *artéria uterina* ramifica-se a partir da artéria ilíaca interna ou hipogástrica e se aproxima perpendicularmente do corpo uterino. No nível do orifício interno da cérvice, ela passa acima do ureter antes de se conectar com a *artéria marginal,* cujos ramos paralelos irrigam o colo e o corpo uterino, e vai se anastomosar com a ovariana, que desceu desde a aorta pelo ligamento infundibulopélvico, no nível da arcada da mesossalpinge.
- A vagina recebe seu suprimento sanguíneo de *um ramo da artéria uterina* e também de *um ramo da artéria ilíaca interna.* Além disso, a vagina distal recebe sangue dos *vasos pudendos,* e os *vasos hemorroidais (retais) médios e inferiores* fornecem sangue para a parede vaginal posterior. Uma rede arterial originada de todos esses vasos e formada nas paredes vaginais anterior e posterior é chamada *ázigos vaginal.* Quando da colpotomia posterior (fundo de saco de Douglas) na histerectomia vaginal, pode haver sangramentos continuados dessa rede, obrigando a uma sutura contínua com finalidades hemostáticas, entre a parede vaginal e o peritônio posterior, antes de se prosseguir com a histerectomia.
- O suprimento sanguíneo da bexiga é derivado das *artérias vesicais superior e inferior*; já a uretra recebe seu suprimento sanguíneo dos *vasos vesicais e pudendos.*
- De importância para o cirurgião pélvico é *a anatomia vascular dos espaços pré-sacral e de Retzius.* A artéria sacral média e sua veia repousam diretamente no sacro; a artéria sacral média origina-se da aorta, enquanto a veia sacral média deságua na veia cava inferior. Já a veia sacral lateral deságua na veia ilíaca interna.
    - *Plexo venoso pré-sacral:* as veias pré-sacrais são formadas não apenas pelas veias sacrais lateral e medial, mas também pelas veias basivertebrais. Estas últimas têm paredes finas com suas adventícias se fundindo com o periósteo sacral nas aberturas de seus forames e também carecem de válvulas; em posição de litotomia, estima-se que suas *pressões hidrostáticas possam ser três vezes maiores que as da veia cava inferior.* Como resultado dessa alta pressão hidrostática, caso sejam lesionadas, o sangramento pode ser grave. Lacerações dessas veias são especialmente difíceis de controlar porque as extremidades rompidas podem retrair para dentro do forame sacral.
    - O *espaço de Retzius* é acessado durante os procedimentos para incontinência urinária e/ou correção de defeitos paravaginais do compartimento anterior da vagina. Os *vasos dorsais do clitóris* encontram-se abaixo da borda inferior da sínfise púbica; os *obturadores* entram no canal obturador na margem lateral da dissecção retropúbica. Lateral ao trato urinário e acima da fáscia endopélvica existe uma densa rede de veias (plexo de Santorini) que pode ser traumatizada durante a dissecção, bem como com a colocação de suturas. O porejamento venoso difuso desses vasos geralmente se resolve ao se amarrarem as suturas da uretropexia.
- *Veias ilíacas externas e comuns*: são diferentes as relações das artérias ilíacas externas e comuns com suas respectivas veias em cada lado da pelve e do abdome. A artéria ilíaca comum direita situa-se na face medial da veia ilíaca comum em sua porção proximal, mas se desloca para a face lateral da veia ilíaca externa à medida que se aproxima do canal femoral. As artérias ilíacas comuns e externas permanecem na face lateral de sua veia ilíaca correspondente, ao longo de seu curso no abdome e na pelve. Esse conhecimento permite ao cirurgião antecipar áreas potenciais de lesão das veias ilíacas externas ou comuns. A ligadura das veias ilíacas internas não compromete a função vascular da pelve, o que acontece quando o procedimento é realizado nas veias ilíacas comum ou externa, ocasionando congestão venosa, evidenciada clinicamente por uma extremidade inferior fria, edematosa e cianótica.
- *Artérias ilíacas comuns e externas*: embora a ligadura da artéria ilíaca interna (hipogástrica) não resulte em isquemia dos órgãos pélvicos (veja adiante) graças à extensa circulação colateral na pelve, a lesão das artérias ilíacas externas ou comuns necessitará de reparo cirúrgico porque esses vasos são essenciais no aporte sanguíneo para a extremidade inferior.
- O sangramento intraoperatório durante a *histerectomia vaginal* é geralmente o resultado da ruptura dos tecidos antes do clampeamento (por tração indevida do útero), falha na ligadura de um vaso sanguíneo importante ou sangramentos difusos, bem como "escape" das ligaduras. Certas etapas durante a realização da histerectomia vaginal exigem atenção meticulosa e julgamento cirúrgico para prevenir ou minimizar o sangramento.

Dissecção do epitélio ("mucosa") vaginal

1. Se a incisão circunferencial inicial for feita muito próximo ao orifício cervical externo, uma quantidade maior de dissecção será necessária antes de entrar no fundo de saco posterior e no espaço vesicovaginal. Também pode ser difícil encontrar o plano adequado entre a bexiga e o colo do útero. Essa desorientação está associada à probabilidade maior de aumento do sangramento durante a histerectomia vaginal. Portanto, é fundamental identificar a reflexão da bexiga adjacente à parede vaginal anterior e fazer a incisão logo abaixo dela.

2. Para minimizar a lesão vascular, deve-se continuar a dissecção no plano de clivagem correto, de preferência com o uso do cautério (Bovie) para os pequenos vasos sangrantes no epitélio vaginal. A dissecção no plano incorreto e rico em vasos aumentará a perda de sangue.

Ligamento uterossacro e ligamento cardinal

1. Cada ligamento uterossacro ou cardinal deve ser pinçado com uma pinça única para ligamentos tipo Heaney. A colocação de duas pinças pesadas lado a lado no mesmo ligamento (como na histerectomia abdominal) pode causar avulsão do pedículo (a tração continuada da cérvice uterina durante toda a abordagem vaginal diminui o sangramento de retorno). Além disso, a pinça mais lateral pode lesionar inadvertidamente o ureter.
2. O pedículo deve ter cortados não mais que três quartos de sua extensão "aprisionada" dentro da ponta da pinça. Limitar essa incisão evita que o próximo pedículo (que pode ser vascular) seja cortado acidentalmente. O autor prefere o *ponto de transfixação de Heaney* devido à espessura relativa desses pedículos.

Vasos uterinos e ligamento largo

Os vasos uterinos e o peritônio do ligamento largo são pinçados com uma única pinça de Heaney e ligados com uma única sutura de absorção retardada 1-0 ou 2-0, na extremidade da pinça, contornando-a manualmente para completar o ponto. A sutura transfixante (Heaney) não deve ser usada devido à possibilidade de lesão vascular, o que pode causar hematoma de ligamento largo.

Ligamento útero-ovariano

O restante do ligamento largo e os ligamentos útero-ovarianos são duplamente pinçados com pinças de Heaney e cortados. Inicialmente, passa-se uma ligadura livre (para ocluir os vasos no pedículo), substituindo a pinça lateral, seguida de uma sutura transfixante, pela amplitude e espessura tecidual.

Ligamento infundibulopélvico

Sangramento e hematoma do ligamento infundibulopélvico geralmente podem ser evitados por pinçamento duplo com pinças longas e delicadas. A sequência preferida consiste em uma laçada (sem agulha) inicial em ponta de pinça, seguida por ligadura com sutura distal à primeira passagem para evitar hematoma ou sangramento causado pela agulha. A importância da revisão da qualidade da hemostasia após a conclusão da histerectomia e antes do fechamento da vagina não deve ser subestimada, pois a formação de hematoma dentro do retroperitônio pode causar hipotensão inexplicada e anemia no período pós-operatório. A *formação de abscesso secundário* não é uma comorbidade incomum, obrigando muitas vezes o retorno da paciente à sala de cirurgia para tratamento dessa complicação e seus riscos inerentes.

Forame ciático maior

O complexo *músculo isquiococcígeo/ligamento sacroespinhoso*, usado nas suspensões dos prolapsos genitais do compartimento médio (apical) da vagina, em virtude de sua localização profunda na pelve, sempre causou preocupação quanto à possibilidade de lesões neurovasculares quando de suas abordagens. Muitos grupos de estudiosos se debruçaram sobre esse tema, principalmente com o objetivo de alertar os cirurgiões sobre os riscos de lesões vasculares.

Para prevenção das hemorragias merecem ser conhecidos os *plexos venosos*, geralmente tributários da veia hipogástrica, e as *artérias pudenda interna e glútea inferior* com suas tributárias *coccígeas* (Figura 27.1).

A *artéria pudenda interna* foi por muito tempo responsabilizada pelas hemorragias durante fixações sacroespinhosas. Thompson e cols. realizaram uma série de 23 dissecções de pelve feminina para *esclarecer as conexões anatômicas entre as estruturas vasculares nas proximidades da espinha isquiática e o ligamento sacroespinhoso* e demonstraram que a artéria pudenda interna não estava realmente

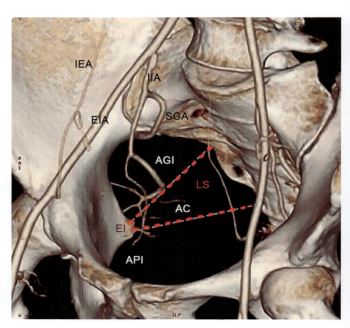

Figura 27.1 Relação do ligamento sacroespinhoso/músculo isquiococcígeo (LS [tracejado vermelho]) com a artéria pudenda interna (API), artéria glútea inferior (AGI) e seus ramos terminais – as artérias coccígeas (AC). (EI: espinha isquiática.)

em risco, pois se situava por debaixo da espinha isquiática, no máximo 5mm mediais atrás do ligamento sacroespinhoso. Segundo esses autores, *é a artéria glútea inferior* que apresenta risco maior de lesão nesse procedimento.

Para Roshanravan e cols., que realizaram dissecções anatômicas em 21 pelves de cadáveres, a artéria pudenda interna origina-se do ramo anterior da artéria ilíaca interna e partilha um tronco com a artéria glútea inferior em 10% dos casos (divisão atrás da espinha isquiática). Em 89% dos casos, essa artéria segue diretamente para detrás da espinha. Em outros casos situa-se menos de 1,5mm medial à espinha isquiática com diâmetro médio de 2,3mm antes de entrar na fossa isquioanal com o nervo pudendo e a veia. Parece estar protegida pela espinha isquiática e os ligamentos sacroespinhoso e sacrotuberoso. Portanto, os autores citados também concluíram que *a artéria glútea inferior estaria sob risco maior* do que a pudenda interna, sendo mais facilmente lesionada por estar relativamente exposta na porção média/superior do complexo musculoligamentar.

Atrás da parte média do ligamento sacroespinhoso existe uma ramificação terminal da artéria glútea inferior, a *artéria coccígea,* a qual penetra e sai da pelve através do ligamento sacrotuberoso em múltiplos locais e pode ser lesionada neste nível, sendo responsável pelo sangramento durante a fixação sacroespinhosa. O diâmetro da artéria coccígea é de 2 a 3mm. A distância média da raiz do ramo coccígeo da artéria glútea inferior até a espinha isquiática, no nível da borda superior do ligamento sacroespinhoso, é de 12mm (7 a 17mm). Há uma zona medial a mais de 25mm de distância da espinha isquiática que deve ser uma área segura, sem nenhum vaso em risco. A possibilidade de lesão vascular (glútea inferior e coccígea) pode ser reduzida caso as suturas no ligamento não o transfixem.

As consequências de lesão vascular e hemorragias na região do forame ciático maior por ocasião da fixação sacroespinhosa podem ser graves. A identificação precisa do vaso lesionado pode ser bastante difícil em razão da complexidade dos acessos e das variações anatômicas. No entanto, o conhecimento preciso da anatomia vascular regional (a lesão da artéria pudenda interna pode responder à ligadura bilateral da hipogástrica, o que não acontecerá com a glútea inferior) é um pré-requisito essencial para a antecipação de acidentes vasculares e a escolha da abordagem, bem como para os resultados obtidos. A fixação ao ligamento sacroespinhoso *deve ser realizada a mais de 25mm de distância da espinha isquiática para a linha média, na metade inferior do ligamento e, se possível, não deve transfixá-lo.*

Para controlar o sangramento intraoperatório maciço acima ou abaixo do ligamento sacroespinhoso, sugere-se tamponar a ferida operatória com várias compressas de laparotomia sob pressão moderada por 20 a 30 minutos.

Com clipes cirúrgicos médios em mãos, as compressas podem ser removidas e a porção lesionada do vaso isolada acima e abaixo do defeito. Caso essa manobra não seja bem-sucedida, o espaço pararretal poderá ser preenchido com várias compressas de laparotomia umedecidas para manter o tamponamento adequado contra o ligamento sacroespinhoso e os vasos adjacentes.

A paciente pode ser retirada da sala de cirurgia e as compressas deixadas no local com a adição de outras compressas vaginais por várias horas ou até que a paciente esteja estabilizada. Após a reposição do volume sanguíneo, se necessário, a paciente pode retornar à sala de cirurgia e as compressas removidas sequencialmente. A origem do sangramento deve ser visível nesse ponto. Alternativamente, o *cateterismo arterial seletivo,* se disponível, pode ser realizado, e pode ser usada a embolização intraluminal.

Sequência de conduta em caso de sangramento intraoperatório

Como as complicações não podem ser completamente evitadas, a equipe de cirurgia ginecológica deve estar preparada para lidar com a hemorragia intraoperatória. Uma sugestão presente na literatura especializada seria o *ácido tranexâmico profilático* – a administração de ácido tranexâmico, um antifibrinolítico, tem sido associada à redução da perda sanguínea intraoperatória em cirurgias obstétricas e ginecológicas. Quando administrado na dose de 10mg/kg IV na entrada da sala de cirurgia, reduz a perda de sangue em 200 a 250mL por cirurgia (incluindo cesariana eletiva e miomectomia).

A seguir, estão descritas as manobras por nós utilizadas, na ordem de apresentação.

Aplicar pressão

No início da hemorragia intraoperatória aplica-se pressão na área do sangramento. Isso ajuda a controlar o sangramento agudo e possibilita um tempo para alertar o restante da equipe cirúrgica sobre o sangramento excessivo. A comunicação imediata e contínua com todos os membros da equipe (anestesiologistas, enfermagem, instrumentadores) é essencial para uma resposta eficiente e eficaz.

Em caso de *cirurgia vaginal* aplica-se pressão imediata com um dedo ou uma compressa (gaze). Se o sangramento continuar, coloca-se um pacote de compressas úmidas ou gazes na vagina. Após um tempo, o material da compressão é removido lentamente para visualização dos vasos sangrantes. Se um pedículo vascular for perdido durante a cirurgia vaginal, o pinçamento ou sutura às cegas é desaconselhável. A laparoscopia pode ser usada para identificar e controlar o local do sangramento e a laparotomia reservada para quando não estiverem disponíveis recursos laparoscópicos.

Embora seja fundamental garantir a hemostasia, as técnicas devem ser usadas com cuidado para evitar necrose do tecido, lesão de órgão vizinho, trombose vascular, formação de fístula ou disfunção nervosa. Uma vez a área de sangramento seja identificada e o tamponamento aplicado, cabe localizar o ureter e os vasos principais para evitar lesões inadvertidas a essas estruturas.

Em alguns casos é melhor aplicar *pressão contínua* enquanto se aguarda o suporte de um cirurgião vascular, geral ou outro ginecologista. A aplicação de pressão em um grande vaso (ou seja, aorta ou ilíaca comum) deve ser reservada às situações em que a pressão direta no local do sangramento não o diminui significativamente. As tentativas de abordagem para reparo dos vasos por equipe inexperiente podem piorar a lesão, particularmente nas *grandes veias retroperitoneais*.

Identificar e controlar o sangramento localizado

Os locais mais comuns de grande perda de sangue na pelve (de cefálica a caudal) são: veia cava inferior, veias pré-sacrais, vasos ovarianos, vasos ilíacos comuns e externos, vasos ilíacos internos, varicosidades parametriais, paracervicais e os pilares da bexiga, bem como a bexiga posterior. Para identificar os locais de sangramento de um ou mais vasos, disseca-se a fáscia pélvica ao redor da fonte de sangramento, identificam-se as estruturas vitais (ou seja, vasos, vísceras), e os vasos sangrantes são isolados e ligados (veja detalhes técnicos no Capítulo 23).

Dissecção pélvica

As estruturas vasculares do trato reprodutor estão contidas nos tecidos que circundam as vísceras pélvicas, ou seja, os *espaços paravesical, pararretal, vesicovaginal e retovaginal*. O desenvolvimento do espaço apropriado geralmente possibilita o controle dos pontos de sangramento, evitando traumas em estruturas pélvicas importantes.

Cabe ter cuidado durante a dissecção, pois as paredes das veias principais são delicadas e lesões podem causar sangramento rapidamente. Além disso, a dissecção romba ao longo da veia ilíaca comum, veia cava inferior, parede lateral pélvica ou na área pré-sacral pode avulsionar pequenas tributárias de veias maiores, acarretando sangramento de grande volume.

Os cirurgiões que não realizam cirurgia radical podem estar menos familiarizados com os *espaços paravesical e pararretal*. O espaço paravesical é delimitado lateralmente pelos vasos ilíacos externos e medialmente pela artéria hipogástrica obliterada. A dissecção desse espaço expõe as porções laterais da bexiga, vagina e reto. O espaço pararretal é delimitado lateralmente pela artéria ilíaca interna e medialmente pelo ureter e pode ser acessado por incisão do peritônio pélvico (a partir do ligamento redondo) lateral aos vasos ilíacos. A separação dos vasos e do ureter e a dissecção posterior e ligeiramente mediana expõem o ureter pélvico proximal, os vasos ilíacos internos e o reto.

Sangramento retroperitoneal

Se ocorrer hemorragia e o retroperitônio não estiver aberto ou o sangramento estiver localizado atrás do pedículo ovariano, aplica-se pressão diretamente na área de sangramento. Caso o sangramento continue, procede-se a uma abordagem rápida e sem sangue para expor essa área, abrir o peritônio sobre a goteira parietocólica e mobilizar o cólon medialmente. Se o peritônio já estiver aberto, a fonte de sangramento é identificada e tratada como descrito a seguir.

Ligadura

Os vasos devem ser isolados antes da ligadura. A colocação de suturas ou clipes ou a coagulação em várias camadas de tecido às cegas pode causar lesões nas estruturas circundantes.

Vasos pequenos

O sangramento de pequenos vasos pode ser controlado por meio de coagulação, sutura ou clipes cirúrgicos.

Vasos grandes

A aorta, a veia cava e os vasos ilíacos comuns e externos perfundem as extremidades. O reparo desses vasos *é mais bem realizado por um cirurgião vascular*. Em geral, esses vasos são reparados mediante compressão do vaso acima e abaixo da lesão com pinças vasculares e sutura contínua do defeito com monofilamento 4-0 a 6-0 em agulha cardiovascular. A extensa circulação colateral arterial na pelve periférica torna possível a ligadura da maioria dos outros grandes vasos em uma pelve não irradiada.

Veias grandes

O sangramento venoso pode ser difícil de controlar devido ao volume relativamente grande de sangue que flui através de veias frágeis e irregulares. Uma pressão suave com gazes "montadas" em cada lado da lesão venosa é o melhor método para minimizar a perda de sangue. Além disso, a colocação de hemoclipes costuma controlar o sangramento venoso. No entanto, a aplicação de hemoclipes em avulsão das pequenas veias que entram na superfície anterior da veia ilíaca comum e na veia cava inferior pode reduzir o calibre da luz dessas veias e acarretar coagulação e trombose.

Controle do sangramento difuso

Existem várias causas clinicamente importantes de sangramento difuso, e cada uma delas deve ser tratada de modo diferente. Avalia-se o volume de sangramento e se há fluxo em todas as superfícies operatórias ou se está concentrado em uma ou mais áreas. O sangramento generalizado pode indicar possível diátese hemorrágica e deve ser tratado com medicação.

Alternativamente, o sangramento difuso de baixo volume que está concentrado em várias áreas pequenas (por exemplo, locais de dissecção anterior de aderências) provavelmente advém de pequenas fontes venosas e pode ser passível de uso de *agentes hemostáticos tópicos*. Quando o sangramento difuso rápido surge repentinamente na área pré-sacral, a laceração dos vasos pré-sacrais deve ser suspeitada e tratada imediatamente.

Estratégia cirúrgica em caso de sangramento persistente

Ligadura da artéria ilíaca interna

Executado pela primeira vez por Kelly em 1893, no Johns Hopkins Hospital, na tentativa de controlar o sangramento durante histerectomia por câncer do útero, ao longo dos anos esse procedimento tem sido extensivamente usado para controle inicial de hemorragias graves na pelve cuja localização exata do sangramento intraperitoneal não pode ser determinada de maneira imediata. A ligação da principal fonte de suprimento de sangue para a pelve torna possível que o cirurgião minimize o acúmulo de sangue, garantindo a oportunidade de visualizar diretamente a origem do sangramento. A taxa de sucesso desse procedimento no controle do sangramento uterino varia de 40% a 100%.

A ligadura da artéria hipogástrica diminui a pressão arterial média nos ramos a jusante em 24%, o fluxo sanguíneo médio em 48% e a pressão de pulso em 85%. A redução do fluxo sanguíneo possibilita a identificação dos locais de sangramento, enquanto a redução da pressão de pulso promove a trombose do vaso sangrante.

A artéria hipogástrica é exposta, ligando e cortando o ligamento redondo, e a partir dele, no sentido cranial, incisando o peritônio da parede pélvica lateral, paralelo ao ligamento infundibulopélvico. O ureter deve ser visualizado e deixado anexado à reflexão peritoneal medial para evitar o comprometimento de seu suprimento sanguíneo. As artérias ilíacas comum, interna e externa devem ser identificadas claramente porque a ligadura inadvertida da artéria ilíaca externa ou comum resulta no comprometimento vascular da extremidade inferior. A *veia hipogástrica*, que se encontra profunda e lateralmente à artéria, pode ser ferida quando os instrumentos são passados por baixo da artéria, resultando em sangramento maciço e potencialmente fatal.

A artéria hipogástrica deve ser completamente visualizada, uma vez que se ramifica da ilíaca comum. Uma pinça de ângulo reto e de ponta romba (Mixter ou semelhante) é passada cuidadosamente ao redor da artéria hipogástrica, 2,5 a 3,0cm distal à bifurcação da artéria ilíaca comum, com sentido do movimento *de lateral para medial* sob a artéria, tempo crucial na prevenção de lesões da veia hipogástrica subjacente. A *divisão posterior* da artéria hipogástrica é mantida com a ligadura nesse local; no entanto, em algumas situações clínicas pode ser mais fácil ou preferível localizar a divisão anterior, identificando o ponto de origem da artéria uterina ou umbilical obliterada e ligando a artéria ilíaca interna logo proximal à origem dessas artérias.

Após delicada mobilização da artéria por dissecção romba, esta é duplamente ligada com uma sutura inabsorvível (sem seccionar por risco de lesão da veia subjacente) tipo seda 1-0. A ligadura é realizada em seguida, no lado contralateral, da mesma maneira. Complicações incluem ligadura inadvertida da artéria ilíaca comum ou externa, trauma do ureter ou veia hipogástrica, infecção cirúrgica, paresia de membros inferiores e parada cardíaca.

Existem dois erros técnicos importantes aos quais se deve prestar atenção:

- É possível ligar equivocadamente a artéria ilíaca externa em vez da artéria ilíaca interna, o que costuma levar à perda do membro inferior ipsilateral se não for corrigido imediatamente. Portanto, o membro inferior (dorso do pé ou pulso tibial posterior) deve ser avaliado quanto à presença de pulso imediatamente após a ligadura do vaso.
- A veia ilíaca interna grande, dilatada e frágil fica logo atrás e ligeiramente medial à artéria e muitas vezes não é visualizada durante o isolamento da artéria. A laceração dessa veia pode levar a uma rápida exsanguinação.

A ligadura da artéria ilíaca interna (hipogástrica) bilateralmente altera as características de fluxo do sistema arterial para as do sistema venoso. Após a ligadura, o suprimento de sangue para as estruturas da região pélvica principal não é comprometido por causa de seu redirecionamento pelos ramos da *intensa rede de anastomoses colaterais* características da irrigação da pelve listadas a seguir, sempre levando em conta as variações em cada paciente.

Anastomoses verticais

1. Artéria ovariana (ramo da aorta) com a artéria uterina.
2. Artéria hemorroidária (ou retal-ramo da mesentérica inferior) superior com a hemorroidária (retal) média.
3. Artéria hemorroidária (ou retal) média com a hemorroidária (retal) inferior (ramo da pudenda interna que é ramo da hipogástrica).
4. Artéria obturadora (ramo da hipogástrica) com a epigástrica inferior (ramo da ilíaca externa), constituindo a *corona mortis*.
5. Artéria glútea inferior com os ramos da circunflexa e perfurante da femoral profunda.
6. Artéria glútea superior com a sacral lateral (ramos posteriores).
7. Artérias lombares com a artéria iliolombar.

Anastomoses horizontais

1. Ramos das artérias vesicais de cada lado.
2. Ramos pubianos da obturadora de cada lado.

Hematoma pós-operatório – características e condutas

Os poucos relatos que descrevem hematomas pélvicos após histerectomia vaginal apresentam ampla faixa de incidência (19% a 98%). Embora os hematomas pequenos sejam muito mais comuns do que os grandes, os últimos *estão associados a taxas maiores de morbidade febril*. Os hematomas de grande volume podem tornar-se de longa duração, uma vez que são menos sensíveis à atividade fibrinolítica e podem eventualmente infectar-se. Podem ainda tornar-se sintomáticos, pois tendem a estar intimamente relacionados com a bexiga e/ou com o trato gastrointestinal inferior. Além disso, hematomas infectados de grande volume podem responder menos a antibióticos sistêmicos, *exigindo drenagem cirúrgica*.

Parece plausível que a histerectomia vaginal em si seja um procedimento de risco para os hematomas pélvicos, uma vez que envolve excisão e oclusão de vasos sanguíneos relativamente grandes, que podem não ser bem visualizados ou de fácil acesso, especialmente se retraídos cefalicamente. Vale ressaltar ainda a possibilidade de sangramento da rede ázigos, principalmente na abertura do fundo de saco posterior (Douglas). Sem dúvida, a técnica cirúrgica desempenha um papel importante a esse respeito, com autores demonstrando que a sutura dupla da cúpula vaginal e dos pedículos pode reduzir a ocorrência de hematomas após histerectomia vaginal de 15,7% para 1,7%.

O tratamento profilático com antibióticos antes da histerectomia vaginal inclui o uso de uma *cefalosporina de primeira geração*. Até o momento não está claro se o tratamento profilático promove a cobertura adequada, abordando possíveis patógenos envolvidos na infecção do hematoma.

Estudos anteriores sugeriram que o tamanho do hematoma pode ser um fator de risco para infecção, mas essa variável nunca foi avaliada em uma coorte que tenha comparado diretamente hematoma infectado com não infectado. Em caso de histerectomia vaginal com suspensão apical, parece haver risco aumentado de sangramento em comparação com a histerectomia sem reparo de prolapsos de órgãos pélvicos.

Durante a histerectomia vaginal, o peritônio é aberto, comunicando as cavidades abdominal (estéril) e vaginal (potencialmente contaminada). Essa comunicação oferece a oportunidade para que a *flora polimicrobiana de aeróbios e anaeróbios* que normalmente colonizam a vagina entre na cavidade abdominal e cause infecção. A histerectomia vaginal envolve a entrada peritoneal em estágio inicial, acarretando o *aumento da duração da exposição do peritônio à flora vaginal*. Em caso de associação a um procedimento de suspensão apical, o tempo de exposição será ainda mais prolongado. Além disso, o cirurgião deve usar instrumentos cirúrgicos longos, que se estendem da vagina até a cavidade abdominal, a fim de garantir suturas seguras das estruturas pélvicas relevantes. Essas manipulações podem aumentar o risco de infecção sobreposta à formação de um hematoma pélvico (*Enterococcus faecalis*).

Alguns relatórios sugeriram que a amoxicilina com o ácido clavulânico pode aumentar a eficácia do tratamento de infecções ginecológicas após histerectomia, em comparação com a primeira geração de cefalosporinas, mas isso ainda não foi validado no que diz respeito ao tratamento profilático.

Embora não seja consenso, inserimos um tampão vaginal por cerca de 24 horas no pós-operatório, o qual também pode exercer pressão e diminuir pequenos e difusos sangramentos. Como regra, não operamos pacientes com distúrbios de coagulação, incluindo aquelas que tomam anticoagulantes ou ácido acetilsalicílico, a menos que sejam descontinuados ou trocados por um medicamento de ação curta no pré-operatório. Os estudos mais importantes descrevem *a febre como um achado comum* em mulheres com hematomas pélvicos, parecendo que a infecção e/ou a inflamação desempenham papel importante na fisiopatologia dos hematomas pélvicos pós-operatórios. Dados laboratoriais também apoiam a existência de inflamação ou processo infeccioso, visto que a maioria das pacientes pode apresentar leucocitose e trombocitose.

Em geral, os hematomas pélvicos sintomáticos são diagnosticados por *ultrassonografia pélvica* (uma ferramenta de diagnóstico acessível, não invasiva e precisa).

Embora a maioria esteja localizada na cúpula vaginal, alguns se encontram na parede anterior e poucos estão localizados nas paredes vaginais posteriores. A ultrassonografia possibilita ainda a caracterização eficaz e o acompanhamento do tamanho e da textura dos hematomas, podendo mostrar outros achados, como nível de líquido no ar, bolhas de gás e retenção urinária. Também parece ser a modalidade de escolha para *orientar a drenagem de hematoma* em caso de ausência de resposta ao tratamento com antibióticos.

Controle de dano nas hemorragias pélvicas

O controle de danos consiste em manobras ou medidas adotadas, principalmente em cirurgias de trauma pélvico, oncológicas e obstétricas, diante de sangramento grave, priorizando em um primeiro tempo a vida da paciente e depois sua estabilização clínica, geralmente em um segundo tempo, retornando à sala de cirurgia para completar a terapêutica inicialmente proposta e/ou solucionar o sangramento.

Como ginecologistas que tratam os distúrbios do assoalho pélvico da mulher e/ou utilizam preferencialmente a via vaginal nas cirurgias, dificilmente precisaremos lançar mão dessas possibilidades terapêuticas. Conhecê-las, entretanto, poderá ser útil em momentos críticos, quando limitações de suporte técnico ou emergências nos deixam sem outras opções.

Compressão das áreas de sangramento

Em 1926, Logothetopoulos descreveu um método de compressão para controlar hemorragia pélvica grave, anunciada como infalível, embora os detalhes não tenham sido descritos. O "pacote de pressão pélvica" controlaria hemorragias de grandes superfícies cruentas, de plexos venosos e áreas inacessíveis. Foi proposto que a compressão promoveria hemostasia por uma "bem distribuída pressão sobre as áreas de sangramento em potencial, comprimindo-as contra a resistência óssea e fascial da pelve". De 1920 a 1950 foram feitas várias referências à compressão pélvica em revistas médicas francesas e alemães. A primeira série de casos relatados na literatura inglesa apareceu na década de 1960, a respeito do manejo de complicações hemorrágicas ginecológicas pós-histerectomia. A *morbidade febril* é a regra nessas pacientes pós-operatórias em estado crítico, que têm um corpo estranho colocado (*geralmente compressas cirúrgicas*) intencionalmente no ambiente do campo cirúrgico. Assim, recomenda-se a administração profilática de antibióticos de amplo espectro quando se utiliza compressão pélvica.

Depois de colocado o tamponamento, aproveita-se o processo hemostático natural e são aguardados pelo menos 10 minutos antes da remoção. No momento da remoção, expõe-se lentamente a área para identificar sangramento específico. Se o sangramento for venoso, por exemplo, pode ser necessário deixar a compressão no local por até 48 horas e retornar à sala de cirurgia, uma vez tenha sido realizada a reposição de fatores específicos à volemia e à coagulação e melhorada a cascata de coagulação.

As sugestões de tamponamento, segundo a literatura específica, consistem em "confeccionar" simplificadamente ou diminuir a morbidade das compressões pélvicas nas hemorragias, sendo explicados dois exemplos a seguir:

1. **Dispositivo de tamponamento com sonda de Foley e condom (preservativo)** – relato do caso de uma paciente de 29 anos com hemorragia pós-cesariana submetida à cesariana/histerectomia em hospital rural: como o sangramento pélvico permanecia, os autores foram orientados a tentar a compressão pélvica com tampão constituído de sonda de Foley (com 40cc no balonete) acoplada a um condom (preservativo). Inicialmente foram injetados 2.200mL de soro fisiológico, passando para 1.800mL de modo a possibilitar a diurese, e esse volume conseguiu estancar o sangramento. A paciente permaneceu 72 horas em monitoramento e com uso de esquema tríplice de antibióticos, o que resolveu o quadro (Figura 27.2).

2. **Tamponamento pélvico extraperitoneal:** diminui a morbidade por não abrir o peritônio e possibilita procedimentos mais rápidos em pacientes críticas, sendo associado ao aumento de 50% na sobrevivência, em comparação com uma população tratada sem essa técnica. O tamponamento pélvico extraperitoneal está indicado para salvar vidas e estabilizar pacientes. Seus tempos principais são:

- Uma incisão cutânea de 8 a 10cm é feita na linha mediana, abaixo do umbigo.

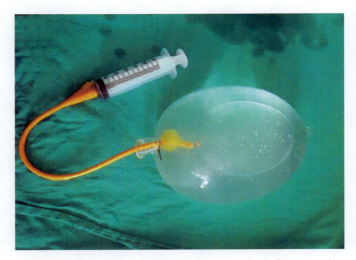

Figura 27.2 Dispositivo de tamponamento com sonda de Foley e condom (preservativo).

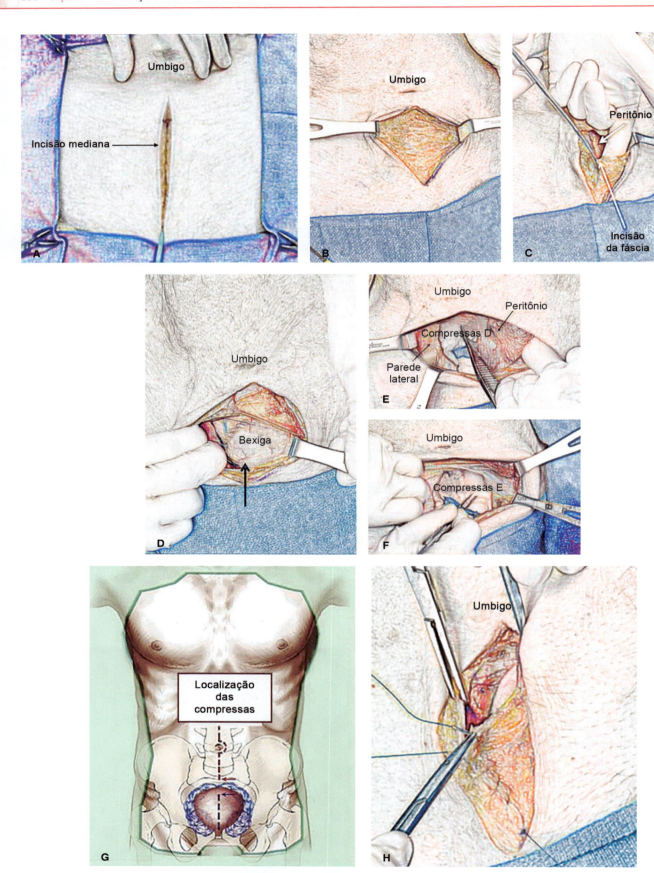

Figura 27.3 Compressão pré-peritoneal. **A** a **C** Incisão infraumbilical sem abrir o peritônio. **D** a **F** Colocação das compressas à direita e à esquerda sobre os vasos pré-peritoneais. **G** e **H** Compressas colocadas e fechamento da parede abdominal, que será reaberta posteriormente para remoção das compressas e tratamento definitivo da hemorragia, se necessário.

- A fáscia da linha média é exposta e incisada até o peritônio, que não é aberto. O espaço pré-vesical de Retzius agora está exposto.
- Enquanto os coágulos são removidos do espaço pré-vesical, a bexiga e o peritônio são afastados posteriormente para possibilitar uma compressão eficaz.
- Três compressas de laparotomia são inseridas extraperitonealmente ao longo da parede pélvica lateral, em ambos os lados da bexiga e em direção à articulação sacroilíaca e aos vasos ilíacos internos, para controlar o sangramento proveniente das artérias ilíacas internas e plexos venosos.
- Após a colocação das compressas, a aponeurose do reto é fechada com sutura contínua para facilitar o tamponamento eficaz (Figura 27.3*A* a *H*).

A angiografia precoce (se disponível) deve ser considerada após o tamponamento extraperitoneal.

Em resumo, "o pacote de pressão pélvica" é de construção bastante simples, a partir de recursos médicos comumente disponíveis, e o controle da hemorragia é alcançado na maioria dos casos. O recurso será útil em pequenos centros, onde não estão disponíveis habilidades cirúrgicas ou recursos tecnológicos mais avançados, como a ligadura de vasos pélvicos ou a embolização arterial seletiva. Na maioria dos casos, a pressão pélvica possibilita a transferência de pacientes em estado crítico para unidades de recuperação pós-cirúrgica, onde pode ser realizada a estabilização hemodinâmica, hematológica e metabólica. Acreditamos que todos os obstetras/ginecologistas devem estar familiarizados com essas técnicas simples e potencialmente salvadoras.

Considerações finais

Não se pode isolar a pelve feminina, com sua genitália interna, dos órgãos limítrofes, sujeita que é à mais variada patologia associativa e consequente terapêutica operatória interdependente. O purista da Cirurgia Ginecológica limitará de maneira deficitária sua atividade cirúrgica quando taticamente se vê compelido a completar-se com o domínio dos conhecimentos mais amplos da Cirurgia Pélvica.
(Paulo Barros, 1971)

A citação de Paulo Barros, autor do *Atlas de operações ginecológicas,* que serviu como um farol a guiar gerações de especialistas, encontra-se mais atual do que nunca. Independentemente da indicação e da especialização da equipe, *a cirurgia da pelve não admite fronteiras*. Tanto nas eletivas como nas planejadas, a equipe contará com especialistas das três áreas, mas nas emergências, como em caso de *sangramento incomum e intenso*, este não será ginecológico, urológico ou coloproctológico, e saber manejá-lo de maneira resolutiva ou estabilizar a paciente até que os recursos adequados cheguem fará toda a diferença no desfecho final.

Leituras complementares

Atilgan R et al. Sucessful management of pelvic bleeding after cesarean hysterectomy by means of Foley catheter-condon balloon tamponade. BMJ Case Report, published on-line 2014.

Azaïs H et al. How to manage peroperative haemorrhage when vaginally treating genital prolapsed. European Journal of Obstetrics & Gynecology and Reproductive Biology 2014; 178:203-7.

Barksdale PA, Elkins TE, Sanders CK, Jaramillo FE, Gasser RF. An anatomic approach to pelvic hemorrhage during sacrospinous ligament fixation of the vaginal vault. Obstet Gynecol 1998; 91(May): 715-8.

Bristow RE. Control of pelvic hemorrhage. In: Cundiff GW, Azziz R, Bristow RE. TeLinde's Atlas of Gynecologic Surgery. Philadelphia PA, USA: Wolters Kluwer/Lippincott Williams & Wilkins, 2014.

Chill HH et al. Symptomatic pelvic hematoma following hysterectomy: risk factors, bacterial pathogens and clinical outcomes. BMC Women's Health 2020; 20:272.

Demetriades D, InabaK, Velmahos G. Surgical control of pelvic fracture hemorrhage. Atlas of Surgical Techniques in Trauma, Publishedby © Cambridge University Press, 2015.

Dildy GA et al. An effective pressure pack for severe pelvic hemorrhage. Obstet Gynecol 2006; 108:1222-6.

Khan F, Kenton K. Intraoperative injury in reconstructive pelvic surgery. J Pelvic Med Surg 2006; 12:241-56.

Machado JA et al. Ligadura da artéria hipogástrica: Alternativa nas hemorragias ginecológicas incontroláveis. Femina 2006; 34(1):35-9.

Mattox KL. Top Knife – The art and craft of trauma surgery. Asher Hirshberg Mattox tfm Publishing LTD, UK 2006.

Monchal T et al. Preperitoneal pelvic packing. Journal of Visceral Surgery 2017(acessado online em junho 2021 – site da revista).

Parker WH, MD,Wagner WH, Management of hemorrhage in gynecologic surgery. UpToDate, May 2019.

Roshanravan SM, Wieslander CK, Schaffer Jl, Corton MM. Neurovascular anatomy of the sacrospinous ligament region in female cadavers: implications in sacrospinous ligament fixation. Am J Obstet Gynecol December 2007; 197(6):660.e1–6.

Sagsoz N, Ersoy M, Kamaci M, Tekdemir I. Anatomical landmarks regarding sacrospinous colpopexy operations performed for vaginal vault prolapse. Eur J Obstet Gynecol Reprod Biol 2002; 101(February (1)):74-8.

Segev Y et al. Symptomatic pelvic hematoma following transvaginal reconstructive pelvic surgery: incidence, clinical presentation, risk factors, and outcomes European Journal of Obstetrics & Gynecology and Reproductive Biology 2010; 153:211-4.

Terek MC et al. Surgical anatomy of the posterior division of the internal iliac artery: The important point for internal iliac artery ligation to control pelvic haemorrhage. Australian and New Zealand Journal of Obstetrics and Gynaecology 2004; 44:374-5 Letters to the editor.

Thompson JR, Gibb JS, Genadry R, Burrows L, Lambrou N, Buller JL. Anatomy of pelvic arteries adjacent to the sacrospinous ligament: importance of the coccygeal branch of the inferior gluteal artery. Obstet Gynecol Dec 1999; 94(6):973-7.

Tomacruz RS, Bristow RE, Montz KM. Management of pelvic hemorrhage. Surgical Clinics of North America 2001; 81(4):925-48.

Yu SP, Cohen JG, Parker WH. Management of hemorrhage during gynecologic surgery. Clin Obstet Gynecol 2015; 58(4):718-31.

SEÇÃO VI

INCONTINÊNCIA URINÁRIA

Propedêutica na Incontinência Urinária – Questionários de Qualidade de Vida

CAPÍTULO 28

Adélia Lúcio

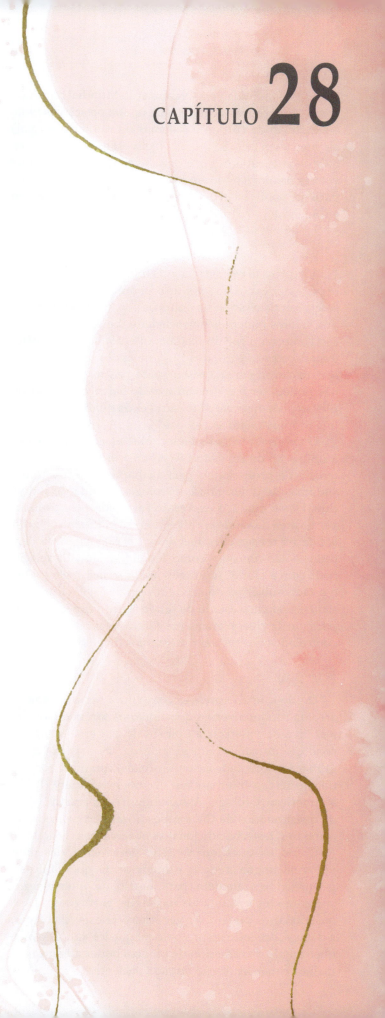

Introdução

A incontinência urinária (IU) tende a ser normalizada por mitos populares, quando se referem à perda durante algumas atividades, como "rir até fazer xixi", ou quando relacionada com a idade, quando se diz que é normal idosos perderem urina. Por isso, pessoas incontinentes acabam se conformando com a situação, raramente relatando a ocorrência em consultas médicas, não procuram especialistas sobre essa disfunção, criam estratégias próprias de contenção e, muitas vezes, se isolam socialmente. Como consequência, outros desfechos negativos, que também impactam a qualidade de vida, começam a se manifestar, como depressão, ansiedade, diminuição de atividade física e prejuízo da vida sexual[1,2].

Altamente prevalente, a IU é mais comum em mulheres do que em homens e pode ser classificada como IU por urgência, esforço, mista, transbordamento ou funcional, porém, independentemente do tipo, tem impacto negativo importante na qualidade de vida (QV) dos indivíduos afetados, o que muitas vezes ainda é subestimado por profissionais de saúde. Por conseguinte, o uso de questionários de QV é necessário para mensurar esse impacto e, dessa maneira, traçar investigações mais apropriadas para cada caso, além de medir a efetividade da intervenção[1,2].

A QV tem múltiplos significados, variando de indivíduo para indivíduo, e dimensões diferentes entre as pessoas. Ela está relacionada com a personalidade, as crenças culturais, os valores pessoais, o nível educacional, a idade e as experiências pessoais, como doenças e seus tratamentos, acidentes e relações sociais, sendo subjetiva, portanto, sua avaliação[3].

A QV é definida pela Organização Mundial da Saúde como "a percepção do indivíduo de sua posição na vida, no contexto da cultura e sistemas de valores nos quais ele vive e em relação a seus objetivos, expectativas, padrões e preocupações"[4], e essas avaliações vão além de valores fisiológicos, levando em consideração a visão da paciente sobre sua condição e o impacto que esta tem em sua vida.

Histórico

A expressão *qualidade de vida* foi utilizada inicialmente por americanos do setor de economia e citada por filósofos, cientistas sociais e políticos para avaliar o impacto dos valores materiais na sociedade. Em 1964, a expressão começou a ser utilizada com enfoque humanístico quando o presidente dos EUA na época, Lyndon Johnson, declarou em seu discurso de posse: "Os objetivos não podem ser medidos através do balanço dos bancos. Eles só podem ser medidos através da qualidade de vida que proporcionam às pessoas"[5].

O desenvolvimento de tecnologias em saúde levou à utilização do conceito QV na área, despertando o interesse de profissionais pela avaliação do impacto dos sintomas de determinada patologia na vida do indivíduo. Desse modo, a expressão foi usada pela primeira vez na área da saúde em 1966, como *Medicine and Quality of Life*, na revista científica *Annals of Internal Medicine*, e desde então conceitos como "qualidade de vida relacionada com a saúde" (do inglês *health-related quality of life*) e estado subjetivo de saúde (do inglês *subjective health status*) avaliam o estado de saúde sobre a capacidade do paciente de viver plenamente e são adotados em estudos controlados que testam tratamentos diversos[5,6].

Questionários de qualidade de vida

Desde que a expressão começou a ser utilizada na área da saúde, diversos questionários foram criados na tentativa de valorizar a opinião do paciente sobre sua condição de saúde. Em virtude da importância dessa avaliação, sociedades internacionais, como a Urodynamic Society, a International Continence Society (ICS) e a American Urologic Association, recomendam o uso de questionários de QV em pesquisas clínicas sobre IU como um desfecho adicional às observações clínicas[7].

Como os questionários são geralmente desenvolvidos na língua inglesa, é interessante que clínicos e pesquisadores atentem para o uso de questionários já traduzidos e validados na língua portuguesa. Esses questionários podem ser genéricos ou específicos para a doença, cabendo ao profissional que irá aplicá-lo o conhecimento de cada tipo de modo a poder julgar qual o melhor para a avaliação de cada paciente.

O instrumento de avaliação da QV geral mais utilizado é o SF-36, composto por 36 questões que avaliam oito modalidades que influenciam a QV do indivíduo. São elas: função física (10 itens), aspecto social (dois itens), saúde mental (cinco itens), limitações por problemas físicos (quatro itens), limitações por problemas emocionais (três itens), vitalidade (quatro itens), dor (dois itens) e percepções de saúde geral (cinco itens), bem como um item adicional de autoavaliação de mudanças recentes na saúde.

Os domínios são somados e transformados em uma escala que vai de 0, uma pior QV, a 100, uma melhor QV[8]. Em estudo conduzido por Lucio e cols. (2011)[9] com o objetivo de avaliar a influência dos resultados da melhora objetiva da IU na QV de pacientes com esclerose múltipla por meio de um tratamento conservador, o questionário SF-36 foi utilizado como desfecho, porém não foi sensível o suficiente para detectar essa relação, provavelmente por não ser um questionário específico e também pelo fato de pacientes com esclerose múltipla serem acometidos de várias outras alterações, como depressão, fadiga e alterações do movimento[9].

O questionário Qualiveen, instrumento especificamente desenvolvido para avaliar a disfunção vesical decorrente de problemas neurológicos, é dividido em duas seções: impacto específico de problemas urinários na QV e QV geral. A primeira seção, composta de perguntas específicas sobre problemas urinários, é dividida em quatro subdomínios: restrições, inconveniências, medo e impacto na vida diária, totalizando 30 questões. Cada pergunta tem cinco itens com 5 pontos na escala Likert, que varia de 0, sem impacto algum, a 4, quando o impacto negativo é significativo. A média de cada domínio é calculada e, quanto maior o resultado final, pior a QV da pessoa avaliada. A segunda parte, que mede a QV geral, é composta por nove questões, também valendo 5 pontos cada, e quanto menor o valor da pontuação final pior a qualidade de vida[10].

O estudo citado, em que o instrumento de avaliação geral SF-36 não foi sensível para detectar melhora dos sintomas urinários na QV dos pacientes, observou que ao final do estudo os pacientes apresentaram melhor pontuação nos resultados do questionário Qualiveen, e essa diferença foi estatisticamente significativa, um resultado provavelmente obtido devido à especificidade do instrumento[9]. Isso demonstra a limitação dos questionários de QV genéricos, os quais dificilmente são sensíveis à melhora clínica alcançada pelos pacientes nos ensaios clínicos.

O *International Consultation on Incontinence Questionnaire – Short Form* (ICIQ-SF [Figura 28.1]) é um questionário breve que avalia o impacto dos sintomas de IU, sem especificar o tipo, na QV do paciente, sendo composto por três perguntas: a primeira sobre a frequência da perda urinária, a segunda sobre a severidade da perda urinária

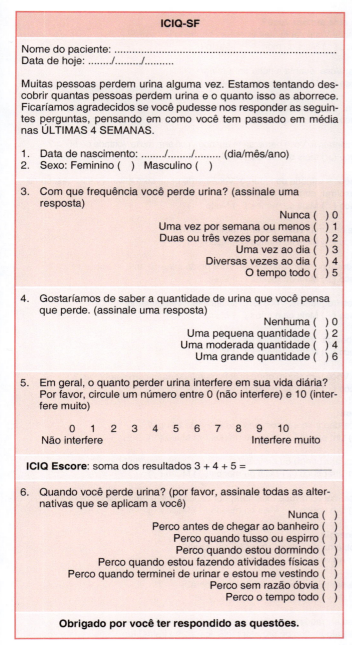

Figura 28.1 Questionário ICIQ-SF em português. (Tamanini et al., 2005.)

e a terceira sobre o quanto a IU impacta negativamente a vida em uma escala de 0 a 10, com 0 significando impacto não significativo e 10, grande interferência da IU na vida da pessoa. O escore total alcança 21 pontos e, quanto mais alto, pior a QV do paciente avaliado[11]. Esse questionário é muito utilizado por clínicos em razão da simplicidade de compreensão e objetividade.

O *King's Health Questionnaire* (KHQ [Figura 28.2]), um questionário elaborado e amplamente utilizado na pesquisa clínica mundial para avaliar disfunções miccionais em geral[12], é composto por 30 perguntas divididas em nove domínios: percepção da saúde, impacto da incontinência, limitações das atividades diárias, limitação física, limitação social, relações pessoais, emoções, sono e disposição e medidas de gravidade. Além disso, estão inseridas no corpo do questionário questões sobre sintomas urinários de enchimento e esvaziamento, como frequência urinária, noctúria, urgência, perda aos esforços, entre outros. Todas as respostas são pontuadas e calculadas, obtendo-se um escore que varia de 0, melhor QV, a 100, pior QV[13].

O principal questionário para avaliação da QV em portadores de bexiga hiperativa é o *Overactive Bladder Questionnaire* (OABq), que consiste em 25 itens divididos em quatro domínios: cooperação, preocupação, sono e interação social[14]. Dois questionários são derivados do OABq: o OABq-SFe o OAB-V8 (Figura 28.3), este último mais utilizado por ser mais objetivo e composto por apenas oito questões, sendo mais fácil de administrar[15]. No OAB-V8, os pacientes respondem o quanto estão incomodados com quatro sintomas da bexiga hiperativa: frequência urinária, urgência, noctúria e urgeincontinência, sendo cada item pontuado em uma escala que varia de 0 (quando o sintoma não incomoda) a 5 (quando o sintoma incomoda muitíssimo). Todos esses questionários têm grande importância na avaliação clínica, medindo a eficácia do tratamento segundo a percepção do paciente, quando aplicados antes e após o tratamento.

Desenvolvido por Coyne e cols. em 2002[17], o *International Consultation on Incontinence Questionnaire Over Active Bladder symptoms Quality of Life* (ICIQ-OABqol) foi recentemente traduzido para a língua portuguesa[16]. Trata-se de um questionário autoadministrável que contém 28 questões, divididas em quatro domínios: sono, interação social, preocupação e lidando com os sintomas.

A presença da IU na vida de um indivíduo pode provocar diversos desfechos secundários, como isolamento social, constrangimento e angústia, possivelmente desencadeando consequências mais graves, como depressão. Atualmente, os questionários são a única forma válida de avaliar a doença/condição de acordo com a ótica do paciente, sendo de extrema valia por melhorar os sintomas urinários mediante a adoção de um tratamento que permitirá a retomada de atividades deixadas de lado devido à incontinência, e essa melhora tende a se refletir diretamente na percepção em relação aos objetivos, expectativas e preocupações sobre sua saúde.

Considerações finais

Uma variedade de questionários sensíveis à avaliação dos transtornos causados pela IU na vida dos portadores dessa disfunção se encontra traduzida e validada para uso na língua portuguesa. Cabe ao profissional decidir quais questionários são mais sensíveis à população atendida por ele.

Nome: ....
Idade: .... anos
Data: ..../.........../............

Como você avaliaria sua saúde hoje?
Muito boa ( ) Boa ( ) Normal ( ) Ruim ( ) Muito ruim ( )
Quanto você acha que seu problema de bexiga atrapalha sua vida?
Não ( ) Um pouco ( ) Mais ou menos ( )

Abaixo estão listadas algumas atividades que podem ser afetadas pelos problemas de bexiga. Quanto seu problema de bexiga afeta você? Gostaríamos que você respondesse todas as perguntas. Simplesmente marque com um X a alternativa que melhor se aplica a você.

Limitação no desempenho de tarefas
Com que intensidade seu problema de bexiga atrapalha suas tarefas de casa (p. ex., limpar, lavar, cozinhar etc.)?
Nenhuma ( ) Um pouco ( ) Mais ou menos ( ) Muito ( )

Com que intensidade seu problema de bexiga atrapalha seu trabalho ou suas atividades diárias normais fora de casa, como fazer compra, levar filho à escola etc.?
Nenhuma ( ) Um pouco ( ) Mais ou menos ( ) Muito ( )

Limitação física ou social
Seu problema de bexiga atrapalha suas atividades físicas, como fazer caminhada, comer, fazer algum esporte etc.?
Não ( ) Um pouco ( ) Mais ou menos ( ) Muito ( )

Seu problema de bexiga atrapalha quando você quer fazer uma viagem?
Não ( ) Um pouco ( ) Mais ou menos ( ) Muito ( )

Seu problema de bexiga atrapalha quando você vai à igreja, reunião, festa?
Não ( ) Um pouco ( ) Mais ou menos ( ) Muito ( )

Você deixa de visitar seus amigos por causa do problema de bexiga?
Não ( ) Um pouco ( ) Mais ou menos ( ) Muito ( )

Relações pessoais
Seu problema de bexiga atrapalha sua vida sexual?
Não se aplica ( ) Um pouco ( ) Mais ou menos ( ) Muito ( )

Seu problema de bexiga atrapalha sua vida com seu companheiro?
Não se aplica ( ) Um pouco ( ) Mais ou menos ( ) Muito ( )

Seu problema de bexiga incomoda seus familiares?
Não se aplica ( ) Um pouco ( ) Mais ou menos ( ) Muito ( )

Quanto eles afetam você?
Frequência: Você vai muitas vezes ao banheiro?
Um pouco ( ) Mais ou menos ( ) Muito ( )

Noctúria: Você levanta a noite para urinar
Um pouco ( ) Mais ou menos ( ) Muito ( )

Urgência: Você tem vontade forte de urinar e é muito difícil de controlar?
Um pouco ( ) Mais ou menos ( ) Muito ( )

Bexiga hiperativa: Você perde urina quando você tem muita vontade de urinar?
Um pouco ( ) Mais ou menos ( ) Muito ( )

Incontinência urinária de esforço: Você perde urina com atividades físicas, como tossir, espirrar, comer?
Um pouco ( ) Mais ou menos ( ) Muito ( )

Enurese noturna: Você molha a cama à noite?
Um pouco ( ) Mais ou menos ( ) Muito ( )

Incontinência no intercurso sexual: Você perde urina durante a relação sexual?
Um pouco ( ) Mais ou menos ( ) Muito ( )

Infecções frequentes: Você tem muitas infecções urinárias?
Um pouco ( ) Mais ou menos ( ) Muito ( )

Dor na bexiga: Você tem dor na bexiga?
Um pouco ( ) Mais ou menos ( ) Muito ( )

Outros: Você tem algum outro problema relacionado com sua bexiga?
Um pouco ( ) Mais ou menos ( ) Muito ( )

Emoções
Você fica deprimido(a) com seu problema de bexiga?
Não ( ) Um pouco ( ) Mais ou menos ( ) Muito ( )

Você fica ansioso(a) ou nervoso(a) com seu problema de bexiga?
Não ( ) Um pouco ( ) Mais ou menos ( ) Muito ( )

Você fica mal com você mesmo(a) por causa de seu problema de bexiga?
Não ( ) Um pouco ( ) Mais ou menos ( ) Muito ( )

Sono/energia
Seu problema de bexiga atrapalha seu sono?
Não ( ) Às vezes ( ) Várias vezes ( ) Sempre ( )

Você se sente desgastado(a) ou cansado(a)?
Não ( ) Às vezes ( ) Várias vezes ( ) Sempre ( )

Algumas situações abaixo acontecem com você? Se sim, o quanto?
Você usa algum tipo de protetor higiênico, como fralda, forro, absorvente tipo *Modess* para manter-se seco(a)?
Não ( ) Às vezes ( ) Várias vezes ( ) Sempre ( )

Você controla a quantidade de líquido que bebe?
Não ( ) Às vezes ( ) Várias vezes ( ) Sempre ( )

Você precisa trocar sua roupa íntima (calcinha/cueca) quando fica molhada?
Não ( ) Às vezes ( ) Várias vezes ( ) Sempre ( )

Você se preocupa por estar cheirando a urina?
Não ( ) Às vezes ( ) Várias vezes ( ) Sempre ( )

Figura 28.2 *King's Health Questionnaire* (KHQ) em português. (Fonseca et al., 2005.)

Questionário de avaliação da bexiga hiperativa

As perguntas abaixo são sobre o quanto você tem sido incomodado(a) por alguns sintomas de bexiga. Algumas pessoas sofrem desses sintomas e podem não se dar conta de que eles têm tratamento. Por favor, faça um X no número correspondente à resposta que melhor descreve o quanto cada sintoma tem incomodado você. Some o valor de todas as suas respostas para obter o resultado e anote-o no quadro ao final.

O quanto você tem sido incomodado(a) por...	Nada	Quase nada	Um pouco	O suficiente	Muito	Muitíssimo
1. Urinar frequentemente durante o dia?	0	1	2	3	4	5
2. Uma vontade urgente e desconfortável de urinar?	0	1	2	3	4	5
3. Uma vontade repentina e urgente de urinar, com pouco ou nenhum aviso prévio?	0	1	2	3	4	5
4. Perdas acidentais de pequenas quantidade de urina?	0	1	2	3	4	5
5. Urinar na cama durante a noite?	0	1	2	3	4	5
6. Acordar durante a noite porque teve de urinar?	0	1	2	3	4	5
7. Uma vontade incontrolável e urgente de urinar?	0	1	2	3	4	5
8. Perda de urina associada com forte vontade de urinar?	0	1	2	3	4	5

Você é do sexo masculino?   ( ) Se sim, some 2 pontos a seu resultado.

Some o valor de suas respostas às perguntas acima: ....

Se o resultado for 8 ou mais, você pode ter bexiga hiperativa.

Figura 28.3 Questionário OAB-V8 (Acquadro et al., 2006.)

Referências

1. de Oliveira SG, Battisti BZ, Secco VL, Polese JC. Avaliação da qualidade de vida de portadores de incontinência urinária. Revista Brasileira de Ciências do Envelhecimento Humano 2009; 6(1).
2. Pizzol D, Demurtas J, Celotto S et al. Urinary incontinence and quality of life: a systematic review and meta-analysis. Aging Clinical and Experimental Research 2020; 1-11.
3. Hagberg M, Hagberg B, Saveman BI. The significance of personality factors for various dimensions of life quality among older people. Aging & Mental Health 2002; 6(2):178-85.
4. Group W.H.O.Q.O.L. Development of the WHOQOL: Rationale and current status. International Journal of Mental Health 1994; 23(3):24-56.
5. Fleck MPDA, Leal OF, Louzada S et al. Desenvolvimento da versão em português do instrumento de avaliação de qualidade de vida da OMS (WHOQOL-100). Brazilian Journal of Psychiatry 1999; 21(1):19-28.
6. Wood-Dauphinee S. Assessing quality of life in clinical research: from where have we come and where are we going? Journal of Clinical Epidemiology 1999; 52(4):355-63.
7. Blaivas JG, Appell RA, Fantl JA. Standards of efficacy for evaluation of treatment outcomes in urinary incontinence: recommendations of the Urodynamic Society. Neurourol Urodynamics 1997; 16:145-7.
8. Ciconelli RM, Ferraz MB, Santos W, Meinão I, Quaresma MR. Tradução para a língua portuguesa e validação do questionário genérico de avaliação de qualidade de vida SF-36 (Brasil SF-36). Rev Bras Reumatol 1999, 39(3):143-50.
9. Lucio AC, Perissinoto MC, Natalin RA, Prudente A, Damasceno BP, D'Ancona CAL. A comparative study of pelvic floor muscle training in women with multiple sclerosis: its impact on lower urinary tract symptoms and quality of life. Clinics 2011; 66(9):1563-8.
10. D'Ancona CAL, Tamanini JT, Botega N et al. Quality of life of neurogenic patients: translation and validation of the Portuguese version of Qualiveen. International Urology and Nephrology 2009; 41(1):29-33.
11. Tamanini JT, Dambros M, D'ancona CA, Palma PC, Rodrigues-Netto Jr N. Responsiveness to the Portuguese version of the International Consultation on Incontinence Questionnaire-Short Form (ICIQ-SF) after stress urinary incontinence surgery. International Braz J Urol 2005; 31(5):482-90.
12. Dumoulin C, Cacciari LP, Hay-Smith EJC. Pelvic floor muscle training versus no treatment, or inactive control treatments, for urinary incontinence in women. Cochrane Database of Systematic Reviews 2018: (10).
13. Fonseca ESM, Camargo ALM, Castro RDA et al. Validação do questionário de qualidade de vida (King's Health Questionnaire) em mulheres brasileiras com incontinência urinária. Revista Brasileira de Ginecologia e Obstetrícia 2005; 27(5):235-42.
14. Matza LS, Zyczynski TM, Bavendam T. A review of quality-of-life questionnaires for urinary incontinence and overactive bladder: which ones to use and why? Current Urology Reports 2004; 5(5):336-42.
15. Acquadro C, Kopp Z, Coyne KS et al. Translating overactive bladder questionnaires in 14 languages. Urology 2006; 67(3):536-40.
16. Monteiro S, Riccetto C, Rocha AK et al. The Brazilian Portuguese version of the ICIQ-OABqol: cross-cultural adaptation and reliability. International Urogynecology Journal 2020; 1-8.
17. Coyne K, Revicki D, Hunt T et al. Psychometric validation of an overactive bladder symptom and health-related quality of life questionnaire: the OAB-q. Quality of Life Research 2002; 11(6):563-74.

CAPÍTULO 29

Abordagem da Incontinência Urinária Feminina por meio da Ultrassonografia

Cassio Luis Zanettini Riccetto
Natalia Martinho

Introdução

De acordo com os estudos de DeLancey[1] e a Teoria Integral de Continência[2], alterações anatômicas e funcionais do assoalho pélvico (AP) contribuem para a fisiopatologia da incontinência urinária (IU) feminina. Desse modo, na investigação das disfunções é importante avaliar as estruturas do AP de maneira estática e dinâmica.

Nesse contexto, os métodos de imagem apresentam-se como recursos adicionais ao exame clínico, uma vez que ampliam a compreensão da função e anatomia pélvica. Por meio de métodos de imagem é possível avaliar os três compartimentos do AP, bem como suas estruturas de sustentação e suporte, de maneira dinâmica, além de mensurar os achados de modo quantitativo[3].

Atualmente, a ultrassonografia é recomendada pela International Continence Society (ICS) e a International Urogynecological Association (IUGA) como ferramenta adicional para avaliação das disfunções do AP feminino[4]. Entretanto, esse recurso ainda não é amplamente utilizado na prática clínica, limitando-se, em sua maior parte, às pesquisas científicas. Isso se deve principalmente às dificuldades de utilização do método, uma vez que exige treinamento e prática específicos, além de experiência para interpretação das imagens[5].

Portanto, este capítulo abordará o uso da ultrassonografia para avaliação dos sinais de IU feminina, correlacionando-a aos sinais e sintomas clínicos de mulheres com IU. Será enfatizada a utilização da ultrassonografia translabial, bem como descrita sua utilização como ferramenta de *biofeedback* durante o processo de reabilitação funcional dos músculos do assoalho pélvico (MAP) de mulheres com IU.

Avaliação do assoalho pélvico por meio da ultrassonografia

A ultrassonografia tem sido usada para investigação das desordens do AP desde a década de 1980[6]. Contudo, seu progresso na área da uroginecologia tem ocorrido de maneira muito mais lenta, quando comparado à sua utilização por outras subespecialidades da medicina[5-8].

A avaliação ultrassonográfica das estruturas do trato urinário inferior e do AP pode ser realizada por meio de diferentes modalidades[8], cada uma apresentando vantagens e desvantagens em relação à qualidade da imagem e à utilidade clínica.

A ultrassonografia transabdominal (com transdutor posicionado em região suprapúbica) fornece informações importantes sobre o enchimento vesical[9] e, indiretamente, sobre a contração dos MAP mediante visualização da elevação da base da bexiga[10]. Entretanto, a elevação da base da bexiga nem sempre reflete o movimento do colo vesical, sendo por isso considerada uma técnica limitada para investigação e visualização da função dos MAP. Além disso, devido à ausência de um ponto de referência ósseo fixo para efetuar as medidas biométricas do AP, torna-se um método inadequado para comparações entre sujeitos e para avaliação durante atividades funcionais[11,12].

Técnicas intravaginais, como ultrassonografia transvaginal e ultrassonografia 3D endovaginal (aquisição da imagem em 360 graus), oferecem informações detalhadas sobre os compartimentos anterior e posterior da vagina[13]. Entretanto, podem interferir na avaliação do posicionamento e mobilidade da bexiga, bem como na avaliação dos prolapsos dos órgãos pélvicos e contração dos MAP.

Em oposição às técnicas intravaginais, a ultrassonografia translabial não afeta a topografia da bexiga, uma vez que o transdutor é posicionado apenas na abertura vaginal. Essa técnica tem sido a mais difundida em virtude de sua característica minimamente invasiva e indolor, além de ser um método de baixo custo, seguro e com boa confiabilidade para avaliação de parâmetros biométricos referentes ao AP[14-16]. Por essas características, tem sido considerada uma técnica bem aceita e compreendida pelas pacientes submetidas à avaliação[17] e será o foco principal deste capítulo.

Ultrassonografia translabial

O equipamento utilizado para ultrassonografia translabial deve incluir, no mínimo, um sistema de ultrassonografia 2D e um transdutor convexo. O transdutor deve ser revestido por uma luva de procedimento sem talco, preenchida e recoberta por gel condutor, devendo ser evitado o aprisionamento de ar entre a luva e o gel para garantir a boa qualidade das imagens ecográficas.

A posição adotada pela paciente durante a avaliação pode variar de supina para a de pé, dependendo do propósito[18]. A postura ortostática pode ser especialmente útil para pacientes com dificuldade em executar manobras dinâmicas na posição supina[19], como é o caso de mulheres que realizam involuntariamente a cocontração do elevador do ânus durante a manobra de Valsalva, prejudicando a avaliação correta da mobilidade das estruturas e dos órgãos pélvicos[20]. Entretanto, deve ser dada especial atenção ao posicionamento dos órgãos quando se adotam diferentes posturas, uma vez que o colo vesical em repouso, por exemplo, apresenta-se significativamente mais baixo quando avaliado na postura ortostática comparado com a posição supina[18,21].

O transdutor deve ser posicionado longitudinalmente na abertura dos grandes lábios (Figura 29.1*A*) sem muita pressão e de modo que a sínfise púbica apareça na imagem ecográfica a cerca de 1cm da superfície do transdutor. A primeira imagem promove uma visão geral bidimensional do AP no plano sagital mediano, de modo que seja possível visualizar, de ventral para dorsal, as seguintes estruturas: sínfise púbica, uretra, bexiga, paredes vaginais, junção anorretal e, posteriormente, a parte central inferior hiperecogênica do músculo elevador do ânus (Figura 29.1*B*). A orientação da imagem (por exemplo, estruturas craniais na parte inferior da imagem, estruturas ventrais à esquerda e estruturas dorsais à direita) pode variar segundo o equipamento utilizado ou pode ser configurada de acordo com a preferência do examinador. Vale ressaltar que a presença de fezes e gases pode perturbar a resolução das imagens, particularmente após a realização de esforços repetidos.

De acordo com o equipamento utilizado, ainda é possível obter imagens 3D formadas pelos planos sagital, axial e coronal[5]. Essas três imagens ortogonais são geralmente complementadas por uma "imagem renderizada", ou seja, por uma representação semitransparente de todos os *pixels* da região de interesse (*region of interest* [*ROI*]), a qual é definida pelo avaliador[22,23].

A imagem renderizada é particularmente útil por tornar possíveis a avaliação das dimensões do hiato genital e a identificação de implantes sintéticos[22,24]. Ela deve ser obtida no nível da mínima dimensão hiatal, definido como a distância mínima entre o aspecto posterior hiperecogênico da sínfise púbica e a borda

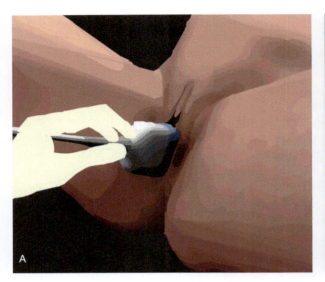 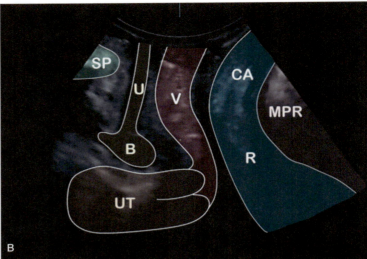

Figura 29.1 Posicionamento do transdutor (A) e representação sequencial das estruturas anatômicas visualizadas por meio da ultrassonografia translabial 2D do assoalho pélvico feminino no plano sagital mediano e com a paciente em posição supina (B). Cabe ressaltar que o útero é dificilmente visualizado por meio da ultrassonografia translabial; entretanto, seu posicionamento foi representado de forma aproximada, visando tornar a imagem a mais didática possível. (*SP*: sínfise púbica; *U*: uretra; *B*: bexiga; *V*: vagina; *UT*: útero; *CA*: canal anal; *R*: reto; *MPR*: músculo puborretal.) (Arquivo pessoal.) *Orientação da imagem: estruturas craniais na parte inferior da imagem, estruturas ventrais à esquerda e estruturas dorsais à direita da imagem.

anterior hiperecogênica do músculo puborretal, imediatamente posterior ao ângulo anorretal[5], como mostrado na Figura 29.2*A*.

Por meio da imagem renderizada é possível identificar, no plano axial, o hiato do elevador com a sínfise púbica, uretra, tecidos paravaginais, vagina, reto e músculo puborretal (Figura 29.2*B*). As dimensões do hiato do elevador (área, circunferência e diâmetros laterolateral e anteroposterior), bem como a espessura direita e esquerda do músculo puborretal, podem ser mensuradas no plano axial tanto na imagem multiplanar como na renderizada, a qual é mais fidedigna. Essas medidas também podem ser realizadas em volumes obtidos durante repouso, contração voluntária dos MAP e/ou manobra de Valsalva.

Já a ultrassonografia 3D dinâmica, também denominada ultrassonografia 4D, permite observar o efeito de manobras dinâmicas, como Valsalva e contração dos MAP, sobre as estruturas do AP e órgãos pélvicos a partir de cortes individuais realizados em planos arbitrariamente definidos. Durante a aquisição dos volumes 4D, também é possível visualizar as estruturas hiatais em diferentes níveis e para essa finalidade o volume 4D deve ser processado por meio de cortes

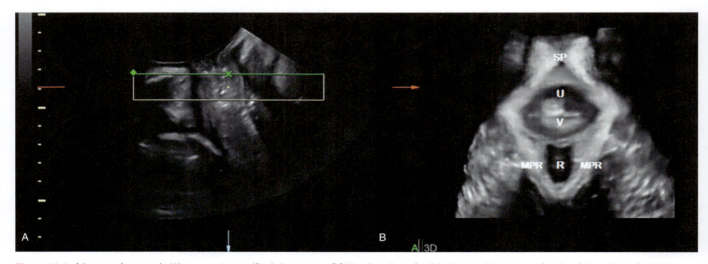

Figura 29.2 A imagem à esquerda (A) representa a região de interesse – *ROI* (1 a 2cm de profundidade) – posicionada no nível da mínima dimensão hiatal, entre a sínfise púbica e a borda anterior do elevador do ânus. A imagem à direita (B) representa a "imagem renderizada" e apresenta as estruturas do assoalho pélvico feminino visualizadas no plano axial. As imagens no plano axial correspondem à visualização do assoalho pélvico de caudal para cranial. (*SP*: sínfise púbica; *U*: uretra; *V*: vagina; *R*: reto; *MPR*: músculo puborretal.) (Arquivo pessoal.)

com espessuras predeterminadas que promoverão informações remanescentes da tomografia computadorizada[19].

Achados ecográficos relacionados com a incontinência urinária feminina

Apesar de a etiologia da incontinência urinária de esforço (IUE) ser multifatorial, o posicionamento e a mobilidade do colo vesical e da uretra são os principais parâmetros a serem observados durante a avaliação ultrassonográfica de mulheres com IUE.

A posição e a mobilidade do colo vesical durante a manobra de Valsalva podem ser mensuradas com alto grau de confiabilidade interexaminadores[14-16]. Para essas avaliações, a sínfise púbica é utilizada como ponto de referência fixo, sendo possível obter medidas a partir do eixo central da sínfise púbica[25] ou de sua margem posteroinferior[26].

A Figura 29.3 apresenta de maneira esquemática alguns dos parâmetros (medidas e ângulos) que podem ser avaliados e observados durante a realização da ultrassonografia translabial dinâmica de mulheres com IUE.

O descenso e o afunilamento do colo vesical durante a manobra de Valsalva, bem como a hipermobilidade e a baixa pressão de fechamento uretral, parecem ser os principais parâmetros preditores da IUE[28-31]. O afunilamento uretral refere-se à visualização da abertura do terço proximal da uretra durante a tosse e/ou manobra de Valsalva, podendo a abertura parcial ou completa da uretra levar à perda urinária. Embora não exista uma definição de normalidade para a descida do colo vesical, Dietz e cols.[5] consideram que valores de deslocamento acima de 30mm estão estreitamente relacionados com os sintomas de IUE. Entretanto, em mulheres jovens com boa função uretral, a ultrassonografia torna-se um método limitado para avaliar esses sintomas[23].

Além da mobilidade do colo vesical, a mobilidade da uretra média tem se revelado um parâmetro de maior relevância para a manutenção da continência urinária feminina. Por meio da ultrassonografia translabial é possível identificar a mobilidade da uretra por segmentos, conforme previamente sugerido por Dietz e cols.[29]. Nesse estudo, os autores recomendaram a divisão da uretra em cinco segmentos iguais, demarcados uniformemente ao longo da uretra por seis pontos (ponto 1-6), partindo do colo vesical (ponto 1) até o meato uretral externo (ponto 6). A posição desses pontos era determinada em relação à margem inferoposterior da sínfise púbica, e as distâncias de vetor de mobilidade eram calculadas em repouso e durante a manobra de Valsalva, de tal maneira que a mobilidade dos segmentos uretrais poderia ser avaliada e comparada entre sujeitos ou após intervenção[29].

Adicionalmente, os sintomas de bexiga hiperativa parecem apresentar correlação significativa direta com o espessamento da parede vesical[32] em decorrência das frequentes contrações involuntárias do detrusor durante a fase de enchimento vesical. Esses sintomas parecem estar associados a espessuras maiores que 5mm. Entretanto, a medida da espessura da parede vesical não deve ser considerada parâmetro fidedigno para diagnóstico da hiperatividade do detrusor[33].

Cabe ressaltar que a avaliação ultrassonográfica pode ser realizada com a mulher posicionada em decúbito dorsal ou em ortostatismo, bem como com a bexiga cheia ou vazia. Entretanto, estudos prévios demonstraram que, quando a bexiga está cheia, ela se torna menos móvel[34] e que a avaliação realizada em diferentes posturas pode resultar em diferentes medidas[18].

Por fim, além da avaliação de parâmetros biométricos relacionados com a IU, outras disfunções podem ser avaliadas por meio da ultrassonografia, como divertículo uretral, cistos suburetrais, fibromas, tumores

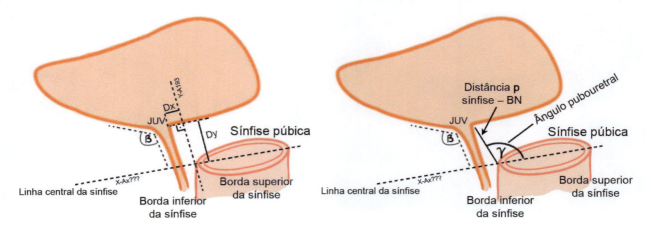

Figura 29.3 Representação esquemática dos parâmetros ultrassonográficos que podem ser mensurados para avaliação de mulheres com incontinência urinária de esforço. (Adaptada de Haylen et al.[2].)

e corpos estranhos[35,36], sem contar a contribuição da técnica para avaliação do posicionamento de implantes sintéticos[24,37-40].

Ultrassonografia como recurso de *biofeedback*

Além de sua finalidade diagnóstica, a ultrassonografia translabial possibilita a avaliação dinâmica e em tempo real da função dos MAP. A visualização da contração dos MAP através da imagem ecográfica fornece importante *feedback* para terapeuta e paciente a partir de informações objetivas quanto à ação de levantamento dos MAP e à função de suporte do pavimento pélvico durante tarefas funcionais[17,41-43]. Dessa maneira, pode ser usada para quantificar a atividade muscular do AP, bem como pode ser utilizada como recurso de *biofeedback* durante o treinamento dos MAP[44].

Mulheres que são capazes de realizar uma contração correta e efetiva dos MAP promovem, durante a contração, a elevação cranioventral do colo vesical e o estreitamento do hiato genital, conforme demonstrado na Figura 29.4. De modo geral, as medidas biométricas relacionadas com a função dos MAP (elevação do colo vesical e redução do diâmetro anteroposterior e da área hiatal) apresentam boa correlação com a escala modificada de Oxford[45], considerada a medida clinica mais comumente utilizada. Adicionalmente, após a contração dos MAP, espera-se que ocorra o relaxamento completo dos MAP, de modo que as estruturas do assoalho pélvico retornem a seu posicionamento inicial (pré-contração).

Por outro lado, durante a manobra de Valsalva observam-se descenso do colo vesical, aumento do diâmetro anteroposterior do hiato genital, diminuição do ângulo do platô do elevador do ânus e aumento do ângulo anorretal. Adicionalmente, durante as situações de aumento da pressão intra-abdominal, também é possível observar se os MAP são corretamente ativados, seja de forma reflexa, seja de maneira voluntária.

Assim, em condições fisiológicas, a contração dos MAP deve ocorrer em resposta ao aumento da pressão intra-abdominal a fim de estabilizar o colo vesical e evitar que ele apresente mobilidade excessiva. Nas situações em que a força ou o tempo de ativação dos MAP não estejam adequados, provavelmente ocorrerá a perda urinária por esforço[46]. Isso ocorre porque a ativação incorreta dos MAP em situações de aumento da pressão intra-abdominal pode resultar na depressão do platô do elevador do ânus e reduzir a habilidade de fechamento e estabilização uretral[28,42,46-50].

Nesses casos, a correta contração dos MAP pode ser ensinada por meio da ultrassonografia translabial[17]. Assim, tanto durante a contração como em caso de relaxamento e/ou em atividades de aumento da pressão intra-abdominal, as alterações funcionais observadas podem ser corrigidas a fim de restaurar a funcionalidade do AP. Nesse contexto, a ultrassonografia translabial pode ser utilizada como ferramenta de *biofeedback*[17], o que irá contribuir com a retroalimentação da informação à paciente sobre o movimento do colo vesical durante essas atividades, favorecendo o aprendizado neuromotor[51].

Adicionalmente, no caso das mulheres com IUE é possível treinar a contração dos MAP durante atividades que resultam em perda urinária. Assim, essas mulheres devem ser ensinadas e incentivadas a realizar a pré-contração dos MAP durante atividades que promovam aumento da pressão intra-abdominal (denominada *The Knack*), como tosse ou espirro. A contração rápida

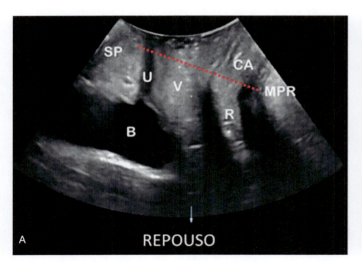
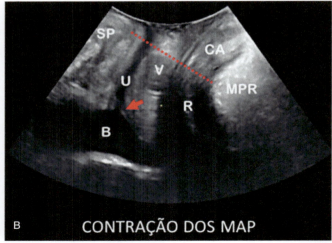

Figura 29.4 Representação dos músculos do assoalho pélvico em repouso (**A**) e contração (**B**), evidenciando elevação cranioventral do colo vesical (*seta*) e redução do diâmetro anteroposterior do hiato genital (*linha tracejada*) durante a contração muscular. (*SP*: sínfise púbica; *U*: uretra; *B*: bexiga; *V*: vagina; *CA*: canal anal; *R*: reto; *MPR*: músculo puborretal.)

e eficiente dos MAP, realizada milésimos de segundos antes do aumento da pressão intra-abdominal, tende a elevar o colo vesical e reduzir o diâmetro anteroposterior do hiato genital. Isso favorece o fechamento uretral e auxilia a estabilização do colo vesical e da uretra, reduzindo, consequentemente, a frequência e/ou o volume de perda urinária por esforço[44,48,52-54].

Por outro lado, ao ser observada a incapacidade de contração efetiva dos MAP, a ultrassonografia pode ser útil para detectar alterações anatômicas e/ou funcionais que justifiquem a disfunção, como a avulsão do elevador do ânus e/ou a hiperdistensão hiatal[55-57].

Desse modo, é válido ressaltar que a ultrassonografia translabial tem facilitado o aprendizado neuromotor, uma vez que possibilita o treinamento da contração dos MAP durante atividades que resultam em perda urinária. Assim, deve ser mais explorada como recurso adjunto à avaliação cinética funcional dos MAP, bem como para o ensino e treinamento funcional dos MAP[58].

Considerações finais

A implementação de métodos de imagem durante avaliação e tratamento da IU feminina visa contribuir com informações mais detalhadas e adicionais quanto à função das estruturas do trato urinário inferior e do AP.

Salvo as dificuldades e inconsistências do método, a ultrassonografia translabial é a técnica que tem despertado mais interesse entre os pesquisadores da área de uroginecologia em todo o mundo, principalmente em virtude de seu baixo custo, quando comparada com outros métodos de imagem. Adicionalmente, apresenta vantagens sobre a ressonância nuclear magnética principalmente no que se refere à visualização dos *slings* suburetrais e à praticidade na aquisição de imagens dinâmicas, bem como à possibilidade de pós-processamento das imagens.

Portanto, deve ser incentivada a expansão do uso da ultrassonografia como método diagnóstico das disfunções do AP de modo a complementar o exame clínico. Além disso, também se apresenta como recurso promissor durante as sessões de reabilitação dos MAP, uma vez que possibilita a avaliação dinâmica e em tempo real da função muscular do AP e pode ser utilizada como recurso de *biofeedback* para terapeuta e paciente.

Referências

1. DeLancey JOL. Stress urinary incontinence: where are we now, where should we go? Am J Obstet Gynecol 1996; 175(2):311-9.
2. Petros PE, Ulmsten UI. An integral theory and its method for the diagnosis and management of female urinary incontinence. Scand J Urol Nephrol Suppl 1993; 153:1-93.
3. Gupta AP, Pandya PR, Nguyen M-L, Fashokun T, Macura KJ. Use of dynamic MRI of the pelvic floor in the assessment of anterior compartment disorders. Curr Urol Rep 2018; 19(12):112.
4. Bo K, Frawley HC, Haylen BT et al. An International Urogynecological Association (IUGA)/International Continence Society (ICS) joint report on the terminology for the conservative and nonpharmacological management of female pelvic floor dysfunction. Int Urogynecol J 2017; 28(2):191-213.
5. Dietz HP. [on-line] Pelvic Floor Ultrasound – Atlas and Textbook. 2016. URL: http://sydney.edu.au/medicine/nepean/research/obstetrics/pelvic-floor-assessment/English/Resources/Literature/PF%20US%20Dietz%202016.pdf.
6. Kohorn EI, Scioscia AL, Jeanty P, Hobbins JC. Ultrasound cystourethrography by perineal scanning for the assessment of female stress urinary incontinence. Obstet Gynecol 1986; 68(2):269-72.
7. Dietz HP. The evolution of ultrasound in urogynecology. Ultrasound Obstet Gynecol 2010; 36(6):655-7.
8. Bogusiewicz M. Ultrasound imaging in urogynecology – state of the art 2016. Menopause Rev 2016; 15(3):123-32.
9. Umesh M, Kumar DP, Chadha P et al. Transabdominal ultrasonography-defined optimal and definitive bladder-filling protocol with time trends during pelvic radiation for cervical cancer. Technol Cancer Res Treat 2017; 16(6):917-22.
10. Yoshida M, Murayama R, Hotta K, Higuchi Y, Sanada H. Differences in motor learning of pelvic floor muscle contraction between women with and without stress urinary incontinence: evaluation by transabdominal ultrasonography. Neurourol Urodyn 2017; 36(1):98-103.
11. Thompson JP, O'Sullivan PB, Briffa K, Neumann P, Court S. Assessment of pelvic floor movement using transabdominal and transperineal ultrasound. Int Urogynecol J Pelvic Floor Dysfunct 2005; 16(4):285-92.
12. Thompson JA, O'Sullivan PB, Briffa NK, Neumann P. Comparison of transperineal and transabdominal ultrasound in the assessment of voluntary pelvic floor muscle contractions and functional manoeuvres in continent and incontinent women. Int Urogynecol J Pelvic Floor Dysfunct 2007; 18(7):779-86.
13. Hedge A, Aguilar VC, Davila GW. Levator ani defects in patients with stress urinary incontinence: three-dimensional endovaginal ultrasound assessment. Int Urogynecol J 2017; 28(1):85-93.
14. Braekken IH, Majida M, Engh ME, Bø K. Test-retest reliability of pelvic floor muscle contraction measured by 4D ultrasound. Neurourol Urodyn 2009; 28(1):68-73.
15. Majida M, Braekken IH, Umek W, Bø K, Saltyte Benth J, Ellstrøm Engh M. Interobserver repeatability of three- and four-dimensional transperineal ultrasound assessment of pelvic floor muscle anatomy and function. Ultrasound Obstet Gynecol 2009; 33(5):567-73.
16. Tan L, Shek KL, Atan IK, Rojas RG, Dietz HP. The repeatability of sonographic measures of functional pelvic floor anatomy. Int Urogynecol J 2015; 26(11):1667-72.
17. Dietz HP, Wilson PD, Clarke B. The use of perineal ultrasound to quantify levator activity and teach pelvic floor muscle exercises. Int Urogynecol J Pelvic Floor Dysfunct 2001; 12(3):166-8.
18. Dietz HP, Clarke B. The influence of posture on perineal ultrasound imaging parameters. Int Urogynecol J 2001; 12(2):104-6.
19. Shobeiri SA (ed.) Practical pelvic floor ultrasonography: a multicompartimental approach to 2D/3D/4D ultrasonography of pelvic floor. New York: Springer, 2014.
20. Ornö A, Dietz HP. Levator co-activation is a significant confounder of pelvic organ descent on Valsalva maneuver. Ultrasound Obstet Gynecol 2007; 30(3):346-50.
21. Chen GD, Lin LY, Gardner JD, Yeh NH, Wu GS. Dynamic displacement changes of the bladder neck with the patient supine and standing. J Urol 1998; 159(3):754-7.
22. Dietz HP. Ultrasound imaging of the pelvic floor. Part II: three-dimensional or volume imaging. Ultrasound Obstet Gynecol 2004; 23(6):615-25.
23. Dietz HP. Pelvic floor ultrasound: a review. Clin Obstet Gynecol 2017; 60(1):58-81.
24. Dietz HP. Mesh in prolapse surgery: an imaging perspective. Ultrasound Obstet Gynecol 2012; 40(5):495-503.

25. Schaer G. The clinical value of sonographic imaging of the urethrovesical anatomy. Scand J Urol Nephrol Suppl 2001; (207):80-6.
26. Dietz HP, Wilson PD. Anatomical assessment of the bladder outlet and proximal urethra using ultrasound and videocystourethrography. Int Urogynecol J Pelvic Floor Dysfunct 1998; 9(6):365-9.
27. Haylen BT, de Ridder D, Freeman RM et al. An International Urogynecological Association (IUGA)/International Continence Society (ICS) joint report on the terminology for female pelvic floor dysfunction. Int Urogynecol J 2010; 21(1):5-26.
28. Dietz HP, Clarke B, Herbison P. Bladder neck mobility and urethral closure pressure as predictors of genuine stress incontinence. Int Urogynecol J Pelvic Floor Dysfunct 2002; 13(5):289-93.
29. Shek KL, Dietz HP. The urethral motion profile: a novel method to evaluate urethral support and mobility. Aust N Z J Obstet Gynaecol 2008; 48(3):337-42.
30. Digesu GA, Calandrini N, Derpapas A, Gallo P, Ahmed S, Khullar V. Intraobserver and interobserver reliability of the three-dimensional ultrasound imaging of female urethral sphincter using a translabial technique. Int Urogynecol J 2012; 23(8):1063-8.
31. Wlazlak E, Surkont G, Shek KL, Dietz HP. Can we predict urinary stress incontinence by using demographic, clinical, imaging and urodynamic data? Eur J Obstet Gynecol Reprod Biol 2015; 193:114-7.
32. Üçer O, Gümüş B, Albaz AC, Pekindil G. Assessment of bladder wall thickness in women with overactive bladder. Turk J Urol 2016; 42(2):97-100.
33. Latthe PM, Champaneria R, Khan KS. Systematic review of the accuracy of ultrasound as the method of measuring bladder wall thickness in the diagnosis of detrusor overactivity. Int Urogynecol J 2010; 21(8):1019-24.
34. Dietz HP; Wilson PD. The influence of bladder volume on the position and mobility of the urethrovesical junction. IntUorgynecol J Pelvic Floor Dysfunct 1990; 10(1):3-6.
35. Tunn R, Petri E. Introital and transvaginal ultrasound as the main tool in the assessment of urogenital and pelvic floor dysfunction: an imaging panel and practical approach. Ultrasound Obstet Gynecol 2003; 22(2):205-13.
36. Gugliotta G, Calagna G, Adile G et al. Use of trans-labial ultrasound in the diagnosis of female urethral diverticula: A diagnostic option to be strongly considered. J Obstet Gynaecol Res 2015; 41(7):1108-14.
37. Dietz HP, Barry C, Lim YN, Rane A. Two-dimensional and three-dimensional ultrasound imaging of suburethral slings. Ultrasound Obstet Gynecol 2005; 26(2):175-9.
38. Kaum HJ, Wolff F. TVT: On midurethral tape positioning and its influence on continence. Int Urogynecol J 2002; 13(2):110-5.
39. Schuettoff S, Beyersdorff D, Gauruder-Burmester A, Tunn R. Visibility of the polypropylene tape after TVT (tension-free vaginal tape) procedure in women with stress urinary incontinence: a comparison of introital ultrasound and MRI in vitro and in vivo. Ultrasound Obstet Gynecol 2006; 27(6):687-92.
40. Shek KL, Dietz HP. Imaging of slings and meshes. Australas J Ultrasound Med 2014; 17(2):61-71.
41. Dietz HP, Jarvis SK, Vancaillie TG. The assessment of levator muscle strength: a validation of three ultrasound techniques. Int Urogynecol J Pelvic Floor Dysfunct 2002; 13(3):156-9.
42. Thompson JA, O'Sullivan PB, Briffa NL, Neumann P. Assessment of voluntary pelvic floor muscle contraction in continent and incontinent women using transperineal ultrasound, manual muscle testing and vaginal squeeze pressure measurements. Int Urogynecol J Pelvic Floor Dysfunct 2006; 17(6):624-30.
43. Braekken IH, Majida M, Ellstrøm- Engh M, Dietz HP, Umek W, Bø K. Test-retest and intra-observer repeatability of two-, three- and four-dimensional perineal ultrasound of pelvic floor muscle anatomy and function. Int Urogynecol J Pelvic Floor Dysfunct 2008; 19(2):227-35.
44. Baessler K, Kolbl H. Ultrasound Imaging. In: Baessler K, Schussler B, Burgio KL, Moore KH, Norton PA, Stanton ST. Pelvic floor re-education: Priciples and practice. 2ed. Londres: Springer, 2008.
45. Albirich S, Steetskamp J, Knoechel SL, Porta S, Hoffmann G, Skala C. Assessment of pelvic floor muscle contractility: digital palpation versus 2D and 3D perineal ultrasound. Arch Gynecol Obstet 2016; 293(4):839-43.
46. Deffieux X, Hubeaux K, Porcher R, Ismael SS, Raibaut P, Amarenco G. Abnormal pelvic response to cough in women with stress urinary incontinence. Neurourol Urodyn 2008; 27(4):291-6.
47. Barton A, Serrao C, Thompson J, Briffa K. Transabdominal ultrasound to assess pelvic floor muscle performance during abdominal curl in exercising women. Int Urogynecol J 2015; 26(12):1789-95.
48. Delancey JO, Ashton-Miller JA. Pathophysiology of adult urinary incontinence. Gastroenterol 2004; 126(1 Suppl 1):S23-32.
49. DeLancey JO. Structural support of the urethra as it relates to stress urinary incontinence: the hammock hypothesis. Am J Obstet Gynecol 1994; 170(6):1713-20.
50. DeLancey JO, Trowbridge ER, Miller JM et al. Stress urinary incontinence: relative importance of urethral support and urethral closure pressure. J Urol 2008; 179(6): 2286-90.
51. Herderschee R, Hay-Smith EJC, Herbison GP, Roovers JP, Heineman MJ. Feedback or biofeedback to augment pelvic floor muscle training for urinary incontinence in women. Cochrane Database Syst Rev 2011; (7):CD009252.
52. Miller JM, Perucchini D, Carchidi LT, DeLancey JOL, Ashton-Miller J. Pelvic floor muscle contraction during a cough and decreased vesical neck mobility. Obstet Gynecol 2001; 97(2):255-60.
53. Miller JM, Sampselle C, Ashton-Miller JA, Hong GR, DeLancey JO. Clarification and confirmation of the Knack maneuver: the effect of volitional pelvic floor muscle contraction to preempt expected stress incontinence. Int Urogynecol J Pelvic Floor Dysfunct 2008; 19(6):773-82.
54. Miller JM, Ashton-Miller JA, DeLancey JO. A pelvic muscle precontraction can reduce cough-related urine loss in selected women with mild SUI. J Am Geriatr Soc 1998; 46(7):870-4.
55. Dietz HP, Shek C, Clarke B. Biometry of the pubovisceral muscle and levator hiatus by three-dimensional pelvic floor ultrasound. Ultrasound Obstet Gynecol 2005; 25(6):580-5.
56. Dietz HP, Bernardo MJ, Kirby A, Shek KL. Minimal criteria for the diagnosis of avulsion of the puborectalis muscle by tomographic ultrasound. Int Urogynecol J 2011; 22(6):699-704.
57. Shek KL, Pirpiris A, Dietz HP. Does levator avulsion increase urethral mobility? Eur J Obstet Gynecol Reprod Biol 2010; 153(2):215-9.
58. Baessler K, Junginger B. Why do women leak urine? Which continence mechanism(s) fail(s)? IntUrogynecol J 2013; 24(1 Suppl):90-1.

Tratamento Cirúrgico da Incontinência Urinária – Revisão da Literatura e Recomendações para uma Entidade Complexa

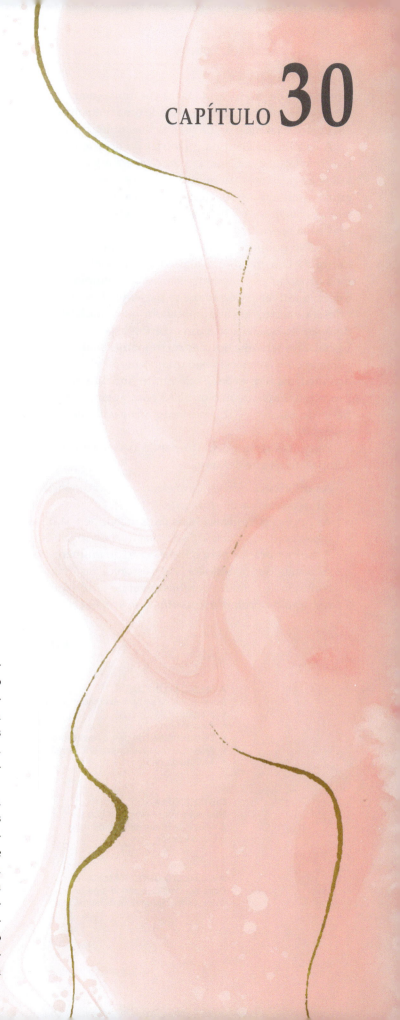

CAPÍTULO 30

Sérgio Flávio Munhoz de Camargo
Walter Antônio Prata Pace

Introdução

Entre os diversos fatores que comprometem os desfechos cirúrgicos, não importa apenas o procedimento selecionado, mas também a indicação correta e a habilidade e experiência do cirurgião (ciência e arte), bem como as expectativas da paciente. Todos esses aspectos são importantes nos resultados de quaisquer cirurgias, refletindo uma mudança de abordagem com os desfechos centrados na paciente e não apenas nos objetivos.

O uso dos *slings* de uretra média sintéticos (SUM) tem sido questionado recentemente não pelos dados científicos que mostram baixa eficiência ou segurança, mas por questões médico-legais e pelas ações coletivas e a exigência de grandes pagamentos, particularmente nos EUA, o que tem sido acompanhado por publicidade de baixa qualidade na imprensa leiga e na mídia social, com o público muitas vezes confundindo o uso de tela sintética para prolapso vaginal e suas complicações (*mesh* – malha, tela) com o uso dos SUM sintéticos (*tape* – fita) na cirurgia para incontinência urinária. As consequências comerciais incluíram a interrupção da produção do SUM por muitas empresas e o estabelecimento por alguns países de uma regulamentação governamental mais rígida para as fitas sintéticas.

A escolha da cirurgia irá variar de acordo com a situação clínica, e nenhuma operação será adequada para todas as pacientes. A publicidade adversa já levou algumas mulheres a solicitarem opções de fitas não sintéticas; por isso, os especialistas precisarão ter outras opções disponíveis, como a colpossuspensão de Burch, o *sling* pubouretral fascial ou os agentes de volume uretral. Além disso, em alguns cenários clínicos seria melhor evitar os *slings* sintéticos. Por exemplo, se uma infecção estiver presente ou as pacientes forem submetidas a uma cirurgia abdominal por outra indicação, poderá ser mais adequada uma colpossuspensão ou *sling* fascial. Isso terá implicações no treinamento da próxima geração de cirurgiões, visto que no momento a maioria dos médicos tem experiência muito limitada em outros procedimentos que não os SUM para incontinência urinária de esforço (IUE); portanto, o retreinamento será necessário.

Pesquisas se impõem, tornando necessários ensaios comparativos que definam:

- As diferentes opções cirúrgicas na incontinência de esforço *primária ou recorrente*.
- As opções cirúrgicas ideais para incontinência de estresse com *deficiência esfincteriana intrínseca*.
- A melhor prática para o tratamento de mulheres sem sintomas de incontinência de esforço, mas com incontinência urinária demonstrável no exame ou com redução do prolapso (*incontinência urinária oculta*).

- O uso rotineiro *versus* seletivo de *urodinâmica* antes da cirurgia de incontinência de esforço.
- O papel, em futuro próximo, de *agentes de volume e tratamentos vaginais a laser para IUE*, atualmente propostos como alternativas aos SUM sintéticos.

Diretrizes

Diretriz é o singular de *diretrizes* (*Guidelines* em inglês) e significa "um guia, um rumo, um conjunto de orientações". *Diretrizes clínicas* são recomendações elaboradas de maneira sistemática para auxiliar as decisões do clínico e da paciente quanto aos cuidados de saúde mais apropriados em circunstâncias clínicas específicas. À luz de seus consideráveis impactos clínicos, econômicos e médicos, as diretrizes devem ser rigorosamente desenvolvidas e abordar questões relevantes das pacientes.

Por todas as razões apontadas anteriormente, as *diretrizes* em assunto tão complexo como o *tratamento cirúrgico da incontinência urinária* devem ser periodicamente atualizadas, bem como quem for aplicá-las em sua prática diária sempre deverá *levar em conta as características individuais da paciente e suas circunstâncias*.

Nas Figuras 30.1 e 30.2 encontra-se um resumo das diretrizes das principais sociedades da especialidade (veja as Leituras complementares no final do texto) como orientação, seguido de uma *síntese dos aspectos mais complexos à luz dessas diretrizes*.

Inicialmente, o universo das pacientes que são referendadas para um serviço terciário de uroginecologia deve ser dividido de acordo com a complexidade dos casos (Tabela 30.1):

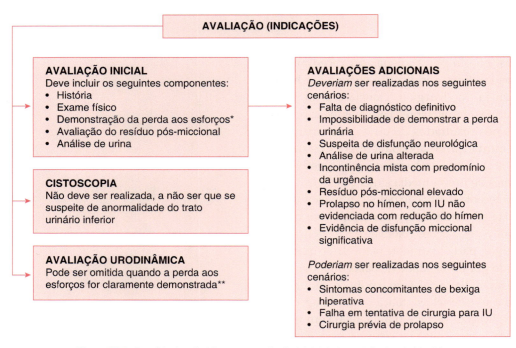

Figura 30.1 Sumário das diretrizes para avaliação inicial da incontinência urinária (IU).

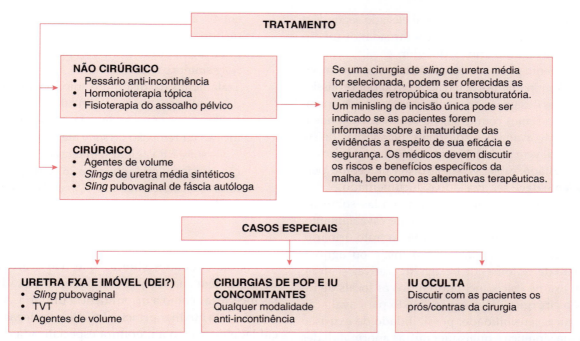

Figura 30.2 Sumário das diretrizes para avaliação inicial da terapêutica cirúrgica na incontinência urinária. (*FXA:* fixa; *DEI:* deficiência esfincteriana intrínseca; *TVT:* inserção retropúbica; *POP:* prolapsos de órgãos pélvicos; *IU:* incontinência urinária.)

Tabela 30.1 Características das pacientes com distúrbios do assoalho pélvico em ambulatório de uroginecologia

Pacientes – casos usuais	Pacientes – casos complexos
Mulher saudável que está considerando terapia cirúrgica para correção de incontinência urinária de esforço pura ou predominante de esforço	Mulheres com incontinência urinária de esforço e prolapso de órgãos pélvicos (estádio 3 ou 4)
Mulher com incontinência urinária mista que não foi submetida à cirurgia anterior por incontinência de esforço	Incontinência urinária mista (sem esforço predominante)
Pacientes com prolapso de órgão pélvico em estádios iniciais	Esvaziamento incompleto/resíduo pós-micção elevado e/ou outra disfunção miccional
	Intervenções cirúrgicas anteriores para incontinência urinária de esforço ou incontinência urinária de esforço recorrente ou persistente
	Complicações de malha
	Alto índice de massa corporal
	Disfunção neurogênica do trato urinário inferior
	Idade avançada (geriátrica)

- Pacientes idosas têm desfechos similares aos das mais jovens, mas apresentam taxas maiores de dificuldades miccionais (causa principal de retardo na alta hospitalar de mulheres com mais de 65 anos de idade) e urgência *de novo* em curto prazo.
- A obesidade não parece influenciar negativamente os desfechos das cirurgias dos SUM nem aumentar as complicações. Entretanto, estudos mostram que pacientes com índice de massa corporal elevado submetidas a orientação alimentar e programa de exercícios físicos, resultando em perda mínima de 5kg de peso corporal, apresentaram melhora sintomática significativa de sua incontinência urinária.
- História de cirurgia para IUE com insucesso anterior não parece afetar os desfechos das seguintes, desde que as pacientes não apresentem deficiência esfincteriana intrínseca e pressão de perda baixa (< 60mmHg).
- As aplicações de agentes de volume intramurais (*bulking agents*) podem ser oferecidas em caso de falha do tratamento conservador, mas as pacientes devem ser alertadas de que: (a) injeções repetidas podem ser necessárias para alcançar a eficácia; (b) a eficácia diminui com o tempo; (c) a eficácia é inferior à dos SUM e dos *slings* pubovaginais com fáscia.
- A avaliação urodinâmica não é necessária nas pacientes-índice com incontinência urinária bem demonstrada. O cirurgião deve considerar a possibilidade de solicitar esse exame nas seguintes condições: história de cirurgia anti-incontinência anterior; história de cirurgia anterior para prolapso de órgãos pélvicos; incompatibilidade entre avaliações subjetiva e medidas objetivas; disfunção miccional significativa; urgência significativa, incontinência de urgência e bexiga hiperativa; incontinência mista com componente de urgência

significativo; resíduo pós-miccional elevado segundo a avaliação do médico; IUE não confirmada; disfunção neurogênica do trato urinário inferior.
- No seguimento pós-operatório, as pacientes devem ser vistas e examinadas por seus médicos ou por profissionais por eles designados durante 6 meses de pós-operatório. As pacientes com desfecho desfavorável podem necessitar de avaliações adicionais. Nas visitas de seguimento devem ser abordados os seguintes tópicos:
  - O resultado subjetivo da cirurgia percebido pela paciente deve ser avaliado e documentado.
  - As pacientes devem ser questionadas sobre incontinência residual, facilidade de esvaziamento, força do fluxo, infecção recente do trato urinário, dor, disfunção sexual e novo início ou agravamento de sintomas de bexiga hiperativa.
  - Um exame físico, incluindo todos os locais de incisão cirúrgica, deve ser realizado para avaliação de cura, sensibilidade, possibilidade de extrusão da fita sintética e quaisquer outras anormalidades potenciais.
  - Resíduo urinário pós-miccional deve ser obtido.
  - Pode também ser usado algum dos questionários internacionalmente aprovados específicos para incontinência e/ou qualidade de vida (veja o Capítulo 28).
- A colpossuspensão de Burch concomitantemente à sacrocolpopexia (estudo CARE) abdominal e o *sling* de uretra média retropúbico (estudo TOMUS) na cirurgia vaginal para reparo dos prolapsos diminuem o risco de incontinência urinária pós-operatória em pacientes que não a apresentavam previamente.
- No pré-operatório, convém alertar as pacientes sobre:
  - Risco relativamente maior de complicações perioperatórias com *sling* de uretra média de inserção retropúbica (TVT) em comparação com a inserção transobturatória (TOT).
  - Risco maior de dor e dispareunia em longo prazo com TOT do que com TVT.
  - Risco alto de dificuldade de micção e necessidade de realizar *autocateterismo intermitente limpo* com *sling* fascial autólogo (pubovaginal [PV]) e garantir que as pacientes estejam treinadas, dispostas e sejam capazes de fazê-lo.
  - A incerteza quanto à eficácia em longo prazo dos *minislings* de incisão única. A maioria das disfunções miccionais após a cirurgia anti-incontinência melhora espontaneamente, mas os sintomas persistentes podem exigir cirurgia adicional. Disfunção miccional persistente (> 4 semanas) foi relatada em 4% a 22% das pacientes após colpossuspensão de Burch, em 4% a 10% após procedimento de *sling* pubovaginal e em 2% a 4% após procedimento de *sling* sintético transvaginal.
  - Tratamento da disfunção miccional determinado de acordo com o grau de dificuldade para a paciente. Se persistente, pode exigir cirurgia, incluindo incisão ou remoção do *sling* até a uretrólise formal. Após *sling* RP vaginal sem tensão (TVT), a disfunção miccional pode chegar a 26%, exigindo mais 24 horas de cateterismo em 11% e divisão da fita em 1,3% dos casos.

Considerações finais

Poucas entidades clínicas que não acarretam risco de morte têm sua terapêutica cirúrgica cercada de tantas incertezas como a incontinência urinária. A presente revisão visa auxiliar principalmente os colegas com dificuldade de acesso à literatura especializada com orientações gerais para abordagem cirúrgica.

Leituras complementares

ACOG/AUGS. Practice Bulletin No. 155 Summary Urinary Incontinence in Women. Obstetrics & Gynecology 2015; 126(5):1120-2.

AGREE Research Trust, Maio 2009. Acessado em: AGREE Research Trust Web site, www.agreetrust.org

Appell RA, Dmochowski RR, Blaivas JM et al. Guideline for the Surgical Management of Female Stress Urinary Incontinence: 2009 Update. American Urological Association Education & Research, Inc, 2012 revision. Available at: https://www.auanet.org/common/pdf/education/clinical-guidance/Incontinence.pdf. Accessed June 2015.

Bettez M, Tu LM, Carlson K et al. 2012 update: Guidelines for adult urinary incontinence collaborative consensus document for the Canadian Urological Association. Can Urol Assoc J 2012; 6:354-63.

Dwyer PL, Karmakar D. Surgical management of urinary stress incontinence – Where are we now? Best Practice & Research Clinical Obstetrics and Gynaecology 2019; 54:31-40.

Gomelsky A, AthanasiouS, Choo M-S et al. Surgery for urinary incontinence in women: Report from the 6th international consultation on incontinence. Neurourology and Urodynamics 2018; 1-13.

Kobashi K, Albo ME, Dmochowski RR et al. Surgical treatment of female stress urinary incontinence. AUA/SUFU Guideline 2017; 198:875-83.

Lucas MG, Bedretdinova D, Bosch JL et al. Guidelines on Urinary Incontinence. European Association of Urology 2014, update April 2014. Available at: http://uroweb.org/wp-content/uploads/20-Urinary- Incontinence_LR.pdf. Accessed June 2015.

National Institute for Health and Care Excellence. Urinary Incontinencein Women: The Management of Urinary Incontinence in Women.National Collaborating Centre for Women's and Children's Health, commissioned by the National Institute for Health and Care Excellence. London: Royal College of Obstetricians and Gynaecologists; 2013. Available at: http://www.nice.org.uk/guidance/cg171/resources/cg171- urinary-incontinence-in-women-full-guideline3. Accessed June 2015.

Diferentes *Slings* com Uso de Telas Sintéticas

CAPÍTULO 31

Lucas Mira Gon
Arnold Peter Paul Achermann

Introdução

De acordo com a Associação Internacional de Uroginecologia (IUGA) e a Sociedade Internacional de Continência (ICS), a incontinência urinária (IU) é definida como "a queixa de qualquer perda involuntária de urina"[1]. Dentre os vários tipos existentes, a associada ao aumento da pressão intra-abdominal por esforço físico, riso ou tosse é denominada incontinência urinária de esforço (IUE), e seus sintomas atingem 25% a 45% das mulheres, especialmente após a menopausa[2].

A compreensão anatômica da uretra, somada à fisiopatologia da IU, destacou-se com os estudos de Zacharin, no final da década de 1960[3]. Diversas teorias, simples e complexas, foram propostas para explicar a origem de diferentes tipos de IU em mulheres. Do ponto de vista científico, nenhuma delas foi satisfatoriamente comprovada ou completamente aceita por clínicos e cirurgiões, embora mais de uma centena de procedimentos tenham sido propostos como tentativa de correção da IUE[4].

O conceito da cirurgia de *sling* foi introduzido por Von Giordano em 1907, o qual sugeriu o tratamento de IUE por meio de um enxerto de músculo grácil envolvendo a uretra. No entanto, Goebell recebeu o crédito pela primeira cirurgia de *sling* pubovaginal, em 1910, ao utilizar o músculo piramidal como apoio uretral por meio de rotação desse músculo, inserindo-o na linha média e preservando sua inserção no osso púbico[5]. Diversas outras técnicas com *sling* e de suspensão foram desenvolvidas ao longo do século XX.

Já na década de 1990, Petros e Ulmsten demonstraram, por meio da *teoria integral*, as relações anatômicas e funcionais entre os órgãos pélvicos e as estruturas de suporte, como fáscias e ligamentos[4]. Defeitos em sua estrutura ou funcionamento desencadeiam sintomas, incluindo IUE, IU de urgência e IU mista. A proposta de tratamento cirúrgico sugere evitar práticas que causem lesão de estruturas por dissecção do colo vesical anterior e ligamentos anteriores.

Da mesma maneira, os autores advogam que a elevação do colo vesical não teria justificativa anatômica nem funcional. Seus trabalhos inspiraram o desenvolvimento de técnicas cirúrgicas para correção da IU por meio de reconstrução de estruturas de suporte ou criação de neoligamentos. Os estudos publicados por DeLancey em 1994 contribuíram para a compreensão do mecanismo de continência, segundo os quais as pacientes com IUE apresentam deficiência na camada de suporte da uretra, promovendo hipermobilidade do colo vesical e uretral[6].

O sling de uretra média, inicialmente por via retropúbica, logo se tornou o tratamento padrão ouro, sendo associado a índices elevados de sucesso mesmo em longo prazo e chegando a 80% a 90% de êxito em mais de 10 anos de seguimento[7]. Trata-se do tratamento para IUE mais realizado no mundo – a cada ano são realizados aproximadamente 250 mil procedimentos nos EUA[8].

Mesmo diante das altas taxas de sucesso com os slings autólogos retropúbicos, o uso de telas sintéticas tornou possível a redução de morbidades para as pacientes. Além disso, outras vias de abordagem para implante de sling foram desenvolvidas com o propósito de diminuir riscos e por meios menos invasivos. Em 2001, Delorme introduziu a via transobturatória, e em 2006 foi publicada a técnica de incisão única[9,10]. O uso dos slings aumentou progressivamente, superando índices de 27% entre os anos 2000 e 2009 nos EUA. Já no sistema de saúde do Reino Unido, o número de cirurgias realizadas com sling aumentou de 8 mil para 13 mil no mesmo período[11].

A seguir são apresentados os detalhes de técnica cirúrgica de ambos os procedimentos, bem como os resultados em termos de eficácia e comparações entre as técnicas disponíveis na literatura, além de breve apresentação sobre as complicações, que são discutidas com mais profundidade no Capítulo 24[11].

Sling retropúbico

O sling retropúbico, descrito por Ulmsten na década de 1990, baseia-se no conceito de fraqueza dos ligamentos pubouretrais e da parede vaginal anterior como causa da IUE. De fato, o sling é posicionado livre de tensão, promovendo o reforço desse ligamento. O procedimento foi descrito com a possibilidade de uso de anestesia local ou bloqueio por meio de incisão vaginal pequena e passagem do material pelo espaço de Retzius, utilizando dois trocartes especificamente desenhados para isso, os quais são introduzidos pela vagina, ao lado da uretra, e percorrem o espaço de Retzius justo ao púbis com exteriorização no abdome. Complicações, como perfuração vesical e lesão visceral, ocorreram e motivaram o posicionamento do sling utilizando a via transobturatória, proposta por Delorme e descrita neste capítulo[12].

A técnica do implante de sling mediouretral inicia com a paciente em posição de litotomia após indução anestésica de escolha. É possível realizar esse procedimento sob raquianestesia, anestesia geral ou até mesmo sob anestesia local com sedação. Com a paciente já posicionada, realiza-se antissepsia integral da vagina e da pele de toda a porção anterior da pelve e andar inferior do abdome. Os campos cirúrgicos devem expor apenas a vagina e a região hipogástrica. Utiliza-se um espéculo vaginal de peso, assim como um retrator anular autostático para facilitar a exposição da parede anterior da vagina. A sonda vesical de demora deverá ser introduzida e mantida durante todo o procedimento cirúrgico com o objetivo de minimizar o risco de perfuração vesical com a passagem dos trocartes.

Antes da incisão na parede anterior da vagina, injeta-se solução fisiológica ou lidocaína com adrenalina para diminuir o sangramento e facilitar o procedimento. Feita a hidrodissecção, realiza-se uma incisão 2cm longitudinalmente, distando 1cm do meato uretral, por meio de uma lâmina de bisturi número 15. Uma das bordas incisadas é apreendida com pinça de Allis e, com tesoura de Metzembaum, disseca-se de forma romba a região lateral da uretra em direção ao ramo inferior do púbis dos dois lados da uretra.

Com a uretra já isolada em ambos os lados e o ramo inferior do púbis palpável, duas perfurações são realizadas com a ponta da lâmina de bisturi na região do monte pubiano, acima da sínfise púbica, cada uma delas distando 2cm da linha média. Já com a bexiga esvaziada pela sonda de demora, afasta-se a uretra com o dedo indicador de uma das mãos na vagina e com a outra mão introduz-se a agulha na incisão suprapúbica ipsilateral à ponta do dedo indicador que está na vagina.

Ao penetrar a agulha do trocarte, o cirurgião sentirá uma resistência que se deve à aponeurose do músculo reto do abdome. Passada essa resistência, deve-se direcionar a ponta da agulha para a ponta do dedo indicador e fazê-la correr posteriormente ao púbis. A segunda resistência sentida pelo cirurgião na passagem da agulha se deve à perfuração da fáscia endopélvica. Perfurada essa fáscia, a ponta da agulha será visualizada pela incisão vaginal. Convém ter cuidado para não perfurar a parede vaginal. A agulha sairá pela incisão já realizada. O mesmo procedimento é realizado com outra agulha de trocarte do lado oposto.

Como opção, muitos cirurgiões preferem realizar a abertura da fáscia endopélvica com um mixter de modo a facilitar a passagem do trocarte. Essa manobra permite inclusive posicionar o dedo indicador atrás da borda inferior do púbis e assim ajudar a guiar a passagem da agulha. Em casos de perfuração vesical, essa técnica torna possível a dissecção digital do espaço de Retzius para ajudar a afastar a bexiga de modo a permitir a passagem do trocarte de maneira adequada.

A etapa anteriormente descrita pode ser conduzida de maneira oposta, ou seja, introduz-se a agulha pela incisão na vagina, perfurando primeiro a fáscia endopélvica, seguida da aponeurose do músculo reto do abdome, e direcionando a saída da agulha pela incisão suprapúbica, distando 2cm da linha média. A forma de passar a agulha – de dentro para fora ou de fora para dentro – vai depender meramente da preferência do cirurgião.

Passadas e pareadas as duas agulhas, introduz-se o cistoscópio na bexiga e enche-se com pelo menos 300mL de solução fisiológica para distender a cavidade vesical e possibilitar a avaliação de toda a mucosa. O uso de lentes de 30 ou de 70 graus facilita a análise de toda a superfície interna da bexiga. Atenção maior deve ser dada à região do colo vesical, principalmente às posições de 11 horas e 1 hora, pois são os locais mais comumente lesionados. A compressão digital da região suprapúbica pode facilitar a exposição e a análise, bem como a movimentação dos trocartes. O objetivo é avaliar a presença de perfuração da agulha na parede vesical. Por fim, ao ser retirado o cistoscópio, inspeciona-se a uretra.

Caso haja alguma perfuração causada pela agulha, deve-se retirá-la e repassá-la com cuidado. Não havendo perfuração, retira-se o cistoscópio e reintroduz-se a sonda vesical de demora. Caso tenha havido perfuração da bexiga, retira-se o trocarte por completo e realiza-se novamente sua passagem, seguida por cistoscopia. Nesses casos, a sonda vesical deverá permanecer por pelo menos 7 dias no pós-operatório para facilitar a cicatrização adequada da bexiga.

Conecta-se cada extremidade do *sling* na ponta de cada agulha presente na incisão vaginal. As agulhas são retiradas pelas incisões suprapúbicas, puxando igualmente cada braço do *sling* e levando a uma tração na porção média da uretra. Posiciona-se uma tesoura de Metzembaum entre a uretra e o *sling*. Com a retirada da tesoura, deve-se observar se há tensão da tela sobre a uretra. Caso seja exagerada a pressão do *sling* sobre a uretra com a retirada da tesoura, causando algum grau de angulação ou compressão sobre a uretra, deve-se afrouxar um pouco cada braço do *sling* e repetir o teste até que se observe uma boa coaptação do *sling* sobre a uretra, sem compressão.

Uma alternativa, visando à padronização dessa importante etapa, é a *técnica 8-4*, em que se utilizam uma vela Hegar número 8 por dentro da uretra e uma vela número 4 entre a uretra e o *sling*. A tração de cada braço do *sling* deve levar ao pareamento dessas velas,

demonstrando uma compressão adequada do *sling* dobre a uretra. Nesse momento, retira-se a vela número 4 e observa-se a coaptação da tela sobre a uretra; na sequência, retira-se a vela número 8 da uretra e observa-se que a tela não comprime a uretra.

Por fim, o excesso de *sling* acima da incisão suprapúbica é seccionado no nível da pele a ponto de não permitir protrusão. Pontos simples com fio de ácido poliglicólico 3-0 são realizados na incisão vaginal, seguidos da introdução de tampão vaginal embebido de antibiótico e anestésico tópico. As incisões na pele podem ser suturadas com ponto simples de fio absorvível.

No dia seguinte à cirurgia, retiram-se o tampão e a sonda vesical de demora (caso não tenha havido lesão na bexiga com a passagem das agulhas) e espera-se a paciente urinar espontaneamente para liberá-la para casa. Caso ela não consiga urinar, a sonda vesical deverá ser repassada e nova tentativa de retirada realizada ambulatorialmente após 1 ou 2 semanas.

O uso de tampão vaginal não precisa ser uma regra, principalmente em procedimentos rápidos e com pouco sangramento. Do mesmo modo, a sonda vesical de demora pode ser retirada já no pós-operatório imediato, e o procedimento pode ser ambulatorial com alta no mesmo dia.

O risco de perfuração vesical com a passagem das agulhas é de 5% a 10%, e é fundamental seu reconhecimento no intraoperatório. Em recente estudo retrospectivo publicado por Kuhlmann e cols., a taxa de perfuração vesical mostrou-se superior pela técnica retropúbica comparada à via transobturatória (15% *versus* 2%)[13]. No mesmo artigo, os autores demonstraram que pacientes mais jovens e com baixo índice de massa corporal são consideradas de risco para perfuração vesical (54 *versus* 61 anos, p = 0,004; 24,1kg/m^2 *versus* 26,3kg/m^2, p = 0,022)[13]. A não identificação da perfuração possibilita a ocorrência de erosão ou exposição do *sling* na uretra ou bexiga, ocasionando dor crônica, dispareunia, infecção urinária de repetição, disúria, cálculo vesical ou hematúria.

Sling transobturatório

Desenvolvida por Delorme em 2001, a técnica de implantação do *sling* via transobturatória tem por objetivo posicionar a malha na porção média uretral, assim como na técnica retropúbica[8]. Algumas pacientes se beneficiam mais com essa via de implantação do *sling* que foge da região retropúbica, como as obesas e as pacientes com hérnia ventral inferior ou com história de cirurgias prévias na região retropúbica ou vesical.

O principal benefício dessa técnica, comparada à retropúbica, está na segurança e na menor invasão de estruturas nobres da pelve, na medida em que se evita a passagem às cegas de uma agulha no espaço retropúbico. O objetivo é reproduzir o efeito da fáscia suburetral, como descrito por DeLancey[14]. Por outro lado, o *sling* transobturatório não tem demonstrado tanta eficácia em pacientes que sofrem de IUE grave. Para os casos de recidiva após o tratamento via transobturatória, pode-se realizar nova cirurgia pela via retropúbica[15].

A técnica do *sling* transobturatório inicia da mesma maneira que a retropúbica. A paciente deve ficar em posição de litotomia após anestesia. O procedimento pode ser realizado sob raquianestesia, anestesia geral ou anestesia local com sedação. Realiza-se a antissepsia da vagina e da pele de toda a porção anterior da pelve e do andar inferior do abdome, principalmente das regiões inguinais. Os campos cirúrgicos devem expor apenas vagina, região hipogástrica e inguinais. Utiliza-se um espéculo vaginal de peso, assim como retrator anular autostático para facilitar a exposição da parede anterior da vagina. A sonda vesical de demora deverá ser introduzida e mantida durante todo o procedimento cirúrgico. A presença de sangue no coletor pode ser sinal de lesão vesical ou uretral com a passagem das agulhas dos trocartes.

Uma hidrodissecção da parede anterior da vagina a ser manipulada é realizada com injeção de solução fisiológica ou lidocaína com adrenalina. Essa etapa facilita a dissecção do trajeto em que será introduzido o *sling* e diminui os riscos de perfuração da parede vaginal. Com uma lâmina de bisturi número 15 realiza-se uma incisão longitudinal de 2cm, distando 1cm do meato uretral. Com a pinça de Allis apreende-se uma das bordas da parede vaginal incisada e com uma tesoura de Metzembaum realiza-se dissecção romba lateral em direção ao ramo inferior do ísquio. É muito importante não perfurar a parede vaginal nessa dissecção, uma vez que sua perfuração ou uma parede vaginal muito fina favorece a exposição da tela do *sling* como complicação pós-cirúrgica. Confirma-se com o dedo indicador que a dissecção está completa ao conseguir palpar com facilidade o ramo inferior do ísquio. O mesmo procedimento é realizado do lado oposto.

No nível horizontal do clitóris e imediatamente abaixo da inserção do músculo adutor longo, realiza-se uma incisão de 0,5cm na pele de cada lado. A ponta do trocarte (geralmente chamado agulha de formato curvo) é inserida na incisão e a penetra perpendicularmente até que se sinta perfurar a membrana obturadora (técnica *outside-in*). Com um movimento rotacional da agulha percorre-se a ponta desta justa ao osso, sob uma angulação de 45 graus. Deve-se sentir a ponta da agulha com o dedo indicador na incisão vaginal e guiar a saída pela incisão vaginal. O mesmo procedimento é realizado do lado oposto (Figura 31.1). Ao fim, observa-se se não houve nenhum tipo de lesão da mucosa vaginal durante sua passagem e

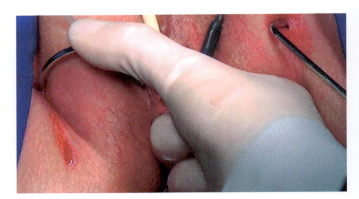

Figura 31.1 *Sling* transobturatório – passagem dos trocartes.

verifica-se a cor da urina pela sonda vesical. A presença de urina clara é positiva, mas, se houver algum sinal de hematúria, há o risco de a agulha ter perfurado a bexiga ou a uretra na passagem. Nesse caso, está indicada uma cistoscopia para verificar possível lesão na mucosa vesical e uretral e retirar a agulha, seguida de nova tentativa.

A etapa descrita anteriormente também pode ser realizada com a introdução da agulha a partir da incisão vaginal para fora na região inguinal, como descrito por de Leval em 2003 (técnica *inside-out*)[16]. A passagem da agulha de "dentro para fora" ou de "fora para dentro" depende da preferência do cirurgião. Uma revisão sistemática publicada em 2017 pela Cochrane demonstrou não haver diferença estatística nos resultados objetivos e subjetivos entre ambas as formas de passagem da agulha na técnica transobturatória[17]. Caso se opte pela forma "de dentro para fora", a ponta da agulha já deve estar conectada a uma das extremidades do *sling* para direcioná-la até sair pela região inguinal. Na técnica "de fora para dentro", como inicialmente descrito, conectam-se as extremidades do *sling* às pontas das agulhas e retira-se com cuidado, em movimento rotacional oposto ao introduzido, até a saída pela pele na região inguinal.

O *sling* é tracionado a ponto de se ajustar ao terço médio da uretra, mas todo cuidado é necessário para não haver tensão. Assim como na técnica do *sling* retropúbico, pode-se usar uma tesoura de Metzembaum entre a uretra e o *sling* e verificar a adaptação da tela sob a uretra ou pode ser usada a técnica 8-4 com velas de Hegar, como descrito anteriormente (Figuras 31.2 e 31.3).

O excesso de *sling* acima da incisão inguinal é seccionado no nível da pele a ponto de não possibilitar protrusão. Pontos simples com fio de ácido poliglicólico 3-0 são realizados na incisão vaginal, seguidos da introdução de tampão vaginal embebido em antibiótico e anestésico tópico. As incisões na pele podem ser suturadas com ponto simples de fio absorvível e intradérmico.

No dia seguinte à cirurgia, retiram-se o tampão e a sonda vesical de demora (caso não tenha havido lesão da bexiga com a passagem das agulhas) e espera-se a

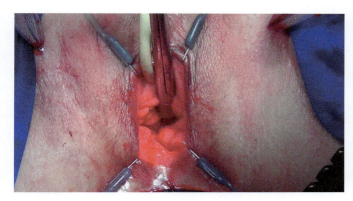

Figura 31.2 Ajuste da fita com tesoura abaixo da uretra.

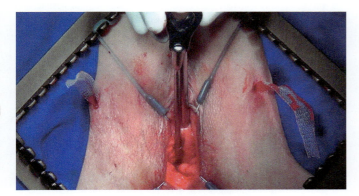

Figura 31.3 Ajuste do *sling* 8:4.

paciente urinar espontaneamente para liberá-la para casa. Caso ela não consiga urinar, a sonda vesical deverá ser repassada e nova tentativa de retirada realizada ambulatorialmente após 1 a 2 semanas.

O uso de tampão vaginal foi abandonado em muitos centros de referência e não precisa ser uma regra, principalmente em procedimentos rápidos e com pouco sangramento. A sonda vesical de demora também pode ser retirada no pós-operatório imediato, e o procedimento pode ser realizado em regime ambulatorial com alta no mesmo dia.

Apesar de ser rara a perfuração vesical e uretral, muitos centros de referência em cirurgias uroginecológicas adotam como protocolo a realização efetiva de cistoscopia no intraoperatório, mesmo com a presença de urina clara na sonda vesical. Lovatsis e cols. relataram taxa maior de perfuração vesical em pacientes obesas (14% versus 0%, p=0,03)[18]. Como as agulhas passam pelo forame obturador, outras possíveis complicações são sangramento com a perfuração de vasos obturatórios e dor crônica inguinal.

Sling transobturatório/retropúbico

Desde 2003, o grupo de Delorme e cols.[19] tem dado preferência à técnica *outside-in* em virtude do risco menor de lesão do nervo pudendo. Ademais, a entrada da agulha inicialmente com trajeto horizontal em direção ao púbis, próximo ao ramo isquiopúbico, corre abaixo da inserção do músculo elevador do ânus e diminui o risco de lesão de estruturas viscerais. Em seguimento de 185 pacientes operadas por essa técnica, Castaings e cols.[19] não tiveram nenhum caso de perfuração vesical.

Essa técnica tem aumentado de popularidade como *TOT retropúbico*, uma vez que a entrada da agulha se faz pelo forame obturatório, enquanto sua saída e o posicionamento da tela na uretra se assemelham à técnica de *sling* retropúbico. Trata-se de uma técnica alternativa mista, experimentada inicialmente pela equipe de uroginecologia da Unicamp, que tem por *objetivo evitar a perfuração vesical e prevenir a migração do sling para o colo vesical*. A migração da tele para o colo está associada a maior obstrução infravesical e disfunções miccionais.

Desse modo, essa técnica é capaz de diminuir as complicações cirúrgicas imediatas e tardias. Para melhor compreensão, o passo a passo dessa técnica pode ser visto em vídeo: https://youtu.be/a_njOkE0seo.

Como na técnica transobturatória, a paciente deve ser posicionada em litotomia após ser anestesiada. Em geral, o bloqueio raquimedular é a opção anestésica de escolha, mas pode ser aplicada anestesia geral ou até mesmo sedação com anestesia local. Após antissepsia e colocação de campos estéreis, a sonda vesical de demora deve ser introduzida para esvaziar por completo a bexiga e diminuir os riscos de perfuração vesical durante o procedimento.

Após a introdução de uma válvula de peso para melhor expor a parede vaginal anterior, duas pinças de Allis são utilizadas para clampear e apresentar o meato uretral. Realiza-se uma incisão longitudinal de aproximadamente 3cm na parede vaginal anterior, a 1cm do meato uretral. Por meio da dissecção da fáscia periuretral até os ramos isquiopúbicos bilateralmente, como realizado na cirurgia de *sling* TOT clássico. Incisões tipo punção são realizadas na prega genitofemoral, no nível do clitóris, sendo iniciada a passagem da agulha *no sentido horizontal* em vez de diagonal, como na técnica clássica TOT.

Nessa técnica, o objetivo não é sair com a agulha no nível dos fórnices vaginais, mas percorrer o trajeto atrás do ramo isquiopúbico até a região posterior do púbis. Nesse ponto, a agulha toca a ponta do dedo do cirurgião, que está protegendo a uretra, próximo ao ângulo formado pela uretra e o limite inferior do púbis. Desse modo, perfura-se a membrana perineal lateralmente à uretra[20]. Assim, o posicionamento da tela na região vaginal assemelha-se ao *sling* retropúbico no nível da uretra média.

Resultados comparativos

Revisão sistemática de 175 estudos randomizados controlados, incluindo mais de 21 mil mulheres, comparou os resultados dos vários tratamentos para IU[11].

Foram elegíveis 105 ensaios clínicos para avaliação de cura, e a metanálise mostrou maior eficácia dos *slings* retropúbicos, seguidos por colpossuspensão e *sling* transobturatório.

No estudo, o *sling* retropúbico mostrou-se mais efetivo para cura dos sintomas de IUE. A chance de recidiva foi menor com o *sling* retropúbico, quando comparado ao transobturatório (OR: 0,74; IC95%: 0,59 a 0,92), com qualidade moderada da evidência. As taxas de cura média aproximadas foram de 89% para o *sling* retropúbico e de 64% para o transobturatório. Já as chances de reoperação por queixa de IU foram semelhantes com as duas técnicas (3,6% para transobturatório e 2,2% para retropúbico); os intervalos de confiança foram bastante longos, e não houve significância estatística.

Complicações e sintomas foram avaliados como desfechos secundários. O risco de lesões vasculares e de bexiga foi menor com o *sling* transobturatório (risco de lesões vasculares de 0,5% *versus* 2,4%, respectivamente [OR: 0,36; IC95%: 0,21 a 0,64]; risco de lesão de bexiga de 0,2% para *sling* transobturatório *versus* 5% para retropúbico [OR: 0,15; IC95%: 0,09 a 0,24]). Os sintomas de urgência miccional após cirurgia de *sling* foram semelhantes nas duas técnicas, bem como a taxa de extrusão de tela (cerca de 2% a 2,4%) e a incidência de infecção do trato urinário, também sem diferença estatística.

Considerações finais

Os *slings* estão entre os procedimentos mais efetivos para tratamento de IUE em mulheres e são amplamente utilizados em todo o mundo. Seus resultados superaram os de técnicas usadas anteriormente, e sua aplicação difundiu-se rapidamente. Trata-se de procedimento de pequeno porte que pode ser realizado em regime ambulatorial, mas que não é isento de complicações, devendo o cirurgião estar apto a identificá-las e tratá-las. O procedimento envolve a passagem de trocartes para posicionamento do *sling* por via retropúbica ou transobturatória; nessa etapa, parte do trajeto não pode ser visualizada diretamente, o que exige domínio da técnica cirúrgica e conhecimento detalhado da anatomia pélvica e dos marcos anatômicos.

Referências

1. Haylen BT, de Ridder D, Freeman RM et al.; International Urogynecological Association; International Continence Society. An International Urogynecological Association (IUGA)/International Continence Society (ICS) joint report on the terminology for female pelvic floor dysfunction. Neurourol Urodyn 2010; 29(1):4-20.
2. Imamura M, Hudson J, Wallace SA et al. Surgical interventions for women with stress urinary incontinence: systematic review and network meta-analysis of randomised controlled trials. BMJ 2019 Jun 5; 365:l1842.
3. Zacharin RF. The anatomic supports of the female urethra. Obstet Gynecol 1968 Dec; 32(6):754-9. PMID: 5754612.
4. Petros PE, Ulmsten UI. An integral theory of female urinary incontinence. Experimental and clinical considerations. Acta Obstet Gynecol Scand Suppl 1990; 153:7-31.
5. Goebell R. Zur operative beseititung der angerbornen incontinentia vesicae. Z Gynakol 1910; 2:187-91.
6. DeLancey JO. The anatomy of the pelvic floor. Curr Opin Obstet Gynecol 1994 Aug; 6(4):313-6. PMID: 7742491.
7. Latthe PM, Foon R, Toozs-Hobson P. Transobturator and retropubic tape procedures in stress urinary incontinence: a systematic review and meta-analysis of effectiveness and complications. BJOG 2007; 114(5):522-31.
8. US Food & Drug Administration. Considerations about surgical mesh for SUI. Disponível em: https://www.fda.gov/MedicalDevices/Productsand MedicalProcedures/ImplantsandProsthetics/UroGynSurgicalMesh/ucm345219.htm. Acessado em 19 de setembro de 2018.
9. Delorme E. La bandelette trans-obturatrice: un procédé mini-invasif pour traiter l'incontinence urinaire d'effort de la femme [Transobturator urethral suspension: mini-invasive procedure in the treatment of stress urinary incontinence in women]. Prog Urol 2001 Dec; 11(6):1306-13. French. PMID: 11859672.
10. Moore RD, Serels SR, Davila GW, Settle P. Minimally invasive treatment for female stress urinary incontinence (SUI): a review including TVT, TOT, and mini-sling. Surg Technol Int 2009 Apr; 18:157-73. PMID: 19579203.
11. Imamura M, Hudson J, Wallace SA et al. Surgical interventions for women with stress urinary incontinence: systematic review and network meta-analysis of randomised controlled trials. BMJ 2019; 365:l1842.
12. Delorme E, Droupy S, de Tayrac R, Delmas V. [Transobturator tape (Uratape). A new minimally invasive method in the treatment of urinary incontinence in women]. Prog Urol 2003; 13(4):656-9.
13. Kuhlmann PK, Dallas K, Masterson J et al. Risk factors for intraoperative bladder perforation ate the time of midurethral sling placement. Urology 2021 Feb; 148:100-5.
14. DeLancey JO. Anatomy and biomechanics of genital prolapse. Clin Obstet Gynecol 1993 Dec; 36(4):897-909. doi: 10.1097/00003081-199312000-00015. PMID: 8293591.
15. Ford AA, Ogah JA. Retropubic or transobturator mid-urethral slings for intrinsec sphincter deficiency-related stress urinary incontinence in women: a systematic review and meta-analysis. Int Urogynecol J 2016 Jan; 27(1):19-28.
16. de Leval J. Novel surgical technique for the treatment of female stress urinary incontinence: transobturator vaginal tape inside-out. Eur Urol 2003; 44(6):724-30.
17. Ford AA, Rogerson L, Cody JD, Aluko P, Ogah JA. Mid-urethral sling operations for stress urinary incontinence in women. Cochrane Database Syst Rev 2017 Jul 31; 7(7):CD006375.
18. Lovatsis D, Gupta C, Dean E, Lee F. Tension-free vaginal tape procedure is an ideal treatment for obese patients. Am J Obstet Gynecol 2003 Dec; 189(6):1601-4; discussion 1604-5.
19. Castaings T, Abello N, Delorme DE. Prospective study on 185 females with urinary incontinence treated by an outside-in transobturator suburethral sling. Pelviperineology 2012; 31:18-23.
20. Barbier V, Duperron C, Delorme E. Evolution of the TOT OUT/IN technique: retropubic TOT. Morbidity and 5-year functional outcomes. Pelviperineology 2018; 37:74-7.

CAPÍTULO 32

Sling Pubovaginal Autólogo

Gabriel Chahade Sibanto Simões
Edilson Benedito de Castro
Wilmar Azal Neto

Introdução

Os *slings* suburetrais são considerados o procedimento de escolha para o tratamento cirúrgico da incontinência urinária de esforço (IUE) na mulher. Desde sua invenção, foram desenvolvidas diversas técnicas cirúrgicas e utilizados materiais autólogos e sintéticos em sua confecção.

O conceito do *sling* como suporte uretral foi criado em 1907, por Von Giordano[1], que descreveu o uso de enxerto do músculo grácil colocado ao redor da uretra. Nos anos seguintes foram descritas modificações tanto nas técnicas como nos materiais usados. Em 1917, a técnica de Goebell-Frangenheim-Stoeckel[2-4] foi a primeira a descrever as abordagens abdominal e vaginal combinadas. Em 1942, Aldridge[5] publicou uma modificação fundamental no conceito do *sling* autólogo com base na teoria de que a resposta dos músculos abdominais à elevação da pressão intra-abdominal poderia ser utilizada para ocluir a uretra. Essa teoria foi inspirada em Price[6], que em 1933 descreveu o *sling* de fáscia-lata, o qual era fixado ao músculo reto do abdome e se utilizava da postura corporal da mulher para aumentar ou reduzir a tensão no *sling* nos momentos em que ocorria a perda urinária.

Posteriormente, autores como Aldridge, McGuire e Blaivas e Ghoneim realizaram modificações na técnica e nas aplicações do *sling* autólogo[5,7,8], chegando ao modelo mais similar ao atual, publicado por McGuire em 1978, que descreveu o *sling* de fáscia do músculo reto do abdome implantado através da técnica retropúbica[9]. A partir de 1990, esse modelo de *sling* autólogo superou outros métodos de tratamento, como as suspensões por agulha e as uretropexias anteriores, tornando-se o padrão ouro no tratamento cirúrgico da IUE[10].

O uso de tecido autólogo para confecção do *sling* perdeu espaço no final da década de 1990, quando foram desenvolvidos os protótipos de material sintético. As maiores vantagens do dispositivo sintético são a menor morbidade, por não exigir excisão de faixa de aponeurose do abdome como no *sling* autólogo e, como consequência, a inserção em menos tempo operatório. As telas sintéticas monofilamentares e macroporosas foram consideradas implantes mais seguros e menos imunogênicos, passando a ser utilizadas em larga escala[11], com aumento das taxas de cirurgias de *sling* nos EUA (de 78,3 para 237,4 por 100 mil pessoas ao ano entre os anos 2000 e 2009)[12].

A partir do desenvolvimento da prótese sintética, o *sling* autólogo passou a ser utilizado em menor escala, sendo indicado principalmente para mulheres com contraindicações ao uso do material heterólogo. Entretanto, nos últimos anos, após notificações da Agência Americana de Saúde Pública sobre potenciais complicações relacionadas com o uso de material sintético em cirurgias vaginais e o aumento do número de processos médicos, a quantidade de cirurgias de *sling* autólogo voltou a crescer. Estudos demonstram elevação na proporção de *sling* autólogo em relação a todas as cirurgias para IUE (21% para 30% do total de cirurgias; p < 0,0001). Além disso, nos últimos anos aumentou o número de cirurgias de revisão e remoção dos materiais sintéticos[13,14].

Assim como nos EUA, outros países, como Escócia e Austrália, realizaram estudos sobre a segurança dos materiais sintéticos, contraindicando o uso rotineiro de telas e as recomendando apenas quando não são possíveis outras opções de tratamento, enfatizando a necessidade do consentimento esclarecido das pacientes[15].

Mecanismo de ação

Nas últimas décadas diversas teorias foram criadas para explicar a IUE na mulher, e uma das mais aceitas é a de DeLancey, que em 1994 publicou um modelo em que propunha que as mulheres saudáveis teriam um suporte uretral (*hammock*) fixo lateralmente, dando suporte à uretra. Em pacientes com perda urinária aos esforços há deficiência desse suporte, evidenciada pela hipermobilidade do colo vesical e da uretra, o que resulta na diferença pressórica responsável pela perda urinária. Logo, a colocação de um *sling* suburetral na topografia da uretra proximal criaria uma camada firme de tecido que promoveria a compressão dinâmica da uretra nos momentos de elevação da pressão intra-abdominal, reduzindo assim a hipermobilidade da uretra e consequentemente a incontinência urinária[16].

Em 1990, Petros e Ulmsten haviam proposto o conceito da *teoria integral*, unificando os modelos previamente apresentados. Esse modelo postula que a continência é mantida pela função adequada e sinérgica de três componentes: ligamentos pubouretrais, suporte vaginal suburetral e músculos pubococcígeos. Teoricamente, a lesão de uma ou mais dessas estruturas (causada por cirurgia, gravidez, parto, envelhecimento, deficiência hormonal e outras situações que elevam a pressão abdominal) pode resultar em IUE[17].

O *sling* autólogo é posicionado próximo ao colo vesical ou à uretra média, estabelecendo um suporte suburetral. Quando há elevação da pressão intra-abdominal, a bexiga movimenta-se posteroinferiormente, e assim o dispositivo evita a movimentação excessiva da uretra, mantendo sua posição original, evitando a incontinência em pacientes com hipermobilidade uretral e deficiência esfincteriana intrínseca.

Indicações e contraindicações

O *sling* sintético tornou-se o principal método cirúrgico para IUE por ser considerado seguro, eficiente, apresentar pouca morbidade e ser implantado em menos tempo operatório. No entanto, o *sling* autólogo mantém-se como uma alternativa para todos os casos de IUE, tanto para pacientes com deficiência esfincteriana intrínseca como para aquelas com hipermobilidade uretral.

O *sling* autólogo é boa opção para pacientes que já foram submetidas ao *sling* sintético, que apresentaram complicações ou falha no tratamento prévio da IUE e também para as que se recusam a utilizar telas sintéticas[18-20]. Além disso, trata-se de boa indicação para pacientes que serão submetidas à correção simultânea de divertículos uretrais, fístulas uretrovaginais e/ou lesões vesicais[21-23].

O *sling* autólogo é preferível ao sintético em pacientes com risco de má cicatrização, o que inclui as pacientes submetidas à irradiação pélvica e as imunossuprimidas, como as que fazem uso crônico de corticosteroides e com doenças do tecido conjuntivo[24].

O *sling* autólogo apresenta risco menor de erosão, comparado ao material sintético, podendo ser aplicado com maior tensão ou até mesmo com a técnica *crossover* em pacientes com IUE de causa neurogênica[25]; por isso, inclui tanto casos de musculatura detrusora hipocontrátil associada a incontinência paradoxal como casos de contração involuntária do músculo detrusor. Assim, o *sling* autólogo pode ser colocado para conter a incontinência, e a paciente irá realizar o cateterismo intermitente sem causar erosão do *sling* em longo prazo.

Técnica

A colocação do *sling* com tecido autólogo pode ser realizada sob anestesia local, raquianestesia ou anestesia geral, sendo a escolha baseada no consenso entre paciente, anestesista e cirurgião. A cirurgia é considerada

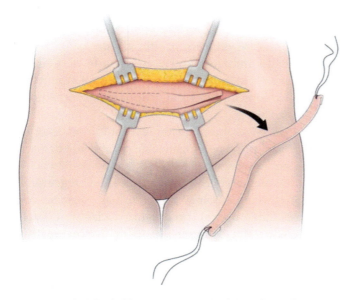

Figura 32.1 Incisão de Pfannenstiel acima da sínfise púbica. (Reproduzida com permissão de Rebecca Rogers.)

potencialmente contaminada, sendo recomendada a administração de dose única de antibioticoprofilaxia.

Com a paciente em posição de litotomia, em decúbito dorsal, deve ser realizada antissepsia do abdome e da região genital, da cicatriz umbilical até a região perianal. Em seguida pode ser realizada cistoscopia, e deve-se proceder à sondagem vesical com sonda de Foley 16/18Fr.

Para retirada do enxerto, deve-se realizar uma incisão de Pfannenstiel acima da sínfise púbica, limpando a gordura da fáscia do músculo, visando à excisão de uma faixa de aponeurose de aproximadamente 8 a 10cm de comprimento e 1,5cm de largura (Figura 32.1).

Convém assegurar que ambas as camadas da fáscia do músculo reto do abdome estejam incluídas, e o músculo deve ser separado da face posterior da fáscia com eletrocautério ou lâmina fria, assim como do tecido subcutâneo. Procede-se então ao fechamento da incisão por camadas com fios e técnica a critério do cirurgião.

Após a retirada, o enxerto deve ser colocado em solução salina a 0,9% em superfície estéril para que sejam excisados gordura e tecido perifascial da aponeurose. Devem ser feitos pontos de reparo nas extremidades da fáscia com fio prolene 0-0 ou PDS, criando um mecanismo de suspensão do enxerto.

O colo vesical deve ser localizado mediante palpação do balão da sonda vesical, e sua posição pode ser marcada com tinta na parede vaginal anterior. Em seguida é realizada a hidrodissecção do plano entre a vagina e a bexiga, usando uma mistura de anestésico com adrenalina e/ou soro fisiológico. Uma incisão mediana de 1,5cm (ou em U invertido) é realizada na parede vaginal, no nível do terço proximal da uretra, seguida pela dissecção do plano entre o epitélio vaginal e a fáscia pubocervical,

até o nível do osso púbico bilateralmente, utilizando tesoura de Metzenbaum e evitando a perfuração da fáscia endopélvica.

Quando a dissecção vaginal for finalizada, como descrito anteriormente, o implante do tecido autólogo deverá ser realizado de acordo com a técnica cirúrgica retropúbica.

A fáscia endopélvica deve ser perfurada abaixo dos ramos isquiopúbicos, que são facilmente palpáveis. Para reduzir o risco de perfuração vesical, deve-se assegurar que a bexiga está vazia. A perfuração é realizada com tesouras de Metzenbaum anguladas para o ombro ipsilateral com as pontas apontadas para cima. Em seguida, realiza-se dissecção romba com o dedo, e o espaço retropúbico é dissecado até ambos os lados da uretra.

Assim, os planos infrapúbico e retropúbico estão conectados, e a face posterior da sínfise púbica é facilmente palpável. A palpação simultânea pelas incisões vaginal e abdominal pode ser realizada (Figura 32.2).

A passagem de agulhas de Stamey ou Cobb-Ragde deve ser realizada a partir da incisão abdominal em direção à incisão vaginal, sendo cautelosamente guiada posteriormente ao púbis. Convém realizar cistoscopia para assegurar que não houve perfuração vesical. As extremidades da sutura realizada no enxerto devem ser introduzidas através das agulhas ou de outro instrumento de preensão e tracionadas a partir da incisão abdominal, garantindo posição simétrica (Figura 32.3).

O ponto medial do *sling* deve ser suturado ao terço proximal ou médio da uretra com Vicryl 4-0, evitando a migração do implante.

Antes do ajuste da tensão do *sling*, a incisão vaginal deve ser suturada e o espéculo retirado para eliminar distorções anatômicas que possam alterar a tensão final

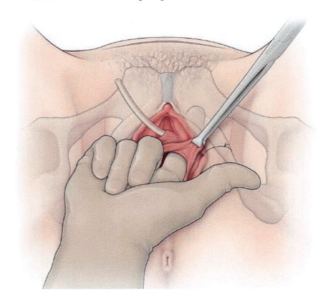

Figura 32.2 Dissecção romba com o dedo. (Reproduzida com permissão de Rebecca Rogers.)

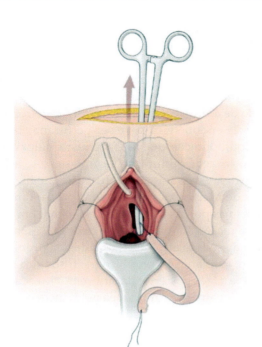

Figura 32.3 Sutura realizada no enxerto introduzida através das agulhas. (Reproduzida com permissão de Rebecca Rogers.)

do enxerto. Os fios de PDS ou prolene devem ser amarrados acima da fáscia do músculo reto.

O ajuste da força de tensão varia de acordo com o caso. A sonda de Foley habitualmenteé retirada no primeiro ou segundo dia pós-operatório [26,27] (Figura 32.4).

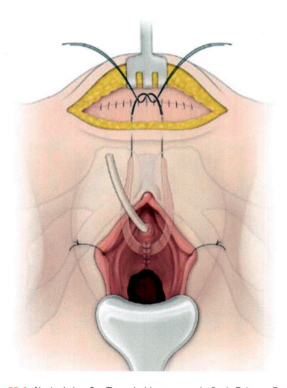

Figura 32.4 Ajuste da tensão. (Reproduzida com permissão de Rebecca Rogers.)

Resultados

Desde sua introdução, na década de 1970, o *sling* pubovaginal autólogo mantém-se como técnica segura e eficiente no tratamento da IUE, o que foi comprovado pelos estudos iniciais e em grupos de seguimento de longo prazo[20,28].

Em 1978, McGuire publicou seu estudo original, envolvendo um grupo heterogêneo de pacientes, e demonstrou melhora nos sintomas de IUE em 50 de 52 pacientes[9]. Subsequentemente, outros trabalhos registraram a eficácia do *sling* autólogo tanto para as pacientes com hipermobilidade uretral como para aquelas com defeito intrínseco do esfíncter, descrevendo um índice de satisfação entre 85% e 92%[29-31].

Nas últimas décadas, metanálises compararam os *slings* autólogos com os sintéticos de uretra média e relataram taxas similares de continência pós-operatória[32,33]. Entretanto, as pacientes submetidas ao implante de *sling* sintético apresentaram taxas menores de complicações: menos episódios de retenção urinária no pós-operatório imediato, taxa menor de disfunções miccionais tardias e ausência da morbidade relacionada com o sítio de excisão do enxerto.

Blaivas e cols., no entanto, publicaram em 2015 uma metanálise que indicava taxas menores de complicações com a técnica do *sling* autólogo, apontando que o *sling* sintético apresenta taxas maiores de erosão, dor pélvica e hiperatividade detrusora, enquanto a principal desvantagem do autólogo seria o risco maior de infecção da ferida operatória abdominal[34].

Em 2018, Blaivas e cols. realizaram nova metanálise de 71 estudos, envolvendo 5.733 mulheres submetidas ao *sling* pubovaginal autólogo e 25.586 ao *sling* sintético de uretra média. Seus achados confirmaram os resultados anteriores, confirmando que o *sling* sintético apresenta taxas maiores de erosão, dor pélvica refratária e dispareunia ($p < 0,0001$), enquanto com o autólogo são maiores as taxas de complicações de ferida operatória abdominal, além de maior obstrução uretral[26].

Em 2007 foi publicado um ensaio clínico, randomizado e multicêntrico, que é responsável por grande parte dos dados contemporâneos sobre os *slings* autólogos, chamado *Stress Incontinence Surgical Treatment Efficacy* (SISTEr). Esse estudo, no qual 326 mulheres foram submetidas ao *sling* pubovaginal autólogo e 329 à colpossuspensão de Burch, revelou que o *sling* apresenta melhores resultados para todos os tipos de incontinência, assim como para IUE especificamente, bem como taxas menores de reoperação. Entretanto, as mulheres submetidas ao *sling* apresentaram taxas maiores de morbidade, como maior índice de infecções do trato urinário (ITU) e disfunções miccionais, como urgeincontinência *de novo*[28].

Em 2012 foi publicado o E-SISTEr, estudo que realizou o seguimento das pacientes durante 5 anos e consolidou os achados anteriores. O estudo constatou taxas similares de eventos adversos nas duas técnicas cirúrgicas analisadas. Em relação à satisfação das pacientes, o *sling* alcançou 83%, enquanto a colpossuspensão à Burch obteve 73%; quando comparadas as taxas de continência em 5 anos, o *sling* mostrou-se superior, com 31%, ao passo que com a cirurgia de Burch o índice foi de 24%. Esses estudos registraram taxas aparentemente baixas de continência em ambos os grupos, o que provavelmente se deve à definição rigorosa de sucesso utilizada. Cabe observar que a satisfação das pacientes com o resultado da cirurgia eventualmente ocorre mesmo sem alcançarem a continência completa[35].

Em 2011, Athanasopolous e cols. publicaram um estudo em que descreveram os resultados do *sling* autólogo em pacientes que não obtiveram sucesso com o *sling* sintético de uretra média. Nesse estudo, as mulheres foram submetidas à excisão parcial da tela no momento do implante do enxerto autólogo e assim foi obtida uma taxa de sucesso de 85% (melhora ou cura da incontinência)[29].

A revisão sistemática da Cochrane de 2017 incluiu 26 ensaios clínicos, envolvendo um total de 2.284 mulheres, e comparou o *sling* pubovaginal autólogo com as outras opções cirúrgicas de tratamento da IUE. Comparado com a colpossuspensão, o *sling* exibiu taxa maior de continência pós-operatória, mas taxas também maiores de complicações. Na comparação dos *slings* autólogos com os sintéticos de uretra média foi demonstrado que as taxas de continência são similares, porém o autólogo apresenta mais complicações relacionadas com o sítio de excisão do enxerto e maior disfunção miccional pós-operatória. O seguimento das pacientes foi realizado por menos de 2 anos e, portanto, não foi possível avaliar a segurança e a eficiência dos métodos em longo prazo[36].

Em síntese, as taxas de sucesso do *sling* autólogo pubovaginal são tipicamente elevadas, e a alta variação das taxas de continência descritas na literatura (24% a 97%) se deve às características do grupo estudado e à definição de sucesso utilizada. Cabe registrar que o motivo mais citado para falha do tratamento é a presença de outros sintomas urinários de armazenamento, notoriamente a urgeincontinência. As taxas de IU *de novo* ou urgência miccional pós-operatória variam entre 2% e 22%[20,28,35,37-39].

Complicações

Disfunção miccional

A disfunção miccional pós-operatória é uma complicação relativamente comum, havendo estudos que citam a incidência de até 14%[28,29]. Essa complicação se manifesta por meio de sintomas de armazenamento (polaciúria, noctúria, urgência, incontinência), esvaziamento e/ou ITU recorrentes. Quando a paciente apresenta algum desses sintomas, deve ser considerada a possibilidade de obstrução infravesical pelo *sling* antes de ser iniciado o tratamento.

A bexiga hiperativa *de novo* é uma complicação relatada em 3% das pacientes submetidas ao *sling* autólogo, de acordo com metanálise realizada por Blaivas e cols. em 2018[26]. Quando se estuda o grupo de pacientes que já apresentavam bexiga hiperativa no pré-operatório, os sintomas persistem em até um terço dessas pacientes, de acordo com metanálise da Associação Americana de Urologia (AUA)[40].

Não há consenso sobre os fatores que influenciam o desenvolvimento de IU no pós-operatório, porém acredita-se que as pacientes que apresentam outras condições associadas, como bexiga hipoativa, prolapso de órgãos pélvicos e tratamentos cirúrgicos e radioterápicos prévios, estejam mais suscetíveis ao desenvolvimento de disfunção miccional. Outra complicação consiste em hematoma pélvico, o qual é pouco frequente, mas pode afetar a continência de maneira transitória.

Ferida operatória

Infecção de ferida operatória, seroma e hérnia incisional são complicações possíveis do *sling* autólogo, ocorrendo em até 3,5% das pacientes[26].

Extrusão do *sling*

A extrusão do *sling* para uretra, bexiga e/ou vagina é pouco frequente nos casos de *sling* autólogo, sendo 15 vezes mais comum com os *slings* sintéticos de uretra média[41].

Uma metanálise realizada em 1997, com a revisão de 287 artigos sobre 1.515 mulheres submetidas a *sling* sintético e 1.715 a *sling* autólogo, demonstrou taxa de 0,003% de perfuração de uretra com o *sling* autólogo contra 0,02% com o sintético e 0,0001% de extrusão vaginal com o *sling* autólogo contra 0,007% com o sintético[42].

A maioria dos casos de extrusão para uretra é diagnosticada entre 1 e 18 meses de pós-operatório, e os sintomas mais comuns são retenção urinária, urgência miccional e IU mista. A extrusão decorre da interação de fatores, como material da tela sintética, técnica cirúrgica (tensão excessiva, dissecção próxima à uretra, lesão uretral intraoperatória) e qualidade do tecido da mulher (cicatriz, atrofia uretral, deficiência hormonal, radiação pélvica)[41].

Perfuração vesical

No intraoperatório pode ocorrer perfuração vesical, a qual é mais frequente no momento de transfixação da fáscia endopélvica com a agulha de Stamey/Cobb-Ragde.

Para evitar essa intercorrência convém se certificar de que a fáscia endopélvica é a única camada a ser perfurada entre a incisão abdominal e a vaginal, e cistoscopia deve ser realizada durante e/ou após a perfuração da fáscia para comprovação de que a perfuração vesical não aconteceu.

Complicações não urológicas

O implante do *sling* autólogo também pode causar complicações não relacionadas com o trato urinário, como pulmonares, cardiovasculares, neurológicas e gastrointestinais (perfuração intestinal). No ensaio clínico SISTEr, as taxas tanto de trombose venosa profunda como de sangramento são de 0,3%[28]. Quando se consideram todas as cirurgias anti-incontinência, a taxa de mortalidade passsa a ser de 3 a cada 10 mil cirurgias[26].

Referências

1. Giordano V. Vingtieme Congres Français de Chirurgie. 1907. 506 p.
2. Goebel R. Zur operativen beseitigung der angeborenen incontinenz vesicae. Ztsch Gynakol Urol 1910; 2:187-91.
3. Frangenheim P. Zur operative Behaundlung der Inkontinenz der Mannlichen Harnohre. Verh Dtsch Ges Chir 1914; 43:149-58.
4. Stoeckel W. Uber die Verwendung der Musculi pyramidales bei der operativen Behandlung der Incontinentia Urinae. Zentralbl Gynakol 1917; 41:11-9.
5. Aldridge AH. Transplantation of fascia for relief of urinary stress incontinence. Am J Obstet Gynecol [Internet] 1942 Sep; 44(3):398-411. Available from: https://linkinghub.elsevier.com/retrieve/pii/S0002937842904770.
6. Price PB. Plastic operations for incontinence of urine and of feces. Arch Surg [Internet] 1933 Jun 1; 26(6):1043. Available from: http://archsurg.jamanetwork.com/article.aspx?doi=10.1001/archsurg.1933.01170060112007.
7. Blaivas JG, Jacobs BZ. Pubovaginal fascial sling for the treatment of complicated stress urinary incontinence. J Urol [Internet] 1991 Jun; 145(6):1214-8. Available from: http://www.jurology.com/doi/10.1016/S0022-5347%2817%2938580-4.
8. Ghoniem GM, Shaaban A. Sub-urethral slings for treatment of stress urinary incontinence. Int Urogynecol J [Internet] 1994 Aug; 5(4):228-39. Available from: http://link.springer.com/10.1007/BF00460317.
9. Mcguire EJ, Lytton B. Pubovaginal sling procedure for stress incontinence. J Urol [Internet] 1978 Jan; 119(1):82-4. Available from: http://www.jurology.com/doi/10.1016/S0022-5347%2817%2957390-5.
10. Anger JT, Weinberg AE, Albo ME et al. Trends in surgical management of stress urinary incontinence among female Medicare beneficiaries. Urology [Internet] 2009 Aug; 74(2):283-7. Available from: https://linkinghub.elsevier.com/retrieve/pii/S0090429509002325.
11. Winters JC, Fitzgerald MP, Barber MD. The use of synthetic mesh in female pelvic reconstructive surgery. BJU Int [Internet] 2006 Sep; 98(s1):70-6. Available from: http://doi.wiley.com/10.1111/j.1464-410X.2006.06309.x.
12. Jonsson Funk M, Levin PJ, Wu JM. Trends in the surgical management of stress urinary incontinence. Obstet Gynecol [Internet] 2012 Apr; 119(4):845-51. Available from: http://journals.lww.com/00006250-201204000-00022.
13. Polland A, Meckel K, Trop CS. Incidence of placement and removal or revision of transvaginal mesh for pelvic organ prolapse and stress urinary incontinence in the ambulatory setting before and after the 2011 Food and Drug Administration Notification. Urol Pract [Internet] 2015 Jul; 2(4):160-4. Available from: http://www.jurology.com/doi/10.1016/j.urpr.2014.10.008.
14. Rac G, Younger A, Clemens JQ et al. Stress urinary incontinence surgery trends in academic female pelvic medicine and reconstructive surgery urology practice in the setting of the food and drug administration public health notifications. Neurourol Urodyn [Internet] 2017 Apr; 36(4):1155-60. Available from: http://doi.wiley.com/10.1002/nau.23080.
15. Committee, Australia. Parliament. Senate. Community Affairs References RS. Number of women in Australia who have had transvaginal mesh implants and related matters. Community Affairs References Committee, Canberra, ACT,. 2018.
16. DeLancey JOL. Structural support of the urethra as it relates to stress urinary incontinence: The hammock hypothesis. Am J Obstet Gynecol [Internet] 1994 Jun; 170(6):1713-23. Available from: https://linkinghub.elsevier.com/retrieve/pii/S0002937894703469.
17. Petros PEP, Ulmsten UI. An integral theory of female urinary incontinence. Acta Obstet Gynecol Scand [Internet] 1990 Jan; 69(S153):7-31. Available from: http://doi.wiley.com/10.1111/j.1600-0412.1990.tb08027.x.
18. Zaragoza MR. Expanded indications for the pubovaginal sling: treatment of type 2 or 3 stress incontinence. J Urol [Internet] 1996 Nov; 156(5):1620-2. Available from: http://www.jurology.com/doi/10.1016/S0022-5347%2801%2965463-6.
19. Nygaard IE, Heit M. Stress urinary incontinence. Obstet Gynecol [Internet] 2004 Sep; 104(3):607-20. Available from: http://journals.lww.com/00006250-200409000-00028.
20. Chaikin DC, Rosenthal J, Blaivas JG. Pubovaginal fascial sling for all types of stress urinary incontinence: long-term analysis. J Urol [Internet] 1998 Oct; 160(4):1312-6. Available from: http://www.ncbi.nlm.nih.gov/pubmed/9751343
21. Blaivas JG, Heritz DM. Vaginal flap reconstruction of the urethra and vesical neck in women: a report of 49 cases. J Urol [Internet] 1996 Mar; 155(3):1014-7. Available from: http://www.ncbi.nlm.nih.gov/pubmed/8583550.
22. Leng WW, McGuire EJ. Management of female urethral diverticula: a new classification. J Urol [Internet] 1998 Oct; 160(4):1297-300. Available from: http://www.ncbi.nlm.nih.gov/pubmed/9751339.
23. Gormley EA, Bloom DA, McGuire EJ, Ritchey ML. Pubovaginal slings for the management of urinary incontinence in female adolescents. J Urol [Internet] 1994 Aug; 152(2 Pt 2):822-5; discussion 826-7. Available from: http://www.ncbi.nlm.nih.gov/pubmed/8022024.
24. Kobashi K, Albo M, Dmochowski R et al. American Urologic Association Stress-Urinary-Incontinence guideline. 2017 March:33.
25. Austin PF, Westney OL, Lend WW, McGuire EJ, Ritchey ML. Advantages of rectuus fascial slings for urinary incontinence in children with neuropathic bladders. J Urol [Internet] 2001 Jun; 165(6 Part 2):2369-72. Available from: http://www.jurology.com/doi/10.1016/S0022-5347 2805%2966206-4.
26. Blaivas JG, Simma-Chiang V, Gul Z, Dayan L, Kalkan S, Daniel M. Surgery for stress urinary incontinence: Autologous Fascial Sling. Urol Clin North Am [Internet] 2019; 46(1):41-52. Available from: https://doi.org/10.1016/j.ucl.2018.08.014.
27. Plagakis S, Tse V. The autologous pubovaginal fascial sling: An update in 2019. LUTS Low Urin Tract Symptoms 2020; 12(1):2-7.
28. Albo ME, Richter HE, Brubaker L et al. Burch colposuspension versus fascial sling to reduce urinary stress incontinence. N Engl J Med [Internet] 2007 May 24; 356(21):2143-55. Available from: http://www.nejm.org/doi/abs/10.1056/NEJMoa070416.
29. Athanasopoulos A, Gyftopoulos K, McGuire EJ. Efficacy and preoperative prognostic factors of autologous fascia rectus sling for treatment of female stress urinary incontinence. Urology [Internet] 2011 Nov; 78(5):1034-8. Available from: http://www.ncbi.nlm.nih.gov/pubmed/22054371.
30. Iglesia C. Effect of preoperative voiding mechanism on success rate of autologous rectus fascia suburethral sling procedure. Obstet Gynecol [Internet] 1998 Apr; 91(4):577-81. Available from: http://linkinghub.elsevier.com/retrieve/pii/S0029784498000295.
31. Richter HE, Varner RE, Sanders E, Holley RL, Northen A, Cliver SP. Effects of pubovaginal sling procedure on patients with urethral hypermobility and intrinsic sphincteric deficiency: Would they do it again? Am J Obstet Gyne-

col [Internet] 2001 Jan; 184(2):14-9. Available from: https://linkinghub.elsevier.com/retrieve/pii/S0002937801378511.

32. Fusco F, Abdel-Fattah M, Chapple CR et al. Updated systematic review and meta-analysis of the comparative data on colposuspensions, pubovaginal slings, and midurethral tapes in the surgical treatment of female stress urinary incontinence. Eur Urol [Internet] 2017; 72(4):567-91. Available from: http://www.ncbi.nlm.nih.gov/pubmed/28479203.

33. Schimpf MO, Rahn DD, Wheeler TL et al. Sling surgery for stress urinary incontinence in women: a systematic review and metaanalysis. Am J Obstet Gynecol [Internet] 2014 Jul; 211(1):71.e1-71.e27. Available from: http://www.ncbi.nlm.nih.gov/pubmed/24487005.

34. Blaivas JG, Purohit RS, Benedon MS et al. Safety considerations for synthetic sling surgery. Nat Rev Urol [Internet] 2015 Sep 18; 12(9):481-509. Available from: http://www.nature.com/articles/nrurol.2015.183.

35. Brubaker L, Richter HE, Norton PA et al. 5-year continence rates, satisfaction and adverse events of burch urethropexy and fascial sling surgery for urinary incontinence. J Urol [Internet] 2012 Apr; 187(4):1324-30. Available from: http://www.ncbi.nlm.nih.gov/pubmed/22341290.

36. Rehman H, Bezerra CA, Bruschini H, Cody JD, Aluko P. Traditional suburethral sling operations for urinary incontinence in women. Cochrane Database Syst Rev [Internet] 2017 Jul 26; Available from: http://doi.wiley.com/10.1002/14651858.CD001754.pub4.

37. Padmanabhan P, Nitti VW. Female stress urinary incontinence: how do patient and physician perspectives correlate in assessment of outcomes? Curr Opin Urol [Internet] 2006 Jul; 16(4):212-8. Available from: http://www.ncbi.nlm.nih.gov/pubmed/16770116.

38. Parker WP, Gomelsky A, Padmanabhan P. Autologous fascia pubovaginal slings after prior synthetic anti-incontinence procedures for recurrent incontinence: A multi-institutional prospective comparative analysis to de novo autologous slings assessing objective and subjective cure. Neurourol Urodyn [Internet] 2016; 35(5):604-8. Available from: http://www.ncbi.nlm.nih.gov/pubmed/25820772.

39. Hassouna ME, Ghoniem GM. Long-term outcome and quality of life after modified pubovaginal sling for intrinsic sphincteric deficiency. Urology [Internet] 1999 Feb; 53(2):287-91. Available from: http://www.ncbi.nlm.nih.gov/pubmed/9933041.

40. Dmochowski RR, Blaivas JM, Gormley EA et al. Update of AUA guideline on the surgical management of female stress urinary incontinence. J Urol [Internet] 2010 May; 183(5):1906-14. Available from: http://www.ncbi.nlm.nih.gov/pubmed/20303102.

41. Blaivas JG, Sandhu J. Urethral reconstruction after erosion of slings in women. Curr Opin Urol [Internet] 2004 Nov; 14(6):335-8. Available from: http://www.ncbi.nlm.nih.gov/pubmed/15626875.

42. Leach GE, Dmochowski RR, Appell RA et al. Female stress urinary incontinence clinical guidelines panel summary report on surgical management of female stress urinary incontinence. The American Urological Association. J Urol [Internet] 1997 Sep; 158(3 Pt 1):875-80. Available from: http://www.ncbi.nlm.nih.gov/pubmed/9258103.

CAPÍTULO 33

Sling Transobturador – A Experiência de um Serviço de Residência Médica em Ginecologia e Obstetrícia

Sérgio Flávio Munhoz de Camargo

Introdução

A incontinência urinária aos esforços (IUE) é uma alteração funcional de grande prevalência em mulheres, e sua fisiopatogenia e diagnóstico etiológico são motivo de permanente debate entre especialistas. Durante muito tempo seu tratamento foi guiado pelo empirismo. As reflexões a seguir são trazidas à geração atual de interessados no tratamento cirúrgico da incontinência urinária (IU).

Com base na *teoria da equalização das pressões de Enhorning*[1], bem como no acaso e no método dedutivo, o cirurgião geral John Burch (1961) idealizou sua *uretrocistocolpopexia retropúbica ao ligamento de Cooper (pectíneo)*[2], que atravessou a segunda metade do século XX como padrão ouro na terapêutica cirúrgica dessa entidade clínica (Figura 33.1).

Constitui-se, entretanto, em intervenção cirúrgica maior, com incisão de parede abdominal, dissecção do espaço retropúbico de abundante circulação venosa e risco hemorrágico, acarretando desvio anterior da vagina que predispõe reto/enterocele. Caracteriza-se por exposição técnica difícil, principalmente caso a iluminação da sala cirúrgica seja deficiente e nas pacientes obesas; no entanto representava, junto com a plicatura suburetral da parede vaginal anterior (técnica de Kelly-Kenedy, cujos resultados eram imprevisíveis e pouco

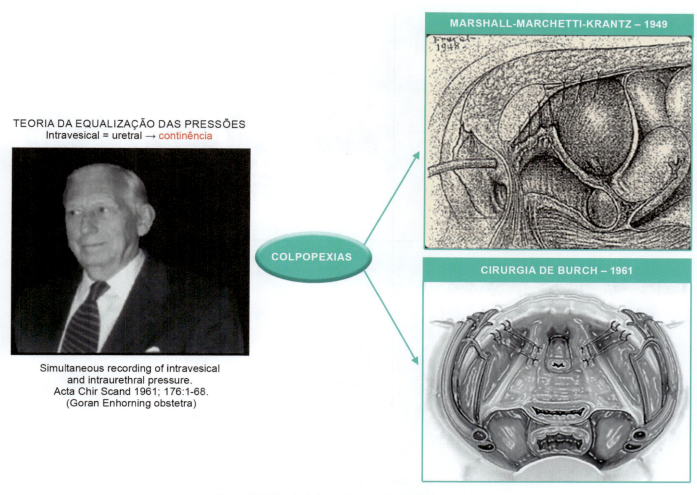

Figura 33.1 Teoria de Enhorning e as técnicas dela derivadas.

duradouros), a possibilidade cirúrgica para os ginecologistas ente os anos de 1970 e 1980.

Nossos colegas urologistas dedicados à *urologia feminina* (expressão criada por Edward McGuire) praticavam as *técnicas de agulha (tipo Pereyra, Raz e Stamey)* e os *slings no colo vesical com fáscia*, todas também derivadas das teorias de Enhorning. A ausência de estudos clínicos robustos e de uniformidade dos desfechos ou critérios de cura impedia a comparação confiável dos resultados (Figuras 33.2 e 33.3).

Nos anos 1990, tanto a *teoria do suporte fascial suburetral de DeLancey (hammock ou "rede de dormir")*[3] como a *toria integral de Ulmsten e Petros*[4] serviram de fundamento para o entendimento de que *o suporte à uretra média feminina*, à semelhança funcional dos ligamentos pubouretrais e fáscia pubovesical, *deveria ser o objetivo cirúrgico a ser alcançado* (Figuras 33.4 e 33.5).

As telas macroporosas e monofilamentares de prolene foram as escolhidas para confecção das fitas de suporte, inicialmente por via retropúbica, no *transvaginal tape* (TVT) criado por Ulmsten[5] (Figura 33.6). Posteriormente, com vistas a diminuir as complicações relativas à invasão do espaço retropúbico (viscerais, vasculares e nervosas), Nickel e cols., na Holanda, relataram um procedimento bem-sucedido de suporte, usando uma fita de poliéster passada pelo forame obturador e por baixo da uretra para o tratamento da incompetência do esfíncter uretral refratária em cadelas. Surgia assim a via *transobturadora* (TOT [Delorme, 2001])[6] (Figura 33.7), a qual acessa e transfixa de fora para dentro e em sequência, com agulhas especiais, os músculos adutores, o obturador externo, a membrana obturadora e o obturador interno junto à face superointerna do forame obturador bilateralmente. Finaliza com a exteriorização na região periuretral, de modo a promover, em movimento reverso, a colocação suburetral da "tipoia" de prolene sem suturas (*tension-free*), a qual é mantida no local apenas pela fricção ("efeito velcro") aos tecidos musculares e fasciais. Ao suportar a uretra, a tipoia estabilizaria e corrigiria sua hipermobilidade, evidenciada principalmente aos esforços físicos, a causa isolada mais prevalente da IUE genuína, com índices de sucesso idênticos aos alcançados com a cirurgia de Burch ou a abordagem suprapúbica (TVT).

Plicatura anterior da fáscia pubocervical
(Kelly-Kennedy e variantes)

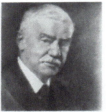
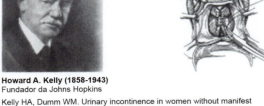

Howard A. Kelly (1858-1943)
Fundador da Johns Hopkins

Kelly HA, Dumm WM. Urinary incontinence in women without manifest injury to the bladder. Surg Gynecol Obstet. 1914, 18:444-50.
Kennedy WT. Incontinence of urine in the female, the urethral sphincter mechanism, damage of function, and restoration of control. Am J Obstet Gynecol. **1937**, 34:576-89.

Procedimentos retropúbicos I

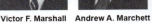
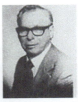
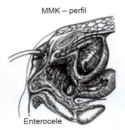

Victor F. Marshall   Andrew A. Marchett   Kermit E. Krantz
Marshall VF, Marchett AA, Krantz KE. The correction of stress incontinence by simple vesicourethal suspension. Surg Gynecol Obstet. **1949**, 88:509-18.

Procedimentos com agulha

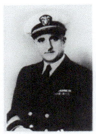

Armand J. Pereyra
Pereyra AJ. A simplified surgical procedure for the correction of stress incontinence in women. West J Surge Obstet Gynecol. **1959**, 223-6.

Procedimentos retropúbicos II

John C. Burch (1900-1977)
Burch JC. Urethrovaginal fixation to Cooper's ligament for correction of stress incontinence, cystocele, and prolapse. J Obstet Gynecol. **1961**, 81:281-90.
Tanagho EA. Colpocystourethropexy: the way we do it. J Urol. 1976, 116:751-3.

Figura 33.2 Técnicas para tratamento cirúrgico da incontinência urinária com autores, na linha de tempo.

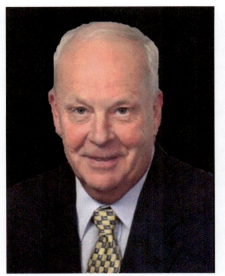
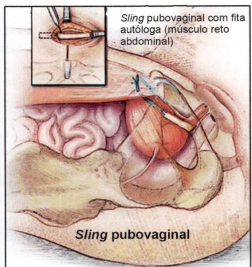
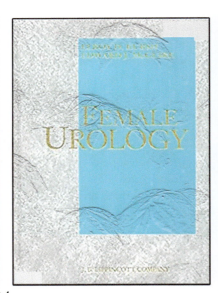

McGuire EJ, Lytton B. Pubovaginal sling procedure for stress incontinence. J Urol. **1978**, 119(1):82-4.
Goebell R. Zur operativen besertigung der angeborenen incontinentia vesicae. Z. f. Gynnik. **1910**, 2:187.
Aldridge AH. Transplantation of fascia for relief of urinary stress incontinence. Amer J Obst Gynec. **1942**, 44:398.

Figura 33.3 Edward J. McGuire, urologista que criou a expressão *urologia feminina*, um dos propagadores da técnica do *sling* pubovaginal autólogo para casos complexos, recidivas e na deficiência esfincteriana intrínseca.

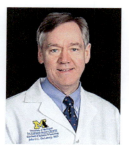

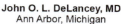

John O. L. DeLancey, MD
Ann Arbor, Michigan

DeLancey JOL. Structural support of the urethra as it relates to stress urinary incontinence: **the hammock hypothesis**. Am J Obstet Gynecol. 1994, 170:1713-23.

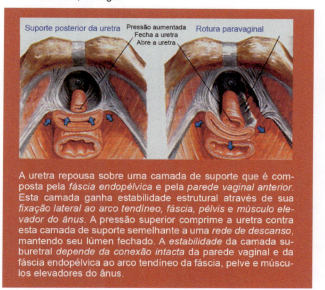

A uretra repousa sobre uma camada de suporte que é composta pela *fáscia endopélvica* e pela *parede vaginal anterior*. Esta camada ganha estabilidade estrutural através de sua *fixação lateral ao arco tendíneo, fáscia, pélvis* e *músculo elevador do ânus*. A pressão superior comprime a uretra contra esta camada de suporte semelhante a uma *rede de descanso*, mantendo seu lúmen fechado. A *estabilidade* da camada suburetral *depende da conexão intacta* da parede vaginal e da fáscia endopélvica ao arco tendíneo da fáscia, pelve e músculos elevadores do ânus.

Figura 33.4 DeLancey e sua *teoria da rede de repouso* para explicar a etiopatogenia da incontinência urinária aos esforços.

Ulf Ulmsten — Peter Petros

Petros P, Ulmsten UI. **An integral theory** of female urinary incontinence – Experimental and clinical considerations. **Acta Obstet Gynecol Scand. 1990, 69(Suppl 153):7-31.**

A torção ventral da uretra durante a contração do músculo elevador do ânus, músculo longitudinal do ânus e o efeito *rede de repouso* do ligamento pubouretral puxam a vagina e a base da bexiga para trás e para baixo, pressionando a uretra contra o osso púbico.

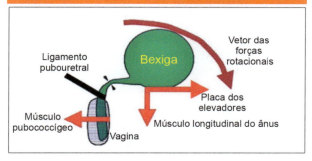

Figura 33.5 Os fundamentos da *teoria integral* de Ulmsten e Petros aplicados à etiopatogenia da incontinência urinária aos esforços.

 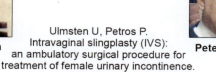

Ulf Ulmsten — Peter Petros

Ulmsten U, Petros P. Intravaginal slingplasty (IVS): an ambulatory surgical procedure for treatment of female urinary incontinence. **Scan J Urol Nephrol. 1995, 29:75-82.**

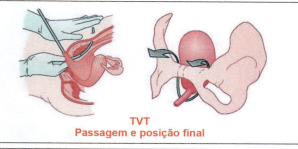

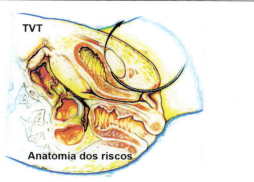

Figura 33.6 Criadores e imagens da técnica do *transvaginal tape*, o primeiro *sling* de uretra média sem tensão.

Em 2002, a equipe de cirurgiões ginecológicos de Lyon (Figura 33.7), sob a direção de Daniel Dargent e George Mellier[7], *publicou a primeira série do TOT realizada por ginecologistas* com raras complicações e excelentes resultados, *sem a obrigatoriedade de cistoscopia pós-operatória* (afirmação contida no manuscrito do próprio Dargent), fator que até então limitava o uso dos *slings* de uretra média pela especialidade da Urologia. Acrescente-se a isso o fato de que ao lado dos *kits* industriais bastante dispendiosos, nos centros de menor poder aquisitivo, tanto agulhas artesanais reutilizáveis como fitas de prolene recortadas de telas maiores e mais acessíveis promoveram uma rápida mudança de paradigma no tratamento cirúrgico da IUE no mundo inteiro.

Em 2003, Jean De Leval, de Liége, na Bélgica, publicou uma modificação do *sling* transobturador ao utilizar um *kit* de agulhas, guia e fita de prolene da Gynecare™ (TVT-O)[8], passadas de dentro para fora com o objetivo de diminuir a possibilidade de lesões da bexiga e uretra (*sic*), bem como a necessidade da cistoscopia de controle. Ambas as vias do *sling* transobturador mostraram-se, em médio e longo prazo, equivalentes em termos de resultados e complicações.

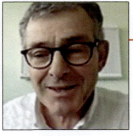

Delorme E. La bandelette trans-obturatrice: um procédé mini-invasif pour traiter l'incontinence urinaire d'effort de la femme. Progrès en Urologie. Châlon-sur-Saône, France. 2001, 11:1306-13.

Dargent D, Bretones S, George P, Mellier G. Pose d'um ruban sous urétral oblique par voie obturatrice dans le traitement de l'incontinence urinaire féminine. Gynécol Obstér Fertil. 2002, 30:576-82.

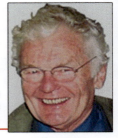

Delorme
Técnica original (2001)

Dargent
Primeira experiência ginecológica (2002)

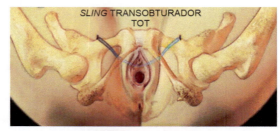

Sling transobturador
TOT

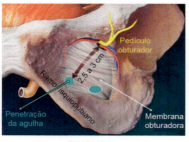

ANATOMIA

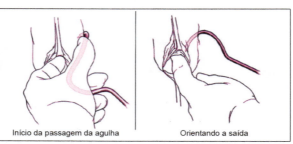

PRINCIPAIS DETALHES TÉCNICOS

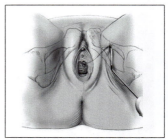

TOT DE FORA PARA DENTRO

Figura 33.7 *Sling* transobturador: trabalho pioneiro – a primeira publicação ginecológica sobre a técnica e seus tempos principais.

Também em 2003, a interação e a troca de experiências entre nosso serviço de Uroginecologia do PRM/GO do Hospital Materno-Infantil Presidente Vargas de Porto Alegre (RS) e o da Faculdade de Medicina de Montevidéu (ROU) trouxe ao nosso meio os professores Jorge Martinez-Torena e Elías Regules, recentemente treinados em Lyon, para realizarem o primeiro TOT demonstrativo em Porto Alegre, marcando o início da experiência com essa técnica em nosso serviço (Figura 33.8).

Experiência inicial em serviço de uroginecologia

Os resultados imprevisíveis e as dificuldades técnicas que havíamos experimentado com a via vaginal de Kelly-Kenedy (mais efetiva para tratar os prolapsos vaginais anteriores) e as técnicas abdominais de Marshal-Marchetti-Krantz, de 1949 (a fixação dos pontos de suporte fascial no periósteo do púbis mostrou-se pouco confiável e associada à osteíte púbica), e posteriormente de Burch (ou sua equivalente Tanagho [veja a Figura 33.2], mais duradoura, mas predispondo aos prolapsos posteriores, nos impulsionaram, com agulhas artesanais helicoidais (modelo criado por Marco Pelosi), fitas macroporosas de prolene recortadas e autoclavadas apenas uma vez[9-12], para iniciarmos o treinamento supervisionado de residentes de nossa experiência com *sling* transobturador. As indicações se restringiram à IUE típica e à mista com componente de esforço predominante. A curta curva de aprendizado, as vantagens da cirurgia minimamente invasiva via vaginal para as pacientes e os resultados iniciais entusiasmantes, além de uma demanda reprimida de pacientes na rede pública, tornaram a experiência do serviço apreciável em pouco tempo.

Em termos de números, a experiência de nosso serviço com o *sling* transobturador de fora para dentro (técnica de Delorme, 2001) foi apresentada em 2014 pelo colega urologista Márcio Averbeck e cols. em congresso da Sociedade Internacional de Continência (ICS)[13]. Segue um resumo:

Desenho, materiais e métodos do estudo

Prontuários de 315 pacientes consecutivas foram revisados para coleta de dados demográficos e clínicos.

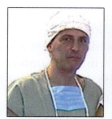
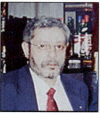
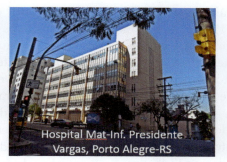

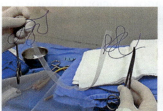
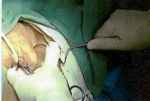
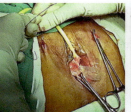
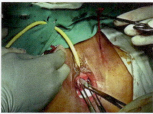

Figura 33.8 Hospital Materno-Infantil Presidente Vargas em Porto Alegre (RS) e a experiência ginecológica com o *sling* transobturador.

Para *avaliação dos resultados de médio a longo prazo do TOT*, em março de 2014 foram realizadas entrevistas por telefone, nas quais as pacientes eram convidadas a avaliar subjetivamente:

1. O estado da continência (seca ou não), sendo definido como sucesso nenhum vazamento em qualquer condição (nem esforço nem urgência) e nenhum uso de absorventes.
2. A presença de complicações cirúrgicas tardias, como erosão, necessidade de uretrólise e/ou dor crônica.
3. A satisfação da paciente.

O sistema POP-Q (*Pelvic Organ Prolapse Quantification*), adotado pela ICS, tem sido usado para quantificar a gravidade dos prolapsos de órgãos pélvicos (POP). Prolapso avançado foi definido como estágio de POP sintomático igual ou maior que 2. O teste t de Student foi usado para comparar estatisticamente as variáveis contínuas e o teste do qui-quadrado para comparar as variáveis categóricas. O Statistical Packet for Social Sciences versão 13.0 para Windows (SPSS Inc., Chicago, IL, EUA) foi usado para análise estatística. Todas as diferenças com valor de p inferior a 0,05 foram consideradas estatisticamente significativas.

Resultados

De janeiro de 2008 a dezembro de 2013, 315 pacientes foram submetidas a implante de TOT em um hospital terciário. Quarenta e três pacientes perderam o acompanhamento (indisponíveis para entrevista por telefone) e foram excluídas dessa análise. Quatro das 272 pacientes restantes relataram procedimento cirúrgico anterior para tratar IUE no passado (IU recorrente). A média de idade foi de 58,66 ± 11,87 anos (20 a 88 anos). O peso médio foi de 71,30 ± 12,08kg. O índice de massa corporal (IMC) médio foi de 28,39 ± 6,62kg/m². As três comorbidades mais frequentes foram hipertensão (44,3%), diabetes (8,5%) e depressão (11,1%):

- Dentre as pacientes, 30,9% foram submetidas à urodinâmica antes do implante do TOT e não tiveram maior chance de sucesso em comparação com as pacientes sem urodinâmica (p = 0,4).
- De acordo com o diagnóstico urodinâmico, 67,2% das pacientes apresentavam IUE e 32,8% IU mista.
- Dentre as pacientes, 83,3% tinham prolapso significativo de órgão pélvico e necessitaram de cirurgia para POP concomitante (sem implante de tela).

- O número médio de absorventes diários usados antes da cirurgia foi de 3,63 ± 3,08 (0 a 15).
- A taxa de continência pós-operatória foi de 78% em seguimento médio de 33,83 ± 20,67 meses (6 a 72 meses). Pacientes com IU pós-operatória persistente relataram uso médio de absorvente de 1,01 ± 1,92 unidades por dia (IU leve).
- Idade e IMC não foram preditores de IU persistente (p = 0,096 e p = 0,426, respectivamente).
- Complicações cirúrgicas foram encontradas em 17,4% das pacientes, sendo as mais frequentes: dispareunia (16 casos), dor na virilha (12 casos), novo início de infecções recorrentes do trato urinário (cinco casos), urgência *de novo* (cinco casos), erosão vaginal (três casos) e retenção urinária persistente, exigindo uretrólise (três casos).
- De todas as pacientes entrevistadas, 90,3% afirmaram não se arrepender de ter feito o implante TOT e ficaram satisfeitas com os resultados cirúrgicos. Houve associação significativa entre continência urinária e satisfação da paciente (p = 0,003). As pacientes continentes também apresentaram chance maior de aceitar submeter-se ao implante de TOT novamente se pudessem voltar no tempo (p = 0,005).

Interpretação dos resultados

Nossa série mostrou que, em seguimento médio de 33 meses, a maioria das mulheres estava continente com melhora significativa na qualidade de vida após o implante do TOT. A taxa de continência pós-operatória foi de 78%, o que é consistente com estudos publicados anteriormente. Houve baixo risco de complicações pós-operatórias graves, como erosão vaginal e retenção urinária persistente.

A ânsia por novidades que caracteriza os tempos atuais não isentou a técnica do *sling* transobturador. Tanto a *dispareunia* como a *dor na virilha* são os motivos alegados para o lançamento de novos produtos com o objetivo de "diminuir complicações com os mesmos resultados". A análise de nossa experiência em um serviço público em que residentes (supervisionados) operam com *kits* artesanais acessíveis evidenciou resultados (avaliados por colega experiente não envolvido nas cirurgias originais) similares aos das melhores experiências internacionais. Quanto às principais complicações encontradas, dispareunia preexistente muitas vezes não foi avaliada antes da cirurgia, e as dores na virilha, em sua maioria, foram aliviadas em 3 meses, não exigindo secção/remoção da fita.

Atualizações sobre o tema

Em 2006, a indústria lançou a terceira geração de *slings* de uretra média (*mini-slings*), que necessitam apenas pequena incisão suburetral na parede vaginal anterior, a partir da qual uma fita de prolene pequena, com dispositivos especiais nas extremidades, é fixada à membrana obturadora, sem transfixá-la (*needless single incision*). Na teoria, promoveriam o mesmo suporte uretral sem a morbidade do trajeto cego das agulhas no retropúbis ou através da musculatura obturadora.

Em trabalho de 2018, o criador do TOT, Emmanuel Delorme, surpreendeu ao divulgar que desde 2004, com o objetivo de reduzir as complicações (perfuração perioperatória de órgãos com subsequente erosão visceral da fita) e melhorar os resultados funcionais (evitar migração da fita para o colo vesical), desfechos nem sempre atingidos com o TOT original oblíquo (*sic*), modifica sua técnica para descrever o TOTrp (retropúbico) ou TOT horizontal[14].

O avanço do entendimento da etiopatogenia da IU e os desfechos em longo prazo evidenciarão se essas duas últimas hipóteses realmente terão tanto impacto para as pacientes e seus cirurgiões como a mudança de paradigmas que os *slings* de uretra média, o transobturador para os ginecologistas particularmente, proporcionaram nos últimos 20 anos.

Considerações finais

Na era da pós-verdade em que estamos vivendo, quando as narrativas importam mais do que os fatos, uma técnica cirúrgica de baixo custo, simples, acessível à maioria dos profissionais e pacientes, para resistir às pressões do tempo e interesses necessita de apenas dois fatores: *números e desfechos (resultados)*.

Este texto foi elaborado como uma necessária gratidão a nomes e fatos que tornaram possível o desenvolvimento da experiência (no mundo real) apresentada, mas também na esperança de sensibilizar aqueles que a praticam e às novas gerações para não desistirem dela.

Referências

1. Enhorning G. Simultaneous recording of intravesical and intraurethral pressure. Acta Chir Scand 1961; 176:1-68.
2. Burch JC. Urethrovaginal fixation to Cooper's ligament for correction of stress incontinence, cystocele, and prolapse. Am J Obstet Gynecol 1961; 81(2):281-90.
3. Delancey JO. Structural support of the urethra as it relates to stress urinary incontinence: the hammock hypothesis. Am J Obstet Gynecol 1994; 170:1713-20.
4. Petros PE, Ulmsten U. The biomechanics of vaginal tissue: an integral-theory and its method for the diagnosis and management of female urinary incontinence. Scand J Urol Nephrol 1993; 27:29-45.
5. Ulmsten U, Petros P. Intravaginal slingplasty (IVS): an ambulatory surgical procedure for treatment of female urinaryincontinence. Scand J Urol Nephrol 1995; 2:75-82.
6. Delorme E. La bandeletteen trans obturatrice: um procede mininvasif pour traiter l'incontinence urinaire d'effort de La femme. Progrès en Urologie 2001; 11:1306-13.

7. Dargent D, Bretones S, George P, Mellier G. Pose d'un rubansous urétral oblique par voie obturatrice dans le traitement de l'incontinence urinaire féminine. Gynécol Obstét Fertil 2002; 30:576-82.
8. De Leval J. Novel surgical technique for treatment of female stress urinary incontinence: transobturator vaginal tape inside-out. Eur Urol 2003; 44:724-30.
9. Patel BN, Smith JJ, Badlani GH Minimizing the cost of surgical correction of stress urinary incontinence and prolapse. Urology 2009; 74(4):762-4.
10. Chen X, Li H, Fan B, Yang X, Tong X. An inexpensive modified transobturator vaginal tape inside-out procedure for the surgical treatment of female stress urinary incontinence. Int Urogynecol J Pelvic Floor Dysfunct 2009; 20(11):1365-8.
11. Chen X, Tong X, Jiang M et al. A modified inexpensive transobturator vaginal tape inside-out procedure versus tension free vaginal tape for the treatment of SUI: a prospective comparative study. Arch Gynecol Obstet 2011; 284(6):1461-6.
12. El Sheemy MS et al. Surgeon-tailored polypropylene mesh as a tension-free vaginal tape-obturator versus original TVT-O for the treatment of female stress urinary incontinence: a long-term comparative study. Int Urogynecol J 2015; 26:1533-1.
13. Averbeck M et al. Mid to Long-Term Outcomes of Transobturator Tension-Free Midurethral Slings for the Surgical Treatment of Stress Urinary Incontinence in Women. Abstract apresentado no congresso internacional da ICS, 2014.
14. Barbier V, Duperron C, Delorme E. Evolution of the TOT OUT/IN technique: retropubic TOT. Morbidity and 5-year functional outcomes. Pelviperineology 2018; 37:74-7.

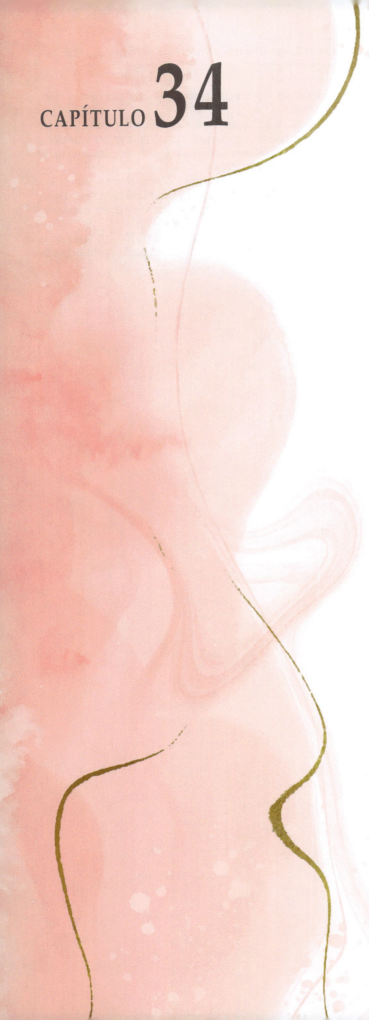

CAPÍTULO 34

Manejo da Incontinência Urinária Mista

Brunno Raphael Iamashita Voris
Daniel de Almeida Braga
Marina Corrêa Viana

Introdução

A incontinência urinária (IU), definida como a perda involuntária de urina, é uma condição que aumenta com o passar do tempo, com picos na menopausa e na perimenopausa, afetando 17% das mulheres acima dos 20 anos e 38% das que têm mais de 60 anos de idade. De acordo com os últimos estudos, 37,5% das mulheres jovens (de 30 a 50 anos) apresentam alguma queixa no atendimento primário.

Apesar de sua elevada prevalência, a IU permanece subdiagnosticada – apenas 25% das mulheres sintomáticas procuram ajuda médica e, dessas, menos de 50% são devidamente tratadas[1].

Uma condição que provoca grande prejuízo social, psicológico e financeiro, piorando a qualidade de vida dessas pacientes, a IU pode ser dividida em:

- **Incontinência urinária de esforço (IUE):** perda urinária involuntária associada a esforços, como tosse, riso, corrida ou levantar peso, desencadeada pelo aumento da pressão abdominal na ausência de contrações detrusoras. Acomete cerca de 48% das mulheres.
- **Incontinência urinária de urgência (IUU):** perda urinária acompanhada imediatamente após ou durante a urgência de urinar, com taxa de prevalência de 14%.
- **Incontinência urinária mista:** associação de IUE à IUU, acomete 34% das mulheres.

Fisiopatologia

O diafragma pélvico, composto pelos músculos coccígeos e elevadores do ânus, e o diafragma urogenital, constituído pelos músculos bulboesponjoso, isquiocavernoso e músculos transversos superficial e profundo do períneo, atuam em sinergia para sustentação do aparelho urogenital e o mecanismo de continência urinária feminina (Figura 34.1).

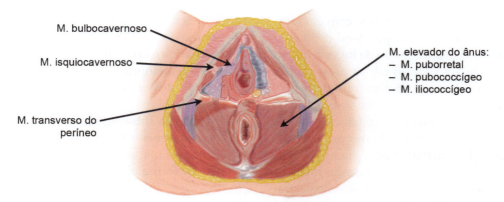

Figura 34.1 Anatomia dos músculos do assoalho pélvico. (Netter e Machado, 2004.)

Segundo a *teoria integral*, com a contração da musculatura do assoalho pélvico há o estiramento dos ligamentos e fáscias que promovem o suporte uretral e isso, associado à contração da musculatura estriada do esfíncter e à coaptação da mucosa uretral, possibilita a continência urinária[2]. Logo, a falha de um ou mais desses componentes levaria à perda urinária.

Há, portanto, dois fatores importantes a serem considerados:

- Perda do suporte do colo vesical e uretral, levando à hipermobilidade dessas estruturas.
- Insuficiência esfincteriana intrínseca com prejuízo na integridade do mecanismo esfincteriano, acarretando a incapacidade de produzir força concêntrica para manutenção da continência.

No caso da incontinência de urgência pode estar associado a contrações involuntárias do detrusor originadas da excitabilidade aumentada do próprio músculo (*teoria miogênica*), de outras células (*teoria integrativa*) e do sistema nervoso (*teoria neurogênica*)[3].

Fatores de risco

A etiopatogenia da IU é multifatorial e inclui[4]:

- Gravidez/parto.
- Comorbidades – diabetes *mellitus* (DM) e doenças neurológicas.
- Estilo de vida – tabagismo, consumo de bebidas alcoólicas e cafeína e obesidade.
- Constipação intestinal.
- Doenças que aumentam a pressão intra-abdominal – doença pulmonar obstrutiva crônica, obesidade e esportes de alto impacto (maratonistas).
- Envelhecimento.
- Distúrbios do sono, como apneia obstrutiva.
- Menopausa – hipoestrogenismo.
- Cirurgias perineais prévias ou traumas pélvicos – histerectomia.
- Fatores genéticos.

Diagnóstico

O diagnóstico de IU deve contemplar uma anamnese completa, devendo ser interrogados sinais e sintomas do trato urinário inferior, sua duração e intensidade e caracterizada a perda urinária em questão (urgência, incontinência de urgência, noctúria, frequência urinária, disúria, hematúria, entre outros), comorbidades (doenças neurológicas, DM, infecção do trato urinário [ITU] de repetição, cirurgias prévias, radioterapia pélvica), história obstétrica e ginecológica e medicações em uso; questionários validados, como o *Overactive Bladder-Short Form* (OAB-SF) e o *Urinary Incontinence-Short Form* (IU-SF), também podem ser utilizados como ferramentas de apoio.

O preenchimento do diário miccional de 3 dias é mandatório para avaliação objetiva da perda urinária em questão, detectando a coexistência de disfunções de armazenamento e esvaziamento.

O exame físico inclui a avaliação abdominal, em busca de cicatrizes, hérnias ou massas palpáveis e áreas de sensibilidade, o exame neurológico, dirigido para inervação sacral (S2-S4), e, por fim, o exame vaginal, com atenção especial às condições da mucosa, avaliação do tônus do assoalho pélvico, presença ou não de prolapso de órgãos pélvicos e manobra de Valsalva para avaliação ativa de perda urinária.

O único exame complementar mandatório é a urina 1, a fim de excluir ITU e pesquisar hematúria. A urodinâmica, apesar de ser um exame minimamente invasivo, não deve ser realizada de maneira rotineira, mas reservada apenas para casos de dúvida diagnóstica, falha terapêutica ou quando seu resultado pode influenciar a mudança para tratamento cirúrgico. Esse exame pode não identificar contrações do detrusor na fase de enchimento em 30% das pacientes, mesmo apresentando queixas de IUM[3].

Manejo clínico

A primeira linha de tratamento nos casos de IUM consiste em medidas comportamentais e fisioterapia do assoalho pélvico.

Dentre as medidas comportamentais, convém fornecer orientação a respeito da perda ponderal (> 5%) e da prática de exercício físico, diminuição da ingesta hídrica, tratamento da constipação intestinal, se presente, cessação do tabagismo e redução do consumo de bebidas irritativas vesicais, como cafeína e álcool, e alimentos ácidos, condimentados, bem como de refrigerante. Além disso, o treinamento vesical com micções programadas deve ser estabelecido imediatamente para pacientes com IUM, de modo a aumentar o intervalo das micções e controlar os episódios de urgência (treinamento vesical).

A reabilitação do assoalho pélvico vem se mostrando eficaz no controle dos sintomas com o objetivo de recuperar o controle inibitório durante a fase de enchimento vesical mediante treinamento da musculatura pélvica, uso do *biofeedback* e da eletroestimulação neuromuscular do nervo tibial posterior, constituindo-se em excelente escolha para as pacientes que não toleram as medicações anticolinérgicas.

Alguns desses tratamentos devem ser conduzidos por equipe de fisioterapia e outros, como fortalecimento da musculatura pélvica por meio dos *exercícios de Kegel*[5] e mudança dos hábitos urinários por meio do *treinamento vesical*[6], podem ser realizados em casa pela paciente após orientação no consultório.

Cabe lembrar que as diretrizes da Associação Europeia de Urologia (EAU) considera nível de evidência A a indicação de pelo menos 3 meses de fisioterapia pélvica para mulheres com IUE ou IUM[7].

A segunda linha de tratamento é medicamentosa, cabendo ressaltar que esta não fará efeito na IUE isolada, porém trará benefícios para os casos de IUM, e a resposta a ela deverá ser avaliada de maneira precoce (< 30 dias) com as mudanças comportamentais. Estão disponíveis para tratamento:

- **Antimuscarínicos:** atuam inibindo os receptores muscarínicos (M2/M3) de acetilcolina na musculatura detrusora, evitando assim sua contração. Como não são seletivos, apresentam efeitos colaterais nem sempre bem tolerados pelas pacientes, como boca seca, constipação intestinal, xeroftalmia, visão turva e até mesmo déficit cognitivo, devendo ser usados com parcimônia por mulheres mais idosas.
- **Agonistas B3 adrenérgicos:** são inibidores seletivos dos receptores B3 do detrusor, levando ao relaxamento dessa musculatura com menos efeitos colaterais. Podem ser usados de maneira isolada ou como terapia combinada, porém apresentam como desvantagem o custo elevado.

As opções terapêuticas para casos reservados incluem:

- **Antidepressivo inibidor da recaptação da serotonina e noradrenalina:** aumenta o tônus do mecanismo esfincteriano intrínseco, promovendo melhora temporária dos sintomas de incontinência (por exemplo, duloxetina). Entre 40% e 60% das pacientes com IUE referem melhora, porém 66% interrompem o uso em virtude dos efeitos colaterais ou da ineficácia terapêutica.
- **Estrogênio intravaginal:** deve ser oferecido às mulheres na menopausa com IU para melhora do trofismo da muscosa vaginal, porém a duração ideal e a melhor formulação ainda são controversas.

Manejo cirúrgico

O papel inicial do tratamento cirúrgico foi por anos controverso por ser realizado apenas para tratamento do componente de esforço, e os sintomas de urgência poderiam eventualmente piorar com a associação de um componente obstrutivo infravesical. Inicialmente, os estudos associavam a colpossuspensão à melhora da incontinência de esforço e do componente de urgência em 73% das mulheres[8,9]. Outros estudos foram conduzidos para analisar o benefício cirúrgico de técnicas transvaginais com colocação de tela[10], relatando melhora dos sintomas de urgência em até 89% dos casos (Figura 34.2).

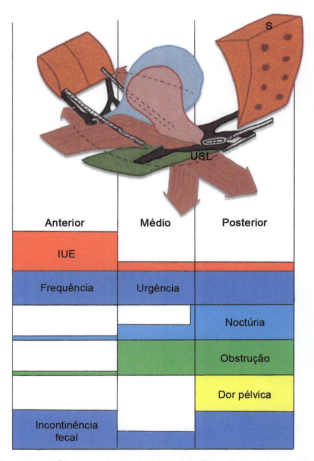

Figura 34.2 Diagrama da *teoria integral* de Peter Petrus. (Adaptada de Petrus, 2010.)

Diante das evidências científicas, idealmente se analisa o sintoma predominante e precursor. Em caso de predomínio de IUE, recomenda-se a correção cirúrgica mediante reforço suburetral, desde que a paciente apresente boa capacidade de armazenamento urinário. Um estudo que comparou pacientes com sintomas mistos[11] – em um grupo havia predomínio do componente de esforço e no outro predominavam sintomas de urgência – evidenciou melhora dos sintomas de maneira mais acentuada no primeiro grupo, porém também não desprezível no segundo. Vale ressaltar que no pré-operatório, apesar da melhora dos sintomas, o índice de satisfação com o resultado cirúrgico caiu de 89%, entre as pacientes com predomínio de incontinência de esforço, para 74%, entre as que apresentavam predomínio de sintomas de urgência.

Manejo da IUM em pacientes com prolapso genital

De acordo com a *teoria integral*[2], mesmo um pequeno defeito estrutural anatômico pode causar dano funcional, e a restauração desse dano, consequentemente, trará melhoras para a paciente.

A zona anterior, relacionada com a sustentação ligamentar da uretra e do colo vesical, está associada a sintomas de incontinência de esforço, bem como a sintomas de urgência ligados à frouxidão ligamentar do pubouretral e do colo vesical. Nesse caso, o suporte suburetral por meio da técnica de *sling* livre de tensão pode ser suficiente para tratamento de ambos os sintomas, desde que não relacionados com outras causas (Figura 34.3)[12].

Defeitos da zona média, ocasionando um prolapso anterior, podem estar relacionados com sintomas de urgência e esvaziamento incompleto, cujo reparo pode levar à recuperação, sendo indicada, nesses casos, a restauração sítio-específica.

Prolapsos da zona posterior (apical) – a mais associada aos sintomas de urgência e urgeincontinência – caracterizam a síndrome do fórnix posterior, tratando assim um dos componentes da incontinência. Além disso, podem provocar sensação de esvaziamento incompleto, noctúria, constipação intestinal e dor pélvica crônica. O defeito do ligamento uterossacro pode acarretar incontinência de esforço e seu reparo pode conduzir à melhora também desse sintoma, por restaurar sua força rotacional. A correção consiste na reconstrução da fáscia vesicovaginal associada à criação de um neoligamento uterossacro (Figura 34.4).

Vale destacar que grandes prolapsos podem ocultar a IUE, a qual deve ser avaliada antes da cirurgia mediante a redução do prolapso.

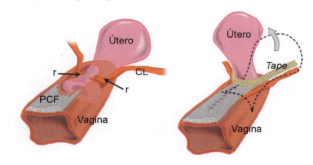

Figura 34.4 Correção cirúrgica da síndrome do fórnix posterior. (Capítulo: *A teoria integral na prática clínica*, 2019.)

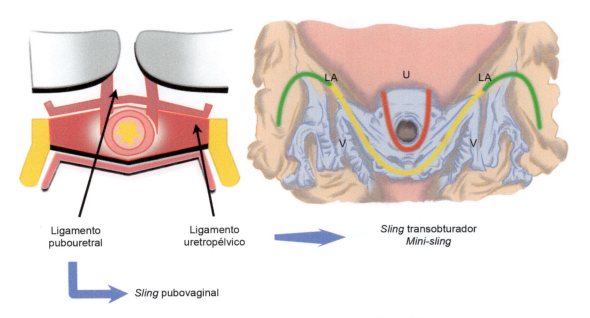

Figura 34.3 Cirurgia de *sling* para correção de lesão ligamentar. Os *slings* retropúbicos (*em vermelho*) reforçam os ligamentos pubouretrais, enquanto os *slings* transobturatórios (*em verde e amarelo*) e os *mini-slings* (*em amarelo*) reforçam o ligamento uretropélvico. (Imagens gentilmente cedidas pelo professor Paulo Palma.)

Referências

1. Lukacz ES, Santiago-Lastra Y, Albo ME, Brubaker L. Urinary incontinence in women. JAMA 2017; 318(16):1592.
2. Petros PE, Ulmsten U. An integral theory of female urinary incontinence: experimental and clinical considerations. Acta Obst Gynecol Scand 1990; 69(S153):7-31.
3. Wein AJ. Campbell-Walsh Urology. 11. ed., Elsevier.
4. Pautas de Actuación Clínica en Urologia – Servicio de Urologia – Fundació Puigvert. 13. ed., 2013.
5. Brubaker L. Patient education: Pelvic floor muscle exercises (Beyond the Basics). Waltham (MA): UpToDate, 2016. Disponível em: <http://www.uptodate.com/contents/pelvic-floor-muscle-exercisesbeyond-the-basics>. Acesso em: 10 mai. 2021.
6. Culbertson S, Davis AM. Nonsurgical management of urinary incontinence in women. JAMA 371(1):79-80. Disponível em: <https://jamanetwork.com/journals/jama/fullarticle/2595508>. Acesso em: 10 mai 2021.
7. Baseado no guideline 2020 de condutas da European Association of Urology – EAU – Urinary Incontinence.
8. Langer R, Ron-El R, Bukovsky I et al. Colposuspension in patients with combined stress incontinence and detrusor instability. Eur Urol 1988; 14:437-9.
9. Khullar V, Cardozo L, Dmochowski R. Mixed Incontinence: Current Evidence and Futere Perspectives – Neurourology and Urodynamics 2010; 29:618-22.
10. Jeffry L, Deval B, Birsan A et al. Objective and subjective cure rates after tension-free vaginal tape for treatment of urinary incontinence. Urology 2001; 58:702-6.
11. Kulseng-Hanssen S, Husby H Schiotz HA. The tension free vaginal tape operation for women with mixed incontinence: Do preoperative variables predict the outcome? Neurourology and Urodynamics 2007; 26:115-21.
12. Mira Gon L, Zanettini Riccetto CL, Citatini de Campos CC et al. Mini-Sling Ophiraat 8 Years Follow-Up: Does It Sustain Results? Urol Int 2019; 102(3):326-30. doi: 10.1159/000496560. Epub 2019 Jan 30. PMID: 30699433.

Disfunções Miccionais após Cirurgia Abdominal e Pélvica

CAPÍTULO 35

Wilmar Azal Neto
Paulo Vitor Barreto Guimarães
Paulo Palma

Introdução

O trato urinário inferior normal deve permitir o enchimento da bexiga sob baixa pressão e com continência concomitante, além de possibilitar o esvaziamento periódico, também sob baixa pressão e com relaxamento simultâneo do esfíncter urinário.

A bexiga recebe inervação do segmento da medula espinhal de S2 a S4 por meio do nervo pré-sacral, situado na face lateral do reto. O suprimento principal do detrusor é realizado pelos nervos parassimpáticos, sendo mais escasso o suprimento parassimpático para o esfíncter uretral.

O núcleo pré-ganglionar simpático está localizado no segmento espinhal de L1 a T12, enquanto o plexo hipogástrico superior situa-se no nível do promontório sacral e o nervo hipogástrico liga esse plexo ao plexo hipogástrico inferior.

A cirurgia pélvica ablativa pode resultar em lesão do plexo pélvico e do nervo pudendo, ocasionando a disfunção do trato urinário inferior, incluindo qualquer combinação de complacência reduzida, hipocontratilidade detrusora, incompetência uretral e de colo vesical, assim como alteração na atividade na musculatura perineal.

Após as cirurgias abdominais, a dificuldade miccional pode ocorrer durante a fase de enchimento ou de esvaziamento, e a classificação da disfunção se dá de acordo com a etapa em que a alteração está presente.

A obstrução infravesical pode resultar de diferentes fatores após procedimentos para incontinência urinária de esforço. As suspensões retropúbicas, por exemplo, estabilizam o tecido ao lado da uretra, e a obstrução decorre da hiperelevação do colo da bexiga e de um *kink* (dobra; angulação) da uretra proximal.

Avaliação da dificuldade de micção

A avaliação pré-operatória dos sintomas do trato urinário inferior (LUTS) é essencial para comparação entre LUTS *de novo* e persistente e inclui anamnese e exame físico detalhados. A característica clínica mais importante é o tempo de surgimento dos sintomas relacionados com o pós-operatório. A história deve incluir a avaliação dos sintomas de armazenamento (urgência, frequência e urgeincontinência) e sintomas de esvaziamento (hesitação, esforço, micção posicional e esvaziamento incompleto).

O exame físico deve avaliar incontinência urinária de esforço, hiperelevação do colo vesical, sinais de infecção e hematomas. Volume do resíduo pós-miccional maior que 100mL sugere obstrução infravesical (OIV) ou hipocontratilidade do detrusor.

Exames de imagem para avaliação da disfunção miccional pós-operatória incluem cistografia (avalia a posição do colo vesical) e ultrassonografia ou tomografia computadorizada, para diagnosticar hematomas e outras complicações menos frequentes. Khatri e cols. destacam também o uso da ultrassonografia para análise das modificações no volume de materiais quando são utilizadas técnicas endoscópicas de injeção de *bulking* (agentes de volume) para coaptação da uretra, bem como a superioridade da ressonância magnética para avaliação de outras complicações na sacrocolpopexia[1].

Os problemas de armazenamento podem ser causados por hiperatividade do detrusor em virtude da hipersensibilidade por desnervação da bexiga durante a dissecção, bem como por obstrução da saída da bexiga, caso, por exemplo, do paciente submetido ao procedimento de Burch mostrado na Figura 35.1. Grandes hematomas que deslocam a bexiga também podem dificultar a micção e causar dor (Figura 35.2).

Estudo urodinâmico

Embora o estudo urodinâmico seja realizado com frequência, não há consenso sobre a interpretação dos resultados quando se trata de OIV. O achado clássico de baixo fluxo, alta pressão do detrusor e alto resíduo pós-miccional não é frequente. Rodrigues e cols. identificaram cinco diferentes padrões de fluxo-pressão em pacientes com sintomas urinários sugestivos de obstrução após cirurgias de incontinência, sugerindo que OIV não pode ser descrita por um modelo único em relação a padrões de estudo urodinâmico[2]. Além disso, muitos autores adotaram diferentes definições e valores de referência.

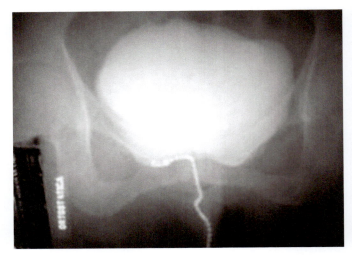

Figura 35.1 Cistografia com hiperelevação do colo vesical.

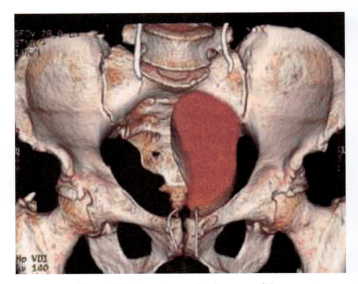

Figura 35.2 Hematoma após *sling* suprapúbico.

Um nomograma para diagnóstico de OIV em mulheres foi proposto por Blaivas e Groutz, comparando o fluxo livre com a pressão máxima do detrusor durante a micção (Figura 35.3)[3]. Entretanto, esse nomograma está sujeito a diagnósticos excessivos e deve ser usado com cautela.

Videourodinâmica

O estudo por meio de videourodinâmica é considerado padrão ouro por possibilitar a identificação do local da obstrução, além da avaliação funcional. Alguns autores consideram esse exame mandatório em algumas situações, como em caso de LUTS refratários aos tratamentos padronizados, disfunções miccionais femininas com retenção urinária, bexiga hiperativa refratária a tratamento medicamentoso e cistite bacteriana recorrente[4].

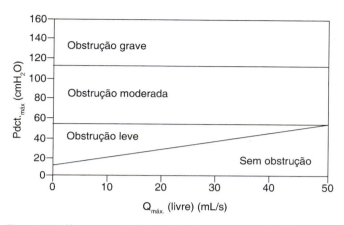

Figura 35.3 Nomograma de Blaivas e Groutz que compara fluxo livre e pressão do detrusor para diagnóstico de obstrução infravesical na mulher.

Cistoscopia

A cistoscopia está indicada quando é usada abordagem suprapúbica para colocação de *sling* sintético, especialmente quando há disúria e infecção do trato urinário, visando descartar a erosão da fita na bexiga ou na uretra[5] (Figura 35.4). Também pode revelar hipersuspensão da uretra ou colo da bexiga. A despeito dessa possível complicação, Barr concluiu que a maioria das pacientes submetidas a *sling* retropúbico pode receber alta para casa no mesmo dia do procedimento cirúrgico sem sondas; todavia, mulheres com idade acima de 65 anos têm quatro vezes mais chance de necessitar manter a sonda inicialmente[6].

Conduta nas disfunções miccionais

Com frequência, a histerectomia abdominal é um dos procedimentos que mais dificultam a micção, principalmente a histerectomia radical. Hipocontratilidade transitória da bexiga é relatada em até 42% das histerectomias radicais via abdominal, e o esforço miccional pode ser necessário em 85% das pacientes[7].

Zanolla e cols. avaliaram 64 pacientes submetidas à histerectomia, e 70% delas apresentavam disfunção miccional no pós-operatório, mas 91% recuperaram a função vesical com fisioterapia e/ou tratamento farmacológico[8]. Outros estudos relataram taxa média semelhante de 5% de disfunção miccional permanente após histerectomia[9]. Para doenças benignas, complicações urológicas ocorrem em 1% dos pacientes[10].

A colpopexia via abdominal para incontinência urinária de esforço pode acarretar dificuldade miccional persistente devido à hipersuspensão uretral. A obstrução da via de saída da bexiga ocorre em 5% a 20% após o procedimento de Marshall-Marchetti-Krantz e em 4% a 7% após a colpossuspensão de Burch[11].

Outra correção cirúrgica frequente é a de prolapsos genitais. Algumas séries mostram que cerca de metade das pacientes pode apresentar sintomas miccionais associados a prolapsos anteriores, com queda para valores em torno de 10% no pós-operatório, mostrando que a relação entre aspectos anatômicos e funcionais deve ser sempre considerada na avaliação dos distúrbios miccionais[12].

As pacientes que apresentam disfunção miccional na fase de armazenamento relacionada com a bexiga, principalmente hiperatividade do detrusor, podem ser manejadas de maneira conservadora com treinamento da bexiga e exercícios dos músculos do assoalho pélvico, isoladamente ou em associação ao uso de anticolinérgicos. Em casos refratários, a toxina botulínica ou a neuromodulação podem ser usadas com taxas de sucesso aceitáveis.

Quando a uretra está danificada, resultando, por exemplo, em incontinência após a histerectomia, fisioterapia, *slings* ou injeção periuretral podem ser alternativas

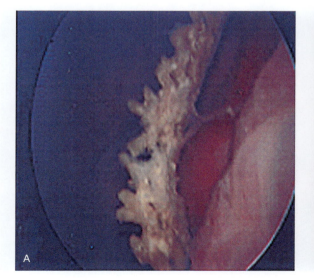
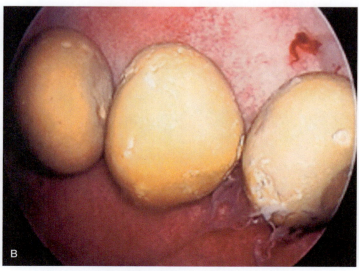

Figura 35.4 A e B Erosão e litíase vesical.

adaptadas para cada paciente. Por outro lado, as pacientes que apresentam disfunção miccional relacionada com a bexiga podem ter contratilidade vesical ou hipocontratilidade. A retenção urinária é uma complicação pós-operatória definida como a incapacidade de urinar apesar de um esforço persistente[13], podendo ser usado cateterismo intermitente limpo (CIL) isoladamente ou associado a agentes colinérgicos.

Mais frequentemente, nessa fase os problemas estão relacionados com a uretra, e a OIV pode ser tratada inicialmente com CIL e depois com incisão do *sling* (Figura 35.5) ou uretrólise (Figura 35.6)[14,15].

Em resumo, a dificuldade miccional pode ocorrer após procedimentos cirúrgicos abdominais e pélvicos, e o diagnóstico preciso é essencial para o manejo adequado. Uma vez as avaliações anatômicas e funcionais sejam levadas em consideração, será possível definir o manejo, como mostrado na Figura 35.7.

Considerações finais

A disfunção miccional após cirurgia abdominal e pélvica envolve alterações nas funções vesicais e/ou uretrais, as quais podem ser causadas por lesões no plexo nervoso pélvico (principalmente em cirurgias realizadas próximo à vagina e ao reto), lesões diretas na bexiga e/ou uretra e até mesmo por complicações secundárias aos materiais injetados nas cirurgias endoscópicas.

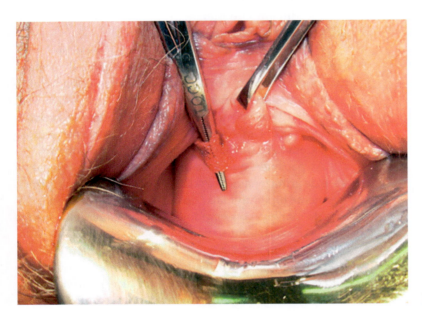

Figura 35.5 Incisão vaginal do *sling* suprapúbico.

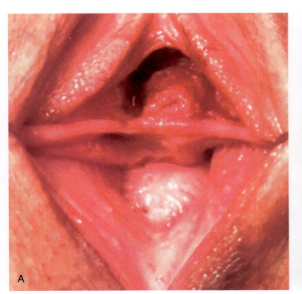
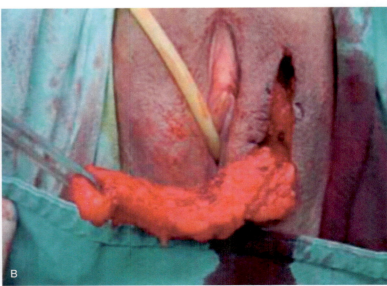

Figura 35.6 A e B Uretrólise e retalho de Martius.

APRESENTAÇÃO CLÍNICA

- Dor à palpação da vagina ou uretra
- Secreção ou sangramento vaginal
- Infecção urinária de repetição
- Sintomas miccionais (obstrutivos e/ou irritativos)

AVALIAÇÃO

- Exame pélvico (dor à palpação da parede vaginal ou presença de corpo estranho na parede)
- Cistoscopia: avaliar reação inflamatória ou corpo estranho
- Vaginoscopia: erosões vaginais
- Outros exames de imagem (avaliar hematomas)

EROSÃO VESICAL
- Abordagem endoscópica
- Remover material

EROSÃO VAGINAL
- Abordagem vaginal
- Remoção do material sintético
- Cateter uretral por 24 a 48 horas

EROSÃO URETRAL
- Abordagem vaginal
- Remoção do material sintético
- Reconstrução uretral (fios absorvíveis)
- Cateter uretral por 7 dias

Figura 35.7 Algoritmo para manejo das dificuldades miccionais.

As disfunções miccionais podem ser transitórias ou permanentes e apresentam sintomas variados, dependendo se houve lesão da inervação autonômica pélvica (simpática e parassimpática), do nervo pudendo ou dos órgãos supracitados, sendo consideradas funcionais ou anatômicas. Os sintomas urinários mais frequentemente encontrados são sensação de esvaziamento incompleto, incontinência urinária paradoxal (por transbordamento), incontinência de urgência e, eventualmente, infecções urinárias recorrentes.

O tratamento consiste na identificação da etiologia da disfunção e, dentro do possível, na correção do distúrbio, visando melhorar a qualidade de vida das pacientes.

Referências

1. Khatri G, Carmel ME, Bailey AA et al. Postoperative imaging after surgical repair for pelvic floor dysfunction. RadioGraphics 2016; 36:1233-56.
2. Rodrigues P, Hering F, Dias EC. Female obstruction after incontinence surgery may present different urodynamic patterns. Int Urogynecol J 2013 Feb; 24(2):331-6.
3. Groutz A, Blaivas JG, Rosenthal JE. A simplified urinary incontinence score for the evaluation of treatment outcomes. Neurourol Urodyn 2000; 19:127-35.
4. Jiang YH, Chen SF, Kuo HC. Role of videourodynamic study in precision diagnosis and treatment for lower urinary tract dysfunction. Ci Ji Yi Xue Za Zhi 2019 Nov 18; 32(2):121-30.
5. Clemens JQ, DeLancey JO, Faerber GJ et al. Urinary tract erosions after synthetic pubovaginal slings: diagnosis and management strategy. Urology 2000; 56(4):589-95.
6. Barr SA, Thomas A, Potter S, Melick CF, Gavard JA, McLennan MT. Incidence of successful voiding and predictors of early voiding dysfunction after retropubic sling. Int Urogynecol J 2016 Aug; 27(8):1209-14.
7. Debodinance P, Delporte P, Engrand JB, Boulogne M. Complications of urinary incontinence surgery: 800 procedures. J Gynecol Obstet Biol Reprod (Paris) 2002; 31(7):649-62.
8. Zanolla R, Monzeglio C, Campo B et al. Bladder and urethral dysfunction after radical abdominal hysterectomy: rehabilitative treatment. J Surg Oncol 1985 Mar; 28(3):190-4.
9. Bandy LC, Clarke-Pearson DL, Soper JT et al. Long-term effects on bladder function following radical hysterectomy with and without postoperative radiation. Gynecol Oncol 1987; 26:160-8.
10. Weber AM, Walters MD, Schover LR et al. Functional outcomes and satisfaction after abdominal hysterectomy. Am J Obstet Gynecol 1999; 181:530-5.
11. Akpinalr H, Cetinel B, Demirkesen O. Long-term results in Burch colposuspension. Int J Urol 2000; 7:119-125.
12. Ma Y, Kang J, Zhang Y, Ma C, Wang Y, Zhu L. Medium-term effects on voiding function after pelvic reconstructive surgery of advanced pelvic organ prolapse: Is postoperative uroflowmetry necessary? Eur J Obstet Gynecol Reprod Biol 2021 Mar; 258:447-51.
13. Haylen BT, DeRidder D, Freeman RM et al. An Urogynecological Association (IUGA)/International Continence Society (ICS) joint report on the terminology for female pelvic floor dysfunction. Int Urogynecol J 2010; 21:5-26.
14. Lockhart JL, Austin P, Spyropoulos E, Lotenfoe R, Helal M, Hoffman M. Urethral obstruction after anti-incontinence surgery in women: evaluation, methodology, and surgical results.
15. Palma PCR, Dambros M, Riccetto CLZ, Thiel M, Rodrigues Netto Jr. N. Uretrolisis transvaginal tras cirugía correctora de la incontinencia urinaria de esfuerzo. Actas Urol Esp 2005; 29(2):207-11.

SEÇÃO **VII**

COSMETOGINECOLOGIA

CAPÍTULO 36

Envelhecimento Genital Feminino

Walter Antônio Prata Pace
José Antônio de Mello Zelaquett
Mariana Almeida Simões

Introdução

Nas últimas décadas percebeu-se um aumento exponencial na expectativa de vida da população para ambos os sexos, mas as repercussões da longevidade atuam de maneira mais expressiva nas mulheres.

O envelhecimento é acompanhado por alterações funcionais e estéticas na vulva e na vagina como parte de um processo deletério e progressivo do aparelho genital feminino que, apesar de não diminuir a expectativa de vida, reduz drasticamente sua qualidade.

Além do ponto de vista estético, que engloba o valor dado à aparência pessoal e à autoestima da mulher, o envelhecimento genital também acomete o campo da sexualidade, podendo causar ansiedade, depressão e insatisfação sexual. Apesar de o desejo sexual feminino apresentar declínio com a idade, para a maioria das mulheres em idade avançada a atividade sexual é um importante componente na construção de uma vida saudável.

Dentro desse contexto entra a ginecologia regenerativa funcional e estética, campo da ginecologia que busca atuar sobre o envelhecimento genital feminino, reestruturando a parte funcional e aprimorando a parte estética.

Fisiopatologia da menopausa

O processo de envelhecimento genital feminino inicia a partir da terceira década de vida com sinais e sintomas leves; no entanto, é nítida sua aceleração a partir da menopausa.

Ao longo da vida reprodutiva da mulher, o sistema endócrino atua de forma rigorosa, produzindo ciclos menstruais ovulatórios e regulares. O hipotálamo é a estrutura responsável pela produção pulsátil do hormônio liberador de gonadotrofinas (GnRH), que se liga a receptores na hipófise, estimulando a liberação cíclica das gonadotrofinas FSH (hormônio folículo-estimulante) e

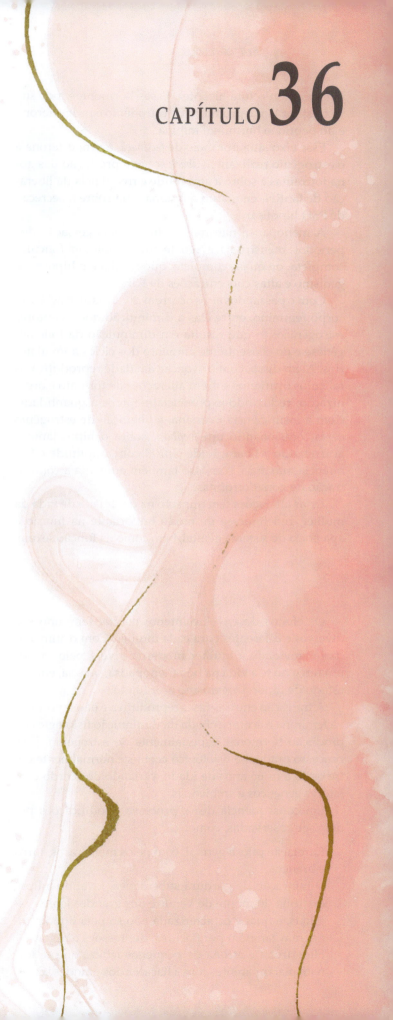

LH (hormônio luteinizante). Esses hormônios, por sua vez, estimulam a produção de estrogênio e progesterona e do peptídeo hormonal inibina.

Esse eixo atua por meio de *feedback*: a progesterona e o estrogênio realizam *feedback* sobre a produção das gonadotrofinas e sobre a amplitude e frequência da liberação de GnRH, enquanto a inibina atua sobre a secreção de FSH hipofisária.

A menopausa natural é definida pela cessação dos períodos menstruais e reflete uma depleção folicular completa, ou quase completa, que resulta em hipoestrogenismo e altas concentrações de FSH.

Com o passar dos anos ocorrem diversas alterações no corpo feminino, entre elas a diminuição dos receptores estrogênicos, o que resulta em diminuição da foliculogênese e no consequente aumento dos ciclos anovulatórios. Além disso, com o avançar da idade reprodutiva os folículos ovarianos sofrem alterações de formato e organização, reduzindo exponencialmente sua quantidade. Com a insuficiência ovariana, a liberação de estrogênio cessa, ocasionando um *feedback* sobre o hipotálamo e acarretando a liberação de GnRH com amplitude e frequência máximas; com isso também aumenta a concentração de gonadotrofinas.

Essas alterações têm impacto na qualidade de vida da mulher, refletindo-se de modo importante na função e aparência do sistema genital, bem como na função sexual.

Modificações no envelhecimento genital feminino

Os efeitos do envelhecimento genital feminino são diversos e diferentes para cada mulher. Com o aumento da longevidade a mulher moderna viverá pelo menos um terço de sua vida na pós-menopausa, ou seja, em um estado de hipoestrogenismo acentuado.

A transição entre as fases reprodutiva e não reprodutiva feminina é acompanhada da diminuição fisiológica da produção hormonal, especialmente de estrogênio. Esse processo gradual e fisiológico acontece normalmente entre os 40 e os 65 anos de idade, variando de acordo com fatores genéticos e ambientais.

Em consequência desse processo, modificações podem ser observadas, como:

- Rarefação pilosa genital, com pelos mais fracos, raros e brancos.
- Diminuição de gordura subcutânea, levando à lipodistrofia do monte de Vênus e dos grandes lábios vaginais, a qual é caracterizada não só pela lipodistrofia, mas também por flacidez, depressões e rugas.
- Hipertrofia e atrofia de pequenos lábios, que se tornam mais aparentes com a flacidez dos grandes lábios.
- Atrofia da face interna dos músculos.
- Hipertrofia e atrofia do canal vaginal.
- Hipercromias da mucosa externa secundárias ao contato com roupas íntimas, o meio externo e secreções ao longo da vida feminina.
- Alterações de coloração com palidez da mucosa interna.
- Hipotonia perineal com perda da força de contratilidade dos músculos do períneo.
- Distopias, como prolapsos de bexiga, reto e útero, normalmente correlacionadas à hipotonia perineal, muito associada à multiparidade.
- Incontinência urinária de esforço, distúrbio geniturinário que acomete mais as mulheres em decorrência da menor capacidade de oclusão uretral por conta da anatomia mais curta da uretra feminina, bem como de falhas no assoalho pélvico, a exemplo da hipotonia perineal. Além disso, está ligada a fatores como alteração do ângulo da uretra, cistocele e o próprio hipoestrogenismo.

Outras causas que interferem no envelhecimento genital feminino

Além das alterações endócrinas pelas quais passa o corpo feminino, outros fatores atuam no envelhecimento genital feminino. A perda ponderal acentuada é um fator importante a ser considerado nesse processo. Pacientes que perdem muito peso em curtos intervalos tendem a apresentar maior flacidez dos tecidos, mais expressivamente dos grandes lábios vaginais. Esses efeitos da perda ponderal acentuada são frequentemente observados em mulheres submetidas à cirurgia bariátrica, em que a perda de peso ocorre rapidamente.

Outro fator que tem papel importante no envelhecimento do sistema genital na mulher é a presença de alterações anatômicas, congênitas ou adquiridas. As alterações congênitas incluem desde as mais simples, como hipertrofia ou assimetria dos lábios vaginais, até as mais complexas, como as relacionadas com pseudo-hermafroditismo ou hermafroditismo.

Nas alterações anatômicas provocadas é possível observar as mudanças decorrentes da multiparidade, como esgarçamento ou ruptura da musculatura perineal e até mesmo prolapsos, ou as causadas por trauma vulvar (por exemplo, "queda a cavaleiro").

Sequelas cirúrgicas também podem causar alteração da função ou inestetismos, seja por iatrogenismo, seja por reações inadequadas dos tecidos. As causas mais frequentes são as episiotomias e episiorrafias no pós-parto vaginal, que podem deixar cicatrizes e retrações importantes, mas também são observadas lesões secundárias a outras cirurgias vaginais, como a perineoplastia.

Fatores de risco

O envelhecimento e suas consequências apresentam-se de maneira bastante variada entre as mulheres, mas estudos sugerem que alguns componentes atuam como fatores de risco para um envelhecimento precoce e com repercussões mais importantes. São eles:

- Cor de pele branca e asiáticas.
- Falta de exercícios físicos, sedentarismo e abstinência sexual prolongada.
- Menopausa precoce com manifestações de hipoestrogenismo em mulheres mais jovens.
- Patologias como hipotireoidismo, colagenopatias, diabetes e doenças autoimunes.
- Etilismo e tabagismo.
- Grande ingestão de cafeína e fosfatos.
- Baixa ingestão de vitaminas C, D, E, A e zinco.
- Emprego crônico de fármacos, como corticoides, tamoxifeno e inibidores da aromatase. Esses fármacos diminuem a produção de colágeno e acarretam a supressão das concentrações plasmáticas de estrogênios, resultando em efeitos negativos do envelhecimento nas mulheres.

Mamas

As mamas são consideradas parte do aparelho sexual feminino e também sofrem mudanças ao longo da vida com as alterações endócrinas provenientes da longevidade. É comum a ocorrência de lipossubstituição mamária com involução do parênquima glandular e predomínio do tecido gorduroso. Dentre as alterações estéticas estão, principalmente, a perda do volume e a ptose mamária.

Limitações à vida sexual feminina

A sexualidade é a maneira como vivenciamos e expressamos nossos desejos e prazeres corporais. Vai além dos limites do sexo e da prática sexual, envolvendo não apenas os órgãos sexuais e as regiões erógenas, mas também emoções, sentimentos, desejos, significados e fantasias que se associam à sensualidade e ao prazer.

Dessa maneira, a insatisfação com o aspecto da genitália externa, bem como as alterações funcionais vulvares e vaginais, pode ter impacto significativo no modo como a mulher se enxerga, acarretando distúrbios psicológicos, de sexualidade e de autoestima. Nesses casos, o tratamento pode ter repercussões benéficas nas esferas corporal, psíquica e social.

Ginecologia regenerativa funcional e estética

A ginecologia regenerativa funcional e estética é a área da ginecologia que busca restaurar a função e anatomia da vulva e vagina e melhorar e/ou harmonizar as alterações estéticas encontradas na região da genitália feminina, visando à melhora global da qualidade de vida das pacientes.

Usualmente, o perfil das pacientes que buscam atendimento no campo da ginecologia regenerativa é caracterizado por mulheres que sofrem com a perda da função do órgão, principalmente com as alterações relacionadas com atrofia vaginal e distopias e/ou estão insatisfeitas com o aspecto de sua genitália.

Essas mulheres podem apresentar dor, incômodo persistente, distúrbios psicológicos e até mesmo transtornos em sua sexualidade.

Protocolos de atendimento

Anamnese

A consulta em ginecologia regenerativa transcorre como em uma consulta ginecológica direcionada, com anamnese completa e exame físico adequado. Convém promover uma investigação detalhada da história gineco-obstétrica da paciente, condições preexistentes e medicações em uso.

História gineco-obstétrica

- Convém coletar informações sobre história ginecológica pregressa, como partos, cirurgias e patologias, bem como a data do último exame colpocitológico, que deve ser recente.
- Queixas de leucorreia, pruridos, fissuras e foliculites devem ser consideradas.
- A paciente deve ser questionada quanto à presença de infecção ou inflamação ativa próximo à área a ser tratada, considerando que podem alterar as proporções anatômicas e os procedimentos podem disseminar o foco infeccioso.
- História de cicatrizes hipertróficas ou queloides em outras regiões sugere o mesmo tipo de resposta tecidual na genitália feminina, levando a cicatrizes inestéticas que podem interferir no curso do tratamento proposto.
- Avaliar a impossibilidade da paciente de prosseguir com os cuidados pós-operatórios ou pós-procedimentos é essencial para uma boa resposta.
- Questionar sobre gravidez, uma vez que a maioria dos procedimentos não é indicada durante a gestação em virtude do risco teratogênico, abortamentos, trabalho de parto prematuro ou resposta inestética em razão de alterações fisiológicas do estado gravídico.

Condições preexistentes

- A presença de patologias cardiovasculares graves ou descompensadas contraindica qualquer procedimento.

- Alergias e reações medicamentosas devem ser consideradas. Em pacientes com esse perfil aumenta o risco de anafilaxias.
- Além disso, está contraindicada a realização de procedimentos em pacientes que ainda não completaram o desenvolvimento puberal.

Medicações em uso

- **Imunossupressores:** o uso de imunossupressores pode desencadear respostas inesperadas no tratamento, além de aumentar o risco de infecções.
- **Anticoagulantes e antiadesivos plaquetários** (cumarínicos, ácido acetilsalicílico, ibuprofeno, vitamina E, ginko-biloba): o uso dessas medicações aumenta o risco de sangramento, devendo ser suspenso, se possível, pelo menos 7 dias antes dos procedimentos.
- **Betabloqueadores:** esses fármacos não devem ser associados a anestésicos locais com vasoconstritores, pois podem causar hipertensão maligna e colapso cardiovascular.
- **Neurolépticos** (fenotiazinas, inibidores da monoaminoxidase, antidepressivos tricíclicos): os neurolépticos aumentam os níveis de catecolaminas e o risco de hipertensão maligna.
- **Isotretinoína oral:** o uso de isotretinoína oral promove inibição da colagenase e tem a teratogenicidade como efeito colateral importante.

Exame físico e planejamento antes do procedimento

Inspeção/diagnose estratigráfica

No exame físico busca-se identificar a perda da função e os inesteticismos da vulva e vagina, principalmente os relacionados com o envelhecimento.

Convém avaliar as alterações existentes, principalmente flacidez tissular, lipodistrofias, depressões, abaulamentos, hipotrofias ou atrofias, hipercromias, foliculites, alargamento do introito vaginal, esgarçamento ou ruptura da musculatura perineal.

Devem ser bem avaliadas as condições que a paciente deseja modificar e que são consideradas normais à avaliação médica, devendo o bom senso ser sempre usado para indicar ou contraindicar alguma intervenção.

Definição do tratamento adequado

A associação de técnicas costuma promover melhores resultados, mas os fatores tempo e custo para a paciente devem ser levados em consideração.

Definição de etapas

Alguns procedimentos são realizados no momento e outros necessitam complementação posterior. A paciente deve saber que há a necessidade ou a possibilidade de outras etapas, sendo informada antes do início do tratamento.

Cronograma

O cronograma a ser definido deve levar em consideração o tempo de recuperação e possíveis reações indesejadas. É importante um planejamento associativo de técnicas, de maneira cronológica e estratigráfica, abordando integralmente o conjunto pele-tecido celular subcutâneo-músculo.

Discussão com a paciente

Antes de qualquer procedimento, é importante compartilhar as decisões com a paciente. Em um primeiro momento, as prioridades devem ser definidas, bem como a disponibilidade temporal da paciente para se adequar ao cronograma de tratamento proposto. É essencial alinhar as expectativas, de modo que elas não se sobreponham aos resultados realistas, além de não definir percentuais de melhora, que corroboram ainda mais a construção de uma expectativa irreal.

Uma vez traçada a conduta, a paciente deve ser informada de maneira detalhada sobre o planejamento e suas etapas de modo a ganhar mais confiança e tranquilidade. Além disso, deve ser assinado o contrato com consentimento informado.

Fotografia

As fotografias constituem a principal forma de registro e comparação entre o pré e o pós-procedimento. Por meio delas é possível acompanhar a evolução do tratamento e o resultado final. As fotos devem ser tiradas com a paciente de pé (de frente e de trás) e em posição ginecológica.

Antibioticoterapia

A antibioticoterapia deve ser instituída como profilaxia de infecções. Utiliza-se de preferência azitromicina 1g via oral em tomada única, em virtude do amplo espectro de ação para infecções do trato genital inferior.

Pós-tratamento

Cada procedimento demanda cuidados próprios e individualizados que devem ser passados à paciente. Os cuidados gerais consistem em evitar a exposição solar e ao calor, de modo a impedir o surgimento de manchas, realizar repouso relativo, evitar relações sexuais por até 30 a 45 dias, dependendo do procedimento, e evitar exercícios físicos por 7 dias, em caso de procedimentos menos invasivos, a 45 dias, para procedimentos mais invasivos. Drenagem linfática e crioterapia podem ser indicadas de acordo com o procedimento realizado.

Deve ser prescrita analgesia para caso de dor, e o uso de cremes vaginais cicatrizantes não está contraindicado.

Procedimentos em ginecologia regenerativa funcional e estética

Os procedimentos têm por objetivo melhorar a estrutura, a função e a aparência da genitália feminina. Os tratamentos contemplados nesse grupo incluem cirurgias, como vaginoplastia, perineoplastia, labioplastia de pequenos lábios, procedimentos clitorianos e de grandes lábios, uso de medicações e substâncias, além de tecnologias, como *lasers* e radiofrequência.

Vaginoplastia

Vaginoplastia é um termo genérico usado para designar qualquer procedimento que remodele a vagina, incluindo cirurgia cosmética e terapêutica tanto do introito como do canal vaginal[6]. Os resultados esperados incluem aumento da sensibilidade na vagina, bem como aumento da qualidade de vida sexual. Diferentes técnicas podem ser utilizadas para obtenção do resultado esperado, até mesmo a associação de outros métodos, como *laser* e radiofrequência. Apesar da escassez de estudos com acompanhamento de longo prazo das pacientes submetidas à vaginoplastia estética, em curto prazo foi possível observar bons resultados com alto nível de satisfação das pacientes quanto aos resultados funcionais e psicossociais[3].

Os procedimentos cirúrgicos empregados na vaginoplastia variam, podendo incluir colporrafia anterior, colporrafia posterior e excisão da mucosa lateral da vagina ou uma combinação de técnicas. A ablação lateral ou remoção de tiras de mucosa das paredes anterior e posterior em ambos os fórnices vaginais diminui o diâmetro do canal vaginal, assim como do introito e do períneo. Com frequência, a vaginoplastia também envolve a dissecção do epitélio posterior da vagina, bem como o corte no tecido até o diâmetro desejado. A musculatura retovaginal também é contemplada, à semelhança da colporrafia tradicional, adicionando a diminuição do diâmetro vaginal[3].

A paciente deve ser posicionada em litotomia de modo a facilitar o acesso do cirurgião. A anestesia pode combinar anestesia geral e bloqueio do nervo pudendo, que auxilia a analgesia pós-operatória[5].

Vaginoplastia anterior

A vaginoplastia anterior se divide em cinco tempos: infiltração, dissecção da mucosa vaginal, dissecção da parede lateral, realização da prega, ressecção e sutura.

O local da prega na parede anterior da vagina depende da região em que se percebe flacidez, evidenciada ao exame físico. Se a paciente referir incontinência urinária de esforço, essa prega deve ser realizada mais anterior ou superiormente.

O procedimento inicia com infiltração de uma ampola de adrenalina diluída em solução salina, superficialmente, na parede anterior da vagina. Espera-se até observar uma mudança na coloração da mucosa, de avermelhado para branco. Essa infiltração objetiva reduzir o sangramento e facilitar a dissecção.

A princípio, traciona-se o colo do útero e inicia-se a dissecção com uma incisão horizontal logo acima do colo. Com auxílio de duas pinças de Allis, traciona-se para baixo cada lado da incisão e prossegue-se, separando a mucosa das camadas mais profundas. Então, corta-se a mucosa verticalmente na linha média (Figura 36.1).

O processo será repetido em toda a parede vaginal anterior: colocam-se duas novas pinças de Allis, uma em cada borda da incisão, sem remover as pinças previamente posicionadas, e traciona-se para baixo. Prossegue-se com a separação da mucosa das camadas mais profundas e com incisão da mucosa em linha média (Figura 36.2).

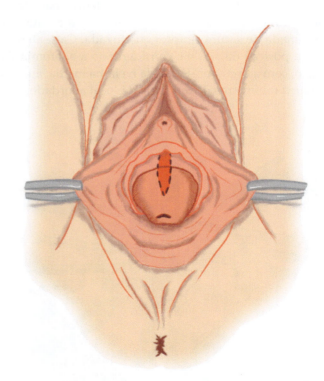

Figura 36.1 Realiza-se a princípio a tração do colo do útero e inicia-se a dissecção. Com auxílio de duas pinças, traciona-se cada lado da incisão, como mostrado na imagem.

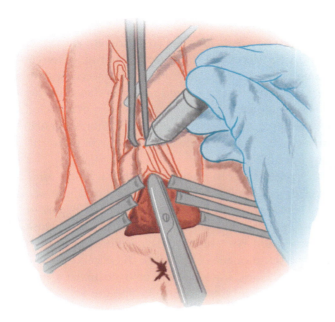

Figura 36.2 A mucosa é separada das camadas mais profundas e é realizada incisão mucosa em linha média.

Realiza-se uma dissecção lateral da parede vaginal em cada um dos lados da mucosa previamente dissecada, o que pode ser feito com o dedo indicador ou com um pedaço de gaze em uma pinça de Allis. A dissecção deve estender-se até a região onde se nota frouxidão da camada interna (Figura 36.3).

Por fim, realiza-se uma prega, de dentro para fora, com sutura contínua em toda a extensão, e é feita outra camada de sutura simples ou cruzada. Cabe atentar para a posição da agulha, considerando a anatomia da região, com a uretra posicionada na linha média, apenas a alguns milímetros de distância do local abordado.

O excesso de mucosa é ressecado em ambos os lados da prega, e a mucosa vaginal é fechada[5].

Vaginoplastia posterior

A vaginoplastia posterior, assim como a anterior, também se divide em infiltração, dissecção da mucosa vaginal, dissecção da parede lateral, realização da prega, ressecção e sutura.

Após a infiltração, prossegue-se tracionando o colo do útero e inicia-se a dissecção com incisão horizontal na parede posterior, onde a frouxidão é percebida ou onde se deseja iniciar a prega.

Posiciona-se uma pinça de Allis em cada lado da incisão e traciona-se para baixo; outra Allis é colocada mais acima de onde foi feita a incisão. Em seguida, as pinças devem ser tracionadas de modo a formar uma estrutura similar a uma tenda. Então, continua-se separando a mucosa das camadas mais profundas e realiza-se incisão vertical na linha média.

O processo deve ser repetido, posicionando-se duas novas Allis em cada lado da incisão sem remover as colocadas anteriormente.

Em seguida, é feita a dissecção das paredes laterais da vagina e prossegue-se com a realização da prega em parede posterior. Por fim, remove-se o excesso de mucosa em ambos os lados da prega e sutura-se a mucosa vaginal (Figura 36.4)[5].

O uso local de *lasers* de contato e CO_2 tem sido estudado em combinação com o procedimento cirúrgico da vaginoplastia com o objetivo de reduzir a perda sanguínea e melhorar a cicatrização. No entanto, apesar dos resultados promissores, ainda não existem evidências clínicas suficientes para embasar o uso dessas técnicas[4].

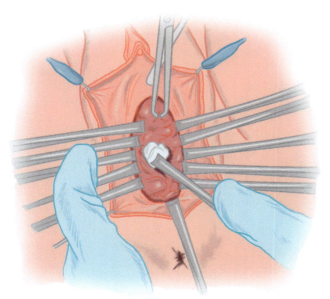

Figura 36.3 Com auxílio de uma gaze, procede-se à dissecção lateral da parede da vagina em cada lado da mucosa previamente dissecada.

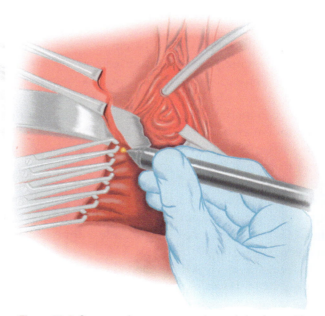

Figura 36.4 O excesso de mucosa em ambos os lados é removido.

O risco de complicações varia e inclui má cicatrização da ferida cirúrgica, dispareunia, sangramento, dor, redução exagerada do introito, lesão intestinal, lesão de bexiga e formação de fístula[3].

Perineoplastia

A perineoplastia ou perineorrafia é o procedimento cirúrgico realizado com o objetivo de diminuir o tamanho do introito vaginal e reestruturar a musculatura perineal. Esse procedimento promove tensão nos músculos do períneo e na vagina, reduzindo a abertura vaginal[3]. Para esses casos, a técnica primária ainda é a cirúrgica, porém o uso de *laser* e radiofrequência também tem sido descrito na literatura, o qual, entretanto, deve ser feito com cautela, pois, apesar dos efeitos de tensão e maciez local, pode ocasionar desconforto importante para a paciente[4].

A anestesia para perineoplastia pode ser a geral ou a geral combinada a bloqueio do nervo pudendo; a anestesia local não é aconselhada para esse procedimento[5].

A técnica cirúrgica da perineoplastia envolve a remoção de uma cunha de tecido em formato de diamante no períneo, acima do ânus. As bordas laterais do retalho devem estender-se até o anel himenal ou alguns centímetros além. Os músculos bulbocavernoso e transverso superficial do períneo são então reaproximados para produzir um períneo mais tensionado e elevado, com orifício vaginal de diâmetro menor. Esse procedimento é comumente conjugado a uma colporrafia posterior[4].

Primeiro, identificam-se os introitos vaginais externo, onde se diferencia a mucosa vaginal da pele do períneo, e interno, onde se percebe apenas tecido mucoso. Então, traça-se uma linha que se estende do introito externo até o ânus, deixando pelo menos 4mm de tecido da borda anal (Figura 36.5)[5].

Então, com o auxílio de duas pinças, o cirurgião deve juntar duas porções de tecido do introito externo em direção à linha média, reduzindo o tamanho da abertura e atentando para o fato de que esse diâmetro nunca deve ser menor do que o do introito interno. Uma vez realizada essa etapa, delimita-se a pele em excesso a ser removida da região perineal e inicia-se a ressecção (Figura 36.6A e B)[5].

A ressecção inicia-se pela pele, seguida de sutura da musculatura na linha média. A sutura das estruturas costuma ser feita com fio absorvível e deve contemplar todos os grupos musculares de maneira segura para garantir a permanência dos pontos mesmo se a paciente os contrair (Figura 36.7A e B)[5].

A perineoplastia é um procedimento simples que efetivamente reduz o calibre do introito vaginal e fornece uma ponte espessa de tecido muscular que, combinado

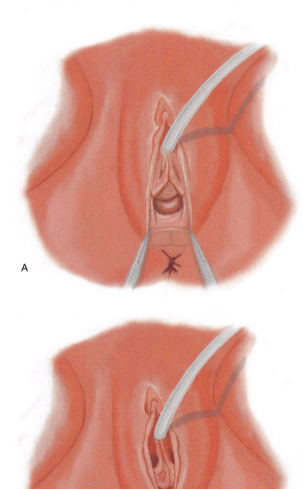

Figura 36.6 Com auxílio de duas pinças, avalia-se o tamanho da abertura, atentando para o diâmetro, que deve ser menor que o do introito interno (**A**), e então delimita-se a pele em excesso a ser removida da região perineal (**B**).

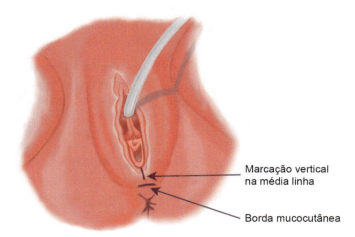

Figura 36.5 Em um primeiro momento, identificam-se os introitos vaginais externo e interno. Então, é traçada uma linha que se estende do introito externo até o ânus, deixando pelo menos 4mm de tecido da borda anal.

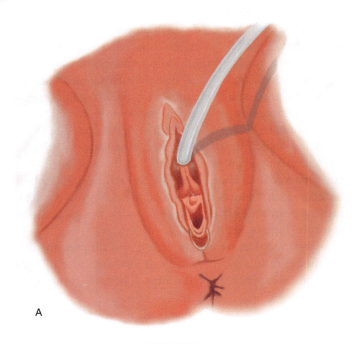
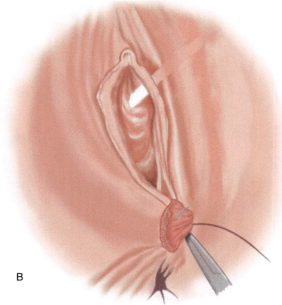

Figura 36.7 A e **B** Realiza-se sutura na musculatura, na linha média, contemplando todos os grupos musculares.

à colpoperineoplastia, ajusta a vagina. Como benefício secundário ocorre a convergência estética dos grandes lábios posteriormente[6].

As possíveis complicações decorrentes da perineoplastia incluem má cicatrização de feridas, lesão retal, reparo excessivo, dispareunia, infecção e hematoma[3].

Labioplastia

A labioplastia, também conhecida como ninfoplastia, é realizada para diminuir o tamanho dos pequenos lábios e a protuberância desproporcional dessa estrutura que algumas mulheres podem apresentar[3]. Estudos que acompanharam pacientes submetidas a labioplastias estéticas de pequenos lábios evidenciaram altos índices de satisfação, incluindo aumento da autoestima[4].

A técnica inicial desenvolvida consistia em ressecção linear. Desde então, várias outras técnicas foram desenvolvidas para corrigir melhor os defeitos, como tensão no local da ferida, deiscência e tensão na linha de sutura[4].

Cabe observar que o único estudo que comparou o resultado em diferentes técnicas cirúrgicas de labioplastia encontrou poucas diferenças na satisfação ou complicações entre os métodos[7].

As principais técnicas de labioplastia são[2]:

- **Excisão direta ou ressecção da borda:** conhecida como técnica de Edge, consiste na remoção do excesso de tecido dos pequenos lábios ao longo da borda distal por meio de um bisturi, tesoura/eletrocautério ou de um dispositivo como *laser* de contato. Dentre as vantagens da ressecção da borda está o controle preciso da remoção de todas as irregularidades e hiperpigmentações, que são queixas frequentes das pacientes[8].
- **Desepitelização:** na desepitelização é feita a ressecção do epitélio dos pequenos lábios, nas porções medial e lateral, deixando o tecido subcutâneo adjacente livre para posterior reaproximação das bordas.
- **Ressecção em cunha:** nessa técnica é feita a ressecção de um retalho de tecido em forma de triângulo na região central ou inferior.
- **Plastia em Z:** são realizadas duas demarcações em forma de Z ao longo de cada um dos pequenos lábios, convergindo para um ponto comum na porção central. Resseca-se uma cunha de tecido, e os dois Z são aproximados.
- **Ressecção em W:** realiza-se um corte em formato de W nas porções lateral e medial dos pequenos lábios. O epitélio de cada um dos lados é ressecado e reaproximado.

Alguns especialistas consideram a técnica de ressecção em cunha a primeira escolha. No entanto, não há consenso quanto a isso (Figura 36.8)[2].

Capuz clitoriano

O capuz clitoriano é uma estrutura formada a partir de uma dobra dos pequenos lábios que cobre a porção da ponta da glande clitoriana. O clitóris é uma região rica em terminações nervosas protegida por pele, que varia em volume e tamanho[4].

O excesso de pele em torno do clitóris pode interferir no coito e em situações de atrito e exercício físico[3]. A redução do capuz clitoriano é um procedimento cirúrgico

Capítulo 36 Envelhecimento Genital Feminino 393

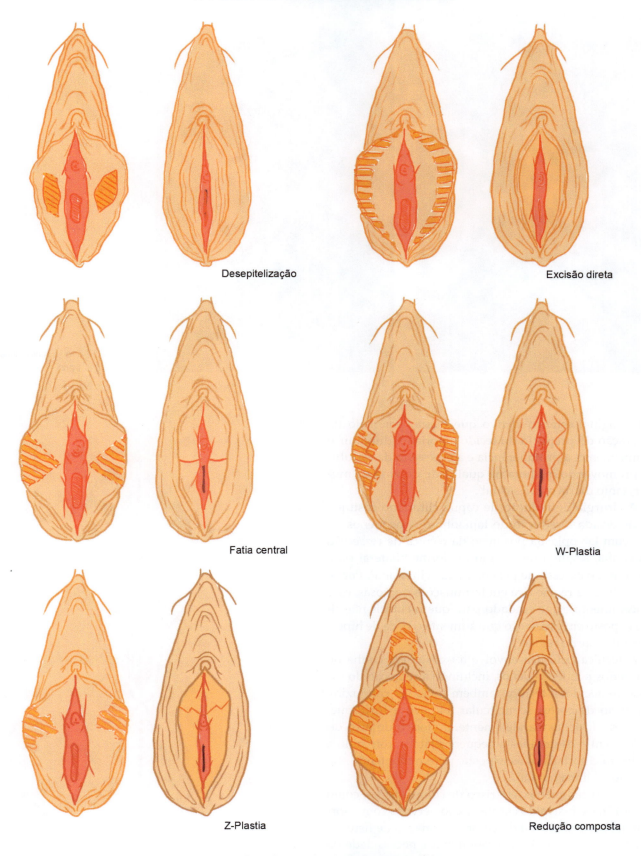

Figura 36.8 Procedimentos de redução de pequenos lábios.

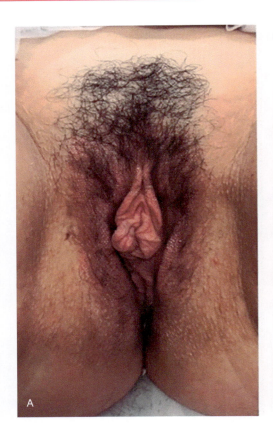
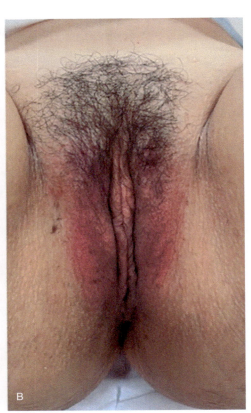

Figura 36.9 A e B Ninfoplastia – resultado após 1 ano.

vulvovaginal estético eletivo que busca, por meio da separação do prepúcio do tecido clitoriano, diminuir o comprimento, a protuberância e a espessura da estrutura, promovendo melhora na qualidade de vida da mulher, tanto diária como sexual[4].

A cirurgia de redução de capuz clitoriano costuma ser associada à redução do tamanho dos pequenos lábios com labioplastia por meio da técnica de ressecção em cunha, seguida de excisão fusiforme bilateral para remoção do excesso de pele na região clitoriana[3]. Por se tratar de uma região rica em terminações nervosas, esse procedimento exige cuidado para que o clitóris não fique exposto em excesso, o que aumenta o risco de hipersensibilidade na região[4].

A técnica cirúrgica envolve a excisão em cunha de tecido dos pequenos lábios, incluindo a remoção do excesso de tecido; a técnica também pode ser conduzida por meio de cortes semicircular, elíptico e fusiforme. Incisões são feitas paralelamente, ao longo do eixo do clitóris, entre os grandes e pequenos lábios, tornando a estrutura clitoriana mais exposta, porém mantendo sua posição na linha média[4].

Esse procedimento tem risco de complicações, como exposição excessiva do clitóris, dano nervoso com anorgasmia, corte acidental do clitóris, formação de fístulas, dispareunia, formação de granulomas e necessidade de reabordagem cirúrgica (Figuras 36.10 a 36.12)[3].

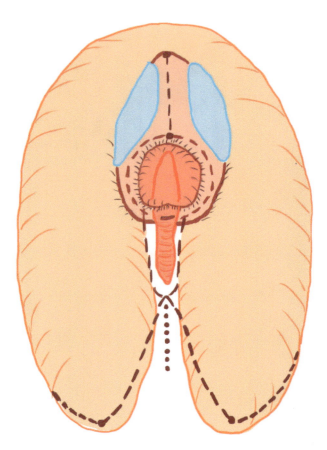

Figura 36.10 Excisão de prega lateral em elipse.

Cirurgia de redução do clitóris

O clitóris está localizado no trígono urogenital do períneo e, juntamente com o monte do púbis, lábios maiores e menores, vestíbulo da vagina, bulbo do vestíbulo e glândulas vestibulares, forma a vulva[9].

Vinte e cinco por cento das mulheres apresentam leve hipertrofia no clitóris[10], a qual pode ser congênita ou adquirida[11]. As causas adquiridas são mais raras e podem ser consequência do uso exagerado de hormônios androgênicos[12,13].

Um clitóris hipertrofiado (ou hipertrofia clitoriana) ocorre quando o clitóris está aumentado além das proporções normais. Dentre as principais técnicas de redução da hipertrofia do clitóris estão a amputação total do clitóris, a amputação dorsal do corpo cavernoso, o encurtamento ventral, a fixação na fáscia púbica (clitoropexia), o corte do clitóris em sua raiz e reinserção da glande como enxerto composto, e a excisão do corpo cavernoso, a qual é eventualmente associada à excisão do prepúcio. As principais complicações do procedimento são hemorragia, infecções, hematomas e perda da sensibilidade.

Os procedimentos cirúrgicos são capazes de manter preservadas a estética e a sensibilidade com redução das dimensões do clitóris[10]. Por meio de técnicas cirúrgicas seguras é possível manter os efeitos estéticos e funcionais da genitália externa feminina.

Procedimentos em grandes lábios

Cirurgia

A ressecção cirúrgica dos grandes lábios vaginais está indicada para reduzir hipertrofia ou flacidez importante, geralmente de modo a melhorar a aparência estética da vulva, e envolve a remoção do excesso de pele dos grandes lábios e coxim gorduroso proeminente[6].

Faz-se uma incisão longitudinal no sulco interlabial, começando no nível superior do capuz do clitóris e se estendendo até o nível do introito. Outra incisão semielíptica é feita a partir do topo da incisão vertical e se estende lateralmente, logo após a crista superior dos grandes lábios, curvando-se para baixo em direção ao ponto mais baixo da linha vertical. O procedimento é repetido do lado oposto para promover simetria[6].

Retira-se o excesso de pele e, em alguns casos, também o excesso de gordura. Após hemostasia, realizam-se a aproximação do tecido celular subcutâneo e a rafia de pele com pontos intradérmicos, preferencialmente com Vicryl ou Monocryl 4-0 ou 5-0 (Figura 36.13).

Preferimos realizar essa cirurgia com *laser* de CO_2 ou cautério de alta frequência em razão do corte preciso, boa hemostasia e baixa carbonização do tecido (Figuras 36.14 a 36.16).

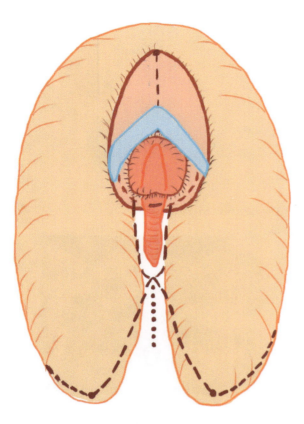

Figura 36.11 Excisão em V invertido.

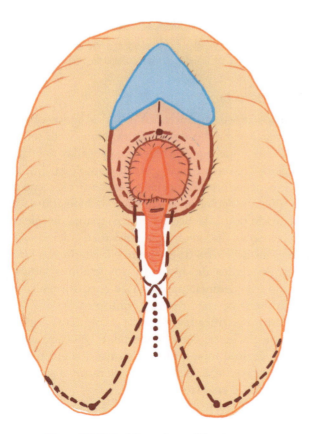

Figura 36.12 Excisão em A com *lifting* do capuz.

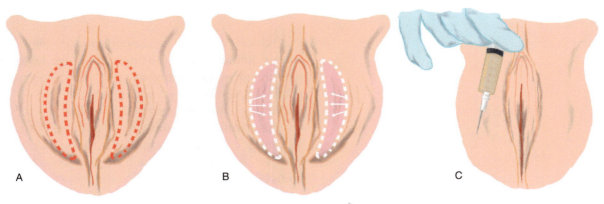

Figura 36.13 A a C Representação da cirurgia de redução da hipertrofia de grandes lábios.

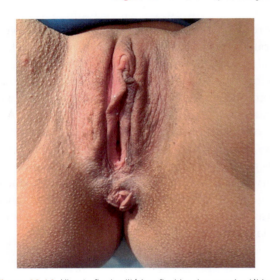

Figura 36.14 Hipertrofia do clitóris e flacidez dos grandes lábios.

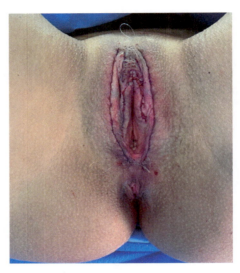

Figura 36.16 Resultado imediato de clitoropexia, *lifting* do capuz do clitóris, ninfoplastia, plástica dos grandes lábios e exérese de plicoma anal.

Implantes e bioestimuladores

Outros procedimentos nos grandes lábios objetivam aumentar o tamanho da estrutura, bem como reduzir a flacidez, as rugas e a descoloração causadas pela atrofia. Para isso é possível usar gordura autóloga, implantes com preenchedores absorvíveis bioidênticos, como ácido hialurônico reticulado, ou substâncias bioestimuladoras, como ácido poli-L-láctico ou hidroxiapatita de cálcio.

No caso da lipoenxertia, a gordura é coletada de certas regiões do corpo da paciente e injetada nos grandes lábios. A técnica de aumento dos grandes lábios por meio de transferência autóloga de gordura realça volume, forma, simetria, firmeza e contorno[4].

Gordura purificada é retirada de algumas regiões do corpo da paciente, como abdome, e colocada em uma seringa, onde é misturada a plasma rico em plaquetas (PRP), na proporção de 4 para 1, de modo a promover a viabilidade do enxerto[4].

Os riscos desse procedimento são pequenos e incluem a formação de cistos gordurosos palpáveis[3] e até granulomas (Figuras 36.17 e 36.18).

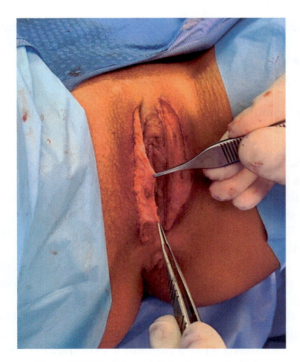

Figura 36.15 Incisão semielíptica dos grandes lábios.

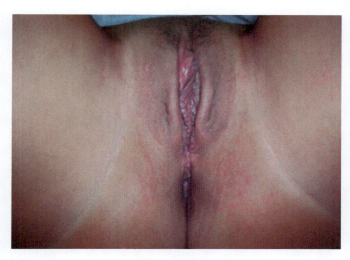

Figura 36.17 Flacidez de grandes lábios.

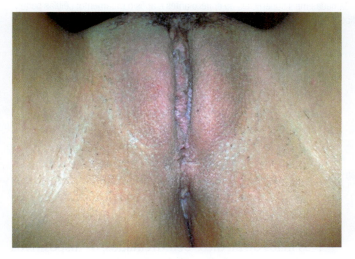

Figura 36.18 Resultado após implante infiltrativo de ácido hialurônico.

Tecnologias em ginecologia regenerativa

O uso de *laser* e radiofrequência em ginecologia se soma aos procedimentos invasivos e não invasivos. Apesar de recentes, a aplicação desses recursos no campo da ginecologia regenerativa demanda cuidado.

Laser cirúrgico

Os *lasers* de corte produzem um feixe de luz focada a determinado comprimento de onda, o qual é escolhido com base no comprimento de onda absorvido pelas moléculas que são o foco do tratamento. Esse comprimento de onda promove um dano térmico permanente ao ser absorvido, deixando intacto o restante do tecido ao redor, em um processo chamado fotodermólise seletiva. A partir desse processo, espera-se que ocorra melhora na cicatrização de feridas, com menos cicatrizes inestéticas e perda de sensibilidade, quando comparado a técnicas cirúrgicas tradicionais[1]. Integram esse grupo os *lasers* de contato e CO_2.

Laser terapêutico

A síndrome geniturinária da menopausa (GSM) é uma condição progressiva que surge na menopausa e envolve sinais clínicos e sintomas do hipoestrogenismo no sistema genital inferior e do trato urinário[14].

Assim, as mulheres com GSM podem apresentar um ou mais dos seguintes sintomas: ressecamento genital, diminuição da lubrificação na atividade sexual, desconforto ou dor relacionada com a atividade sexual, sangramento pós-coito, diminuição da excitação/orgasmo/desejo, irritação/queimação/coceira de vulva ou vagina, disúria e frequência/urgência urinária, embora os sintomas mais comuns sejam a secura vaginal e a dispareunia, com impacto negativo na intimidade sexual, no desejo sexual e na qualidade de vida. Além disso, devido à sua natureza crônica, é necessária uma terapia de longo prazo[14].

Nesse contexto, o uso de estrogênios constitui o tratamento eletivo para atrofia vulvovaginal, mas um tratamento não hormonal deve ser considerado como alternativa, tendo em mente os limites da terapia de reposição hormonal, como período de tempo limitado, risco associado e intolerância ao tratamento.

A laserterapia intravaginal é um dos tratamentos não farmacológicos utilizados no manejo dos sintomas da GSM[15]. Em ginecologia, optamos por *lasers* com alto comprimento de onda (Erbium [2.940nm] e CO_2 [10.600nm]) em virtude de sua maior afinidade com a água. Estudos indicam alívio dos sintomas de GSM e melhora da satisfação na função sexual após três aplicações mensais do *laser* fracionado[15,16].

Os tratamentos com *laser* espessam a camada epitelial na pós-menopausa e aumentam a neovascularização e a produção de colágeno na lâmina própria, melhorando como um todo o aspecto da vagina[1].

O risco baixo de eventos adversos e os efeitos positivos por até 1 ano sugerem que a terapia a *laser* fracionada pode ser segura e eficaz para o tratamento da atrofia vulvovaginal, também conhecida como GSM (Figura 36.19)[18].

Radiofrequência não ablativa (RF)

Os dispositivos de RF emitem energia eletromagnética que, ao ser absorvida pelas moléculas, induz o movimento iônico e consequentemente a produção de calor. A RF costuma ser usada em procedimentos não cirúrgicos e recentemente tem sido incorporada à ginecologia. Os tratamentos baseiam-se na indução da neocolagênese e elastogênese através do calor, reduzindo a flacidez e melhorando a elasticidade da pele[1].

Estudos recentes têm mostrado a utilidade de seu uso em procedimentos vulvares e vaginais. A RF é segura, não invasiva e eficaz, especialmente quando usada

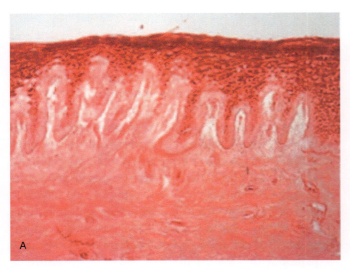
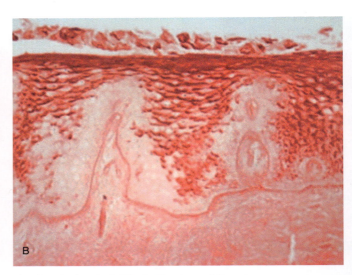

Figura 36.19 Mucosa vaginal pós-menopausa antes (A) e 1 mês após (B) tratamento a *laser* fracionado de CO_2. Em B, note o epitélio mais espesso e as amplas colunas de grandes células epiteliais ricas em glicogênio (*vermelho*). Compare as camadas mais superficiais do epitélio antes e após o tratamento: células pequenas e próximas bem compactadas (A) e grandes células destacadas ricas em glicogênio (B). Também é visível um tecido conjuntivo muito mais bem organizado tanto na lâmina própria como no núcleo das papilas (B)[17].

em tecido naturalmente bem hidratado. Como o eletrodo de RF passa corrente através do tecido, criando resistência, produz calor, ocasionando os danos terapêuticos necessários para o rejuvenescimento vulvovaginal. Com isso ocorrerão desnaturação e contração de colágeno, ativação de fibroblastos, aumento do fluxo sanguíneo e neocolagênese (Figuras 36.20 e 36.21)[19].

Novas estratégias de prevenção, tratamento e gestão são continuamente exploradas para aliviar as preocupações médicas e estéticas das mulheres em relação à área genital. O surgimento de dispositivos baseados em energia oferece às mulheres e a seus médicos outra opção de tratamento, mas sempre após a avaliação de seus riscos e benefícios.

Laser, RF e outras tecnologias (ultrassom microfocado [HIFU], eletromagnetismo focado, RF microablativa, dentre outras) são usados com sucesso em dermatologia e medicina estética, estimulando o remodelamento de tecidos e induzindo a produção de novo colágeno e fibras elásticas. Assim, sua aplicação no canal vaginal representa uma expansão das indicações terapêuticas e comprova sua versatilidade e a reatividade dos tecidos biológicos aos efeitos benéficos de seu mecanismo de ação.

Nas mãos de médicos bem-treinados, os dispositivos baseados em energia beneficiarão milhões de mulheres, ajudando-as a recuperar sua autoestima e a feminilidade plena[20].

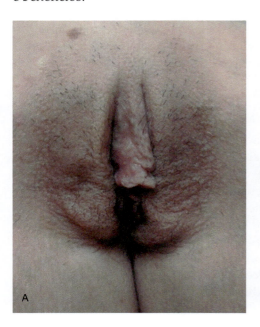
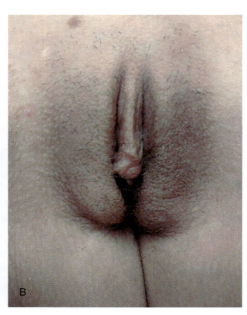

Figura 36.20 A e B Radiofrequência não ablativa no tratamento da flacidez dos grandes lábios.

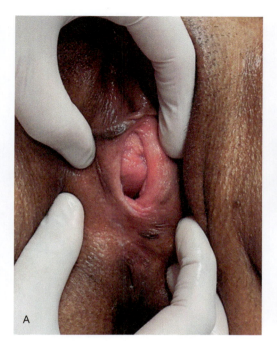 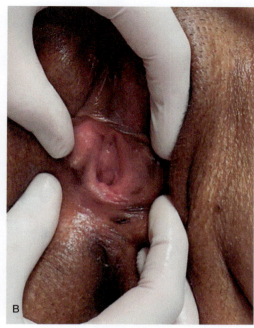

Figura 36.21 **A** e **B** Radiofrequência não ablativa no tratamento de distopias leves.

Referências

1. Gambacciani M, Palacios S. Laser therapy for the restoration of vaginal function. Maturitas 2017; 99:10-5.
2. Garcia B et al. Cosmetic gynecology—a systematic review and call for standardized outcome measures. International Urogynecology Journal 2020; 31(10):1979-95.
3. Halder GE, Iglesia CB, Rogers RG. Controversies in female genital cosmetic surgeries. Clin Obstet Gynecol 2020; 63(2):277-88.
4. Iglesia CB, Yurteri-Kaplan L, Alinsod R. Female genital cosmetic surgery: a review of techniques and outcomes. International Urogynecology Journal 2013; 24(12):1997-2009.
5. Triana L. Aesthetic vaginal plastic surgery: A practical guide. Springer Nature, 2019.
6. Hamori CA, Banwell PE, Alinsod R. Female cosmetic genital surgery: Perineoplasty and vaginoplasty. New York: Thieme, 2017: 75-87, 162-80.
7. Goodman MP. Plástica genital e cirurgia cosmética feminina: Procedimentos cirúrgicos I. Rio de Janeiro: Di Livros, 2017: 84-115.
8. Nagrath A, Malhotra N, Gupta P. Single surgical procedures in obstetrics and gynaecology-01: A colour atlas of surgeries of the vulva. New Delhi, India: Jaypee Brothers Medical Publishers (P) Ltd, 2013: 165-73.
9. Sobotta J. Atlas de anatomia humana. 13th ed. Philadelphia: Lippincott Williams & Wilkins.
10. Sayer RA, Deutsch A, Hoffman MS. Clitoroplasty. Obstet Gynecol 2007; 110(2 Pt 2):523-5.
11. Lean WL, Hutson JM, Deshpande AV, Grover S. Clitoroplasty: past, present and future. Pediatr Surg Int 2007; 23(4):289-93.
12. Pascual-Castroviejo I, Lopez-Pereira P, Savasta S, Lopez-Gutierrez JC, Lago CM, Cisternino M. Neurofibromatosis type 1 with external genitalia involvement presentation of 4 patients. J Pediatr Surg 2008; 43(11):1998-2003.
13. Mandal S, Dhingra K, Gupta P, Khurana N. Acquired (idiopathic) intradermal nevus with junctional activity presenting as clitoromegaly in a child: report of a case. Eur J Pediatr 2009; 168(11):1405-7.
14. Portman DJ, Gass MLS, on behalf of the Vulvovaginal Atrophy Terminology Consensus Conference Panel. Genitourinary syndrome of menopause: new terminology for vulvovaginal atrophy from the International Society for the Study of Women's Sexual Health and The North American Menopause Society. Menopause 2014; 21:1063-8.
15. Palacios S, Castelo-Branco C, Currie H et al. Update on management of genitourinary syndrome of menopause: a practical guide. Maturitas 2015; 82:308-13.
16. Nappi RE, Kokot-Kierepa M. Vaginal health insights: views and attitudes (VIVA)-results from an international survey. Climacteric 2012; 1:36-44.
17. Salvatore S et al. A 12-week treatment with fractional CO2 laser for vulvovaginal atrophy: a pilot study. Climacteric: International Menopause Society, 2014; 17:1-7.
18. Sokol ER, Karram MM. Use of a novel fractional CO2 laser for the treatment of genitourinary syndrome of menopause: 1-year outcomes. Menopause: The Journal of The North American Menopause Society 2017; 24(7).
19. Magon N, Alinsod R. ThermiVa: The revolutionary technology for vulvovaginal rejuvenation and noninvasive management of female SUI. The Journal of Obstetrics and Gynecology of India July–August 2016; 66(4):300-2.
20. Karcher C, Sadick N. Vaginal rejuvenation using energy-based devices. International Journal of Women's Dermatology 2016; 2(3):85-8.

SEÇÃO VIII

OUTRAS POSSIBILIDADES DA VIA VAGINAL

CAPÍTULO 37

Ligadura dos Ramos Ascendentes das Artérias Uterinas Via Vaginal

Lucas Ribeiro Nogueira
Francisco Nogueira Chaves
Geórgia Kelly Melo Silveira

Introdução

Diversas condições clínicas gineco-obstétricas vão cursar com sangramento uterino aumentado, e em muitas delas a terapia medicamentosa não será suficiente, tornando necessária alguma intervenção cirúrgica. A escolha da técnica adequada depende de vários fatores, como grau de hemorragia, tolerância hemodinâmica da paciente, falha terapêutica prévia, desejo gestacional futuro e experiência do cirurgião, também devendo ser levadas em consideração particularidades da técnica, como sua eficiência e capacidade de resposta rápida.

A ligadura das artérias uterinas é uma técnica simples, facilmente executável e indicada para o tratamento de qualquer sangramento uterino anormal (SUA), excluídas as malignidades. A técnica consiste em obstrução vascular aguda das artérias uterinas com suspensão imediata do fluxo sanguíneo desse órgão e consequente desencadeamento do processo apoptótico local[1]. Uma vez que mais de 90% do suprimento sanguíneo do útero ocorrem pelas artérias uterinas, é possível uma resposta rápida e de visualização quase que imediata, com resultado semelhante ao de uma histerectomia subtotal[2]. O procedimento pode ser realizado via laparoscópica, abdominal ou vaginal, a depender da etiologia do sangramento e suas características, das condições clínicas da paciente, do material disponível e da habilidade do cirurgião.

A ligadura das artérias uterinas foi descrita pela primeira vez em 1952, por Waters, em uma série de oito casos de hemorragias pós-parto (HPP) não responsivas ao tratamento conservador da época. A maior série de casos foi relatada por O'Leary e O'Leary, inicialmente em 1966,

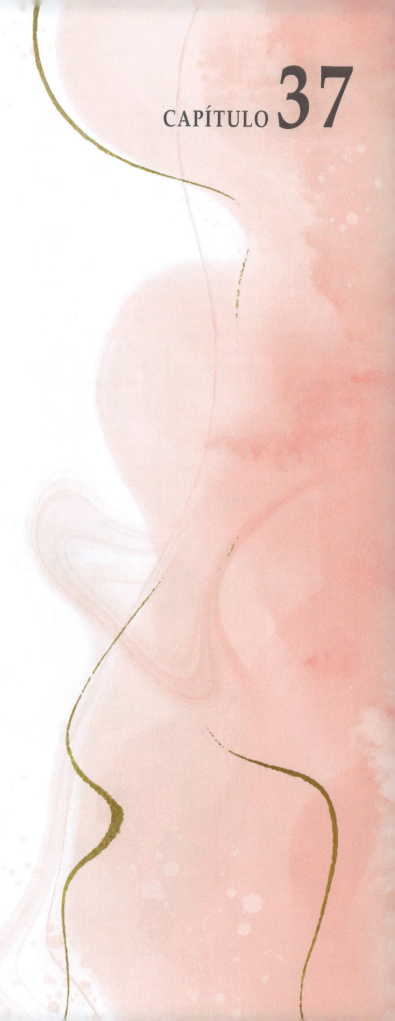

com outras adições, aumentando os números de casos para 90 em 1974, também dentro do contexto obstétrico de HPP e com controle satisfatório do sangramento[3]. Na prática ginecológica, por sua vez, a técnica foi inicialmente descrita em 1964, para tratamento de fluxo menstrual aumentado associado à miomatose, sendo considerada resolutiva e menos complexa que a histerectomia[4].

Uma das causas mais frequentes de SUA em que pode ser utilizada a técnica da ligadura, a miomatose uterina consiste em tumores benignos que afetam o trato reprodutivo feminino, sendo a indicação mais comum de cirurgias ginecológicas maiores, como histerectomia e miomectomia vaginal ou abdominal[5,6]. As taxas significativas de morbidade e mortalidade das histerectomias levaram ao desenvolvimento de outras opções de tratamento, além da ligadura, como o *Flostat*, que consiste na aplicação de clampes vasculares guiados por ultrassonografia, e a embolização das artérias uterinas, na qual se procede à introdução de um cateter nas artérias femorais, seguindo pelas ilíacas até as uterinas, com liberação de partículas oclusivas[7], ambas utilizando o mesmo princípio de obstrução vascular da ligadura.

A vantagem da ligadura das artérias uterinas via vaginal é que, por ser uma técnica relativamente simples, não exige o emprego de nenhuma tecnologia cara ou equipamento especial, não necessita de treinamento intervencionista radiológico e é livre da exposição à radiação na pele ou no ovário associada à embolização, além de poder ser realizada em países em desenvolvimento[8].

Este capítulo inicia com a revisão dos detalhes anatômicos dos componentes arteriais que determinam o suprimento sanguíneo uterino e prossegue com a descrição da técnica e suas indicações.

Anatomia

Os órgãos pélvicos são nutridos em sua maior parte por ramos viscerais das artérias ilíacas internas e por ramos diretos da aorta abdominal. A artéria ilíaca interna geralmente se divide nos ramos anterior e posterior ao passar pelo forame isquiático maior. Cada ramo produz três ramos parietais que nutrem estruturas não viscerais. As artérias iliolombar, sacral lateral e glútea superior são os três ramos parietais da divisão posterior. As artérias pudenda, obturatória e glútea inferior são os ramos parietais que na maioria dos casos surgem a partir da divisão anterior. Os ramos remanescentes da divisão anterior fazem a vascularização das vísceras pélvicas (bexiga, útero, vagina e reto), que são as artérias uterina, vaginal e retal média, além das artérias vesicais superiores (Figura 37.1)[9].

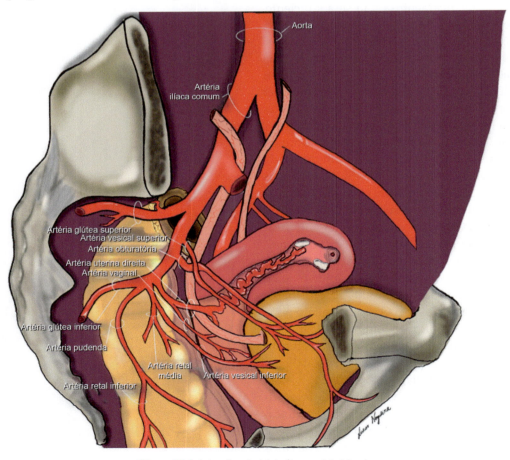

Figura 37.1 Irrigação arterial do útero – vista lateral.

Já em relação à aorta, os dois ramos diretos mais importantes e que contribuem para o suprimento sanguíneo dos órgãos pélvicos são as artérias retal superior e ovariana. A artéria retal superior, ramo terminal da artéria mesentérica inferior, faz anastomose com as artérias retais médias, contribuindo assim com o suprimento de sangue para o reto e a vagina. As artérias ovarianas, que surgem diretamente da aorta, imediatamente abaixo dos vasos renais, fazem anastomose com o ramo ascendente da artéria uterina. Essas anastomoses contribuem para o suprimento sanguíneo do útero e anexos.

A irrigação sanguínea do útero é feita principalmente pelas artérias uterinas, ramos das artérias ilíacas internas. As artérias uterinas têm origem abaixo da linha iliopectínea. Direcionam-se para frente e para baixo, ao longo da parede pélvica. Na região conhecida por fossa ovariana, curvam-se medial e anteriormente, na base do ligamento largo, cruzando o ureter anteriormente e originando ramos para o ureter pélvico (Figura 37.2).

Em seguida, as artérias uterinas originam-se de cada lado do útero, sendo o ramo ascendente, tortuoso entre as duas lâminas do ligamento largo, paralelo ao eixo longitudinal do corpo uterino. À medida que se dirige para o fundo do útero, emite ramos para a parede anterior e para a parede posterior do útero, que são as artérias arqueadas anteriores e posteriores. Essas emitem ramos perpendiculares ao miométrio (artérias radiais) que progridem até próximo à camada basal do endométrio. Nessa topografia, as artérias radiais dão origem a dois tipos de ramos terminais: os basais, que irrigam a porção basal do endométrio, e os espiralados, que nutrem a camada funcional. Inferiormente, as artérias uterinas se unem às artérias vaginais (Figura 37.3)[8].

Os ramos ascendentes das artérias uterinas, ao chegarem próximo aos cornos uterinos, apresentam ramos terminais: um para o ligamento redondo, que se direciona para o canal inguinal e que se anastomosa com o ramo das artérias epigástricas inferiores, outro que segue o ligamento próprio do ovário e que participará da irrigação desse órgão e, por último, um ramo que segue margeando as trompas de Falópio e fará parte da irrigação do ovário. Além das artérias uterinas, o útero também é irrigado por ramos das artérias ováricas, os quais são ramos diretos da aorta e atingem o ovário pelo ligamento infundibular, emitindo ramos que têm participação importante, principalmente, na região fúndica do útero[9,10].

Critérios de seleção

As pacientes com indicação para esse procedimento são aquelas com diagnóstico de SUA por causas estruturais, como miomatose uterina e adenomiose, excluindo-se os casos suspeitos de malignidade. Também devem ser consideradas as pacientes que não desejam retirar o

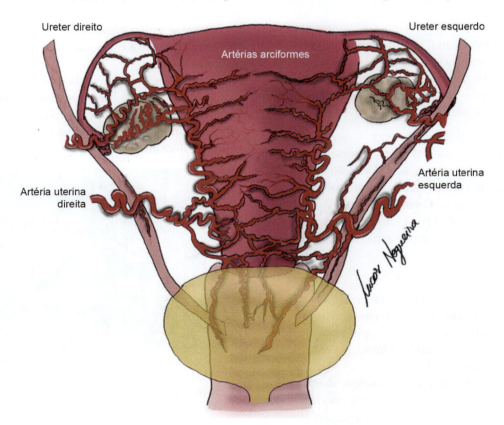

Figura 37.2 Irrigação arterial do útero – vista frontal.

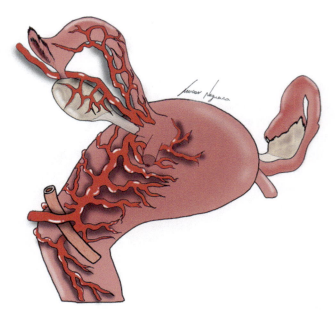

Figura 37.3 Porção ascendente da artéria uterina e sua relação com o ureter.

útero, sem desejo de prole futura, em virtude da carência de estudos que assegurem a manutenção da fertilidade após o tratamento, ou nos casos de pacientes que precisam ser submetidas a procedimentos menores em razão do alto risco cirúrgico.

Os critérios para realização do procedimento via vaginal são os mesmos adotados para outros procedimentos por essa via:

- Fundo de saco livre.
- Mobilidade craniocaudal uterina presente.
- Boa amplitude vaginal (duas polpas digitais entreabertas sem anestesia ou três polpas após sedação).
- Volume uterino abaixo de 400cm³ devido ao comprometimento da mobilidade.

O critério adotado para estabelecer o sucesso do procedimento cirúrgico é, principalmente, a presença de miomas únicos e de grande volume, sem distorção importante da anatomia. Alguns autores recomendam que as pacientes sejam esclarecidas sobre a possibilidade de que os miomas com classificação FIGO 0 e 1 entrem em parturição e os miomas FIGO 7 possam tornar-se miomas parasitas[11].

Técnica cirúrgica

É muito importante que os novos cirurgiões valorizem tanto o pré-operatório como a técnica cirúrgica. Um ótimo resultado cirúrgico exige pré-operatório, transoperatório e pós-operatório, tanto o imediato como o tardio, com cuidado e dedicação.

A paciente deve ser esclarecida a respeito do que pode esperar do procedimento, ou seja, expectativa de reduzir em 30% a 50% o volume do mioma, o sangramento e a dor que a paciente apresenta por miomatose uterina em até 6 meses. Convém orientar as pacientes de que qualquer método conservador que não retire os miomas continuará a exigir acompanhamento, uma vez que, apesar de raros, existem casos de leiomiossarcoma difíceis de afastar pelos métodos diagnósticos tradicionais.

As pacientes devem realizar quimioprofilaxia com metronidazol 2g via oral em dose única, 3 dias antes das cirurgias, ou via vaginal pelo mesmo período, com intuito de modular a flora vaginal pré-operatória.

Instrumental

O material básico consiste em pinça de Pozzi, pinça dente de rato, tesoura de Mayo, porta-agulha de Heanney, valva de peso ramo curto, valvas de Breisky e fio de ácido poliglactina 2-0 com agulhas com 2cm de raio (Figura 37.4).

Cirurgia

Após raquianestesia, a paciente é colocada em posição ginecológica. As nádegas são protegidas com almofadas e devem passar cerca de 5cm da borda da mesa cirúrgica. As coxas permanecem flexionadas sobre o abdome, sem exagero na hiperflexão ou hiperabdução. Os calcanhares são protegidos por almofadas e as perneiras fixadas com faixas (Figura 37.5).

Procede-se à antissepsia da pele e da vagina com clorexidina aquosa. Nesse momento, a paciente é submetida ao exame ginecológico para avaliação da mobilidade do útero durante a tração do colo, bem como da amplitude vaginal.

Os campos são colocados de maneira tradicional: primeiro um campo médio abaixo das nádegas, depois dois laterais grandes sobre as pernas e, por último, um campo grande sobre o abdome, os quais são fixados por pinça de Backaus.

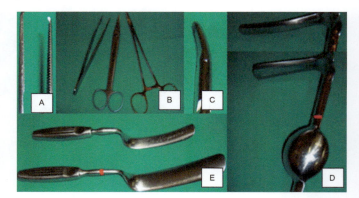

Figura 37.4 Instrumental utilizado para ligadura das artérias uterinas ascendentes via vaginal: (A) detalhe da pinça dente de rato; (B) pinça dente de rato, tesoura de Mayo e porta-agulha de Heanney; (C) detalhe do porta-agulha de Heanney – a curvatura facilita o uso em cavidade estreita; (D) valvas de peso de Steiner-Auvard com ramo longo e ramo curto; (E) valvas de Breisky – atraumáticas e de tamanhos variados.

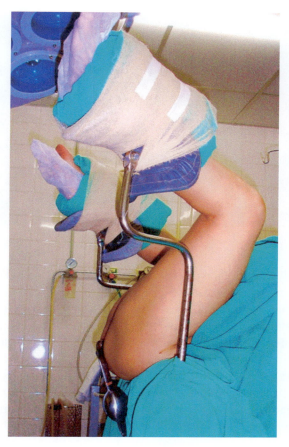

Figura 37.5 Posicionamento ginecológico para cirurgia.

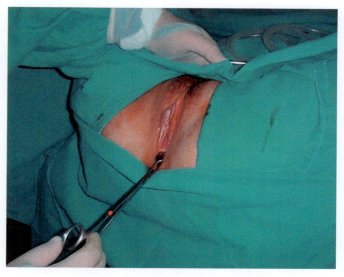

Figura 37.6 Tração do colo do útero.

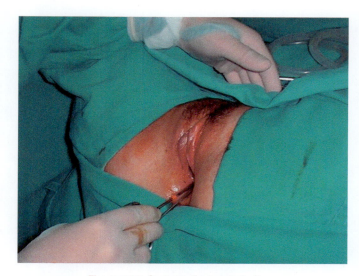

Figura 37.7 Contratração do colo do útero.

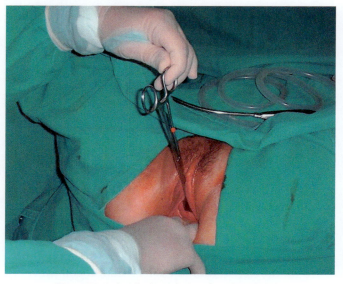

Figura 37.8 Amplitude vaginal – três polpas digitais.

O cirurgião fica de frente para a paciente, entre suas pernas, enquanto os auxiliares posicionam-se lateralmente. A equipe trabalha de pé e com a mesa cirúrgica alta. É feita uma tenda horizontal à frente do cirurgião, usando um campo que é fixado em seu avental e próximo às perneiras. Nessa tenda são colocados o aspirador, a tesoura de fio, a tesoura do cirurgião e a pinça dente de rato. A bexiga só é esvaziada, com sonda de Foley 12F, após a ligadura das artérias uterinas, pois, caso ocorra lesão de bexiga, é identificada a saída de urina. Caso a bexiga esteja repleta, deve ser realizado seu esvaziamento parcial (Figuras 37.6 a 37.9).

Realiza-se irrigação da vagina com 200mL de solução salina a 0,9% (SF 0,9%). Coloca-se uma valva de Steiner-Auvard de ramo curto em contato com a parede vaginal posterior até o fundo de saco. Após pinçamento e tração do colo do útero com pinça de Pozzi, procede-se à hidrodissecção com 20mL de uma solução de vasopressina e 100mL de SF 0,9%, a qual é administrada logo acima da prega cervicovesical, onde a mucosa vaginal deixa de aderir ao colo e torna-se frouxamente implantada justa-vesical (Figura 37.10).

O colo do útero é tracionado pela mão direita do cirurgião (caso seja sinistro), enquanto o primeiro auxiliar expõe com a valva de Breisky o fundo de saco lateral, ao

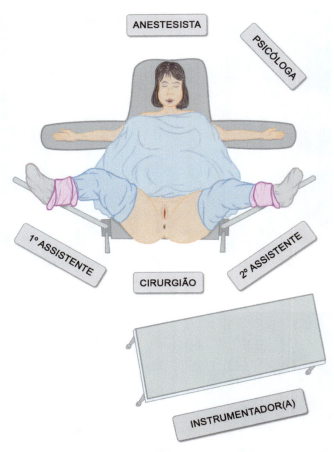

Figura 37.9 Posicionamento da equipe cirúrgica.

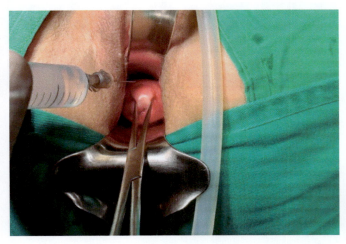

Figura 37.10 Hidrodissecção da mucosa vaginal.

mesmo tempo que afasta a bexiga, apresentando a região onde o cirurgião secciona a mucosa. O local ideal dessa secção é identificado mediante movimentos repetidos de tração e contratração do colo do útero (Figura 37.11).

A incisão da mucosa é realizada entre as posições de 9 e 3 horas, com tesoura de Mayo, no sentido perpendicular ao colo do útero, aprofundando-se a secção até o estroma do colo. Durante essa incisão, o colo deve ser mantido sob tração.

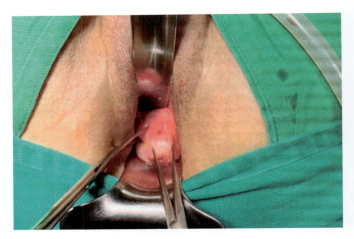

Figura 37.11 Exposição do local para secção da mucosa vaginal.

Em seguida, o cirurgião eleva a mucosa vaginal com pinça dente de rato, enquanto o primeiro auxiliar traciona o colo. Com a tesoura voltada para baixo e paralelamente ao colo do útero, o cirurgião secciona gradativamente o ligamento supracervical até atingir o espaço vesicouterino, que se caracteriza por tecido frouxo (Figuras 37.12 a 37.15).

Afasta-se cuidadosamente a bexiga, com a valva de Breisky, após secção de todas as fibras do ligamento supracervical. Nesse momento, muitas vezes já é possível visualizar lateralmente as artérias uterinas ascendentes sobre os ligamentos cardinais e abaixo do peritônio, fazendo trajeto tortuoso e dirigindo-se para o fundo uterino. Em seguida, os pilares vesicais são seccionados (Figura 37.16).

Essas estruturas são fixadas novamente ao anel pericervical ou ao centro tendíneo superior, após o término do procedimento.

Após a identificação das artérias, essas são ligadas utilizando pontos em X com ácido poliglactina 2-0 com agulhas fortes com 2,0cm de raio. Faz-se uso do porta-agulha de Heanney, que facilita o trabalho em locais de pequenas dimensões (Figuras 37.17 e 37.18).

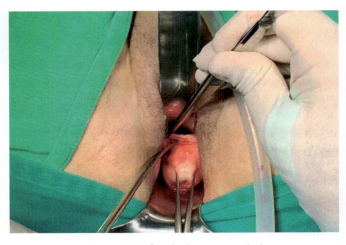

Figura 37.12 Secção da mucosa vaginal.

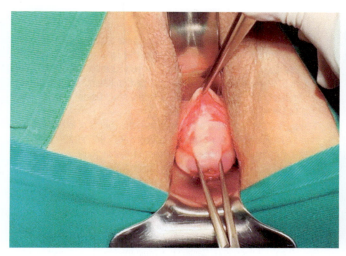

Figura 37.13 Abordagem do ligamento supracervical – 1.

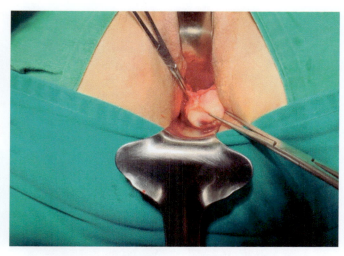

Figura 37.16 Identificação para secção do pilar vesical.

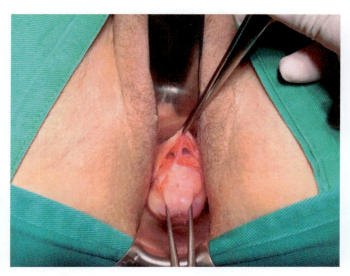

Figura 37.14 Abordagem do ligamento supracervical – 2.

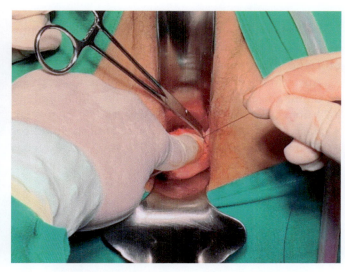

Figura 37.17 Ligadura das artérias uterinas ascendentes – 1.

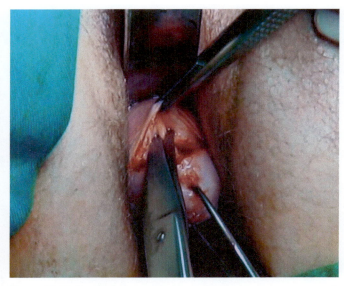

Figura 37.15 Secção do ligamento supracervical e acesso ao espaço vesicouterino.

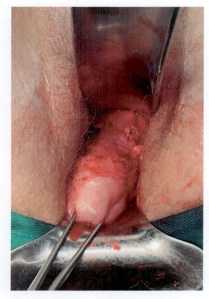

Figura 37.18 Ligadura das artérias uterinas ascendentes – 2.

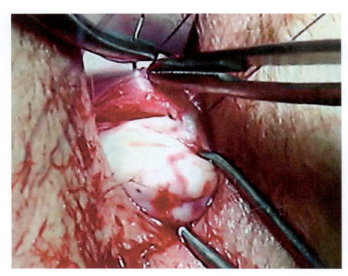

Figura 37.19 Síntese da mucosa vaginal.

Procede-se à revisão da hemostasia e subsequentemente à síntese da mucosa vaginal com sutura contínua, utilizando o restante do fio (Figura 37.19).

Ao término do procedimento, a paciente deve ser encaminhada ao leito, recebendo alta hospitalar após 12 a 24 horas, de acordo com sua sensação de bem-estar. As pacientes recebem receituários de antiespasmódicos e anti-inflamatórios para 7 dias, e as revisões são feitas após 7 dias, 30 dias e 6 meses[11].

Referências

1. Lichtinger M, Burbank F, Hallson L, Sandy H, Uyeno J, Jones M. The time course of myometrial ischemia and reperfusion after laparoscopic uterine occlusion-theoretical implications. J Am Assoc Gynecol Laparosc 2003; 10:553-66.
2. Waters E. Surgical management of post-partum haemorrhage with particular reference to ligation of uterine arteries. Am J Obstet Gynecol 1952; 65:1143-8.
3. O'Leary & O'Leary. Uterine artery ligation in the control of intractable postpartum hemorrhage. Am J Obstet Gynecol 1966; 94(7):920-4.
4. Lo JSY, Pickersgill A. Successful treatment of dysfunctional uterine bleeding using laparoscopic bilateral uterine artery ligation. Gynecol Surg 2006; 3:61-3.
5. Akinola OI, Ottum TA, Fabamwo AO, Akinniyi AO. Bilateral uterine artery ligation: an effective low-technology option in the management of symptomatic uterine fibroids. Trop J Obstet Gynaecol 2003; 20(1).
6. Akinola OI, Fabamwo AO, Ottun AT, Akinniyi OA. Uterine artery ligation for management of uterine fibroids. Int J Gynecol Obstetr 2005; 91:137-40.
7. Garza-Leal J, Eligonad G, Castillo L. Fibroid treatment by temporary uterine artery occlusion using Doppler-guided clamp. J Minim Invasive Gynecol 2005; 12:s82–s83.
8. Triginelli SA. Vascularização da pelve. In: Petroianu A. Anatomia cirúrgica. 1. ed. Rio de Janeiro: Guanabara Koogan, 1999: 591-9.
9. Hoffman BL, Schorge JO, Schaffer JI, Halvorson LM, Bradshaw KD, Cunningham FG. Anatomia. In: Ginecologia de Williams. 2. ed. Porto Alegre: Artmed, 2014: 918.
10. Chaves FN, Furtado FM, Linhares Filho FAC. Noções de anatomia do aparelho genital feminino. In: Magalhães MLC, Reis JTL. Compêndio de ginecologia infanto-juvenil: diagnóstico e tratamento. Rio de Janeiro: Guanabara Koogan, 2003: 7-18.
11. Chaves FN. Técnica da ligadura dos ramos ascendentes das artérias uterinas por via vaginal e seu efeito no tratamento da miomatose uterina sintomática. Tese de mestrado da Universidade Federal do Ceará. Fortaleza, 2008.

Gestação Ectópica – Uma Revisão com Destaque para Abordagem Vaginal da Gravidez Tubária

CAPÍTULO 38

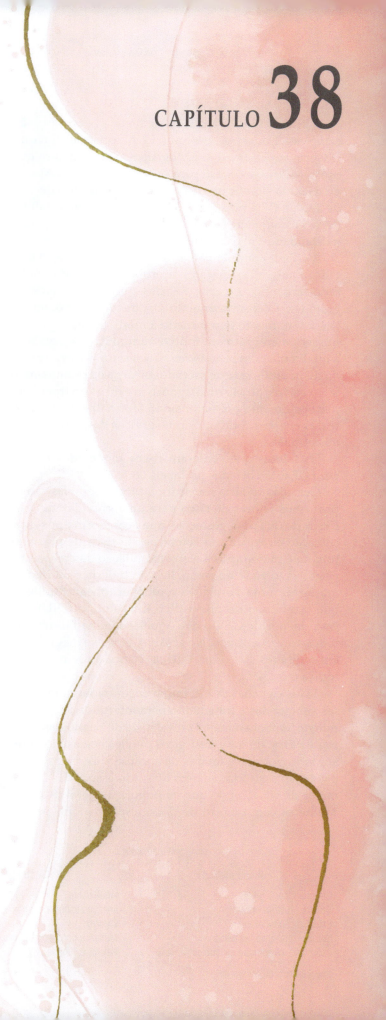

Aline Evangelista Santiago
Eduardo Batista Cândido
Agnaldo Lopes da Silva Filho
Geam Karlo de Assis Santana
Sérgio Flávio Munhoz de Camargo
Walter Antônio Prata Pace

Introdução

Entende-se por gravidez ectópica (GE) qualquer gravidez localizada fora da cavidade endometrial, ou seja, a implantação do oócito fecundado fora da membrana que reveste a cavidade uterina[1]. A gravidez tubária é o tipo de GE mais comum, mas esta também pode estar localizada em um ovário, intersticialmente na porção intramiometrial da tuba uterina, no corno uterino, no colo do útero, na cicatriz de uma cesariana prévia, intramural ou na cavidade abdominal[2].

A gravidez ovariana é o tipo de GE não tubária mais comum, representando 2% dessas gestações. A gravidez cervical é muito mais rara, correspondendo a apenas 0,1% dos casos[3,4]. As gestações não tubárias, heterotópica – GE associada a gravidez tópica – e ectópica bilateral simultâneas, são mais raras, representando um desafio diagnóstico e estão associadas a maior morbidade[2]. O uso crescente de técnicas médicas reprodutivas vem aumentando a incidência de gravidez heterotópica[1].

Epidemiologia e fatores de risco

Estima-se que 1,3% a 2,4% de todas as gestações são ectópicas. Dados recentes dos EUA registram uma incidência superior a 1,4%[1]. Na Alemanha calcula-se que ocorram 20 casos de GE para cada nascido vivo[2]. Apesar do declínio significativo na mortalidade desde a década de 1980, a GE ainda é grande causa de morbimortalidade, principalmente entre as afro-americanas, nas quais a mortalidade é mais elevada[5].

A GE é a complicação do primeiro trimestre de gravidez que causa maiores morbidade e mortalidade, representando cerca de 6% das mortes associadas à gravidez. O aprimoramento dos métodos de diagnóstico e tratamento tem tornado a morte materna por GE um fenômeno raro em todo o mundo (0,05%), embora a qualidade desses métodos não seja uniforme. Apesar da disponibilidade de métodos cirúrgicos minimamente invasivos, atraso no diagnóstico e erros no tratamento e seguimento pré-natal ainda fazem da GE rota parte dos eventos cotidianos nos serviços de ginecologia e obstetrícia[1].

Os fatores que conferem riscos moderados e altos para GE estão listados na Tabela 38.1.

Gestação tubária ou cirurgia tubária prévias são os principais fatores de risco para uma gravidez tubária. Cerca de 30% das gestações que acontecem após esterilização cirúrgica são ectópicas[1]. O risco de gravidez tubária é maior após a eletrocoagulação das tubas uterinas em virtude da recanalização tubária e/ou da formação de uma fístula uterotuboperitoneal. Mulheres que fazem uso de dispositivo intrauterino (DIU) têm risco menor de GE do que aquelas que não usam métodos contraceptivos. No entanto, em caso de gravidez em mulheres que usam DIU, a chance de se tornar ectópica é de 50%[1].

Taxas elevadas de GE foram encontradas em mulheres submetidas a tratamento para infertilidade com clomifeno, embora a maior prevalência de patologias tubárias e os tratamentos cirúrgicos prévios nessas mulheres sejam importantes fatores de confusão. Técnicas de reprodução assistida também têm sido associadas a risco maior de GE (1%) do que na população geral (0,025%). Mulheres com quadro de doença inflamatória pélvica (DIP) também apresentam risco maior para desenvolvimento de GE, assim como aquelas com outras infecções abdominais, como apendicite[1].

Outro fator de risco para GE é a idade materna entre 35 e 45 anos, o que pode ser decorrente do acúmulo de múltiplos fatores de risco ao longo dos anos[1].

Etiopatogenia

A GE tem origem multifatorial. Até 50% de todas as mulheres com diagnóstico de GE não apresentam fatores de risco reconhecidos em suas histórias. Os mecanismos propostos incluem obstrução tubária anatômica e/ou funcional, mobilidade tubular comprometida ou disfunção ciliar e fatores quimiotáxicos moleculares que estimulam e promovem a implantação tubária[1].

As causas de GE podem ser divididas em ovulares e extraovulares. As ovulares, de difícil comprovação, seriam de ordem genética, imunológica e/ou em decorrência do amadurecimento precoce do ovo, cuja implantação acontece antes de atingir o local normal de nidação, ou amadurecimento tardio, como nos casos raros e graves de gravidez cervical. Um fator relacionado com as alterações ovulares é a gravidez tardiamente programada, comum nos dias de hoje[6].

As causas extraovulares podem ser hormonais ou mecânicas, levando à movimentação anormal e retardada do ovo com consequente implantação ectópica. Entre elas estão inflamações sépticas (por clamídias, gonococos, tuberculose etc.) ou assépticas (curativos ou tamponamentos intrauterinos, anticoncepcionais), anomalias congênitas das tubas uterinas, alterações estruturais dessas em decorrência de tumores, cicatrizes, aderências, endometriose e cirurgias pélvicas ou tubárias anteriores. Mais de 50% dos casos de GE são atribuíveis aos fatores infecciosos e ao tabagismo[6].

A oclusão tubária por cicatrizes pós-salpingites é a condição mais comumente relacionada com a GE. A infecção pode causar sinéquias intraluminais e/ou das fímbrias, levando à obstrução parcial da tuba uterina. As salpingotripsias, quando falhas, e as tentativas de recanalização cirúrgica tubária nos tratamentos de infertilidade também são associadas a uma probabilidade de 20% a 50% de GE subsequentes[6].

Tabela 38.1 Fatores de risco para gestação ectópica

Risco elevado	Risco moderadamente elevado	Risco moderado
Cirurgia tubária prévia	Infertilidade	Idade materna > 40 anos
Gravidez tubária prévia	Infecção ascendente por *C. trachomatis* ou *N. gonorrhoeae*	
Esterilização tubária	Cigarro	
Uso de dispositivo intrauterino	Múltiplos parceiros sexuais	
Exposição intrauterina ao dietilestilbestrol	Patologia tubária	

Fonte: adaptada de Taran et al.[1].

Na gravidez tubária, o trofoblasto desenvolve-se rapidamente, com crescimento dentro da luz na maioria dos casos. Menos frequentemente, o trofoblasto infiltra a mucosa e a lâmina própria, invadindo a muscular e atingindo a região subserosa, onde se desenvolve. O sangramento ocorre quando há erosão dos vasos, e a dor acontece quando a membrana serosa é distendida. No ovário, a nidação pode ocorrer na superfície da glândula (periovariana ou epiovariana) ou na profundidade, sendo cercada completamente pelo tecido glandular.

Durante a cirurgia, pode ser diagnosticada como corpo lúteo hemorrágico devido às suas características macroscópicas. Na gravidez abdominal, a placenta está em geral aderida às estruturas pélvicas, mas pode estar em locais distantes, como baço, fígado, cólon transverso etc. A gravidez intraligamentar ocorre quando o blastocisto se implanta entre os folhetos do ligamento largo e o sangramento pode ser tamponado pelo peritônio.

A gravidez cervical (implantação no canal endocervical) é a forma mais rara. Nela, a placenta encontra-se implantada abaixo da reflexão peritoneal anterior ou posterior ou abaixo da crossa dos vasos uterinos, em íntima relação com as glândulas cervicais. O sangramento é tardio em virtude da excelente irrigação, vindo a ocorrer quando há alargamento do canal cervical. Devido a essa irrigação, a tentativa de extração do saco gestacional pode acarretar hemorragia intensa[7].

Diagnóstico

A GE pode ser totalmente assintomática, como, por exemplo, na gravidez tubária íntegra. Na maioria das pacientes, as queixas apresentadas são inespecíficas[1]. A tríade clássica dos sintomas – sangramento vaginal, dor pélvica e amenorreia – pode indicar GE, mas eles também podem ocorrer em quadros como ameaça de abortamento[2]. Quando a gestação se encontra rota, a paciente pode apresentar desde dor pélvica até choque hemorrágico grave[1]. Em geral, a gravidez cervical manifesta-se com sangramento vaginal vivo e está associada a alta morbidade[4].

Alguns sintomas sugestivos de GE incluem dor abdominal com irradiação para os ombros, resultante da irritação diafragmática pelo hemoperitônio, abdome agudo ou defesa abdominal e dor à mobilização do colo do útero. O anexo do lado comprometido é frequentemente aumentado de tamanho e doloroso ao exame. Em vista da associação e da inespecificidade dos sintomas, alguns diagnósticos diferenciais devem ser afastados, como tumores anexiais rotos ou torcidos, abscessos tubovarianos, apendicite e síndrome da hiperestimulação ovariana com ascite[1].

As GE costumam ser diagnosticadas entre a sexta e a nona semana de gestação[2], devendo ser diferenciadas de outra entidade, a chamada "gravidez de localização desconhecida". Ambas são caracterizadas por ausência de gestação intrauterina visível ao exame ultrassonográfico. Se o valor da gonadotrofina coriônica humana (hCG) estiver abaixo de 1.000, nem mesmo uma gestação intrauterina é visível. Quando o valor de hCG é maior, uma gravidez intrauterina revela-se por uma estrutura anelar hiperecogênica excentricamente posicionada. A dosagem seriada de hCG é de grande importância para o diagnóstico, já que em uma gravidez intrauterina seu valor geralmente duplica em 48 horas. Assim, os exames de imagem, as características clínicas individuais e o valor do hCG apontam para o diagnóstico correto[1,3]. A classificação recomendada encontra-se na Tabela 38.2, ao passo que um algoritmo de manejo da gravidez de localização desconhecida é apresentado na Figura 38.1.

Estima-se que 88% das gestações tubárias sejam diagnosticadas pela combinação de uma massa anexial à ausência de um saco gestacional intrauterino à ultrassonografia[8]. Convém suspeitar de GE em caso de tecido gestacional na região anexial sem qualquer evidência de gravidez intrauterina. Em caso de vesícula vitelina ou embrião visível fora da cavidade endometrial, o diagnóstico é confirmado. Se uma pequena coleção líquida é visualizada na cavidade uterina, isso pode representar um saco pseudogestacional, compatível com GE.

Caso seja visualizada coleção líquida no fundo de saco de Douglas, provavelmente se trata de líquido hemorrágico, o que acontece em quase metade dos casos de gestação tubária. Quando o fluido se estende até o recesso hepatorrenal (bolsa de Morison), o diagnóstico presumido é de hemorragia com necessidade de intervenção cirúrgica[9]. Nos casos de gestação tubária, em geral a massa anexial é visível à ultrassonografia separadamente do ovário, redonda e ecogênica (*blob sign*), podendo ser observado um saco gestacional clássico com periferia ecogênica e interior não ecogênico (*bagel sign*), o qual pode conter vesícula vitelina ou embrião[1].

A maioria das GE foi visualizada em exames utrassonográficos durante o seguimento da gestação, tornando de 98,3% a sensibilidade geral da ultrassonografia

Tabela 38.2 Classificação de gravidez ectópica

Gravidez ectópica definida	Saco gestacional extrauterino com vesícula vitelina e/ou embrião
Provável gravidez ectópica	Massa anexial heterogênea
Gravidez de localização desconhecida	Sem evidência de gravidez intra ou extrauterina
Provável gravidez intrauterina	Visualização de estrutura anelar intrauterina
Gravidez intrauterina definida	Saco gestacional intrauterino com vesícula vitelina e/ou embrião

Fonte: adaptada de Barnhart K[3].

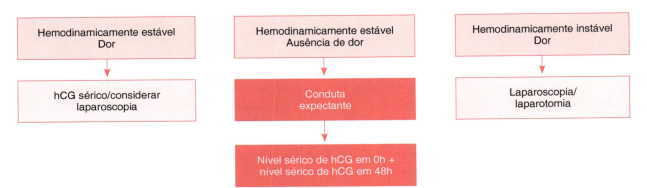

Figura 38.1 Algoritmo para manejo da gravidez de localização desconhecida. (Adaptada de Kirk et al.[9].)

transvaginal. Estudos mostraram sensibilidade de 87% a 99% e especificidade de 94% a 99,9%[10,11]. Apesar da alta sensibilidade da ultrassonografia transvaginal para o diagnóstico de gravidez extrauterina, a gravidez ovariana muitas vezes é diagnosticada apenas na cirurgia e pode necessitar de ooforectomia parcial ou total[3,4].

A ultrassonografia com Doppler não é considerada uma ferramenta útil para o diagnóstico de GE. A gama de valores dos índices vasculares associados a uma GE assemelha-se aos índices associados à angiogênese de um corpo lúteo[11].

Quanto ao papel dos testes bioquímicos séricos, o único biomarcador usado atualmente de rotina na prática clínica é o hCG. A GE costuma ser associada a aumento não maior do que 66% no hCG ou a uma queda não superior a 13% no nível basal do hCG em 48 horas, em virtude do crescimento trofoblástico prejudicado. Essas proporções, associadas a um valor absoluto do hCG maior do que 1.500UI/L na ausência de gravidez intrauterina visível, evidenciam uma provável GE. O hCG é considerado diagnóstico apenas quando associado à ultrassonografia, e a combinação desses critérios tem 92% de sensibilidade e 84% de especificidade[1,5].

A dosagem de progesterona tem sido estudada extensivamente e é usada em alguns centros clínicos como adjuvante à ultrassonografia e ao hCG. No início da gestação, a progesterona é secretada pelo corpo lúteo e é essencial para o estabelecimento de uma gravidez normal. Valores acima de 25ng/dL sugerem uma gestação normal, ao passo que níveis abaixo de 5ng/dL podem associar-se a GE. Assim, uma dosagem baixa de progesterona sérica única pode auxiliar a identificação de pacientes com risco maior de GE e que precisam ser seguidas com vigilância[5].

Em geral, a cirurgia diagnóstica é reservada às mulheres com sinais de abdome agudo e choque hipovolêmico ou com gravidez de localização desconhecida que se tornam sintomáticas. A maioria das cirurgias para GE é agora realizada como um procedimento terapêutico após uma GE ter sido diagnosticada por meio de ultrassonografia transvaginal[11,12].

A laparoscopia diagnóstica é raramente indicada, a menos que a mulher seja sintomática ou hemodinamicamente instável e o diagnóstico seja indefinido. Isso se deve aos avanços dos métodos diagnósticos não invasivos, principalmente à ultrassonografia transvaginal[11].

A amostragem endometrial pode ser útil para identificação de endométrio decidual – fenômeno de Arias-Stella – e ausência de saco gestacional, o que reforça o diagnóstico de GE, podendo ser realizada por aspiração (AMIU, Pipele®) ou por curetagem uterina. As indicações reconhecidas para esses métodos são: nenhuma gestação intrauterina visível em ultrassonografia transvaginal associada a hCG maior do que 2.000UI/mL; aumento anormal do valor do hCG, definido como menos de 50% de aumento em 2 dias; e queda anormal do valor do hCG, definida como declínio menor do que 20% em 2 dias[13].

A culdocentese, ou seja, a punção do fundo de saco de Douglas com agulha grossa sob tração uterina, é uma técnica antiga, rápida e simples para identificação de hemoperitônio, detectando quantidades mínimas de sangue extravasado. Pode ser positiva mesmo em GE não rotas em razão da perda de sangue através do óstio tubário para a cavidade peritoneal. Normalmente, o procedimento é realizado por ginecologistas, devido à inexperiência de outros especialistas com o método.

Um dos autores deste capítulo (SFMC) iniciou sua prática clínica em centro médico ainda sem ultrassonografia e realizou diversas vezes esse procedimento diagnóstico que, quando positivo e associado a atraso menstrual, dor no baixo ventre e hipotensão postural, apresenta valor preditivo positivo próximo dos 100%. Atualmente, a culdocentese e a paracentese são métodos pouco utilizados, já que o achado ultrassonográfico de líquido livre na cavidade abdominal, associado à história e ao exame clínico da paciente, muitas vezes estabelece o diagnóstico de hemoperitônio[11].

A laparotomia exploradora é indicada em emergências, quando não se tem acesso a outros métodos de diagnóstico ou esses forem inconclusivos[3,14].

Tratamento da gestação tubária

O tratamento das outras localizações das GE foge ao objetivo da presente revisão.

O tratamento da gestação tubária pode ser expectante, clínico ou cirúrgico, dependendo da localização da GE, da evolução do quadro e do estado hemodinâmico da paciente. O tratamento completo de todo tipo de abdome agudo cirúrgico sempre depende de um diagnóstico clínico completo, uma indicação cirúrgica precisa, aliada a uma técnica operatória adequada. Alguns cuidados são de extrema importância[15]:

- A ressuscitação volêmica das pacientes com sinais e sintomas de hipovolemia deve preceder a indução anestésica. Procede-se à correção dos níveis de hemoglobina e dos distúrbios de coagulação previamente à cirurgia, caso o quadro clínico da paciente permita. A hemotransfusão é uma técnica segura e eficaz para as pacientes com GE.
- Utiliza-se antibioticoprofilaxia.
- As mulheres Rh-negativas não imunizadas devem receber imunoglobulina Rh(D) (300mcg IM) dentro de 72 horas após o diagnóstico de GE, qualquer que seja a terapêutica adotada.

Tratamento não cirúrgico e/ou medicamentoso

Embora a cirurgia (a despeito da via de abordagem) seja o tratamento clássico da GE, a possibilidade de diminuição da morbidade e do custo, bem como a preservação do futuro reprodutivo, aumentou o interesse pelos tratamentos não cirúrgicos[16], os quais não são o foco da presente revisão.

Tratamento cirúrgico

As indicações para tratamento cirúrgico estão listadas na Tabela 38.3.

O tratamento cirúrgico da gravidez tubária consiste em salpingectomia ou procedimentos que objetivam a preservação do órgão, como salpingotomia linear, expressão transampolar ou ressecção segmentar (salpingectomia parcial com reanastomose primária ou secundária). Esses procedimentos têm por meta a retirada apenas do tecido trofoblástico, porém estão associados a taxas maiores de retenção desse tecido (4% a 15%)[1].

Em uma salpingotomia linear (abertura da tuba com incisão reta sobre o tecido trofoblástico com energia monopolar), o trauma cirúrgico deve ser mínimo. Esse procedimento deve ser preferido se a tuba uterina contralateral estiver doente ou se a paciente apresentar história de infertilidade, pois a taxa cumulativa de gestação intrauterina é maior. Em raros casos, a gravidez tubária pode ser "ordenhada" através da região ampolar com uma pinça atraumática. Essa técnica somente tem êxito em casos individualizados e não deve ser forçada. A ressecção segmentar é indicada se a gravidez tubária for extensa, lesionando a parede tubária, e a paciente desejar manter a fertilidade[1].

Os procedimentos cirúrgicos radicais incluem ressecção tubária, salpingectomia, salpingooforectomia, ressecção do corno uterino em casos de gravidez intramural e histerectomia[5]. Quando a trompa está rota ou apresenta comprometimento extenso, nas reincidências sobre a mesma trompa, principalmente quando a trompa contralateral se encontra preservada, a salpingectomia é a melhor opção. Por outro lado, em caso de GE íntegras, recomenda-se a conservação da tuba uterina, principalmente

Tabela 38.3 Indicações do tratamento cirúrgico

Ruptura do saco gestacional
Instabilidade hemodinâmica
Sintomas dolorosos
Suspeita de gravidez heterotópica
Diagnóstico laparoscópico

quando se pensa em manutenção da fertilidade e a tuba contralateral está ausente ou comprometida[16,17].

A escolha das técnicas de preservação do órgão é determinada:

- Pela intensidade do sangramento.
- Pelo tamanho da gravidez tubária.
- Pelo grau das lesões na tuba afetada e na tuba contralateral.
- Pela história anterior de infertilidade.
- Por gravidez tubária prévia.
- Pelo desejo da paciente de fertilidade futura.
- Pela disponibilidade de técnicas de reprodução assistida.
- Pelas habilidades do cirurgião[2].

A laparoscopia é o padrão ouro para tratamento cirúrgico da GE, sendo indicada a laparotomia apenas quando a realização da laparoscopia não é possível por motivos técnicos, logísticos ou médicos. As vantagens da laparoscopia são: acesso mais rápido ao abdome, menos tempo de cirurgia, menor perda sanguínea, aderências pós-operatórias menos extensas, menos tempo de hospitalização e recuperação pós-operatória e custos menores de hospitalização e reabilitação[1]. A abordagem vaginal através do fundo de saco de Douglas, pouco usada e ensinada, pode ser uma opção, apresentando as mesmas vantagens minimamente invasivas da laparoscopia, com custo menor e relativa simplicidade em equipe com o devido treinamento.

Gravidez tubária por via vaginal: uma proposta técnica

A via vaginal está indicada para casos selecionados em que se opta pela abordagem cirúrgica e a localização da prenhez ectópica é favorável para essa abordagem (por exemplo, nas gestações ectópicas íntegras, ampolares, embora o fato de já ter rompido não a contraindique, pois esse será o acesso mais rápido ao foco da hemorragia e à consequente estabilidade hemodinâmica da paciente). Caso a abordagem seja insatisfatória, deve ser tomada a decisão imediata de conversão para a via laparoscópica (preferencialmente com o escopo minimamente invasivo) ou laparotômica.

Existem casos especiais em que a abordagem via vaginal é oportuna, como nas obesas mórbidas. O fundo de saco não acumula tecido adiposo proporcionalmente à parede abdominal e portanto, no momento da colpotomia, tanto faz um índice de massa corporal de 40 ou de 25. Nesse perfil de pacientes, a abordagem laparotômica é difícil, e a via laparoscópica necessitará de equipamentos especiais (trocartes longos).

Idealmente, para os iniciantes, a paciente selecionada deve apresentar as seguintes características: gestante com prenhez ectópica íntegra, tubária, infundibular, magra, parto normal prévio e concordância quanto à salpingectomia.

A abordagem via vaginal, quando bem indicada, guardadas as devidas características e condições, como as descritas previamente, consiste em alternativa segura e interessante, uma vez que o acesso não deixará cicatrizes e possibilitará, dentre outros aspectos, menor permanência hospitalar e retorno mais precoce às atividades laborais. A técnica adotada consiste basicamente em:

- Posicionamento adequado com flexão dos membros inferiores sobre o quadril.
- Assepsia rigorosa e lavagem da cavidade vaginal.
- Apreensão do colo do útero e tração.
- Abertura vaginal em plano único através do fundo de saco posterior (Douglas).

As Figuras 38.2 a 38.9 ilustram a técnica cirúrgica conforme realizada por GKAS, um dos autores deste capítulo.

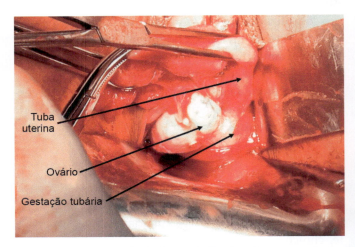

Figura 38.2 Uma vez no fundo de saco de Douglas, observam-se algumas aderências entre o ovário e a tuba, bem como a massa anexial além do ovário esquerdo. Essas intercorrências não contraindicam o procedimento.

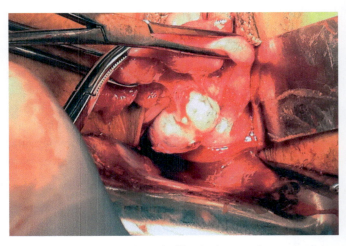

Figura 38.3 Utilizam-se as pinças de Allis e tracionam-se levemente a tuba e o ovário para melhor exposição. Observe a ausência de sangramento.

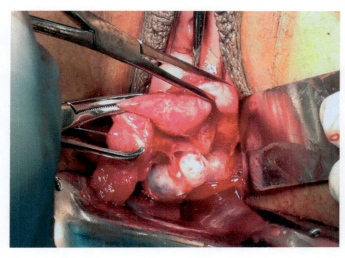

Figura 38.4 Identificam-se a tuba e o ovário, além de observar a massa anexial ístmica próxima ao corno uterino.

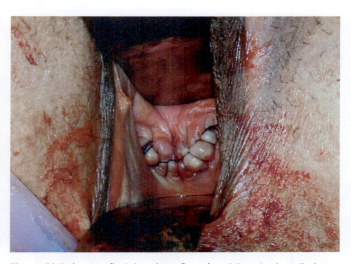

Figura 38.7 Aspecto final da colporrafia após salpingectomia radical para prenhez ectópica.

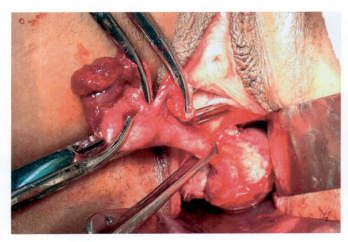

Figura 38.5 Visualizadas a tuba e a massa anexial ístmica individualizada. Utilizamos tração sequencial com as pinças Allis, seguida de ligaduras progressivas.

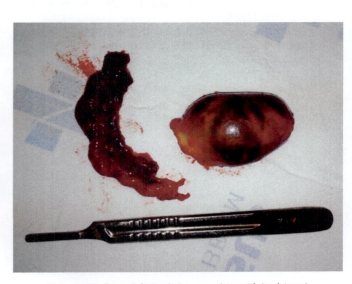

Figura 38.8 Peça cirúrgica (tuba + prenhez ectópica íntegra).

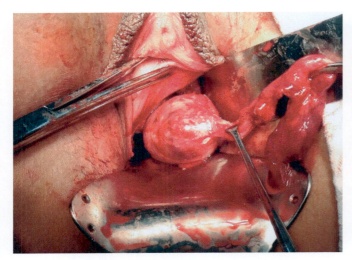

Figura 38.6 Mobilização, pinçamento e ligadura com pinça *Z-clamp* a montante, secção e remoção da massa anexial.

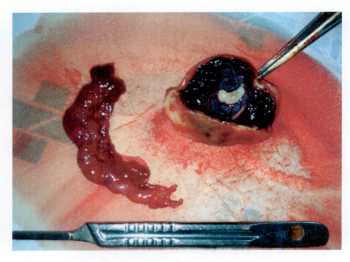

Figura 38.9 Peça cirúrgica aberta (tuba + prenhez ectópica seccionada com embrião no interior).

Referências

1. Taran FA, Kagan KO, Hübner M, Hoopmann M, Wallwiener D, Brucker S. The Diagnosis and Treatment of Ectopic Pregnancy. Dtsch Arztebl Int 2015; 112(41):693-703; quiz 4-5.
2. Barnhart KT. Clinical practice. Ectopic pregnancy. N Engl J Med 2009; 361(4):379-87.
3. Barnhart K, van Mello NM, Bourne T et al. Pregnancy of unknown location: a consensus statement of nomenclature, definitions, and outcome. Fertil Steril 2011; 95(3):857-66.
4. Begum J, Pallavee P, Samal S. Diagnostic dilemma in ovarian pregnancy: a case series. J Clin Diagn Res 2015; 9(4):QR01-3.
5. Bachman EA, Barnhart K. Medical management of ectopic pregnancy: a comparison of regimens. Clin Obstet Gynecol 2012; 55(2):440-7.
6. Chapron C, Fernandez H, Dubuisson JB. [Treatment of ectopic pregnancy in 2000]. J Gynecol Obstet Biol Reprod (Paris) 2000; 29(4):351-61.
7. Barnhart KT, Gosman G, Ashby R, Sammel M. The medical management of ectopic pregnancy: a meta-analysis comparing "single dose" and "multidose" regimens. Obstet Gynecol 2003; 101(4):778-84.
8. Crochet JR, Bastian LA, Chireau MV. Does this woman have an ectopic pregnancy?: the rational clinical examination systematic review. JAMA 2013; 309(16):1722-9.
9. Kirk E, Bottomley C, Bourne T. Diagnosing ectopic pregnancy and current concepts in the management of pregnancy of unknown location. Hum Reprod Update 2014; 20(2):250-61.
10. Condous G, Van Calster B, Kirk E et al. Clinical information does not improve the performance of mathematical models in predicting the outcome of pregnancies of unknown location. Fertil Steril 2007; 88(3):572-80.
11. Kirk E, Daemen A, Papageorghiou AT et al. Why are some ectopic pregnancies characterized as pregnancies of unknown location at the initial transvaginal ultrasound examination? Acta Obstet Gynecol Scand 2008; 87(11):1150-4.
12. Jurkovic D, Wilkinson H. Diagnosis and management of ectopic pregnancy. BMJ 2011; 342:d3397.
13. Chung K, Chandavarkar U, Opper N, Barnhart K. Reevaluating the role of dilation and curettage in the diagnosis of pregnancy of unknown location. Fertil Steril 2011; 96(3):659-62.
14. Nelson AL, Adams Y, Nelson LE, Lahue AK. Ambulatory diagnosis and medical management of ectopic pregnancy in a public teaching hospital serving indigent women. Am J Obstet Gynecol 2003; 188(6):1541-7; discussion 7-50.
15. Polaneczky M, O'Connor K. Pregnancy in the adolescent patient. Screening, diagnosis, and initial management. Pediatr Clin North Am 1999; 46(4):649-70, x.
16. Kurman RJ, Shih IM. The origin and pathogenesis of epithelial ovarian cancer: a proposed unifying theory. Am J Surg Pathol 2010; 34(3):433-43.
17. Kumar V, Gupta J. Tubal ectopic pregnancy. BMJ Clin Evid 2015; 2015.

Tumores e Cistos Benignos do Trato Genital Inferior*

CAPÍTULO 39

Walter Antônio Prata Pace
Victoria Furquim Werneck Marinho
Gabriela Loiola Pace
Geam Karlo de Assis Santana

Introdução

Os cistos e tumores benignos do trato gential inferior são queixas frequentes no atendimento ginecológico, e o estabelecimento do diagnóstico correto é fundamental para abordagem adequada de cada caso[1]. A maioria dos cistos é assintomática, sendo muitas vezes achados incidentais no exame físico, mas os principais sintomas relacionados são desconforto e sensação de peso vaginal, incontinência ou retenção urinária[2]. A incidência de cistos vaginais é de cerca de 1 a cada 200 mulheres[2], ao passo que a de tumores benignos não é bem conhecida, uma vez que a maioria das pacientes é assintomática. Os cistos são mais comuns em mulheres na terceira e quarta décadas de vida e raros na fase pré-puberal.

Diagnóstico

A investigação clínica inicia-se com uma anamnese rica, estabelecendo início e duração dos sintomas, história pregressa de procedimentos ginecológicos ou urológicos e caracterização dos sintomas urinários, quando presentes.

Ao exame físico, convém determinar localização, tamanho, mobilidade, sensibilidade, contornos, entorno da lesão, presença de secreção e consistência, bem como as relações anatômicas e os limites. Além disso, é importante descartar a presença de cistocele ou enterocele[2]. O diagnóstico clínico pode ser feito a partir do conhecimento anatômico de cada lesão e sua apresentação[1].

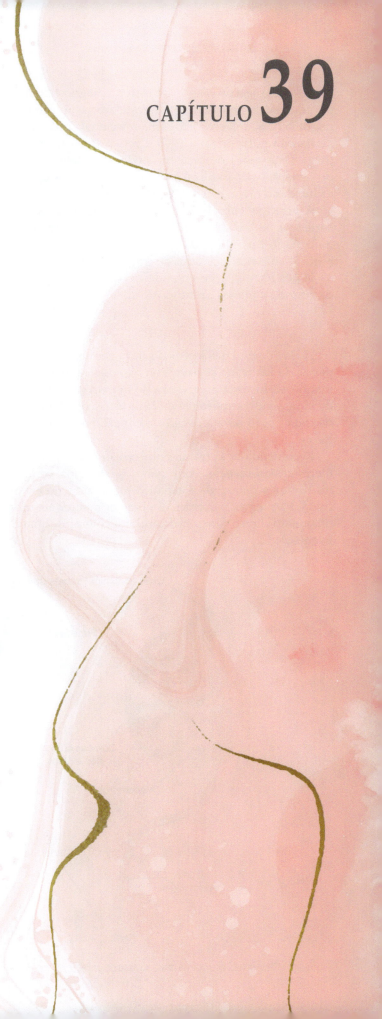

---

*Este capítulo contou com a colaboração de Sérgio Flávio Munhoz de Camargo.

Caso não seja possível estabelecer o diagnóstico clínico, pode-se complementar a investigação com ultrassonografia (USG), uretrocistografia miccional (UM), tomografia computadorizada (TC) e ressonância magnética (RM). Os exames de imagem auxiliam a determinação do tamanho e da localização e, em alguns casos, ajudam a elucidar o diagnóstico diferencial[1,2].

A principal complicação dos cistos vaginais é sua recorrência. Muito raramente pode haver transformação maligna; o carcinoma da glândula de Bartholin representa 1% das malignidades do trato genital com risco de 0,144 por 100 mil, apresentando-se como uma lesão sólida aderida a planos profundos[1].

Normas gerais de conduta

A abordagem das lesões do trato genital inferior depende da idade, da presença ou não de sintomas, do tamanho, da história pregressa e do impacto na qualidade de vida, sendo importante discutir os riscos e benefícios de cada opção para a decisão compartilhada com a paciente[2].

Recomenda-se o tratamento conservador para mulheres assintomáticas, com menos de 40 anos, com cistos/tumores pequenos e achados incidentais no exame físico. Para essas pacientes, é possível manter acompanhamento clínico com uso de antibioticoterapia, quando adequado[2].

Diagnóstico e abordagem de acordo com a etiologia

Cistos de origem embrionária

Durante a oitava semana de gestação, os ductos müllerianos (paramesonéfricos) iniciam sua fusão distalmente, enquanto os ductos de Wolff (mesonéfricos) regridem, deixando os remanescentes paraoóforo, epoóforo e o cisto de Gartner (Figura 39.1).

Na 12ª semana, o tecido epitelial escamoso originado no seio urogenital substitui o tecido colunar pseudoestratificado, dando origem às glândulas de Skene e de Bartholin[1].

Os cistos vaginais derivados dos ductos de Müller e de Wolff localizam-se preferencialmente na parede vaginal anterolateral. Clinicamente não é necessário diferenciar o cisto de Gartner do mülleriano, já que a abordagem é semelhante[3].

Cistos müllerianos

Uma falha no processo de substituição do tecido colunar pseudoestratificado pelo tecido escamoso leva à persistência do cisto mülleriano na parede vaginal, geralmente anterolateral, mas podendo ocorrer em qualquer ponto da parede. Esse é o tipo mais comum de cisto vaginal, podendo ter de 1 a 7cm de diâmetro, mas a maioria tem pequenas dimensões. Apresenta-se como

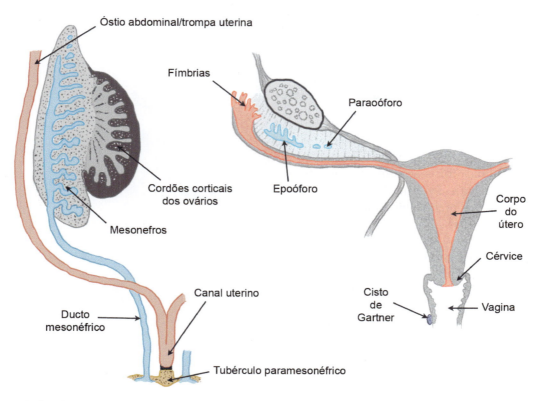

Figura 39.1 Trato genital feminino na oitava semana de gestação. (Disponível em: https://link.springer.com/referenceworkentry/10.1007%2F978-3-319-46334-6_11l.)

qualquer tecido de origem mülleriana: endocervical, endometrial ou tubário, porém o mais comum é a presença de tecido mucinoso[1].

Os cistos são normalmente assintomáticos, pequenos e não exigem intervenção. Os grandes podem ser abordados cirurgicamente para excisão (Figura 39.2)[2].

Cistos de Gartner

Originados dos remanescentes dos ductos de Wolff, que se estendem da mesossalpinge através do ligamento largo até o colo, os cistos de Gartner localizam-se na parede anterolateral da vagina, entre as posições de 11 horas e 1 hora. Apresentam diâmetro médio de 2cm e são flutuantes, mas podem atingir grandes dimensões, sendo confundidos com cistocele ou divertículo uretral (Figura 39.3).

Associam-se a anormalidades do sistema urinário metanéfrico: ureter ectópico, agenesia renal unilateral e hipoplasia renal. Normalmente, o diagnóstico dessas malformações é estabelecido ainda na infância; no entanto, quando se suspeita de um cisto de Gartner, é preciso avaliar o sistema urinário para exclusão de malformações. A RM pode auxiliar a elucidação das características do cisto e a avaliação da anatomia do sistema urinário[1]

À avaliação histológica, o cisto é revestido por tecido cuboide ou colunar baixo, não ciliado, não mucinoso[3]. A diferenciação dos cistos de Garner e müllerianos se dá por suas características histológicas: o cisto de Gartner apresenta membrana basal, camada muscular, é corado pelo método PAS (*periodic acid-reactive Schiff*) e é mucina-positivo.

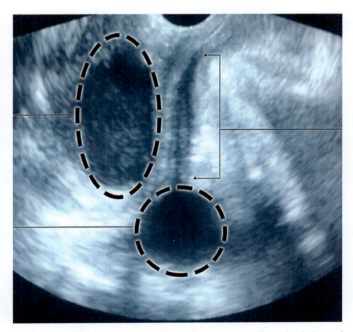

Figura 39.2 Cistos müllerianos. (Disponível em: https://www.kenhub.com/en/library/anatomy/ muellerian-cyst.)

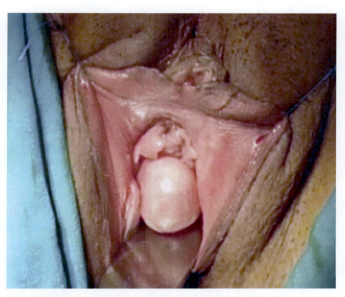

Figura 39.3 Cisto de Gartner. (Disponível em: https://www.jpmsonline.com/jpms-vol5-issue4-pages122-123-cr-text-only-file/.))

O tratamento conservador é recomendado para as pacientes assintomáticas; nas pacientes sintomáticas ou que apresentam mudanças ao longo do acompanhamento, está indicada a excisão do cisto. Para os cistos pequenos, podem ser realizadas drenagem do conteúdo e injeção de tetraciclina a 5% ou marsupialização, o que possibilita taxas baixas de recorrência[2].

Cistos do ducto de Skene

As glândulas de Skene localizam-se bilateralmente à uretra e são homólogas à próstata. A obstrução de seus ductos, geralmente decorrente de esquenite por *Neisseria gonorrhoeae*, leva à formação de cistos, os quais podem ser identificados inferolateralmente à uretra; os clinicamente significativos são raros e costumam ter mais de 2cm, o que acarreta sintomas urinários, como disúria e sintomas obstrutivos.

O principal diagnóstico diferencial é com o divertículo de uretra, que apresenta extravasamento de líquido à compressão[3]. Propedêutica complementar, RM, cistouretroscopia e uretrografia miccional podem auxiliar a diferenciação. É fundamental determinar se há comunicação uretral, uma vez que isso modifica a abordagem cirúrgica. Nessa situação, a uretra deve ser protegida com uma sonda vesical de demora, a fim de evitar a formação de fístula vesicouretral[1].

A infecção do cisto pode levar à formação de um divertículo uretral; por isso, alguns autores recomendam o uso de antibiótico, mas não há consenso sobre a duração do tratamento[2].

A excisão total ou parcial do cisto está indicada nos casos de cistos grandes, sintomáticos, ou de falha do tratamento conservador e é considerada tratamento definitivo.

Uma alternativa é a marsupialização da glândula, que apresenta baixa recorrência. A vigência de infecção no cisto contraindica a excisão, sendo então indicadas incisão e drenagem (Figura 39.4)[1,2].

Cistos do ducto de Bartholin

A glândula de Bartholin origina-se do seio urogenital e é homóloga à glândula bulbouretral no homem. A obstrução do ducto de drenagem causa infecção ou espessamento do conteúdo da glândula.

O tamanho e a velocidade de crescimento dependem do acúmulo de secreção na glândula de Bartholin, o que está diretamente relacionado com a frequência de atividade sexual. Na maioria dos casos, o quadro é assintomático, mas pode manifestar-se com dispareunia, sendo a dor local decorrente do rápido crescimento do cisto ou de sua infecção. A lesão é mais comumente unilateral, indolor e localizada no introito vaginal medial ao pequeno lábio, medindo cerca de 1 a 4cm. Em geral, o diagnóstico é clínico, mas sua presença pode ser facilmente identificada em exames de imagem, como TC, RM ou USG. Os abscessos da glândula são uma queixa mais frequente do que os cistos, e o principal diagnóstico diferencial é com o abscesso isquiorretal. Nesse caso, a RM ou a USG endoanal auxilia a diferenciação. Outras possibilidades a excluir são diverticulite, retocolite ulcerativa e doença de Crohn (Figura 39.5)[2].

À histologia, os cistos são compostos de ácinos formados por tecido colunar secretor de muco e ductos com epitélio transicional ou os maiores por escamoso estratificado. O cisto é revestido de acordo com seu tecido de origem[1]. O tratamento conservador pode ser recomendado para as pacientes com menos de 40 anos com lesões pequenas e assintomáticas. Para as mulheres com lesões pequenas e sintomas leves ou abscesso roto, recomendam-se banhos de assento, analgesia e uso de antibióticos[2].

O tratamento cirúrgico está indicado para mulheres com mais de 40 anos e em casos de dor, abscesso recorrente, sintomas sistêmicos, obstrução do introito vaginal ou suspeita de malignidade[2]. Dentre as opções cirúrgicas está a incisão com drenagem, realizada apenas para aliviar os sintomas, que apresenta elevada taxa de recorrência e pode dificultar outras abordagens cirúrgicas. Pode ser feita a fistulização com cateter de Word, um cateter de 2 a 5cm com o diâmetro de uma sonda de Foley número 10. Um balonete é insuflado dentro da lesão, criando um ducto para drenagem da secreção e possibilitando a reepitelização do cisto. O dreno é mantido por 4 a 6 semanas e apresenta taxas baixas de recorrência, mas pouca aplicação na prática devido ao desconforto causado nas pacientes[4,5] (Figura 39.6).

A marsupialização é uma técnica que preserva o ducto e sua função e evita a formação de novos cistos e abscessos, apresentando taxa de recorrência entre 2% e 25%. Em caso de abscesso, recomenda-se a incisão com drenagem, sendo posteriormente orientado o tratamento definitivo. Se há suspeita de malignização, deve ser realizada excisão completa da glândula, pois, quando incompleta, pode favorecer a recorrência. Uma opção promissora consiste na vaporização com *laser* de CO_2, cujo objetivo é destruir completamente a parede do cisto

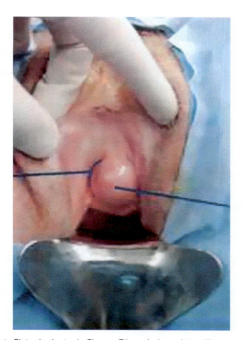

Figura 39.4 Cisto do ducto de Skene. (Disponível em: https://www.youtube.com/watch?v=ebQEeawLDg4.)

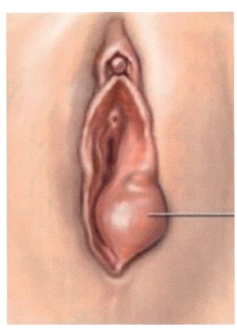

Figura 39.5 Cisto do ducto de Bartholin. (Disponível em: https://www.femmeinstitute.com/en/bartholin-kisti-ve-absesi/.)

e criar um orifício de drenagem, mas seu custo é alto e as taxas de recorrência assemelham-se às da marsupialização. Algumas fontes recomendam o uso de antibióticos de amplo espectro principalmente na abordagem dos abscessos, mas não há consenso[2,4,5].

Adenose vaginal

Definida pela presença de tecido glandular na vagina, a adenose vaginal é decorrente de uma falha na substituição do tecido colunar por epitélio escamoso estratificado na vagina e ectocérvice. A lesão pode ser encontrada desde a primeira infância até a vida adulta, sendo mais comum em mulheres expostas ao dietilestilbestrol. Histologicamente, pode manifestar-se com células mucosas de endométrio, endocérvice ou tubárias[1]. Ao exame físico, assemelha-se ao ectrópio: mucosa vermelha com aspecto de uva no fundo vaginal e na parede superior, lesão iodo-negativa. Os principais sintomas incluem secreção mucoide abundante e sinussorragia leve. Em geral, regride espontaneamente, sem necessidade de tratamento; no entanto, é preciso realizar acompanhamento anual devido à ocorrência de metaplasia[3].

Cisto do canal de Nuck ou hidrocele

O canal de Nuck, equivalente à túnica vaginal no homem, consiste na continuação do peritônio parietal que acompanha o ligamento redondo através do canal inguinal até os grandes lábios. O canal geralmente sofre obliteração no primeiro trimestre da gestação, e sua persistência está relacionada com a incidência de hérnia inguinal indireta[1]. Quando há obstrução no canal de Nuck, forma-se um cisto equivalente à hidrocele no homem (Figura 39.7).

Os cistos podem localizar-se em qualquer ponto do trajeto, desde o grande lábio até o canal inguinal, podem ser indolores ou sensíveis, têm textura macia e não são redutíveis. Atingem grandes dimensões e em um terço dos casos estão associados à hérnia inguinal indireta. O diagnóstico definitivo é cirúrgico, mas a USG e o exame físico podem levantar fortes suspeitas. Histologicamente, caracteriza-se por células cuboides planas. A cirurgia está indicada em caso de desconforto ou por motivos estéticos, optando-se pela realização de técnica de hernioplastia inguinal por via laparoscópica ou laparotômica[2].

Lesões de origem uretral

Carúncula uretral

A expressão *carúncula uretral* é utilizada para caracterizar uma variedade de lesões que acometem o meato uretral, sendo mais comum em mulheres na pós-menopausa, quando ocorre ectopia da parede uretral secundária à involução da mucosa vaginal por hipoestrogenismo. O principal diagnóstico diferencial *é com o prolapso de uretra na infância*. Em geral, apresenta-se como lesão única, polipoide, protruindo do meato uretral e medindo poucos milímetros.

Clinicamente, exibe um grande espectro de apresentações, variando de sangramento leve intermitente a desconforto extremo (Figura 39.8)[3].

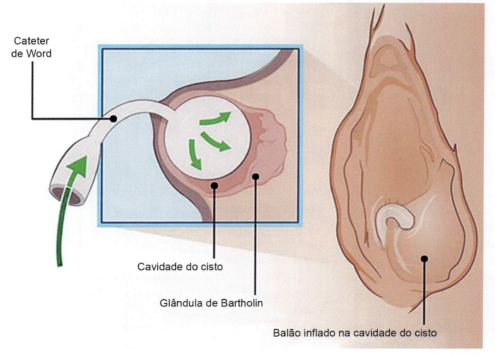

Figura 39.6 Fistulização com cateter de Word. (Disponível em: https://www.chelwest.nhs.uk/your-visit/patient-leaflets/womens-services/word-catheter-for-bartholins-abscess.)

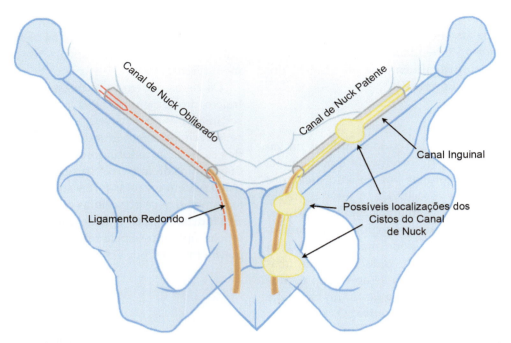

Figura 39.7 Cisto do canal de Nuck. (Disponível em: https://www.spandidos-publications.com/10.3892/br.2020.1295.)

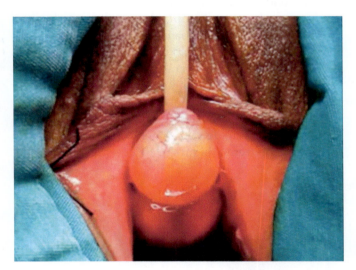

Figura 39.8 Carúncula uretral. (Disponível em: https://www.urologynews.uk.com/features/synopsis/post/a-review-of-the-diagnosis-and-management-of-urethral-caruncles.)

Divertículo uretral

A formação de divertículos uretrais muito provavelmente se dá por infecção de glândulas ou cistos parauretrais e subsequente obstrução do lúmen uretral por essas lesões. Os patógenos encontrados nessas infecções são *Escherichia coli*, *Neisseria gonorrhoeae* e *Chlamydia trachomatis*.

Histologicamente, o divertículo uretral apresenta-se como tecido fibroso, geralmente sem ser contornado por epitélio que, quando presente, é escamoso ou transicional. A lesão manifesta-se na parede anterior da vagina nos dois terços distais da uretra, na linha média (Figura 39.9).

Os sintomas associados são gotejamento pós-miccional, dispareunia, uretrite e cistite. O diagnóstico diferencial com lesões periuretrais se dá pelo extravasamento de líquido quando a lesão é espremida[3].

O divertículo, quando infectado, apresenta sensibilidade ao toque e, ao ser espremido, pode haver a saída de material purulento ou urina clara. A cistouretroscopia determina o número e o local das lesões, e a propedêutica pode ser ampliada com o uso de UM e RM.

Para as pacientes assintomáticas, antibioticoterapia pode ser recomendada como alternativa ao tratamento cirúrgico. Como opções cirúrgicas podem ser listadas marsupialização, ressecção endoscópica transuretral e diverticulectomia transvaginal. A avaliação de um especialista em uroginecologia é imprescindível. As complicações possíveis incluem formação de fístula, recorrência e incontinência[1-3].

Cisto epidérmico

O cisto epidérmico de inclusão é secundário a fragmentos de epitélios suturados em episiorrafia, trauma ou outros procedimentos perineais, sendo o cisto não embriológico mais comum. Os não relacionados com procedimentos de sutura da pele são chamados simplesmente cistos epidérmicos.

O tamanho varia de poucos milímetros a muitos centímetros, podendo ser únicos ou múltiplos. A maioria é assintomática, e sua localização coincide com a sutura prévia, apresentando conteúdo denso/espesso amarelo. Quando a lesão é dolorosa, convém questionar a

Capítulo 39 Tumores e Cistos Benignos do Trato Genital Inferior   425

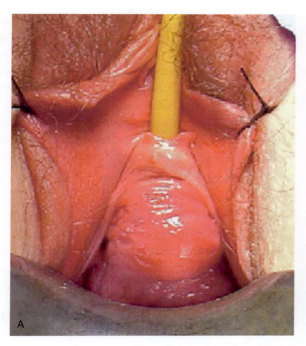 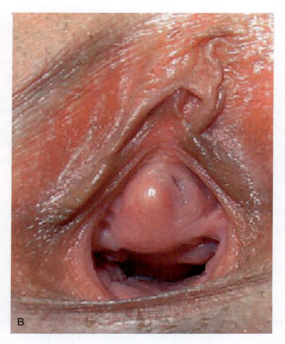

Figura 39.9 A e B Divertículo uretral. (Disponível em: https://www.semanticscholar.org/paper/Female-Urethral-Diverticulum%3A-Diagnosis%2C-Treatment-Gregorio-Lorge/4c5f2fb5e8fd0bd62dc4a757783a35dc6cd3385a.)

presença de infecção secundária do cisto. A RM exibe lesão cística de conteúdo heterogêneo fluido.

Histologicamente, a lesão é circundada por epitélio escamoso estratificado de conteúdo sebáceo, resultado de tecido epitelial descamado (Figura 39.10)[1].

Endometriose

A ocorrência de endometriose vulvar ou vaginal é rara e geralmente representa uma manifestação secundária de doença pélvica, sendo visualizados cistos mucoides marrons ou pretos em fórnix posterior. As principais queixas são edema cíclico do local da lesão, dismenorreia, dor pélvica e disúria. Para o diagnóstico histológico é necessária a presença de dois dos seguintes: estroma, glândulas endometriais ou macrófagos com hemossiderina. Células gigantes de Langhans podem estar presentes. O tratamento consiste em excisão ou destruição com eletrocau-

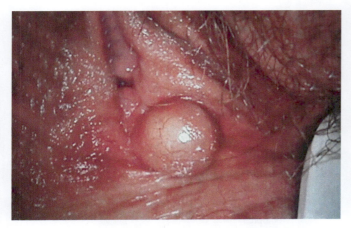

Figura 39.10 Cisto epidérmico. (Disponível em: https://brooksidepress.org/Products/Military_OBGYN/Textbook/Vulva/InclusionCyst.htm.)

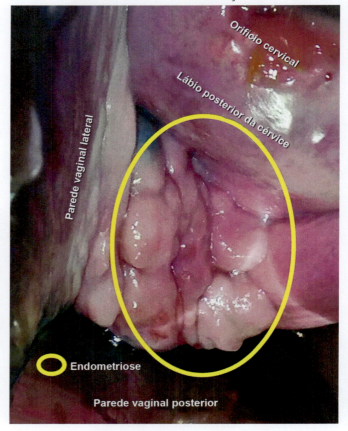

Figura 39.11 Endometriose exofítica de parede vaginal posterior e fundo de saco de Douglas. (Acervo pessoal de SFMC.)

Ureterocele ectópica

A ureterocele consiste na dilatação cística do ureter distal e, quando associada à duplicação do polo superior do sistema coletor, pode estar relacionada com um ureter ectópico, ocasionando uma massa vaginal.

Em geral, o diagnóstico é precoce, mas pode apresentar-se como incontinência urinária ou infecção urinária de repetição em adolescentes e mulheres jovens. Durante a USG pré-natal é possível estabelecer o diagnóstico das alterações; caso contrário, poderá ser identificado como massa vaginal[3].

O tratamento pode ser endoscópico ou convencional, e a escolha depende da presença de duplicação e da função do detrusor associada ao ureter ectópico (Figura 39.12).

Prolapso

Dentre os diagnósticos de massa vaginal estão a cistocele e a retocele. Os principais sintomas são peso vaginal leve, incontinência ou retenção urinária. O diagnóstico correto pode ser estabelecido a partir da história clínica e do exame físico. A escolha do tratamento depende do *status* da paciente, do grau de prolapso e dos sintomas associados.

Lesões raras

Vaginite enfisematosa

A vaginite enfisematosa manifesta-se por meio de um cisto de gás na parede vaginal com sintomas de vaginite, geralmente associada à infecção por tricomoníase. Algumas pacientes queixam-se da ocorrência de barulhos de bolha estourando durante a relação sexual. O diagnóstico é clínico e, ao exame, observa-se a presença de cistos discretos, tensos e macios nos dois terços superiores da vagina, os quais emitem som de bolha estourando à ruptura. A presença de lesões no terço inferior da vulva é rara. A TC pode auxiliar o diagnóstico[1,3].

À histologia, há a presença de material hialino rosado cercado por células gigantes de Langhans e células inflamatórias. Trata-se de uma patologia autolimitada que não exige tratamento[1,3].

Hidradenoma

Os hidradenomas originam-se das glândulas sudoríparas apócrinas e consistem em cistos bem delimitados, móveis, geralmente mediais aos grandes lábios, no sulco interlabial, e medem de 1 a 3cm. A presença de tecido granular papilomatoso sugere o diagnóstico, e o tratamento consiste na excisão da lesão (Figura 39.13)[2,3].

Cisto dermoide

Existem poucos casos descritos de cisto dermoide, o qual se origina no espaço paravaginal. A histologia mostra um cisto de tecido escamoso queratinizado, contendo derme e anexos[1].

Leiomiomas uretrais e periuretrais

Condições raras no trato urinário – apenas cerca de 400 casos registrados no mundo – os leiomiomas uretrais e periuretrais muitas vezes são originados na vagina adjacente à uretra. Os leiomiomas periuretrais manifestam-se

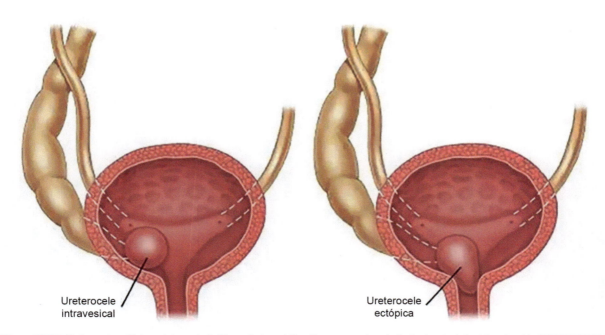

Figura 39.12 Uterocele ectópica e intravesical. (Disponível em: https://somepomed.org/articulos/contents/mobipreview.htm?32/50/33572.)

Capítulo 39 Tumores e Cistos Benignos do Trato Genital Inferior   427

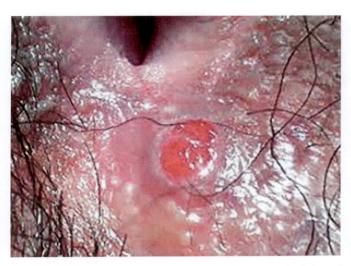

Figura 39.13 Hidradenoma. (Disponível em: https://www.semanticscholar.org/paper/%5BNodular-lesion-in-the-vulvar-region%5D.-Guiote-Dom%C3%ADnguez-Serrano-Falc%C3%B3n/5ce2d806d4b67779fb7a826ce1bb99056b7f2be3.)

como tumores na parede anterior da vagina, sendo comuns em mulheres na quarta década de vida e podendo medir entre 1 e 8cm. A paciente é majoritariamente assintomática, mas pode queixar-se de dispareunia, disúria, sintomas irritativos e prolapso vaginal. No exame físico, os tumores sólidos são os mais descritos e têm consistência de borracha na região periuretral, ocasionando inflamação local e, consequentemente, dor intensa. Por seu caráter na maioria das vezes assintomático, os leiomiomas do trato urinário apresentam risco baixo de malignização e não precisariam de exérese cirúrgica; em caso de sintomas, a cirurgia estará indicada (Figura 39.14)[7,8].

Papilomas

Os papilomas cervicais são patologias raras, originadas na zona de transformação, e costumam medir menos de 1cm, apresentando células escamosas em sua histologia. O tratamento será escolhido de acordo com o tamanho e a localização do papiloma, e sua exérese poderá ser feita por meio de *laser*, extração manual ou eletrocautério, devendo sua base ser sempre cauterizada para prevenir sangramento ou recorrência. A transformação maligna é rara, mas recomenda-se a realização de anatomopatológico após exérese[7].

Considerações finais

Os tumores e lesões císticas do trato genital inferior são achados frequentes no consultório de ginecologia. O conhecimento da anatomia e das características de cada uma dessas lesões torna possível o diagnóstico clínico em grande parte dos casos. Além disso, a partir do diagnóstico e do impacto das lesões na vida de cada paciente, é possível traçar um plano terapêutico individualizado. O fluxograma apresentado na Figura 39.15 e a Tabela 39.1 trazem um resumo da abordagem dos cistos e tumores benignos do trato genital inferior.

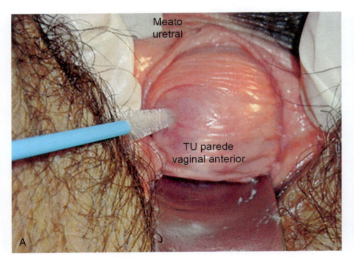
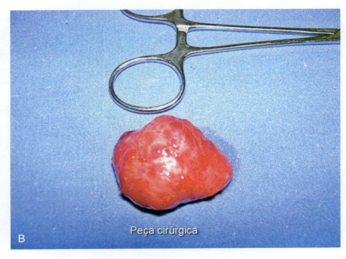

Figura 39.14 Leiomioma periuretral – aspecto pré-operatório (A) e peça cirúrgica (B). (Acervo pessoal de SFMC.)

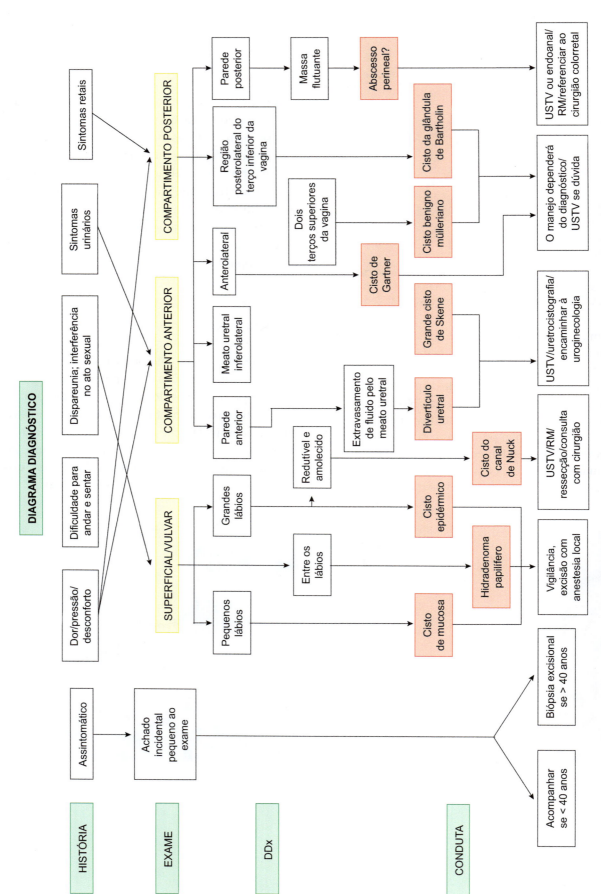

Figura 39.15 Fluxograma do infográfico dos cistos e tumores do trato genital inferior. (*USTV*: ultrassonografia transvaginal; *RM*: ressonância magnética.)

Tabela 39.1 Cistos e tumores do trato genital inferior (resumo)

	Etiologia	História	Exame físico	Anatomia	Propedêutica	Manejo conservador	Manejo cirúrgico	Complicações
1- Cistos vaginais								
a. Glândula de Bartholin	Obstrução do ducto	Assintomático; dispareunia; desconforto vaginal e dificuldade para sentar e andar	Inchaço amolecido às 5 ou 7 horas; eritema; edema e febre	Parede posterolateral do terço inferior da vagina	Diagnóstico clínico	Vigilância; ATB de largo espectro	Incisão e drenagem; fistulização; *laser*; marsupialização	Transformação maligna; infecção; recidiva
b. Cisto mülleriano benigno	Persistência do tecido glandular	Assintomático; dispareunia; desconforto vaginal	Massa flutuante amolecida	Parede vaginal	USTV; RM	Vigilância precoce	Excisão completa do cisto	Transformação maligna; infecção; recidiva
c. Ducto de Garner	Persistência dos ductos mesonéfricos	Assintomático; dispareunia; desconforto vaginal	Massa flutuante amolecida pequena (<2cm)	Parede anterior do terço superior da vagina	USTV; TC; RM	Vigilância precoce	Incisão e drenagem; injeção de tetraciclina; marsupialização (se grande)	Transformação maligna; infecção; recidiva
2- Cistos periuretrais								
a. Glândula de Skene	Obstrução do ducto	Dor uretral; ITU de repetição; sintomas urinários; dispareunia	Massa flutuante amolecida	Lateral, adjacente ao meato uretral	USTV; RM; cistouretrografia	ATB + analgesia	Aspiração; marsupialização; excisão da glândula	Divertículo uretral recorrente
b. Divertículo uretral	Obstrução crônica	Desconforto vaginal; dispareunia; incontinência; ITU de repetição e sintomas urinários	Massa flutuante amolecida e descarga pelo meato uretral	Linha média e parede anterior da parede vaginal	USTV; TC; RM; cistouretrografia		Marsupialização; incisão transuretral; endoscopia; diverticulectomia transvaginal	Fístula uretrovaginal; incontinência de esforço recorrente
3- Cistos labiais								
a. Cistos epidermoides	Fragmentos epiteliais retidos	Assintomático; desconforto labial	Massa superficial endurecida, móvel, pequena (<5mm); descarga amarelada	Grandes lábios	Diagnóstico clínico	Vigilância	Incisão e drenagem, se infectado	Infecção; recorrência
b. Hidradenoma papilífero	Obstrução da glândula sudorípara apócrina	Assintomático; desconforto labial	Nódulo circunscrito, parcialmente translucente e móvel	Entre os grandes e os pequenos lábios	Diagnóstico clínico		Excisão sob anestesia local	Infecção; recorrência
c. Cisto mucoso		Assintomático; desconforto labial	Cisto superficial, amolecido, móvel, <2cm e translucente	Pequenos lábios, vestíbulo e ocasionalmente lateralizado	Diagnóstico clínico	Vigilância	Excisão de cisto grande ou expandindo	Infecção; recorrência
d. Cisto do canal de Nuck	Patência do processo vaginal	Assintomático; desconforto	Cisto amolecido, não redutível	Grandes lábios, monte púbico	Diagnóstico clínico		Ressecção cirúrgica e ligação do pescoço do processo vaginal	Hérnia inguinal e recorrência
4- Leiomiomas uretrais e periuretrais		Assintomático; dispareunia; sintomas urinários; prolapso vaginal	Tumores sólidos com consistência de borracha na região periuretral; inflamação e dor local	Parede anterior da vagina	Diagnóstico clínico	Vigilância	Ressecção cirúrgica, se sintomático	Baixo risco de malignização
5- Papilomas		Assintomático	Tumores sólidos < 1cm	Zona de transformação	Diagnóstico clínico	Vigilância	*Laser*; extração manual ou por eletrocautério + anatomopatológico	Sangramento; recorrência e malignização

ITU: infecção do trato urinário; USTV: ultrassonografia transvaginal; RM: ressonância magnética; ATB: antibiótico.

Referências

1. Eilber KS, Razbenign S. Cystic lesions of the vagine: A literature teview. J Urol 2003 Oct; 170(3):717-22. DOI:10.1097/01.ju.0000062543.99821.a2
2. De Bortoli J, Chowdary P, Nikpoor P, Readman E. Clinical approach to vulvovaginal cysts and abscesses, a review. Aust N Z J Obstet Gynaecol 2018 Aug; 58(4):388-96. doi: 10.1111/ajo.12822. Epub 2018 May 21. PMID: 29781191.
3. Adauy AE et al. Quistes vaginales. Rev Chil Obstet Ginecol, Santiago 2006; 71(4):252-8. Disponível em: http://dx.doi.org/10.4067/S0717-75262006000400006.
4. Chen KT. Bartholin gland masses: Diagnosis and management. Up To Date, Jan 12, 2021. Acessado em 03 de junho de 2021. Disponível em: https://www.uptodate.com/contents/bartholin-gland-masses-diagnosis-and-management?search=bartholin&source=search_result&selectedTitle=1~26&usage_type=default&display_rank=1.
5. Lazenby GB, Thurman AR, Soper DE. Vulvar Abscess. Up To Date, Out 29, 2020. Acessado em 03 de junho de 2021. Disponível em: https://www.uptodate.com/contents/vulvar-abscess?search=vulvar%20abscess&source=search_result&selectedTitle=1~11&usage_type=default&display_rank=1.
6. Tunistsky E, Goldman HB, Ridgeway YB. Periurethral mass: a rare and puzzling entity. Obstet Gynecol 2012 Dec; 120(6):1459-64. doi: 10.1097/aog.0b013e3182699b8d. PMID: 23168773.
7. Contreras-Albavera EO et al. Leiomioma en uretra femenina. Reporte de un caso. Ginecología y Obstetricia de México 2017: 85(11):778-2.

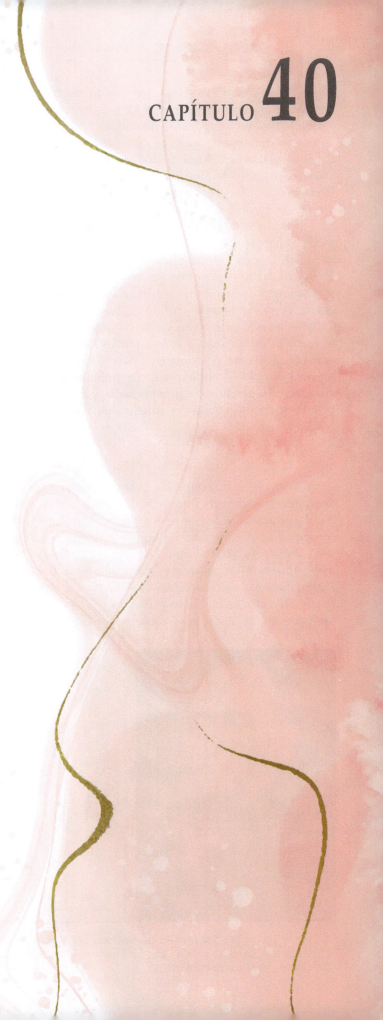

CAPÍTULO 40

Agenesia Vaginal na Síndrome de Rokitansky – Simplificando o Tratamento Cirúrgico em uma Enfermidade Complexa

Sérgio Flávio Munhoz de Camargo
Adriana Prato Schmidt

> *Nós trazemos de volta, remodelamos e restauramos a integridade das funções que a natureza deu, mas o acaso destruiu; não que elas possam encantar os olhos, mas sim ser uma vantagem para a alma vivente, não como um artifício mesquinho, mas como um alívio da doença, o que não nos torna charlatões, mas sim bons médicos e seguidores do grande Hipócrates. Pois embora a beleza original seja restaurada, a finalidade para a qual o médico está trabalhando é a de que os recursos devam cumprir suas funções de acordo com os decretos da natureza.*
> (Gaspare Tagliacozzi, cirurgião reconstrutivo da Renascença – 1597)[1]

Noções de embriologia relacionada

Ainda por volta da sexta semana, o epitélio celômico emite projeções digitiformes que penetram o mesênquima e que são chamadas de *cordões sexuais primários*. Nesse estágio, *a gônada* consiste em *um córtex externo* e em *uma medula interna*. Nos embriões com carga cromossomial

XX, o *córtex* diferencia-se em *ovário* com regressão da medula, e nos embriões de carga XY *a medula* se diferencia em *testículo* com regressão do córtex.

O tipo de gônada presente determina qual diferenciação sexual ocorrerá nos ductos genitais e na genitália externa. No sexo feminino ocorre regressão do ducto mesonéfrico (Wolf) em razão da ausência de testosterona e desenvolve-se o ducto paramesonéfrico (Müller) em virtude da ausência do hormônio antimülleriano (MIS). A porção cranial não fundida dos ductos de Müller dá origem às trompas; já a porção caudal origina o útero e a porção superior da vagina.

O contato do primórdio uterovaginal com o seio urogenital forma um cordão sólido chamado *placa vaginal*. Quando as células centrais dessa placa se fragmentam, formam a luz vaginal, e as periféricas dão origem ao epitélio da vagina. A *síndrome de Mayer-Rokitansky-Küster-Hauser (MRKH)* enquadra-se nas malformações não associadas a defeitos da diferenciação gonadal, sendo resultante da disgenesia dos ductos müllerianos ou *distúrbios de sua fusão*.

Características clínicas e diagnóstico

A MRKH[2-5] é caracterizada pela ausência congênita de vagina (causa mais frequente dessa anomalia), associando-se amenorreia primária e útero rudimentar com consequente infertilidade. Embora o primeiro a descrevê-la tenha sido Mayer e somente depois Rokitansky, no início do século XIX, esse é o epônimo que a caracteriza; a Kuster e Hauser são creditadas as definições das malformações renais e esqueléticas presentes em algumas dessas pacientes. A síndrome é causada por uma forma de displasia dos ductos de Müller e sua incidência é da ordem de 1 em cada 4.000 a 5.000 nascimentos, podendo ser um traço autossômico familiar dominante (Figura 40.1).

Os ovários são morfologicamente normais, e as trompas de Falópio estão situadas na parede pélvica lateral. Em alguns casos podem existir cornos uterinos nas paredes pélvicas. Raramente, o útero contém cavidade endometrial com quadros álgicos cíclicos concomitantes[6,7].

O desenvolvimento puberal é normal, assim como o cariótipo 46,XX, e a MRKH pode estar associada a anormalidades do trato urinário (30%), esqueléticas (em 12% dos casos na coluna vertebral), cardiopatias congênitas e hérnia inguinal. Em geral, a síndrome é diagnosticada na época da menarca em razão da *amenorreia* ou menos frequentemente a partir de tentativas frustradas de intercurso sexual, e o diagnóstico definitivo é complementado pelo exame da genitália externa (Figura 40.2).

A confirmação dessa anomalia e suas consequências diretas, relacionadas com o desenvolvimento da vida sexual e reprodutiva, determinam *importante impacto psicológico* em uma mulher fenotipicamente normal. O diagnóstico diferencial com as outras agenesias müllerianas inclui ausência congênita da vagina (com ou sem estruturas uterinas), septo vaginal transverso baixo, hímen imperfurado, bem como desordem do desenvolvimento sexual por 46,XY, que engloba insensibilidade androgênica e deficiência de 17 alfa-hidroxilase. *O exame padrão ouro para diagnóstico é a ressonância magnética*, que, além de avaliar a morfologia genital, pode revelar alguma malformação associada.

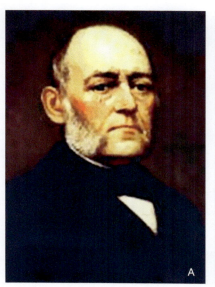
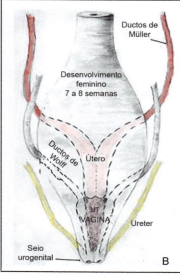
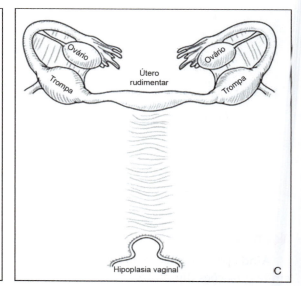

Figura 40.1 Em **A**, o patologista Karl Freiherr von Rokitansky (1804-1878), criador da anatomia patológica, 11 epônimos, 48 anos prática/60 mil autópsias. Em **B**, o desenvolvimento genital feminino entre 7 e 8 semanas, evidenciando a anatomia funcional dos ductos de Müller e do seio urogenital. Em **C**, esquema das malformações genitais da síndrome MRKH.

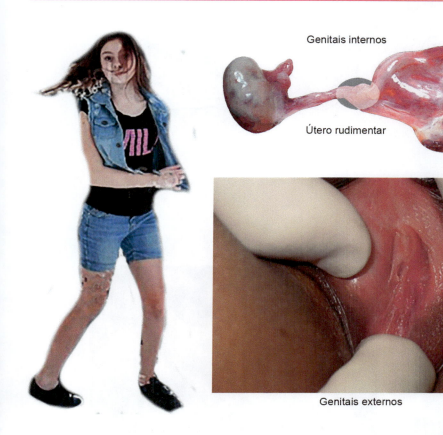

Figura 40.2 Características físicas (fenótipo) femininas normais, genitais internos e externos das pacientes com síndrome de Rokitansky, embora possa haver discretas variações.

Tratamento

O tratamento ideal deve resultar em uma vagina não cicatricial que possibilite a relação sexual (*objetivo principal a ser alcançado*). A excisão do útero rudimentar pode prevenir dores cíclicas (se endométrio presente), bem como a endometriose e o consequente prejuízo para a função ovariana[8].

Iniciada com abordagem conservadora, a criação de uma neovagina ocorre por meio de pressão intermitente sobre a cavidade rudimentar, como no método de Frank, descrito em 1938[9]. Entre as vantagens está o fato de não ser invasiva ou apresentar os riscos inerentes à cirurgia, bem como não deixar cicatrizes e criar uma vagina normalmente lubrificada. Por demandar meses ou anos, é necessário que as pacientes estejam altamente motivadas, uma vez que o abandono é frequente (Figura 40.3)[7-9].

Dentre as técnicas cirúrgicas divulgadas e usadas, *a vaginoplastia de McIndoe*[10] ainda é a mais aplicada na atualidade, consistindo em cuidadosa dissecção entre a bexiga e o reto para formar uma cavidade na qual se insere um molde vaginal recoberto de enxertos cutâneos (nádegas ou coxas), de espessura parcial (epiderme e parte da derme) ou total (epiderme e derme em toda sua espessura). Trata-se de uma alternativa simples e segura com morbidade associada muito baixa. Dentre suas inconveniências, a principal é a tendência de retração do enxerto, indicando fracasso terapêutico, o que acarretará a necessidade de dilatações frequentes por tempo indeterminado[7].

A *vaginoplastia por tração* consiste na técnica de Vechietti, na qual se exerce pressão contínua e progressiva por uma ogiva de acrílico passada através do potencial espaço neovaginal e da parede abdominal. Um dispositivo de tração é colocado na cavidade abdominal e puxa gradualmente a ogiva para cima por um período de dias ou semanas. Esse processo alonga lentamente a cúpula vaginal. Originalmente descrita para ser executada por laparotomia[11], essa técnica é agora realizada via laparoscopia[12].

Na *neovagina intestinal* é utilizado um segmento isolado de intestino para criar a vagina, a qual mantém seu suprimento vascular via um mesentério intacto. O sigmoide é geralmente o segmento intestinal preferido[13] por poder ser facilmente mobilizado sem tensão até o períneo. Embora com excelentes resultados, trata-se de uma cirurgia de vulto maior.

Na *vaginoplastia de Williams*[14], um retalho vulvar é preparado para construção de um "tubo" vaginal. Embora esse procedimento simples não implique risco de lesão retal ou da uretra, necessita dilatação, e a neovagina resulta com um ângulo não fisiológico.

A *neovaginoplastia de Creatsas*[15-17] é uma técnica cirúrgica derivada da de Williams na qual tecidos vulvares (vestíbulo) e perineais são usados para criar uma vagina funcional. Essa é uma técnica simples e segura para ginecologistas habituados a realizarem perineoplastia e, segundo seu propositor, dispensa dilatações, tornando possível alcançar comprimentos vaginais de 9 a 12cm

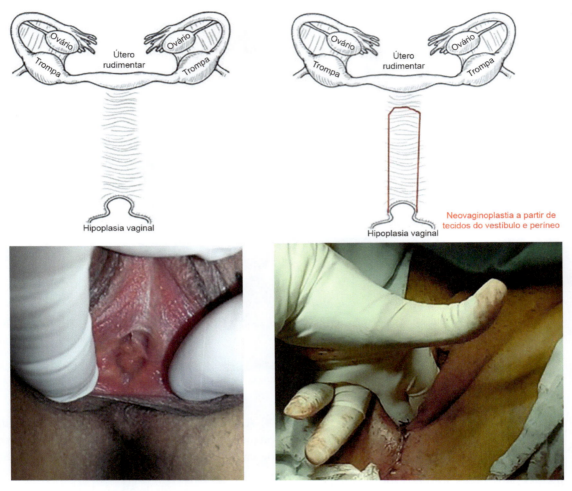

Figura 40.3 Objetivo do tratamento (cirurgia): obtenção de uma cavidade vaginal de no mínimo 7cm para possibilitar as relações sexuais e amenizar o impacto psicológico da síndrome na paciente.

com largura de 5cm. Acreditamos que o relato do caso (2011) que publicamos com essa técnica (cuja descrição se encontra adiante) seja pioneiro em nosso país[17].

Técnica

1. Incisão em U com eletrocautério na superfície interna dos grandes lábios, tendo como limite superior a altura do meato uretral.
2. Descolamento do retalho cutâneo, também com bisturi elétrico, tendo como limite profundo a musculatura perineal.
3. Início da sutura interna com poliglactina 2-0, pontos separados. A superfície formada será o assoalho do futuro canal vaginal, à custa de tecido do vestíbulo.
4. Em seguida, suturam-se na linha média, com os mesmos tipos de fio e pontos, a musculatura superficial do períneo e os músculos bulboesponjosos, promovendo suporte muscular e "criando" uma parede posterior para a neovagina.
5. Sutura em sequência do tecido celular subcutâneo, derme e epiderme, da maneira que o cirurgião estiver habituado.
6. Colocação de sonda vesical tipo Foley e gaze vaginal com pomada antibiótica, ambas por 12 horas (Figuras 40.4 a 40.7).

Considerações finais

Embora não sejam frequentes no consultório do ginecologista geral, as malformações genitais constituem um dilema cada vez que são encontradas em virtude das dificuldades diagnósticas e de orientação terapêutica. De todas as malformações, a síndrome de Mayer-Rokitansky-Küster-Hauser de origem mülleriana está entre as que acarretam maiores repercussões psicológicas, pois a paciente é feminina em todas as suas características externas, mas está impossibilitada de manter relações sexuais, menstruar e procriar.

Nós, enquanto ginecologistas, temos o dever de tentar minimizar essas repercussões da melhor maneira

Capítulo 40   Agenesia Vaginal na Síndrome de Rokitansky – Simplificando o Tratamento Cirúrgico em uma Enfermidade Complexa   **435**

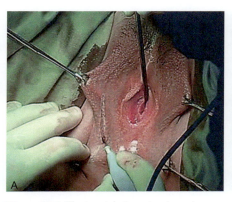
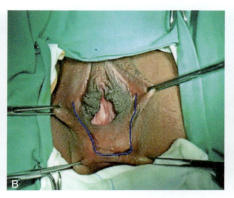
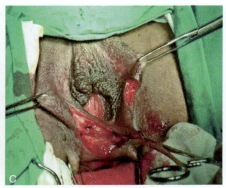

Figura 40.4 Técnica cirúrgica: planejamento e execução de incisão vulvoperineal. **A** Desenho incisão perineal em U. **B** Incisão em U. **C** Configuração do futuro assoalho vaginal.

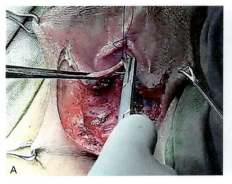
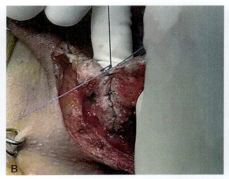
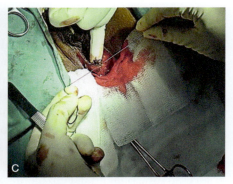

Figura 40.5 Técnica cirúrgica: sutura interna no epitélio do vestíbulo, futuro assoalho do canal vaginal. **A** Iniciando sutura interna. **B** Sutura interna completada. **C** Sutura interna invaginante.

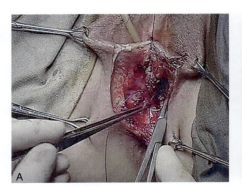
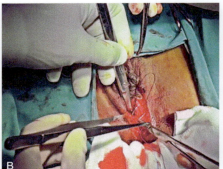
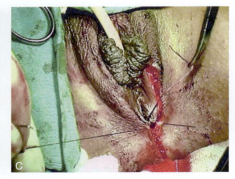

Figura 40.6 Aproximação na linha média da musculatura superficial do períneo no intuito de criação de uma parede vaginal posterior. **A** Início da sutura da musculatura superficial do períneo. **B** Completando a sutura da musculatura superficial do períneo. **C** União da sutura do assoalho da vagina com a sutura perineal.

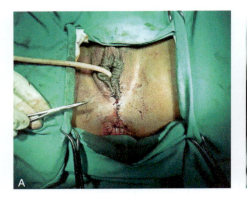
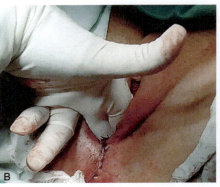

Figura 40.7 Completadas as suturas, avaliação da neovagina quanto às suas dimensões. **A** Suturas completadas. **B** Avaliação das dimensões da neovagina.

possível, e *a criação de uma neovagina* que possibilite um coito satisfatório é certamente um passo importante nessa direção. Durante muitos anos, como a maioria dos colegas da especialidade, temíamos que uma portadora dessa síndrome aparecesse no consultório, geralmente trazida pelos pais, todos cheios de esperança. A literatura oferecia técnicas complexas, arriscadas, dispendiosas e de resultados imprevisíveis.

A neovaginoplastia de Creatsas, por sua simplicidade, rapidez de execução, mínima possibilidade de complicações e por ser realizada em qualquer centro médico pelo ginecologista geral, é uma alternativa atraente que deverá revolucionar o tratamento das agenesias vaginais, desde que os resultados em médio e longo prazo venham a confirmar a experiência inicial de grupos como o nosso[17].

Diversos relatos na literatura evidenciam a ocorrência de complicações e insucessos com quaisquer das opções técnicas oferecidas até hoje, muitas vezes com sequelas e resultados inestéticos/disfuncionais. Na busca pela criação de uma neovagina, a maioria dos autores demonstra que outros fatores, como suporte familiar, idade, qualidade do relacionamento, doença subjacente e estado psicológico, podem ser ainda mais cruciais para o sucesso funcional final. Felizmente, aquelas que conseguiram um resultado técnico de sucesso, contando com parceiros ou estrutura familiar empáticos e apoiadores, foram capazes de tirar proveito de suas reconstruções e levar uma vida mais normal. Tagliacozzi[1] certamente estaria orgulhoso...

Referências

1. Sherman R, Clancy S. Neovaginal reconstruction – The art of the possible. Gynecologic Oncology 2008; 111:387-8.
2. Mayer CAJ. Über Verdoppelungen des Uterus und ihre Arten, nebst Bemerkungen über Harenscharte und Wolfsrachen. Journal der Chirurgie und Augen-Heilkunde 1829; 13:525-64.
3. von Rokitansky KF. Über die sogenannten Verdoppelungen des Uterus. Medizinische Jahrbücher des kaiserl. königl. Österreichischen Staates wien.1838; 26:39-77.
4. Küster H. Uterus bipartitus solidus rudimentarius cum vagina solida. Zeitschrift für Geburtshilfe und Gynäkologie 1910; 67:692-718.
5. Hauser GA, Keller M, Koller T, et al. Das Rokitansky-Küster-Syndrom. Uterus bipartus solidus rudimentarius cum vagina solida. Gynaecologia Basel 1961; 151:111-2.
6. Kirsch AJ et al. Mayer-Rokitansky Syndrome. Disponível em: http://emedicine.medscape.com/article/953492. Acessado 28 mar 2009.
7. Abbara A. Rokitanski-Kuster-Hauser Syndrome. Disponível em: http://www.alyabbara.com/livre_gyn_obs/images/malformations_uterines/Rokitanski_Kuster_Hauser_01.html. Acessado 24 abr 2009.
8. Pomes C, Barrena N. Síndrome de Mayer-Rokitansky-Küster-Hauser: Experiencia con vaginoplastia por traccion. Rev Chil Obstet Ginecol 2003; 68(1):42-8.
9. Frank RT. The formation of an artificial vagina without operation. Am J Obstet Gynecol 1938; 35:1054-5.
10. McIndoe A, Bannister J. An operation for the cure of congenital absence of the vagina. J Obstet Gynaecol Br Emp 1938; 45:490-3.
11. Vecchietti G. Neovagina nella sindrome di Rokitansky-Kuster-Hauser. Annu Ostet Gunecol 1965; 11:131-47.
12. Fedele L, Bianchi S, Zanconato G, Raffaelli R. Laparoscopic creation of a neovagina in patients with Rokitansky syndrome: analysis of 52 cases. Fertil Steril 2000; 74:385-9.
13. Hensle TW, Chang DT. Vaginal reconstruction. Urol Clin North Am 1999; 26(1):39-47.
14. Williams EA. Congenital absence of the vagina; a simple operation for its relief. J Obstet Gynecol Commonw 1964; 71:511-4.
15. Creatsas G, Deligeoroglou E, Makrakis E, Kontoravdis A, Papadimitriou L. Creation of a neovagina following Williams vaginoplasty and the Creatsas modification in 111 patients with Mayer-Kuster-Hauser syndrome. Fertil Steril 2001; 76:1036-40.
16. Creatsas G, Deligeoroglou E. Vaginal aplasia and Reconstruction. Best Practice & Research Clinical Obstetrics and Gynaecology 2010; 24:185-91.
17. Schmidt AP, Camargo SFM, Vilodre C, Camargo R, Sória F. Simplificando a neovaginoplastia na síndrome de Mayer-Rokitansky-Küster-Hauser. Revista da AMRIGS 2011; 55(4):371-4.

Índice Remissivo

A

Abordagem intrapélvica retroperitoneal do ligamento sacroespinhoso, 220
- considerações, 221
- palpação da espinha isquiática, 220
- passagem e visão direta do ligamento sacroespinhoso, 221
- possibilidades técnicas, 220

Abscessos pélvicos, 281
Adenose vaginal, 423
Anastomose intestinal, 301
- com grampeadores, 304

Anatomia da pelve, 9
Anestesia para cirurgia via vaginal, 70
- considerações, 71
- epidemiologia, 70
- técnicas, 71
- vantagens, 71

Anexectomia na histerectomia – aspectos oncológicos e endócrinos, 130-134
- doenças cardiovasculares, 131
- função neurológica, 132
- função sexual, 132
- salpingooforectomia redutora de risco para câncer de mama e ovário, 132
- saúde óssea, 131

Anismus, 55
- avaliação diagnóstica, 55
- epidemiologia, 55
- tratamento, 55

Artérias
- glútea, 13
- ilíaca, 13, 14
- iliolombar, 13
- obturadora, 14
- ovariana, 14
- pelve, 13
- pudenda interna, 13
- retal, 14
- sacra, 13, 14
- umbilical, 14
- uterina, 14
- vaginal, 14
- vesical, 14

Assoalho pélvico, 4
- avaliação pela ultrassonografia, 341
- desfechos nas cirurgias de reconstrução, 42

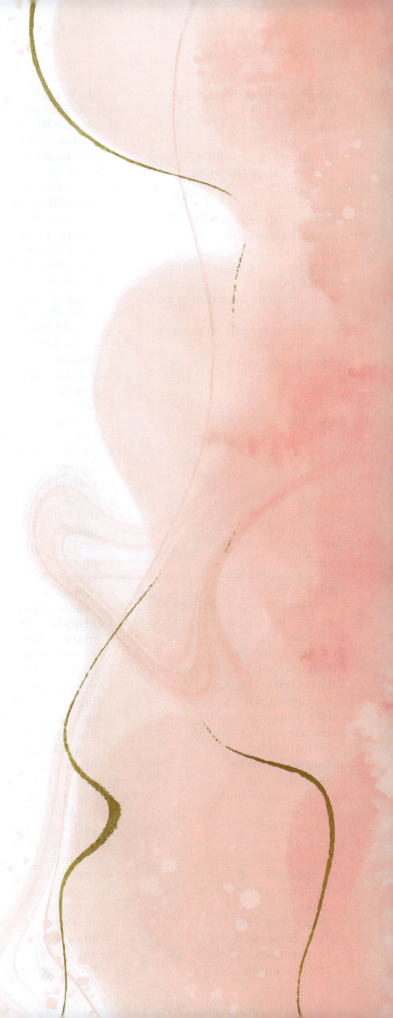

- disfunções intestinais, 50
- distúrbios, 158
- fisioterapia, 75
- - avaliação, 76
- - protocolo de reabilitação perineal ativa (RPA), 81
- - técnicas, 78
- - tratamento, 80
- posterior, distúrbios, 50
Avaliação perioperatória, 64
- cuidados éticos e jurídicos, 64
- cuidados no pós-operatório imediato, 68
- posicionamento e ergonomia, 65
- rotinas, 66
- situações especiais na cirurgia uroginecológica, 68
Ázigos vaginais, 14

B

Biofeedback, 78

C

Câncer, 134
- mama, 132, 134
- ovário, 132, 133
Capuz clitoriano, 392
Carúncula uretral, 423
Celulite
- cúpula vaginal, 281
- pélvica, 281
Cerclagem anal para evitar contaminação na cirurgia vaginal, 306
Cinesioterapia, 78
Circulação pélvica de interesse para o cirurgião vaginal, 322
Cirurgia vaginal
- anatomia da pelve, 9
- - circulação da pelve, 15
- - estrutura, 10
- - inervação, 18,19
- - músculos, 26
- - níveis de DeLancey, 33
- - períneo, 28
- - ureter, 21
- - vagina, 24
- anestesia, 70
- complicações, 275
- - avaliação e prevenção, 276
- - classificação, 278
- - digestivas, 298
- - fatores de risco, 280
- - hemorragias perioperatórias, 321

- - idade avançada, 276
- - infecções pós-operatórias do sítio cirúrgico, 279
- - microbiologia-patogênese, 280
- - obesidade, 276
- - risco cirúrgico, 276
- - sinais de alerta, 276
- - vasculares, 283
- grandes lábios, 395
- ligadura dos ramos ascendentes das artérias uterinas via vaginal, 403
- Manchester – uma alternativa antiga à histerectomia vaginal ou uma nova possibilidade de histeropexia, 240
- - indicações, 242
- - técnica cirúrgica, 242
- obliterativas nos prolapsos genitais, 264
- reconstrução do assoalho pélvico via vaginal, desfecho, 42
- - literatura atual, 46
- - problemática com tecidos nativos, 43
- - variabilidade, 45
- redução de clitóris, 395
Cistos benignos do trato genital inferior, 419
- canal de Nuck, 423
- - anatomia, 429
- - complicações, 429
- - etiologia, 429
- - exame físico, 429
- - história, 429
- - manejo, 429
- - propedêutica, 429
- conduta, 420
- dermoide, 426
- diagnóstico, 419
- ducto de Bartholin, 422
- - anatomia, 429
- - complicações, 429
- - etiologia, 429
- - exame físico, 429
- - história, 429
- - manejo, 429
- - propedêutica, 429
- ducto de Skene, 421
- - anatomia, 429
- - complicações, 429
- - etiologia, 429
- - exame físico, 429
- - história, 429
- - manejo, 429
- - propedêutica, 429
- epidérmico, 424

- Gartner, 421
- - anatomia, 429
- - complicações, 429
- - etiologia, 429
- - exame físico, 429
- - história, 429
- - manejo, 429
- - propedêutica, 429
- mülleriano, 420
- - anatomia, 429
- - complicações, 429
- - etiologia, 429
- - exame físico, 429
- - história, 429
- - manejo, 429
- - propedêutica, 429
- origem embrionária, 420
Cóccix, 10
Colpocleise de Le Fort – técnica cirúrgica, 266
Colpo-histerectomia de Rouhier – técnica cirúrgica, 268
Colporrafia, melhorias, 35
- anatomia básica melhorada, 36
- anterior, 37
- fixação da cúpula vaginal, 36
- posterior, 38
- tecidos nativos, 39
Compartimentos
- anterior, 4, 162-197
- - detalhes anatômicos, 182
- - - fáscia, 172
- - - ligamento, 172
- - técnica MUSPACC modificada, 162
- - - modificações na técnica original, 163
- - - revisão anatômica e proposta terapêutica, 163
- - - tempos cirúrgicos, 163
- - técnica MUSPACC simplificada, 170
- - - durante histerectomia, 178
- - - epidemiologia, 171
- - - experiência do autor, 180
- - - nota especial, 180
- - - pacientes com histerectomia prévia, 175
- - - pontos-chave, 180
- posterior, 4, 199-209
- - reconstrução do anel pericervical, 205, 208
- - - mecanismos de lesão, 205
- - reconstrução do compartimento posterior, 206
- - técnica cirúrgica da vagina, 199, 201

- - - histórico, 200
- - - princípios cirúrgicos, 200
- superior, apical ou médio, 210-244
- - abordagem intrapélvica retroperitoneal do ligamento sacroespinhoso, 220
- - cirurgia de Manchester – uma alternativa antiga à histerectomia vaginal ou uma nova possibilidade de histeropexia, 240
- - preservação uterina no tratamento do prolapso apical – histeropexia sacroespinhosa, 227-239
- - suspensão (fixação) ao ligamento sacroespinhoso (espinhal) – acesso posterior, 213-219
- - suspensão ao ligamento uterossacro extraperitoneal, 223
- - técnica cirúrgica, 211
Componentes
- ísquio, 11
- pelve, 10
- púbis, 12
Cones vaginais, 79
Crista ilíaca, 11

D

Defecação
- dissinérgica, 55
- obstruída, 54
Defecografia, 51
Defeitos paravaginais, 181
- anatomia do compartimento anterior, 182
- complicações intraoperatórias e pós-operatórias, 194, 196
- dados do autor, 182
- danos musculares, 184
- epidemiologia, 181
- proposta do autor para os defeitos transversos, 193
- técnica cirúrgica do autor, 185
- - virtual, 186
- técnicas de detecção, 185
Diafragma pélvico, 75
Dilatadores vaginais, 79
Disfunções miccionais após cirurgia abdominal e pélvica, 377
Dissecção do epitélio (mucosa) vaginal, 323
Dissinergia, 55
Distopia genital, 3
Distúrbio do assoalho pélvico, 158

Divertículo uretral, 424
Divisão da pelve, 11
Doenças cardiovasculares, 131

E

Ecografia transanal, 53
Eletrocirurgias, riscos, 299
Eletroestimulação, 79
Eletroneuromiografia, 51
Endometriose, 425
Envelhecimento genital feminino, 385
- causas, 386
- fatores de risco, 387
- ginecologia regenerativa funcional e estética, 387-399
- limitações na vida sexual, 387
- mamas, 387
- menopausa, fisiopatologia, 385
- modificações, 386
Esfíncter anal, 250
- externo, 251
- interno, 250
- sutura, 258
Espaço perineal profundo, 75
Espinhas
- ílio, 11
- isquiática, 11
Estrutura da pelve, 10

F

Fáscias da pelve, 32
Fisioterapia do assoalho pélvico, 75
- anamnese, 76
- avaliação, 76
- exame físico, 78
- protocolo de reabilitação perineal ativa, 81
- técnicas, 78
- - alongamentos com dispositivo, 79
- - biofeedback, 78
- - cinesioterapia, 78
- - cones vaginais, 79
- - dessensibilização, 80
- - dilatadores vaginais, 79
- - eletroestimulação, 79
- - exercícios domiciliares, 79
- - massagem cicatricial, 79
- - massagem perianal, 79
- tratamento, 80
Fístula vesicovaginal, 316
- abordagens vaginal e abdominal, 319

- apresentação clínica, 316
- cistoscopia, 317
- estudos de imagem, 317
- exame pélvico, 317
- história, 317
- manejo, 317
- momento da cirurgia, 317
- pós-histerectomia, 318
- teste de tintura, 317
- tratamento, 317
Fixação sacroespinhosa – acesso anterior bilateral, 210
- resultados, 212
- técnica cirúrgica, 211
Forames
- ciático maior, 324
- isquiático maior e menor, 13
- pelve, 13
- sacrais, 11

G

Gestação ectópica, 411
- diagnóstico, 413
- epidemiologia, 412
- etiopatogenia, 412
- fatores de risco, 412
- tratamento, 415
Ginecologia regenerativa funcional e estética, 387
- anamnese, 387
- capuz clitoriano, 392
- condições preexistentes, 387
- exame físico, 388
- grandes lábios, procedimentos, 395
- história gineco-obstétrica, 387
- labioplastia, 392
- laser cirúrgico e terapêutico, 397
- medicações em uso, 388
- perineoplastia, 391
- planejamento antes do procedimento, 388
- pós-tratamento, 388
- protocolos de atendimento, 387
- redução do clitóris, 395
- vaginoplastia, 389
- - anterior, 389
- - posterior, 390
Glândula
- de Bartholin, 422
- de Skene, 421

H

Hematoma pós-operatório, 328
Hemorragias perioperatórias, 321

- características da circulação pélvica de interesse para o cirurgião vaginal, 322
- conduta em caso de sangramento intraoperatório, 325
- considerações, 321
- dissecção do epitélio (mucosa) vaginal, 323
- estratégia-chave, 322
- fisiologia da coagulação resumida, 322
- forame ciático maior, 324
- ligamento
- - cardinal, 324
- - infundibulopélvico, 324
- - útero-ovariano, 324
- - uterossacro, 324
- pélvica, controle dos danos, 329
- vasos uterinos e ligamento largo, 324

Hiato sacral, 11
Hidradenoma, 426
Histerectomia vaginal, 95-120
- achados intraoperatórios que causarão dificuldades, 110
- anexectomia, 130
- aumento da proporção, 104
- ausência de prolapso, 112
- - considerações, 119
- - diretrizes para escolha da via, 112
- - perioperatório, 113
- - técnica cirúrgica, 114
- avaliação da paciente no pré-operatório, 105
- considerações, 111
- difícil, 105
- durante o prolapso apical, 121
- - pré-operatório, considerações, 122
- - técnica cirúrgica, 122
- evolução, 97
- história, 95, 96
- laparoscópio, papel, 104
- menacme e risco de prolapso no futuro, 122
- prevendo dificuldades, 105
- protocolo, 126
- sem prolapso, 126
- técnicas
- - Döderlein-Krönig, 97
- - - aplicações atuais, 99
- - - indicação, 99
- - - origem, 97
- - - vantagens, 99

- - Heaney, 101
- - - origem, 101
- - - princípios da técnica, 101
- - Mayo-Ward, 100
- - - aplicações atuais, 101
- - - indicação, 100
- - - origem, 100
- - - princípios da técnica, 100
- tentativa da via vaginal e conversão abdominal, 110
Histeropexia, 154
- sacroespinhosa, 227
- - abordagem terapêutica do prolapso uterino, 230
- - considerações, 239
- - contraindicações à preservação uterina, 232
- - etiologia, 228
- - experiência dos autores, 236
- - fisiopatologia, 228
- - identificação e estadiamento dos prolapsos, 229
- - tratamento cirúrgico do prolapso uterino com preservação uterina, 230
- - uso de tecido nativo, 233

I

Idade avançada e cirurgia, 276
Incontinência
- fecal, 53
- - epidemiologia, 53
- - exame físico, 53
- urinária, 335
- - cirurgia dos prolapsos, 152
- - considerações, 337
- - de esforço, 3
- - diagnóstico, 373
- - fatores de risco, 373
- - fisiopatologia, 372
- - histórico, 336
- - manejo, 372
- - - cirúrgico, 374
- - - clínico, 373
- - - pacientes com prolapso genital, 375
- - questionários de qualidade de vida, 336
- - slings com uso de telas sintéticas, 351
- - - retropúbico, 352
- - - transobturatório, 353
- - - transobturatório/retropúbico, 355
- - sling pubovaginal autólogo, 357
- - sling transobturador, 364

- - tratamento cirúrgico, 347
- - ultrassonografia, 340
Intestino delgado, lesões na cirurgia vaginal, 299
- grosso e reto, 305
- perfurações, 300
- quando reparar as lesões serosas, 299
- quando são mais prováveis, 299
- riscos da eletrocirurgia, 299
- ressecção, 300
- técnicas de reparação, 299
Ílio, 11
- crista, 11
- espinhas anterossuperior e posterossuperior, 11
- linha terminal, 11
Infecções pós-operatórias do sítio cirúrgico, 279
Intercorrências no aparelho digestivo para o cirurgião vaginal, 298
Irrigação arterial da pelve, 13
Ísquio, 11
- espinha isquiática, 11
- ramo isquiático, 11
- tuberosidade isquiática, 11

L

Labioplastia, 392
Leiomiomas uretrais e periuretrais, 426
Lesões intestinais
- cirurgia vaginal (intestino delgado), 299
- - transoperatórias do aparelho urinário, conduta inicial para o uroginecologista, 292
- - vasculares na cirurgia vaginal e uroginecológica, 283
- - - arteriais, 284
- - - linfáticas, 289
- - - venosas, 286
- procedimento ginecológico, 310
- - fatores de risco, 310
- - manejo perioperatório, 311
- - prevenção, 313
Ligadura
- da artéria ilíaca interna e a circulação colateral, 14
- ramos ascendentes das artérias uterinas via vaginal, 403
Ligamentos
- cardinal, 324
- infundibulopélvico, 324
- inguinal, 11

- pectíneo (Cooper), 12
- pelve, 11
- sacroespinhoso, 12
- - abordagem intrapélvica retroperitoneal, 220
- - suspensão – acesso posterior, 213
- sacrotuberoso, 13
- útero-ovariano, 324
- uterossacro, 324
- - extraperitoneal, suspensão, 223
Linfedema, 289
Linfocele, 289

M

Mamas, 387
Manometria anorretal, 51
Massagem
- cicatricial, 79
- perineal, 79
Menopausa, fisiopatologia, 385
Micção, disfunção após cirurgia abdominal e pélvica, 377
- avaliação da dificuldade de micção, 378
- conduta, 379
- considerações, 380
Mucosa retal, sutura, 257
Músculos
- bulboesponjoso, 250
- elevador do ânus, 27
- obturador interno, 27
- pelve, 26
- períneo, 250
- piriforme, 26
- psoas, 27
MUSPACC, técnica
- modificada, 162
- - considerações, 169
- - modificações na técnica original, 163
- - revisão anatômica e proposta terapêutica, 163
- simplificada, 170
- - anatomia do compartimento anterior, 172
- - epidemiologia, 171
- - técnica cirúrgica do autor, 174, 180
- - tempos cirúrgicos, 164

N

Nervos
- ciático, 19
- femoral, 18
- genitofemoral, 18
- ílio-hipogástrico, 19
- ilioinguinal, 19
- obturador, 19
- pelve, 18, 20
- períneo, 19
- pudendo, 19
- vulva, 19
Níveis de DeLancey, 33

O

OASIS, 249
- descrição, 256
- diagnóstico, 256
- incidência, 252
- oculto, 255
- tratamento, 256
Obesidade, 59
- complicações cirúrgicas, 276
- cuidados perioperatórios, 59
- - antibióticos, 61
- - como avaliar as pacientes, 60
- - considerações, 62
- - manejo do intraoperatório, 61
- - posição do tecido adiposo, 61
- - riscos da cirurgia
- - - benigna ginecológica, 60
- - - oncológica ginecológica, 61
- - seleção da modalidade cirúrgica, 60
- - tromboprofilaxia, 61
- epidemiologia, 59
Osso do quadril, 10

P

Paredes vaginais, 26
Parto vaginal, complicações, 251
Papilomas cervicais, 427
Pelve
- anatomia, 9
- - para cirurgia, 16, 21
- circulação, características, 15
- componentes, 10
- divisão, 11
- estrutura, 10
- fáscias, 32
- forames, 13
- inervação, 18-20
- irrigação arterial, 13
- ligamentos, 11
- musculatura, 26
- níveis de DeLancey, 33
- sistema venoso, 14
- vagina, 24
Perfurações intestinais, 299

Períneo, 28, 75, 250
- estratificação fascial, 30
- músculos, 250
Perineoplastia, 391
Perineorrafia, 245
- melhorada, 39
- técnica cirúrgica, 245
Pessários, 83
- complicações e manejo, 89
- considerações, 90
- dispositivos e técnicas de inserção, 85
- possibilidades futuras, 89
- seguimento, 87
Plastia, 42
Preservação uterina no tratamento do prolapso apical – histeropexia sacroespinhosa, 227, 233
- abordagem terapêutica do prolapso uterino, 230
- considerações, 239
- contraindicação, 232
- estadiamento, 229
- etiologia, 228
- experiência dos autores, 236
- fisiopatologia, 228
- identificação, 229
- tratamento cirúrgico do prolapso com preservação uterina, 230
Prolapso genital,
- compartimento anterior, 4
- compartimento apical, 4
- compartimento posterior, 4
- cúpula vaginal, 4
- diagnóstico, 139
- - exames de imagem, 146
- - exame físico orientado, 140
- - - outras manobras, 143
- - - tempo, 141
- - história clínica, 139
- - incidência por estádio, 143
- - sistema POP-Q, 140
- - - estadiamento, 143
- - - simplificado, 144
- - sistemática na resolução de problemas clínicos, 139
- elaboração da proposta terapêutica, 147
- - abordagem abdominal ou vaginal, 150
- - abordagem da incontinência urinária na cirurgia, 152
- - abordagem do útero e anexos, 154
- - cirurgia primária ou reintervenção, 148

- - compartimento posterior: distúrbios funcionais e importância da perineorrafia, 158
- -fatores de influência, 148
- - técnicas reconstrutivas ou obliterativas, 151
- técnicas cirúrgicas obliterativas, 264
- reto, 55
- - avaliação diagnóstica, 57
- - epidemiologia, 57
- - tratamento, 57
- órgãos pélvicos, 3-33
- - considerações, 6
- - definição, 4
- - etiologia, 4
- - fatores de risco, 4
- - prevenção, 5
- - propedêutica, 5
- - tela para reparos, uso comercial, 35
- - tratamento, 6
- uterino, 4
Promontório sacral, 10
Protocolo de reabilitação perineal ativa (RPA), 81
Púbis, 11
- corpo, 11
- ramo superior e inferior, 11
- sínfise, 11
- tubérculo, 11

R

Ramo
- isquiático, 11
- púbico, 12
Reconstrução
- anel pericervical, 205, 208
- compartimento posterior, 206
Redução de clitóris, cirurgia, 395
Ressecção do intestino delgado, 300
- alimentação após reparos, 304
- indicações, 301
- retomada da via oral no pós-operatório, 304
- suturas, tipos, 301
Retocele, 54
- avaliação diagnóstica, 54
- fatores de risco, 54
- sintomas, 54
- tratamento, 55
Risco cirúrgico, 276
Rupturas obstétricas severas, 249-262
- diagnóstico de trauma perineal, 254

- OASIS, 252, 255
- parto vaginal, 251
- perineal, 257

S

Sacro, 10
Salpingooforectomia bilateral, 130
- redutora de risco para câncer de mama e ovário, 132
Sangramento intraoperatório, sequência de condutas, 325
Saúde óssea, 131
Sexualidade, 77
Síndrome
- Mayer-Rokitansky-Küster-Hauser (MRKH), 431
- - características clínicas, 431
- - diagnóstico, 431
- - embriologia relacionada, 431
- - tratamento, 433
-Olgivie, 307
Sínfise púbica, 12
Sistema defecatório, avaliação, 77
Slings
- com uso de telas sintéticas, 351
- -retropúbico, 352
- -transobturatório, 353
- - transobturatório/retropúbico, 355
- pubovaginal autólogo, 357
- - complicações, 360
- - contraindicações, 358
- - indicações, 358
- - mecanismo de ação, 358
- - resultado, 360
- - técnica, 358
- transobturador, 364
Suspensão (fixação) ao ligamento
- sacroespinhoso (espinhal)-acesso posterior, 213
- - anatomia cirúrgica, 213
- - ensinamentos da prática cirúrgica, 219
- - histórico, 213
- - tempos cirúrgicos, 215
- uterossacro extraperitoneal, 223
- - profilática, 223
- - terapêutica, 225
Sutura
- esfíncter, 258
- mucosa retal, 257

T

Trato genital inferior, tumores e cistos, 419

- adenose vaginal, 423
- carúncula uretral, 423
- cistos
- - canal de Nuck ou hidrocele, 423
- - dermoide, 426
- - ducto de Bartholin, 422
- - ducto de Skene, 421
- - epidérmico, 424
- - Gartner, 421
- - müllerianos, 420
- - origem embrionária, 420
- considerações, 427
- diagnóstico, 419
- divertículo uretral, 424
- endometriose, 425
- hidradenoma, 426
- leiomiomas uretrais e periuretrais, 426
- normas gerais de conduta, 420
- papilomas, 427
- prolapso, 426
- ureterocele ectópica, 426
- vaginite enfisematosa, 426
Trauma perineal, 254
Triângulo
- anal, 30
- urogenital, 28
Tromboembolismo venoso, 287
Tubérculo púbico, 12
Tuberosidade isquiática, 11

U

Ultrassonografia
- avaliação do assoalho pélvico, 341
- como recurso de biofeedback, 344
- translabial, 341
Ureter, anatomia cirúrgica, 21
Ureterocele ectópica, 426

V

Vagina, 24
- compartimento posterior, técnica cirúrgica, 199
- paredes, 26
Vaginite enfisematosa, 426
Vaginoplastia, 389
- anterior, 389
- posterior, 390
Vasos uterinos, 324
Veias da pelve, 15
Vida sexual feminina, limitações, 387